Basic Clinical Neuroscience

임상신경과학

3판

Paul A. Young · Paul H. Young · Daniel L. Tolbert

대표역자 한재희

BIOSCIENCE
(주)바이오사이언스출판

이 도서의 국립중앙도서관 출판시 도서목록(CIP)는 e-CIP 홈페이지
(http://www.nl.go.kr/cip.php)에서 이용하실 수 있습니다.
(CIP 제어번호: CIP2016005372)

Disclaimer

Accurate indications, adverse reactions, and dosage schedules for drugs are provided in this book, but it is possible that they may change. The reader is urged to review the package information data of the manufacturers of the medications mentioned. The authors, editors, publishers, or distributors are not responsible for errors or omissions or for any consequences from application of the information in this work, and make no warranty, expressed or implied, with respect to the contents of the publication. The authors, editors, publishers, and distributors do not assume any liability for any injury and/or damage to persons or property arising from this publication.

임상신경과학 3판

초판 인쇄: 2016년 2월 25일
초판 발행: 2016년 3월 5일

저 자: Paul A. Young · Paul H. Young · Daniel L. Tolbert
대표역자: 한재희
발 행 인: 문정구
발 행 처: (주)바이오사이언스출판
주 소: 서울특별시 서초구 도구로 115
전 화: (02)581-4057~8 팩스: (02)581-4059
이 메 일: inquiry@biosciencepub.com
홈페이지: http://www.biobooks.co.kr
I S B N: 978-89-6824-046-1
등록번호: 제22-3079호
값 35,000원

To our parents

제3판 서문

PREFACE TO THE THIRD EDITION

임상신경과학 3판을 출간한 목적은 학생들이 신경질환의 해부학적 원리를 공부함으로써 병변은 어디에 위치하는가에 대한 질문에 답할 수 있도록 하겠다는 1판의 목적과 동일하다. 2판에서는 신경해부 구조물과 임상적 기능 간의 관계를 설명하기 위해 기본적인 생리학적 기능과 병태생리학적 원리도 함께 다루었다. 이번에 출간한 3판에서도 모든 보건계열 학생들이 쉽게 신경과학을 공부할 수 있도록 하기 위해 간결하고 쉽게 설명하려고 노력하였다.

3판에서는 학생들이 임상신경과학을 재미있고 쉽게 공부할 수 있도록 많은 변화가 있었다. 가장 뚜렷한 변화는 대부분의 그림을 컬러로 나타내었다는 점이며, 이에 따라 신경 구조물들과 신경로들의 특성을 더 확실하게 관찰할 수 있게 되었다. 두 번째 변화는 뇌의 구조와 기능에 대한 설명에 최근에 밝혀진 내용을 추가하였다는 점이다. 또한 더 많은 임상연계 코너를 제공하였으며, 이에 따라 학생들이 뇌 구조물과 신경로들의 임상적 중요성에 대해 알 수 있게 하였다. 마지막으로, 연습문제의 문항수를 늘렸으며, 대부분의 문항은 미국의사시험 출제 방식으로 제공하였다.

저자들은 이 책이 출간될 수 있도록 노력한 분들에게 감사드린다. 특히 원고 작성에 도움을 준 패트리샤 앤더슨과 크리스 셔만의 노고를 잊을 수 없을 것이다. 래리 클리포드는 1판에 이어 3판에서도 이 책에 수록된 그림을 그려 주었으며, 특히 이 판에서는 그림을 컬러로 바꾸어 식별력을 높여 주었다. Wolters Kluwer 출판사 관계자들인 크리스털 테일러, 로렌 패트리샤, 제니퍼 클레멘트에게도 감사드린다. 3판을 출판하는 동안 많은 도움을 주신 Wolters Kluwer의 임직원 모두에게도 심심한 감사 인사를 드린다.

제1판 서문

PREFACE TO THE FIRST EDITION

이 책을 출간한 목적은 여러 신경질환들이 나타내는 이상소견을 해부학적 원리를 활용하여 설명하기 위함이다. 임상신경해부학과 연관된 기초 지식을 공부한 의과대학 학생들은 신경계 손상 환자들을 진찰할 때마다 받게 되는 첫 질문인 병변은 어디에 위치하는가에 대해 답할 수 있게 될 것이다. 임상신경해부학과 연관된 기초 지식은 간호학이나 물리치료학, 작업치료학, 진료보조인력 등 여러 보건 분야를 공부하는 학생들에게도 그들이 장차 만나게 될 환자들이 나타내는 신경학적 이상을 이해하는데 큰 도움을 줄 것이다. 이러한 목적을 달성하기 위해서는 해부 구소물 중 임상적으로 중요한 구조물들의 상호 관계와 이들의 기능에 대해 집중적으로 공부해야 한다. 이를 위해서 우리가 공부해야 할 내용은 가능하면 뇌와 척수의 해부학적 특징에 국한하기로 하였다.

우리들이 이 책을 저술한 목적은 신경해부학 교과서나 참고서로 활용하기 위한 것이 아니다. 대부분의 신경해부학 교과서들은 특정 신경계를 이해하는데 도움이 되는 해부 구조물에 대해서는 과도하게 다루고 있지만, 이러한 구조물들이 손상되었을 때 나타나는 임상 징후나 증상에 대해서는 설명이 부족하다. 이 책에서는 그러한 필요 이상의 정보는 최소한으로 줄여서 설명할 것이다.

이 책은 (1) 기본 절단면, (2) 기능계, (3) 연관 구조물을 다루는 세 단락으로 이루어져 있다. 첫 단락인 기본 절단면 부분에서는 신경계의 구조, 각 구조물의 조직학적 구조, 지지구조물, 뇌와 척수를 이루는 각 부위의 해부학적 특징, 그리고 임상적으로 중요한 의미를 갖는 뇌와 척수의 높이(수준)에 대해 설명한다. 이 부분에서는 중추신경계의 높이를 판단하는데 활용되는 구조물들에 대해서만 설명한다.

두 번째 단락에서는 기능계와 이들의 임상적 특징에 대해 설명한다. 운동계와 체성감각계에 대해 먼저 설명하는데, 그 이유는 이 기능계들은 뇌와 척수의 각 부위에 분포하는 구조물들을 포함하고 있기 때문이다. 또한 이 단락에서는 특수감각과 고위정신기능, 행동 · 내장계와 연관된 신경로에 대해서도 설명한다.

세 번째 단락에서는 혈관계와 뇌척수액계에 대해 설명한다.

해부 구조물들의 삼차원 관계를 이해하고 있어야만 병변의 위치를 알아낼 수 있게 되고 신경질환의 해부학적 원리를 이해할 수 있게 된다. 그런 이유로 임상적으로 중요한 구조물들의 삼차원 이미지를 이해하는데 도움을 받을 수 있도록 다양한 그림들을 실었다. 삼차원 그림뿐 아니라 기능계 모식도와 여러 수준의 말이집-염색단면들도 다양한 신경질환 및 증후군의 해부학적 원리를 이해하는데 도움을 줄 것이다. 이 책에서는 임상연계Clinical Connection에 대해 강조하였으며, 임상연계 코너에서 일부 신경질환에 대해 설명하였다.

각 장의 끝에는 연습문제를 실어 각 주제를 공부한 후에 자신의 수준을 확인할 수 있도록 하였으며, 책 전체를 통해서 병변의 위치 파악과 임상소견의 발생 원리를 이해할 수 있도록 노력하였다. 부록에는 연습문제에 대한 설명을 실었다. 또한 부록에는 뇌신경 성분과 이들의 임상 연관성, 용어 설명, 참고 문헌, 그리고 말이집-염색단면을 실었다.

저자들은 이 책이 출간될 수 있도록 노력한 분들에게 감사를 드린다. 래리 클리포드는 각 장에 제공된 그림을 그려 주었다. 수잔 퀸은 원고 작성에 큰 도움을 주었으며, 컴퓨터를 능숙하게 사용하는 수잔 맥클레인은 모식도와 도표를 그려 주었다. 마지막으로 윌리엄스 윌킨스 관계자들의 노고에도 감사를 드린다.

역자 서문

PREAMBLE TO THE TRANSLATOR

폴 영을 포함한 세 분의 저자가 쓴 임상신경과학은 나에게는 스승과 같은 책이다. 이 책은 처음 신경과학 공부를 시작하는 학생들에게 특히 좋은 책인 것 같다. 이 책은 신경질환을 이해하는데 꼭 필요한 신경해부 구조물만 다루고 있기 때문에 내용이 간결하고 공부해야 할 내용이 적은 것도 특징이다. 또한 이러한 신경해부학적 기초 지식을 이용하여 임상적 이상소견이 발생하는 원리를 설명하기 때문에 신경질환의 징후와 증상을 쉽게 이해할 수 있다. 따라서 나는 이 책이 의과대학 학생 및 보건계열 학생에게는 최고의 신경과학 책이라 해도 큰 무리는 아니라고 생각한다.

지난 몇 년 간 한글 의학용어는 급격한 변화를 거쳤으며 그 과정 동안 상당한 혼란이 있었다고 볼 수 있다. 다행히도 의학용어 5집 수정판이 나오면서 의학용어는 다시 안정기에 접어든 것 같다. 임상신경과학을 번역하면서 겪었던 가장 큰 어려움 중의 하나는 어떤 의학용어를 사용할 것인가 하는 것이었다. 이 책에서는 한글 기반의 용어를 사용하기도 하고 한자 기반의 용어를 사용하기도 하였는데, 용어를 선택할 때는 어떤 용어가 의미를 명확하게 전달하는가 그리고 간결한가 하는 점을 우선적으로 고려하였다.

이 책이 번역되어 나오기까지 많은 분들의 도움이 있었다. 특히 경상대학교 의학전문대학원 2학년 학생들인 김무준, 신유진, 안영주, 이정준과 4학년 학생들인 엄종환, 정도영, 정윤호, 정지원, 하세인에게 고마움을 전한다. 이들은 바쁜 중에도 문장을 꼼꼼히 읽어 주었으며, 이해하기 어렵거나 혼동되는 부분을 꼼꼼하게 지적해 주었고, 때로는 좋은 문장으로 다듬어 주기도 하였다. 이 책은 이들의 도움이 없었다면 출간되기 어려웠을 것이다. 또한 항상 좋은 책을 출판하기 위해 노력하는 바이오사이언스 문정구 대표님께도 감사의 인사를 드린다. 학생들의 공부를 돕는 일이 업인 나보다 좋은 책을 만드는데 더 많은 관심을 가지고 있는 것 같다는 느낌을 받았다.

마지막으로 이 책을 통해 공부한 학생들 중 일부라도 이 책을 또 다른 스승으로 여기게 된다면 역자로서 큰 영광이겠다.

2016년 2월 칠암동 교정에서

대표역자 한 재 희

역자 소개

ABOUT TRANSLATOR

대표역자

한재희 경상대학교 의과대학 생리학교실

강다원 경상대학교 의과대학 생리학교실

권오영 경상대학교 의과대학 신경과학교실

권미지 광주보건대학교 물리치료과

김정기 대구보건대학교 작업치료과

이건철 경남정보대학교 물리치료과

이미영 대구한의대학교 물리치료과

최유림 대구과학대학교 물리치료과

한동욱 신라대학교 물리치료학과

차 례

CONTENTS

제 I 부

중추신경계의 구성과 세포성분, 그리고 국소해부학

Organization, Cellular Components, and Topography of the CNS

1. 중추신경계의 개요와 구성, 그리고 세포성분
   Introduction, Organization, and Cellular Components 2
2. 척수: 부위별 구조물과 기능적 높이
   Spinal Cord: Topography and Functional Levels 19
3. 뇌간: 부위별 구조물과 기능적 높이
   Brainstem: Topography and Functional Levels 30
4. 전뇌: 부위별 구조물과 기능적 높이
   Forebrain: Topography and Functional Levels 42

제 II 부

운동계

Motor Systems

5. 하위운동신경원: 이완마비
   Lower Motor Neurons: Flaccid Paralysis 54
6. 피라미드계: 강직마비
   The Pyramidal System: Spastic Paralysis 72
7. 척수운동구조물과 척수위뇌간운동신경로: 속섬유막 손상 이후에 일어나는 운동 회복과 대뇌제거자세
   Spinal Motor Organization and Brainstem Supraspinal Paths: Postcapsular Lesion Recovery and Decerebrate Posturing 88
8. 기저핵: 운동이상
   The Basal Ganglia: Dyskinesia 96
9. 소뇌: 운동실조
   The Cerebellum: Ataxia 113
10. 눈운동계: 주시장애
    The Ocular Motor System: Gaze Disorders 134

제 III 부

감각계

Sensory Systems

11. 체성감각계: 무감각과 진통
    The Somatosensory System: Anesthesia and Analgesia 144
12. 청각계: 난청
    The Auditory System: Deafness 174
13. 전정계: 현훈과 안진
    The Vestibular System: Vertigo and Nystagmus 184
14. 시각계: 시각상실
    The Visual System: Anopsia 194
15. 미각계와 후각계: 미각상실과 후각상실
    The Gustatory and Olfactory Systems: Ageusia and Anosmia 214

제 IV 부

대뇌피질과 변연계

The Cerebral Cortex and Limbic System

16. 대뇌피질: 실어증과 실인증, 실행증
    The Cerebral Cortex: Aphasia, Agnosia, and Apraxia 224
17. 변연계: 전향기억상실과 부적절한 사회행동
    The Limbic System: Anterograde Amnesia and Inappropriate Social Behavior 244

제 V 부

자율계
The Visceral System

18. 시상하부: 자율신경기능과 내분비기능의 불균형
The Hypothalamus: Vegetative and Endocrine Imbalance 256

19. 자율신경계: 내장기능 이상
The Autonomic Nervous System: Visceral Abnormalities 263

제 VI 부

그물체와 뇌신경
The Reticular Formation and Cranial Nerves

20. 그물체: 조정과 활성
Reticular Formation: Modulation and Activation 282

21. 뇌신경 요약: 성분과 이상소견
Summary of the Cranial Nerves: Components and Abnormalities 294

제 VII 부

부속 성분
Accessory Components

22. 중추신경계의 혈액 공급: 뇌졸중
The Blood Supply of the Central Nervous System: Stroke 310

23. 뇌척수액계: 수두증
The Cerebrospinal Fluid System: Hydrocephalus 331

제 VIII 부

발달과 노화, 그리고 손상에 따른 반응
Development, Aging, and Response of Neurons to Injury

24. 신경계 발달: 선천이상
Development of the Nervous System: Congenital Anomalies 344

25. 신경계 노화: 치매
Aging of the Nervous System: Dementia 355

26. 신경계 기능 회복: 가소성과 재생
Recovery of Function of the Nervous System: Plasticity and Regeneration 359

제 IX 부

병변은 어느 부위에 위치하는가?
Where is the Lesion?

27. 병변의 위치를 알아내는 원리 및 임상 증례
Principles for Locating Lesions and Clinical Illustrations 370

부록

A. 읽을거리
Suggested Readings 388

B. 미엘린-염색 단면
Atlas of Myelin-Stained Sections 389

찾아보기 403

제 I 부

중추신경계의 구성과 세포성분, 그리고 국소해부학

Organization, Cellular Components, and Topography of the CNS

1 중추신경계의 개요와 구성, 그리고 세포성분

Introduction, Organization, and Cellular Components

동물의 특성인 흥분성과 전도성은 사람의 신경계에서 가장 잘 발달되어 있다. 자극에 반응하는 능력인 **흥분성**irritability과 신호를 전달하는 능력인 **전도성**conductivity은 신경계의 기본적 기능단위인 뉴런이 갖는 특성이다. 뉴런은 자극에 반응하여 신호를 전달하고 정보를 처리함으로써 자신과 주변 상황을 인식할 수 있고, 기억·학습·언어와 같은 정신 기능을 수행할 수 있으며, 근수축과 샘분비를 조절할 수 있다.

신경계 구성
ORGANIZATION OF THE NERVOUS SYSTEM

신경계의 기본적인 기능 단위는 뉴런신경세포·neuron·nerve cell이다. 각 뉴런은 신경흥분파를 받아들이는 세포체cell body와 신경흥분파를 세포체로부터 다른 부위로 전달하는 **축삭**axon을 포함하고 있다. 신경계는 신체 상하 방향으로 배열된 뉴런들로 이루어져 있다. 뉴런의 연속적 배열에 의해 두 유형의 신경회로, 즉 반사회로와 중계회로가 형성된다. 반사회로reflex circuit는 불수의적 반응(불수의적으로 일어나는 근육 수축 또는 샘 분비)을 일으키는 흥분파를 전달한다(그림 1-1A). 중계회로relay circuit는 신경계의 한 부위로부터 다른 부위로 흥분파를 전달한다. 예를 들면, 중계회로는 피부, 눈, 귀 등에 존재하는 감각기관에서 생성된 흥분파를 뇌에 전달함으로써 감각이 인식될 수 있게 해준다(그림 1-1B). 중계회로는 기능에 따라 분류되며, 통각경로pain path나 시각경로visual path, 운동경로motor or voluntary movement path 등으로 불린다. 기능적 경로는 두 개 또는 세 개의 뉴런이 연결되어 만들어지기도 하지만, 어떤 경우에는 수백 개의 뉴런이 연결되어 형성되기도 한다. 반사회로는 중계회로 성분과 중첩되기도 한다(그림 1-1C).

기능적 경로는 수 천 개 또는 심지어 수백만 개의 세포체와 축삭을 포함할 수도 있다. 신경세포체는 신경핵nuclei이나 신경절ganglia을 이루기도 하고, 층판layers or laminae을 이루기도 한다. 기능적 경로에 포함되어 있는 축삭은 신경다발을 형성하며 이를 신경로tract나 섬유단fasciculus, 신경nerve이라 부른다. 따라서 전체 신경계는 기능적 경로로 이루어져 있으며, 이들의 세포체는 신경핵이나 신경절, 층판에 위치하고, 축삭은 신경로나 신경에 분포한다.

사람의 신경계는 중추신경계central nervous system [CNS]와 말초신경계peripheral nervous system [PNS]로 분류된다. 중추신경계CNS는 뇌brain와 척수spinal cord로 이루어져 있고, 말초신경계PNS는 뇌신경cranial nerve과 척수신경spinal nerve, 자율신경autonomic nerve, 자율신경절autonomic ganglia로 이루어져 있다. 중추신경계는 전체 신경계를 통합하고 조절하는 기능을 함으로써 내·외부 환경 변화에 대한 정보를 받아들여 해석하고 통합할 수 있으며, 이에 따라 움직임이나 분비 같은 활동을 조절하는 적절한 출력신호를 생성할 수 있다. 말초신경계PNS는 중추신경계를 신체 조직과 장기에 연

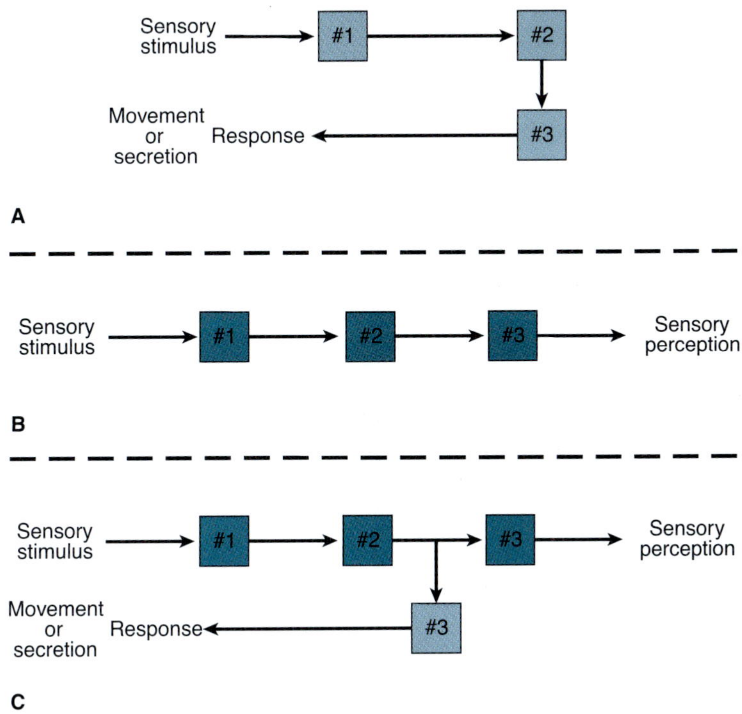

그림 1-1 단순한 형태의 반사회로와 중계회로. A. 세 개의 뉴런으로 이루어진 반사회로. B. 세 개의 뉴런으로 이루어진 감각 중계회로. C. 세 개의 뉴런의 이루어진 중계회로 및 반사회로. 일부 뉴런은 중계회로와 반사회로에 공통적으로 관여하고 있다.

결시키는 역할을 한다. 따라서 말초신경계는 중추신경계로 들어가는 입력과 중추신경계로부터 나오는 출력을 전달한다. 중추신경계로 들어가는 신호를 **구심신호** **afferent**라 하고, 중추신경계로부터 나오는 신호를 **원심신호efferent**라 한다.

신경계를 지지하고 보호하는 구조물들

NERVOUS SYSTEM SUPPORT AND PROTECTION

신경세포는 극도로 취약하므로 지지세포들의 보호 없이는 생존할 수 없다. 뇌와 척수도 매우 취약하므로 이들을 감싸고 있는 수막뇌척수막·meninges(세 층의 막으로 이루어짐)에 의해 머리뼈두개골·cranial bone와 척주관 vertebral or spinal canal으로부터 보호되고 있다.

수막 뇌척수막·MENINGES

중추신경계는 수막(뇌brain와 머리뼈cranial bone 사이, 그리고 척수spinal cord와 척주vertebral column 사이에 존재하는 세 층의 결합조직 막)에 의해 보호되고 있다. 수막은 **경질막경막·dura mater**(가장 바깥에 위치)과 **거미막지주막·arachnoid**(경질막과 연질막 사이에 위치), **연질막연막·pia mater**(가장 안쪽에 위치)으로 이루어져 있다. 뇌와 척수를 감싸고 있는 수막은 큰구멍대공·foramen magnum(머리뼈두개골·skull 바닥에 있는 커다란 구멍으로 뇌와 척수의 경계를 이룸)에서 서로 연결된다.

경질막 경막·DURA MATER

경질막은 질긴 섬유성 막으로 두 층으로 이루어져 있다. 뇌를 감싸고 있는 뇌 경질막cranial dura은 두 층이 서로 융합(정맥동정맥굴·venous sinus[그림 1-2]은 두 층의 경질막이 서로 분리되어 형성되며, 뇌로부터 목 부위 정맥으로 혈액을 운반함)되어 머리뼈 내측면에 부착되어 있다. 경질막 내층은 네 개의 주름을 형성하면서 뇌 속으로 들어가 뇌를 여러 부위로 나눈다(그림 1-3). **대뇌낫falx cerebri**(낫 모양으로 생김)은 뇌 상부에서 세로방향의 세로틈새longitudinal fissure에 위치하며, 대뇌를 좌우 대뇌반구cerebral hemisphere로 나눈다. **소뇌낫falx cerebelli**은 수직 방향으로 위치하며 상부 소뇌를 좌우 소뇌반구cerebellar hemisphere로 나눈다. **소뇌천막tentorium cerebelli**은 수평 방향으로 위치하는 납작한 막으로써 상부의 대뇌반구와 하부의 소뇌를 나누는 경

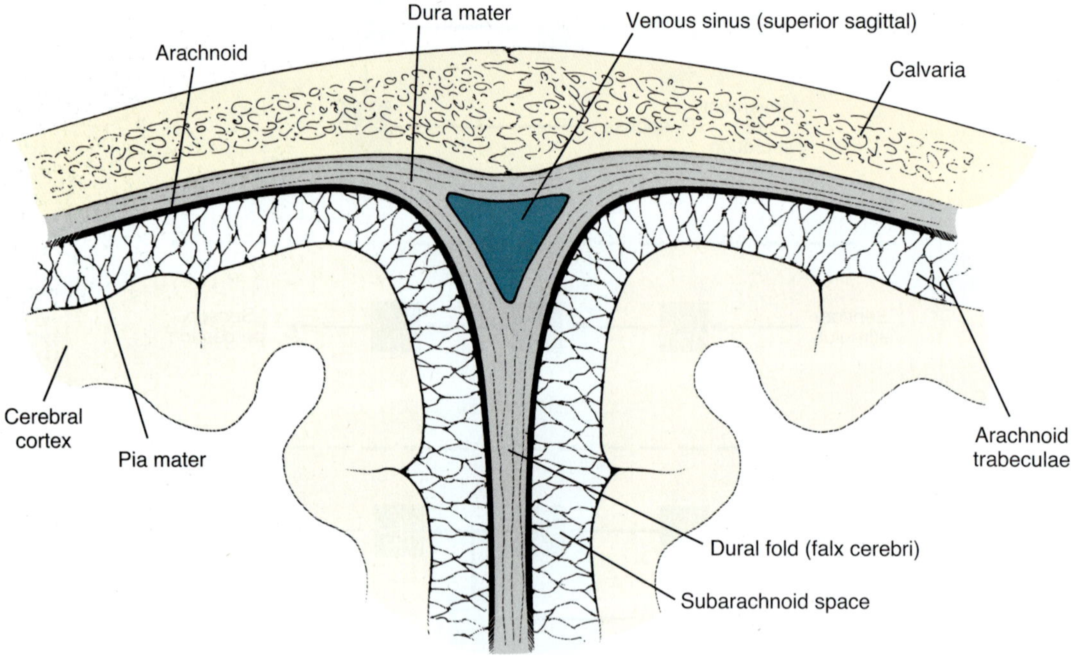

그림 1-2 정맥동venous sinus과 경질막주름dural fold을 볼 수 있는 뇌 수막의 관상단면.

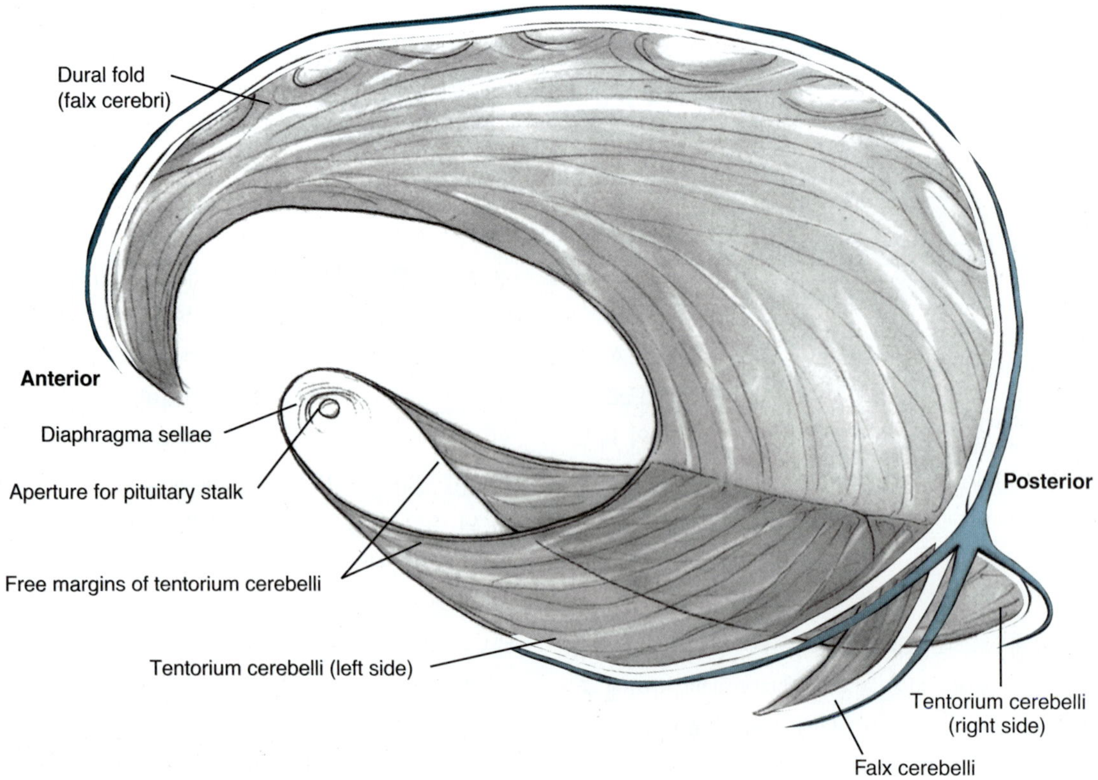

그림 1-3 좌측에서 본 경질막주름dural fold.

계가 된다. **안장가로막**diaphragma sellae은 뇌 하부에 위치하는 둥글게 생긴 납작한 막으로 안장sella turcica(이 속에 뇌하수체pituitary gland가 위치함)을 덮고 있다. 뇌하수체줄기pituitary stalk는 안장가로막을 뚫고 올라와 뇌 하부에 부착되어 있다.

척수 경질막spinal dura은 두 층으로 이루어져 있는데, 외층outer layer은 척추뼈구멍vertebral foramina(척주관 vertebral canal · spinal canal을 형성함)의 골막periosteum을 덮고 있고, 내층inner layer은 척수를 느슨하게 감싸고 있으며, 척주관으로부터 척수신경spinal nerve이 빠져 나올 때 척수신경 주위에 띠를 형성한다.

거미막 지주막 · ARACHNOID

거미막은 얇고 섬세한 막으로 뇌와 척수 주위를 느슨하게 감싸고 있다. 바깥쪽 거미막은 경질막에 부착되어 있다(그림 1-4). 이곳으로부터 안쪽 방향으로 거미줄처럼 생긴 수많은 잔기둥이 나와 연질막연막 · pia mater과 연결된다.

연질막 연막 · PIA MATER

연질막은 얇은 막으로서 직접적으로 뇌와 척수를 느슨하게 감싸고 있다. 연질막에는 혈관이 많이 분포하고 있으며 뇌와 척수에 혈액을 공급하는 작은 혈관들도 많이 분포한다.

수막 공간 MENINGEAL SPACES

임상적으로 수막과 연관된 중요한 몇 가지 공간이 존재한다(그림 1-4). **경막외공간경질막바깥공간 · epidural space**은 머리뼈와 경질막 사이에 위치하고, **경막하공간경질막밑공간 · subdural space**은 경질막과 거미막 사이에 위치한다. 정상적으로는 경막외공간과 경막하공간은 모두 잠재 공간potential space(역자 주: 정상적으로는 빈 공간이 존재하지 않지만 외상 등에 의해서 혈액으로 채워질 수 있다는 의미임)이다. 경막외공간과 경막하공간은 그곳을 통과하는 혈관이 충격에 의해 손상될 경우 혈액으로 채워져 실제 공간이 형성되기도 한다(경막외출혈epidural hemorrhage, 경막하출혈subdural hemorrhage). 척수의 경막하공간subdural space 역시 잠재 공간이지만 척수의 경막외공간epidural space은 실제 공간으로 반유동성 지방과 얇은 정맥을 포함하고 있다.

거미막밑공간지주막하공간 · subarachnoid space은 거미막과 연질막 사이에 위치하며 **뇌척수액**cerebrospinal fluid

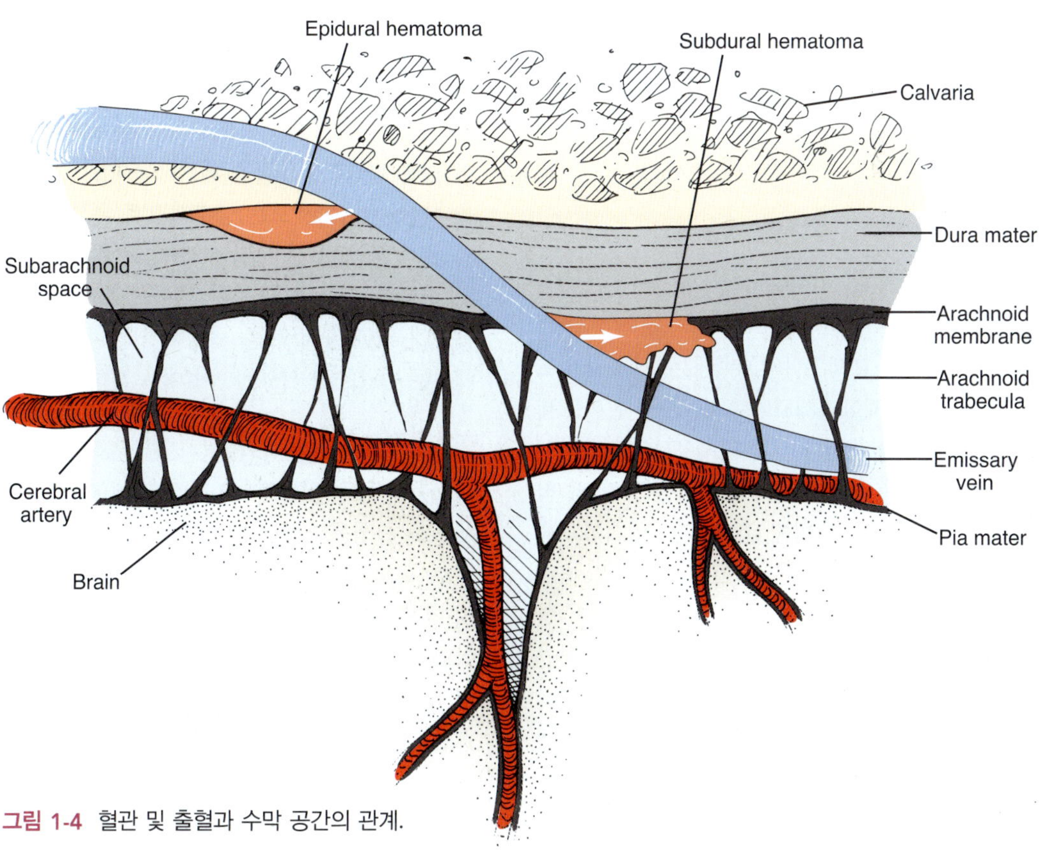

그림 1-4 혈관 및 출혈과 수막 공간의 관계.

[CSF]을 포함하고 있다. 거미막밑공간은 뇌척수액을 생산하는 뇌실과 연결되어 있다. 거미막밑공간에는 뇌신경 및 척수신경의 시작 부위, 그리고 뇌와 척수 표면에 분포하는 수많은 혈관들도 포함되어 있다. 이곳에 존재하는 혈관이 손상되면 거미막밑출혈지주막하출혈·subarachnoid hemorrhage이 생긴다.

Clinical Connection

수막염meningitis(주로 바이러스 감염이나 세균 감염에 의해 발생하는 수막의 염증)은 생명을 위협하는 임상 상황을 초래하기도 한다. 수막염은 진균 감염이나 기생충 감염, 약물에 의해서도 발생하지만 바이러스 감염이나 세균 감염에 의한 경우보다는 드물다. 수막염이 있을 때 성인에서 나타나는 주요 증상은 경부경직목경직·neck stiffness과 두통headache이며, 발열fever과 의식상태 변화, 구토, 광선공포증, 시끄러운 소리에 대한 공포가 동반될 수 있다. 어린이에서 나타나는 수막염 증상은 성인에 비해 뚜렷하지 않은 경우가 많으며, 보채고irritability 힘이 없어 보이는 증상기면·drowsiness만 나타내기도 한다. 병원체는 혈액을 통해 수막에 도달하거나 비강nasal cavity을 통해 직접 수막에 도달하기도 한다. 수막염은 요추천자허리천자·lumbar puncture를 통해 얻은 뇌척수액을 분석하여 진단하지만, 요추천자는 두개내압incracranial pressure [ICP]이 증가되어 있을 경우에는 시행하지 않아야 한다. 세균수막염bacterial meningitis은 항생제를 투여하여 치료한다.

지지세포 SUPPORTING CELLS

지지세포인 신경아교세포glial cell에는 뇌실막세포ependymal cell와 미세아교세포microglial cell, 큰아교세포macroglial cell가 존재한다. 뇌실막세포ependymal cell는 뇌실ventricle(또는 뇌척수액으로 채워진 공간)과 척수중심관central canal의 내벽에 존재한다. 미세아교세포microglial cell는 골수bone marrow에서 기원한 중배엽유래세포로 뇌와 척수의 모든 부위에 존재하며 면역 활동에 관여한다. 미세아교세포는 큰포식세포대식세포·macrophage로 발달하기도 하며, 이렇게 발달한 큰포식세포는 중추신경계 손상이나 감염, 질환에 의해 생성된 찌꺼기들을 포식하게 된다. 큰아교세포macroglia는 신경외배엽neuroectoderm으로부터 유래하며 네 가지 세포(중추신경계에 분포하는 **별아교세포**astrocyte와 **희소돌기아교세포**핍지교세포·oligodendrocyte, 그리고 말초신경계에 분포하는 **슈반세포**Schwann cell와 **피막세포**capsular cell)로 이루어져 있다.

별아교세포 ASTROCYTES

별아교세포는 중추신경계에 분포하는 세포 중에서 가장 많은 수를 차지한다(그림 1-5). 각각의 별아교세포는 별모양의 세포체와 수많은 불규칙한 신경세포돌기(일부는 길이가 매우 긴 경우도 있음)로 구성되어 있다. 일부 별아교세포의 신경세포돌기들은 뇌 또는 척수 표면에 종말단추end-foot를 형성하기도 한다. 이 종말단추들은 아교경계막external limiting membrane·glial membrane이라 불리는 보호막을 형성한다. 별아교세포의 많은 신경세포돌기들은 혈관종말단추vascular end foot를 형성하여 모세혈관 주위를 감싼다. 중추신경계 모세혈관의 내피세포endothelial cell는 치밀이음tight junction으로 연결되어 있으므로 **혈액뇌장벽**blood-brain barrier [BBB]을 형성하며, 혈액뇌장벽BBB은 물질들(여러 약물 포함)을 혈액으로부터 중추신경계로 선택적으로(역자 주: 어떤 물질은 통과시키고, 어떤 물질은 통과시키지 않음) 이동시키는 역할을 한다.

별아교세포는 다른 역할도 한다. 이들은 중추신경계의 전해질 균형과 신경영양인자neurotrophic factors(뉴런의 생존에 필요함) 생산, 시냅스틈새synaptic cleft로부터 특정 신경전달물질을 제거하는데도 중추적인 역할을 한다. 별아교세포는 중추신경계 손상(허혈ischemia, 외상trauma, 방사선 노출radiation)에 반응하여 가장 먼저 변화를 나타낸다. 또한 별아교세포는 중추신경계 손상에 의한 흉터scar를 형성하기도 한다. 별아교세포에서는 종양신생물·neoplasm이 매우 흔히 발생한다.

희소돌기아교세포 핍지교세포·OLIGODENDROCYTES

희소돌기아교세포(크기가 작은 편에 속하는 신경아교세포로 신경돌기가 상대적으로 적음)의 주된 역할은 중추신경계CNS에서 미엘린myelin을 생성하고 유지하는 일이다(그림 1-5). 말이집수초·myelin sheath은 희소돌기아교세포의 신경세포돌기에 의해 형성(신경세포돌기가 축삭을 나선모양으로 단단히 감쌈)된다. 미엘린 자체는 희소돌기아교세포 돌기 속에 존재한다. 각각의 희소돌기아교세포는 말이집의 두께에 따라 다양한 수의 축삭을 감싸고 있다. 가느다란 말이집myelin sheath

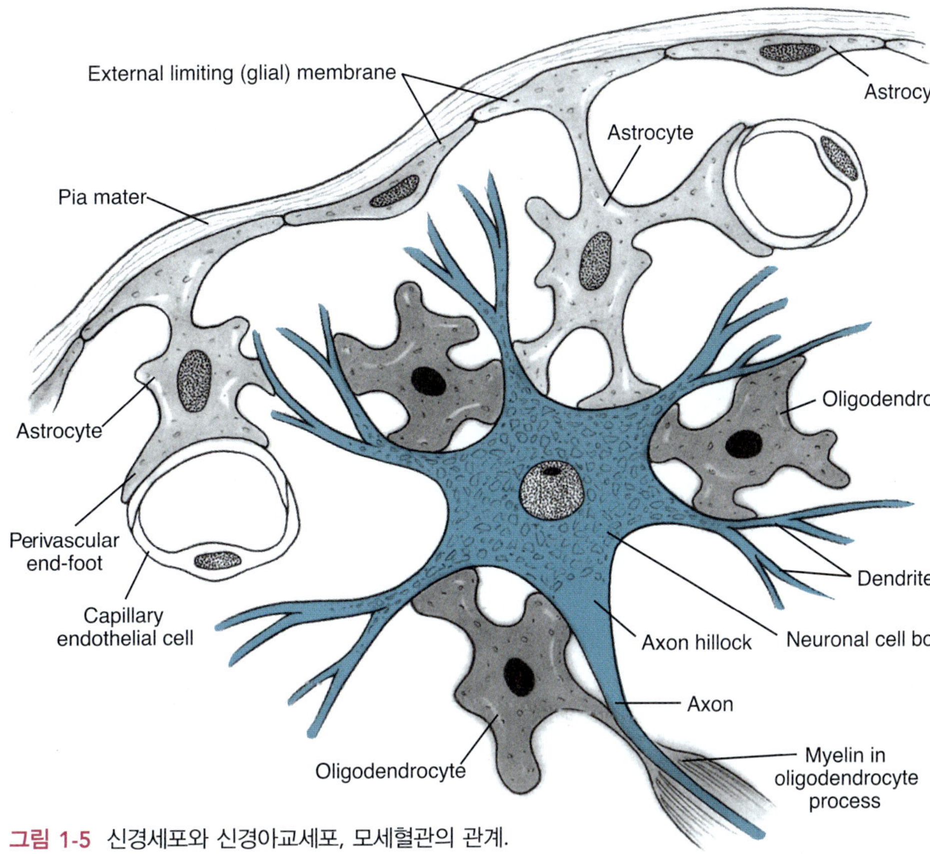

그림 1-5 신경세포와 신경아교세포, 모세혈관의 관계.

의 경우에는 하나의 희소돌기아교세포가 40~50개의 축삭을 감싸게 된다. 희소돌기아교세포가 신경세포체를 감싸는 경우도 있지만 이 경우에는 희소돌기아교세포가 미엘린myelin을 포함하고 있지 않다. 최근 연구에 따르면 희소돌기아교세포는 신경영양인자neurotrophic factors도 생성하는 것으로 여겨지고 있으며, 가장 중요한 신경영양인자는 신경성장인자nerve growth factor(손상된 중추신경계 축삭의 성장을 촉진하는 것으로 보임)이다. 중추신경계에 분포하는 미엘린myelin에 대한 자가면역반응이 다발성경화증multiple sclerosis 발생과 연관되어 있는 것으로 여겨지고 있다.

슈반세포 SCHWANN CELLS

중추신경계CNS의 희소돌기아교세포에 해당하는 말초신경계PNS 세포가 슈반세포이다. 하나의 희소돌기아교세포가 수많은 축삭에 말이집을 형성하는 것과는 달리 하나의 슈반세포는 한 개 축삭의 한 부위에만 말이집을 형성한다. 말이집myelin sheath이 형성되는 동안 슈반세포는 여러 번 축삭 주위를 둘러싼 후 이어서 나선모양을 이루므로 여러 층multiple layers or lamellae으로 된 말이집이 형성된다. 실제로 미엘린myelin은 슈반세포 층판lamellae 내에 존재한다(그림 1-6). 슈반세포의 가장 바깥층을 **신경집**신경초 · neurolemma 또는 **슈반집**슈반초 · sheath of Schwann이라 부른다. 각각의 슈반세포는 한 개 축삭의 일부 구간에만 말이집을 형성하므로 전체 축삭에 말이집을 형성하기 위해서는 수많은 슈반세포가 필요하다. 각 슈반세포 사이에는 말이집수초 · myelin sheath이 끊겨 있다. 이렇게 말이집이 끊겨 있는 부위들을 **랑비에결절**nodes of Ranvier이라 부른다(그림 1-6~7). 중추신경계CNS에서도 이와 유사하게 말이집이 끊겨 있는 부위가 존재한다. 민말이집신경섬유무수신경섬유 · unmyelinated fiber에서는 하나의 슈반세포가 많은 축삭들을 감싸고 있다. 말초신경계 미엘린에 대한 자가면역반응에 의해 길랭-바레증후군Guillain-Barré syndrome이 발생하는 것으로 여겨지고 있다.

슈반세포는 말이집을 형성하고 유지하는 역할뿐 아니라 손상된 축삭을 재생시키는데도 매우 중요한 역할을 한다. 축삭이 절단된 경우 세포체로부터 분리된 축

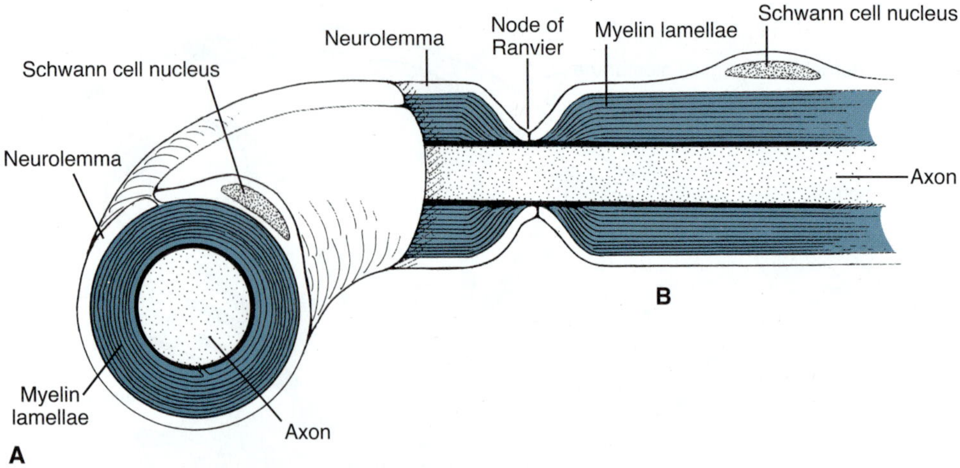

그림 1-6 말초신경계의 말이집축삭. A. 횡단면transverse view. B. 종단면longitudinal view.

삭은 변성degeneration되지만, 축삭 절단 부위의 원위부에서는 수많은 슈반세포들이 증식하여 관tube을 형성한다. 축삭 절단 부위의 근위부로부터 발아한 성장싹growth sprout이 이 관 속으로 자라 들어가 절단되기 전에 축삭이 분포하던 구조물로 향한다. 이러한 기능적 축삭재생은 대개 말초신경계에서 일어난다. 사람의 중추신경계에서는 축삭재생이 일어나지 않는데 그 이유 중 일부는 사람의 중추신경계에 슈반세포가 존재하지 않는 것과 연관되어 있다.

피막세포 CAPSULAR CELLS

피막세포는 감각신경절sensory ganglion과 자율신경절autonomic ganglion에 분포하는 신경세포체를 감싸고 있는 신경아교세포이다. 척수신경 및 일부 뇌신경의 감각신경절에는 크고 둥근 뉴런들이 포함되어 있으며 이 뉴런들의 세포체는 납작해진 피막세포capsular cell(위성세포satellite cell)에 의해 거의 완벽하게 둘러싸여져 있으므로 신경절세포는 주변에 있는 비신경성 결합조직 및 혈관구조물로부터 격리되게 된다. 피막세포는 자율신경절에도 분포하고 있지만, 자율신경절은 모양이 불규칙하므로 이곳에 분포하는 피막세포는 불완전한 형태의 피막을 형성된다.

뉴런 신경세포·NEURONS

형태학적 특성 MORPHOLOGIC PROPERTIES

뉴런은 세포체cell body·soma와 신경세포가지protoplasmic process(**가지돌기수상돌기·dendrite**, **축삭axon**)로 이루어져 있다(그림 1-7). 세포체는 뉴런의 대사중추로서 핵nucleus과 세포질cytoplasm을 포함하고 있다. 핵에는 핵질nucleoplasm과 염색질chromatin, 그리고 하나의 뚜렷한 핵소체nucleolus를 포함하고 있으며, 여성의 경우에는 핵소체위성nucleolar satellite을 포함하고 있다. 세포질에는 일반적인 세포소기관들(미토콘드리아mitochondria, 골지기관Golgi apparatus, 용해소체lysosome 등)이 포함되어 있다. 그 외의 뚜렷한 세포질 구조물로는 **니슬소체Nissl bodies**(과립세포질그물rough endoplasmic reticulum이 다양한 크기로 뭉쳐진 것)를 들 수 있다. 그러나 뉴런의 세포질 중 축삭이 시작되는 부위에는 니슬소체가 분포하지 않으며, 이 부위를 축삭둔덕axon hillock이라 부른다. 뉴런의 세포질에서 관찰되는 다른 특징으로는 세포체와 축삭, 가지돌기에 길이 방향으로 분포하는 신경원섬유neurofibril를 들 수 있다.

뉴런은 신경세포가지의 숫자에 따라 형태학적으로 단극세포, 두극세포, 다극세포로 분류할 수 있다(그림 1-8). 단극세포unipolar cell(역자 주: 다른 저자들은 대개 가단극세포pseudounipolar cell라고 부르며, 이 책의 다른 부분에서는 가단극세포로 번역하였음)는 축삭axon만 가지고 있다. 단극세포는 척수신경절과 일부 뇌신경에만 분포한다. 두극세포bipolar cell는 하나의 축삭axon과 하나의 가지돌기dendrite를 가지고 있으며, 시각경로visual pathway와 청각경로auditory pathway, 전정경로vestibular pathway에 국한하여 분포한다. 나머지 신경세포는 모두 다극세포multipolar cell로서 한 개의 축삭axon과 2~12개(또는 그 이상)의 가지돌기dendrite를 가지

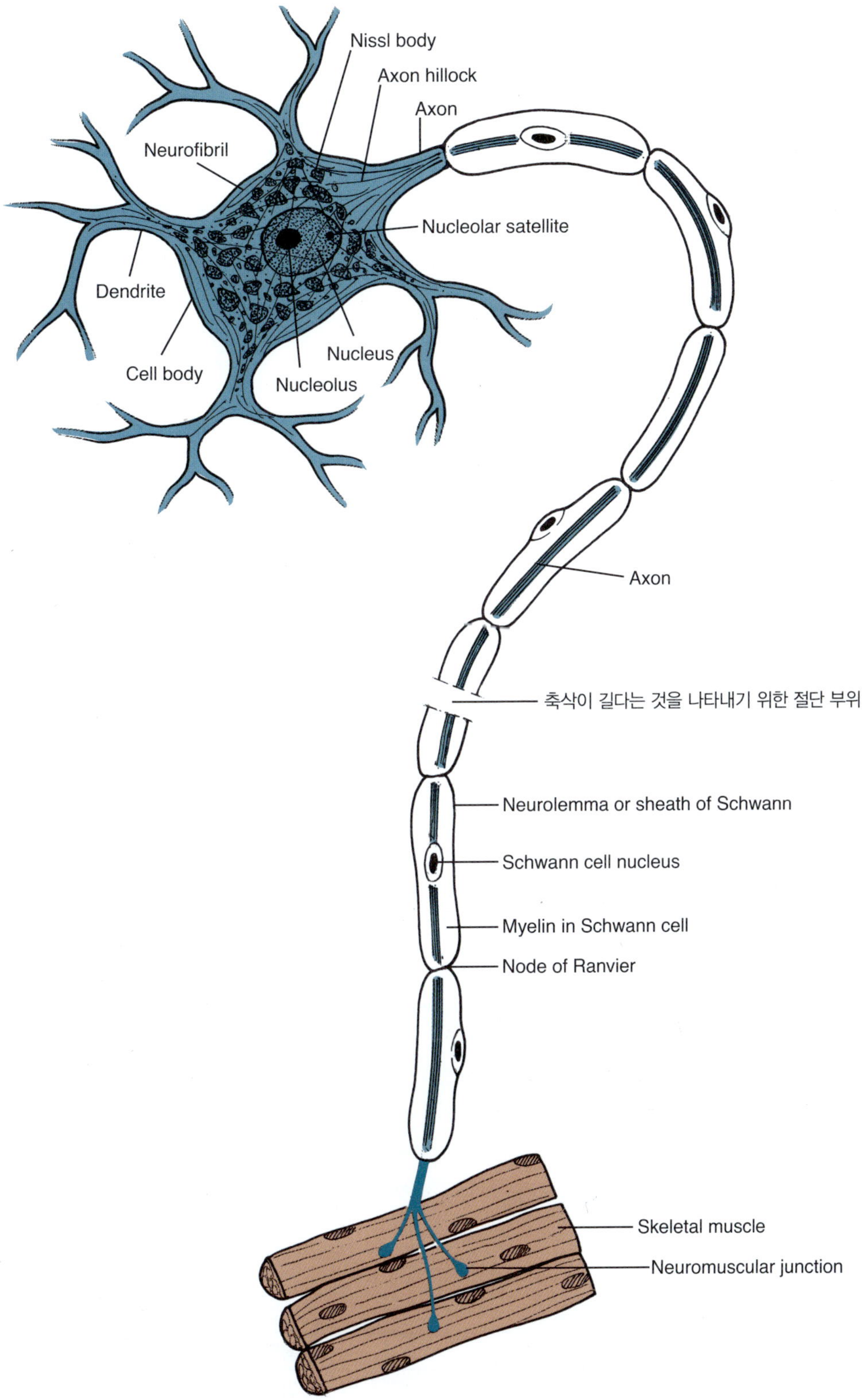

그림 1-7 골격근섬유를 지배하는 신경세포의 말이집축삭.

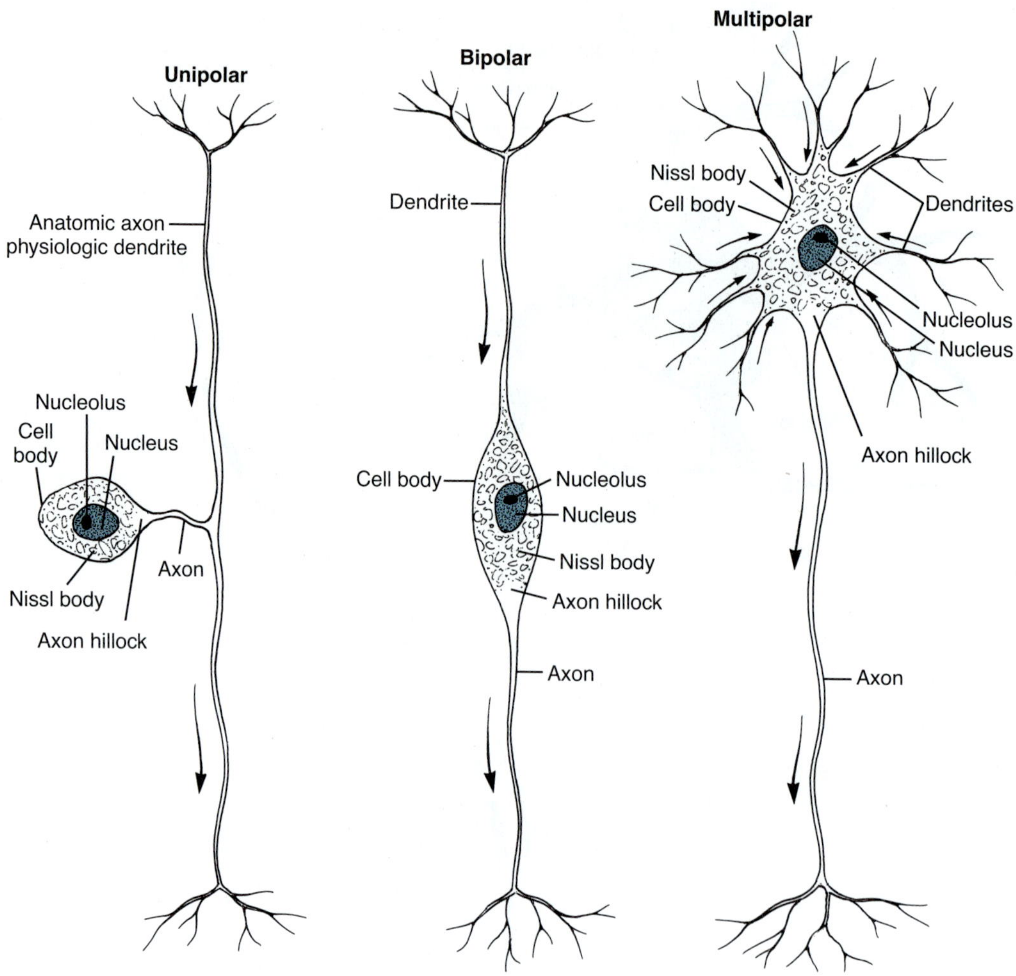

그림 1-8 신경세포의 형태학적 유형(화살표는 흥분파의 전달 방향을 나타냄).

고 있다.

가지돌기와 축삭 DENDRITES AND AXONS

가지돌기dendrite(세포질의 조성은 신경세포체와 유사함)는 짧은 돌기로서 세포체 방향으로 흥분파를 전달한다(표 1-1).

축삭axon은 니슬소체를 포함하고 있지 않으며, 축삭 길이는 미크론(μm)에서부터 미터(m)까지 다양하며, 흥분파를 세포체로부터 다른 곳으로 전달한다.

길이가 짧던 길던 간에 축삭이 적절한 기능을 수행하기 위해서는 두 유형의 축삭형질운반axoplasmic flow·axonal transport을 통해 세포체에 의해 축삭이 온전하게 유지되어야 한다. **전행성축삭형질운반anterograde axonal transport**은 세포체에 존재하는 영양분을 세포체

표 1-1 축삭과 가지돌기 비교

	축삭axons	가지돌기dendrites
기능	세포체로부터 출발한 흥분파를 전달함	흥분파를 받아들여 세포체로 전달함
길이	미크론(μm) ~ 미터(m)	미크론(μm); 1 mm 이상은 드묾
가지치기 양상	곁가지collaterals와 전말단preterminals, 말단terminals만 냄	단순한 경우부터 복잡한 경우까지 다양함
표면	매끈함	매끈한 경우부터 가지를 가진 경우까지 다양함
피복 여부	지지세포 및 흔히 미엘린에 의해 피복되어 있음	피복되어 있지 않음

로부터 축삭 원위부 또는 축삭 말단(정방향)으로 운반하는 것을 말한다. 전행성축삭형질운반은 축삭의 성장(발생·발달 과정 동안에 일어남)과 축삭 구조물의 유지, **신경전달물질**neurotransmitter(한 세포로부터 다른 세포로 신경흥분파가 전달될 수 있게 해주는 화학물질)의 합성·유리에 매우 중요하다.

역행성축삭형질운반retrograde axonal transport은 축삭의 원위부 말단으로부터 세포체 방향(역방향)으로 일어난다. 역행성축삭형질운반은 축삭에서 사용되었거나 없어진 성분들을 원래 상태로 회복시키기 위해 물질들을 세포체로 운반하는 역할을 한다.

축삭은 말이집수초·myelin sheath으로 싸여 있는 경우(말이집축삭유수축삭·myelinated axon)도 있고 그렇지 않은 경우(민말이집축삭무수축삭·unmyelinated axon)도 있다. 말이집축삭myelinated axon은 말이집수초·myelin sheath에 의해 다른 구조물로부터 격리되어 있는데, 말이집은 세포체 근처에서부터 축삭말단 지전 부위까지 분포한다(그림 1-7). 미엘린myelin은 축삭 주위의 지지세포 내에 존재하는 여러 층으로 된 인지질phospholipid이다. 말이집은 축삭을 따라 전파되는 신경흥분파의 전도속도를 증가시킨다. 말이집이 두꺼울수록 전도속도는 더욱 빨라진다.

Clinical Connection

역행성축삭형질운반retrograde axonal transport은 독소(예, 파상풍 독소tetanus toxin)와 바이러스(예, 단순포진바이러스herpes simplex virus, 광견병 바이러스rabies virus, 폴리오바이러스poliovirus)가 말초로부터 중추신경계로 운반되는 경로가 되므로 임상적으로 중요하다.

시냅스 SYNAPSES

축삭말단axonal terminal·axonal ending은 다른 뉴런neuron이나 근육세포muscle cell, 분비샘세포gland cell와 접촉하게 된다. 축삭말단과 다른 세포(뉴런, 근육세포, 분비샘세포)간의 연결부위를 **시냅스**연접·synapse라 부른다. 시냅스의 중요한 해부학적 특징은 축삭말단이 다른 세포의 표면과 약간 떨어진 채 분리(시냅스틈새synaptic cleft)되어 있다는 점이다. 시냅스의 중요한 생리학적 특징은 분극화polarization되어 있어서 흥분파가 항상 축삭으로부터 이 축삭과 연결되어 있는 다른 뉴런으로 전달되거나, 이 축삭과 연결된 근육세포나 분비샘세포로 전달된다는 점이다.

신경흥분파nerve impulse가 시냅스에 도달하면 시냅스틈새 속으로 신경전달물질neurotransmitter이 유리된다. 뉴런에 의해 합성되고 유리되는 신경전달물질은 시냅스틈새를 통과해 시냅스이후뉴런postsynaptic neuron이나 근육세포, 분비샘세포에 영향을 미치게 된다. 신경근육시냅스neuromuscular synapse 또는 신경분비샘시냅스neuroglandular synapse는 흥분성excitatory이므로 이들은 근육수축 또는 샘분비를 유발하게 된다. 그러나 신경시냅스neuronal synapse에서 유리되는 신경전달물질은 흥분성excitatory(시냅스이후뉴런에서 흥분파 생성을 촉진함)인 경우도 있고, 억제성inhibitory(시냅스이후뉴런에서 흥분파 생성을 억제함)인 경우도 있다. 감각 인식, 운동 조절, 샘분비 조절, 고위정신기능과 같은 중추신경계의 모든 기능은 다양한 신경회로에 분포하는 뉴런간의 흥분성시냅스 및 억제성시냅스 활동의 결과로서 일어난다.

생리학적 특성 PHYSIOLOGIC PROPERTIES

안정막전위 RESTING MEMBRANE POTENTIAL [RMP]

안정 상태(뉴런이 흥분하지 않은 상태)에서 뉴런은 세포 밖에는 양전하가, 세포 속에는 음전하가 많은 상태로 분리되어 있음으로써 전기적으로 대략 −60 mV 정도 분극polarization되어 있다. 이렇게 안정막전위RMP가 형성되는 이유는 세포안팎의 이온 분포가 다를 뿐만 아니라 각 이온들(특히, 나트륨Na^+, 칼륨K^+, 염소Cl^-)에 대한 세포막 투과도가 매우 다르기 때문이다. 나트륨Na^+과 염소Cl^-는 세포 밖에 많이 분포하며, 칼륨K^+과 유기음이온(단백질, 아미노산)은 세포 안에 많이 분포한다. 세포막을 완전히 관통하고 있어 각 이온을 선택적으로 이동시킬 수 있는 이온통로ion channel는 이온의 농도차 및 전위차를 이용하여 피동적으로 나트륨Na^+과 칼륨K^+, 염소Cl^-를 세포막을 가로질러 확산시킨다. 단백질과 아미노산은 안정막전위에 영향을 줄 정도로 확산하지는 않는다. 안정막전위는 주로 나트륨 유입과 칼륨 유출에 의해 정해지며, 이들은 세포막에

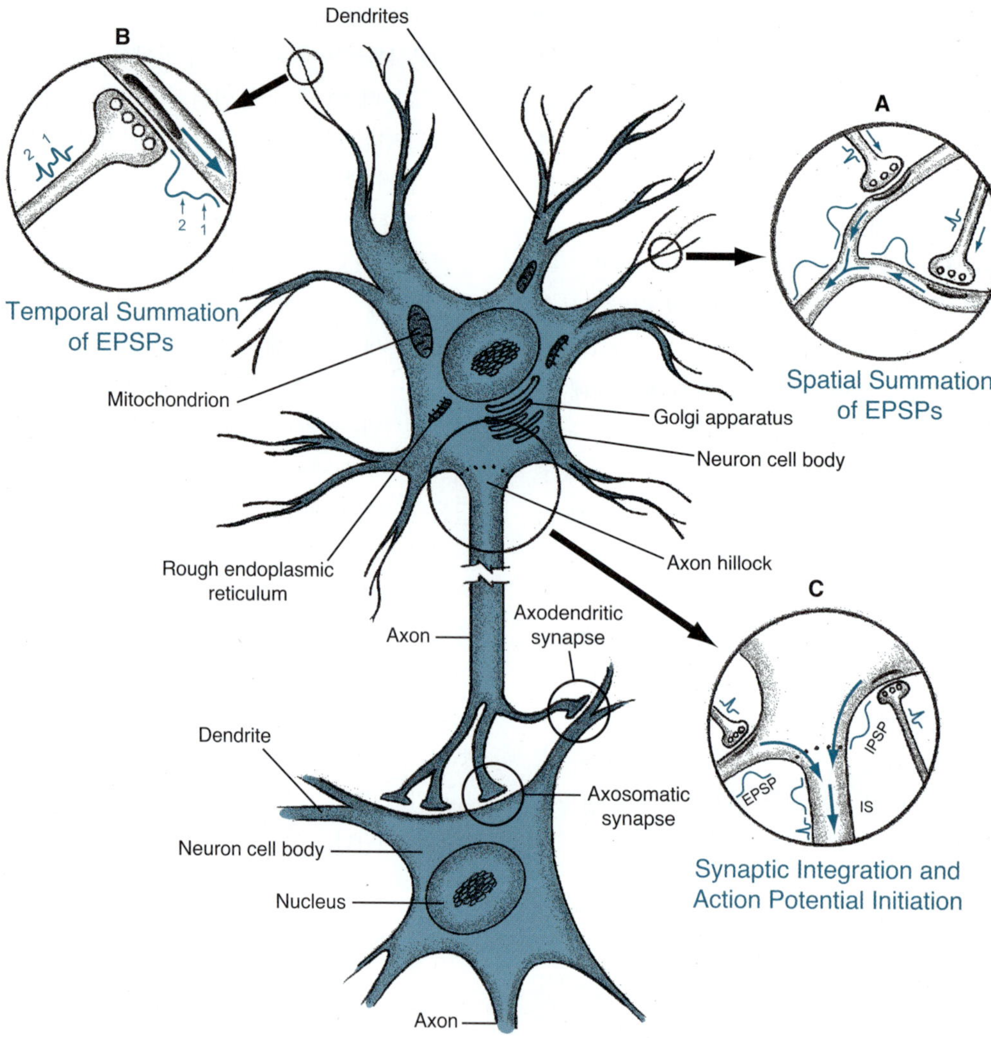

그림 1-9 신경세포에서의 전기긴장성 전도, 시간·공간가중, 그리고 활동전위의 개시. 시냅스의 상호작용: **A.** 여러 가지돌기로부터 세포체로 전기긴장성으로 흥분성시냅스이후전위EPSP가 모여들 경우 공간가중spatial summation이 일어난다. **B.** 여러 개의 시냅스이전 활동전위가 빠르게 동일한 시냅스로 들어올 경우 시간가중temporal summation이 일어난다. **C.** 흥분성 입력과 억제성 입력은 축삭둔덕 시작부위에서 통합된 후 역치 이상으로 탈분극되면 활동전위를 생성한다(EPSP, 흥분성시냅스이후전위; IPSP, 억제성시냅스이후전위).

분포하고 있는 나트륨펌프Na^{+}-K^{+} pump(ATP를 직접 이용함)에 의해 나트륨은 세포 밖으로 유출되고 칼륨은 세포 속으로 유입되므로 안정막전위는 대략 −60 mV 정도에서 유지된다.

세포체-가지돌기막에서의 전기긴장성 전도

ELECTROTONIC CONDUCTANCE IN THE SOMA-DENDRITIC MEMBRANE

안정막전위의 전기긴장성 변화는 세포 내부를 상대적으로 더 음성(과분극hyperpolarization)으로 만들거나, 더 양성(탈분극depolarization)으로 만들 수 있다. 이러한 막전위의 변화는 세포체soma와 가지돌기dendrite로부터 축삭둔덕 시작부위initial segment of the axon hillock로 피동적으로 전도될 때 전기긴장성으로 중첩(시간가중temporal summation, 공간가중spatial summation)될 수 있다(그림 1-9).

활동전위의 생성 및 전도

ACTION POTENTIAL INITIATION AND CONDUCTANCE

축삭둔덕 시작부위가 약 −45 mV까지 탈분극되면 활

동전위action potential가 생성된다. 세포체soma와 가지돌기dendrite에서는 차등전위graded potential가 형성되는 것과는 달리 축삭둔덕 시작부위axon hillock-initial segment에서는 활동전위action potential가 형성된다. 활동전위의 상승기rising phase는 전압작동 나트륨통로voltage-sensitive Na^+ channel를 통한 나트륨 유입Na^+ influx에 의해 일어난다. 이어지는 활동전위의 하강기falling phase는 칼륨 유출K^+ efflux에 의해 약간 더 느리게 일어난다. 활동전위는 축삭 시작부위에서 생성되어 축삭말단부위까지 이어지므로 활동전위는 막전위의 소실 없이 전달된다. 활동전위의 전달속도는 축삭의 직경과 말이집형성 여부에 의해 결정된다.

도약전도 SALTATORY CONDUCTION

민말이집축삭무수축삭·unmyelinated axon은 대개 가늘며(직경 0.2~1.5 μm; type IV 운동신경 또는 type C 감각신경), 인접한 축사 분절 사이에서 계속 나트륨Na^+과 칼륨K^+의 전도도 변화가 일어나므로 흥분파의 전달 속도가 느리다(0.5~2 m/s). 이와는 반대로, 말이집축삭유수축삭·myelinated axon은 굵으며(직경 13~20 μm), 랑비에결절node of Ranvier(인접한 말이집 사이에 존재하는 약 1 μm의 좁은 틈새)에서만 비연속적으로 나트륨Na^+과 칼륨K^+의 전도도 변화가 일어나므로 흥분파의 전달속도가 훨씬 빠르다(80~120 m/s). 랑비에결절 부위에는 랑비에결절 사이의 축삭막에 비해 나트륨통로Na^+ channel가 몇 배 더 많이 분포하고 있는 반면, 칼륨통로K^+ channel는 랑비에결절 사이의 축삭막에 분포하고 있다. 랑비에결절에 나트륨통로Na^+ channel가 밀집되어 있고, 랑비에결절 사이의 축삭막의 전기용량capacitance은 낮아서 활동전위는 랑비에결절에서 다음 랑비에결절로 껑충껑충 전도(**도약전도saltatory conduction**)되므로 말이집축삭의 전도속도가 증가하게 된다(그림 1-10).

활동전위 빈도가 정보를 부호화함 ACTION POTENTIAL FREQUENCY ENCODES INFORMATION

정보는 뉴런과 뉴런 사이 또는 뉴런과 효과기 사이에서 활동전위를 통해 전달된다. 많은 뉴런에서 활동전위의 빈도는 자극강도와 그 결과 생성되는 세포체-가지돌기막의 탈분극 정도와 비례 관계를 나타낸다. 탈분극 기간이 더 길어지면 활동전위 빈도가 증가한다. 일부 다른 뉴런에서는 칼슘전류Ca^{2+} current의 추가적인 작용(막전위를 더 오랫동안 탈분극시키므로 나트륨유입Na^+ influx과 칼륨유출K^+ efflux 주기가 반복됨)에 의해 일련의 연속적인 활동전위가 생성된다. 하지만 신경조정작용 및 자율신경기능과 연관되어 있는 다른 뉴런들은 상대적으로 느린 속도(1~10 Hz)로 자발적인 활동전위를 생성한다.

시냅스전달 SYNAPTIC TRANSMISSION

시냅스synapse는 뉴런과 뉴런이 만나는 기능적 접촉 지점을 말하며, 신경근육이음부neuromuscular junction [NMJ]는 축삭과 골격근이 만나는 기능적 접촉 지점을 말한다. 대부분의 시냅스는 화학시냅스chemical synapse이며 신경전달물질neurotransmitter에 의해 매개된다. 일부 화학시냅스는 정보를 빠르게 전달(시냅스이전막presynaptic membrane에서 신경전달물질이 유리된 후 시냅스이후막postsynaptic membrane에서 작용이 나타날 때까지 걸리는 시간, 즉 지연기간delay이 약 0.5 ms 임)하며, 아세틸콜린acetylcholine과 아미노산amino acid 같은 신경전달물질(시냅스이전막presynaptic membrane의 활성구역active zone에 있는 소포vesicle에 저장되어 있음)이 관여한다. 다른 화학시냅스는 정보를 느리게 전달(지연기간delay이 수 초second에 달함)하며, 펩티드peptide와 생체아민biogenic amine같은 신경전달물질(시냅스이전막 말단에서 떨어져 위치하는 치밀소포dense core vesicle에 저장되어 있으므로 더 나중에 그리고 더 오랫동안 유리됨)이 관여한다. 연속적으로 활동전위가 시냅스이전막 말단에 도달하면 신경전달물질의 유리를 촉발하는데, 이 활동전위에 의해 전압작동 칼슘통로voltage-gated Ca^{2+} channel가 열려 칼슘Ca^{2+}이 유입되므로 시냅스소포가 시냅스이전막의 활성구역에 결합하게 되며, 이어서 세포외유출exocytosis에 의해 시냅스틈새synaptic cleft로 신경전달물질이 유리되게 된다. 각각의 시냅스 소포는 일정량a quantal amount의 신경전달물질을 포함하고 있으며 유리되는 양number of quanta released은 시냅스이전막 말단으로 유입되는 칼슘량에 비례한다. 좁은 시냅스틈새(약 100 nm)에서 신경전달물질은 자신의 수용체에 구조적 변화를 일으켜 이온통로를 열리거나 닫히게 한다. 막전위 변화는 이온성수용체ionotropic receptor에 의해 매개되는데, 신속하게 시냅스이후막을 탈분극시키는 이온성수용체는 **흥분성시냅스이후전위excitatory postsynaptic potential [EPSP]**를 생

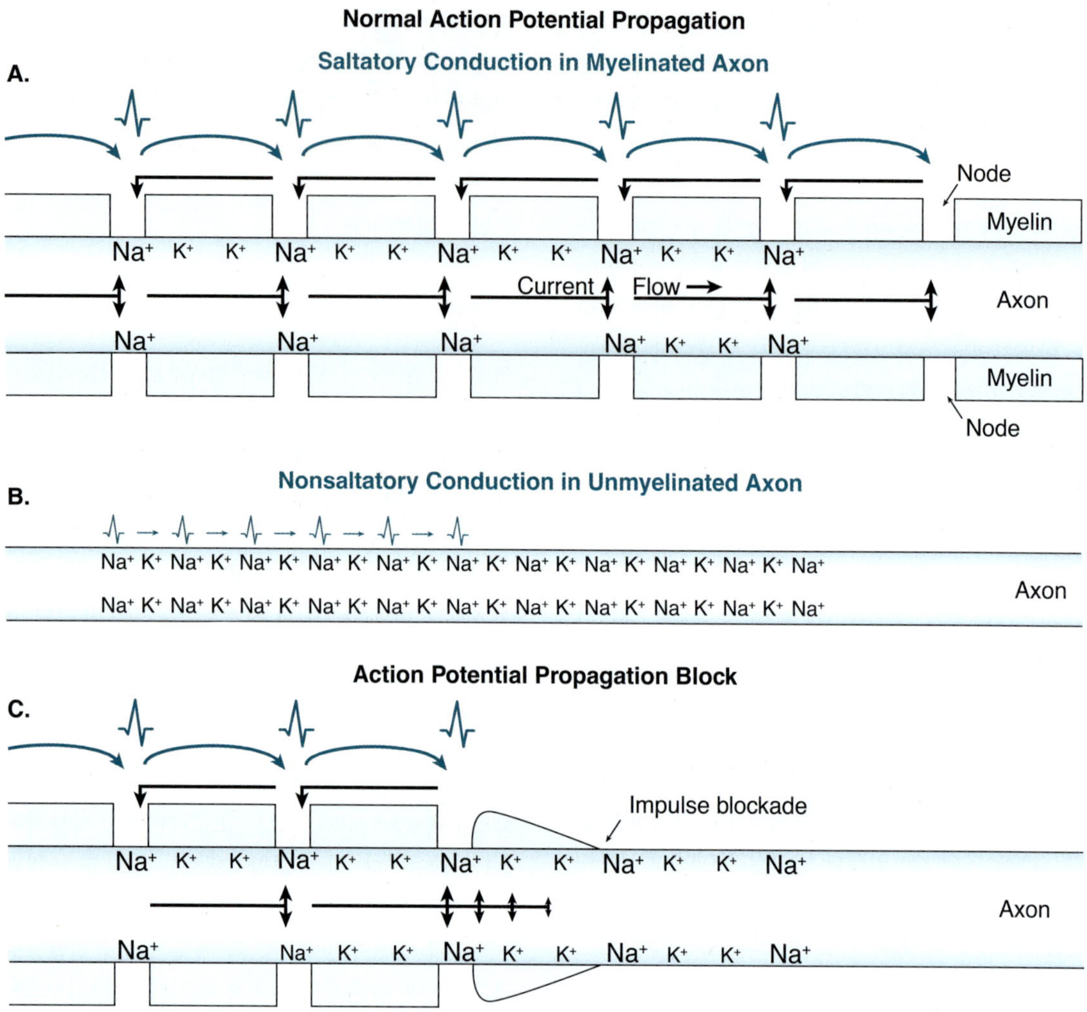

그림 1-10 정상적인 그리고 비정상적인 활동전위 전파. **A.** 말이집축삭에서의 활동전위 전파는 도약전도(나트륨통로가 밀집되어 있는 랑비에결절을 통해 전류가 뛰듯이 전파됨)에 의해 빠르게 일어난다. **B.** 민말이집축삭에서의 활동전위 전파는 느리게 일어난다(나트륨통로가 축삭막에 균등하게 분포되어 있기 때문임). **C.** 활동전위 전파는 말이집이 탈락된 축삭에서는 차단된다(전류가 다음 나트륨통로 밀집부위에 도달되기 전에 말이집 탈락 축삭막을 통해 소실되기 때문임).

성하는 반면, 시냅스이후막을 과분극시키는 이온성 수용체는 **억제성시냅스이후전위inhibitory postsynaptic potential [IPSP]**를 생성한다. 중추신경계에서 시냅스 접촉은 축삭을 따라 분포하는 축삭팽대axonal swelling에서 형성되기도 한다.

신경전도와 활동전위 전파에 영향을 미치는 질병의 병태생리 PATHOPHYSIOLOGY OF DISEASES AFFECTING NEUROTRANSMISSION AND ACTION POTENTIAL PROPAGATION

비교적 흔한 후천성 유전질환들은 시냅스이전말단으로부터 아세틸콜린 유리량을 감소시키거나 시냅스이후막에서 일어나는 아세틸콜린의 작용을 감소시킴으로써 신경근육이음부neuromuscular junction [NMJ]에서의 화학적 신호전달에 영향을 미친다.

후천성 자가면역질환들acquired autoimmune disorder은 신경근육이음부NMJ에서 일어나는 신호전달에 영향을 미친다. **중증근육무력증myasthenia gravis**은 니코틴성 아세틸콜린수용체에 영향을 미치는 자가면역질환으로서 골격근skeletal muscle의 근력약화weakness, 그리고 안와근orbital muscle과 입인두근oropharyngeal muscle, 팔다리근육limb muscle의 피로fatigability를 초래한다. 일반적으로 근력약화muscle weakness와 근육피로fatigability의 정도는 다양하며 하루 중 시간이 지날수록 점점 심해지는 경향을 나타낸다. 신경섬유는 정상이며, 신경말단에서 아세틸콜린 역시 정상적으로 유리된다. 항체antibody가 시냅스이후주름막postjunctional folds에 존재하는 아세틸콜린수용체acetylcholine receptor를 공격하므로 유발종말판전위evoked endplate potential의 크기가 점점 더 작아지고 반복 자극에 따른 근육의 활동전위 역시 감소하게 된다. 시냅스이후막에서 구조적 변화가 일어나고, 시냅스이후막에 존재하는 수용체 숫자도 감소하게 된다. 아세틸콜린에스테라아제 억제제를 투여하면 신경근육이음부에서의 아세틸콜린 작용 효율이 증가하게 되므로 증상이 완화된다.

근력약화와 근육피로는 주로 팔다리 및 몸통의 근위부 근육에서 심하게 나타난다(시냅스이전막으로부터 신경말단으로 아세틸콜린이 덜 유리되어 발생하는 램버트-이튼증후군Lambert-Eaton syndrome에서도 이런 증상이 나타남). 근육의 흥분성은 정상이다.

말이집탈락병demyelinating disorder은 말초신경계에 분포하는 슈반세포Schwann cell나 중추신경계에 분포하는 희소돌기아교세포oligodendrocyte에 영향을 미친다. **길랭-바레증후군Guillain-Barré syndrome**은 후천적으로 그리고 급성으로 발생하는 염증성 말이집탈락 말초신경병(축삭 자체는 손상되지 않음)의 전형적인 예이다. 척수뿌리spinal roots 및 근위부 신경섬유의 여러 지점에서 말이집탈락이 일어나므로 신경의 전도속도가 느려지고 침범된 신경의 복합활동전위compound action potential의 크기도 감소하게 된다. 근력약화는 대칭적으로 일어나고, 시간 경과와 함께 점점 심해지며, 증상은 다리에서 먼저 나타나고 이어서 팔에서 나타나므로 상행성 마비의 경향을 보인다. 흔히 호소하는 증상은 걷는 것과 의자에 앉았다 일어서는 것이 어렵다는 것이다. 호흡근육 마비에 의해 호흡부전respiratory failure이 발생할 위험이 높다. 치료 후에는 축삭에서 말이집형성이 일어나므로 기능이 회복될 수 있다. **샤르코-마리-투스병Charcot-Marie-Tooth disease**(type 1A)은 감각축삭sensory axon과 운동축삭motor axon의 말이집탈락demyelination에 의해 일어나는 가장 흔한 유전성 다발신경병hereditary polyneuropathy이다.

다발성경화증multiple sclerosis은 면역학적 원인으로 중추신경계에서 발생하는 가장 흔한 후천성 말이집탈락질환이다. 증상은 침범된 신경로에 따라 결정된다. 대뇌와 소뇌, 뇌간, 그리고 척수의 백색질섬유에서 미엘린myelin 인접부위가 소실(말이집탈락판demyelinating plaque)되어 있다. 흥분파는 근위부로부터 탈락판plaque까지, 원위부로부터 탈락판까지는 전달되지만 탈락판에서 신경전도가 차단되거나 느려진다(그림 1-10C). 말이집 탈락 축삭막axolemma은 생물리학적 특성이 변하므로 흥분파 전달에 영향을 미치게 된다. 말이집 탈락 축삭에서는 탈분극 전류가 더 이상 랑비에결절node of Ranvier에 집중되지 못하고 말이집 탈락 축삭막을 따라 전달되는 도중에 소멸(랑비에결절 사이의 축삭막에는 원래 나트륨통로Na^+ channel가 거의 존재하지 않으며, 말이집 탈락 축삭은 전기용량이 커지기 때문)된다. 미엘린이 온전한 축삭에서는 활동전위가 랑비에결절(나트륨통로가 이 부위에 밀집되어 있음) 사이에서 뛰듯이 전달된다. 다발성경화증은 만성적으로 재발relapse과 완화remission를 반복하는 것이 특징이다. 완화remission(증상의 개선)는 말이집이 탈락되었던 축삭부위에 다시 부분적으로 말이집이 형성됨으로써 일어난다. 증상이 지속되는 경우는 말이집을 다시 형성하지 못할 때와 더 흔히는 탈락판 속의 축삭 손상과 축삭 변성이 일어날 때이다. 직접적으로 축삭에 영향을 미치는 다른 질환들은 만성적인 신경의 압박·수축(죄임포착·entrapment)이나 퇴행병degenerative disease에 의해 초래된다. 가장 흔히 발생하는 포착신경병entrapment neuropathy으로는 손목굴증후군수근관증후군·carpal tunnel syndrome에 의해 발생하는 정중신경median nerve 손상을 들 수 있다. 정중신경median nerve은 감각신경과 운동신경 성분을 포함하고 있는데, 감각신경은 여러 손가락(엄지thumb와 검지index finger, 중지middle finger, 그리고 약지ring finger 절반의 감각을 담당함; 그러나 소지새끼손가락·little finger의 감각을 담당하지는 않음)의 손바닥 면으로부터 들어오는 감각을 전달하고, 운동신경은 손의 자체기원근육intrinsic hand muscle으로 향하는 명령을 전달한다. 정중신경이 아래팔forearm로부터 손목에 위치한 손목굴수근관·carpal tunnel을 통해 하행할 때 여러 가지 요인에 의해 손목에서 눌릴 수 있다. 매우 반복적인 손 운동은 정중신경 주위 인대들을 자극하여 부어오르게 할 수 있다. 다른 요인으로는 원래부터 손목굴이 좁은 유전적 소인(이러한 이유로 여성이 남성에 비해 3배 이상 많음)을 들 수 있다. 정중신경이 압박되면 흥분파 전달이 비정상적으로 일어나므로 초기에는 엄지와 검지, 중지, 그리고 약지 절반에서 얼얼한 감각tingling sensation이나 작열감burning sensation, 약한 저린감mild numbness이 나타난다. 치료하지 않으면 이와 같은 이상 감각은 통증으로 바뀌게 된다. 장기적인 압박은 정중신경 축삭의 변성을 초래할 수 있다(26장 참조). 의사가 환자 손목의 정중신경 부위를 두드렸을 때 손바닥 및 손가락에서 얼얼한 감각이나 통증이 생기면 손목굴증후군을 강력히 의심해야 한다. 이 반응을 티넬검사 양성positive Tinel test이라 부른다. 손목굴증후군의 초기에 나타나는 경도의 감각이상mild dysesthesia은 부목을 대어 손목을 쉬게 하거나 손목굴 속에 스테로이드steroid를 주사하여 치료할 수 있다. 중등도 감각이상이나 중증 감각이상의 경우에는 외과적으로 지지띠retinaculum를 절개하는 손목 정중신경 감압술decompression of the median nerve을 시행해야 한다.

질병에 의한 신경병disease-based neuropathy은 다양하며 양측성으로 생기고 가장 흔히는 더 원위부 상·하지에 있는 축삭을 침범한다. 작열감burning sensation과 얼얼한 감각tingling sensation, 저린감numbness, 그리고 근력약화weakness가 먼저 일어난 후 점차 감각소실loss of sensation과 근육량muscle bulk 감소, 비정상 반사abnormal reflex 출현, 근섬유다발수축muscle fasciculation이 뒤따른다. 이러한 증상들을 일반적으로 다발신경병polyneuropathy이라 부른다. 다발신경병의 가장 흔한 원인은 당뇨병이지만, 그 외의 여러 질병에 의해서도 발생할 수 있으며, 원인을 알 수 없는 경우도 많다.

변성과 재생 DEGENERATION AND REGENERATION

사람의 거의 모든 세포는 재생할 수 있지만 신경세포는 재생할 수 없다. 신경세포들이 소실되면 재생되지 않으므로 한번 파괴된 신경세포는 절대로 회복되지 않는다. 이와는 달리 축삭은 재생될 수 있는데 축삭이 완전히 절단된 후에도 세포체가 살아 있을 경우에는 축삭 기능이 회복될 수 있다. 그렇지만 이러한 재생은 말초신경계 축삭에서만 일어난다. 사람의 중추신경계에 존재하는 축삭에서는 현재까지 기능적인 축삭 재생이 일어나지 않는다. 따라서 중추신경계에 존재하는 신경세포체의 변성 및 중추신경계 축삭의 변성은 회복되지 않는다.

연습문제
CHAPTER REVIEW QUESTIONS

질문

1-1. 중추신경계에 분포하는 두 가지 주요 세포 유형은 무엇인가?

1-2. 시냅스란 무엇이고, 중추신경계 시냅스의 주요 특징은 무엇인가?

1-3. 축삭형질운반의 의의는 무엇인가?

1-4. 별아교세포와 희소돌기아교세포의 주된 차이점은 무엇인가?

1-5. 어느 뇌 구조물 사이에 아래의 혈종 또는 뇌척수액이 존재하는가?

a. 경막하혈종경질막밑혈종 · subdural hematoma

b. 뇌척수액CSF

c. 경막외혈종경질막바깥혈종 · epidural hematoma

정답 및 설명

1-1. 중추신경계CNS에 분포하는 두 가지 주요 세포군은 신경세포뉴런 · neuron와 신경아교세포neuroglia이다.

1-2. 시냅스synapse는 신경흥분파를 한 뉴런으로부터 다른 뉴런으로 일방향으로 보내는 기능적 접촉 부위이다. 대부분의 시냅스는 축삭과 가지돌기 사이axodendritic synapse나 축삭과 세포체 사이axosomatic synapse에서 형성된다. 조직학적으로 대부분의 시냅스는 가지돌기 표면이나 신경세포체 표면과 근접하여 나란히 만나 종말단추terminal bouton를 이룬다. 전자현미경으로 관찰해보면 종말단추terminal bouton에는 미토콘드리아와 시냅스소포들이 존재하며, 시냅스 표면(시냅스이전막presynaptic membrane)과 표적 표면(시냅스이후막postsynaptic membrane) 사이에는 시냅스틈새synaptic cleft가 존재한다.

1-3. 축삭(일부 축삭은 길이가 대략 90 cm에 달함)의 상태는 세포체(뉴런의 대사 중추)와 축삭말단 사이에 존재

1-6. 중추신경계의 미엘린-생성세포에서 유래한 종양과 가장 관련이 높은 세포는?

a. 신경세포neurons
b. 희소돌기아교세포oligodendrocytes
c. 별아교세포astrocytes
d. 미세아교세포microglial cells
e. 내피세포endothelial cells

1-7. 바이러스(예, 폴리오바이러스poliovirus 또는 광견병바이러스rabies virus)가 중추신경계 세포체로 침범하는 흔한 경로는 무엇인가?

a. 혈액뇌장벽 운반blood-brain barrier transport
b. 전행성축삭형질운반anterograde axonal transport
c. 뇌척수액 운반CSF transport
d. 역행성축삭형질운반retrograde axonal transport
e. 시냅스경유운반transsynaptic transport

1-8. 중추신경계에서 발생한 종양과 가장 연관성이 높은 세포는?

a. 별아교세포astrocytes
b. 내피세포endothelial cell
c. 미세아교세포microglial cell
d. 신경세포neuron
e. 희소돌기아교세포oligodendrocyte

1-9. 뇌 표면에 분포하는 동맥으로부터 나온 혈액은 어느 공간으로 유입되는가?

a. 경막외공간경질막바깥공간 · epidural space
b. 뇌실계ventricular system
c. 경막하공간경질막밑공간 · subdural space
d. 뇌세포외공간cerebral extracellular space
e. 거미막밑공간지주막하공간 · subarachnoid space

하는 축삭형질운반계에 의해 온전히 유지된다. 전향성축삭형질운반(세포체로부터 축삭말단으로 물질을 운반함)은 두 종류, 즉 (1) 빠른 전향성축삭형질운반(막성 소기관들과 시냅스소포[또는 이들의 전구체]를 운반함)과 (2) 느린 전향성축삭형질운반(세포골격성분을 운반함)으로 나뉜다. 역행성축삭형질운반은 시냅스말단에서 사용된 후 남은 물질과 외부로부터 유입되는 물질(예, 축삭말단으로부터 세포체로 유입되는 독소나 바이러스)의 이동을 담당한다.

1-4. 별아교세포와 희소돌기아교세포의 주된 차이점은 다음과 같다. 별아교세포는 수많은 통통한 세포돌기들(중추신경계를 둘러싸는 역할을 함)을 포함하고 있으며 대사적으로 매우 활발하다. 이러한 세포돌기 말단은 바깥경계막external limiting membrane과 속경계막internal limiting membrane을 형성하는 것을 돕는다. 이들은 중추신경계 손상에 매우 취약하며, 손상된 후에는 신경교세포흉터glial scar를 형성한다. 희소돌기아교세포는 신경돌기 숫자가 적으며, 주 기능은 중추신경계에서 미엘린을 형성하고 유지하는 것이다.

1-5.

a. 경막하혈종: 경질막과 거미막사이에 축적됨
b. 뇌척수액: 거미막과 연질막 사이에 형성되는 거미막밑공간에 존재함
c. 경막외혈종: 경질막과 두개골 사이에 축적됨

1-6. 정답: b

미엘린의 형성과 유지는 중추신경계에서는 희소돌기아교세포가 담당하고, 말초신경계에서는 슈반세포가 담당한다. 희소돌기아교세포종oligodendrocytoma은 주로 성인에서 발생하며 전체 뇌종양의 약 10%를 차지한다. 초기 증상으로 전두엽 두통과 발작이 최대 80%의 환자에서 나타난다.

1-7. 정답: d

역행성축삭형질운반은 축삭말단으로부터 세포체 방향으로의 물질이동을 담당한다. 병원성 바이러스(예, 폴리오바이러스poliovirus와 광견병바이러스rabies virus)는 축삭말단에 감염된 후 이어서 역행성축삭형질운반에 의해 신경세포체로 이동된다. 광견병은 주로 개에 물려 발생한다. 광견병바이러스가 중추신경계에 도달하게 되면 급성뇌염이 생기며 이어서 사망하게 된다. 회색질척수염poliomyelitis은 중추신경계 질환이며, 바이러스가 말초 또는 내장으로터 역행성축삭내운반retrograde intraaxonal transport에 의해 이동되는 것으로 추정하고 있다. 다른 가능한 감염 경로는 혈액뇌장벽을 통하거나 감염된 단핵구monocyte(또는 큰포식

연습문제 (계속)

1-10. 어떤 환자가 하루 중 시간이 지날수록 근력약화와 피로가 점점 심해진다고 하였다. 검사를 하였더니 신경전도는 정상이었다. 신경을 반복적으로 자극한 후 측정하였더니 근육의 활동전위가 감소함으로써 근육수축력이 감소하였다. 이 환자가 앓고 있는 질병은 무엇이라고 생각되는가?

a. 램버트-이튼증후군Lambert-Eaton syndrome

b. 다발성경화증multiple sclerosis

c. 샤르코-마리-투스병Charcot-Marie-Tooth disease

d. 중증근육무력증myasthenia gravis

e. 길랭-바레증후군Guillain-Barré syndrome

1-11. 1-10번 문항에서 설명한 질병은 어떤 원인에 의해 발생하는가?

a. 활동전위가 축삭말단으로 잘 전달되지 않기 때문이다.

b. 신경근육이음부에서 아세틸콜린이 시냅스이전막으로부터 잘 유리되지 않기 때문이다.

c. 아세틸콜린이 시냅스이후막에서 제대로 작용하지 못하기 때문이다.

d. 근육의 활동전위가 제대로 전도되지 못하기 때문이다.

e. 근육세포의 수축력이 감소하기 때문이다.

세포macrophage)가 뇌로 유입되는 것을 들 수 있다.

1-8. 정답: a

성인과 어린이에서 별아교세포종astrocytoma은 중추신경계 종양 중 가장 흔하다. 별아교세포종은 자라는 속도에 따라 고등급high-grade과 저등급low-grade으로 구분한다. 고등급종양high-grade tumor은 빠르게 자라며 주로 성인에서 발병한다. 저등급종양low-grade tumor은 천천히 자라며 상대적으로 특정 부위에 국한되어 있고 주로 어린이에서 발병한다.

1-9. 정답: e

뇌실질로 진입하기 전에 뇌동맥은 거미막밑공간지주막하공간·subarachnoid space에 존재한다. 따라서 동맥이 파열되면 거미막밑출혈subarachnoid hemorrhage을 일으키게 된다. 거미막밑출혈이 있는 환자는 구토를 동반한 심한 두통과 의식 저하를 나타낸다. 거미막밑출혈은 심각한 응급상황으로 즉각 신경외과 수술을 해야 한다.

1-10. 정답: d

진행성 근력약화와 피로는 중증근육무력증의 전형적인 징후이다. 다발성경화증과 샤르코-마리-투스병, 길랭-바레증후군은 말이집 질환이다. 램버트-이튼증후군은 근위부 근육에서 근력약화와 피로를 나타내지만 근육의 흥분성은 정상이며, 원인은 시냅스이전부위로부터의 아세틸콜린 유리 감소이다.

1-11. 정답: c

중증근육무력증은 축삭말단에서 유리된 아세틸콜린(분비량은 정상임)에 대한 근육세포막의 반응이 점진적으로 감소하여 발생한다. 환자의 근육에 에드로포니움 클로라이드edrophonium chloride [Tensilon]를 주사하여 근력이 일시적으로 증가되면 중증근육무력증을 진단하는데 도움이 된다. 에드로포니움 클로라이드는 신경근육이음부에서 아세틸콜린이 분해되는 것을 억제하므로 아세틸콜린의 효능을 연장시키게 된다.

2 척수: 부위별 구조물과 기능적 높이

Spinal Cord: Topography and Functional Levels

미국 보건복지부U.S. Department of Health and Human Services에 따르면 매년 미국에서 약 1만 명의 새로운 척수손상 환자가 발생하고 이들 중 적어도 50%는 영구적인 장애를 겪는다고 한다. 대략 20만 명의 미국인이 척수손상 때문에 휠체어에 의존해 생활하고 있다. 대부분의 척수손상은 교통사고나 스포츠를 즐기다 발생한다. 이러한 척수손상 환자의 약 2/3는 30세 미만이며, 대부분 남자이다.

척수spinal cord는 척수신경spinal nerve과 연결되어 있으며, 뇌는 척수를 통해 머리 아래의 모든 신체 부위와 소통하게 된다. 팔다리와 목, 몸통에서 유래한 촉각과 통각 등의 일반감각 흥분파는 척수를 통해야만 뇌에 도달할 수 있으며, 뇌에서 감각을 해석하게 된다. 감각과 마찬가지로 뇌에서 기원하여 팔다리와 몸통, 목 부위의 수의운동을 일으키는 명령들도 척수를 통해야만 근육을 지배하는 척수신경에 도달할 수 있다. 따라서 척수가 손상되면 일반감각이 소실될 뿐만 아니라 척수신경의 지배를 받는 수의근육도 마비된다.

척수의 육안 해부

SPINAL CORD GROSS ANATOMY

척수spinal cord는 척주관vertebral canal 속에 위치하는데, 척주관은 7개의 목뼈경추·cervical vertebra [CV]와 12개의 등뼈흉추·thoracic vertebra [TV], 5개의 허리뼈요추·lumbar vertebra [LV], 그리고 5개의 엉치뼈천추·sacral vertebra [SV]로 이루어진 척주verteral column·spine 속에 연속적으로 존재하는 공간을 말한다. 척수는 큰구멍대공·foramen magnum(머리뼈두개골·skull 바닥에 존재하는 커다란 구멍)으로부터 첫 번째 허리뼈까지 이어져 있다(그림 2-1). 척수의 상부는 뇌와 이어져 있고 하부 끝은 급격하게 좁아져 척수원뿔conus medullaris을 형성한다(그림 2-1).

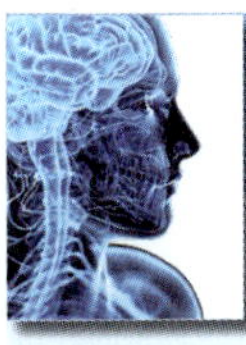

Clinical Connection

척수spinal cord는 대개 척주vertebral column에 의해 보호되고 있다. 그러나 빠른 속도로 움직이는 물체(예, 총알)에 맞거나 고정된 물체(예, 나무, 도로, 자동차 계기판 등)에 빠른 속도로 부딪히게 되면 척추가 골절fracture되거나 척추사이관절에서 탈구dislocation가 일어나 척수가 눌리거나 손상될 수 있다. 목뼈경추·cervical vertebra는 가장 작고 가장 약하므로 대부분의 척추 골절은 목뼈에서 발생한다. 탈구는 관절 중 움직임이 많은 부위에서 일어나기 쉬우므로 CV5와 CV6 사이(가장 흔함)와 TV12와 L1 사이(두 번째로 흔함), CV1과 CV2 사이(세 번째로 흔함)에서 흔히 발생한다(그림 2-1).

척수분절spinal cord segment은 목분절cervical segment [C] 8개, 가슴분절thoracic segment [T] 12개, 허리분절

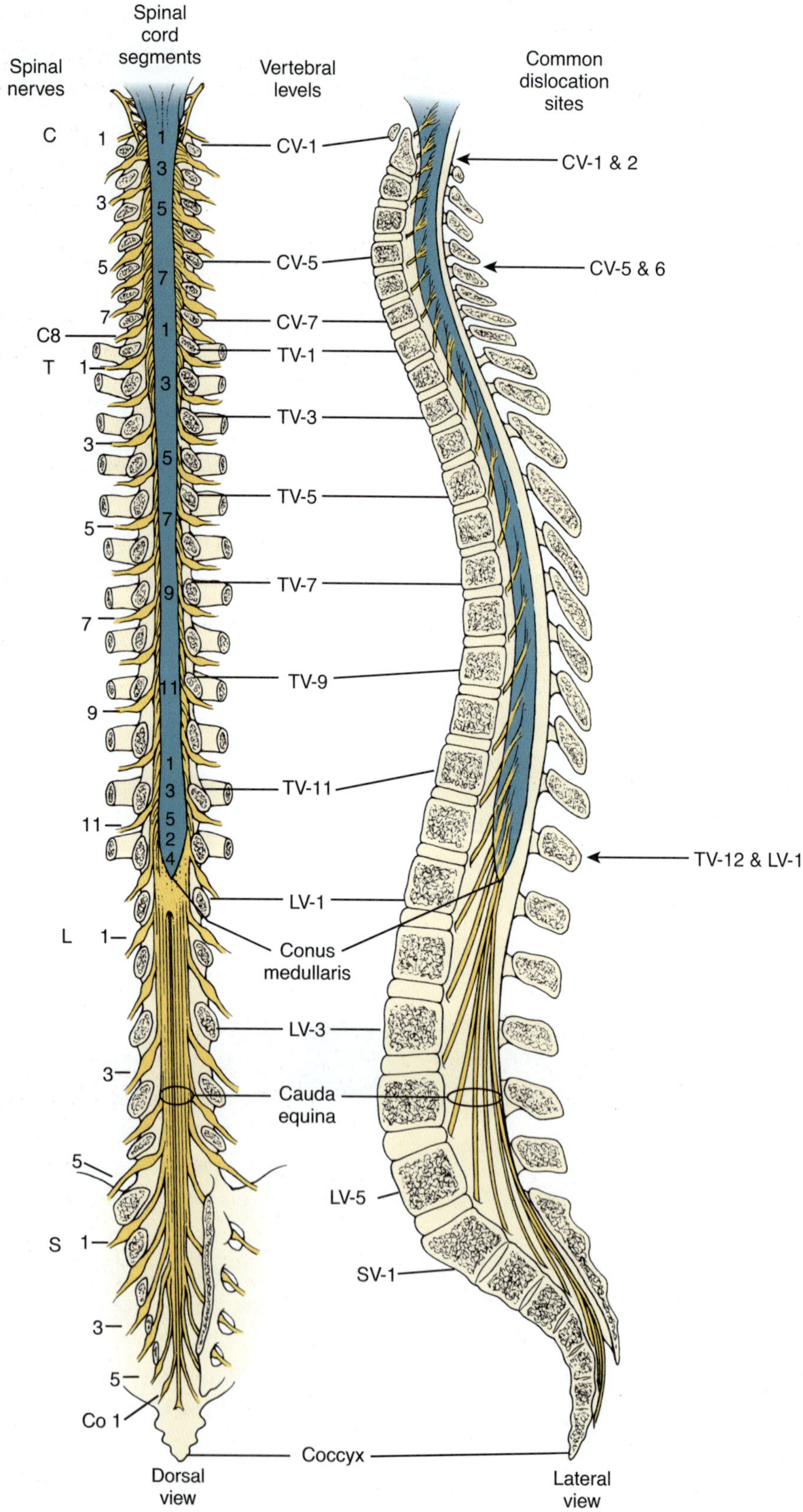

그림 2-1 척주vertebral column와 척수spinal cord, 척수신경spinal nerve의 관계.

lumbar segment [L] 5개, 엉치분절sacral segment [S] 5개, 꼬리분절coccygeal segment [Co] 1개 등 31개로 이루어져 있다. 척수분절은 그곳에 붙어 있는 척수신경에 따라 이름과 숫자가 붙여져 있다. 척수신경은 척주관으로부터 출현하는 부위와 순서에 따라 이름과 숫자가 붙여져 있다. C1에서부터 C7까지의 척수신경은 해당 척추 바로 위에 있는 척추사이구멍추간공·intervertebral foramina을 통해 출현한다. 목뼈cervical vertebra는 7개뿐이므로 C8 척수신경은 CV7과 TV1사이에서 출현한다. 나머지 척수신경들은 모두 해당 척추 바로 아래에서 출현한다(그림 2-1).

태아 발생fetal development 3개월까지는 척수 높이와 척추 높이가 일치한다. 이 시기 이후에는 척주vertebral column가 척수spinal cord보다 빨리 성장한다. 출생 시에는 척수 하단이 LV2와 LV3 사이의 추간판disc에 위치한다. 출생 후에도 척주는 더 성장하므로 청소년기에는 척수 하단이 대개 LV1의 2/3 부위에 위치하게 된다. 그러나 사람에 따라서는 척수 하단이 TV11의 2/3부터 LV3의 2/3까지 위치하기도 한다. 척수 높이와 척추 높이간의 대략적인 관계를 그림 2-1에서 볼 수 있다.

Clinical Connection

척수 높이와 척추 높이의 관계는 임상적으로 중요하다. 척수병변의 높이는 항상 척수분절에 따라 정해진다. 그러나 대부분의 척수 높이는 척추 높이와 일치하지 않는다. 척수에 신경외과적 처치를 하려면 적당한 척추 높이를 고려하여 결정해야 한다.

척수막 SPINAL MENINGES

척수는 척수막이라 불리는 세 층의 결합조직막에 의해 싸여져 있다. 척수막은 연질막(가장 안쪽에 위치)과 거미막(중간에 위치), 경질막(가장 바깥에 위치)으로 이뤄져 있다(그림 2-2).

연질막과 거미막

연막과 지주막·PIA MATER AND ARACHNOID

연질막연막·pia mater은 척수를 완전히 감싸고 있으며 척수에 붙어 있다. 거미막지주막·arachnoid은 척수를 느

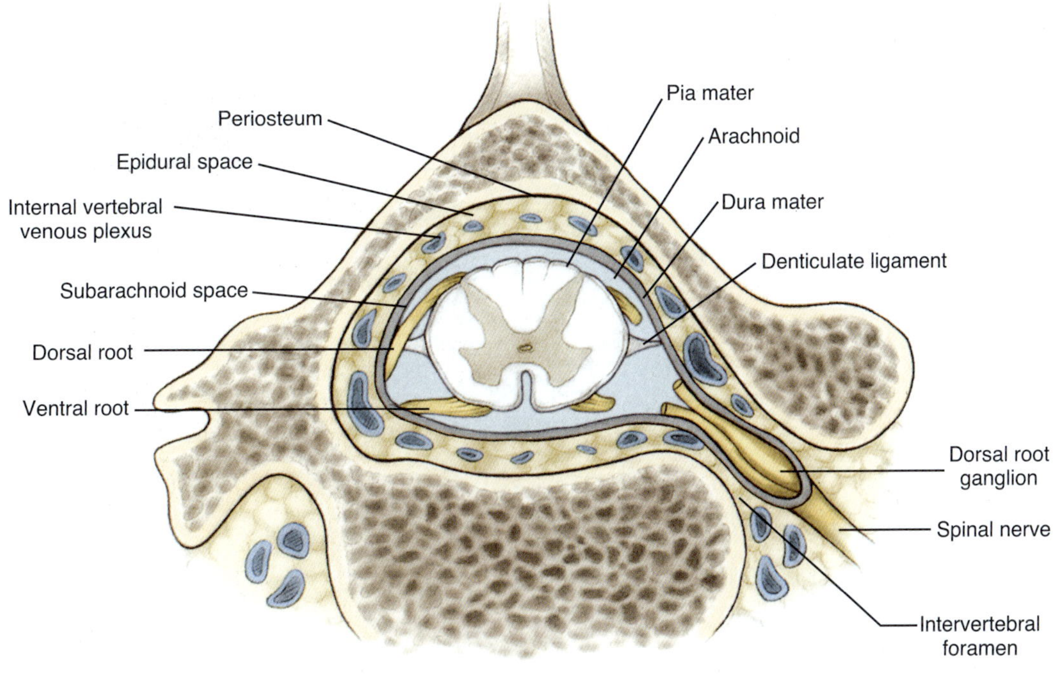

그림 2-2 척수막의 관계.

슨하게 감싸고 있으며 경질막경막·dura mater 내면에 붙어 있다. 척수는 **치아인대denticulate ligaments**와 척수신경뿌리spinal nerve roots에 의해 경질막에 고정되어 있다. 치아인대는 21쌍이 존재하며 척수 양측에 위치하는 섬유성 구조물이다. 치아인대의 내측은 세로방향으로 연질막에 부착되어 있다. 치아인대의 외측은 삼각형의 치아 같은 돌기를 형성하여 경질막에 부착되어 있다. 치아인대가 척수의 앞뒤 중간 지점에 부착되어 있으므로 치아인대는 수술을 할 때 표지로 이용된다. 척수신경뿌리는 경질막 띠에 의해 싸여 있으므로(척추사이구멍 근처에서 척수신경뿌리는 경질막을 뚫고 나옴) 척수를 고정시키는 역할을 한다.

경질막 경막·DURA MATER

척수경질막은 척수를 느슨하게 감싸고 있다. 척수경질막spinal dura mater과 척주관을 덮고 있는 뼈막골막·periosteum 사이의 공간을 경막외공간경질막바깥공간·epidural space이라 한다. 이 경막외공간에는 엉성한 결합조직과 지방, 속척추정맥얼기내척추정맥총·internal vertebral venous plexus가 포함되어 있다.

Clinical Connection

속척추정맥얼기internal vertebral venous plexus에는 판막이 존재하지 않으며, 뇌정맥 혈액이 모이는 뇌 **경막정맥동cranial dural sinuses**과 흉강·복강·골반강 정맥 사이에서 교통로 역할을 한다. 따라서 속척추정맥얼기는 내장으로부터 뇌로 감염infections이나 색전emboli, 암세포cancer cells가 이동하는 직접적인 경로가 된다.

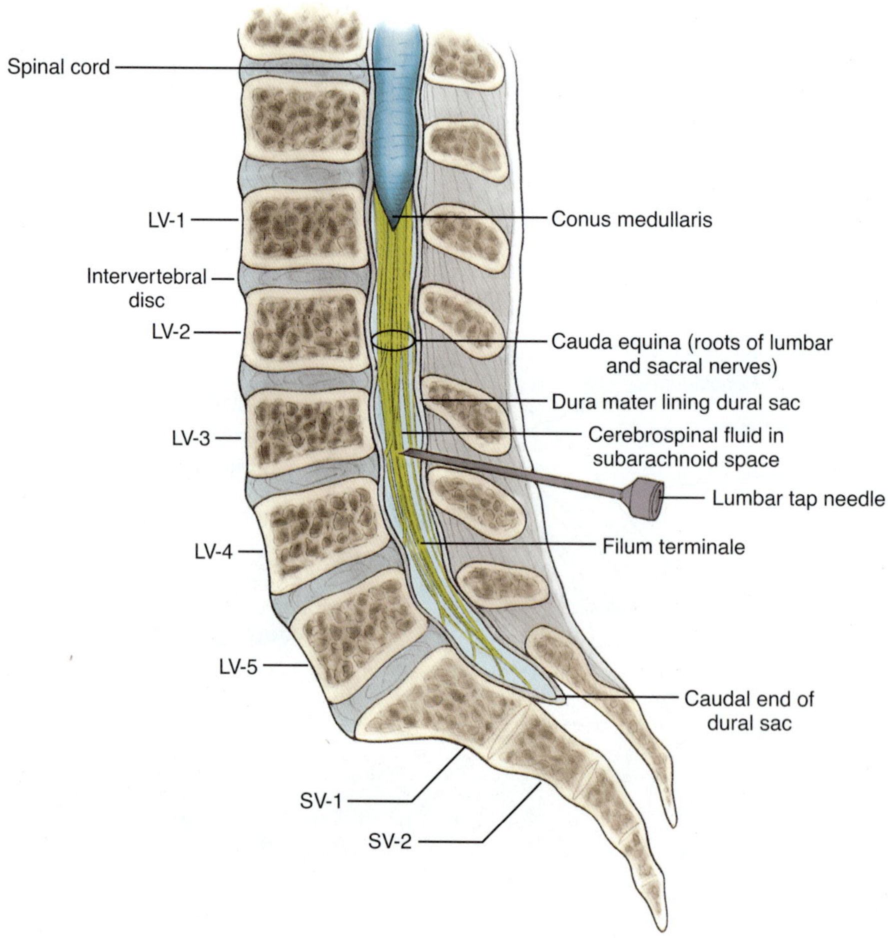

그림 2-3 경질막주머니dural sac와 허리천자요추천자·lumbar tap의 관계.

척수 하단에서 경질막은 **경질막주머니**경막낭·**dural sac**(SV2의 2/3까지 연장되어 있음)를 형성한다(그림 2-3). 경질막주머니는 종말끈filum terminale(연질막이 연장되어 형성된 실처럼 생긴 구조물)을 감싸고 있으며 꼬리인대coccygeal ligament가 되어 꼬리뼈의 뒤쪽으로 내려간 후 뼈막에 합쳐진다. 경질막주머니는 LV1 중간(이 부위에서 척수는 척수원뿔conus medullaris이 되어 끝남)과 SV2 하단(이 부위에서 경질막이 끝남) 사이에 위치한다. 거미막지주막·arachnoid은 경질막주머니를 형성하고 있는 경질막 내면에 붙어 있으며, 경질막주머니 속 내용물은 거미막밑공간지주막하강·subarachnoid space에 존재하게 된다. 따라서 경질막주머니는 (1) 종말끈filum terminale, (2) **말총cauda equina**(척수로부터 내려온 허리·엉치 척수신경뿌리들이 허리 척추사이구멍요추추간공·lumbar intervertebral foramen과 엉치뼈구멍천추공·sacral foramen을 통해 빠져 나가는 부위까지를 말함), (3) 뇌척수액cerebrospinal fluid [CSF]을 포함하고 있다.

척수는 LV2 바로 위에서 끝나지만, 거미막밑공간은 꼬리쪽으로 확장되어 SV2에서 끝난다. 척수를 손상시키지 않고 경질막주머니 속 거미막밑공간에 주사바늘을 삽입할 수 있으므로(그림 2-3) 척수 손상을 피할 수 있다(척수는 중추신경계 구조물이므로 손상이 일어난 뒤에는 재생되거나 회복되지 않음).

Clinical Connection

허리천자요추천자·**lumbar puncture**는 분석하기 위해 뇌척수액을 채취하고, 뇌척수액 압력을 측정하고, 치료약물·마취제·조영제와 같은 약물을 주입하기 위해 사용할 수 있다. 성인의 허리천자는 LV2~3 추간공 이상에서 시행하지 않아야 하고, 영아나 어린 소아의 허리천자는 LV4~5 추간공 이상에서 시행하지 않아야 한다. 허리천자는 외상이나 뇌졸중에 의해 두개내압intracranial pressure [ICP]이 증가된 환자나 뇌척수액을 채취함으로써 소뇌편도탈출tonsilar herniation을 촉발시킬 수 있는 환자에서는 시행하면 안 된다.

척수신경 SPINAL NERVES

각 척수신경(첫 번째 척수신경과 마지막 척수신경 제외)은 척수후근dorsal root·posterior root과 척수전근ventral root·anterior root에 의해 척수분절에 부착되어 있다(그림 2-4). 따라서 각 척수분절에서는 4개(우측의 전근과 후근, 좌측의 전근과 후근)의 독립적인 신경뿌리가 나온다. 각각의 신경뿌리는 여러 개의 신경잔뿌리rootlet에 의해 척수에 부착되어 있다. 척수 전근과 후근은 척수 외측에 자리 잡고 있으며 거미막밑공간을 따라 하행하다가(그림 2-1) 척추사이구멍추간공·intervertebral foramina에 가까워지면 경질막이 이들을 감싸게 된다(그림 2-2). 척수후근 또는 척수신경절spinal ganglion(척수후근에 존재하는 뉴런의 집합체)은 흉추·요추·천추 추간공 내에 위치하지만 경추 추간공에서는 약간 원위부에 위치한다. 척수 후근과 전근은 신경절을 지나자마자 하나로 합쳐져 척수신경을 형성하며, 이어서 추간공을 빠져 나온 후 가지를 치기 시작한다.

척수의 국소해부 SPINAL CORD TOPOGRAPHY

척수 표면에는 몇 개의 세로고랑이 존재한다(그림 2-4). 이 중 가장 뚜렷한 고랑은 앞정중틈새anterior median fissure로 이곳에는 앞척수동맥전척수동맥·anterior spinal artery과 앞정중틈새가지sulcal branch(앞척수동맥의 가지)의 근위부가 위치한다. 뒤쪽에는 뒤정중고랑posterior median sulcus이 존재하며, 뒤정중고랑은 앞정중틈새에 비해 훨씬 덜 뚜렷하다. 척수신경 전근과 후근의 신경잔뿌리는 이들 정중고랑의 다소 외측인 전외측고랑과 후외측고랑에서 각각 출현한다. 작은 뒤척수동맥후척수동맥·posterior spinal artery은 후외측고랑에 위치하고 있다.

척수의 내부 구조물 SPINAL CORD INTERNAL STRUCTURE

척수는 바깥부분과 안쪽부분으로 이루어져 있으며 전체 척수에서 유사한 모습을 나타낸다. 바깥부분은 백색질white matter이며 흥분파를 척수 상하로 전달하는 수백만 개의 축삭으로 이루어져 있다. 대부분의 축삭은 말이집신경섬유유수신경섬유·myelinated fiber이므로 염색하지 않은 상태에서 관찰하면 백색white color으로 보인다.

척수의 안쪽부분은 회색질gray matter이며 신경세포체nerve cell body와 신경그물신경망·neuropil(가지돌기, 축삭전말단, 축삭말단, 모세혈관, 신경교세포)로 이루어져 있다. 회색질은 이곳으로 출입하는 말이집축삭을 일부 포함하고 있기는 하지만 전반적으로는 미엘린을

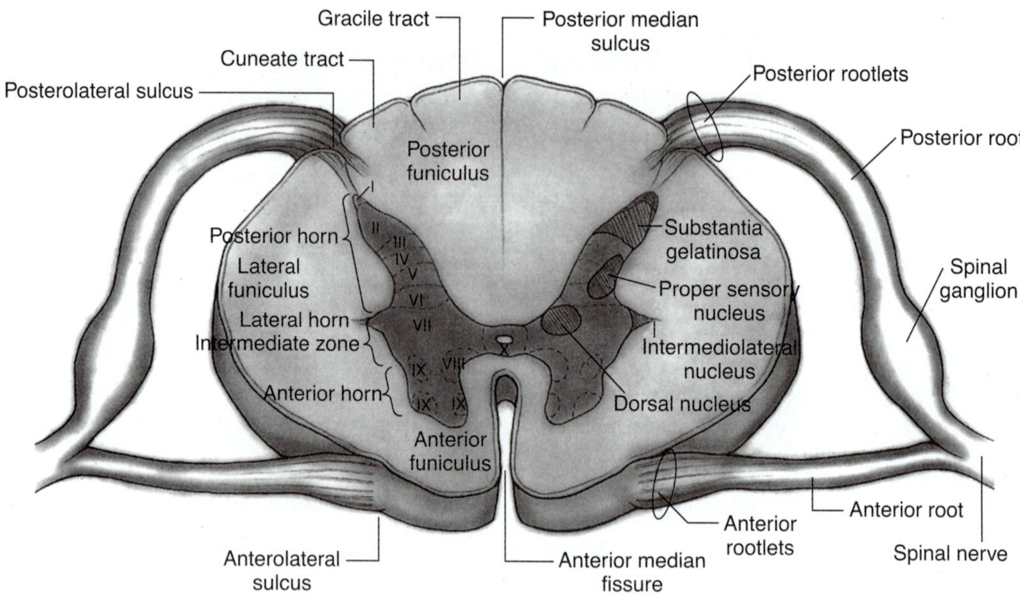

그림 2-4 여러 척수분절에서 관찰되는 구조물과 척수신경이 형성되는 것을 보여주는 척수 횡단면.

거의 포함하고 있지 않기 때문에 염색하지 않은 상태에서 관찰하면 회색grayish color으로 보인다.

백색질 백질 · WHITE MATTER

백색질은 섬유단funiculus이라 불리는 세 부위로 나뉜다. 백색질은 위치에 따라 후섬유단posterior funiculus과 외측섬유단lateral funiculus, 전섬유단anterior funiculus으로 나뉜다(그림 2-4). 각 섬유단은 다시 신경다발fasciculus이나 신경로tract로 세분된다. 예를 들면, 목척수 높이에서 후섬유단은 내측의 널판다발박속 · gracile tract과 외측의 쐐기다발설상속 · cuneate tract로 나뉜다. 그렇지만 후섬유단에서 널판다발과 쐐기다발을 항상 명확하게 구분할 수 있는 것은 아니다. 이런 경향은 척수에 위치하는 대부분의 신경로에 해당되며, 그런 이유로 척수 백색질에 존재하는 여러 신경로의 위치는 대개 신경학적 이상을 보이다가 사망한 환자의 사체연구를 통해 밝혀진 것이다.

회색질 회질 · GRAY MATTER

회색질은 다음과 같이 네 부위로 나뉜다.

1. 뒤뿔후각 · posterior horn · dorsal horn
2. 앞뿔전각 · anterior horn · ventral horn
3. 중간구역intermediate zone
4. 외측뿔측각 · lateral horn

설명을 위해 먼저 각 후섬유단의 가장 깊은 부위를 수평으로 연결한 가상선을 그은 후 이 선이 회색질을 관통하도록 연장하였을 때 회색질과 만나는 선이 뒤뿔dorsal horn의 전방 경계가 된다(그림 2-4). 뒤뿔dorsal horn에는 주로 뒤뿌리후근 · dorsal root를 통해 척수로 들어온 흥분파에 영향을 받는 뉴런들이 포함되어 있다. 따라서 뒤뿔dorsal horn은 주로 척수 회색질의 감각 구역이며, 이곳에 존재하는 많은 뉴런들은 백색질로 들어간 후 뇌로 올라가는 축삭들을 낸다.

앞뿔ventral horn은 전섬유단anterior funiculus과 외측섬유단lateral funiculus 사이에 위치하고 있다. 이곳에 분포하는 대부분의 뉴런들은 수의운동 조절에 중요한 역할을 하며, 앞뿌리전근 · ventral root로 빠져 나가는 축삭들을 낸다. 따라서 앞뿔ventral horn은 주로 척수 회색질의 운동 구역이다.

중간구역intermediate zone은 앞뿔ventral horn과 뒤뿔dorsal horn 사이에 위치하며 내측 방향으로는 중심관central canal에서 정중선을 교차하는 회색질과 연결된다. 중간구역은 주로 척수기능의 분절통합segmental integration 및 분절간통합intersegmental integration에 관여하는 연합뉴런association neuron 또는 개재뉴런interneuron을 포함하고 있다. 따라서 중간구역은 척수 회색질의 연합 구역으로 이곳에서 기원한 축삭들은 대부분

척수 내에 분포하며 일부 축삭들만 뇌로 투사한다.

외측뿔lateral horn은 가슴분절과 허리분절(LV1~LV2)의 중간구역으로부터 외측섬유단 쪽으로 삼각형 모양으로 작게 돌출된 부위이다. 이곳에는 **교감신경계** **sympathetic nervous system** 절전뉴런의 세포체가 분포하고 있다.

신경핵 또는 세포기둥 NUCLEI OR CELL COLUMNS

척수 회색질에 분포하는 뉴런들은 기능적으로 유사한 신경세포들이 길이 방향으로 무리를 지어 분포하고 있으며 이를 세포기둥cell column 또는 신경핵nucleus이라 부른다(그림 2-4). 이 신경핵들 중 일부는 전 척수에 걸쳐서 분포하고, 일부 신경핵은 척수의 특정 높이에만 분포한다. 예를 들면, 모든 척수신경으로부터 들어오는 통증 흥분파와 연관되어 있는 교양질아교질·substantia gelatinosa과 고유감각핵proper sensory nucleus은 전 척수에 걸쳐 분포하지만, 소뇌 및 자율신경계와 연관되어 있는 다른 핵들(예, 클라크등쪽핵dorsal nucleus, 중간외측핵intermediolateral nucleus)은 일부 척수분절에만 분포한다.

층판 LAMINAE

척수 회색질 각 부위에 분포하는 뉴런들의 모양을 기준으로 회색질을 층판laminae·layer으로 나누기도 한다(그림 2-4). 층판은 척수 회색질 영역을 더 세분하여 나눈 것이므로 기능적 신경로의 기원 부위 또는 종지 부위를 설명할 때 매우 유용하다. 척수 회색질은 10개의 층판으로 이루어져 있으며 대개 뒤쪽으로부터 앞쪽으로 진행하면서 숫자가 붙여져 있다. 뒤뿔dorsal horn은 제I층판lamina I에서부터 제VI층판lamina VI까지를 포함하고 있으며, 중간구역은 주로 제VII층판lamina VII을 포함하고 있고, 앞뿔ventral horn은 제VII층판 일부와 제VIII층판lamina VIII, 제IX층판lamina IX을 포함하고 있다. 제X층판lamina X은 중심관central canal을 둘러싸고 있는 맞교차구역commissural area에 해당한다.

각 척수분절의 차이점 REGIONAL DIFFERENCES

주요 척수분절의 횡단면(미엘린 염색 단면myelin-stained transverse section)을 보면 회색질의 크기와 모양이 서로 다르므로 각 척수분절을 쉽게 구분할 수 있다(그림 2-5~8). 다리lower limbs는 굵으므로 허리분절lumbar segment과 엉치분절sacral segment의 뒤뿔dorsal horn과 앞뿔ventral horn은 매우 크다. 허리분절의 앞뿔은 내측으로 뚜렷하게 확장되어 있는 반면, 엉치분절의 앞뿔

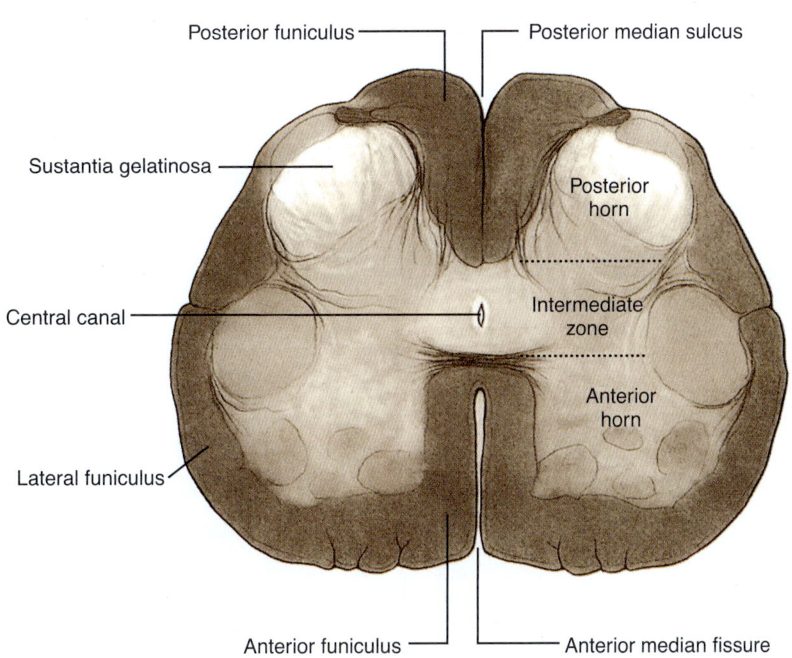

그림 2-5 엉치척수sacral spinal cord의 횡단면. 좁은 백색질에 의해 싸여 있는 거대한 앞뿔anterior horn과 뒤뿔posterior horn에 주목하자.

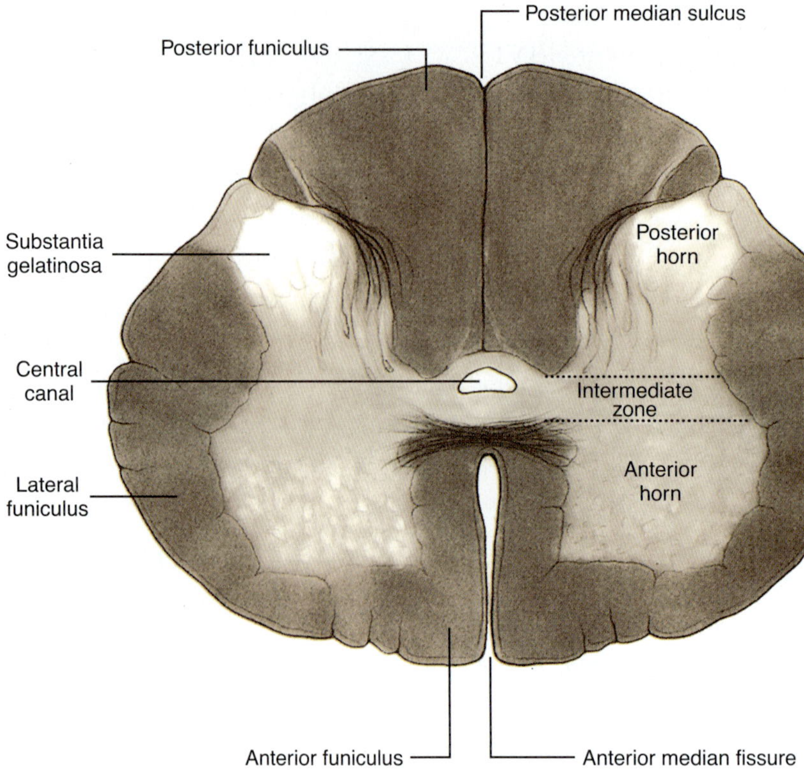

그림 2-6 허리척수lumbar spinal cord의 횡단면. 거대한 앞뿔anterior horn과 뒤뿔posterior horn, 그리고 큰 후섬유단posterior funiculus에 주목하자.

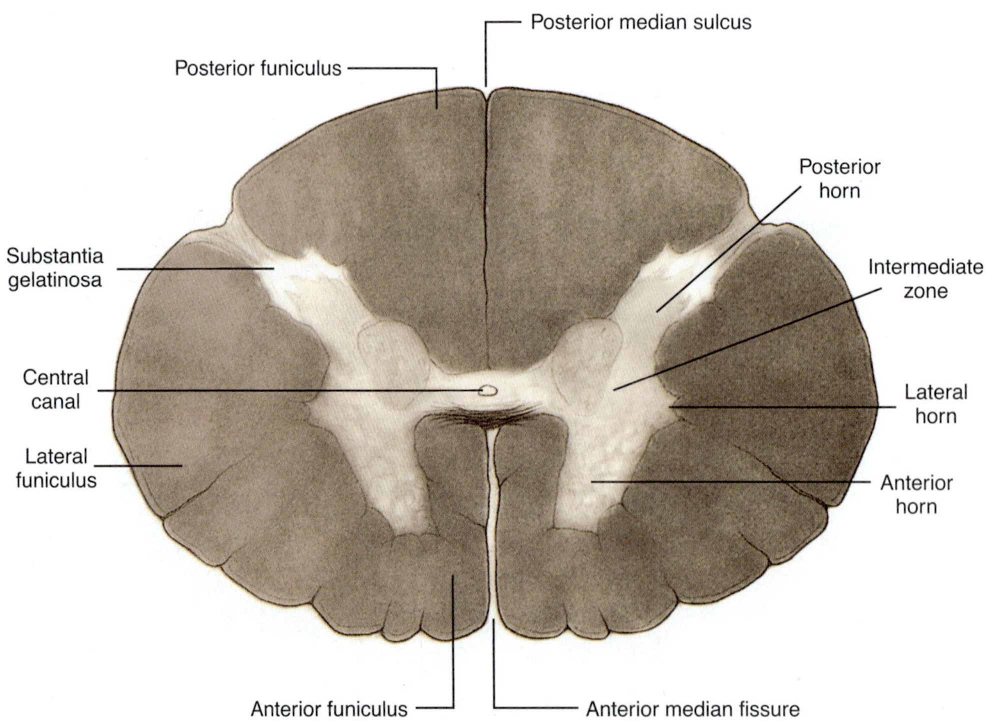

그림 2-7 가슴척수thoracic spinal cord의 횡단면. 가느다란 앞뿔anterior horn과 뒤뿔posterior horn, 그리고 외측뿔lateral horn(외측섬유단 속으로 돌출되어 있음)에 주목하자.

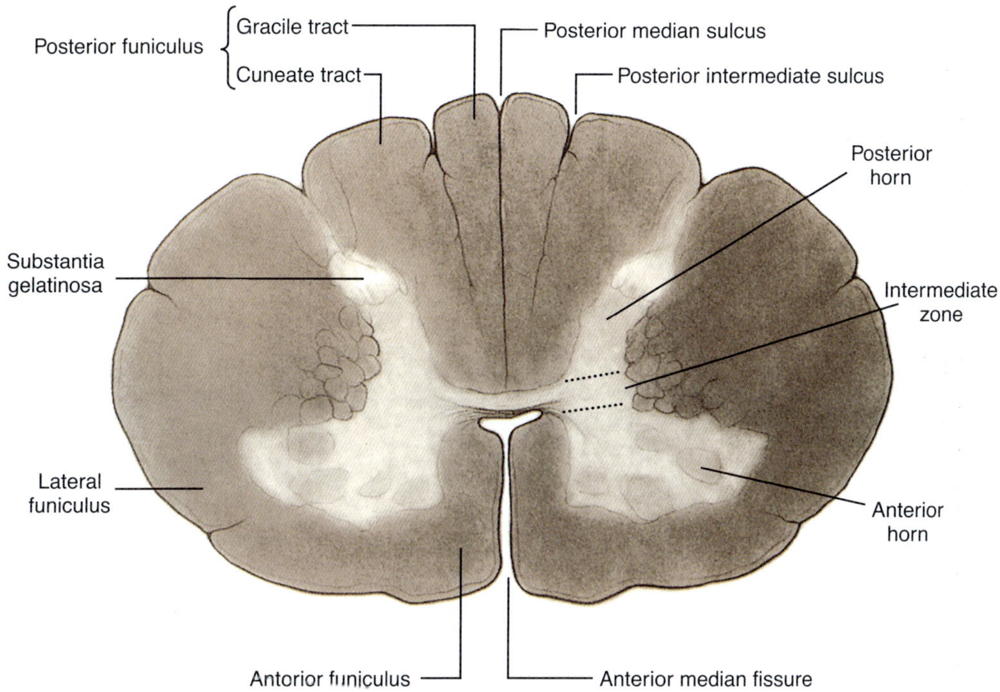

그림 2-8 목팽대cervical enlargement의 횡단면. 가느다란 뒤뿔posterior horn과 큰 앞뿔anterior horn, 그리고 거대한 후섬유단posterior funiculus에 주목하자.

은 외측으로 확장되어 있다. 게다가 엉치척수 회색질 주위를 감싸고 있는 백색질 테두리는 허리척수의 백색질에 비해 훨씬 얇다.

가슴분절thoracic segment 및 목분절cervical segment의 뒤뿔은 허리분절 및 엉치분절의 뒤뿔에 비해 좁다. 그러나 팔upper limbs 근육량이 많기 때문에 목척수의 앞뿔은 가슴분절의 앞뿔(주로 상대적으로 작은 늑간근intercostal muscle과 늑하근subcostal muscle을 지배함)에 비해 훨씬 크다. 가슴분절의 회색질이 가장 적다.

척수간의 백색질의 양 차이는 거의 없다. 그럼에도 불구하고 백색질은 척수분절과 뇌 사이에서 정보를 전달하는 축삭을 포함하고 있으므로 백색질의 양은 상부 척수분절로부터 하부 척수분절로 내려갈수록 적어진다.

척수손상 SPINAL CORD INJURY

척수손상은 기본적으로 다른 두 가지 유형, 즉 급성과 만성으로 나뉜다. 급성척수손상acute spinal cord injury은 외상trauma이나 졸중stroke(혈관의 파열 또는 폐색)에 의해 발생하는 반면, 만성척수손상chronic spinal cord injury은 감염이나 염증, 종양, 유전질환, 척수압박에 의해 발생한다. 척수의 순간적인 또는 장기적인 압박에 의한 외상 손상은 즉각적으로 손상된 신경로와 뉴런, 신경핵에 따라 서로 다른 임상증상을 나타낸다(27장 참조). 앞척수동맥anterior spinal artery이나 뒤척수동맥posterior spinal artery에서 발생한 급성 졸중stroke(22장 참조)은 뚜렷한 증후군을 유발한다. 척수가 타박상contusion을 입으면 외상trauma과 졸중이 함께 발생하게 된다. 그럴 경우 척수가 실제로 절단되지는 않을 수 있지만 멍이 생김으로써 척수에 혈관부전vascular insufficiency과 괴사necrosis가 발생할 수 있다(기능적 척수절단). 척수 백색질은 회색질에 비하여 저산소증에 잘 견딘다. 타박상에 의한 손상은 회색질이 존재하는 척수 중심부 손상으로 이어져 척수 중심부에 빈 공간을 형성하게 되고, 주변에 분포하는 온전한 조직에도 염증과 교세포흉터glial scar를 형성하게 된다. 가장자리에 위치하는 백색질, 특히 주변부 백색질은 생존할 가능성이 높고 그럴 경우 상하로 흥분파를 전달시킬 수 있다. 척수 타박상에 의해 척수 중심부는 괴사되고 주변부는 살아남는 현상에 의해 엉치보존sacral sparing이 일어날 수 있게 된다(그림 11-9 참조).

연습문제
CHAPTER REVIEW QUESTIONS

질문

2-1. 척수의 경막외공간spinal epidural space에 포함되어 있는 구조물은 무엇인가?

2-2. 경질막주머니dural sac에 포함되어 있는 구조물은 무엇인가?

2-3. 탈구dislocation가 가장 잘 일어나는 세 개의 척추사이관절intervertebral articulation은 무엇이며, 각각의 경우와 연관되어 있는 척수분절은 무엇인가?

2-4. 성인에서 허리천자는 왜 LV3과 LV4 사이 또는 LV4와 LV5 사이에서 시행해야 하는가?

2-5. 엉치척수와 허리척수, 가슴척수, 목척수의 횡단면에서 관찰할 수 있는 특징은 무엇인가?

2-6. C8 척수신경은 어느 척추 사이에서 출현하는가?

a. CV6과 CV7 사이
b. CV7과 CV8 사이
c. CV8과 TV1 사이
d. CV7과 TV1 사이
e. TV1과 TV2 사이

2-7. 말총cauda equina에 대한 설명으로 옳은 것은?

a. 경질막주머니 속에 위치한다.
b. 허리엉치척수신경 뒤뿌리를 포함하고 있다.
c. 허리엉치척수의 앞뿌리를 포함하고 있다.
d. 거미막밑공간에 위치한다.
e. 모두 옳은 설명이다.

2-8. 성인에서 척수 높이와 척추 높이가 다른 이유는?

a. 발달 과정 동안 척주와 척수의 성장 속도가 다르기 때문이다.
b. 입쪽 척수에 비해 꼬리쪽 척수의 크기가 감소하기 때문이다.
c. 더 짧은 척수를 말총이 보상하고 있기 때문이다.

정답 및 설명

2-1. 척수의 경막외공간에는 지방조직과 혈관이 포함되어 있으며, 혈관 중 의학적으로 가장 중요한 것은 속척추정맥얼기internal vertebral venous plexus이다. 이 정맥얼기에는 판막이 존재하지 않아 골반강·복강·흉강·두개강에 분포하는 정맥과 자유롭게 소통하므로 감염원이나 암세포 등이 내장으로부터 뇌로 전파되는 경로가 될 수 있다.

2-2. 경질막주머니 속에는 커다란 거미막밑공간이 존재하며, 거미막밑공간에는 뇌척수액과 허리엉치척수신경뿌리들(이 신경뿌리들이 말총을 형성함)이 포함되어 있다.

2-3. 척추사이관절의 탈구는 CV5와 CV6 사이(가장 흔함), TV12와 LV1 사이(두 번째로 흔함), 그리고 CV1과 CV2 사이(세 번째로 흔함)에서 가장 흔히 일어난다. 각 탈구 부위에서의 척수-척주 관계는 다음과 같다.

CV1과 CV2 사이 = C2
CV5와 CV6 사이 = C6 또는 C7
TV12와 LV1 사이 = S1~S3

2-4. 성인에서 척수 하단은 대개 LV1 높이에 위치(그렇지만 척수 하단이 TV11 중간부위에서부터 LV3 중간부위까지 위치하는 경우도 있음)하므로 LV3 높이 이하에서 허리천자를 할 경우 척수가 손상될 가능성이 거의 없기 때문이다.

2-5. 척수 횡단면을 관찰해 보면 회색질의 크기와 모양이 다음과 같으므로 4 부위의 척수분절을 구분할 수 있다.

	뒤뿔posterior horn	앞뿔anterior horn
엉치분절 sacral segment	매우 큼	외측으로 매우 확장되어 있음
허리분절 lumbar segment	매우 큼	내측으로 매우 확장되어 있음
가슴분절 thoracic segment	가늚	가늚
목분절 cervical segment	가늚	외측으로 확장되어 있음

d. 주로 개인의 키와 연관되어 있다. 키가 작은 사람은 키가 큰 사람에 비해 척수 끝과 척주관 끝 사이의 공간이 좁다,

e. 높이의 차이는 크지 않으며 기능적으로 중요하지 않다.

2-9. 척수 치아인대는 어떤 것을 알 수 있는 해부학적 표지인가?

a. 뒤뿌리 진입 구역

b. 앞뿌리 진출 구역

c. 외측뿔 뉴런 잔뿌리의 진출 구역

d. 난치성 통증을 치료하기 위해 외과적 병변을 만드는 부위

e. 기능적 중요성을 가지지 않음

2-10. 척수손상 후에 엉치보존이 일어날 수 있는 이유는?

a. 외상이 척수의 한쪽 절반에만 영향을 미치기 때문이다.

b. 졸중에 의해 척수의 앞부분 또는 뒷부분의 혈액공급이 원활하지 않기 때문이다.

c. 척수 타박상은 척수의 안쪽 구조물을 변성시키지만, 바깥쪽의 백색질은 기능적으로 유지되기 때문이다.

d. 엉치척수가 손상되지 않았기 때문이다.

e. 엉치척수에서 출발하는 신경로가 손상에 더 잘 견디기 때문이다.

2-6. 정답: d

C1에서부터 C7까지의 척수신경은 같은 번호의 목척추 바로 위에서 출현한다. C8 척수신경은 CV7과 TV1 사이에서 출현한다. T1 이하의 모든 척수신경은 같은 번호의 목척추 바로 아래에서 출현한다.

2-7. 정답: e

말총은 경질막주머니의 거미막밑공간에 분포하며 허리엉치척수신경의 뒤뿌리와 앞뿌리로 이루어져 있다.

2-8. 정답: a

발생 과정 동안 성장 속도가 다르므로 척주는 척수보다 길다. 이러한 사실은 말총을 손상시키지 않고 거미막밑공간에 바늘을 삽입하여 진단에 필요한 뇌척수액을 채취할 수 있는 기반을 제공하므로 임상적으로 중요하다. 그러나 너무 상부 위치에 바늘을 삽입할 경우 척수손상을 일으킬 수도 있다.

2-9. 정답: d

척수의 외측면을 따라 존재하는 치아인대는 상행성 통증 신경로(11장 참조; 치아인대 바로 앞의 백색질을 통해 상행함)를 외과적으로 절단할 때 중요한 표지로 이용된다.

2-10. 정답: c

척수가 타박상을 입거나 만성적으로 목척수 내부에 큰 구멍(척수공동증syringomyelia)이 있을 경우, 중심부에 가까운 신경로가 먼저 손상되고 이어서 중심부에서 멀리 떨어져 있는 신경로가 손상된다. 백색질에 분포하는 신경로는 신체 부위별로 배열(목 부위는 중심부에 가장 가까이 위치하고, 엉치 부위는 중심부에서 가장 멀리 떨어져 위치함)되어 있어 엉치 부위는 손상이 잘 일어나지 않으므로 엉치의 감각은 손상되지 않게 된다.

3 뇌간: 부위별 구조물과 기능적 높이

Brainstem: Topography and Functional Levels

뇌간뇌줄기·brainstem에는 뇌신경 중추들(12쌍의 뇌신경 중 10쌍의 중추가 뇌간에 존재함)이 분포하고 있다. 또한 뇌간에는 신체 부위로부터 전뇌forebrain로 체성감각 신호를 전달하는 긴 신경로들과 전뇌에서 기원한 수의운동 명령을 전달하는 긴 신경로들이 분포하고 있다. 뇌간이 손상되면 체성감각 이상이나 운동 이상 또는 체성감각·운동 이상이 뇌신경 기능 이상과 함께 나타난다. 뇌간 병변의 손상 높이는 대개 뇌신경과 연관된 이상소견을 통해 알 수 있다. 뇌간, 특히 하부뇌간에는 생명과 연관된 많은 중추들이 존재하기 때문에 뇌간 병변은 매우 치명적이다.

뇌간뇌줄기·brainstem은 뇌에 있는 줄기처럼 생긴 부위로 뒷머리뼈우묵후두개와·posterior cranial fossa에 위치하고 있다. 뇌간은 연수숨뇌·medulla oblongata와 교뇌다리뇌·pons, 중뇌중간뇌·midbrain로 이루어져 있다(그림 3-1). 연수는 큰구멍대공·foramen magnum에서 척수와 이어져 있으며, 중뇌는 천막패임tentorial notch(소뇌천막tentorium cerebelli의 자유모서리에 의해 만들어지는 구멍)에서 전뇌앞뇌·forebrain와 이어져 있다.

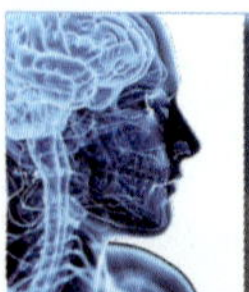

Clinical Connection

두개내압intracranial pressure [ICP]이 증가된 환자에게 허리천자요추천자·lumbar puncture를 시행할 경우 뇌간과 관련된 치명적인 문제가 발생할 수 있다. 그 중 하나는 뒤쪽에서 뇌간을 덮고 있는 소뇌의 일부가 연수medulla oblongata를 압박하면서 큰구멍을 통해 탈출되어 뇌간이 아래로 밀리는 경우이다. 이 때 연수에 위치하는 심혈관중추cardiovascular center와 호흡중추respiratory center가 눌리면서 갑자기 사망하게 된다.

뇌간의 뒷부분은 세 쌍의 거대한 신경다발인 **소뇌다리소뇌각·cerebellar peduncle**에 의해 소뇌와 연결되어 있다. 뇌간의 앞면은 비스듬틀경사대·clivus(안장등dorsum sellae과 큰구멍foramen magnum 사이에 위치한 뒷머리뼈우묵의 기저면을 말하며 아랫방향으로 경사를 이루고 있음)과 밀접하게 접하고 있다(그림 3-2).

뇌간의 육안구조 BRAINSTEM ANATOMY

연수 숨뇌·MEDULLA OBLONGATA·MEDULLA

연수medulla는 척수spinal cord와 교뇌pons 사이에 위치하고 있다(그림 3-1~2). 상부 연수의 뒷면은 아래소뇌다리하소뇌각·inferior cerebellar peduncle라고 불리는 신경다발에 의해 소뇌와 연결되어 있다.

하부 연수에서는 척수 중심관이 연장된 부위를 볼 수 있으며, 이 부위를 폐쇄연수closed medulla라고 부른다. 상부 연수의 뒷면은 제4뇌실넷째뇌실·fourth ventricle(교뇌와 개방연수open medulla의 뒷면과 소뇌 사이에 형성된 공간으로 뇌척수액으로 채워져 있음)의 꼬리쪽(또는 연수 부위) 바닥을 형성한다(그림 3-2). 상부 연

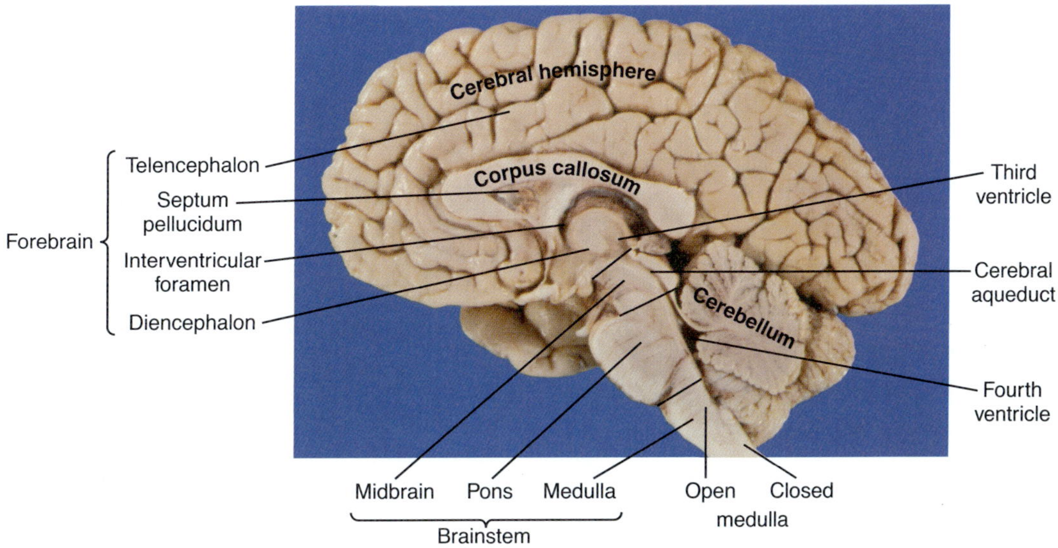

그림 3-1 뇌의 구획과 뇌실을 볼 수 있는 뇌의 우측 정중단면.

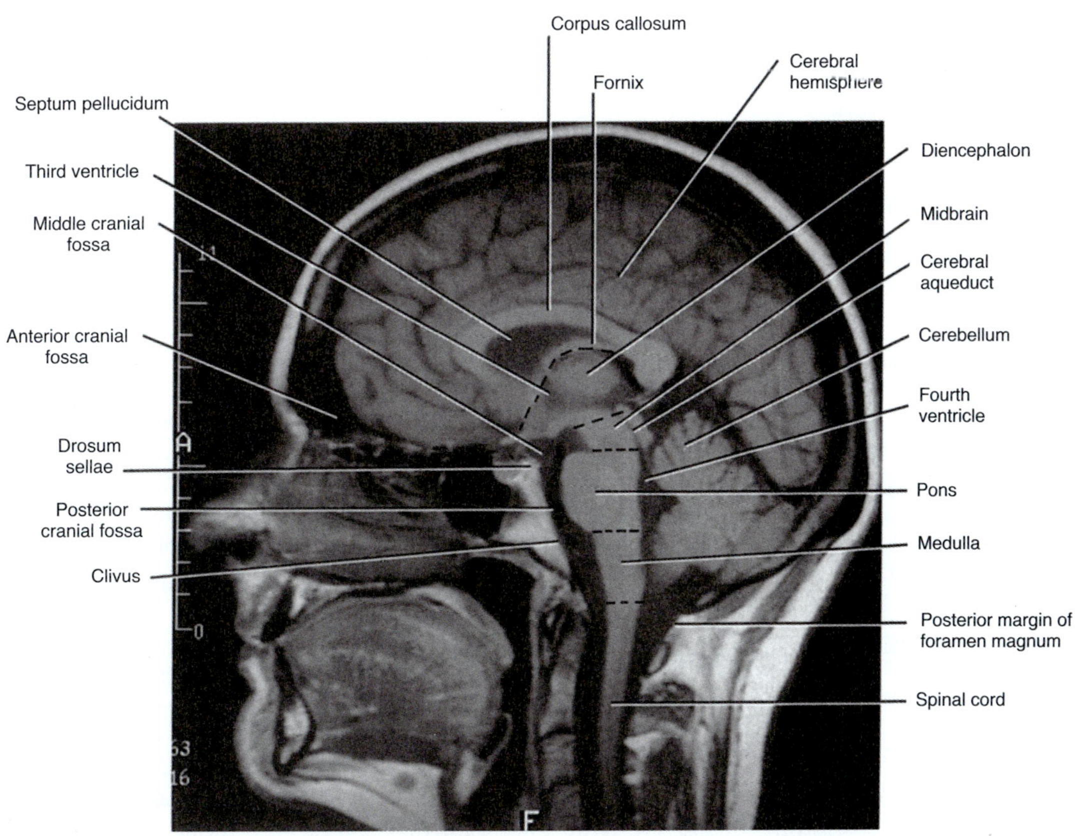

그림 3-2 뇌 우측 정중면을 볼 수 있는 자기공명영상.

수를 개방연수라고 부른다. 연수에는 여러 뇌신경핵(속귀신경전정와우신경·vestibulocochlear nerve [CN VIII]과 혀인두신경설인신경·glossopharyngeal nerve [CN IX], 미주신경vagus nerve [CN X], 더부신경accessory nerve [CN XI] 뇌 성분, 혀밑신경설하신경·hypoglossal nerve [CN XII]의 핵)과 다양한 중추center(평형equilibrium, 청각audition, 삼킴deglutition, 기침coughing, 구토vomiting, 침분비salivation, 혀운동tongue movement, 호흡respiration, 순환circulation 등과 연관된 중추)가 위치하고 있다.

교뇌 다리뇌·PONS

교뇌는 연수와 중뇌 사이에 위치하고 있다. 교뇌 뒷면은 제4뇌실의 상부 바닥을 형성하며, 소뇌(교뇌와 소뇌는 중간소뇌다리중소뇌각·middle cerebellar peduncle[교뇌팔brachium pontis이라고도 함]에 의해 연결되어 있음)에 의해 덮여 있다. 교뇌에는 뇌신경핵(삼차신경trigeminal nerve [CN V]과 갓돌림신경외전신경·abducens nerve [CN VI], 얼굴신경안면신경·facial nerve [CN VII]의 핵)과 다양한 중추(씹기저작·mastication, 안구운동eye movement, 얼굴표정facial expression, 눈깜박임blinking, 침분비salivation, 평형equilibrium, 청각audition 등과 연관된 중추)가 위치하고 있다.

중뇌 중간뇌·MIDBRAIN

중뇌는 교뇌와 전뇌앞뇌·forebrain 사이인 천막패임tentorial notch에 위치하고 있다. 중뇌는 뇌간 중 가장 짧으며 두 개의 뇌신경핵(눈돌림신경동안신경·oculomotor nerve [CN III]과 도르래신경활차신경·trochlear nerve [CN IV]의 핵)과 일부 중추(청각반사auditory reflex, 시각반사visual reflex, 동공반사pupillary reflex)를 포함하고 있다. 중뇌는 **대뇌수도관cerebral aqueduct**을 포함하고 있는데(그림 3-1~2), 이것은 전뇌 뇌실ventricles 내에 존재하는 뇌척수액CSF이 제4뇌실fourth ventricle로 이동할 수 있는 유일한 통로이다. 대뇌수도관 측면을 연결한 가상선에 의해 중뇌는 뒤쪽의 덮개tectum와 앞쪽의 대뇌다리cerebral peduncle로 나뉜다.

뇌간 각 부위에 존재하는 구조물 BRAINSTEM TOPOGRAPHY

이 책의 서문에서 설명한대로 임상적으로 중요한 기능적 경로들을 공부하기에 앞서 뇌를 구분 짓는 특징들과 기능적으로 중요한 뇌의 높이에 익숙해지는 것이 중요하다. 뇌를 구분하고 이들의 기능적 높이를 구별하는 데에는 아주 명확한 해부학적 표지들만 필요하므로 여기서는 그런 구조물들만 다룰 것이다. 임상적으로 중요한 다른 구조물들은 기능적 경로를 다룰 때 설명할 것이다.

뇌간 앞면 ANTERIOR SURFACE

연수 숨뇌·MEDULLA

연수의 전면(그림 3-3)에서는 피라미드pyramid를 관찰할 수 있는데, 이 구조물은 앞정중틈새anterior median fissure 양쪽에 길쭉하게 융기되어 있는 한 쌍의 구조물(피라미드는 꼬리쪽에서 피라미드교차pyramidal decussation를 형성하며 이 교차 부위에서는 앞정중틈새가 불분명해짐)이다. 상부 피라미드의 외측에서는 올리브olive라 불리는 뚜렷한 융기 구조물을 관찰할 수 있다. 올리브olive와 피라미드pyramid 사이에 존재하는 얕은 고랑을 올리브앞고랑preolivary sulcus이라 부르며, 이 고랑에서 혀밑신경설하신경·hypoglossal nerve [CN XII]의 잔뿌리들을 볼 수 있다. 올리브의 뒤쪽에 있는 고랑을 올리브뒤고랑postolivary sulcus이라 부르며, 이 고랑에서 혀인두신경설인신경·glossopharyngeal nerve [CN IX]과 미주신경vagus nerve [CN X]의 잔뿌리들을 볼 수 있다. 더부신경accessory nerve [CN XI] 잔뿌리들도 올리브뒤고랑에서 출현하지만 미주신경 잔뿌리들에 비해 더 아래쪽에서 출현한다. 이 잔뿌리들은 결국 합쳐져 미주신경과 함께 분포하므로 많은 사람들은 더부신경의 뇌성분은 부적절한 명칭이라고 여기기도 한다.

교뇌 다리뇌·PONS

교뇌 앞부분은 교뇌기저부basilar pons라 불린다. 교뇌기저부 표면에서는 신경다발로 이루어진 가로줄을 볼 수 있는데, 이들은 외측으로 주행하는 신경다발로서 중간소뇌다리middle cerebellar peduncle에 합류한다. 정중선 근처에 있는 얕은 기저고랑basilar sulcus은 주로 뇌기저동맥뇌바닥동맥·basilar artery이 지나는 부위이다.

갓돌림신경외전신경·CN VI은 교뇌연수이음부pontomedullary junction와 피라미드 외측 경계가 만나는 지점에서 출현한다. 교뇌연수이음부에서 더 외측에 부착되어 있는 신경은 얼굴신경CN VII과 속귀신경CN VIII이다.

대략 연수와 중뇌 중간 지점에 해당하는 교뇌의 전외측면에 삼차신경CN V이 부착되어 있다. 이 신경은 주성분portio major인 굵은 감각신경(하외측에 위치하고 있음)과 부성분portio minor인 가느다란 운동신경(상내측에 위치하고 있음)으로 이루어져 있다.

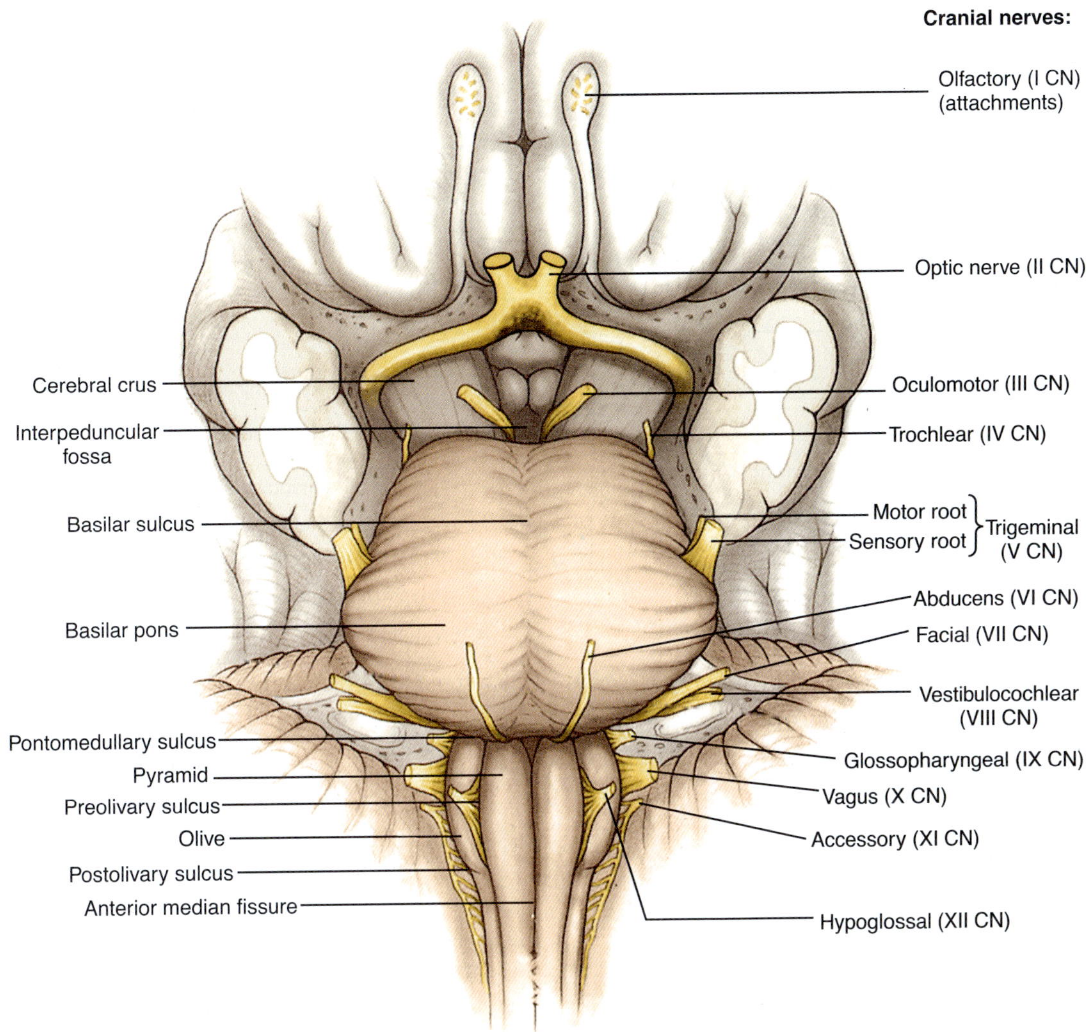

그림 3-3 뇌간의 앞면.

중뇌 중간뇌·MIDBRAIN

중뇌 앞면은 대뇌다리cerebral peduncle에 의해 형성된다. 대뇌다리cerebral peduncle는 대뇌다리기저부cerebral crus(대뇌다리의 맨 앞부분을 말함)를 포함하는데, 대뇌다리기저부는 **대뇌다리사이오목interpeducular fossa**에 의해 서로 분리되어 있다. 대뇌다리사이오목의 벽에서 눈돌림신경동안신경·CN III이 출현한다.

뇌간 뒷면 POSTERIOR SURFACE

연수 숨뇌·MEDULLA

폐쇄연수closed medulla 뒷면에서 보이는 뒤정중고랑posterior median sulcus 양쪽에 널판결절gracile tubercle이 존재한다(그림 3-4). 각 널판결절gracile tubercle의 외측 및 약간 상부에 쐐기결절cuneate tubercle이 존재한다. 개방연수open medulla 뒷면 및 교뇌 뒷면은 제4뇌실 바닥을 형성한다.

제4뇌실 넷째뇌실·FOURTH VENTRICLE

제4뇌실 중 가장 넓은 부위의 양쪽 끝인 외측오목lateral recess을 연결하는 수평선을 그으면 제4뇌실 바닥을 상부의 교뇌쪽 바닥과 하부의 연수쪽 바닥으로 나눌 수 있다. 제4뇌실의 맨아래쪽 끝부분은 널판결절gracile tubercle 사이에 위치하며 이 부위를 빗장obex이라 부른다. 대부분의 뇌에서 제4뇌실의 연수쪽 바닥에서는 정중고랑median sulcus으로부터 외측의 외측오목lateral

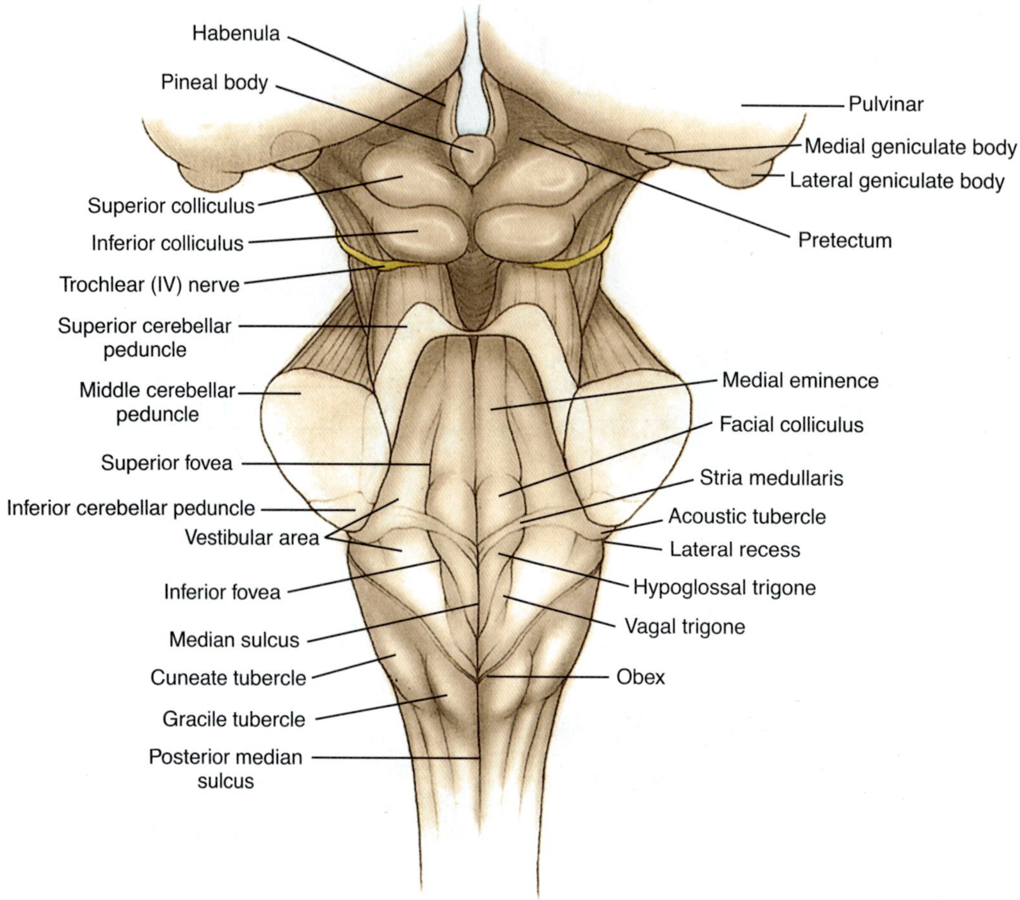

그림 3-4 뇌간의 뒷면.

recess으로 향하는 몇 가닥의 백색줄로 이루어진 연수선조stria medullaris를 볼 수 있다.

정중고랑은 제4뇌실 바닥을 좌우로 절반씩 나눈다. 각 절반은 위오목superior fovea(교뇌 높이에 있는 세로 방향의 작은 함몰부위)과 아래오목inferior fovea(연수 높이에 있는 세로 방향의 작은 함몰부위)에 의해 다시 내측부위와 외측부위로 나뉜다. 위오목superior fovea과 아래오목inferior fovea은 경계고랑sulcus limitans의 잔유물로서 이들의 내측에는 운동구조물이 분포하고 외측에는 감각구조물이 분포한다. 위오목과 아래오목으로부터 외측오목 쪽으로 확장된 부위는 전정구역vestibular area이고, 외측오목에 있는 작은 융기는 청각결절acoustic tubercle이다. 전정구역과 청각결절은 모두 감각구조물이다. 아래오목과 정중고랑 사이에는 두 개의 작은 삼각구역이 존재하는데, 내측 삼각구역은 혀밑삼각hypoglossal trigone이고, 외측 삼각구역은 미주삼각vagal trigone이며, 두 구조물은 모두 운동구조물이다. 위오목과 정중고랑 사이에는 내측융기medial eminence가 위치한다. 내측융기에서 볼록한 맨 아래부위를 얼굴신경둔덕facial colliculus이라 하며, 이 둔덕 아래에 갓돌림신경핵abducens nucleus이 존재한다.

소뇌다리 소뇌각 CEREBELLAR PEDUNCLES

소뇌다리의 절단면은 교뇌 외측면과 제4뇌실 지붕에서 관찰할 수 있다. 거대한 **중간소뇌다리**중소뇌각 **middle cerebellar peduncle**(교뇌팔brachium pontis이라고도 함)는 교뇌기저부basilar pons와 연결되어 있다. **아래소뇌다리**하소뇌각 **inferior cerebellar peduncle**(밧줄모양체restiform body라고도 함)는 중간소뇌다리의 내측 하부에 위치하며 연수와 소뇌를 연결한다. **위소뇌다리**상소뇌각 **superior cerebellar peduncle**(연결팔brachium conjunctivum이라고도 함)는 제4뇌실의 지붕을 통해 상부 교뇌피개tegmentum of the rostral pons로 들어간다.

중뇌 중간뇌·MIDBRAIN

중뇌 뒷면에는 덮개tectum가 위치한다. 덮개는 아래둔덕inferior colliculus과 위둔덕superior colliculus(이 두 언덕을 합쳐서 네쌍둥이체corpora quadrigemina라고 함)으로 이루어져 있다. 아래둔덕 바로 밑에서 도르래신경활차신경·CN IV이 출현한다. 위둔덕 바로 위에 있는 작은 부위가 덮개앞구역pretectum이다.

뇌간 그물체

BRAINSTEM RETICULAR FORMATION

연수와 교뇌, 중뇌의 중심부위에는 경계를 명확히 설명하기 힘든 여러 신경핵들과 신경로들이 복잡하게 얽혀 형성되는 뇌간 그물체가 위치한다(그림 3-5). 그물체는 뇌간 중심부에 위치(그림 3-6~13)하므로 상·하행 신경로 및 여러 뇌신경핵과 밀접하게 연관되어 있는 것으로 생각되고 있다. 따라서 그물체는 모든 신경계로부터 입력을 받은 후 이어서 사실상 거의 모든 중추신경계에 광범위하게 영향(20장 참조)을 미친다.

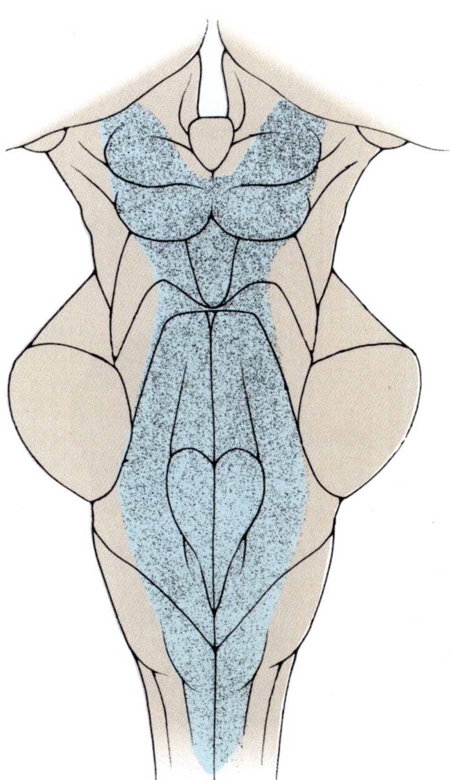

그림 3-5 뇌간 그물체의 위치(청색으로 표시한 부위).

뇌간의 기능적 높이

BRAINSTEM FUNCTIONAL LEVELS

뇌간의 표면 구조물들에 익숙해지면 여러 높이의 수평단면(병변 또는 손상 부위를 알아내는데 활용됨)에서도 이 구조물들을 구분할 수 있게 된다. 표면에서 관찰되었던 주요 구조물들을 수평단면에서 구분할 수 있게 됨으로써 우리는 정확한 단면의 위치를 파악할 수 있게 된다. 표면 구조물을 나타낸 그림 3-3~4와 수평단면을 나타낸 그림 3-6~13을 자세히 비교해 보자. 앞서 뇌간의 기능을 설명하면서 뇌간 단면에 대해서도 여러 차례 다루었으므로 이제 뇌에서 특정 구조물이 정확히 어디에 위치하는지 알 것으로 생각하며, 이러한 지식을 활용하면 기능 경로의 삼차원적 개념을 정립하는데 큰 도움이 된다. 뇌간 단면은 임상의사들에게 중요한데, 그 이유는 중추신경계에 대한 지식을 뇌 표본과 생체 뇌 자체에 적용해야 하기 때문이다.

폐쇄연수의 입쪽 부위

ROSTRAL PART OF CLOSED MEDULLA

피라미드pyramid는 앞면에 위치하며 앞정중틈새anterior median fissure에 의해 나눠져 있다(그림 3-6). 널판결절gracile tubercle과 쐐기결절cuneate tubercle은 뒷면에 위치하며 뒤중간고랑posterior intermediate sulcus에 의해 나눠져 있다. 뒤정중고랑posterior median sulcus은 널판결절 사이에 위치한다.

개방연수의 꼬리쪽 부위

CAUDAL PART OF OPEN MEDULLA

앞면에는 피라미드pyramid와 올리브olive가 존재하며, 피라미드와 올리브 사이에서 혀밑신경CN XII의 잔뿌리들이 출현한다(그림 3-7). 올리브앞고랑preolivary sulcus과 올리브뒤고랑postolivary sulcus은 각각 올리브olive의 앞과 뒤에 위치한다. 뒷면에는 제4뇌실 바닥이 있으며, 제4뇌실 바닥에는 내측으로부터 외측 방향으로 차례로 혀밑삼각hypoglossal trigone과 미주삼각vagal trigone, 아래오목inferior fovea, 전정구역vestibular area이 위치한다.

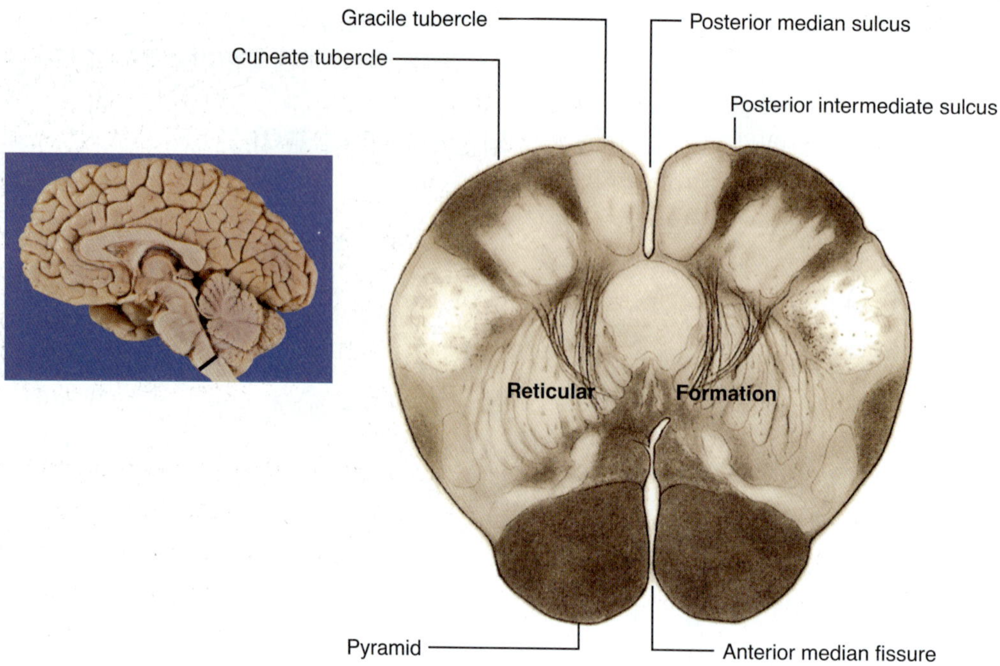

그림 3-6 입쪽 폐쇄연수 높이의 횡단면.

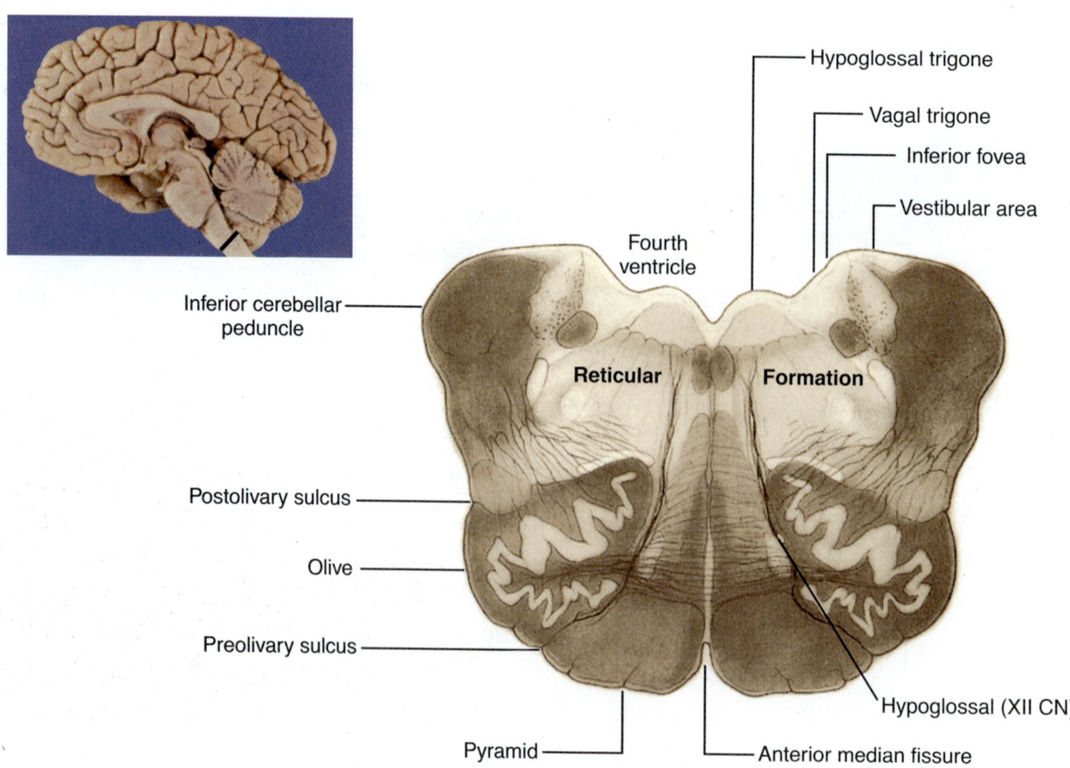

그림 3-7 꼬리쪽 개방연수 높이의 횡단면(CN: 뇌신경cranial nerve).

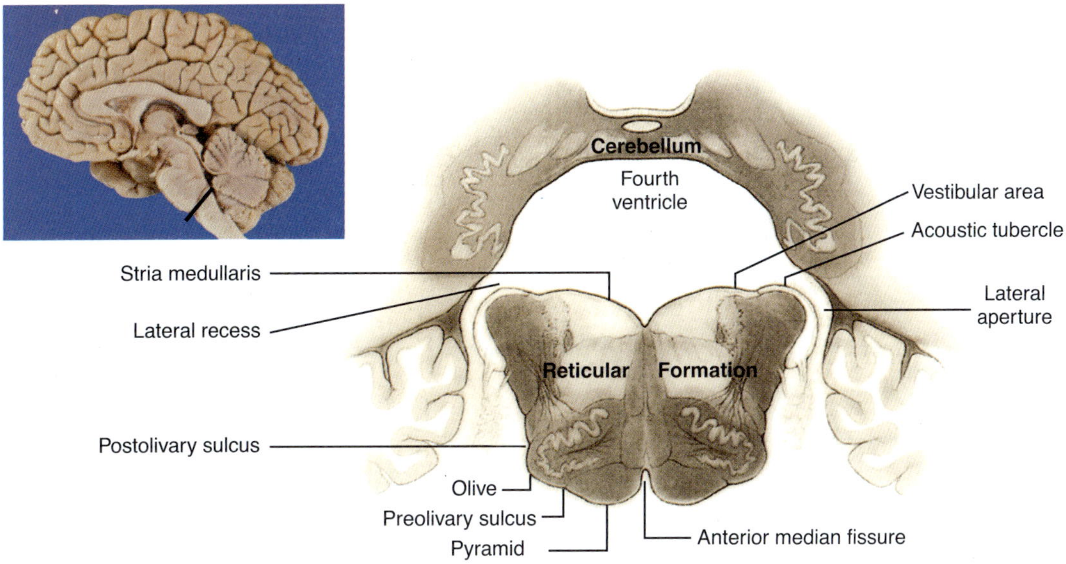

그림 3-8 입쪽 개방연수 높이의 횡단면.

개방연수의 입쪽 부위

ROSTRAL PART OF OPEN MEDULLA

앞면에 존재하는 연수 표면 구조물은 내측으로부터 외측 방향으로 차례로 앞정중틈새anterior median fissure, 피라미드pyramid, 올리브앞고랑preolivary sulcus, 올리브olive, 올리브뒤고랑postolivary sulcus이다(그림 3-8). 뒷면에서 보이는 제4뇌실 바닥에서 가장 넓은 부위는 대체로 매끈하지만, 외측오목lateral recess 부위에는 청각결절acoustic tubercle이라 불리는 융기가 존재한다. 청각결절acoustic tubercle의 외측에는 거미막밑공간과 연결되어 있는 외측구멍lateral aperture이 존재한다. 대부분의 제4뇌실 바닥은 전정구역vestibular area으로 이루어져 있다. 제4뇌실 바닥에 분포하는 말이집신경섬유 다발이 연수선조stria medullaris of the fourth ventricle이다.

교뇌의 꼬리쪽 부위 CAUDAL PART OF PONS

교뇌 앞면, 즉 교뇌기저부basilar pons는 회색질gray matter과 교뇌핵pontine nuclei, 백색질white matter, 굵은 하행섬유다발large descending fiber, 좀 더 가느다란 가로신경섬유transverse fiber(이 섬유는 외측으로 주행하여 중간소뇌다리에 합류함)로 구성되어 있다(그림 3-9). 교뇌 뒷면, 즉 교뇌피개pontine tegmentum에서 가장 뚜렷한 구조물은 갓돌림신경CN VI 및 얼굴신경CN VII의 신경로 그리고 갓돌림신경핵abducens nucleus(얼굴둔덕 속에 존재함)이다.

교뇌의 중간 부위 MIDDLE PART OF PONS

이 단면은 교뇌의 중간 높이midpontine level에 해당하며 삼차신경CN V이 부착되어 있다(그림 3-10). 각 교뇌 높이에서 교뇌기저부basilar pons의 크기나 모양은 다양하지만 대체적으로 비슷하다. 교뇌피개pontine tegmentum 외측부에서 보이는 가장 뚜렷한 구조물은 타원 모양의 큰 삼차신경운동핵motor trigeminal nucleus과 좀 더 작은 삼차신경감각핵sensory trigeminal nucleus(삼차신경운동핵의 외측에 위치함)이다. 위소뇌다리superior cerebellar peduncle는 제4뇌실fourth ventricle의 지붕 속에 존재한다. 위소뇌다리 사이에 **상연수천장superior medullary velum**이 위치한다.

교뇌의 입쪽 부위 ROSTRAL PART OF PONS

입쪽 교뇌의 뒷면에서는 유일하게 뇌간 뒷면에서 출현하는 도르래신경CN IV의 맞교차decussation와 융기eminence를 볼 수 있다(그림 3-11). 제4뇌실은 좁아져 대뇌수도관cerebral aqueduct이 된다. 거대한 위소뇌다리superior cerebellar peduncle가 교뇌피개로 들어온 후 교차하기 시작한다. 교뇌기저부에는 교뇌핵에 의해 분리되어져 있는 굵은 신경다발들이 존재한다.

중뇌의 꼬리쪽 부위

CAUDAL PART OF THE MIDBRAIN

뒷면에는 아래둔덕inferior colliculus이 존재하며, 아래둔

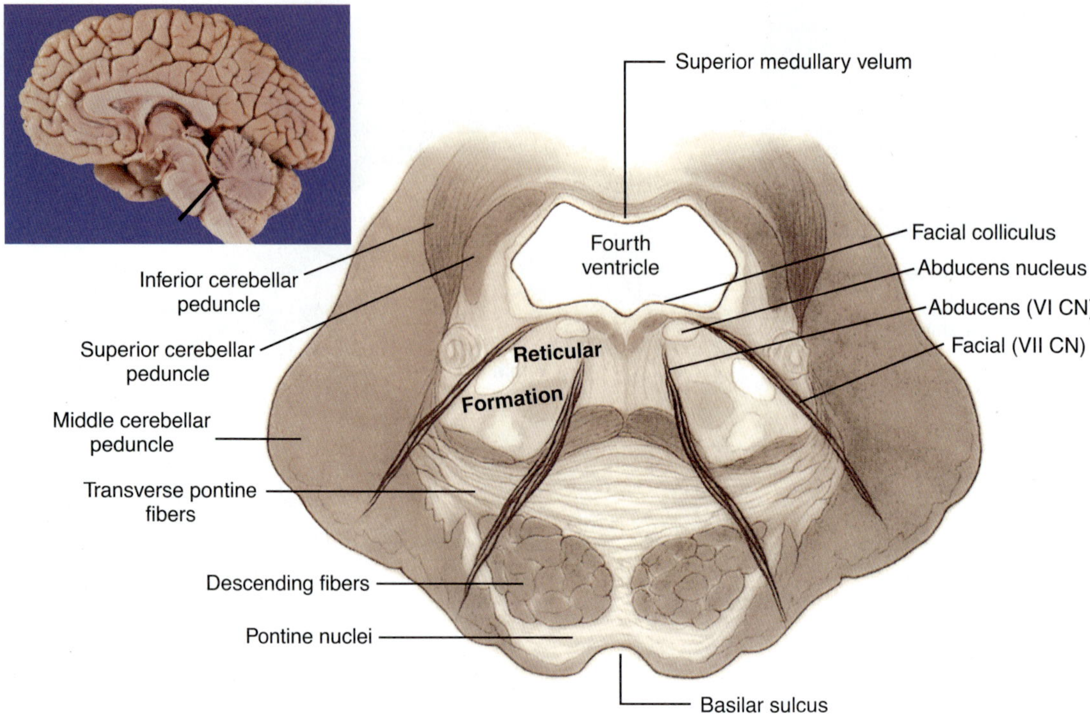

그림 3-9 꼬리쪽 교뇌 높이의 횡단면.

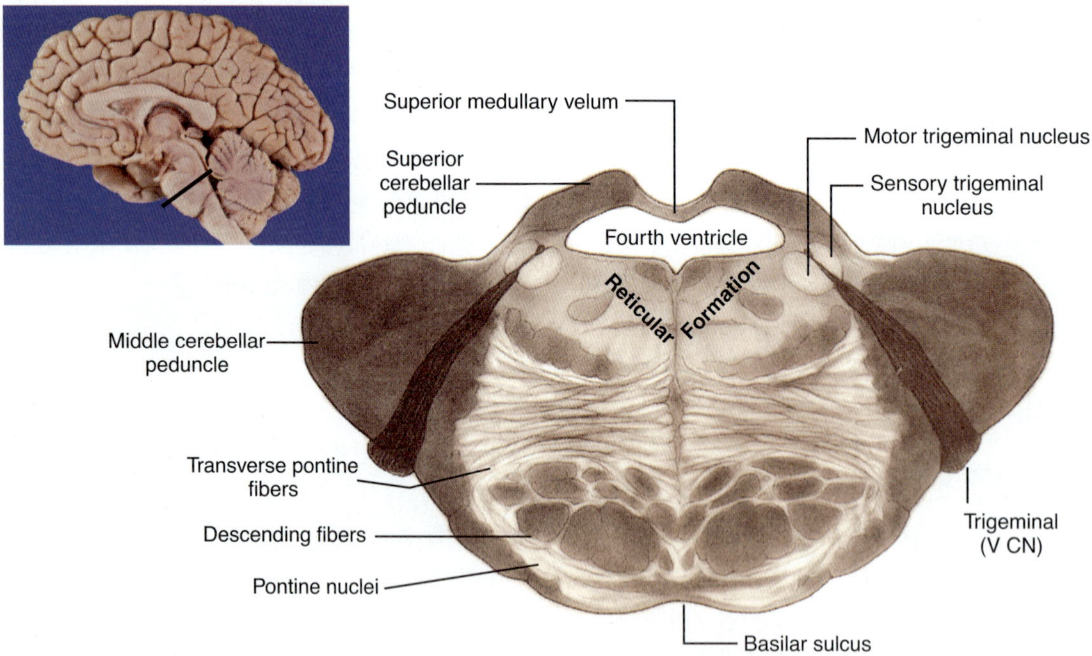

그림 3-10 중간 교뇌 높이의 횡단면(CN: 뇌신경cranial nerve).

덕은 수도관주위회색질periaqueductal gray matter(대뇌수도관cerebral aqueduct을 둘러싸고 있음)에 의해 분리되어 있다(그림 3-12). 앞면에는 대뇌다리cerebral peduncle가 위치하며, 대뇌다리는 뒤에서부터 앞 방향으로 차례로 피개tegmentum, 흑색질substantia nigra, 대뇌다리기저부cerebral crus로 이루어져 있다. 커다란 대뇌다리

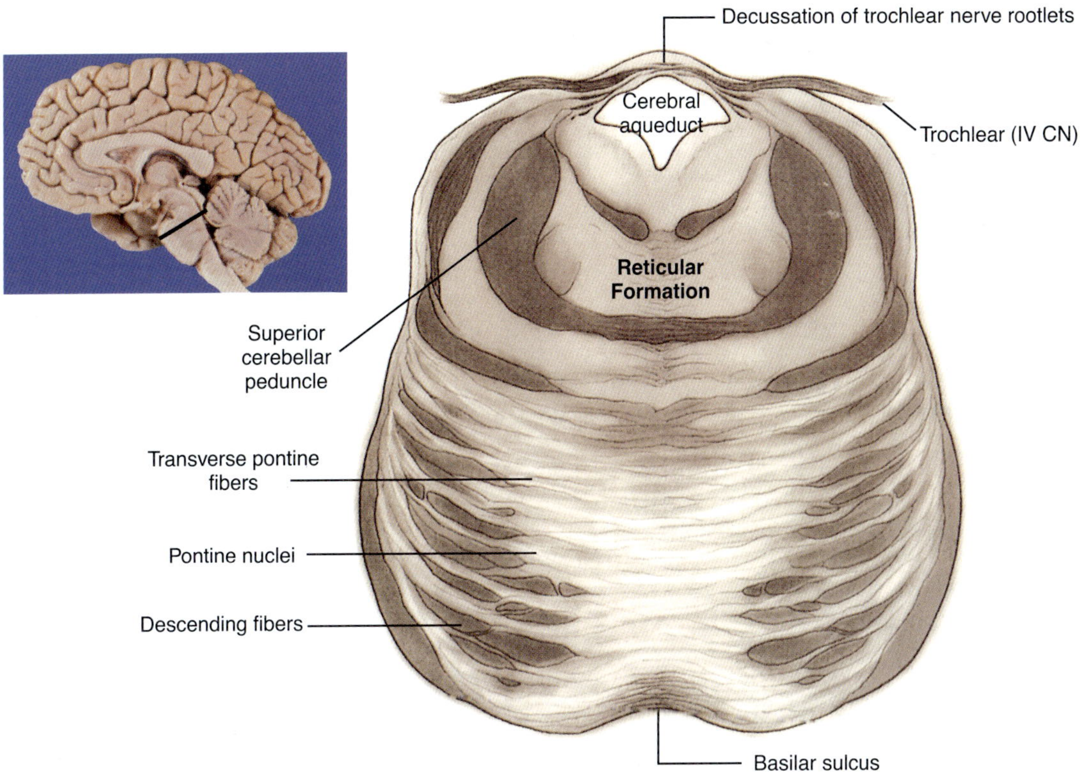

그림 3-11 입쪽 교뇌 높이의 횡단면(CN: 뇌신경cranial nerve).

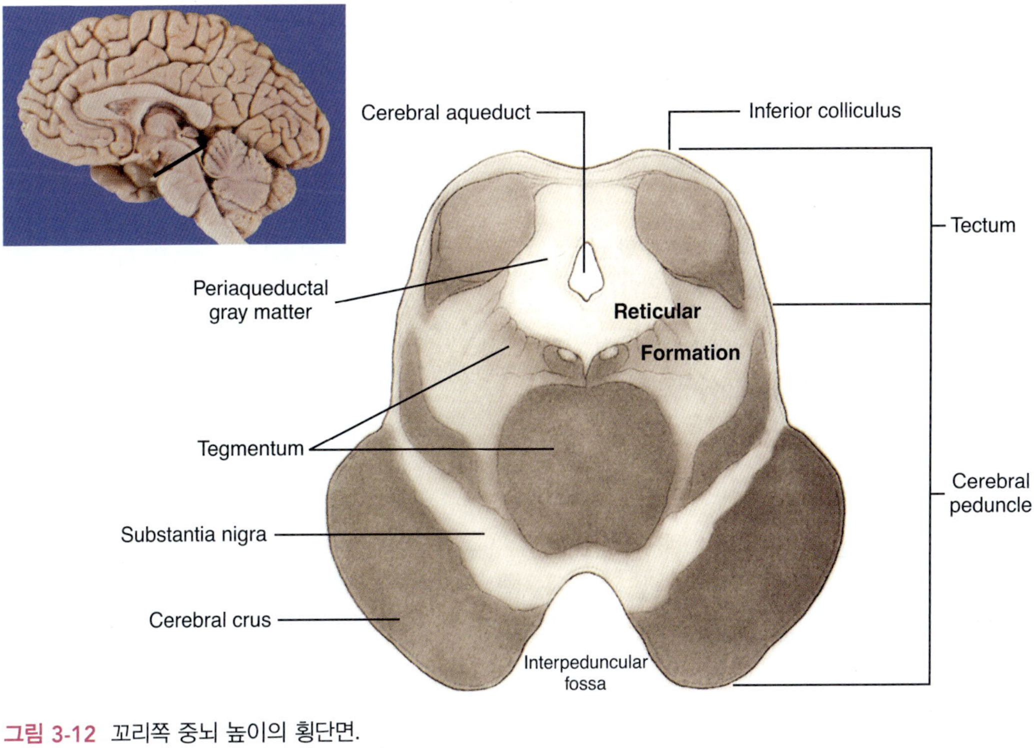

그림 3-12 꼬리쪽 중뇌 높이의 횡단면.

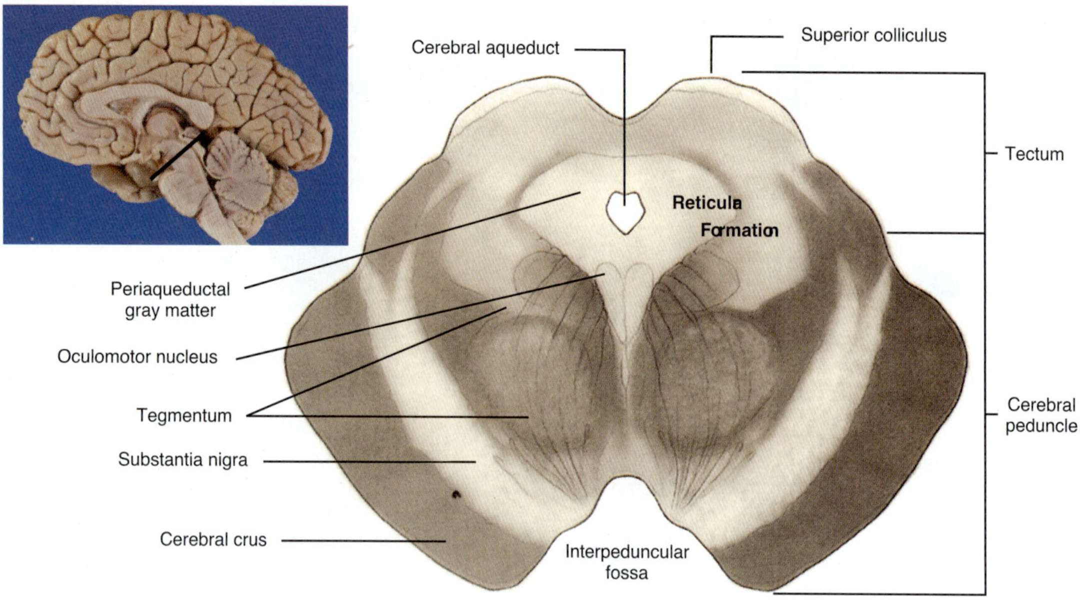

그림 3-13 입쪽 중뇌 높이의 횡단면.

사이오목interpeduncular fossa은 **대뇌다리기저부cerebral crus** 사이에 위치한다.

중뇌의 입쪽 부위 ROSTRAL PART OF MIDBRAIN

뒷면에서는 위둔덕superior colliculus이 수도관주위회색질과 대뇌수도관에 의해 부분적으로 분리되어 있다(그림 3-13). 눈돌림신경핵oculomotor nucleus은 수도관주위회색질의 앞쪽에 V자 모양으로 위치하고 있다. 대뇌다리는 중뇌의 앞쪽에 위치하며 피개tegmentum와 흑색질substantia nigra, 대뇌다리기저부cerebral crus로 이루어져 있다. 눈돌림신경CN III은 대뇌다리사이오목의 벽으로부터 출현한다.

연습문제
CHAPTER REVIEW QUESTIONS

질문

3-1. (a) 연수medulla, (b) 교뇌pons, (c) 중뇌midbrain의 앞면에서 볼 수 있는 특징적인 구조물은 무엇인가?

3-2. (a) 폐쇄연수closed medulla, (b) 개방연수open medulla, (c) 교뇌pons, (d) 중뇌midbrain의 뒷면에서 볼 수 있는 특징적인 구조물은 무엇인가?

3-3. 뇌간 그물체는 무엇이며 어디에 위치하는가?

3-4. 다음 구조물은 각각 어느 뇌간 높이에 존재하는가?

a. 혀밑삼각hypoglossal trigone
b. 삼차신경운동핵motor trigeminal nucleus
c. 위둔덕superior colliculus
d. 도르래신경맞교차decussation of trochlear nerve

정답 및 설명

3-1. 뇌간 앞면에서 볼 수 있는 구조물: (a) 연수—피라미드pyramid; (b) 교뇌—가로고랑transverse groove of basilar part; (c) 중뇌—대뇌다리cerebral peduncle, 대뇌다리사이오목interpeduncular fossa.

3-2. 뇌간 뒷면에서 볼 수 있는 구조물: (a) 폐쇄연수—널판결절gracile tubercle, 쐐기결절cuneate tubercle; (b) 개방연수—혀밑삼각hypoglossal trigone, 미주삼각vagal trigone; (c) 교뇌—내측융기medial eminence, 얼굴둔덕facial colliculus; (d) 중뇌—위둔덕superior colliculus, 아래둔덕inferior colliculus.

3-3. 뇌간 그물체는 여러 신경핵과 신경섬유들이 얽혀 형성되며, 뇌간의 중심부에 위치한다.

e. 청각결절acoustic tubercle
f. 널판결절gracile tubercle
g. 얼굴둔덕facial colliculus
h. 아래둔덕inferior colliculus

3-5. 뇌간은 어느 부위에 위치하고 있는가?
a. 앞머리뼈우묵anterior cranial fossa
b. 중간머리뼈우묵middle cranial fossa
c. 뒷머리뼈우묵posterior cranial fossa
d. 천막위부위supratentorial compartment of cranial cavity
e. 정답 없음

3-6. 제4뇌실 바닥에 있는 운동구조물과 감각구조물을 나누는 구조물은?
a. 앞정중틈새anterior median fissure
b. 위오목과 아래오목superior and inferior foveae
c. 정중고랑median sulcus
d. 올리브앞고랑preolivary sulcus
e. 기저고랑basilar sulcus

3-7. 대뇌다리기저부와 흑색질, 피개가 위치하는 부위는?
a. 덮개tectum
b. 연수medulla
c. 소뇌다리cerebellar peduncle
d. 교뇌pons
e. 대뇌다리cerebral peduncle

3-8. 반대쪽 신체에 분포하는 골격근을 지배하는 유일한 신경(척수신경 또는 뇌신경)은 무엇인가?
a. 눈돌림신경CN III
b. 도르래신경CN IV
c. 갓돌림신경CN VI
d. 혀인두신경CN IX
e. 미주신경CN X

3-9. 아래소뇌다리 바로 뒤에서 등쪽 방향으로 휘어져 소뇌로 향하는 구조물은?
a. 전정신경vestibular nerve
b. 삼차신경trigeminal nerve
c. 외측구멍lateral aperture
d. 연수선조stria medullaris
e. 정중구멍median aperture

3-4.
a. 혀밑삼각—꼬리쪽 개방연수
b. 삼차신경운동핵—중간 교뇌
c. 위둔덕—입쪽 중뇌
d. 도르래신경맞교차—입쪽 교뇌
e. 청각결절—입쪽 개방연수
f. 널판결절—폐쇄연수
g. 얼굴둔덕—꼬리쪽 교뇌
h. 아래둔덕—꼬리쪽 중뇌

3-5. 정답: c
뇌간은 소뇌와 함께 뒷머리뼈우묵에 위치한다. 뇌간 앞면은 비스듬틀경사대 · clivus(뒷머리뼈우묵의 기저면에 형성된 경사면으로 안장등dorsum sellae으로부터 큰구멍foramen magnum 방향으로 경사를 이룸)에 위치한다.

3-6. 정답: b
위오목과 아래오목은 경계고랑sulcus limitans의 잔유물이다. 운동구조물(예, 혀밑신경핵, 미주신경핵, 갓돌림신경핵)은 오목의 내측에 위치하는 반면, 감각구조물(예, 전정핵, 청각핵)은 오목의 외측에 위치한다.

3-7. 정답: e
중뇌는 등쪽 부위와 배쪽 부위로 나뉘는데, 등쪽 부위를 덮개tectum 또는 지붕roof이라 하고 배쪽 부위를 대뇌다리cerebral peduncle라 하며, 대뇌다리는 앞에서 뒤로 가면서 차례로 대뇌다리기저부cerebral crus, 흑색질subtantia nigra, 피개tegmentum로 이루어져 있다.

3-8. 정답: b
도르래신경은 반대쪽 상사근superior oblique muscle을 지배한다. 도르래신경 잔뿌리들은 입쪽 교뇌의 등쪽 부위에서 출현한 다음 곧바로 반대쪽으로 교차한다. 교차가 일어남으로써 뇌간 속에 분포하는 도르래신경이 손상될 경우에는 반대쪽 안구운동장애가 나타나지만, 교차된 이후의 도르래신경이 손상될 경우에는 같은 쪽 안구운동장애가 나타난다.

3-9. 정답: c
등쪽 방향으로 아래소뇌다리를 향하는 것은 외측구멍의 앞쪽 벽이다. 외측구멍의 바닥은 아래소뇌다리와 청각결절에 의해 형성된다.

4 전뇌: 부위별 구조물과 기능적 높이

Forebrain: Topography and Functional Levels

전뇌앞뇌·forebrain가 손상되면 호르몬 균형이나 체온조절, 감정, 행동에 이상이 나타날 수 있다. 전뇌 병변은 감각 지각과 수의운동뿐 아니라 기억과 판단력, 언어 기능에도 영향을 미칠 수 있다. 전체 신경계에서 발생하는 혈관병변 중 가장 흔한 것은 전뇌 심부에서 일어나는 '섬유막뇌졸중capsular stroke'이다.

전뇌앞뇌·forebrain·prosencephalon는 종뇌끝뇌·telencephalon(한 쌍의 대뇌반구)와 간뇌사이뇌·diencephalon로 구성되어 있다. 간뇌는 뇌간과 척수로부터 대뇌반구로 들어가는 모든 정보를 통합하는 기능 중추뿐 아니라 운동 및 내장 활동을 통합하는 중추를 포함하고 있다. 두 개의 대뇌반구는 고위정신기능(감각 인식, 감정 인식, 학습·기억, 지능·창의성, 언어 등)을 통합하는 역할을 한다.

간뇌는 시신경optic nerve [CN II]과 이어져 있으며, 시상thalamus과 시상하부hypothalamus, 시상밑부subthalamus, 시상상부epithalamus로 이루어져 있다. 대뇌반구는 후각신경olfactory nerve [CN I]과 이어져 있다. 간뇌 속에는 제3뇌실third ventricle이 위치하며, 대뇌반구 속에는 외측뇌실lateral ventricle(좌우 외측뇌실은 투명중격septum pellucidum에 의해 분리되어 있음)이 위치한다(그림 3-1~2, 그림 4-2).

방향을 나타내는 용어

DIRECTIONAL TERMINOLOGY

전뇌forebrain는 앞머리뼈우묵anterior cranial fossa과 중간머리뼈우묵middle cranial fossa에, 그리고 소뇌천막 상부supratentorial에 위치하고 있다. 전뇌는 뇌간 및 척수와 거의 직각을 이루고 있다(그림 3-1~2, 그림 4-1). 중뇌와 전뇌 이음부에서 방향이 바뀌므로 이 지점부터 방향을 나타내는 용어의 의미도 달라지게 된다. 척수와 뇌간을 설명할 때, 앞쪽anterior 또는 배쪽ventral은 신체 정면 방향을 나타내고, 뒤쪽posterior 또는 등쪽dorsal은 신체 등쪽 방향을 나타낸다. 또한 위쪽superior 또는 입쪽rostral은 위higher 또는 상부top·above 방향을 나타내고, 아래쪽inferior 또는 꼬리쪽caudal은 아래lower 또는 하부bottom·below 방향을 나타낸다.

중뇌-전뇌이음부midbrain-forebrain junction에서 방향 변화가 일어나므로 전뇌를 설명할 때는 다음 용어를 사용한다.

앞쪽anterior—두개골의 앞쪽을 향함
뒤쪽posterior—두개골의 뒤쪽을 향함
배쪽ventral 또는 아래쪽inferior—두개골의 바닥을 향향
등쪽dorsal 또는 위쪽superior—두개골의 꼭대기를 향함

간뇌 사이뇌·DIENCEPHALON

간뇌의 중앙에 위치하는 뇌척수액CSF으로 채워진 공간이 제3뇌실셋째뇌실·third ventricle이다(그림 3-1~2). 제3뇌실은 뒤쪽에서 대뇌수도관cerebral aqueduct과 연결

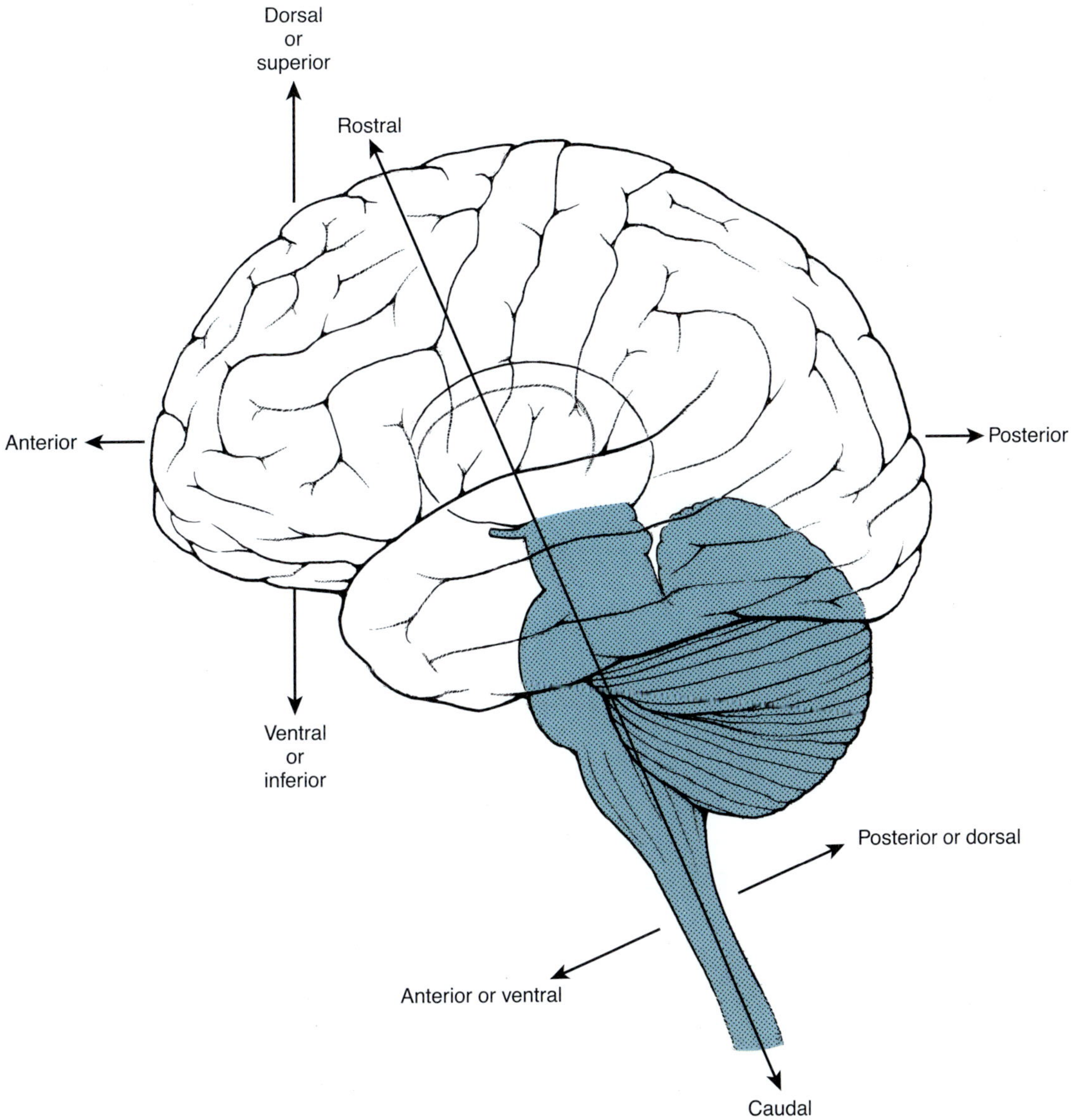

그림 4-1 중추신경계의 방향을 나타내는 용어. 중뇌midbrain와 마름뇌hindbrain, 척수spinal cord는 거의 수직 방향(청색 점으로 표시)으로 위치하고 있는 반면, 전뇌forebrain는 거의 수평 방향으로 위치하고 있다. 중뇌-전뇌이음부midbrain-forebrain junction에서 방향 변화가 일어나므로 전뇌에서는 등쪽dorsal은 입쪽rostral을, 배쪽ventral은 꼬리쪽caudal을 의미한다.

되어 있다. 제3뇌실은 앞쪽에서 외측뇌실로 통하는 두 개의 구멍(**뇌실사이구멍**뇌실간공·**interventricular foramina of Monro**)과 연결되어 있다. 시상하부고랑hypothalamic sulcus은 뇌실사이구멍으로부터 대뇌수도관까지 제3뇌실 외측벽을 따라 지나가며 시상thalamus(시상하부고랑 상부에 위치)과 시상하부hypothalamus(시상하부고랑 하부에 위치)를 나누는 경계가 된다.

간뇌는 시상thalamus(제3뇌실의 등쪽 벽을 이루는 커다란 신경핵군)과 시상하부hypothalamus(제3뇌실의 배쪽 벽을 이루며, 시상의 내측부로부터 뇌 기저부까지 배쪽 방향으로 확장되어 있음), 시상밑부subthalamus(시상 외측부의 배쪽과 시상하부의 외측부를 말하지만, 뇌 표면까지 포함하지는 않음), 시상상부epithalamus(제3뇌실 맨 뒷부분의 등쪽에 위치하는 작은 부위)로 이루어져 있다.

시상하부 HYPOTHALAMUS

간뇌 중에서 뇌의 배쪽면에서 볼 수 있는 유일한 구

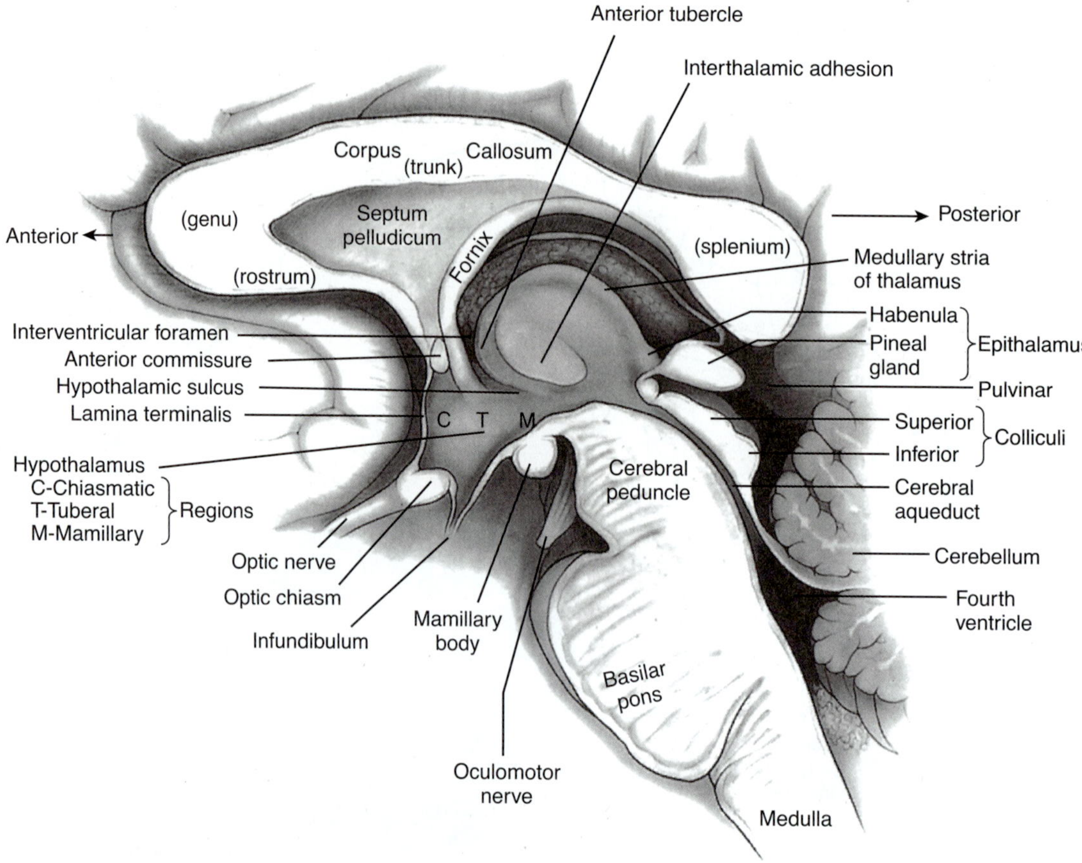

그림 4-2 간뇌, 간뇌와 인접한 뇌간 부위, 그리고 대뇌반구의 우측 정중면.

조물이 시상하부이다(그림 4-2). 시상하부는 안장가로막diaphragma sellae 상부의 중간머리뼈우묵 정중부(그림 4-2)에 위치한다. 시상하부는 앞에서 뒤로 진행하면서 차례로 세 부위로 나뉜다. 맨 뒤쪽에 위치한 부위를 유두구역mammillary region라고 하며, 유두체mammillary body(대뇌다리사이오목interpeduncular fossa 상부에 위치하는 작은 완두콩만한 한 쌍의 둥근 구조물)와 연관되어 있다. 맨 앞쪽에 위치한 부위를 시각교차구역chiasmatic region(시각교차optic chiasm의 등쪽에 위치함)이라 한다. 유두구역과 시각교차구역 사이를 융기구역tuberal region(회색융기tuber cinereum가 위치함)이라 한다. 융기구역의 앞부분에는 **깔때기**infundibulum(또는 뇌하수체 줄기stalk of the pituitary gland)가 위치하므로 이 부위를 깔때기구역infundibular region이라고 부르기도 한다.

시상 THALAMUS

시상은 제3뇌실을 둘러싸고 있는 시상하부고랑hypothalamic sulcus 등쪽에 위치하는 달걀처럼 생긴 두 개의 둥근 구조물이다(그림 4-2). 대부분의 뇌에서 좌·우 시상은 제3뇌실을 가로질러 서로 이어져 있으며, 이 회색질로 이뤄진 연결부위를 시상사이붙음시상간유착·interthalamic adhesion·massa intermedia이라 한다. 앞결절anterior tubercle은 뇌실사이구멍interventricular foramen에 위치하며, 시상수질선조stria medullaris thalami는 시상의 등쪽 내측면에 위치한다. 뒤쪽에는 시상베개pulvinar가 중뇌에 매달려 있다.

시상핵 THALAMIC NUCLEI

시상은 수많은 신경핵(해부학적 위치에 따라 명명된 8개 정도의 핵군으로 구성되어 있음)으로 이뤄져 있다(그림 4-3). 시상은 내수질판internal medullary lamina(말이집섬유로 이루어진 얇은 신경다발)에 의해 세 부위(앞시상anterior thalamus, 내측시상medial thalamus, 외측시상lateral thalamus)로 나뉜다. 앞시상 부위는 시상의 앞결절anterior tubercle에 위치하며 시상전핵anterior nuclei [A]으로 이루어져 있다. 내측시상 부위는 주로 커

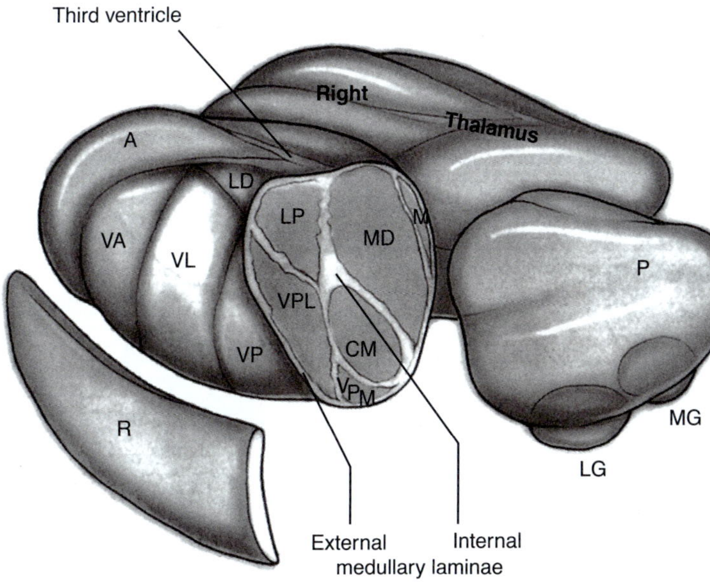

Subdivisions		Nuclei
Anterior	A	Anterior
Medial	MD	Medial Dorsal
	M	Midline
Lateral		
Dorsal	LD	Lateral Dorsal
	LP	Lateral Posterior
	P	Pulvinar
Ventral	VA	Ventral Anterior
	VL	Ventral Lateral
	VP	Ventral Posterior
	VPL	Vent. Posterolat.
	VPM	Vent. Posteromed.
Metathalamic	LG	Lateral Geniculate
	MG	Medial Geniculate
Others		
Intralaminar	CM	Centromedian
Reticular	R	Reticular

그림 4-3 좌측 시상핵의 외측면(뒤쪽 시상 높이에서 절단한 관상단면을 함께 나타냄).

다란 내측등쪽핵medial dorsal nucleus [MD]과 얇은 중간핵midline nucleus [M](제3뇌실 벽을 따라 위치함)으로 이루어져 있다. 시상사이붙음interthalamic adhesion은 좌우 중간핵M이 연결된 부위이다.

외측시상은 배쪽핵군과 등쪽핵군으로 이루어져 있다. 좀 더 배쪽에 분포하는 핵군은 배쪽전핵ventral anterior nucleus [VA]과 외측배쪽핵ventral lateral nucleus [VL], 배쪽후핵ventral posterior nucleus [VP]으로 나뉜다. 배쪽후핵VP은 다시 배쪽후외측핵ventral posterolateral nucleus [VPL]과 배쪽후내측핵ventral posteromedial nucleus [VPM]으로 나뉜다. 좀 더 등쪽에 분포하는 핵군은 외측핵lateral nucleus(외측등쪽핵lateral dorsal nucleus [LD], 외측후핵lateral posterior nucleus [LP], 시상베개pulvinar [P])으로 이루어져 있다. 시상베개P의 하부면에는 시상후부핵metathalamic nucleus(외측무릎핵lateral geniculate nucleus [LG], 내측무릎핵medial geniculate nucleus [MG])이 위치한다.

다른 두 개의 핵군은 해부학적으로 수질판medullary lamina과 연관되어 있다. 내수질판속섬유판·internal medullary lamina 속에는 몇 개의 섬유판속그물핵intralaminar nuclei(가장 뚜렷한 핵이 중심정중핵centromedian nucleus [CM]임)이 위치한다. 외수질판바깥섬유판·external medullary lamina의 외측에는 그물핵reticular nucleus [R](시상의 가장 외측에 위치하는 얇은 핵)이 위치한다.

시상밑부 SUBTHALAMUS

시상밑부는 시상의 배쪽과 시상하부의 외측에 있는 쐐기모양의 구역이다. 시상밑부에는 몇 개의 신경핵이 존재하며, 그 중 가장 뚜렷한 핵은 시상밑핵subthalamic nucleus이다.

시상상부 EPITHALAMUS

시상상부는 간뇌 등쪽면의 뒤쪽을 구성하고 있는 구조물이다. 시상상부는 솔방울샘송과체·pineal gland과 **고삐habenula**로 이루어져 있다(그림 3-4, 그림 4-2).

대뇌반구 CEREBRAL HEMISPHERE

좌우 대뇌반구는 피질cortex과 수질medulla, 신경핵nucleus으로 이루어져 있다. 각 대뇌반구의 피질 부위는 반구 표층에 위치하는 회색질gray matter(접히거나 돌출됨으로써 이랑gyrus을 이루고 있으며, 이랑들은 고랑sulcus에 의해 구분되어 있음)로 이루어져 있다. 피질의 하부에는 신경섬유다발 덩어리가 존재하며, 이 신경섬유다발들은 백색질white matter 또는 대뇌반구 수질medulla(흔히 반난형백색질중심부centrum semiovale라고 함)을 형성한다. 종뇌핵telencephalic nuclei은 백색질 심부에 위치하며, 가장 뚜렷하게 관찰되는 종뇌핵은 꼬리핵caudate nucleus과 렌즈핵lentiform nucleus이다.

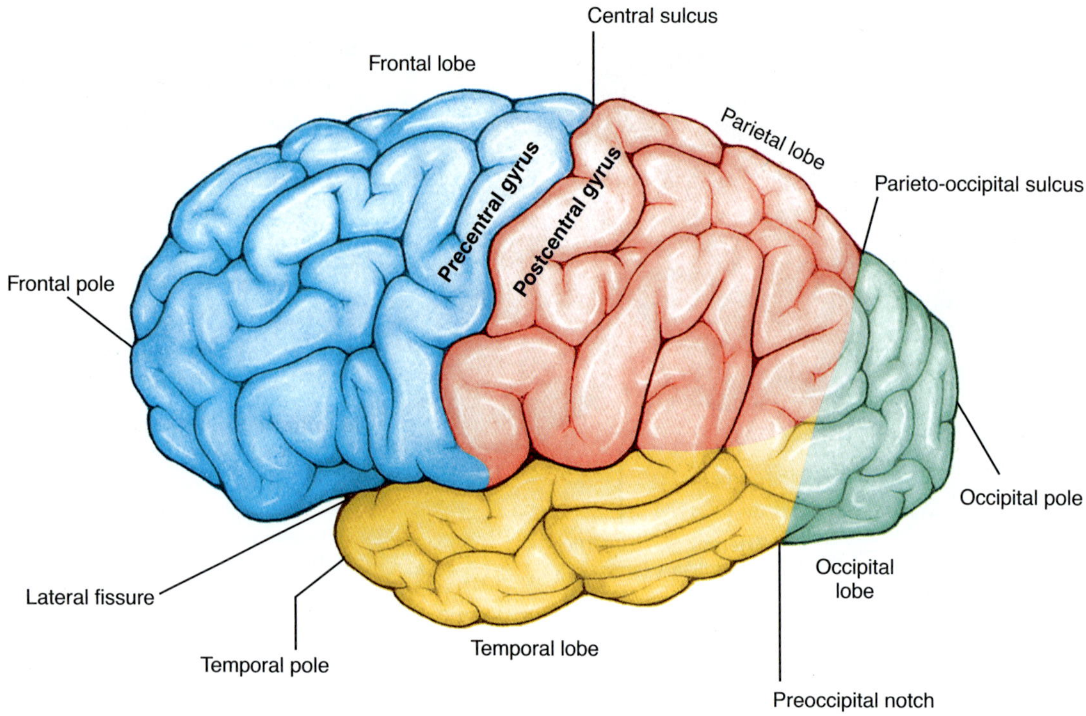

그림 4-4 좌측 대뇌반구의 외측표면.

외측면 LATERAL SURFACE

대뇌반구의 외측면은 볼록하며 머리덮개뼈cranial vault의 오목면과 일치한다(그림 4-4). 외측면에서 매우 일정하게 그리고 가장 뚜렷하게 관찰되는 틈새는 외측고랑lateral sulcus(**실비우스틈새fissure of Sylvius**)이며, 이 고랑은 뇌 기저부로부터 시작되어 뒤쪽 및 약간 위쪽을 향하면서 대뇌반구 외측면까지 이어져 있다. 외측고랑은 상부 구조물(전두엽이마엽·frontal lobe, 두정엽마루엽·parietal lobe)과 하부 구조물(측두엽관자엽·temporal lobe)을 나눠는 경계가 된다. 두 번째로 일정하게 그리고 뚜렷하게 관찰되는 틈새는 중심고랑central sulcus(롤란도틈새fissure of Rolando)이며, 이 틈새는 전두엽frontal lobe과 두정엽parietal lobe 사이에 위치한다. 중심고랑은 외측고랑으로부터 대뇌반구 등쪽 끝까지 쭉 연결되어 있는 맨 앞쪽 이랑 바로 뒤에서 등쪽배쪽방향으로 달리고 있다. 중심고랑의 앞벽과 뒷벽이 각각 중심앞이랑precentral gyrus과 중심뒤이랑postcentral gyrus이다.

전두엽frontal lobe은 중심고랑으로부터 앞쪽으로 대뇌반구의 앞쪽 끝(전두극이마극·frontal pole이라 함)까지 확장되어 있다. 두정엽parietal lobe은 외측고랑 상부와 중심고랑 후방에 위치한다. 측두엽temporal lobe은 외측고랑 하부에 위치한다. 측두엽temporal lobe은 권투장갑의 엄지손가락 부위와 모양이 유사하며 측두엽 맨 앞쪽 끝을 측두극관자극·temporal pole이라 한다. 두정엽 및 측두엽 후방은 후두엽뒤통수엽·occipital lobe으로 이어진다. 후두엽과 두정엽·측두엽의 경계는 두정후두고랑parieto-occipital sulcus과 후두앞패임preoccipital notch을 잇는 가상선이다. 후두극뒤통수극·occipital pole은 대뇌반구의 맨 뒤쪽 끝부분이다.

내측면 MEDIAL SURFACE

대뇌반구의 내측면은 평평하고 수직을 이루고 있으며 세로틈새longitudinal fissure(좌우 대뇌반구 사이에 있는 틈새)의 좌우 벽을 형성하고 있다(그림 4-5). 내측면에서 볼 수 있는 가장 뚜렷한 틈새는 수평방향의 뇌들보고랑callosal sulcus과 띠고랑cingulate sulcus, 그리고 수직방향의 두정후두고랑parieto-occipital sulcus이다. 뇌들보고랑callosal sulcus은 뇌들보뇌량·corpus callosum(좌우 대뇌반구를 이어주는 거대한 신경섬유 다발)의 등쪽에 위치한다. 띠고랑cingulate sulcus는 뇌들보고랑의 등쪽에 있는 띠이랑대상이랑·cingulate gyrus을 감싸고 있다. 두정후두고랑parieto-occipital sulcus은 두정엽과 후두엽을 나

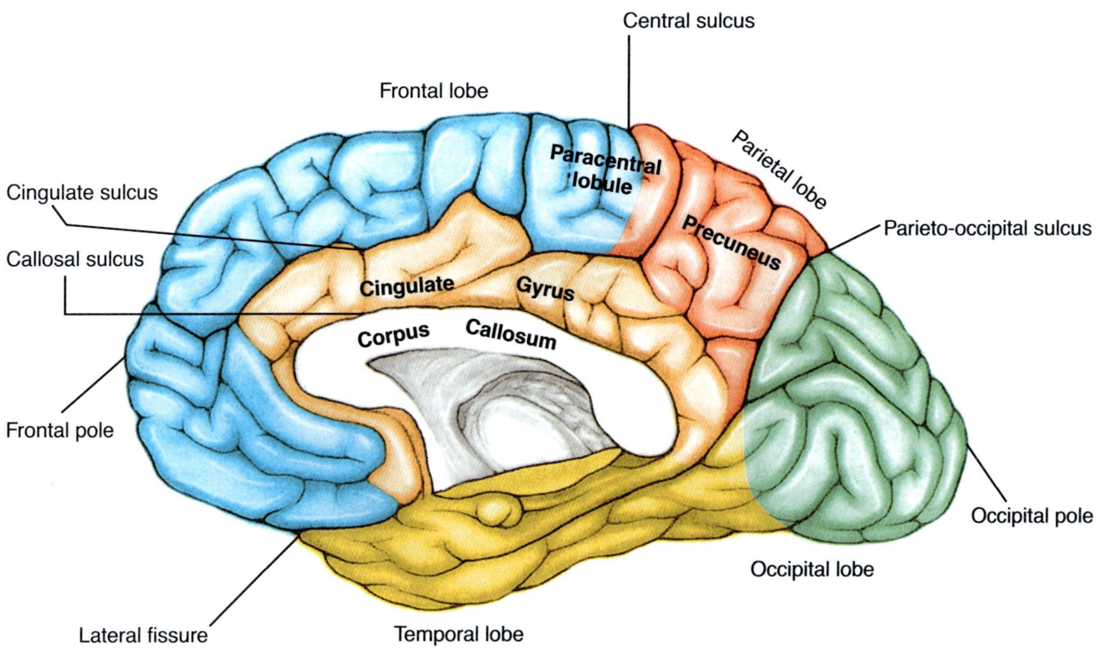

그림 4-5 우측 대뇌반구의 내측표면.

누는 틈새이며 뇌들보 뒤쪽에 위치한다. 대뇌반구 내측면의 중심옆소엽paracentral lobule 뒷부분에서 중심고랑central sulcus이 조금 보인다. 중심옆소엽과 두정후두고랑 사이에 쐐기앞소엽precuneus이 위치하고 있다.

전뇌의 기능적 높이

FOREBRAIN FUNCTIONAL LEVELS

뒤쪽 시상 높이 POSTERIOR THALAMIC LEVEL

이 전뇌 높이는 뒤쪽 시상과 입쪽 대뇌다리cerebral peduncle 부위에 해당한다(그림 4-6). 이 높이는 뇌들보corpus callosum와 외측뇌실lateral ventricle, 꼬리핵caudate nucleus, 렌즈핵lentiform nucleus 같은 대뇌반구 부위도 포함하고 있다. 꼬리핵과 렌즈핵은 종뇌핵telencephalic nucleus에 속한다.

중뇌 단면midbrain section에서 뒤쪽 시상이 관찰되는 것과 같이 이 단면에서도 대뇌다리기저부cerebral crus와 흑색질substantia nigra, 피개tegmentum 같은 중뇌 구조물들이 관찰된다. 중뇌의 등쪽 부위가 시상thalamus이다. 가장 뚜렷한 시상핵은 중심정중핵centromedian nucleus [CM](내수질판internal medullary lamina 속에 있는 둥근 핵)과 배쪽후내측핵ventral posteromedial nucleus [VPM](중심정중핵CM의 배쪽외측에 위치함)이다. 배쪽후외측핵ventral posterolateral nucleus [VPL]은 배쪽후내측핵VPM의 외측 및 약간 등쪽에 위치한다. 이 높이에서 관찰되는 다른 시상핵으로는 내측등쪽핵medial dorsal nucleus [MD]과 외측후핵lateral posterior nucleus [LP], 그물핵reticular nucleus [R](외수질판external medullary lamina의 외측에 위치함)을 들 수 있다. 제3뇌실 벽, 즉 시상의 등쪽 부위 내측에는 고삐habenula(시상상부에 속함)와 시상수질선조stria medullaris thalami가 위치한다.

유두체 높이 MAMMILLARY LEVEL

이 전뇌 높이는 유두체mammillary body(간뇌에 속함)와 유두체 주위의 대뇌반구를 포함하고 있다(그림 4-7). 배쪽으로부터 등쪽으로 진행하면서 중간선 부위에는 유두체 사이의 시상하부 구역hypothalamic area과 제3뇌실third ventricle, 시상사이붙음interthalamic adhesion, 뇌들보corpus callosum가 위치한다. 제3뇌실의 벽은 시상하부hypothalamus(뇌실의 배쪽 부위를 형성함)와 시상thalamus(뇌실의 등쪽 부위를 형성함)에 의해 형성된다. 시상은 외측 방향으로 **속섬유막internal capsule**(대뇌반구 백색질에 위치한 거대한 신경섬유다발)까지 확장되어 있다. 이 신경섬유다발에 포함된 많은 신경섬유들은 대뇌다리기저부cerebral crus와 연결되어 있다. 내측의 시상하부와 등쪽의 시상, 외측의 속섬유막, 배쪽의

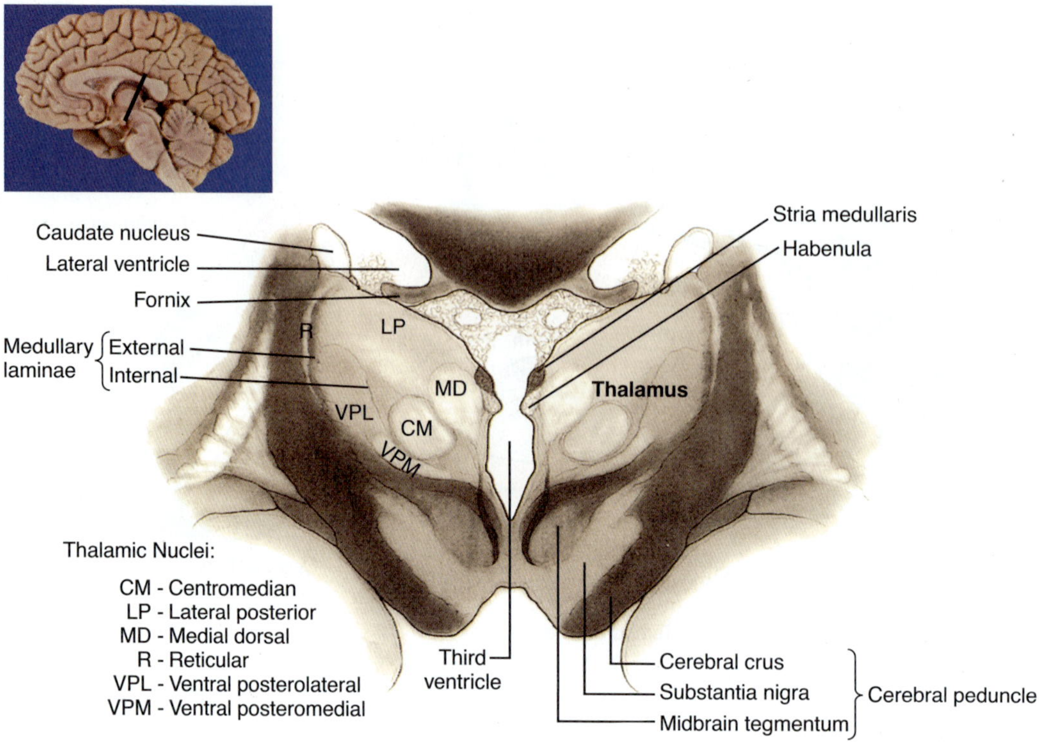

그림 4-6 뒤쪽 시상posterior thalamus 높이에서 절단한 관상단면. 입쪽 대뇌다리가 함께 보이는 점에 주목하자.

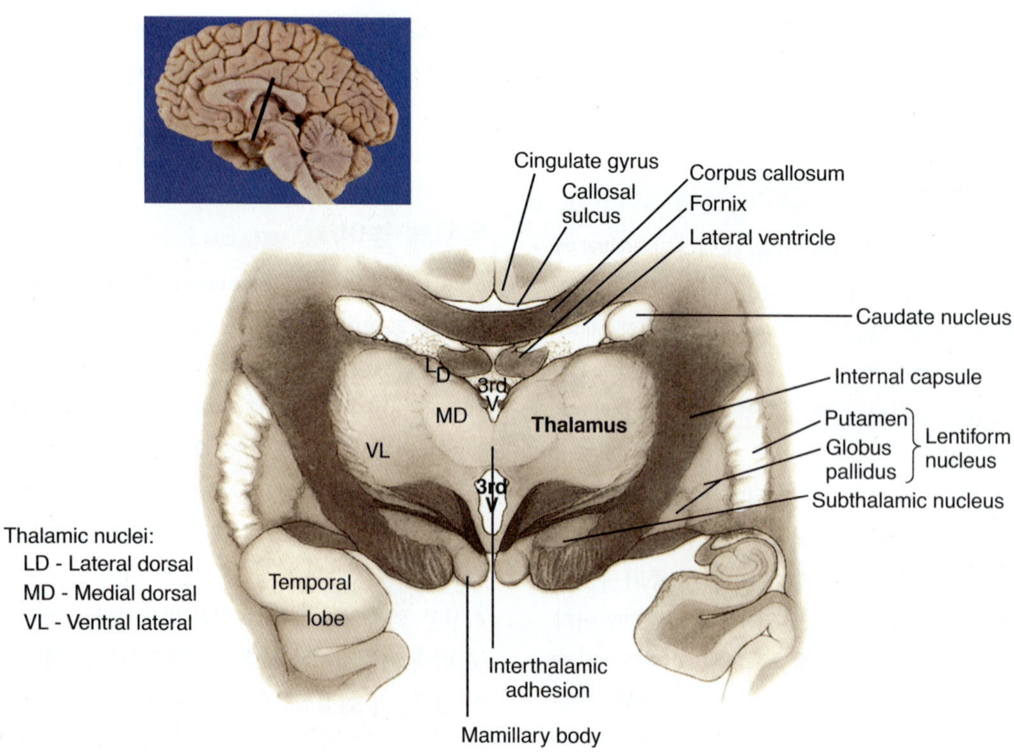

그림 4-7 유두체mammillary body 높이에서 절단한 관상단면.

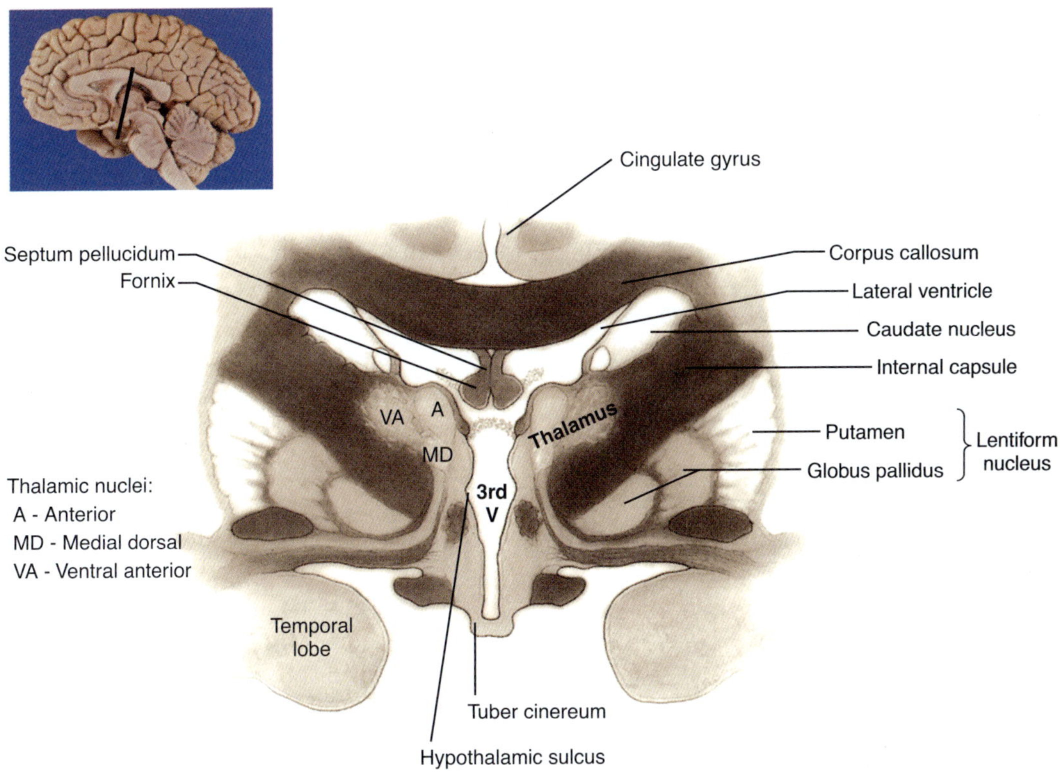

그림 4-8 회색융기tuber cinereum 높이에서 절단한 관상단면.

대뇌다리기저부에 의해 둘러싸인 부위가 시상밑부subthalamus이다. 대뇌다리기저부의 등쪽에 위치하는 시상밑부에는 양쪽이 오목하게 생긴 시상밑핵subthalamic nucleus이 존재한다.

외측뇌실lateral ventricle은 뇌들보corpus callosum의 외측부위 속에 위치한다. 꼬리핵caudate nucleus은 외측뇌실의 외측벽에 위치한다. 좀 더 배쪽에서 속섬유막 외측에는 렌즈핵lentiform nucleus(내측의 창백핵globus pallidus과 외측의 조가비핵putamen으로 이루어져 있음)이 위치한다.

회색융기 높이 TUBERAL LEVEL

이 전뇌 높이는 시상의 앞부분과 시상 주위의 대뇌반구를 포함하고 있다(그림 4-8). 배쪽으로부터 등쪽으로 진행하면서 중간선 부위에는 회색융기tuber cinereum(시상하부의 한 부위)와 제3뇌실third ventricle, 뇌들보corpus callosum가 위치한다. 뇌활fornix(뇌들보 아래에서 활처럼 구부러져 주행하는 신경섬유다발)은 투명중격septum pellucidum에 의해 뇌들보에 매달려 있다. 제3뇌실의 벽은 시상하부(뇌실의 배쪽 부위를 형성함)와 시상(뇌실의 등쪽 부위를 형성함)에 의해 형성된다. 시상의 외측에는 속섬유막internal capsule이 위치한다. 속섬유막과 뇌들보가 만나는 부위에 꼬리핵caudate nucleus과 외측뇌실lateral ventricle이 위치한다. 속섬유막의 외측에는 조가비핵putamen과 창백핵globus pallidus이 위치하며, 이 핵들을 합쳐서 렌즈핵lentiform nucleus이라 부른다.

연습문제
CHAPTER REVIEW QUESTIONS

질문

4-1. 뇌신경과 척수신경의 차이점은 무엇인가?

정답 및 설명

4-1. 12쌍의 뇌신경이 뇌에 붙어 있으므로 뇌신경은 두

연습문제 (계속)

4-2. 전뇌forebrain와 중뇌midbrain, 마름뇌hindbrian에 각각 위치하고 있는 뇌신경은 무엇인가?

4-3. 뇌실계를 이루는 각 부위가 위치하는 뇌 부위는?

4-4. 중추신경계를 설명할 때 '앞쪽 또는 배쪽'과 '뒤쪽 또는 등쪽'이 같은 의미로 사용되는 경우는?

4-5. 내수질판internal medullary lamina은 시상핵을 어떻게 나누는가?

a. 시상앞핵, 내측핵, 그물핵
b. 시상앞핵, 외측핵, 내측핵
c. 시상앞핵, 내측핵, 배쪽핵
d. 시상앞핵, 외측핵, 중간핵
e. 시상앞핵, 내측핵, 시상후부핵

4-6. 시상하부의 구역 또는 높이를 옳게 설명한 것은?

a. 시각교차구역은 유두체 뒤쪽에 위치한다.
b. 회색융기는 시각교차구역 앞쪽에 위치한다.
c. 깔때기는 유두체 뒤쪽에 위치한다.
d. 유두체는 회색융기 앞쪽에 위치한다.
e. 정답 없음

4-7. 대뇌반구 외측면에서 관찰되는 가장 일정하고 뚜렷한 표지는 무엇인가?

a. 중심고랑central sulcus
b. 중심뒤이랑postcentral gyrus
c. 두정후두고랑parieto-occipital sulcus
d. 중심앞이랑precentral gyrus
e. 외측고랑lateral sulcus

4-8. 중심옆소엽paracentral lobule이 포함하고 있는 부위는?

a. 측두엽과 후두엽
b. 전두엽과 두정엽
c. 후두엽과 두정엽
d. 두정엽과 측두엽
e. 측두엽과 전두엽

개강 내에서 주행하는 반면, 척수신경은 척수에 붙어 있으므로 척주관 내에서 주행한다. 또한 뇌신경은 후근dorsal root과 전근ventral root을 포함하고 있지 않으며 기능 성분도 다양하여 일부는 순수한 운동신경이고, 일부는 순수한 감각신경이며, 나머지는 혼합신경(운동과 감각 성분을 가짐)이다.

4-2. 후각신경과 시신경은 전뇌forebrain에, 눈돌림신경은 중뇌midbrain에, 나머지 뇌신경은 모두 마름뇌hindbrain에 부착되어 있다. 도르래신경은 중뇌에서 기원하지만 교뇌의 상연수천장superior medullary velum으로 출현한다는 점에 주목하자.

4-3. 두 개의 외측뇌실lateral ventricle(각 대뇌반구에 하나씩 존재)은 전뇌에 위치한다. 제3뇌실third ventricle은 간뇌 속에 위치한다. 제4뇌실fourth ventricle은 마름뇌hindbrain에 위치하고, 대뇌수도관cerebral aqueduct(제3뇌실과 제4뇌실을 연결함)은 중뇌에 위치한다.

4-4. '앞쪽anterior 또는 배쪽ventral'(신체 앞면을 향한다는 것을 의미함)과 '뒤쪽posterior 또는 등쪽dorsal'(신체 뒷면을 향한다는 것을 의미함)은 전뇌를 제외한 모든 중추신경계에서 동의어이다. 전뇌의 방향이 전뇌를 제외한 나머지 중추신경계와 직각을 이루므로 전뇌에서 '배쪽ventral'은 아래쪽inferior(두개골 바닥을 향한다는 것을 의미함)과 동의어이고, '등쪽dorsal'은 위쪽superior(두개골 꼭대기를 향한다는 것을 의미함)과 동의어이다.

4-5. 정답: b

내수질판internal medullary lamina [IML]은 시상을 시상앞핵과 내측핵, 외측핵으로 구분한다. 시상핵 중 시상앞핵과 내측핵, 배쪽핵은 내수질판과 근접하여 위치하는 반면, 시상후부핵과 중간핵, 그물핵은 내수질판과 근접하여 위치하지 않는다.

4-6. 정답: e

시상하부는 앞쪽에서 뒤쪽으로 가면서 시각교차구역, 깔때기구역, 회색융기구역, 유두체구역으로 이루어져 있다.

4-7. 정답: e

외측고랑(실비우스틈새)은 대뇌반구의 외측면에서 관찰할 수 있는 가장 깊고 가장 뚜렷한 표지 구조물이다. 외측고

4-9. 시상하부고랑에 의해 경계를 이루는 구조물은?

a. 좌측과 우측 시상하부hypothalamus

b. 시상하부hypothalamus와 시상밑부subthalamus

c. 제3뇌실의 배쪽 경계

d. 시상하부hypothalamus와 시상thalamus

e. 시상상부epithalamus와 시상하부hypothalamus

4-10. 뇌 표면에서 관찰할 수 있는 간뇌 구조물(4개 중 2개만 표면에서 볼 수 있음)은?

a. 시상하부hypothalamus와 시상밑부subthalamus

b. 시상thalamus과 시상상부epithalamus

c. 시상밑부subthalamus와 시상thalamus

d. 시상하부hypothalamus와 시상thalamus

e. 시상상부epithalamus와 시상하부hypothalamus

랑의 등쪽에는 전두엽과 앞쪽 두정엽이 위치하며, 배쪽에는 측두엽이 위치한다.

4-8. 정답: b

중심옆소엽(중심고랑의 가장 등쪽 부위를 포함하고 있어서 그렇게 명명됨)은 중심앞이랑과 중심뒤이랑이 대뇌반구 내측으로 연장된 구조물이다. 따라서 이 부위는 전두엽과 두정엽을 포함하고 있다.

4-9. 정답: d

제3뇌실의 외측 벽에 존재하는 시상하부고랑은 시상과 시상하부를 나누는 경계선이다.

4-10. 정답: e

간뇌를 이루고 있는 4개의 부분 중 온전한 뇌 표면에서 관찰할 수 있는 부분은 시상하부와 시상상부이다. 시상밑부는 간뇌 속에 묻혀 있으며, 시상의 내측면 및 등쪽면은 뇌의 정중단면에서만 볼 수 있다.

제 II 부

운동계

Motor Systems

5 하위운동신경원: 이완마비

Lower Motor Neurons: Flaccid Paralysis

22세 의대생이 아침에 잠에서 깨어나보니 자신의 좌측 얼굴이 마비되어 있었다. 좌측 얼굴의 코입술 고랑nasolabial groove은 사라졌고, 입술은 우측으로 돌아가 있었다. 그는 좌측 입꼬리를 움직일 수 없었고 휘파람을 부는 모양으로 입술을 오므릴 수도 없었다. 좌측 눈썹을 찡거리거나 치켜 올리는 것이 불가능했고 좌측 눈을 꽉 감을 수도 없었다. 다른 운동이상이나 감각이상은 없었다.

운동계motor system는 뉴런신경세포·신경원·neuron과 신경로nerve pathway로 이루어져 있으며, 이들의 기능적인 활동에 의해 운동이 정상적으로 일어날 수 있게 된다. 운동계는 매우 복잡하므로 다섯 뉴런군, 즉 하위운동신경원하위운동뉴런·lower motor neuron과 피라미드계pyramidal system, 기저핵basal ganglia, 소뇌cerebellum, 뇌간운동중추brainstem motor center로 나누어 설명하면 더 쉽게 이해할 수 있다(그림 5-1). 이들은 모두 원하는 수의운동을 수행할 때 각 단계의 운동과정에 관여한다. 대뇌피질 연합영역은 운동을 수행하려는 계획idea이나 욕구desire를 생성한다. 흥분파가 대뇌피질 연합영역으로부터 기저핵과 소뇌로 전달된다. 기저핵은 원하는 수의운동과 수의운동 시 필요한 자세 유지를 담당하는데 반면, 소뇌는 협동적 움직임의 프로그래밍을 조절한다. 기저핵과 소뇌는 모두 대뇌피질의 전운동영역premotor area과 운동영역motor area에 영향을 미친다. 전운동영역 및 운동영역에서 기원한 피라미드계는 이어서 뇌간brainstem과 척수spinal cord에 존재하는 하위운동신경원lower motor neuron [LMN]에 대뇌피질에서 기원한 명령을 전달한다. 이어서 하위운동신경원LMN이 운동 명령을 골격근의 운동단위로 전달하므로 움직임이 발생하게 된다. 운동이 실행되는 동안 근육수용기는 근육의 신전 정보를 다시 하위운동신경원LMN과 소뇌cerebellum(움직임을 정교하게 조정함)로 보낸다. 운동이 정교하게 조절될 수 있는 이유는 소뇌 정보가 하위운동신경원LMN에 영향을 미치는 운동피질motor cortex과 뇌간운동중추brainstem motor center로 전달되기 때문이다. 운동에 영향을 미치는 다섯 뉴런군을 구분하여 설명하였지만 수의운동이 정상적으로 일어나기 위해서는 다섯 뉴런군이 모두 정상이어야 한다.

운동단위 THE MOTOR UNIT

하위운동신경원LMN은 **알파운동신경원알파운동뉴런·alpha motor neuron**이라고도 불린다. 존재하는 위치(척수 또는 뇌간)에 관계없이 알파운동신경원과 그들의 축삭은 중추신경계와 골격근수축단위(**방추외근섬유extrafusal muscle fiber**)를 연결하는 역할만 한다. 이 거대한 다극뉴런은 다양한 원천으로부터 오는 흥분파에 영향을 받는다. 골격근 수축에 영향을 미치는 모든 중추신경계는 이 운동단위를 경유해야만 골격근을 수축시킬 수 있으므로 이 경로를 '**최종공통경로final common path**'라고 부른다. 알파운동신경원의 굵은 말이집축삭은 길이가 1 m 이상인 경우도 있으며 근섬유의 **운동종말판**

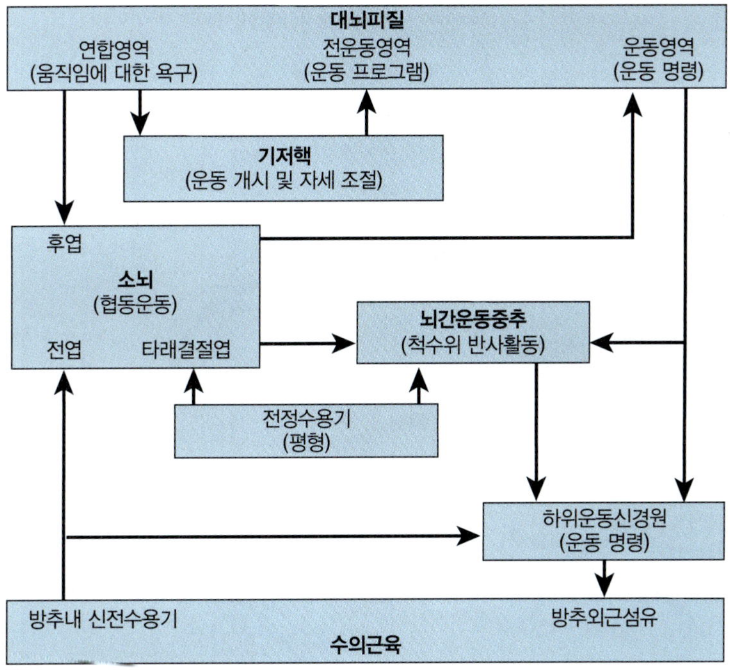

그림 5-1 운동계의 연결회로.

motor endplate과 시냅스한다. 아세틸콜린은 신경근육 이음부의 신경전달물질이다.

알파운동신경원과 그들의 축삭, 방추외근섬유(그들의 지배를 받는)가 **운동단위**motor unit를 형성한다(그림 5-2). 운동단위에 포함되어 있는 근섬유의 숫자는 매우 다양하며 해당 근육이 담당하는 운동의 정교함delicacy 또는 거침coarseness의 정도에 의해 결정된다. 따라서 정교한 운동에 관여하는 운동단위(외안근extraocular muscle, 벌레근lumbrical muscle, 뼈사이근interosseous muscle 등)는 12개 이내의 근섬유를 포함하고 있는 반면, 거친 운동에 관여하는 운동단위(이두근biceps muscle, 대둔근gluteus maximus muscle, 가자미근soleus muscle)는 수천 개 이상의 근섬유를 포함하고 있기도 한다.

골격근에는 알파운동신경원 이외에 **감마운동신경원**감마운동뉴런·gamma motor neuron도 분포하고 있다. 감마운동신경원의 축삭은 **근방추**muscle spindle(방추외근섬유의 길이를 감지하는 감각수용기) 속에 위치하는 방추내근섬유intrafusal muscle fiber를 지배한다. 방추내근섬유는 근방추 양쪽 끝에 위치한다. 감마운동신경원에 의해 방추내근섬유가 활성화되면 방추내근섬유는 근방추수용기에 가해지는 장력을 증가시키게 되므로 이들 수용기의 역치가 낮아지게 된다. 감마운동신경원은 근긴장도muscle tone에 중요한 역할을 한다.

뇌간에 분포하는 하위운동신경원

BRAINSTEM LOWER MOTOR NEURONS

후각신경CN I과 시신경CN II, 속귀신경CN VIII을 제외한 모든 뇌신경은 하위운동신경원의 축삭을 포함하고 있다. 이 하위운동신경원들의 세포체는 상부 중뇌 높이(위둔덕 높이)에서부터 하부 연수 높이까지 분포하며, 이 세포체들이 모여 신경핵(한 쌍씩 존재함)을 이루고 있다(그림 5-3).

눈돌림신경핵과 눈돌림신경

OCULOMOTOR NUCLEUS AND CRANIAL NERVE III

눈돌림신경핵동안신경핵·oculomotor nucleus은 중뇌(위둔덕 높이) 수도관주위회색질 중 V자 모양으로 생긴 배쪽 부위에 위치한다(그림 5-4). 눈돌림신경동안신경·oculomotor nerve [CN III]은 배쪽 방향으로 주행한 후 대뇌다리사이오목interpeduncular fossa의 벽(대뇌다리기저부cerebral crus 바로 내측)에서 출현한다. 눈돌림신경CN III은 5개 근육, 즉 4개의 외안근(상직근superior rectus muscle, 내직근medial rectus muscle, 하직근inferior rectus muscle, 하사근inferior oblique muscle)과 눈꺼풀올림근안검거근·levator of the superior eyelid을 지배한다.

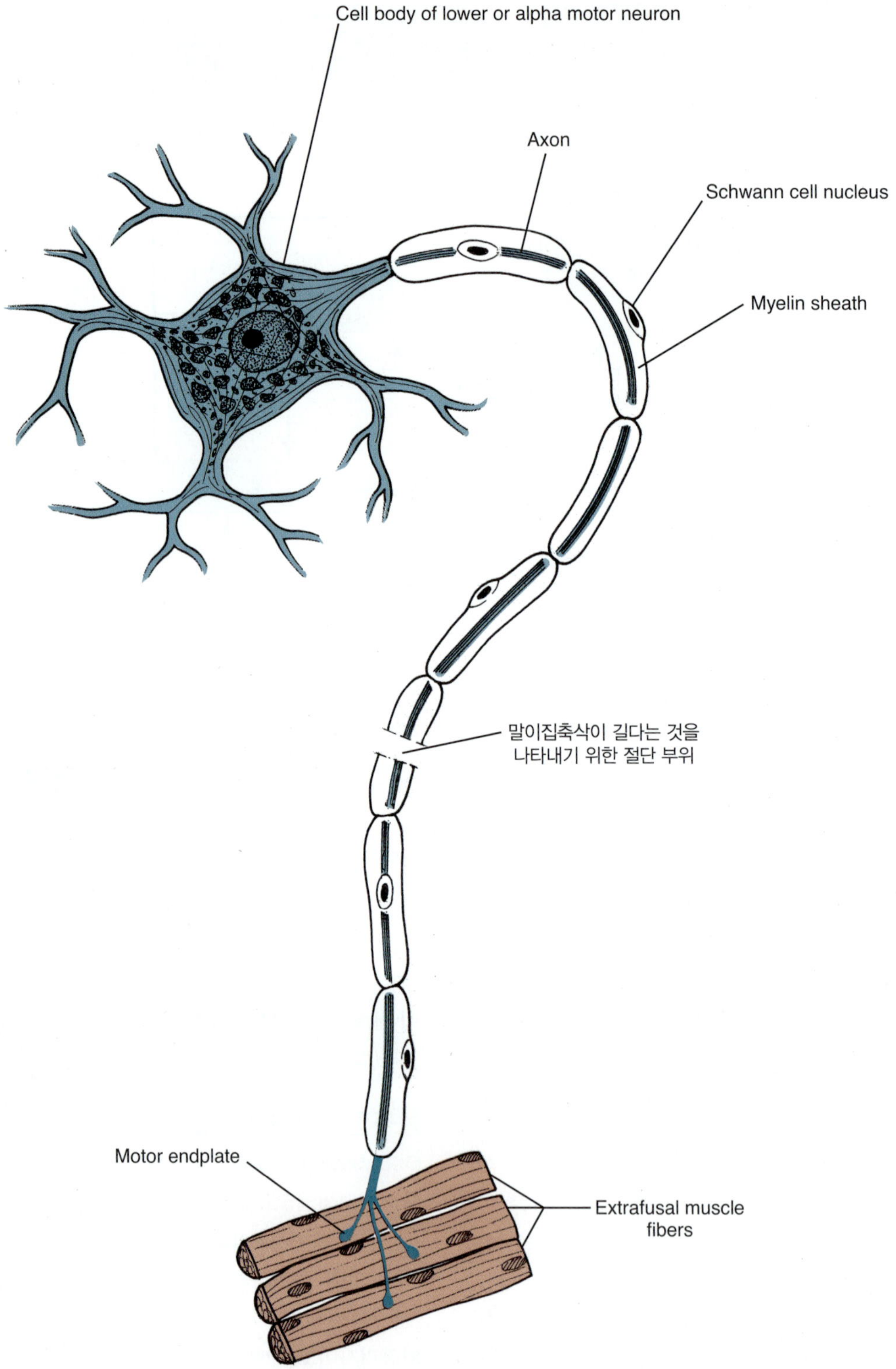

그림 5-2 운동단위 모식도. 하위운동신경원lower motor neuron(알파운동신경원alpha motor neuron)과 이 운동신경원의 지배를 받는 방추외근섬유extrafusal muscle fiber. 세포체는 척수 또는 뇌간에 위치하며, 이들의 말이집축삭은 척수신경이나 뇌신경을 따라 주행하여 방추외근섬유에 시냅스한다. 그림 1-7에는 세포성분들도 자세하게 표시되어 있다.

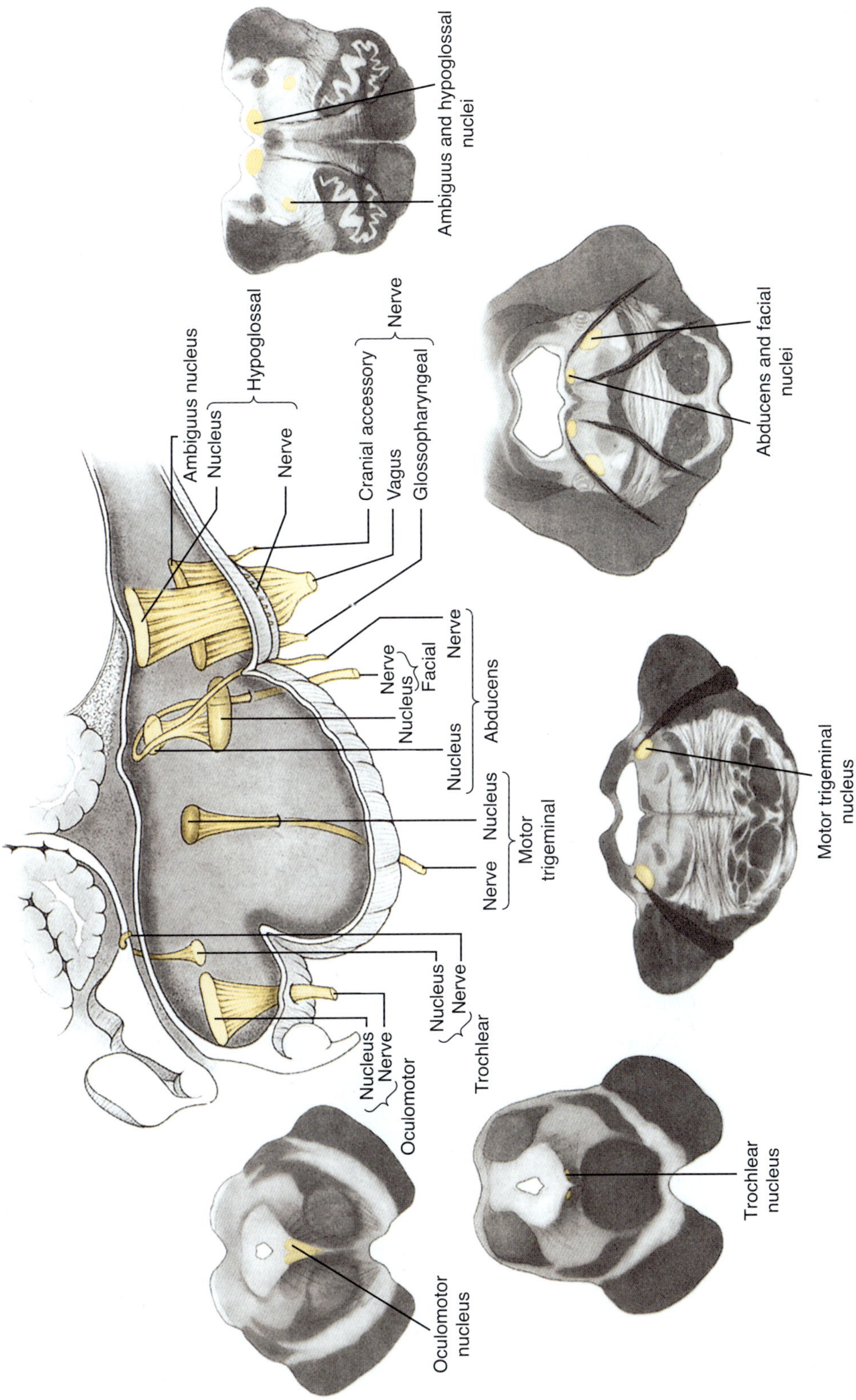

그림 5-3 뇌간 운동신경핵의 분포 및 관계.

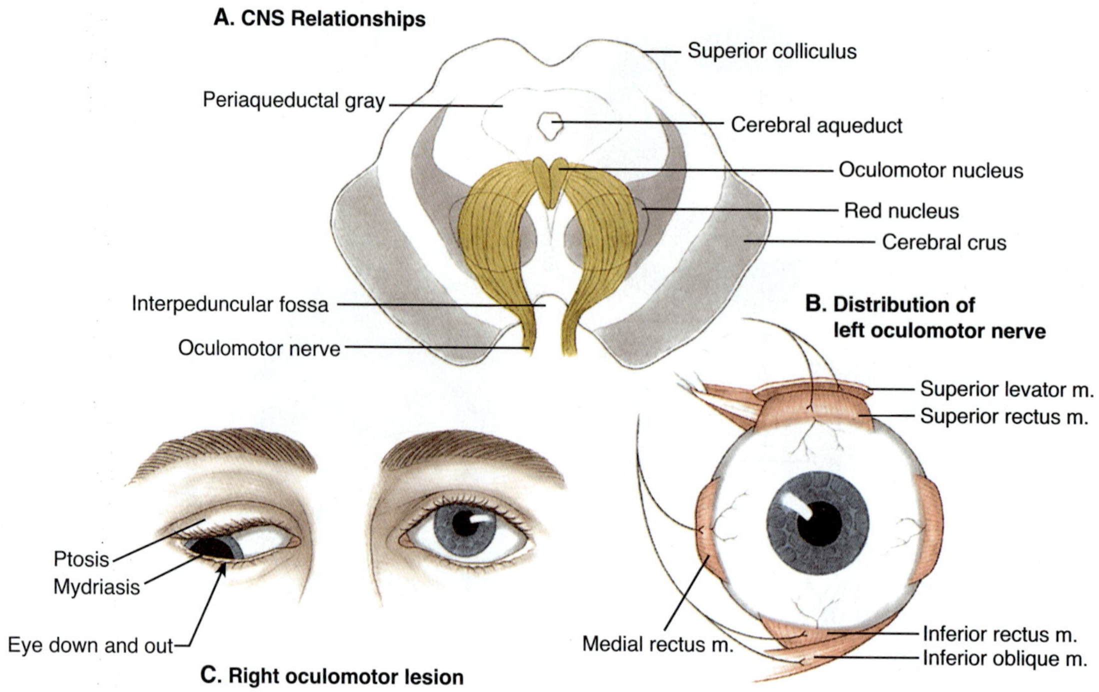

그림 5-4 눈돌림신경핵oculomotor nucleus과 눈돌림신경CN III. **A.** 중추신경계 구조물과의 관계. **B.** 지배하는 근육. **C.** 병변이 생겼을 때 나타나는 결과.

Clinical Connection

눈돌림신경핵 또는 눈돌림신경 병변은 동측 안근마비동측 눈근육마비 · ipsilateral ophthalmoplegia(안구가 아래쪽 및 바깥쪽으로 돌아감)와 **안검하수**눈꺼풀처짐 · ptosis를 초래한다. 또한 내장운동성분도 존재하기 때문에 동측 안구에서 **산동**동공확대 · mydriasis이 일어나는 경우가 흔하며, 종종 눈돌림신경**마비**oculomotor palsy의 첫 번째 증상으로 나타난다. 또한 근거리 시력에 대한 수정체 조절도 소실된다. 병변 쪽 안구는 외직근lateral rectus muscle과 상사근superior oblique muscle의 작용(외직근과 상사근은 눈돌림신경 손상에 영향을 받지 않음)에 의해 아래쪽으로 그리고 바깥쪽으로 돌아간다. 안검하수는 눈꺼풀올림근 마비에 의해 일어난다.

도르래신경핵과 도르래신경

TROCHLEAR NUCLEUS AND CRANIAL NERVE IV

도르래신경핵활차신경핵 · trochlear nucleus은 중뇌(아래둔덕inferior colliculus 높이) 수도관주위회색질의 배쪽 경계부위에 위치하고 있다(그림 5-5). 도르래신경활차신경 · trochlear nerve [CN IV]은 수도관주위회색질 바깥부위에서 등쪽 및 꼬리쪽으로 활모양으로 주행하여 입쪽 교뇌에 도달한다. 이곳에서 도르래신경섬유는 아래둔덕 바로 밑의 뇌간 등쪽면으로 출현하기 직전에 상연수천장superior medullary velum에서 교차한다. 도르래신

Clinical Connection

도르래신경핵 병변은 드물지만 병변이 생길 경우에는 반대쪽 안구에서 두 가지 이상소견이 나타나는데, 하나는 안구 윗부분에서 경미한 바깥회선외회선 · extorsion(안구가 바깥쪽으로 회전하는 것을 말하며, 환자는 바깥회선을 보상하기 위해 머리를 약간 아래로 그리고 반대편 어깨 쪽으로 기울이기 됨)이 나타나는 것이며, 나머지 하나는 안구를 내전adduction시킨 채 아래쪽을 주시하는 것이 어려워지는 것이다. 도르래신경 마비에 의해 나타나는 복시diplopia는 환자가 계단을 걸어 내려갈 때 가장 뚜렷하게 나타난다. 도르래신경이 손상된 경우 이상소견은 동측 안구에서 나타난다.

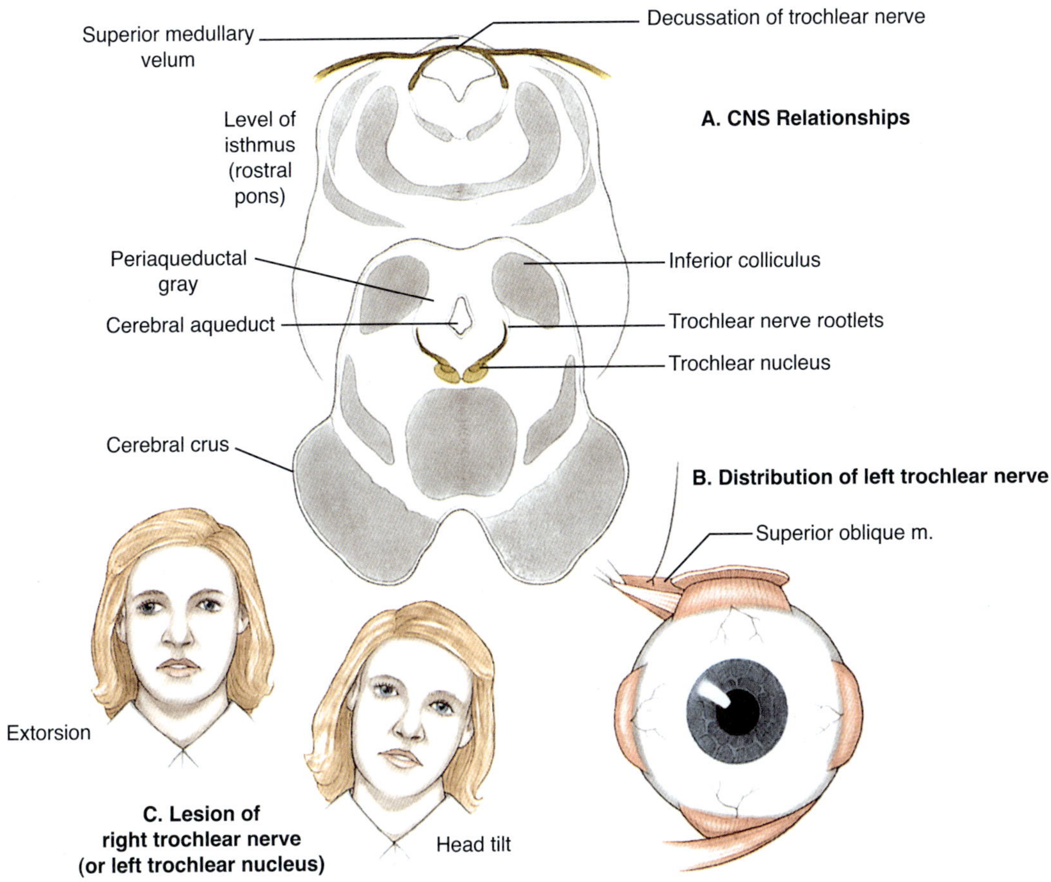

그림 5-5 도르래신경핵trochlear nucleus과 도르래신경CN IV. **A.** 중추신경계 구조물과의 관계. **B.** 지배하는 근육. **C.** 병변이 생겼을 때 나타나는 결과.

경CN IV은 상사근superior oblique muscle을 지배한다. 도르래신경은 다른 모든 뇌신경과 두 가지 점에서 다른데, 하나는 도르래신경이 뇌간 등쪽면에서 출현한다는 점이고, 다른 하나는 모든 도르래신경섬유는 반대쪽 도르래신경핵으로부터 기원한다는 점이다.

삼차신경운동핵과 삼차신경운동뿌리

MOTOR TRIGEMINAL NUCLEUS AND MOTOR ROOT OF CRANIAL NERVE V

삼차신경운동핵motor trigeminal nucleus은 중간 교뇌mid-pons 높이의 등쪽외측피개dorsolateral tegmentum에 위치한다(그림 5-6). 이들의 축삭은 삼차신경의 운동뿌리를 형성하여 하악신경mandibular nerve으로 들어가 주로 저작근(깨물근masseter muscle, 관자근temporalis muscle, 내측날개근medial pterygoid muscle, 외측날개근lateral pterygoid muscle)에 분포한다.

Clinical Connection

삼차신경운동핵이나 삼차신경운동뿌리, 하악신경의 병변은 동측 저작근의 마비와 위축을 초래한다. 반대쪽 턱에 분포하는 외측날개근은 정상적으로 수축하므로 입을 벌리면 턱이 동측으로 편위될 수 있다.

갓돌림신경핵과 갓돌림신경

ABDUCENS NUCLEUS AND CRANIAL NERVE VI

갓돌림신경핵외전신경핵·abducens nucleus은 꼬리쪽 교뇌caudal pons 높이의 제4뇌실 바닥에 분포하는 얼굴둔덕facial colliculus 속에 위치한다(그림 5-7). 갓돌림신경CN VI은 내측섬유띠medial lemniscus와 피라미드로pyramidal

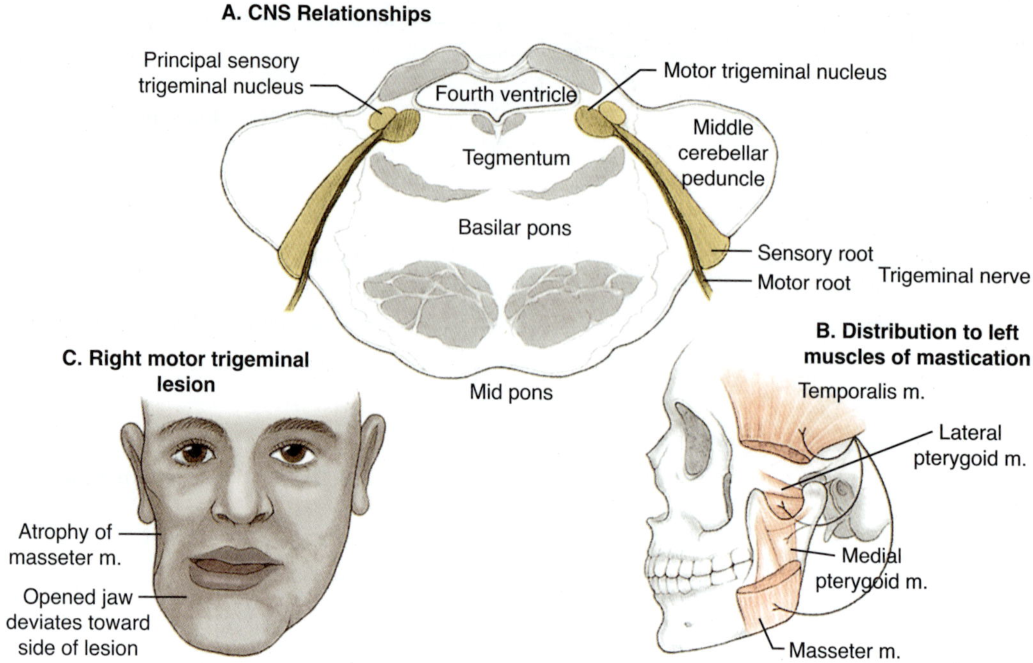

그림 5-6 삼차신경운동핵motor trigeminal nucleus과 삼차신경CN V. **A.** 중추신경계 구조물과의 관계. **B.** 지배하는 근육. **C.** 병변이 생겼을 때 나타나는 결과.

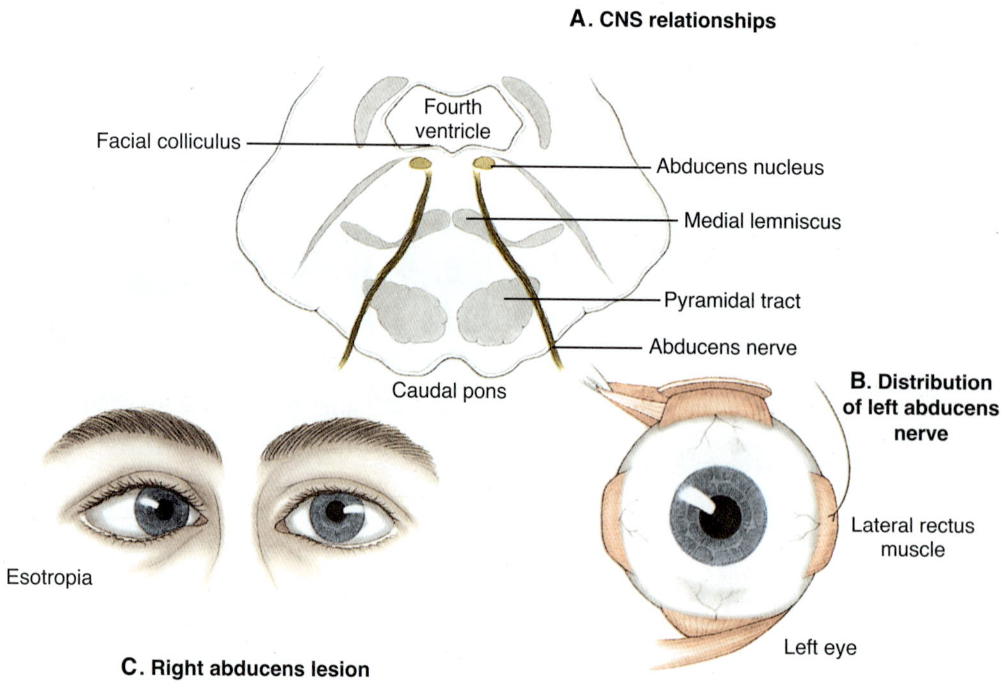

그림 5-7 갓돌림신경핵abducens nucleus과 갓돌림신경CN VI. **A.** 중추신경계 구조물과의 관계. **B.** 지배하는 근육. **C.** 병변이 생겼을 때 나타나는 결과.

tract의 외측 또는 근처에서 배쪽으로 주행한 다음 피라미드pyramid 근처의 교뇌연수이음부pontomedullary junction에서 출현한다. 갓돌림신경은 외직근lateral rectus muscle을 지배한다.

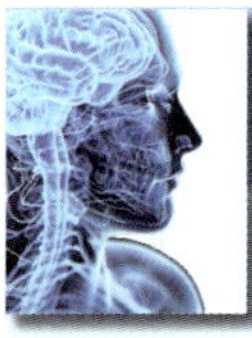

Clinical Connection

외전신경핵이나 외전신경 병변은 동측 안구의 **내사시**esotropia(한쪽 안구가 내측으로 편위되는 것)와 외전마비abduction paralysis를 초래한다.

얼굴신경핵과 얼굴신경운동뿌리

FACIAL NUCLEUS AND MOTOR ROOT OF CRANIAL NERVE VII

얼굴신경핵안면신경핵·facial nucleus은 꼬리쪽 교뇌피개tegmentum of caudal pons의 외측부위에 위치한다(그림 5-8). 이 운동신경핵은 두 부위, 즉 작은 부위small part(위 얼굴 근육upper face muscle을 지배함)와 큰 부위larger part(아래 얼굴 근육lower face muscle을 지배함)로 이루어져 있다.

얼굴신경뿌리facial root fiber는 얼굴신경핵으로부터 나와 개별적으로 또는 작은 그룹을 이루어 제4뇌실 바닥을 향해 등쪽내측 방향으로 주행으로 주행하여 얼굴신경의 오름뿌리ascending root(약 2 mm 정도 입쪽으로 주행하는 치밀한 신경다발)를 형성한다. 오름뿌리ascending root는 갓돌림신경핵abducens nucleus의 내측에 위치하며, 갓돌림신경핵의 입쪽 경계에서 오름뿌리의 신경섬유들이 얼굴신경의 무릎을 따라 활모양으로 휘어진다. 이어서 이 신경섬유들은 배쪽외측 방향으로 주행하여 얼굴신경핵의 외측부위로 지난 후 교뇌연수이음부pontomedullary junction의 외측부분(**소뇌각cerebellar angle**)으로 출현한다. 얼굴신경핵은 얼굴표정근muscles of facial expression과 몇 개의 다른 근육(예, 등자근stapedius muscle 등)을 지배한다.

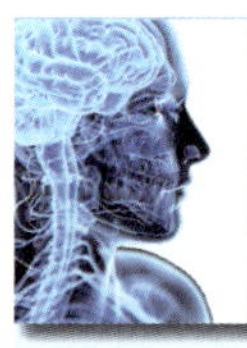

Clinical Connection

이 장의 도입부에서 설명한 증례에서와 같이, 얼굴신경핵 또는 얼굴신경의 병변은 동측 위 얼굴과 아래 얼굴을 모두 마비시킨다. 한쪽 얼굴 마비의 가장 흔한 원인은 **벨마비**Bell palsy이다. 이 경우

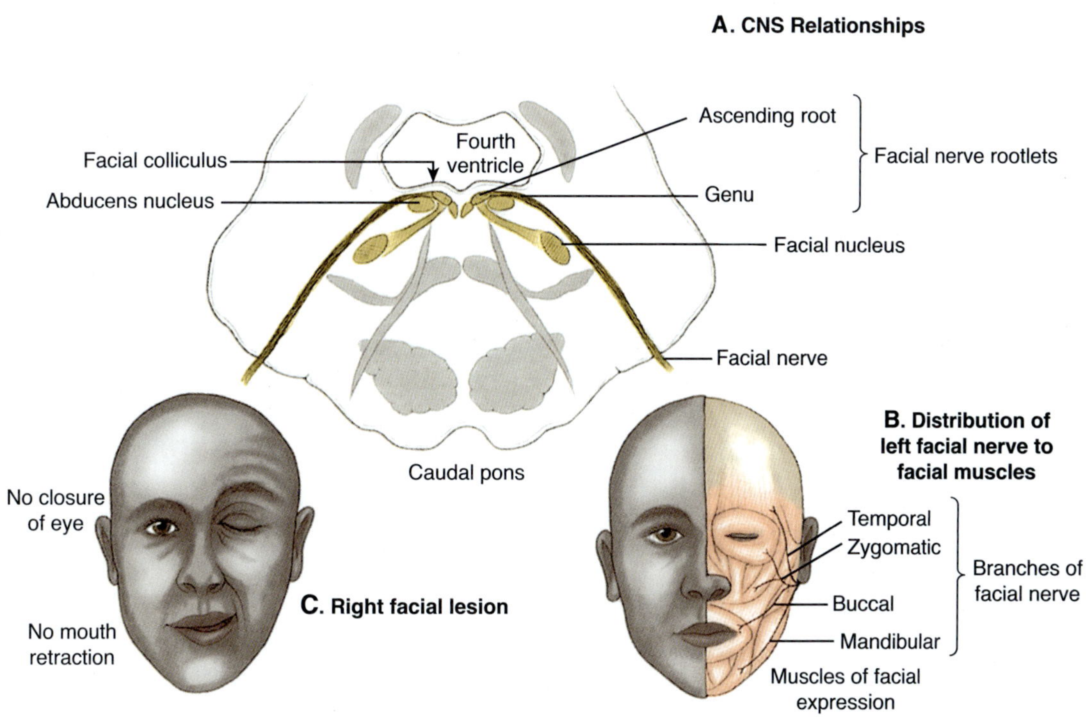

그림 5-8 얼굴신경핵facial nucleus과 얼굴신경CN VII. **A.** 중추신경계 구조물과의 관계. **B.** 지배하는 근육. **C.** 병변이 생겼을 때 나타나는 결과.

위·아래 얼굴근육에서 근력약화가 나타나고, 같은쪽 눈을 꼭 감을 수 없다. 또한 분비섬유와 미각섬유를 침범하여 눈물분비와 침분비, 미각장애가 나타나고, 등자근이 마비되어 청각과민hyperacusis이 나타난다. 얼굴신경관facial canal 속의 얼굴신경의 염증반응에 의해 벨마비가 초래되는 것으로 추정한다. 동반되는 이상 소견은 얼굴신경관 속의 염증이 존재하는 위치에 따라 달라진다. 다행하게도 대부분의 벨마비 환자는 1~2개월 내에 완전히 회복한다.

의문핵과 IX·X·XI 뇌신경운동뿌리

NUCLEUS AMBIGUUS AND MOTOR ROOTS OF CRANIAL NERVES IX, X, AND XI

의문핵nucleus ambiguus은 연수 그물체의 배쪽외측 부위에 긴 원주 모양으로 위치하는 알파운동신경원alpha motor neuron이다(그림 5-9). 의문핵의 축삭들은 혀인두신경glossopharyngeal nerve [CN IX]과 미주신경vagus nerve [CN X], 더부신경 뇌성분accessory nerve [CN XI]을 형성한다. 더부신경 뇌성분은 목정맥구멍jugular foramen 속에서 미주신경과 합쳐진다. 의문핵은 입천장palate과 인두pharynx, 후두larynx, 상부 식도upper esophagus에 분포하는 골격근을 지배하므로 삼키기deglutition와 발성phonation에 관여한다.

Clinical Connection

의문핵 입쪽 부위에서 나온 축삭은 혀인두신경CN IX을 형성하므로 이 부위의 병변(붓인두근stylopharyngeus muscle을 마비시킴)은 **연하곤란**삼킴곤란·dysphagia을 초래한다. 의문핵의 나머지 부분에서 나온 축삭은 미주신경CN X을 형성하므로 이 부위의 병변은 성대근 마비(쉰소리hoarseness, 성대약화vocal weakness)를 초래한다. 입천장근의 마비에 의해 동측 입천장활palatal arch이 처지고, 목젖uvula이 반대쪽으로 편위된다. 양쪽 미주신경 또는 양쪽 의문핵의 미주신경 성분이 손상될 경우에는 기관절개tracheostomy를 해야 할 정도로 심한 기도폐쇄를 초래할 수 있다.

혀밑신경핵과 혀밑신경

HYPOGLOSSAL NUCLEUS AND CRANIAL NERVE XII

혀밑신경핵은 길쭉하게 생긴 운동핵으로 연수 부위 제4뇌실의 중간선 부근에 위치한다(그림 5-10). 혀밑신경핵의 신경섬유들은 연수를 통해 배쪽으로 주행한 후 올리브앞고랑preolivary sulcus을 통해 출현한다. 혀밑신경의 주행경로는 내측섬유띠medial lemniscus 및 피라미

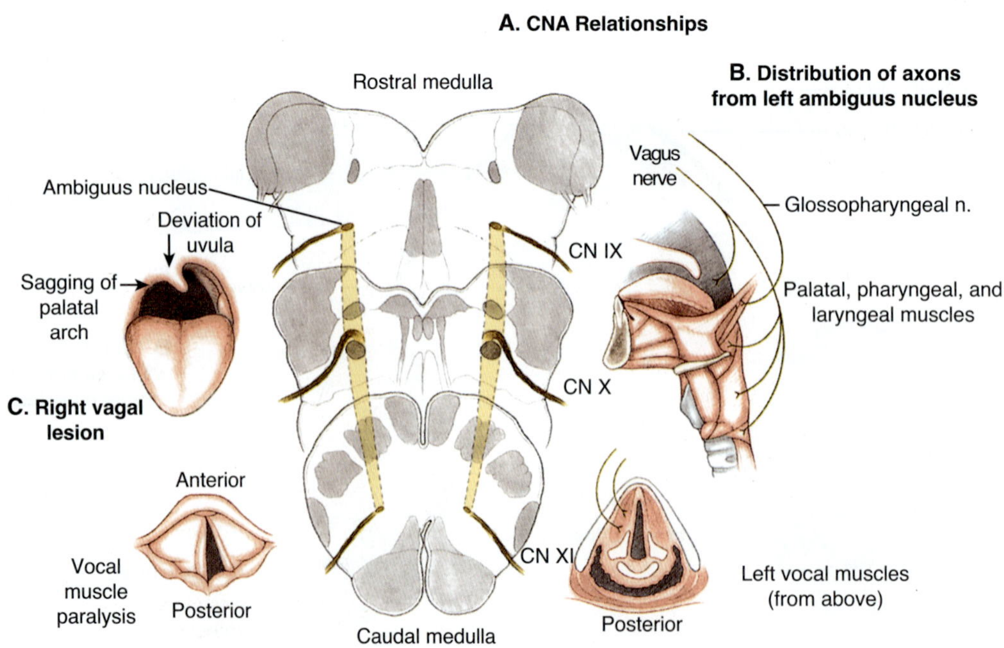

그림 5-9 의문핵ambiguus nucleus과 혀인두신경CN IX, 미주신경CN X, 더부신경 뇌성분CN XI. **A.** 중추신경계 구조물과의 관계. **B.** 지배하는 근육. **C.** 병변이 생겼을 때 나타나는 결과.

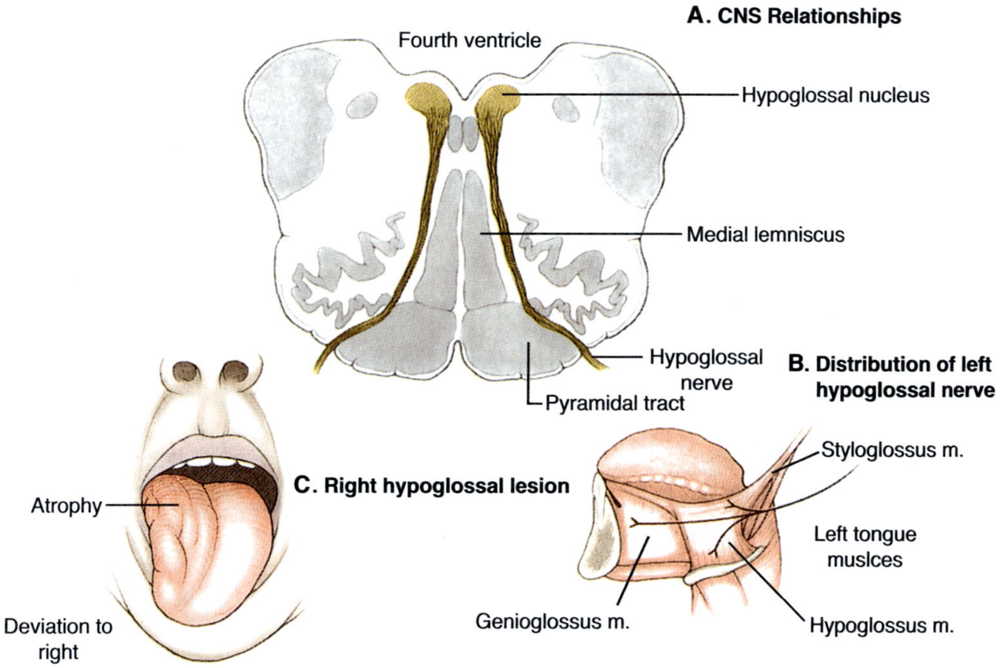

그림 5-10 혀밑신경핵hypoglossal nucleus과 혀밑신경CN XII. **A.** 중추신경계 구조물과의 관계. **B.** 지배하는 근육. **C.** 병변이 생겼을 때 나타나는 결과.

드로pyramidal tract의 외측부위에 존재한다. 혀밑신경은 동측 혀 근육을 지배한다.

Clinical Connection

혀밑신경핵 또는 혀밑신경 병변은 동측 혀 근육의 마비와 위축을 초래한다. 또한 혀를 내밀었을 때 혀는 병변 쪽으로 편위된다(반대쪽에 분포하는 턱끝혀근genioglossus muscle과 혀가로근transverse muscle은 정상적으로 수축하기 때문임).

척수에 분포하는 하위운동신경원

SPINAL CORD LOWER MOTOR NEURONS

척수에 분포하는 하위운동신경원LMN은 제IX층판lamina IX(척수전각에 위치)을 이루는 두 개의 주요 세포기둥을 형성한다. 내측기둥medial column은 크기가 일정하고 대부분 전 척수 높이에 걸쳐 분포하며 척추옆근육paravertebral or paraxial musculature을 지배한다. 외측기둥lateral column은 척수분절에 따라 차이를 보이는데, 가슴분절thoracic segment은 늑간근intercostal muscle과 복근abdominal muscle만 지배하므로 크기가 상대적으로 작다. 이와는 반대로 목분절cervical segment과 허리분절lumbar segment의 외측기둥은 매우 크며, 이곳에서는 몇 개의 핵으로 세분된다. 외측기둥의 좀 더 외측에 분포하는 핵들은 더 원위부 팔다리를 지배하는 반면, 좀 더 내측에 분포하는 핵들은 더 근위부 팔다리를 지배한다(그림 5-11).

Clinical Connection

세 군의 운동뉴런, 즉 척수더부신경핵spinal accessory nucleus과 횡격막신경핵phrenic nucleus(목분절에 위치), 오누프핵Onuf nucleus(엉치분절에 위치)은 특히 관심을 끈다. 척수더부신경핵spinal accessory nucleus은 상부 다섯 개 또는 여섯 개의 목분절에 위치한다. 척수더부신경핵은 목빗근흉쇄유돌근·sternocleidomastoid muscle과 등세모근승모근·trapezius muscle을 지배하는 더부신경을 낸다. 더부신경이 손상될 경우 고개를 반대쪽으로 돌리는 것과 같은쪽 어깨를 으쓱거리는 것이 어려워진다. 횡격막신경핵phrenic nucleus은 목분절 3, 4, 5에 위치하며 횡격막을 지배하는 축삭을 낸다. 한쪽 횡격막신경핵이나 횡격막신경이 손상될 경우 같은쪽 횡격막 절반이 마비되며,

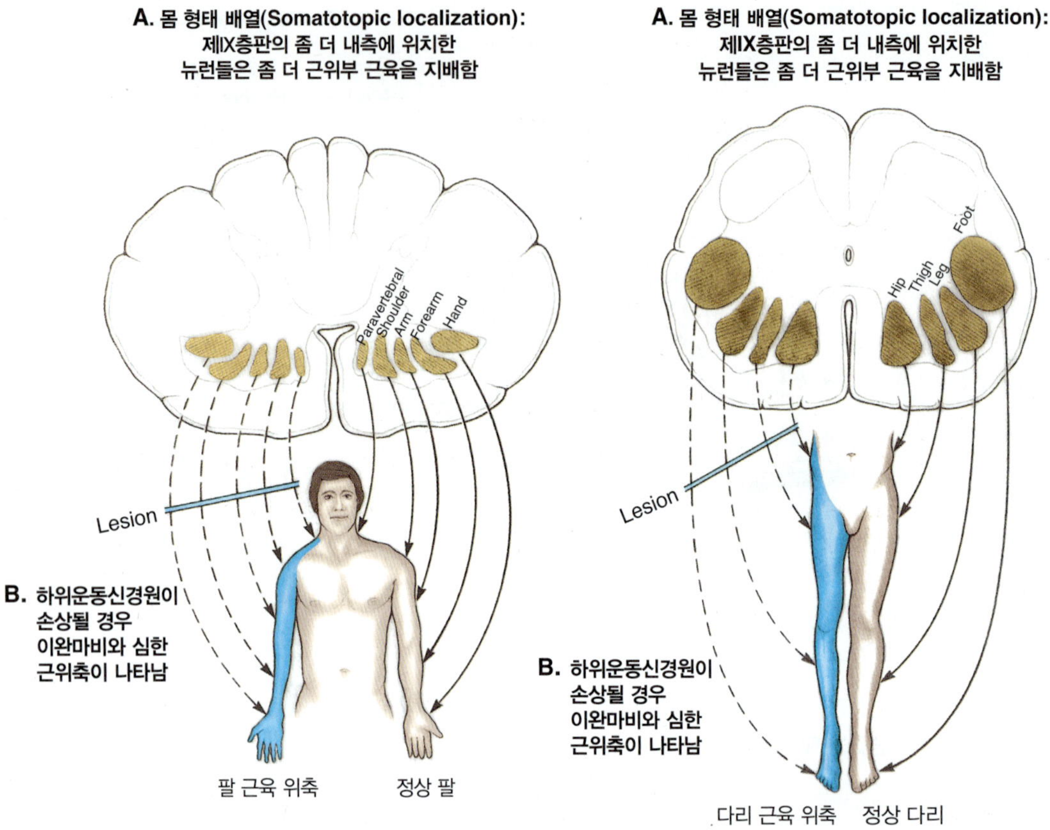

그림 5-11 좌측: 목팽대에 분포하는 하위운동신경원. **A.** 몸 형태 배열. **B.** 병변이 생겼을 때 나타나는 결과. **우측:** 허리엉치팽대에 분포하는 하위운동신경원. **A.** 몸 형태 배열. **B.** 병변이 생겼을 때 나타나는 결과.

양쪽 모두 손상될 경우에는 호흡부전respiratory failure이 발생하게 된다. 오누프핵Onuf nucleus은 엉치분절 2, 3, 4에 독특한 알파운동신경원을 형성한다. 이들 뉴런은 외요도괄약근external urethral sphincter과 외항문괄약근external anal sphincter을 지배하므로 소변과 대변을 참는데 중요한 역할을 한다.

늑간근을 제외한 다른 근육을 지배하는 척수의 알파운동신경원은 하나 이상의 척수분절에 분포한다. 따라서 척수에는 근육을 지배하는 내측-외측배열medial-lateral representation뿐만 아니라 분절배열segmental representation도 존재한다. 하나의 척수분절에 의해 지배받는 근육들은 **근육분절myotome**을 형성한다. 일부 중요한 근육군의 분절지배를 표 5-1에서 볼 수 있다.

하위운동신경원증후군

LOWER MOTOR NEURON SYNDROME

하위운동신경원LMN 손상은 최종공통경로를 따라

표 5-1 일부 근육의 분절성 지배

근육muscles	신경nerves
등세모근승모근·trapezius	C3, C4 및 척수더부신경
어깨세모근삼각근·deltoid	**C5**,[a] C6
위팔두갈래근상완이두근·biceps	C5, **C6**[a]
위팔세갈래근상완삼두근·triceps	C6, **C7**,[a] C8
깊은손가락굽힘근심수지굴근·flexor digitorum profundus	C7, **C8**,[a] T1
엄지두덩근thenar, 새끼두덩근hypothenar, 뼈사이근interossei	C8, **T1**[a]
배근육복근·abdominal	T6–L1
넙다리네갈래근대퇴사두근·quadriceps	L2, L3, **L4**[a]
엄지폄근extensor hallucis	L4, **L5**,[a] S1
장딴지근비복근·gastrocnemius	L5, **S1**,[a] S2
직장조임근rectal sphincter	S3, S4

[a]주로 지배하는 신경

전달되던 흥분파를 차단시키므로 **이완마비**flaccid paralysis(또는 근긴장저하hypotonia를 동반한 마비: 하위운동신경원은 정상 근긴장도 유지에 중요한 역할을 하기 때문임)를 초래한다. 또한 하위운동신경원은 모든 골격근반사의 원심가지를 이루므로 표재반사superficial reflex나 심부반사deep reflex도 감소되거나 소실된다. 자발적 근수축 또는 근섬유다발수축fasciculation도 발생할 수 있다. 마지막으로 하위운동신경원과 연결이 끊긴 근육은 수주에서 수개월 후 심한 위축atrophy을 나타낸다(그림 5-11).

하위운동신경원증후군LMN syndrome은 중추신경계 병변이나 말초신경계 병변에 의해 생길 수 있다. 중추신경계 병변에 의한 하위운동신경원증후군은 세포체나 수질내신경뿌리intramedullary rootlets가 침범되었을 때 발생하는 반면, 말초신경계 병변에 의한 하위운동신경원증후군은 말초신경에 분포하는 축삭이 침범되었을 때 발생한다. 하위운동신경원증후군의 또 다른 특징으로는 마비와 위축이 분절성으로 일어난다는 점을 들 수 있는데, 분절성으로 일어난다는 것은 마비와 위축이 신경연결이 끊긴 근육에서만 일어나고 다른 근육에서는 일어나지 않는다는 것을 의미한다.

골격근 SKELETAL MUSCLE

골격근섬유는 (1) 조직화학적 기준에 따라(I형type I, II형type II), (2) 수축 속도와 같은 생리학적 특성에 따라(느린 수축slow twitch, 빠른 수축fast twitch), (3) 피로도fatigability(근육 수축에 필요한 에너지를 호기성 대사과정 또는 혐기성 대사과정에 의해 공급하는지에 따라 결정됨)에 따라 분류할 수 있다. I형 근육type I muscle 또는 느린 수축 근육slow twitch muscle은 신경자극에 느리게 반응하여 오랫동안 상대적으로 작은 장력을 발생시킨다. I형 근육은 주로 호기성대사과정에 의해 에너지를 공급받기 때문에 지속적인 수축에 적합하다. I형 근육은 상대적으로 작은 근육세포로 구성되어 있고 각 근육세포에는 수축 성분이 적으므로 수축력이 작다. II형 근육type II muscle 또는 빠른 수축 운동단위fast twitch motor unit는 지속적인 근육 수축이 일어날 때 대사에너지를 지속적으로 공급할 수 있는지 없는지에 따라 피로에 저항하는 유형type IIA과 쉽게 피로해지는 유형type IIB으로 나눌 수 있다. II형 근육에서 대사에너지는 주로 당분해성 또는 혐기성 과정에 의해 공급된다. II형 근육은 상대적으로 더 클수록(즉 더 많은 수축단위를 포함할수록) 더 빠르게 수축하고 수축력도 더 크다. 일반적으로 근육은 서로 다른 여러 종류의 근섬유 유형을 포함하고 있기는 하지만 한 가지 유형이 우세한 경우가 많다. 근육 생검을 한 후 시행하는 근육의 조직화학적 검사가 근육병을 진단하기 위해 이용되고 있다.

Clinical Connection

골격근의 수축에 의해 개념적으로 다른 세 가지 운동, 즉 1) **반사**reflex(말초 감각자극에 의한 자동운동 반응), (2) 자세 및 **상동 운동**postural and stereotype movement(보행locomotion, 씹기chewing), (3) **고도의 숙련된** 목표지향적 운동highly skilled goal-directed movement이 일어난다. 이러한 다른 유형의 움직임은 서로 다른 근육 성분을 이용하여 일어나며 다른 운동계 성분의 명령에 의해 조절된다.

운동단위의 생리

PHYSIOLOGY OF THE MOTOR UNIT

앞에서 설명한대로 하위운동신경원LMN(알파운동신경원alpha motor neuron)과 이들의 축삭, 그리고 이 축삭의 지배를 받는 방추외근섬유들이 운동단위motor unit를 이룬다.

방추외근섬유extrafusal muscle fiber는 최종공통경로인 알파운동신경원에 의해서만 지배되고 있다. 각 운동신경원은 한 유형의 근섬유만 지배하게 된다. 세 가지 다른 유형의 운동단위는 크기가 다른 하위운동신경원에 의해 지배된다. 작은 I형 근섬유는 가장 작은 하위운동신경원에 의해, IIB형 근섬유는 중간크기의 하위운동신경원에 의해, IIA형 근섬유는 가장 큰 하위운동신경원에 의해 지배된다. 운동신경원이 나타내는 기저 흥분수준에 의해 정상적인 근긴장도가 발생한다. 이 기저수준 이상의 근육수축은 말초원심경로와 중간뉴런, 하행경로를 통한 운동신경원의 활성에 의해 일어난다. 명령을 받은 근육의 수축력 및 수축 속도에 따라 하위운동신경원은 일정한 순서로 동원된다. 동원되는 순서는 하위운동신경원의 전기적 특성과 일치한다. 흥분성 시냅스 입력에 대한 신경흥분은 전기 저항(신경의 크기 또는 단면적에 반비례함)에 의존한다. 작은 직경의 하위운동신경원 세포체는 큰 직경의 하위운동신경원

세포체에 비해 내부 저항이 크다. 그러므로 작은 하위운동신경원은 인접한 더 큰 운동신경원에 비해 더 작은 흥분성시냅스 입력에 반응하여 역치에 도달하게 된다. 따라서 가장 작은 하위운동신경원이 가장 먼저 활동전위를 형성하고, 가장 큰 하위운동신경원이 맨 나중에 활동전위를 형성함으로써 운동이 일어나는 동안 피로에 저항하는 I형 근섬유를 지속적으로 수축시키게 된다. II형 근섬유는 중첩되어 수축하고, 더 빠르게 수축하며, 덜 지속되는 수축을 위해 예비 근육 역할을 한다. 초기의 운동신경원 동원은 약 5~10 Hz의 발사율을 보이는 것이 특징이다. 근육수축 요구가 증가하게 되면 운동신경원의 발사율은 증가하며 더 큰 운동신경원의 동원도 증가하게 된다. 따라서 근육 수축 요구가 감소하게 되면 거꾸로 운동신경원의 발사율은 감소하게 되고 가장 큰 운동신경원이 가장 먼저 흥분을 멈추게 된다.

움직임을 조절하는 신경조절의 복잡성은 움직임을 만드는데 필요한 근육의 숫자와 관여하는 근육의 유형, 움직임의 유형에 의해 결정된다. 근육은 수축을 통해 당기는 역할만 할 수 있으므로 경첩관절hinge-type joint(팔꿉elbow, 손가락finger, 무릎knee)에서 일어나는 단순한 두 방향의 움직임을 만들기 위해서는 한 쌍의 작용근agonist과 대항근antagonist이 필요(예, 위팔두갈래근biceps과 위팔세갈래근triceps은 각각 팔꿉에서 아래팔을 굽히고flexion 펴는extension 역할을 함)하다. 이와는 반대로 절구관절ball joint(어깨관절견관절·shoulder joint, 엉덩관절고관절·hip joint)에서는 넓은 범위의 움직임이 일어나므로 더 많은 수의 근육간의 상호작용이 필요하다. 여러 관절이 동시에 또는 순차적으로 관여하는 복잡한 움직임이 일어나기 위해서는 더 많은 신경조절이 필요하다. 게다가 빠른 수의운동은 작용근의 수축만으로 일어날 수 없다. 가장 빠른 움직임은 먼저 작용근을 지배하는 운동신경원을 과잉흥분시킨 다음 잠시 후 대항근을 흥분시킴으로써 작용근의 활동에 의해 일어날 수 있는 지나친 움직임을 방지한다. 작용근과 대항근의 신경흥분이 제대로 조정되지 않는 경우를 소뇌 질환에서 확인할 수 있다(9장 참조).

운동단위의 병태생리

PATHOPHYSIOLOGY OF THE MOTOR UNIT

운동단위의 이상은 골격근 질환(근육병myopathic disorder)에 의해 생길 수도 있고 운동신경원이나 축삭 이상(신경병neuropathic disorder)에 의해 생길 수도 있다. 신경병neuropathic disorder과 근육병myopathic disorder은 모두 근력약화muscle weakness를 초래한다. 일반적으로 팔다리 원위부의 근력약화는 신경병에 의해 발생하는 것으로 여겨지는 반면, 팔다리 근위부의 근력약화는 근육병에 의해 발생하는 것으로 여겨진다. 근력약화muscle weakness와 근위축muscle atrophy, 근섬유다발수축fasciculation(하나의 운동단위에 포함되어 있는 모든 근섬유들이 불수의적으로 동시에 수축하는 현상)은 운동신경원 질환을 나타내는 징후이다. 활동전위 전파에 영향을 미치는 말이집탈락 신경병과 신경근육이음부NMJ에서의 신경전달 이상에 대해서는 1장에서 설명하였다. 감각이상paresthesia을 동반하지 않는 근력약화와 근위축은 운동축삭 신경병을 의미한다.

Clinical Connection

가장 잘 알려진 운동신경원 질환은 근위축측삭경화증amyotrophic lateral sclerosis [ALS](루게릭병Lou Gehrig disease이라고도 함)과 회색질척수염poliomyelitis이다. 근위축측삭경화증ALS에서 자발적이고 불수의적인 근육수축twitch 또는 근섬유다발수축fasciculation이 원위부 운동신경이나 말단가지, 신경근육이음부에서의 비정상적인 복합활동전위 활동에 의해 일어난다. 근위축muscle atrophy은 축삭 변성에 의해 일어난다. 근육병myopathy은 유전성 근육디스트로피muscular dystrophy에서는 흔하고, 후천성 피부근육염dermatomyositis이나 다발근육염polymyositis에서는 드물다.

척수운동신경원에 의한 척수반사

REFLEX ACTIVITY OF SPINAL MOTONEURONS

척수에 분포하는 하위운동신경원은 수많은 반사기전에 관여하며, 이 중 임상적으로 중요한 세 가지 반사는 **신전반사myotatic reflex**와 **역신전반사inverse myotatic reflex**, **감마고리반사gamma loop reflex**이다.

신전반사 MYOTATIC REFLEX

신전반사myotatic reflex·stretch reflex는 신전된 근육이 신전 자극에 의해 수축하는 것을 말한다. 신전반사는 단

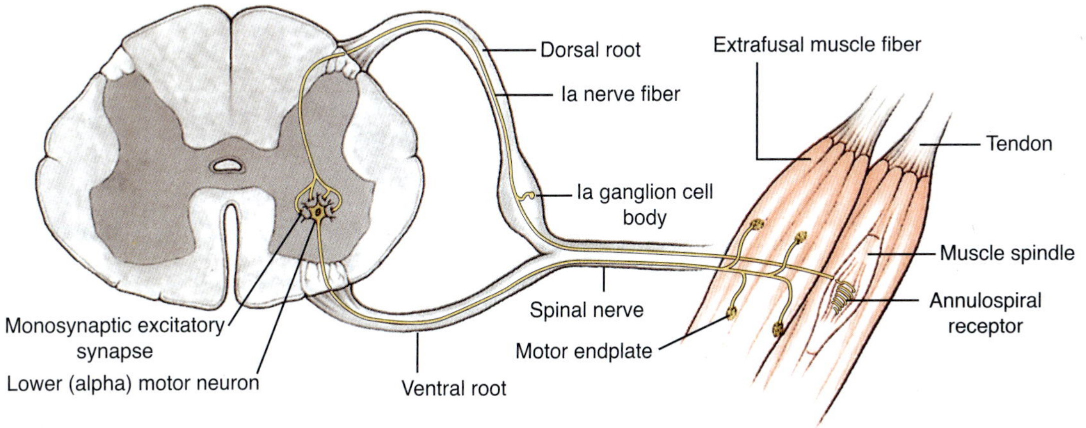

그림 5-12 신전반사myotatic reflex. 근육 신전 → 고리나선수용기 활성화 → Ia 구심섬유를 따라 전달된 흥분파에 의해 하위운동신경원 흥분 → 신전되었던 근육의 수축.

일시냅스로 이루어진 반사이다(그림 5-12). 신전반사가 개시되기 위해서는 근육 자체 또는 근육과 연결된 인대를 반사망치로 쳐서 근육을 신전시켜야 한다. 신전반사의 구심가지는 Ia **구심섬유**Ia afferent fiber와 **고리나선신전수용기**annulospiral stretch receptor(근방추muscle spindle 중앙부에 위치함)로 이루어져 있다. Ia 구심섬유는 후근신경절dorsal root ganglion [DRG]에 위치하는 가단극뉴런pseudounipolar neuron의 말초가지peripheral branch이다. 후근신경절의 중추가지central branch는 제 IX층판(척수전각에 위치함)에 분포하는 하위운동신경원LMN(알파운동신경원alpha motor neuron)과 흥분성 시냅스를 형성한다. 하위운동신경원의 축삭은 척수전근ventral root을 통해 적절한 척수신경에 합류한 후 신전되었던 근육과 시냅스하므로 그 근육이 수축하게 된다. 신전된 근육으로부터 들어온 Ia 구심섬유는 개재뉴런interneuron(대항근antagonist muscle을 지배하는 하위운동신경원LMN과 억제성 시냅스를 형성함)도 역시 흥분시킨다. 이렇게 신전반사에 의해 일어나는 일부 운동신경원의 흥분과 다른 운동신경원의 억제가 상반신경지배reciprocal innervation의 기반이 된다. 상반신경지배는 수의운동에서 중요한 역할을 하는데, 상반신경지배를 통해 대항근antagonist(의도된 움직임을 만들기 위해 수축하는 근육과 반대 작용을 하는 근육)을 이완시킴으로써 운동 속도와 효율을 증가시킨다. 가장 흔히 검사하는 신전반사와 이들의 중추성분 및 말초성분이 표 5-2에 정리되어 있다.

역신전반사 INVERSE MYOTATIC REFLEX

수의근육voluntary muscle의 수축은 힘줄수용기tendon receptor(장력tension 증가에 반응함)에 영향을 받는다. 힘줄수용기는 **골지힘줄기관**Golgi tendon organ이며, 말단신경섬유는 Ib 구심섬유에 속한다. Ib **구심섬유**Ib afferent fiber는 자신들이 분포하는 근육에 시냅스하는 알파운동신경원을 억제함으로써 근육 수축력을 감소시킨다. 알파운동신경원의 억제는 Ib 구심섬유와 시냅스하는 억제성 개재뉴런을 통해 일어난다(그림 5-13). 역신전반사inverse myotatic reflex·lengthening reflex·autogenic inhibition reflex는 과도한 장력에 의해 힘줄tendon이 손상되는 것을 방지한다. 이 반사는 피로fatigue, 그리고 관절의 과도한 젖힘hyperextension이나 과다굽힘hyper-

표 5-2 자주 검사하는 신전반사들

근육muscle 또는 힘줄tendon	신경nerve	중요한 척수분절
위팔두갈래근biceps	근육피부신경musculocutaneous	C6
위팔세갈래근triceps	노신경요골신경, radial	C7
무릎힘줄patellar	넙다리신경대퇴신경, femoral	L4
아킬레스힘줄achilles	정강신경경골신경, tibial과 궁둥신경좌골신경, sciatic	S1

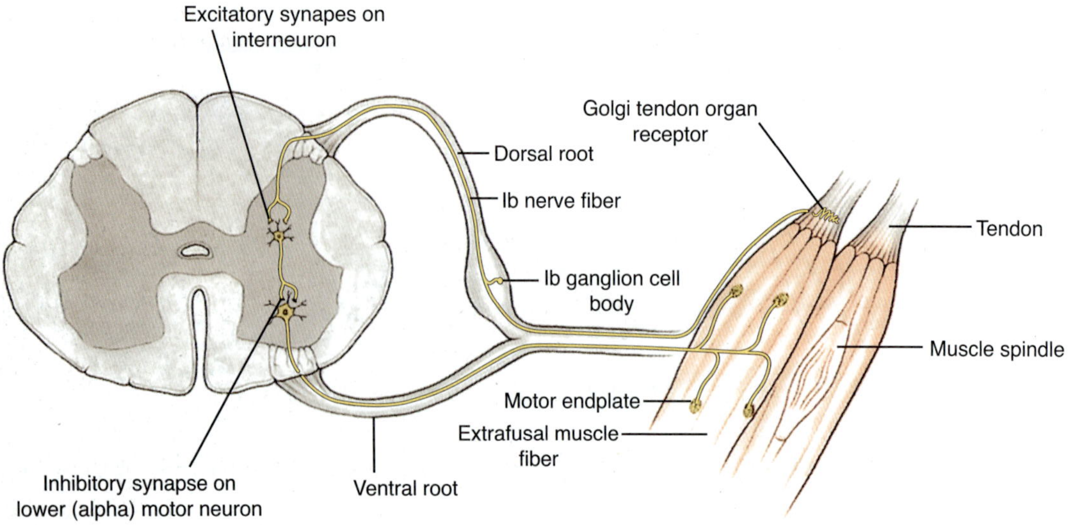

그림 5-13 역신전반사inverse myotatic reflex. 힘줄에 장력이 가해짐 → 골지힘줄기관이 활성화됨 → Ib 구심섬유를 따라 전달된 흥분파가 개재뉴런을 흥분시키고, 이 개재뉴런은 하위운동신경원을 억제함 → 장력이 증가되었던 근육이 이완됨. 역신전반사는 힘줄 파열을 방지한다.

flexion과 관련된 기전에도 중요한 역할을 한다.

감마고리반사 THE GAMMA LOOP

척수전각anterior horn에는 커다란 하위운동신경원LMN(알파운동신경원alpha motor neuron) 이외에 작은 감마운동신경원gamma motor neuron도 분포하고 있다. 감마운동신경원의 축삭(전체 척수전근 섬유의 약 1/3을 차지함)은 근방추muscle spindle의 양 끝단에 분포하는 방추내근섬유intrafusal muscle fiber에 분포한다. 방추내근섬유가 수축하게 되면 근방추의 중심부위(고리나선신전수용기annulospiral stretch receptor가 위치함)가 신전된다. 근방추의 중심부에 분포하는 수용기의 신전을 조절함으로써 감마운동신경원은 수의운동이나 반사에 의해 전체 근육이 수축할 경우에 근방추의 민감도를 유지할 수 있다. 감마운동신경원은 고리나선신전수용기를 자극할 수 있도록 근방추를 팽팽하게 당김으로써 움직임을 활성화시키고 조절하므로 신전반사myotatic reflex가 일어날 수 있게 해준다. 감마고리반사gamma loop reflex(그림 5-14)라고 불리는 이 기전은 뇌에 분포하는 여러 중추에 의해 영향을 받는다.

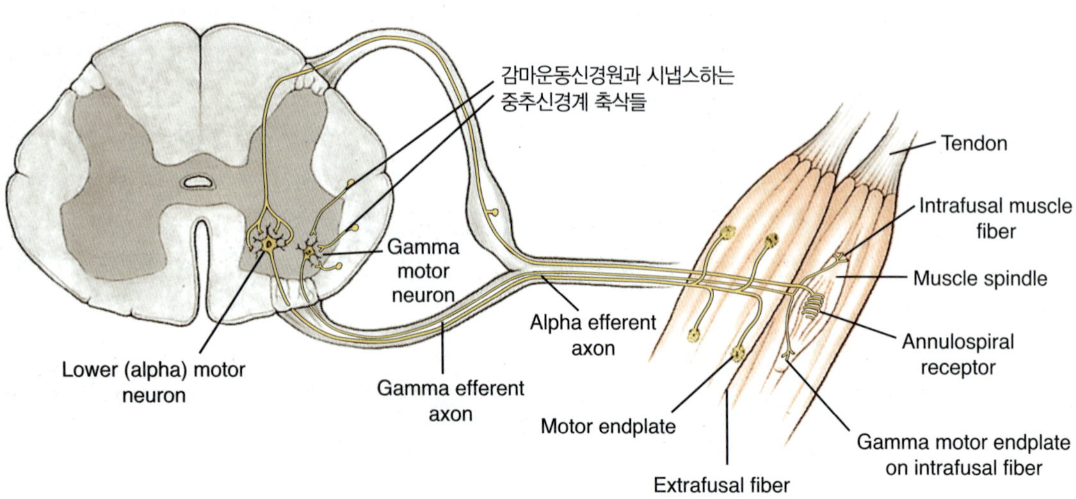

그림 5-14 감마고리반사gamma loop reflex. 감마운동신경원이 흥분함 → 방추내근섬유(근방추 양 끝단에 위치함)가 수축함 → 고리나선수용기가 신전됨. 감마고리반사는 근방추의 흥분성을 조절한다.

보호기능과 자세기능을 담당하는 반사들

REFLEXES SERVE PROTECTIVE AND POSTURAL FUNCTIONS

구심감각 입력과 원심 운동뉴런 사이에 존재하는 뉴런 수는 반사의 복잡성(단순한지 아니면 복잡한지)과 반사의 조정 가능성을 결정한다. 신전반사와 같은 단순한 반사는 반사회로가 매우 단순(하나의 감각 구심뉴런과 원심 운동뉴런으로 구성되어 있음)하므로 정상적인 상황에서는 거의 조정이 일어나지 않는다. 구심 감각뉴런과 원심 운동뉴런 사이에 개재뉴런이 위치하게 되면 반사는 좀 더 복잡해지고 조정이 일어날 가능성이 커진다. 반사는 신체를 보호하는 기능(예, 통증을 유발하는 물체를 밟았을 경우 다리를 들어 올림)을 할 수 있다. 이러한 반응은 통증 자극이 가해진 쪽에 있는 굽힘근flexor muscle의 반사적 수축(회피반사flexion withdrawal reflex)과 연이어 일어나는 반대쪽에 있는 폄근extensor muscle의 반사적 수축(교차신전반사crossed extensioin reflex: 쓰러지지 않게 자세를 유지함)에 의해 일어난다. 이 반사들의 속도와 크기, 기간은 자극 강도에 비례한다. 호흡breathing과 압력수용체반사baroreceptor reflex는 복잡한 반사에 속한다. 호흡은 말하기와 노래하기 같은 활동을 위해 수의적으로도 조절되어야 한다. 사람들은 의식적으로 잠시 동안 호흡을 멈출 수 있지만 얼마 지나지 않아 말초 동맥혈액에서 이산화탄소 농도가 증가되었다는 감각신호에 의해 반사적으로 들숨과 날숨이 일어나게 된다. 하행성 운동신경로들이 여러 척수반사(하위운동신경원을 조절함)를 통합하므로 복잡한 협동 운동이 가능해진다.

하위운동신경원의 흥분성은 억제성 렌쇼세포Renshaw cell에 의해 영향을 받는다. 렌쇼세포는 하위운동신경원 축삭의 곁가지에 의해 자극되며 이어서 주위에 분포하는 운동뉴런 및 Ia 억제성 개재뉴런과 억제성 시냅스를 형성한다. 이러한 음성되먹임은 하위운동신경원의 발사율 조절과 대항근의 상반적 수축을 조절하는데 도움을 준다.

연습문제

CHAPTER REVIEW QUESTIONS

질문

5-1. '운동단위motor unit'를 정의하고, 섬세한 운동과 거친 운동에 관여하는 운동단위를 비교하라.

5-2. 척수 하위운동신경원 병변과 연관된 주된 이상 소견을 설명하라.

5-3. 어떤 유형(I형 또는 II형)의 골격근 섬유가 지속적인 근수축에 적합한가?

5-4. 상대적으로 큰 수축력으로 빠르게 움직여야하는 운동은 일반적으로 어떤 유형(I형 또는 II형)의 골격근섬유가 담당하는가?

5-5. 골격근 섬유는 세 유형(I형, IIA형, IIB형)이 존재한다. 이 유형들의 근섬유는 각 운동단위에 얼마나 분포하는가?

5-6. 어떤 크기의 하위운동신경원이 가장 흥분성이 높은가?

정답 및 설명

5-1. 운동단위는 알파운동신경원과 그들의 축삭, 방추외근섬유(그들의 지배를 받는)로 이루어져 있다. 거친 운동에 관여하는 운동단위는 최대 2,000개의 근섬유로 이루어져 있으며, 정교한 운동에 관여하는 운동단위는 12개 정도의 근섬유로 이루어져 있는 것으로 보인다.

5-2. 척수 하위운동신경원 병변은 마비paralysis(중추명령이 더 이상 방추외근섬유로 전달되지 않기 때문임)와 근긴장도 저하decreased muscle tone(하위운동신경원의 활동이 감소되기 때문임), 운동반사 소실loss of motor reflex(하위운동신경원이 이 반사들의 원심가지이기 때문임), 심한 근위축severe denervated muscle atrophy(근섬유가 더 이상 신경지배를 받지 않기 때문임)을 초래한다. 하위운동신경원증후군의 특징은 이완마비flaccid paralysis와 심한 근위축severe atrophy이다.

5-3. I형 근섬유는 지속적 근수축이 필요할 때 활성화된다.

연습문제 (계속)

5-7. 근력약화와 근위축, 근섬유다발수축은 모두 어떤 하위운동신경원 질환을 강하게 의심하게 하는가?

5-8. 하위운동신경원 축삭의 곁가지는 어떤 개재뉴런을 흥분시킴으로써 주위에 존재하는 하위운동신경원을 억제하는가?

5-9. 어떤 현상에 의해 대항근을 지배하는 운동뉴런이 억제되고 작용근을 지배하는 운동뉴런이 흥분되는가?

5-10. 어떤 환자의 안구가 아래쪽 및 바깥쪽으로 편위되고 한쪽 눈꺼풀이 처졌다(편측 안검하수). 이 징후들은 어느 뇌신경 마비의 특징에 해당하는가?

a. 눈돌림신경oculomotor nerve
b. 도르래신경trochlear nerve
c. 갓돌림신경abducens nerve
d. 삼차신경trigeminal nerve
e. 얼굴신경facial nerve

5-11. 어떤 환자의 '최종공통경로final common path'가 손상되었다면 어느 부위가 손상 되었다는 것을 의미하는가?

a. 피라미드 뉴런pyramidal neurons
b. 창백핵 뉴런pallidal neurons
c. 흑색질치밀부 뉴런compact nigral neurons
d. 알파운동신경원alpha motor neurons
e. 감마운동신경원gamma motor neurons

5-12. C7 척수신경의 전근ventral root이 손상되었다. 어느 근육에서 근력약화와 마비가 가장 뚜렷하게 나타나겠는가?

a. 어깨세모근삼각근·deltoid muscle
b. 위팔세갈래근상완삼두근·triceps muscle
c. 깊은손가락굽힘근심수지굴근·flexor digitorum profundus muscle
d. 뼈사이근골간근·interossei muscles
e. 침범된 아래팔 및 손 근육forearm and hand muscles affected

5-4. II형 근섬유는 I형 근섬유보다 빠르게 수축하고 수축력도 더 크다.

5-5. 운동단위는 단일 근섬유 유형으로만 구성되어 있다.

5-6. 작은 하위운동신경원의 세포막은 큰 하위운동신경원에 비해 흥분성이 더 높다. 운동뉴런은 크기에 따라 동원된다(작은 것이 먼저 동원되고, 큰 것은 나중에 동원됨).

5-7. 근위축측삭경화증(루게릭병)은 하위운동신경원 질환으로써 근력약화와 근위축, 근섬유다발수축을 나타낸다.

5-8. 렌쇼세포는 하위운동신경원 축삭의 곁가지에 의해 흥분하게 되고, 이어서 주위에 존재하는 하위운동신경원을 억제한다.

5-9. 상반억제는 대항근을 지배하는 하위운동신경원이 억제되어 있을 동안 작용근의 수축에 의해 일어나는 움직임을 가능하게 한다.

5-10. 정답: a

눈꺼풀처짐ptosis(눈꺼풀올림근superior palpebral levator muscle 마비에 의해 발생)과 동공확대산동·mydriasis(동공수축근 마비에 의해 발생), 외안근(외직근lateral rectus muscle과 상사근superior oblique muscle 제외) 마비는 동측 눈돌림신경핵과 눈돌림신경잔뿌리, 눈돌림신경 손상 후에 나타난다.

5-11. 정답: d

최종공통경로(찰스 쉐링톤Charles Sherrington이 명명함)는 중추신경계와 수의 골격근을 연결하는 유일한 연결로이며, 여기에는 하위운동신경원과 그들의 축삭이 포함된다.

5-12. 정답: b

우리 몸에 존재하는 모든 근육(뼈사이근 제외)에는 인접한 몇 개(2~3)의 척수분절이 분포하고 있지만, 그 중 하나의 척수분절이 주도적인 역할을 한다(표 5-1). 위팔세갈래근과 깊은손가락굽힘근은 C7 척수분절을 포함한 인접한 세 척수분절로부터 기원한 축삭에 의해 지배된다. 그러나 깊은손가락굽힘근은 주로 C8 척수분절의 지배를 받는 반면, 위팔세갈래근은 주로 C7 척수분절의 지배를 받는다. 따라서 C7 척수분절이 손상되면 깊은손가락굽힘근보다는 위팔세갈래근에서 더 심한 근력약화가 초래된다.

5-13. 어떤 환자가 아래쪽을 주시할 때 복시를 나타내고, 복시를 보상하기 위해 고개를 한쪽으로 기울이고 있다. 이 징후들은 어느 뇌신경 마비의 특징에 해당하는가?

a. 눈돌림신경oculomotor nerve

b. 도르래신경trochlear nerve

c. 갓돌림신경abducens nerve

d. 삼차신경trigeminal nerve

e. 얼굴신경facial nerve

5-14. 어떤 환자가 연하곤란삼킴곤란·dysphagia을 겪고 있다. 연하곤란은 어떤 신경 잔뿌리의 손상에 의해 나타나는가?

a. 삼차신경trigeminal nerve

b. 얼굴신경facial nerve

c. 척수더부신경spinal accessory nerve

d. 혀인두신경glossopharyngeal nerve

e. 혀밑신경hypoglossal nerve

5-15. 각 수평단면의 병변(색칠한 부위)에 의해 나타나는 이상 소견은 무엇인가?

5-13. 정답: b

도르래신경이 마비되면 침범된 안구는 바깥회선extorsion되고, 안구를 내전시킨 상태에서 아래쪽을 주시하는 것이 어려워진다. 바깥회선은 고개를 도르래신경 병변의 반대쪽으로 살짝 기울여 보상하여 망막 이미지를 정렬한다.

5-14. 정답: d

연하곤란은 동측 혀인두신경 또는 동측 입쪽 의문핵 손상에 의한 붓인두근stylopharyngeus muscle 마비에 의해 발생한다.

5-15.

a. 의문핵ambiguus nucleus: 이 높이(미주신경 성분이 기원함)에 병변이 생기면 동측 성대근 마비에 의해 목이 쉬고 목소리가 약해지며, 동측 입천장이 처지고, 목젖이 반대쪽으로 편위될 것으로 예상됨

b. 눈돌림신경핵oculomotor nucleus: 동측 눈꺼풀처짐ptosis과 눈근육마비ophthalmoplegia(안구가 아래쪽 및 바깥쪽으로 편위됨), 산동mydriasis(내장 동공수축근 마비에 의해 일어남)이 나타남

c. 얼굴신경핵facial nucleus: 동측 얼굴표정근 마비, 동측 눈을 꼭 감을 수 없으며, 동측 입꼬리를 오므릴 수 없음

d. 삼차신경운동핵motor trigeminal nucleus: 동측 저작근의 마비와 위축, 입을 벌리면 턱이 병변 쪽으로 편위됨

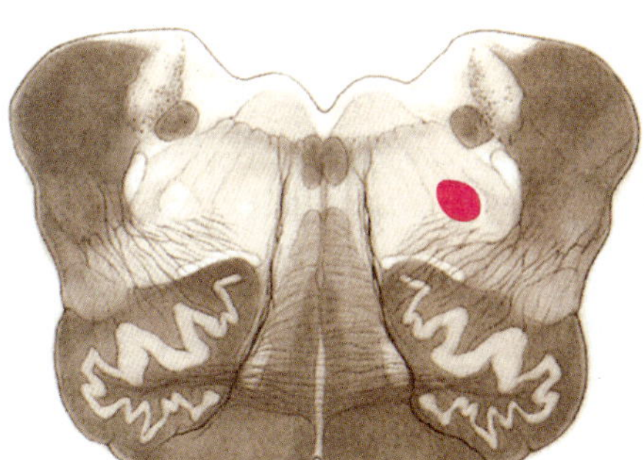

A

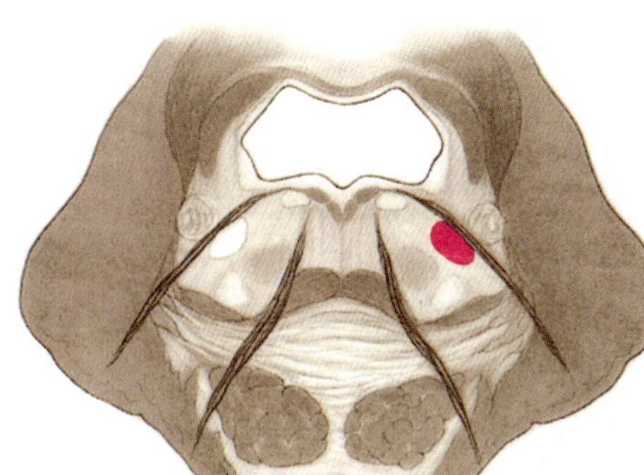

C

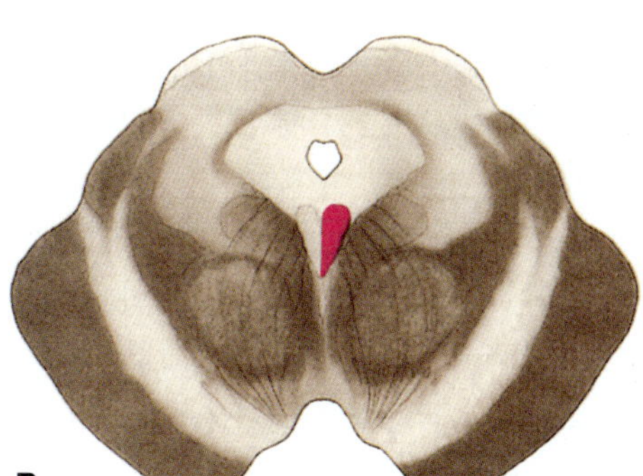

B

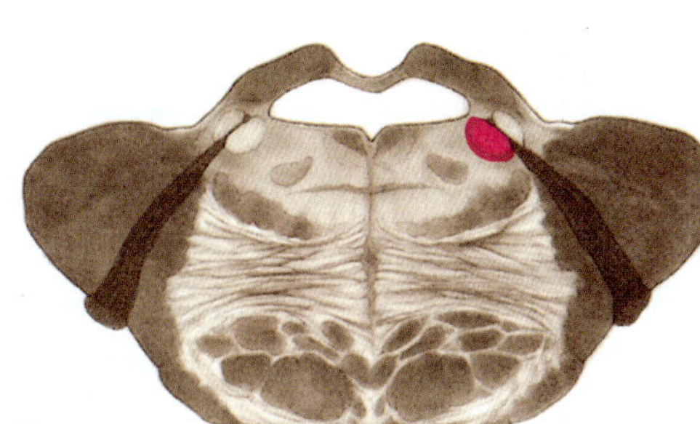

D

6 피라미드계: 강직마비

The Pyramidal System: Spastic Paralysis

고혈압을 앓고 있던 60세 남성이 갑자기 두통과 함께 신체 우측에서 강직반신마비spastic hemiplegia가 나타났다. 우측 발에서 발바닥폄반응extensor plantar response이 나타났고, 우측 팔다리의 심부건반사tendon reflex가 항진되었으며, 피동적 움직임에 대한 저항이 증가하였다. 또한 우측 아래얼굴 근육에서 근력약화가 나타났다.

피라미드계pyramidal system는 대뇌피질에 분포하고 있는 상위운동신경원upper motor neuron [UMN]이다. 이들의 축삭은 중간에서 시냅스를 형성하지 않고 하위운동신경원lower motor neuron [LMN]이나 신경세포풀inter-neuronal pools까지 쭉 이어져 있으며, 이를 통해 명령을 전달함으로써 수의운동(특히 숙련된 운동)을 개시하고 조절한다. 피라미드계를 이루는 대부분의 신경세포체는 중심앞이랑precentral gyrus과 중심옆소엽 앞부분anterior part of the paracentral lobule에 분포한다.

척수운동핵spinal motor nuclei으로 향하는 피라미드계pyramidal system 축삭은 피라미드로pyramidal tract(피질척수로corticospinal tract)를 형성하며, 뇌간운동핵brain-stem motor nuclei으로 향하는 축삭은 피질뇌간로corticob-ulbar tract(피질핵로corticonuclear tract)를 형성한다.

피라미드로 피질척수로

THE PYRAMIDAL OR CORTICOSPINAL TRACT

피라미드로pyramidal tract는 상위운동신경원UMN으로부터 기원하는데, 이 상위운동신경원은 중심앞이랑precentral gyrus과 중심옆소엽 앞부분anterior part of the paracentral lobule에 위치하는 일차운동피질primary motor cortex [MI]에 위치하고 있다(그림 6-1~2). 또한 피라미드로에는 일차운동피질 바로 앞에 위치하는 전운동피질premotor cortex과 중심뒤이랑에 위치하는 일차체성감각피질, 그리고 중심옆소엽 뒷부분posterior part of the paracentral lobule으로부터 기원한 축삭들도 포함되어 있다. 일차체성감각피질에 분포하는 뉴런들은 척수에 분포하는 이차감각뉴런들을 조정하는 역할을 하므로 이 뉴런들을 '상위운동신경원UMN'이라 해도 되는지에 대해서는 미심쩍은 부분이 있다.

팔upper limb에 영향을 미치는 피질척수뉴런들은 중심앞이랑의 좀 더 등쪽 부분에 분포하고 있으며, 이 부위는 반대쪽 팔 운동을 담당한다. 다리lower limb에 영향을 미치는 피질척수뉴런들은 중심옆소엽 앞부분에 분포하고 있으며, 이 부위는 반대쪽 다리 운동을 담당한다.

대뇌피질에서 출발한 피라미드로 축삭은 **대뇌부챗살방사관**·**corona radiata**을 통해 속섬유막뒤다리posterior limb of the internal capsule에 도달한다(그림 6-1~2). 속섬유막을 통과한 피라미드로는 대뇌다리기저부cerebral crus로 들어가는데, 피라미드로는 대뇌다리기저부의 중앙 1/3부위에 분포한다(그림 6-3). 대뇌다리기저부에는 대략 2천만 개의 신경섬유가 분포하는 것으로 알려져 있으며, 이들 중 일부인 백만~이백만 개 정도만 피질

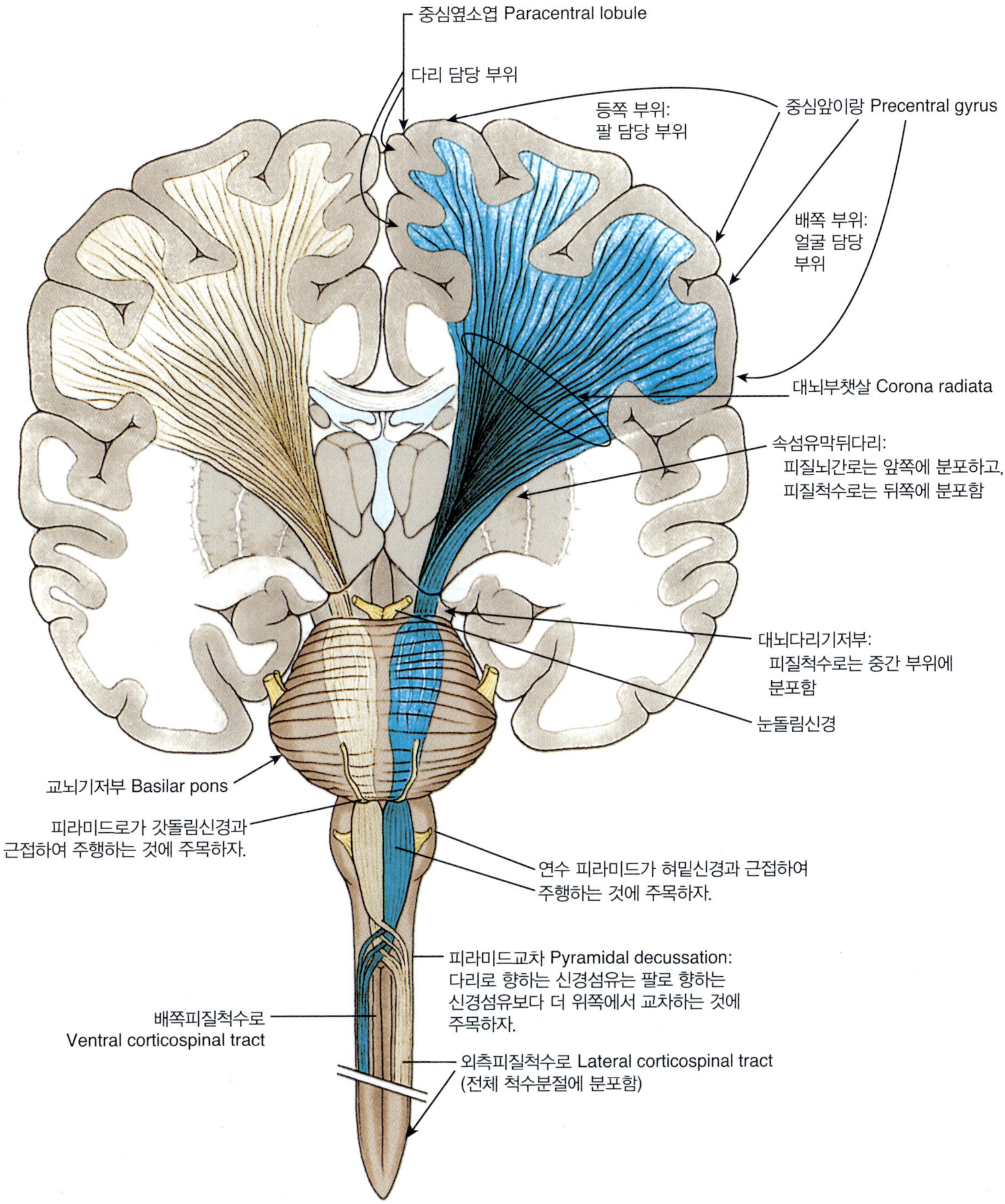

그림 6-1 앞에서 관찰한 피라미드로의 입체적 모습으로서 피라미드계의 원천과 주행경로, 주변 구조물과의 관계를 볼 수 있다.

척수섬유corticospinal fiber이다. 다른 대부분의 신경섬유들은 소뇌와 연관되어 있는 피질교뇌섬유corticopontine fiber이다.

중뇌의 꼬리쪽 말단부위에서 피라미드로는 몇 개의 다발로 분리된 다음 교뇌기저부basilar pons로 들어간다. 이 신경다발들은 교뇌핵pontine nuclei과 가로방향으로 주행하는 교뇌섬유pontine fiber에 의해 나뉘게 된다. 피라미드로 신경다발들은 교뇌를 통해 하행하면서 점점 가까워지고, 연수로 들어가면서 연수 피라미드medullary pyramid라 불리는 하나의 다발을 다시 형성한다(이 이후부터 피라미드로pyramidal tract라 불림).

피라미드pyramid는 연수의 상부 2/3부위까지 이어져 있다. 연수의 하부 1/3부위에서 피라미드로 섬유는 피라미드교차pyramidal decussation 부위에서 교차한다. 피라미드교차에서 교차하는 피질척수섬유는 대략 90% 정도이며, 교차한 섬유들은 등쪽외측 방향으로 진행하여 외측피질척수로lateral corticospinal tract를 이룬 다음 외측섬유단lateral funiculus의 등쪽 절반 부위를 통해 전 척수 높이까지 하행한다. 비교차 피질척수섬유uncrossed pyramidal fiber는 척수 전섬유단anterior funiculus까지 그대로 내려가 배쪽피질척수로ventral corticospinal tract(대개 목분절에만 분포함)로 이어진다. 배쪽피질척수로ventral corticospinal tract에 포함되어 있는 대부분의 신경섬유들은 이들이 종지하는 척수 높이에서 앞백색질맞교차ventral white commissure를 통해 교차한다. 이들은 가장 내측에 위치하는 운동핵을 양측성으로 지배하며, 이 운동핵들은 양쪽에 함께 작용하는 축옆근육paraxial muscle의 수축을 조절한다. 팔다리와 연관된 피질척수로는 대개 완전히 교차하는 것으로 여겨진다.

Clinical Connection

피라미드교차 부위에서 교차하는 신경섬유의 비율은 완전히 교차하는 경우부터 전혀 교차하지 않는 경우까지 다양하다. 비록 이렇게 극단적인 경우는 매우 드물긴 하지만 피라미드교차 부위에서의 차이, 그리고 외측피질척수로와 배쪽피질척수로 모두에서 보이는 교차 성분과 비교차 성분의 차이는 뇌나 척수에서 발생한 피질척수로 병변에 의해 나타나는 예외적인 운동 이상을 설명하는데 도움이 될 것이다.

피질뇌간로 피질핵로

THE CORTICOBULBAR OR CORTICONUCLEAR TRACT

피질뇌간로corticobulbar tract는 주로 얼굴 부위를 담당하는 운동피질인 중심앞이랑 배쪽 부위ventral part of the precentral gyrus에 위치하고 있는 상위운동신경원UMN으로부터 기원한다. 피질뇌간로는 대뇌부챗살corona radiata과 속섬유막internal capsule에서는 피라미드로pyramidal tract와 함께 주행한다(그림 6-1~2).

Clinical Connection

오랫동안 피질뇌간로 섬유는 속섬유막무릎genu of the internal capsule에, 피질척수로 섬유는 **무릎**genu과 인접한 속섬유막뒤다리posterior limb of the internal capsule에 위치한다고 생각해 왔다. 그러나 최근 연구 결과(사람을 전기 자극하여 얻은 결과와 부검 검체를 통해 얻은 결과)에 따르면 피질척수로 및 피질뇌간로 섬유 모두 속섬유막뒤다리 뒤쪽 절반에 분포하는 것으로 여겨지고 있다. 실제로 속섬유막의 높이에 따라 두 관점은 모두 맞다. 정교하게 박리해보면 피질척수로와 피질뇌간로 섬유들은 속섬유막을 통해 대뇌부챗살로부터 대뇌다리기저부로 하행하면서 앞쪽에서부터 뒤쪽으로 점차 이동하는 것을 볼 수 있다. 따라서 속섬유막 등쪽 부위에서 발생한 속섬유막뒤다리 뒤쪽 절반의 병변은 피질뇌간로를 손상시키지 않는 반면, 비슷한 위치의 속섬유막 배쪽 부위에서 발생한 병변은 피질뇌간로를 손상시킨다.

속섬유막 하부에서는 피질뇌간섬유를 식별하기 어렵다. 일부 피질뇌간섬유는 피질척수섬유 옆으로 하행하고, 다른 피질뇌간섬유는 교뇌피개pontine tegmentum와 연수피개medullary tegmentum를 통해 하행한다. 피질뇌간로가 뇌간을 통해 하부로 주행하면서 뇌간에 분포하는 여러 뇌신경 운동핵에 계속해서 신경로 가지를 낸다.

팔다리 운동은 반대쪽 대뇌피질에 의해 조절된다. 그러나 몸통trunk이나 머리head 양쪽에 분포하는 일반적으로 동시에 작용하는 근육들은 양쪽 운동피질에 의해 영향을 받는다. 그러므로 씹기와 삼키기, 말하기, 그리고 혀 운동과 연관된 운동핵은 반대쪽 및 같은쪽 대뇌반구에서 기원한 피질뇌간섬유들에 의해 영향을 받는다(그림 6-4). 따라서 얼굴신경핵facial nucleus 높이 상부에서 발생한 피질뇌간로의 편측 병변은 반대쪽 아래 얼굴lower part of the face에서 가장 뚜렷한 이상 소견을 나타낸다. 대뇌피질은 반대쪽 근육(심지어 같은쪽 근육이 함께 작용을 나타내는 경우에도)에 더 강력하게 영향을 미치므로 급성 편측 피질병변 또는 급성 편측 섬유막병변이 일어난 후에는 일시적으로 신체 반대쪽에서 이상이 초래될 수 있다. 이러한 일시적인 이상은 연구개물렁입천장·soft palate와 혀tongue에서 특히 잘

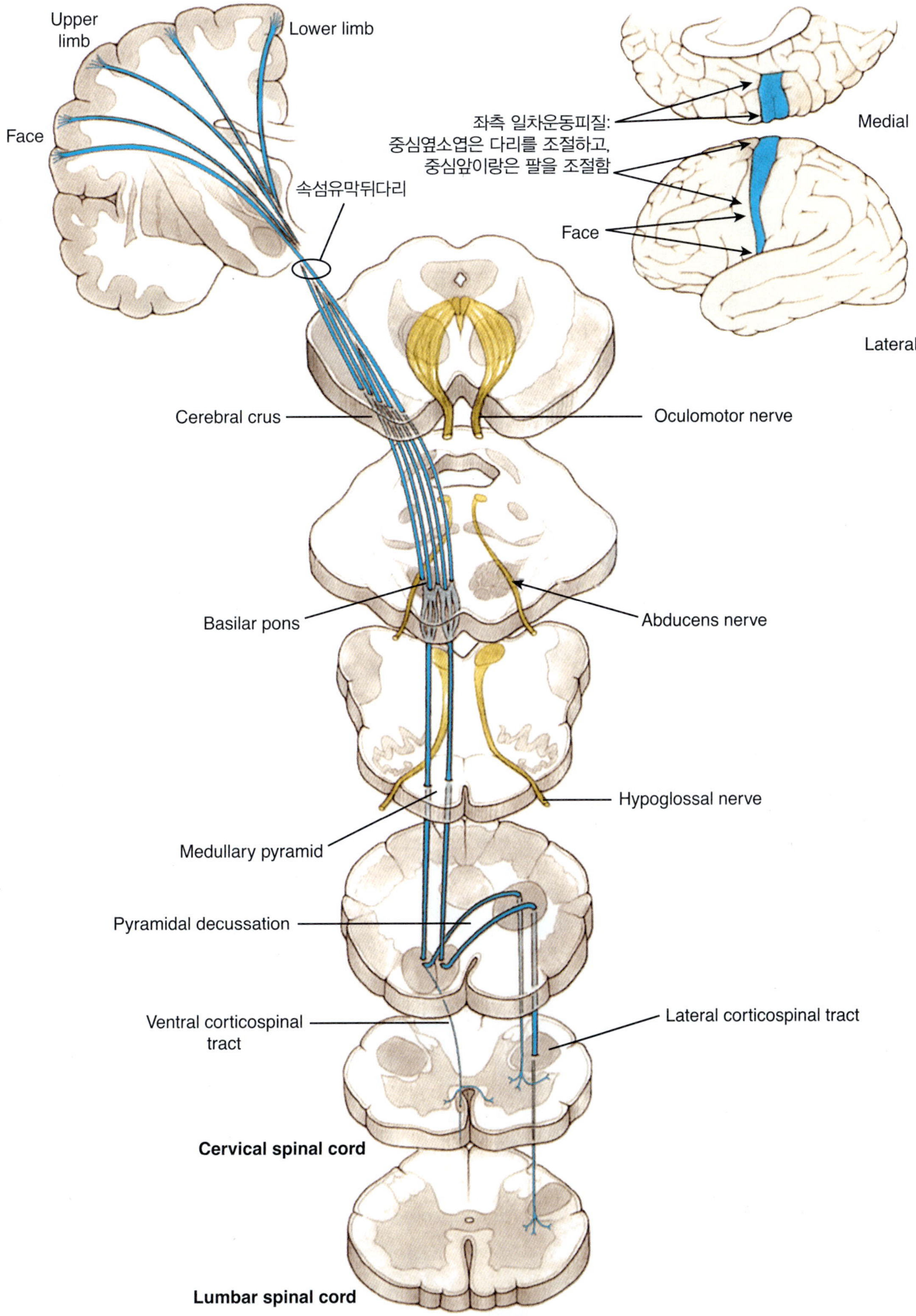

그림 6-2 피라미드로의 원천과 주행경로, 주변 구조물과의 관계를 나타낸 피라미드로 모식도.

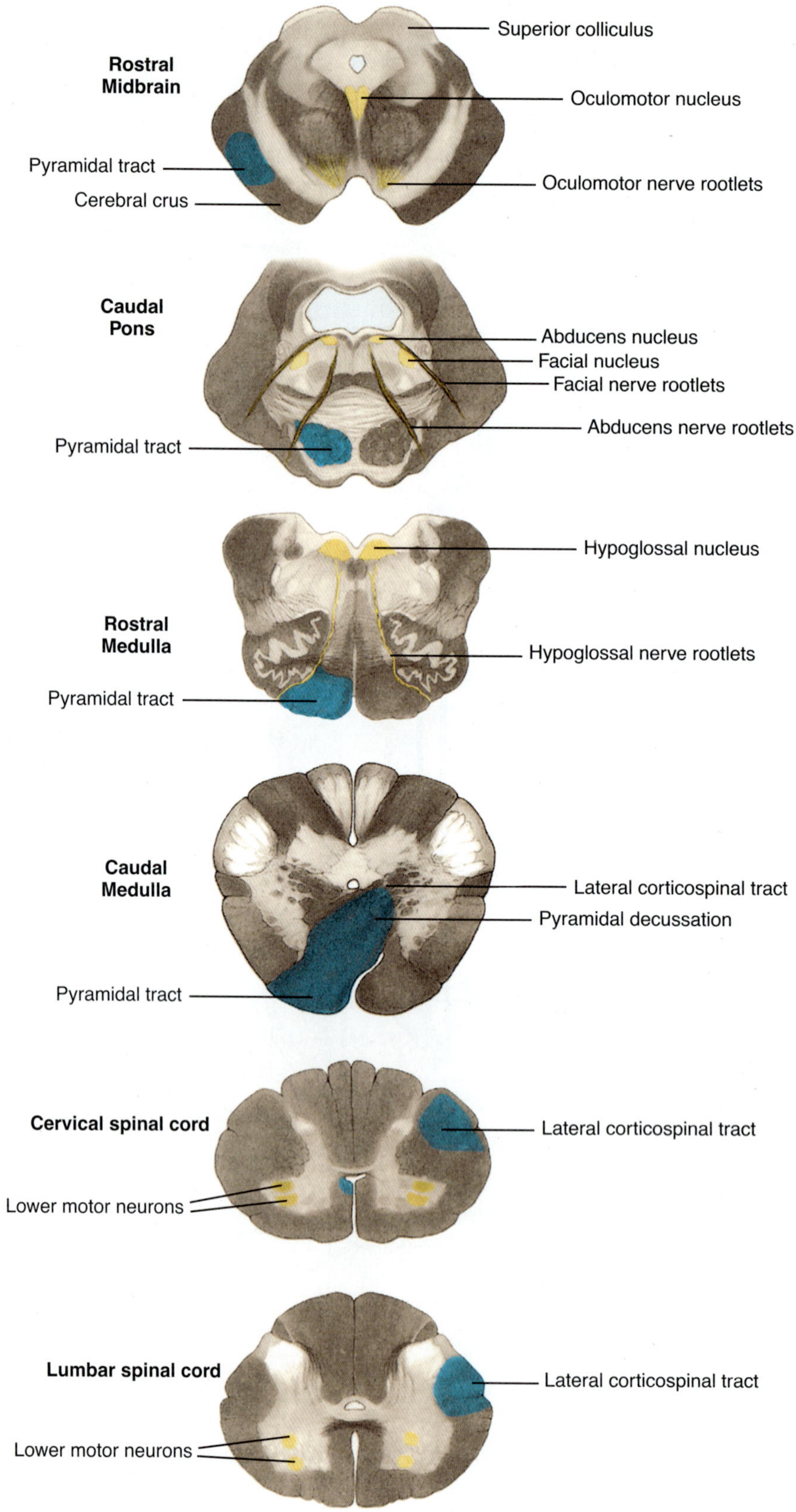

그림 6-3 뇌간과 척수 단면에서의 피라미드로의 위치와 주변 구조물과의 관계.

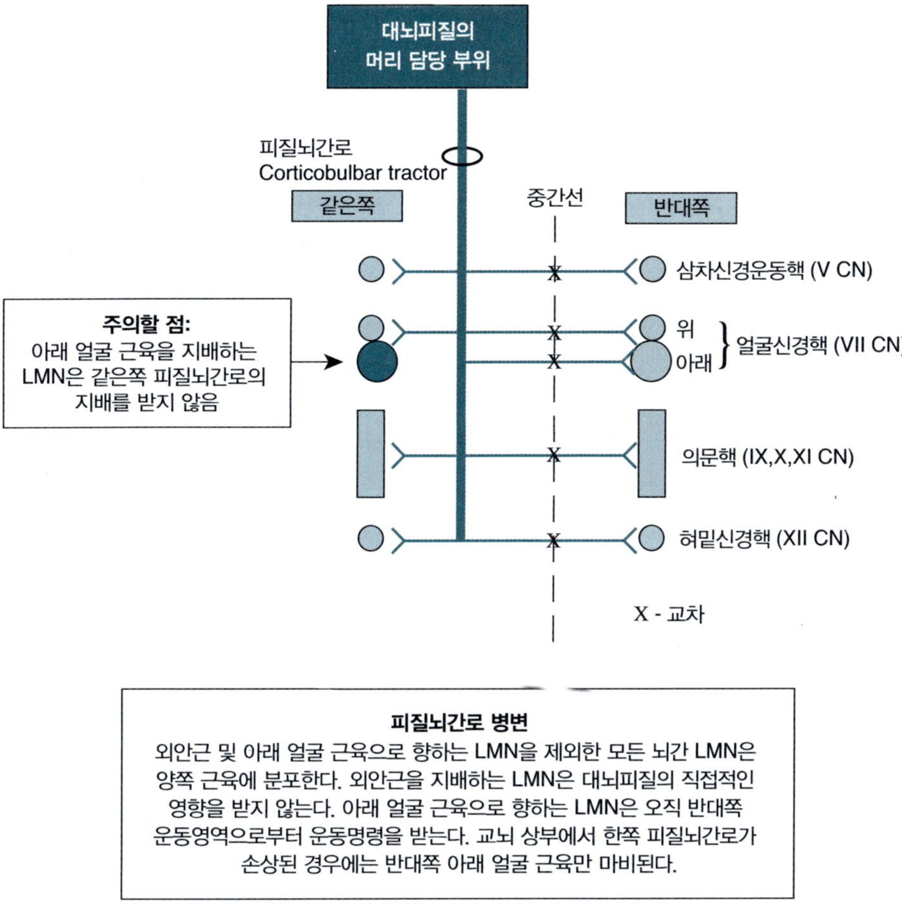

그림 6-4 피질뇌간로와 이들의 뇌신경핵(삼차신경핵, 얼굴신경핵, 혀인두신경핵, 미주신경핵, 더부신경핵, 혀밑신경핵; 이들은 모두 하위운동신경원임).

나타난다.

외안근extraocular muscle을 지배하는 신경핵은 대뇌피질의 직접적인 영향을 받지 않는다. 수의적 안구운동은 피질중추cortical center에 의해 조절되는 매우 복잡한 과정이며, 이 피질중추들은 뇌간에 분포하는 특수한 몇 개의 주시중추gaze center에 영향을 미친다(뇌간 주시중추에 대해서는 안구운동계를 설명할 때 다룸).

피라미드계의 기능

FUNCTION OF THE PYRAMIDAL SYSTEM

일차운동피질MI이 자극되면 피라미드계가 활성화되므로 반대쪽 하위운동신경원LMN이 흥분하게 되고 이에 따라 반대쪽 개별 근육들이 수축하게 된다. 개별화된 운동과 고도로 숙련된 운동, 특히 팔다리 원위부 및 얼굴 근육에서의 이러한 운동은 오로지 피질운동뉴런과 단일시냅스로 연결된 일차운동피질MI 상위운동신경원UMN에 의해서만 조절된다. 걷기walking와 손 뻗기reaching 같은 여러 관절의 좀 더 근위부 근육이 관여하는 다른 유형의 운동들은 대개 피질운동뉴런과 다중시냅스로 연결되어 조절된다. 보다 소수의 피질척수섬유는 전운동피질premotor cortex [PMC]에 분포하는 상위운동신경원UMN으로부터 기원한다. 일차운동피질MI과 전운동피질PMC에서 기원한 신경섬유들은 척수회색질에 종지할 때 중첩되기는 하지만, 이들 사이에는 몇 가지 기능적 차이점이 존재한다. 전운동피질PMC을 전기자극하여 근육수축을 유발하기 위해서는 일차운동피질MI에 비해 더 센 강도로 자극해야 한다. 또한 전운동피질PMC을 자극하면 개별 근육이 아니라 여러 근육이 한꺼번에 수축하고, 몇몇 관절에 관여하는 근위부 움직임이 나타난다. 전운동피질PMC에 분포하는 상위운동신경원UMN 병변은 근육 수축에 의한 운동 속도나 수축력 발생속도에 영향을 미치지 않는다. 전운동피질

PMC은 움직임에 대한 실행 명령보다는 학습된 운동의 계획과 더 밀접하게 연관되어 있는 것으로 보인다.

일차운동피질 활동의 조절 CONTROL OF THE PRIMARY MOTOR CORTEX ACTIVITY

일차운동피질MI에 분포하는 상위운동신경원UMN은 수의운동voluntary movement의 세 가지 성분, 즉 (1) 운동 속도speed of movement, (2) 근육 수축력force of muscle contraction, (3) 운동 방향direction of movement을 조절한다. 일차운동피질 상위운동신경원의 흥분도는 운동 개시 전 수 백 ms 이전에 증가하기 시작하며, 수축력이 증가하는 역동기dynamic phase에는 가속화하고, 수축력이 정체하는 긴장기tonic phase·holding phase에는 다소 감소한다. 이러한 상위운동신경원UMN의 흥분도는 일차운동피질MI로 들어오는 세 가지 입력, 즉 (1) 두정엽에 위치하고 있는 일차체성감각피질primary somatosensory area [SI] 및 이차체성감각피질secondary somatosensory area [SII]로부터 들어오는 피질피질투사cortico-cortical projections, (2) 전운동피질PMC로부터 들어오는 투사, (3) 시상운동핵thalamic motor nuclei으로부터 들어오는 투사에 의해 일어난다. 체성감각 입력은 운동에 의해 발생하는 고유감각 정보proprioceptive information(근육 정보 전달)와 외수용감각 정보exteroceptive information(피부 정보 전달)를 몸 형태 배열을 유지한 채 질서정연하게 제공한다. 따라서 일차감각피질SI의 손 담당영역hand area은 인접 부위에 분포하는 일차운동피질MI의 손 담당영역hand area으로 투사한다. 전운동피질PMC은 대뇌반구 외측면에 분포하는 외측 전운동피질lateral PMC과 대뇌반구 내측면에 분포하는 보조운동영역supplementary motor area [SMA]으로 세분된다. 보조운동영역SMA은 주로 자발적으로 시작하는 운동self-initiated movement의 순서(역자 주: 보조운동영역에는 복합적인 운동프로그램이 저장되어 있으며, 이 운동프로그램들 중에서 적절한 프로그램을 선택하여 올바른 순서로 조합하여 일차운동피질로 보냄)를 정하여, 실행을 위해 일차운동피질MI로 전달한다. 외부 자극에 의해 발생한 체성감각 정보와 두정후두엽피질parietooccipital cortex로부터 시각적으로 유도된 운동정보에 의해 유발된 운동의 순서는 외측 전운동피질lateral PMC을 통해 일차운동피질MI에 도달한다. 운동movement은 앞쪽 전두엽anterior frontal lobe에서 고안된 후 전운동피질PMC로 전달된다. 시상운동핵thalamic motor nuclei은 (1) 소뇌cerebellum로부터 온 고도로 숙련된 빠른 운동 조절과 관련되어 있는 정보를 직접적으로 상위운동신경원UMN에 전달하고, (2) 기저핵basal ganglia 출력을 전운동피질PMC에 전달한다.

상위운동신경원증후군

UPPER MOTOR NEURON SYNDROME

피라미드계pyramidal system(특히 피라미드로pyramidal tract)를 침범하는 병변은 흔하다. 그 이유는 피라미드로pyramidal tract가 뇌와 척수 전체에 걸쳐서 분포하기 때문에 혈관 손상이나 외상에 따른 병변이 어느 중추신경계 높이에서 발생하더라도 피라미드로가 손상될 수 있기 때문이다. 게다가 피라미드로pyramidal tract는 수많은 말이집신경섬유들을 포함하고 있으므로 다발성경화증multiple sclerosis [MS] 및 근위축측삭경화증amyotrophic lateral sclerosis [ALS] 같은 말이집탈락병에도 취약하다.

상위운동신경원UMN 병변은 **핵상병변supranuclear lesion**이라고도 불리는데, 그것은 손상되는 부위가 하위운동신경원LMN으로 흥분파를 전달하는 신경로(즉 병변이 하위운동신경원 상부에 위치함)에서 발생하기 때문이다. 하위운동신경원LMN 병변은 신경세포체가 침범된 경우에는 **핵 병변nuclear lesion**이라 하고, 하위운동신경원 축삭이 침범된 경우에는 **핵하병변 infranuclear lesion**이라 한다. 상위운동신경원증후군UMN syndrome의 주요 징후로는 마비paralysis(수의운동 소실)와 근긴장도muscle tone 증가, 신전반사myotatic reflex 항진, 발바닥폄반사extensor plantar response를 들 수 있으며, 이 모든 징후들은 반대쪽 팔다리에서 나타난다. 표 6-1에 상위운동신경원증후군UMN syndrome과 하위운동신경원증후군LMN syndrome을 비교하여 정리해 놓았다.

속섬유막뇌졸중 CAPSULAR STROKE

가장 흔한 피라미드계pyramidal system 질환은 속섬유막internal capsule의 혈관 손상에 의해 발생하며, 이것을 '속섬유막뇌졸중capsular stroke'(이 장 도입부에서 설명한 **증례 참조**)이라 한다. 속섬유막에 분포하는 피질척수로corticospinal tract 및 피질뇌간로corticobulbar tract가 손상되면 반대쪽 팔다리와 반대쪽 얼굴근육이 마비paralysis된다. 일부에서는 피질뇌간로 손상에 의해 반대쪽 혀와 연구개에서 일시적으로 근력약화weakness가 나타나기도 한다.

섬유막뇌졸중이 발생한 직후에는 반대쪽 팔다리의 수의운동이 소실된다. 시간이 지나면서 팔다리 근위부의 운동은 좀 더 완전하게 회복되지만, 팔다리 원위부의 운동은 덜 회복된다. 피아노를 연주하는 것과 같은 빠른 개별 손가락 운동은 절대로 회복되지 않는다. 이렇게 수의운동이 부분적으로만 회복되는 이유에 대해서는 7장에서 설명할 것이다.

환자는 마비paralysis 외에 **근긴장항진hypertonia**을 나타낸다. 근긴장항진은 근육을 피동적으로 신전시킬 때 저항이 증가하는 것을 말하며 특히 팔과 손가락의 굽힘근flexor, 다리의 폄근extensor 같은 항중력근antigravity muscle에서 뚜렷하게 나타난다. 심한 근긴장항진severe hypertonicity을 **강직spasticity**이라 하며, 강직이 반대쪽 팔다리의 수의운동 마비와 동반되는 것을 강직반신마비spastic hemiplegia라 한다(그림 6-5). 강직spasticity이 있을 때 나타나는 저항 증가를 **접는칼반응clasp-knife response**이라 한다(그림 6-6). 접는칼반응은 근육의 빠른 신전과 이 때 발생하는 갑작스런 저항 소실로 이루어져 있다. 접는칼반응이 생기는 이유는 신전에 의해 골지힘줄기관golgi tendon organ에 가해지는 힘이 증가함으로써 Ib 구심섬유(골지힘줄기관에 분포)가 척수 개재뉴런을 흥분시키게 되고, 이는 근긴장항진hypertonia과 피동신전에 대한 저항을 증가시키는 알파운동신경원alpha motor neuron을 억제하기 때문이다(그림 5-13).

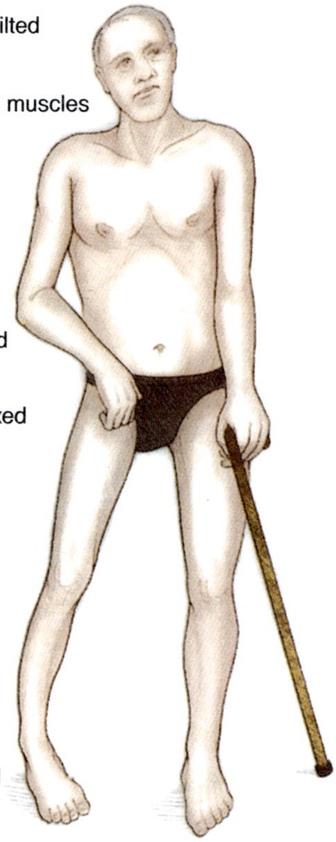

그림 6-5 우측 강직반신마비right spastic hemiplegia. 좌측 속섬유막 병변left capsular lesion에 의한 걸음걸이.

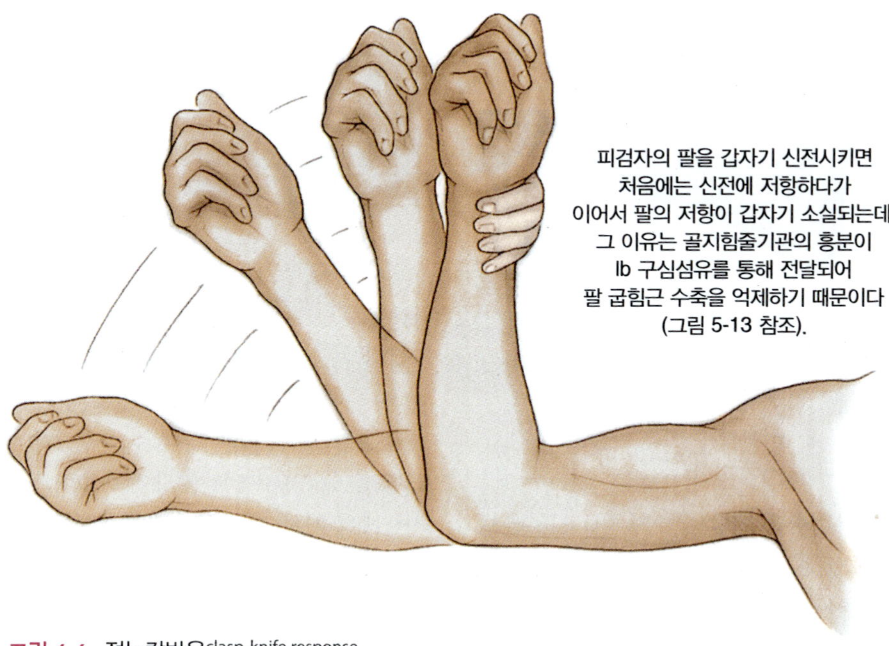

그림 6-6 접는칼반응clasp-knife response.

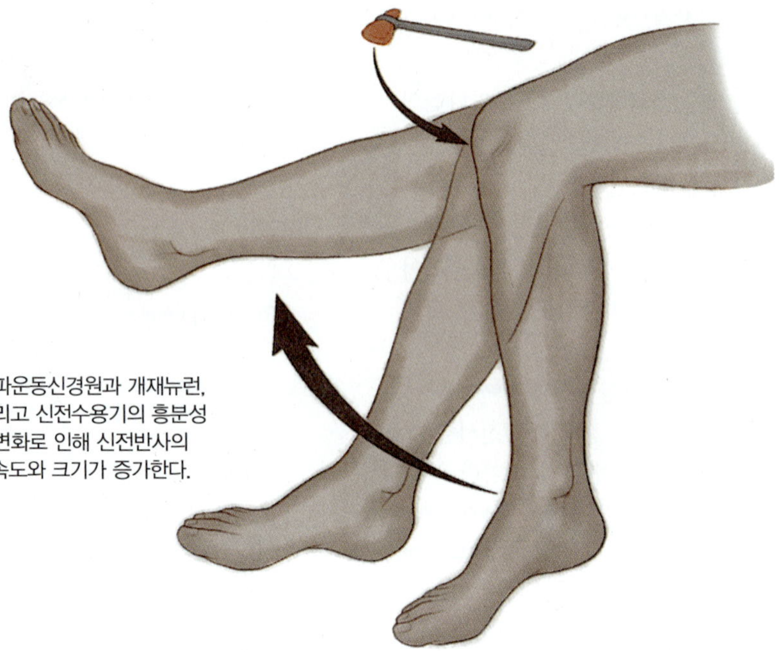

그림 6-7 무릎반사 항진exaggerated patellar reflex.

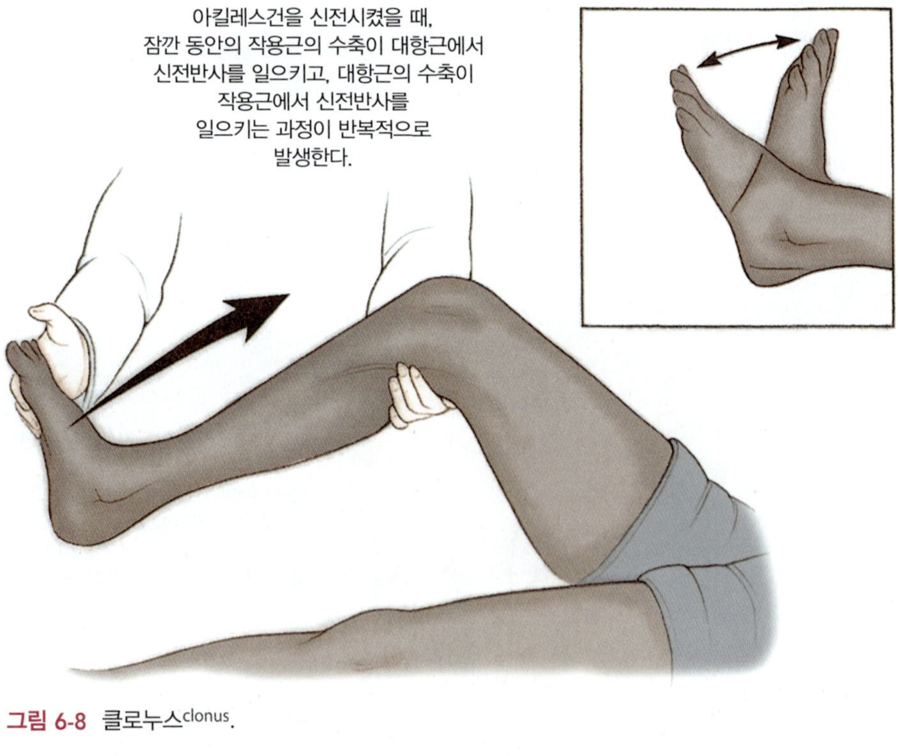

그림 6-8 클로누스clonus.

상위운동신경원증후군UMN syndrome에서 신전반사myotatic reflex는 항중력근antigravity muscle(예, 상완이두근biceps brachii muscle, 대퇴사두근quadriceps femoris muscle)에서 가장 크게 증가된다. 그 결과 상완이두근반사biceps reflex와 무릎반사patellar reflex가 항진된다(그림 6-7). 강직반신마비spastic hemiplegia가 있을 때 신전반

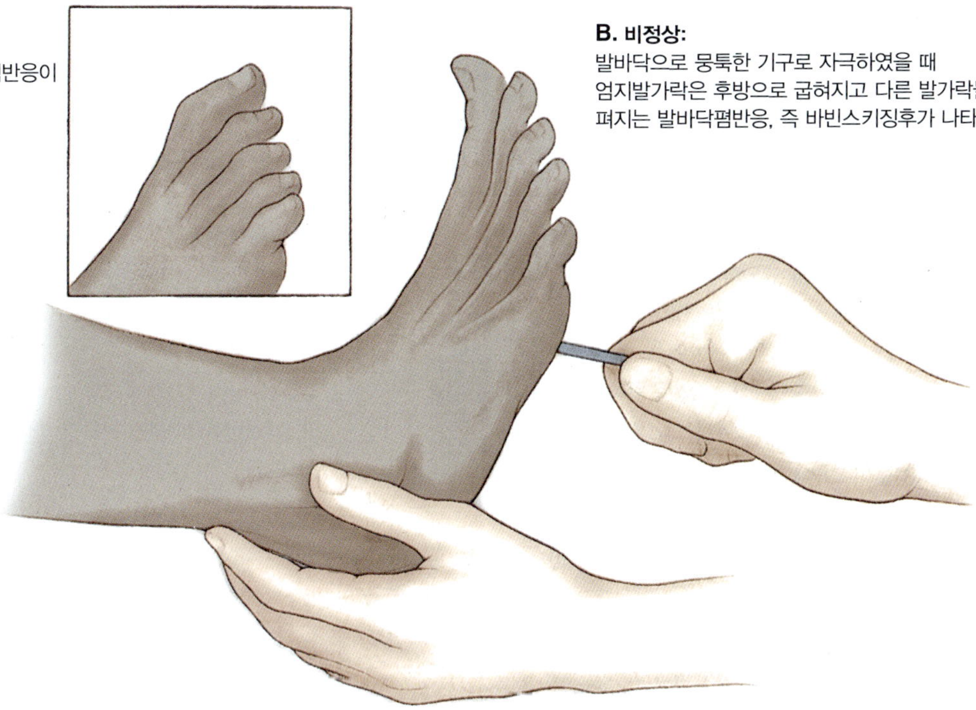

그림 6-9 발바닥반응plantar response. **A.** 정상 발바닥굽힘반응flexor plantar response. **B.** 비정상 발바닥폄반응extensor plantar response.

사가 심하게 항진되어 근육을 신전시켰을 때 근육 수축이 잠시 동안 율동적으로 반복되는 현상을 **클로누스**clonus라 부른다(그림 6-8). 클로누스는 과도한 신전반사(한 근육군의 빠른 수축에 의해 이 근육의 대항근에서 신전반사가 일어나고, 대항근의 수축에 의해 원래 근육에서 신전반사가 다시 일어나는 과정이 몇 번 반복됨)에 의해 발생한다.

상위운동신경원증후군UMN syndrome과 관련된 가장 잘 알려진 징후는 **발바닥폄반응**extensor plantar response(**바빈스키징후**Babinski sign)이다(그림 6-9). 이 비정상적인 표재반사cutaneous reflex는 딱딱하고 뭉툭한 기구로 발바닥 외측부위를 쓱 그었을 때 엄지발가락은 신전extension(발등굽힘dorsiflexion)되고 나머지 발가락은 부챗살처럼 펴지는fanning 반응을 말한다. 피질척수계pyramidal system가 정상이라면 이 자극에 의해 모든 발가락은 굽혀진다(발바닥굽힘반응flexor plantar response). 바빈스키징후Babinski sign는 정상적으로 대뇌피질에 의해 직접적으로 억제되는 척수회피반사spinal withdrawal reflex이다. 바빈스키징후는 피질척수로pyramidal tract의 말이집형성이 완전하지 않거나 기능적으로 완전히 발달하지 않은 정상 신생아에서 나타나기도 하지만, 그런 경우가 아니라면 바빈스키징후는 거의 항상 피질척수로 손상이 있다는 것을 의미한다.

강직의 발생 기전

PATHOPHYSIOLOGY OF SPASTICITY

강직spasticity은 수의운동을 하지 않을 때 속도-의존적으로 피동신전에 대한 저항이 증가하는 것이 특징이며 더 빨리 신전시킬수록 저항은 더욱 증가한다. 이것은 근육긴장항진hypertonicity이 비정상적 신전반사에 의해 발생할 가능성을 보여준다. 부분적으로 상위운동신경원UMN이 잘린 경우 정상적인 말초자극에 의해 비정상 반응이 유발될 수 있는데, 그 기전은 (1) 역치 감소로 인한 하위운동신경원의 내인성 흥분성 증가, (2) 손상되지 않은 외인성 하행신경로에 대한 하위운동신경원LMN의 흥분성 증가, (3) 잘려진 피질척수로 축삭이 분포하던 시냅스 부위에 신경을 재분포시키기 위한 Ia 구심섬유의 가소성plasticity이다.

표 6-1 상위운동신경원증후군UMN syndrome과 하위운동신경원증후군LMN syndrome 비교

	상위운동신경원 병변 또는 핵상 병변	하위운동신경원 병변 또는 핵-핵하 병변	
가능한 위치	오직 중추신경계	중추신경계	말초신경계
흔한 원인	뇌졸중, 종양, 외상, 말이집탈락병(다발성경화증, 근위축측삭경화증), 감염병	뇌졸중, 회색질척수염, 종양, 외상(디스크 파열, 총상 등)	외상, 대사질환(알코올 중독, 당뇨병)
손상 구조물	대뇌피질이나 피질척수로, 피질핵로에 분포하는 상위운동신경원	뇌간이나 척수에 분포하는 알파운동신경원 또는 수질내 신경뿌리	뇌신경(CN I, II, VIII 제외)과 척수신경의 운동섬유
비정상 소견을 나타내는 부위	병변 하부의 운동핵의 지배를 받는 개별 근육이나 근육군은 영향을 받지 않음 피질핵로가 손상될 경우 반대쪽 아래 얼굴 근육이 마비됨 피라미드교차 상부에서 피질척수로가 손상될 경우 반대쪽 팔다리 근육이 마비되고, 피라미드교차 하부에서 피질척수로가 손상될 경우 같은쪽 팔다리 근육이 마비됨	분절성으로 나타남: 손상된 알파운동신경원이나 이 축삭들이 지배하던 근육만 마비됨	
수의운동	장애를 나타내며, 특히 숙련된 운동의 마비 또는 불완전마비를 초래함	장애를 나타내며, 최종공통경로가 차단되므로 마비를 초래함	
피동신전에 대한 반응(근긴장도 변화)	증가함—특히 항중력근(팔의 굽힘근, 엉덩이와 무릎의 폄근, 발과 발가락의 발바닥 굽힘근)에서 근긴장도가 증가함: 접는칼반응이 나타나기도 함	감소함—최종공통경로가 손상되므로 침범된 근육에서 근긴장저하가 나타남	
신전반사 정도	근방추의 역치가 감소하므로 신전반사가 항진됨; 클로누스가 나타날 수 있음	신전반사의 원심가지가 손상되므로 신전반사가 감소하거나 소실됨	
표재반사 정도	바빈스키징후가 나타남	발바닥반사가 감소하거나 소실되지만, 발바닥반사가 나타나는 경우에는 영아를 제외하고는 정상 발바닥굽힘반응을 나타냄	
근육량	약간의 불사용위축disuse atrophy을 나타냄	심한 위축을 나타냄—70~80%	
고전적 설명	강직마비spastic paralysis	이완마비flaccid paralysis	

Clinical Connection

강직spasticity을 일으키는데 Ia 구심섬유가 중요한 역할을 한다는 것은 두 가지 임상 관찰에 의해 제시되었다. 첫째, 손상된 근육으로부터 들어오는 척수후근 구심섬유를 절단(뇌성마비cerebral palsy를 치료하기 위해 흔히 시행함)하면 강직이 사라진다. 둘째, GABA 길항제인 바클로펜baclofen을 척수 경막 내에 투여하면 일차구심섬유로부터 유리되는 신경전달물질이 감소(시냅스이전억제presynaptic inhibition)된다.

상위운동신경원과 하위운동신경원의 복합 병변

COMBINED UPPER AND LOWER MOTOR NEURON LESIONS

특정 뇌간 높이에서 발생한 피라미드로pyramidal tract를 손상시키는 병변은 뇌간 내에 분포하는 하위운동신경원LMN 잔가지도 함께 손상시킬 수 있다. 이러한 병변들은 상위운동신경원 징후와 하위운동신경원 징후를 함께 나타낸다. 이러한 병변들은 뇌간 내에서 피라미드로와 가까이 위치하는 눈돌림신경CN III이나 갓돌

림신경CN VI, 혀밑신경CN XII을 손상시키는 경우가 가장 흔하다(그림 6-1~3). 피라미드로가 손상되기 때문에 항상 신체 반대쪽에서 강직반신마비spastic hemiplegia가 발생한다. 상위운동신경원 손상 증상은 반대쪽contralateral 신체에서 나타나는 반면, 뇌신경 손상 증상이나 하위운동신경원 손상 증상은 같은쪽동측·ipsilateral 신체에서 나타나므로 이런 상황을 **교대반신마비alternating hemiplegia·crossed paralysis**라 한다. 교대반신마비가 나타나면 뇌간 병변이 있음을 의미한다.

상·하위운동신경원 복합 병변은 척수에서도 발생한다. 척수에서 발생하는 상·하위운동신경원 복합 병변은 병변 높이 하부에서 강직spasticity을 포함한 다른 상위운동신경원 징후를 초래하고, 병변 높이에서 이완마비를 포함한 다른 하위운동신경원 징후를 초래한다. 상위운동신경원 및 하위운동신경원 손상 징후는 모두 같은쪽 신체에서 나타난다.

Clinical Connection

피라미드로pyramidal tract를 손상시키는 대뇌다리기저부cerebral crus 병변이 내측으로 확장되어 눈돌림신경CN III 잔가지를 침범하게 되면 같은쪽 안구가 아래쪽 및 바깥쪽으로 돌아가는 눈근육마비안근마비·ophthalmoplegia와 눈꺼풀처짐안검하수·ptosis, 동공확대산동·mydriasis가 일어난다(그림 5-4). 이러한 복합 징후를 **웨버증후군Weber syndrome**(교대눈돌림신경반신마비alternating oculomotor hemiplegia, 상교대반신마비superior alternating hemiplegia)이라 한다. 피라미드로를 손상시키는 교뇌기저부basilar pons 병변이 외측으로 확장되어 갓돌림신경CN VI 잔가지를 침범하면 반대쪽 강직반신마비spastic hemiplegia와 함께 같은쪽 안구에서 내사시esotropia와 외전마비paralysis of abduction가 나타난다(그림 5-7). 이러한 복합 징후를 교대갓돌림신경반신마비증후군alternating abducens hemiplegia syndrome 또는 중간교대반신마비middle alternating hemiplegia라고 한다. 피라미드로를 손상시키는 연수피라미드medullary pyramid 병변이 외측으로 확장되어 혀밑신경CN XII 잔가지를 침범하게 되면 반대쪽 강직반신마비와 함께 같은쪽 혀 마비가 나타난다(그림 5-10). 이러한 복합 징후를 교대혀밑신경반신마비증후군alternating hypoglossal hemiplegia syndrome 또는 하교대반신마비inferior alternating hemiplegia라고 한다.

Clinical Connection

C8 및 T1 척수분절의 한쪽 절반(정중선에서 좌우로 나눈 절반)이 손상된 환자는 같은쪽 다리에서 강직spasticity과 발바닥폄징후extensor plantar sign 등을 나타내고, 같은쪽 손의 자체기원근intrinsic muscle에서 이완마비flaccid paralysis와 근위축atrophy 등을 나타낸다.

척수 병변 SPINAL LESIONS

피라미드로pyramidal tract는 흔히 척수에서 손상된다. 척수 부위에서의 피라미드로 손상은 대부분 교통사고나 이와 유사한 유형의 충돌 사고에 의해 경추목뼈·cervical vertebrae나 흉추등뼈·thoracic vertebrae가 골절되거나 이탈하여 발생하며, 드물게는 출혈이나 경색, 종양, 염증질환에 의해서도 발생한다.

Clinical Connection

척추에서 발생하는 이탈 또는 골절은 대부분 하부 경추lower cervical region와 흉요추경계부thoracolumbar junction에서 발생한다. 이러한 손상은 대개 척수를 눌러 척수를 손상(손상 정도는 다양함)시킨다. 척수 손상이 일어남에 따라 손상 높이 아래의 신경 기능이 완전히 또는 부분적으로 소실된다.

척수 손상 후에 척수 기능이 부분적으로 소실되는 경우 손상은 대부분 중심부위를 침범하고 주변 부위는 침범하지 않는다. 이러한 경우에 하부 엉치분절과 관련된 운동기능과 감각기능은 손상의 급성기에도 보존된다. 이러한 현상을 **엉치보존sacral sparing**이라 한다.

Clinical Connection

척수손상 환자에서 엉치보존sacral sparing이 일어날 경우 엉치보존이 일어나지 않는 경우에 비해 다른 척수 기능들이 좀 더 잘 회복된다. 엉치보존이 일어나는 해부학적 근거는 엉치분절로 하행하는 또는 엉치분절로부터 상행하는 긴 상·하행신경로들은 척수 표면 근처에 위치하고 있는 반면 더 입쪽 척수분절로부터 들어오는 정보는 좀 더 심부에 위치하는 몸 형태 배열을 나타내기 때문이다.

척수가 완전히 절단되면 병변 높이 이하의 척수분절이 분포하던 신체 부위에서 세 가지 기능 이상이 즉각적으로 나타난다.

1. 모든 수의운동이 완전히 그리고 영구적으로 소실된다.
2. 모든 감각이 완전히 그리고 영구적으로 소실된다.
3. 잘린 척수분절이 관여하는 모든 반사가 일시적으로 소실된다.

이러한 무반사areflexia는 **척수쇼크spinal shock**(척수보다 상부에서 내려오던 모든 명령이 갑자기 차단됨에 따라 척수 활동이 중지된 상태)에 의해 초래된다. 척수쇼크는 1~6주 정도(평균 3주) 지속된다. 쇼크기shock stage 이후에는 먼저 발바닥폄반응extensor plantar response이 나타나며, 이어서 반사활동이 증가하고, 최종적으로 팔다리에서 강직spasticity이 나타난다. 근육 연축이 저절로 그리고 피부 자극에 의해 나타날 수 있는데, 근육 연축은 먼저 굽힘근flexor에서 나타나기 시작해 나중에는 사실상 굽힘근flexor과 폄근extensor에서 모두 나타난다.

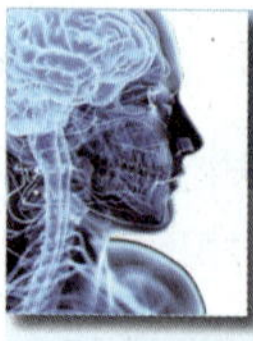

Clinical Connection

임상 징후를 보면 척수절단 높이를 알 수 있다. C7 척수분절 이상의 완전 척수절단은 사지마비quadriplegia를 일으킨다. C5 척수분절보다 상부에서 일어난 병변은 호흡부전respiratory failure도 함께 초래한다. C8~T1 척수분절 높이에서 일어난 척수절단은 다리마비(**하반신마비paraplegia**)와 양손의 근력약화weakness를 초래한다. 가슴분절과 허리분절의 완전 척수절단 역시 하반신마비를 초래한다. 척수손상은 마비와 감각소실 이외에 자율신경장애autonomic dysfunction도 나타낸다. 목분절의 급성 병변은 '교감신경 쇼크sympathetic shock'를 유발하므로 **서맥**느린맥 **bradycardia**과 저혈압hypotension, **동공수축**축동 **miosis**, 체온조절 장애를 초래한다(이러한 이상 소견들은 며칠 이내에 사라짐). 완전 척수절단 시 나타나는 좀 더 지속되는 자율신경장애로는 실금incontinence(요실금, 대변실금)과 발기부전impotence을 들 수 있다.

연습문제
CHAPTER REVIEW QUESTIONS

질문

6-1. 피라미드로 손상이 자주 발생하는 해부학적 근거는 무엇인가?

6-2. 얼굴 근육을 침범하는 상위운동신경원 병변과 하위운동신경원 병변의 주된 차이점은 무엇인가?

6-3. 다음 그림에서 색으로 칠한 부위에 병변이 생겼을 때 나타나는 이상 소견은 무엇인가?

정답 및 설명

6-1. 피라미드로는 대뇌피질로부터 척수의 하부 끝 부위까지 연속적으로 주행하기 때문에 손상에 매우 취약하다. 따라서 피라미드로는 뇌와 척수의 모든 높이에서 발생한 외상이나 뇌혈관질환, 종양 등에 의해 손상을 받을 수 있다.

6-2. 얼굴 근육을 침범하는 하위운동신경원 병변은 얼굴신경핵 또는 얼굴신경의 손상에 의해 발생하며 같은쪽 전체 얼굴근육을 마비시킨다. 얼굴 근육에 영향을 미치는 상위운동신경원 병변은 피질뇌간뉴런 또는 피질뇌간로 축삭 손상에 의해 발생하며 오로지 반대쪽 아래 얼굴 근육의 마비 또는 근력약화를 초래한다. 위 얼굴 근육은 같은쪽 및 반대쪽 피질뇌간로 모두에 의해 조절되므로 위 얼굴 근육은 한쪽 피질뇌간로 병변에 의해서는 영향을 받지 않을 것이다.

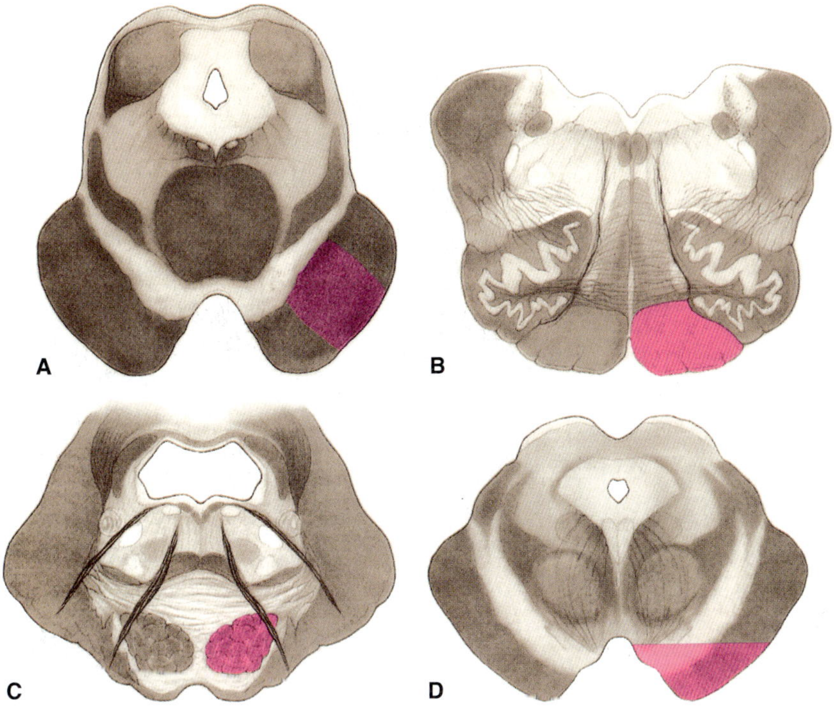

6-4. 일차운동피질에 분포하는 상위운동신경원을 흥분시키는 입력을 제공하는 부위는?

a. 전운동피질premotor cortex

b. 일차체성감각피질primary somatosensory cortex

c. 이차체성감각피질secondary somatosensory cortex

d. 시상운동핵thalamic motor nuclei

e. 이상 모두

6-5. 수의운동 순서는 일차운동피질에 분포하는 상위운동신경원으로 전달되기 이전에 어떤 피질영역으로부터 기원하는가?

6-6. 수술 또는 약물투여로 강직spasticity을 감소시킬 수 있는 방법은 무엇인가?

6-7. 단일시냅스로 연결된 피질운동뉴런 시냅스는 어떤 운동과 연관되어 있는가?

6-3.

A. 1. 피질척수로corticospinal tract: 반대쪽 강직반신마비와 함께 신전반사 항진, 피동신전에 대한 저항 증가, 발바닥폄반응을 나타냄

2. 피질뇌간로corticobulbar tract: 반대쪽 아래 얼굴근육 마비를 나타냄

B. 1. 피질척수로corticospinal tract: (A.1 참조)

2. 혀밑신경hypoglossal nerve: 혀 마비와 혀 위축, 혀를 내밀 때 같은쪽으로 편위됨

C. 1. 피질척수로corticospinal tract: (A.1 참조)

2. 갓돌림신경abducens nerve: 같은쪽 안구에서 내사시와 외전마비를 나타냄

D. 1. 피질척수로corticospinal tract: (A.1 참조)

2. 피질뇌간로corticobulbar tract: (A.2 참조)

3. 눈돌림신경oculomotor nerve: 같은쪽 눈꺼풀처짐과 눈근육마비(안구가 아래쪽 및 바깥쪽으로 돌아감), 동공확대산동· mydriasis(눈돌림신경에 내장운동섬유 성분이 포함되어 있기 때문)를 나타냄

6-4. **정답: e**

전운동피질과 일차·이차체성감각영역, 시상운동핵은 일차운동피질에 분포하는 상위운동신경원을 흥분시킨다.

연습문제 (계속)

6-8. 피질뇌간로에 병변이 발생한 환자에서 나타날 수 있는 이상소견은?

a. 양 눈을 꼭 감기 어려움
b. 우측 및 좌측 주시마비
c. 혀를 내밀기 어려움
d. 양쪽 입꼬리를 오므리기 어려움
e. 입을 다물기 어려움

6-9. 23세 남성이 어느 날 아침 깨어난 후 자신의 다리에서 근력약화와 감각소실이 있음을 알게 되었다. 검사 결과 배꼽 하부의 양쪽 다리에서 근력약화weakness가 나타났고, 다리의 힘줄반사가 증가하였으며, 양측성으로 발바닥폄반응이 나타났다. 척수 병변의 위치는 어디인가?

a. C8
b. T4
c. T8
d. T10
e. L1

6-10. 우측 중심옆소엽 앞부분에 작은 병변이 있을 때 나타날 수 있는 이상은?

a. 우측 무릎반사 항진
b. 좌측 손가락 운동 마비
c. 우측 하부 얼굴의 근력약화
d. 좌측 발바닥폄반응
e. 이상이 나타나지 않음

문항(11~14)에 답하라.

어떤 환자가 (1) 우측 안구에서 내사시와 외전마비를, (2) 좌측 신체에서 강직마비(팔다리에서 나타남)와 무릎반사 항진, 발바닥폄반응을 나타내고 있다.

6-11. 우측 안구의 내사시와 외전마비는 어떤 구조물의 손상에 의해 생기는가?

a. 우측 눈돌림신경right oculomotor nerve
b. 좌측 도르래신경left trochlear nerve

6-5. 보조운동영역SMA의 신경활동이 일차운동피질에 분포하는 상위운동신경원의 신경활동보다 먼저 나타난다.

6-6. 심한 강직spasticity은 척수후근절단술dorsal rhizotomy이나 경막 내에 바클로펜을 투여chronic intrathecal administration of baclofen하여 치료한다.

6-7. 손가락의 빠르고 정교한 운동은 단일시냅스로 연결된 피질운동뉴런에 의해 조절된다.

6-8. **정답: d**

뇌간에 분포하는 하위운동신경원으로 향하는 피질뇌간로는 양측성으로 투사한다(안구 하부에 분포하는 근육을 지배하는 일부 얼굴신경핵은 제외). 이 피질뇌간로 섬유는 종지 부위에서 완전히 교차한다. 따라서 병변 반대쪽에 분포하는 입꼬리당김근소근·risorius muscle과 볼근협근·buccinator muscle이 마비되므로 입꼬리를 오므릴 수 없다.

6-9. **정답: d**

배꼽은 T10 척수분절 이하의 감각 및 운동 지배를 알 수 있는 표지물이다(그림 11-2 참조).

6-10. **정답: d**

중심옆소엽 앞부분은 반대쪽 다리를 지배하는 일차운동영역이다. 이 부위에 국한된 병변은 오직 반대쪽 다리에서만 상위운동신경원증후군을 초래한다. 이 징후들 중 하나가 발바닥폄반응extensor plantar response(바빈스키반사Babinski sign)이다.

6-11. **정답: c**

우측 갓돌림신경abducens nerve 손상은 같은쪽 외직근lateral rectus muscle 마비를 초래한다.

c. 우측 갓돌림신경right abducens nerve
d. 좌측 피질뇌간로left corticobulbar tract
e. 우측 피라미드로right pyramidal tract

6-12. 얼굴을 제외한 좌측 신체의 강직마비와 무릎반사 항진, 발바닥폄반응은 어떤 구조물의 손상에 의해 생기는가?

a. 우측 일차운동피질right primary motor cortex
b. 우측 속섬유막뒤다리right posterior limb internal capsule
c. 우측 대뇌다리기저부right cerebra crus
d. 우측 피라미드로right pyramidal tract
e. 좌측 외측피질척수로left lateral corticospinal tract

6-13. 어느 부위에 병변이 위치하는가?

a. 중뇌midbrain
b. 입쪽 교뇌rostral pons
c. 꼬리쪽 교뇌caudal pons
d. 입쪽 연수rostral medulla
e. 꼬리쪽 연수caudal medulla

6-14. 병명은 무엇인가?

a. 상교대반신마비superior alternating hemiplegia
b. 중간교대반신마비middle alternating hemiplegia
c. 하교대반신마비inferior alternating hemiplegia
d. 발렌버그증후군Wallenberg syndrome
e. 벨마비Bell palsy

6-12. 정답: d

우측 피라미드로pyramidal tract 손상은 반대쪽 강직반신마비spastic hemiplegia를 초래한다.

6-13. 정답: c

꼬리쪽 교뇌에서 갓돌림신경abducens nerve 잔가지들은 피라미드로pyramidal tract 바로 외측부위를 통해 주행한다.

6-14. 정답: b

양쪽에서 상·하위운동신경원 징후들을 초래하는 단일 병변의 높이는 항상 어떤 하위운동신경원 또는 하위운동신경원 축삭이 손상되었는지를 보고 알 수 있다. 갓돌림신경abducens nerve이 침범되었으므로 병변은 꼬리쪽 교뇌caudal pons에 존재하며 이런 경우를 중간교뇌반신마비middle alternating hemiplegia라고 한다.

7 척수운동구조물과 척수위뇌간운동 신경로: 속섬유막 손상 이후에 일어나는 운동 회복과 대뇌제거자세

Spinal Motor Organization and Brainstem Supraspinal Paths: Postcapsular Lesion Recovery and Decerebrate Posturing

두 명의 혼수 환자가 깜짝 놀랄만한 소리나 통증 자극에 대해 다르게 반응한다. 한 환자는 팔과 다리를 모두 펴고extension 있는 반면, 다른 환자는 다리는 펴고extension 있지만 팔은 구부리고flexion 있다.

척수에 의해 조절되는 복잡한 운동을 편성하기 위해서는 여러 높이의 중추신경계에 분포하고 있는 다양한 뉴런들이 관여해야 한다. 척수에 분포하는 하위운동신경원lower motor neuron [LMN](머리와 목, 몸통, 팔다리에서 일어나는 모든 수의운동의 최종공통경로final common paths임)은 대뇌피질에 분포하는 상위운동신경원upper motor neuron [UMN]뿐 아니라 뇌간과 척수에 분포하는 운동중추에 의해서도 영향을 받는다. 뇌간에 분포하는 몇 개의 척수위운동중추supraspinal center는 혼수 환자에서 관찰되는 비정상적인 자세와 속섬유막 손상 이후에 일어나는 수의운동의 부분적 회복에 핵심적인 역할을 한다.

척수운동신경원 SPINAL MOTOR NEURONS

개별 근육 또는 특정 근육군에 분포하는 척수의 알파운동신경원alpha motor neuron은 척수전각anterior horn의 특정 부위에 다양한 길이의 기둥 형태로 배열되어 있다. 내측기둥medial cell column은 전 척수에 걸쳐 분포하며 척추옆근육paravertebral muscle(축 근육axial muscle)을 통제한다. 외측기둥lateral cell column은 척수 팽대부에 분포하며 팔다리근육muscles of limbs을 통제한다. 외측기둥에는 몸 형태 배열somatotopic organization이 존재하는데, 근위부 팔다리에 분포하는 근육은 내측에, 원위부 팔다리에 분포하는 근육은 외측에 위치한다(그림 5-11, 그림 7-1). 손가락과 발가락 같은 팔다리의 가장 원위부에 분포하는 근육들은 가장 등쪽외측에 분포하며, 손가락에 분포하는 신경원은 목팽대cervical enlargement의 가장 꼬리쪽 척수분절에, 발가락에 분포하는 신경원은 허리엉치팽대lumbosacral enlargement에 위치한다.

고유척수계뉴런 THE PROPRIOSPINAL SYSTEM OF NEURONS

운동이 일어나기 위해서는 하나 이상의 척수분절에 분포하는 하위운동신경원(들)이 흥분해야 한다. 운동에 관여하는 척수분절의 수는 다양하다. 축 운동axial movement은 척주를 따라 상하로 길게 분포하는 근육들의 활동에 의해 일어나며, 척추옆근육paravertebral muscle은 수많은 척수신경spinal nerve에 의해 조절된다. 이와는 달리, 개별 손가락 운동은 손에 분포하는 자체기원근육intrinsic muscle에 의해 일어나며, 이들 근육은 C8 및 T1 척수분절에 의해서만 조절된다.

여러 척수분절이 관여하는 운동은 고유척수계뉴런propriospinal system of neurons에 의해 일어난다. 고유척수계뉴런propriospinal system of neurons으로는 세 군의 척수내뉴런intraspinal neuron이 있는데, 이들의 축삭은 척

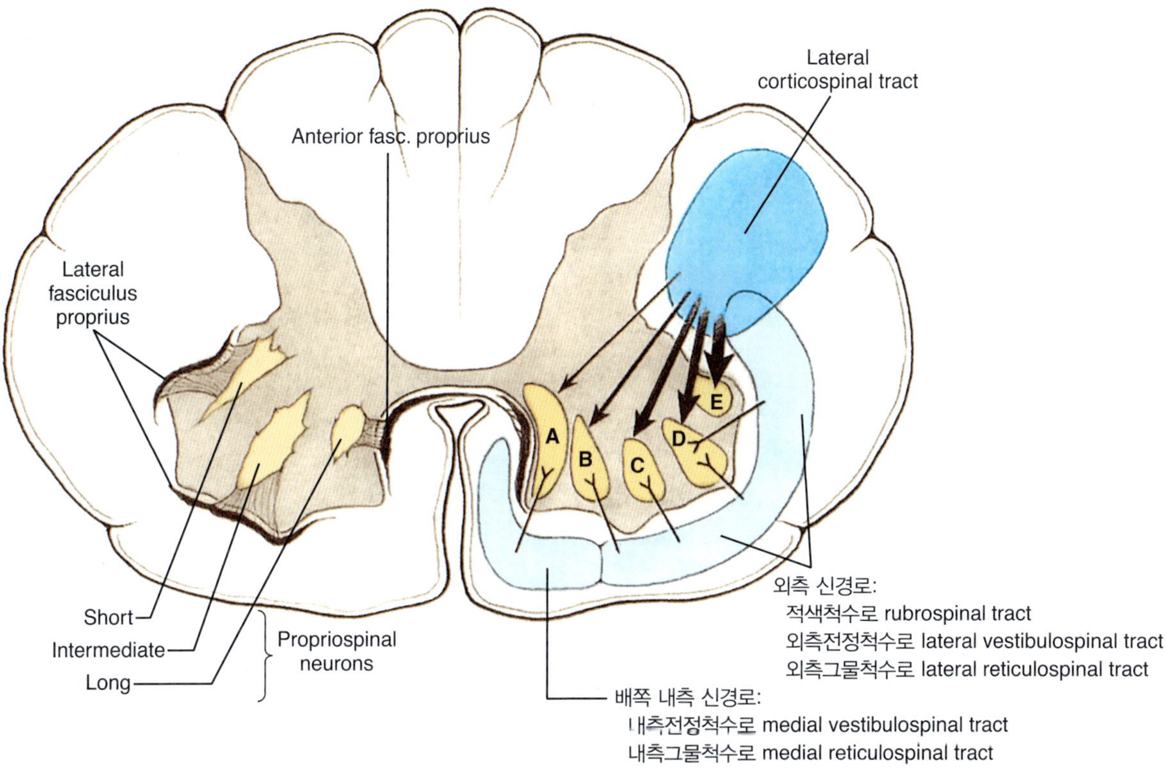

그림 7-1 목팽대 척수분절에서의 운동구조물의 배열. (*A*, 축axial; *B*, 어깨shoulder; *C*, 팔arm; *D*, 아래팔forearm; *E*, 손hand; fasc, 신경다발fasciculus).

수분절의 회색질 경계부를 따라 고유다발fasciculi proprii을 통해 주행함으로써 척수 회색질의 상동부위에 영향을 미친다(그림 7-1).

1. 긴척수고유뉴런long propriospinal neuron은 전고유다발anterior fasciculus proprius을 따라 척수 전체에 걸쳐서 상·하행하는 축삭을 낸다. 이 뉴런들은 축 근육axial muscle 운동을 담당하는 내측운동뉴런more medial motor neuron에 양측성으로 영향을 미친다.
2. 중간척수고유뉴런intermediate propriospinal neuron은 외측고유다발lateral fasciculus proprius의 배쪽부위를 통해 짧게 주행하는 축삭을 내어 근위부 팔다리근육more proximal muscles of limbs에 분포하는 운동뉴런에 영향을 미친다.
3. 짧은척수고유뉴런short propriospinal neuron은 목팽대cervical enlargement와 허리엉치팽대lumbosacral enlargement에만 분포한다. 이들의 축삭은 외측고유다발lateral fasciculus proprius을 따라 주행하며 이들이 기원한 몇 개의 척수분절 내에 종지한다. 짧은척수고유뉴런은 원위부 팔다리근육more distal muscles of limbs에 분포하는 운동뉴런에 영향을 미친다.

척수위뇌간운동중추와 이들의 신경로

BRAINSTEM SUPRASPINAL CENTERS AND THEIR PATHWAYS

척수의 운동 활동에 영향을 미치는 주요 뇌간운동중추는 전정핵vestibular nuclear complex과 그물핵nuclei in reticular formation, 그리고 적색핵red nuclei이다.

전정핵 안뜰핵·VESTIBULAR NUCLEI·VESTIBULAR NUCLEAR COMPLEX

전정핵은 4개의 핵(내측전정핵medial vestibular nucleus [MVN], 외측전정핵lateral vestibular nucleus [LVN], 하전정핵inferior vestibular nucleus [IVN], 상전정핵superior vestibular nucleus [SVN])으로 이루어져 있으며, 제4뇌실(입쪽 연수와 꼬리쪽 교뇌에 위치) 바닥과 벽에 분포하는 전정구역vestibular area 아래에 위치한다(그림 7-2).

평형감각equilibrium과 연관된 흥분파를 전달하는 전정신경섬유는 내측·외측·하전정핵과 시냅스한다. 이 전정핵들은 외측전정척수로lateral vestibulospinal tract와

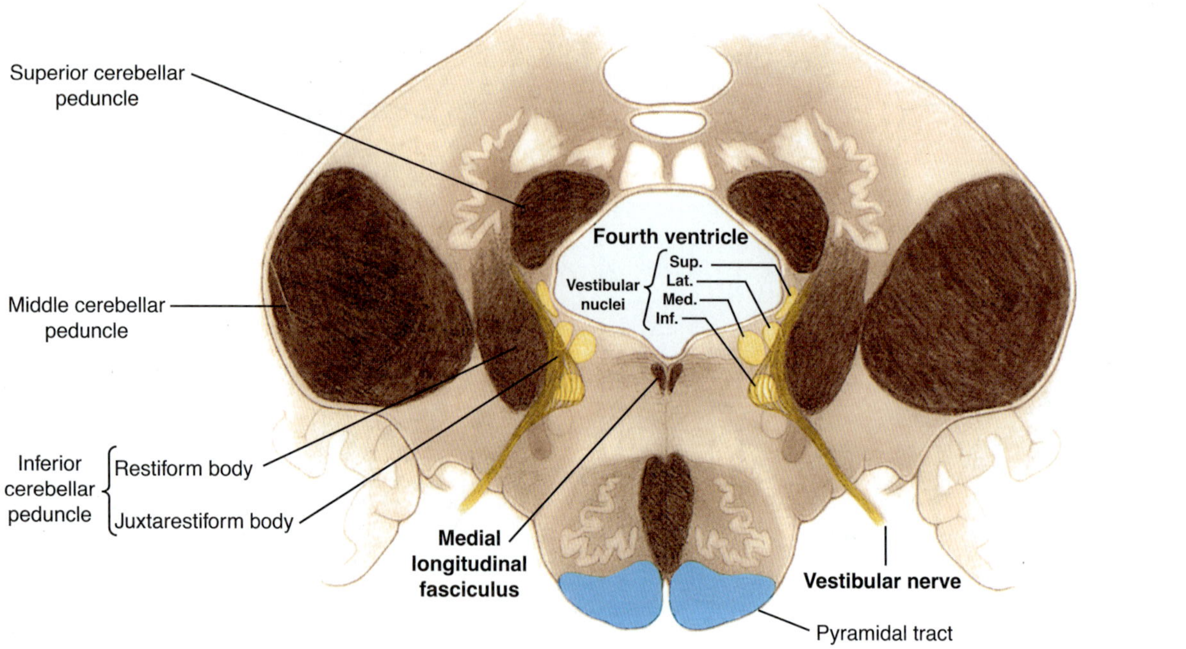

그림 7-2 전정신경과 전정핵의 관계를 보여주는 교뇌연수이음부 높이의 횡단면.

내측전정척수로medial vestibulospinal tract를 통해 척수 운동핵spinal motor nuclei으로 투사한다. 외측전정핵LVN으로부터 기원하는 외측전정척수로lateral vestibulospinal tract는 같은쪽 팔다리에 분포하는 폄근extensor muscle을 강하게 자극한다. 내측전정핵MVN과 하전정핵IVN으로부터 기원하는 내측전정척수로medial vestibulospinal tract는 **내측세로다발**내측종속·**medial longitudinal fasciculus [MLF]**을 통해 양측으로 하행하며, 머리와 목, 몸통, 근위부 팔다리에 분포하는 근육에 영향을 미친다.

그물핵 망상핵·RETICULAR NUCLEI

그물체망상체·reticular formation의 두 부위는 척수운동뉴런spinal motor neuron으로 투사한다. 연수그물체medullary reticular formation로부터 외측그물척수로lateral reticulospinal tract가 기원하고, 교뇌그물체pontine reticular formation로부터 내측그물척수로medial reticulospinal tract가 기원한다.

그물체는 많은 부위로부터 입력을 받기는 하지만 대뇌피질로부터 들어오는 입력이 수의운동과 관련하여 특히 중요한 것으로 보인다. 교뇌그물체 뉴런과 연수그물체 뉴런은 모두 피질그물섬유corticoreticular fiber를 통해 대뇌피질로부터 직접적으로 영향을 받는다. 그물체는 대뇌피질에 의해 강하게 영향을 받지만, 이외에도 소뇌와 전정핵, 척수로부터 올라오는 통각섬유에 의해서도 영향을 받는다. 일반적으로 교뇌그물체뉴런pontine reticular neuron은 폄근 운동extensor movement을 촉진하고 굽힘근 운동flexor movement을 억제하는 반면, 연수그물체뉴런medullary reticular neuron은 폄근 운동을 억제하고 굽힘근 운동을 촉진한다. 교뇌폄근흥분구역pontine extensor excitatory area은 대뇌피질 중추higher center에 의해 억제되는 반면, 연수폄근억제구역medullary extensor inhibitory area은 대뇌피질 중추에 의해 촉진된다.

적색핵 적핵·RED NUCLEI

적색핵red nucleus은 위둔덕superior colliculus과 덮개앞구역pretectum 높이의 중뇌피개midbrain tegmentum에 위치한다. 적색핵의 입쪽 말단은 시상thalamus과 중첩된다. 적색핵으로 들어가는 입력은 대부분 대뇌피질cerebral cortex과 소뇌cerebellum로부터 기원한다. 피질적색섬유corticorubral fiber는 주로 운동피질motor cortex에서 기원하며 교차하지 않은uncrossed 채 몸 형태로 배열되어 있다. 일부 입력은 피질척수로corticospinal tract로부터 들어온다. 소뇌적색섬유cerebellorubral fiber는 주로 반대쪽 중간위치핵interposed nucleus(소뇌심부핵 중 하나)으로부터 기원한다.

적색핵의 주요 출력로는 큰 적색뇌간로rubrobulbar tract와 작고 거의 구분되지 않는 적색척수로rubrospinal tract이다. 두 출력로는 모두 적색핵에서 나온 직후 교차하여 뇌간을 통해 하행한다. 적색핵은 작은 적색척수로를 통해 직접적으로 또는 적색뇌간로와 연수그물체의 굽힘근 구역간의 연결을 통해 간접적으로 반대쪽 팔의 굽힘근 운동을 촉진한다.

척수에서의 척수위신경로의 배열

SPINAL CORD ARRANGEMENT OF SUPRASPINAL PATHS

고위중추로부터 척수를 통해 하행하는 운동신경로는 세 군, 즉 배쪽내측군ventromedial group과 외측군lateral group, 피질군cortical group으로 나뉜다(그림 7-1). 배쪽내측군ventromedial group으로는 전섬유단ventral funiculus에 위치하며 좀 더 내측 척수전각에 분포하는 긴척수고유뉴런long propriospinal neuron, 그리고 하위운동신경원LMN에 주로 영향을 미치는 내측전정척수로medial vestibulospinal tract와 내측그물척수로medial reticulospinal tract를 들 수 있다. 배쪽내측군은 축 근육axial muscle에 강하게 영향을 미친다.

외측군lateral group으로는 외측섬유단lateral funiculus에 위치하며, 적색척수로rubrospinal tract와 적색핵에서 기원한 신경섬유, 그리고 외측섬유단의 배쪽부위를 통해 하행하는 다른 신경로(예, 외측그물척수로lateral reticulospinal tract, 외측전정척수로lateral vestibulospinal tract)를 들 수 있다. 외측군은 척수전각의 중심부위 및 외측부위에 시냅스하여 근위부 및 원위부 팔다리 근육에 강하게 영향을 미친다.

피질군cortical group은 외측피질척수로lateral corticospinal tract로 이루어져 있으며, 이 신경로는 척수 회색질 중간부위에 걸쳐서, 그리고 척수전각의 등쪽외측부위에서 시냅스한다. 많은 외측피질척수섬유들은 직접 하위운동신경원LMN에 종지하며, 특히 팔다리의 가장 원위부에 분포하는 근육을 지배한다. 실제로 손의 자체기원근육에 분포하는 알파운동신경원alpha motor neuron은 다른 운동신경로에 의해서는 영향을 받지 않는다. 따라서 척수백색질에 분포하는 척수위섬유의 위치는 종지 부위와 이들이 영향을 미치는 근육 및 운동과 밀접하게 연관되어 있다.

척수운동구조물의 임상 적용

CLINICAL IMPLICATIONS OF SPINAL MOTOR ORGANIZATION

척수에서는 알파운동신경원alpha motor neuron뿐 아니라 감마운동신경원gamma motor neuron과 신경세포간풀interneuronal pools, 척수고유뉴런propriospinal neuron, 척수위신경로supraspinal path의 종지 부위들이 모두 몸 형태 배열을 나타낸다. 따라서 척수전각의 가장 내측부위는 자세와 관련되어 있는 양측 축 운동을 조절한다. 이러한 운동들은 척수의 배쪽내측부위에 분포하는 척수위신경로(주로 내측전정척수로medial vestibulospinal tract와 내측그물척수로medial reticulospinal tract)에 의해 가장 강한 영향을 받는다. 척주의 자세 조절은 여러 높이에서 일어나는 양측 근육 활동에 의해 일어나므로 분절간 소통이 필요하다. 분절간 소통은 긴척수고유뉴런에 의해 일어나며 이들의 축삭은 양측으로 주행하여 멀리 떨어져 있는 입쪽 및 꼬리쪽 높이의 상동 구역에 도달한다. 척추옆근육paravertebral muscle에 의한 운동도 피질척수로에 의해 조절될 수 있기는 하지만 피질의 영향은 상대적으로 적으며 개재뉴런을 통해서만 일어난다.

팔다리 근위부 근육의 움직임은 척수전각의 더 내측부위와 배쪽부위가 담당한다. 이곳의 운동신경원들은 외측그물척수로lateral reticulspinal tract와 전정척수로vestibulospinal tract의 영향을 강하게 받으며, 피질척수로corticospinal tract의 영향은 상대적으로 덜 받는다. 이러한 운동은 주로 편측성이며, 아마도 하나의 팔다리에서 한정적으로 나타나기 때문에 분절간 연결은 동측에서 더 한정적으로 중간척수고유뉴런intermediate propriospinal neuron을 통해 일어난다.

좀 더 원위부 근육의 움직임, 특히 팔 굽힘근의 움직임은 피질척수로corticospinal tract와 적색척수로rubrospinal tract의 영향을 가장 강하게 받는다. 척수분절간 연결은 짧은고유척수뉴런short propriospinal neuron을 통해 일어난다.

손가락과 같은 팔다리의 가장 원위부는 대뇌피질의 직접적인 조절을 받는다. 손의 자체기원근육을 조절하는 알파운동신경원은 C8 및 T1 척수분절의 뒤쪽등쪽외측기둥retrodorsolateral cell column에 위치하며, 이 운동뉴런은 이와 직접적으로 시냅스를 이루는 많은 피질척수섬유의 지배만 받는다.

따라서 세 군의 운동신경로가 운동를 조절한다. 배쪽내측군(내측전정척수로, 내측그물척수로)은 축 근육에 가장 강하게 영향을 미친다. 외측군(외측전정척수로, 외측그물척수로)은 근위부 및 원위부 팔다리근육에 강하게 영향을 미친다. 피질군은 축 운동을 담당하는 배쪽내측경로를 약하게 자극하며, 근위부 및 원위부 팔다리근육을 담당하는 외측경로를 이보다 약간 더 세게 자극하며, 오로지 개별 손가락의 매우 숙련된 운동을 조절한다.

속섬유막 병변 이후에 일어나는 회복

POSTCAPSULAR LESION RECOVERY

척수운동구조물과 척수위뇌간신경로 사이의 임상적 연관성은 속섬유막에서 일어난 피라미드로 손상 이후에 일어나는 기능 회복이 가장 전형적인 예이다. 속섬유막 병변 환자의 목 및 몸통 운동은 쉽게 회복되는데, 그 이유는 목 및 몸통 운동에는 피라미드로가 거의 관여하지 않기 때문이다. 목 및 몸통 운동과 연관되어 있는 주요 척수위조절은 배쪽내측신경로를 통해 일어난다. 팔다리에서는 근위부에서 원위부로 갈수록 기능 회복이 더욱 더디게 그리고 불완전하게 일어나는데, 그 이유는 이 부위의 운동은 피질척수로의 영향을 더 많이 받기 때문이다. 그럼에도 불구하고 근위부 및 원위부 팔다리근육은 외측운동로에 의해 강하게 영향을 받기 때문에 약간은 회복된다. 전적으로 피질척수로에 의해 조절되는 운동은 전혀 회복되지 않는다. 따라서 빠르고 독립적인 손가락 운동은 영구히 회복되지 않는다.

대뇌제거자세와 피질제거자세

DECEREBRATE AND DECORTICATE POSTURING

뇌간운동핵과 이들의 척수신경로는 국소병변의 위치를 파악하는데 제한적으로 이용된다. 그러나 이들의 활동도(또는 비활동도)는 뇌간 압박(대개 뇌탈출herni-

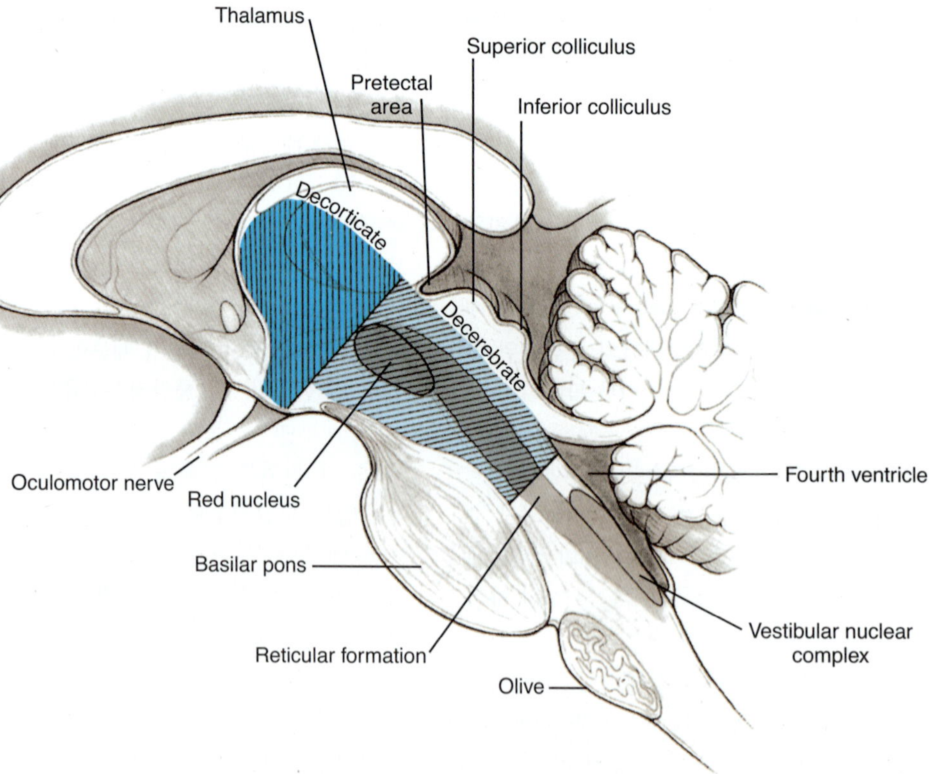

그림 7-3 비정상 자세와 연관된 손상 높이를 보여주는 뇌간의 내측면: 적색핵 상부 손상—피질제거자세; 중뇌 또는 입쪽 교뇌 손상—대뇌제거자세.

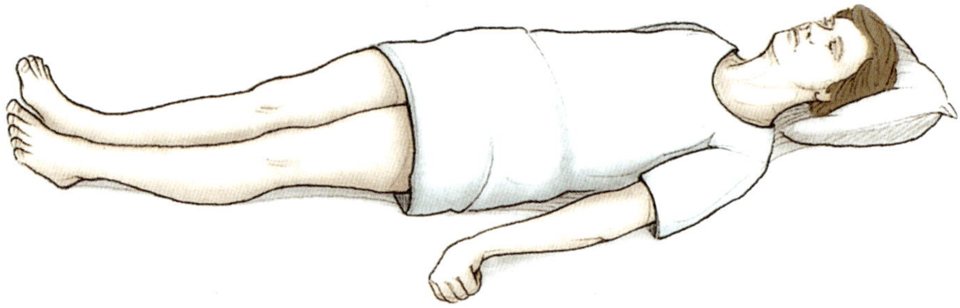

A. Decerebrate: upper and lower limbs extend

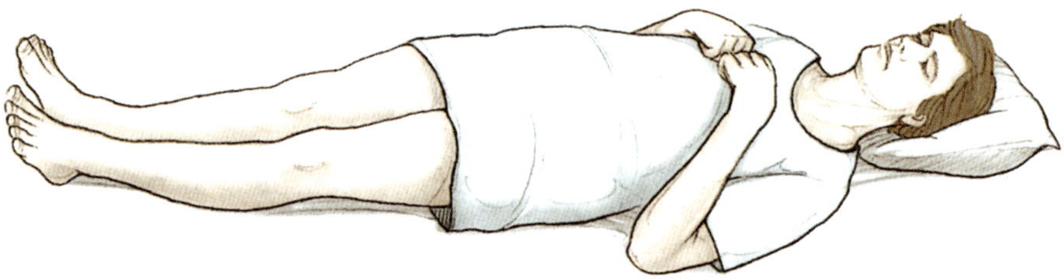

B. Decorticate: upper limbs flex, lower limbs extend

그림 7-4 혼수 상태에서 나타나는 비정상 자세. A. 대뇌제거자세(팔과 다리를 모두 폄). B. 피질제거자세(팔은 굽히고, 다리는 폄).

ation에 의해 일어남)이 일어난 혼수 환자에서 뇌간 손상 높이를 나타내는 지표로 활용할 수 있다.

뇌간 손상이 적색핵의 입쪽 말단 높이(입쪽 중뇌rostral midbrain)와 전정핵(중간 교뇌midpons) 사이에서 일어날 경우(그림 7-3), **대뇌제거자세**decerebrate posturing가 나타난다(그림 7-4). 대뇌제거자세(이 장 도입부에서 설명한 **임상증례** 참조)는 혼수 환자에게 적절한 자극(깜짝 놀랄 정도의 통증 자극 또는 청각 자극)을 가했을 때 환자가 팔과 다리를 모두 펴는 것을 말한다. 대뇌제거자세가 발생하는 이유는 정상적으로는 그물체를 억제해야 할 대뇌피질이 더 이상 그물체를 억제하지 못하기 때문이다. 그 결과 척수폄근운동뉴런이 그물체의 폄근촉진구역(적당한 유해자극에 의해 발생한 흥분파를 전달하는 신경로에 의해 활성화됨)에 의해 흥분하게 된다. 이 과정에는 외측전정핵도 밀접하게 연관되어 있다. 실험적으로 대뇌제거자세를 유발한 동물에서 관찰된 바와 같이 외측전정핵을 제거하면 대뇌제거자세가 현저히 완화된다.

뇌간 손상이 좀 더 상부(즉 적색핵 상부)에서 일어날 경우, **피질제거자세**decorticate posturing가 나타난다(그림 7-4). 피질제거자세는 혼수 환자에게 적절한 자극을 가했을 때 다리는 펴고extension 팔은 구부리는flexion 것을 말한다. 이 현상은 팔 굽힘근에 가장 강한 영향을 미치는 적색핵 같은 뇌간굽힘근 촉진중추의 활동을 보여준다.

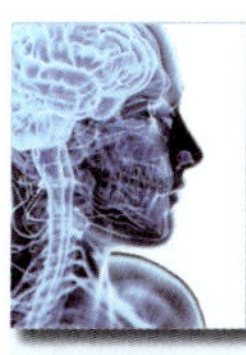

Clinical Connection

피질제거자세decorticate posturing의 뇌간 손상 부위는 대뇌제거자세decerebrate posturing의 뇌간 손상 부위보다 더 상부에 위치한다. 따라서 혼수 환자에서 자세가 대뇌제거자세로부터 피질제거자세로 바뀌는 경우에는 피질제거자세로부터 대뇌제거자세로 바뀌는 경우보다 예후가 더 좋다. 대뇌제거자세로부터 피질제거자세로 바뀌는 경우는 뇌간 손상 높이가 하부로부터 상부로 이동한 것인 반면, 피질제거자세로부터 대뇌제거자세로 바뀐 경우는 뇌간 손상 높이가 상부로부터 하부로 이동한 것이며, 뇌간 손상이 하부로 이동할 경우 연수에 중요한 호흡중추 및 심혈관중추가 위치하므로 생명이 위험해질 수도 있다.

연습문제
CHAPTER REVIEW QUESTIONS

질문

7-1. 척수하위운동신경원spinal LMN의 위치와 척수위뇌간신경로brainstem supraspinal paths의 위치간의 해부학적·생리학적 관계를 설명하라.

7-2. 섬유막뇌졸중capsular stroke에 의해 일어난 피라미드로pyramidal tract 병변 시 보이는 기능 회복 양상에 대해 설명하라.

7-3. 전정핵과 적색핵은 어느 뇌간 높이에 위치하는가?

7-4. 어떤 혼수 환자comatose patient가 피질제거자세decorticated posture를 나타내고 있다. 이 환자의 팔은 어떤 이유로 이런 자세를 나타내는가?

a. 피질척수로 축삭의 활동에 의해서
b. 전정핵의 활동에 의해서
c. 적색핵의 활동에 의해서
d. 목팽대의 굽힘근반사 활동에 의해서
e. 외측그물척수로의 비정상적 활동에 의해서

7-5. 비가역적 혼수coma를 초래하는 중뇌 병변은 어떤 구조물의 손상에 의해 발생하는가?

a. 적색핵red nuclei
b. 입쪽 높이의 정중곁중뇌paramedian midbrain at rostral levels
c. 흑색질substantia nigra
d. 위둔덕superior colliculus
e. 대뇌다리기저부cerebral crura

7-6. 뇌간의 상부구조물이 손상(뇌간은 손상되지 않음)된 혼수 환자에게 적절한 자극을 가하면 어떤 자세를 나타내는가?

a. 다리는 펴고extension, 팔은 오므린다flexion.
b. 각막반사corneal reflex가 소실된다.
c. 몸통실조truncal ataxia가 나타난다.
d. 비정상적인 인형눈반사abnormal doll's eye가 나타난다.
e. 측정이상증dysmetria이 나타난다.

정답 및 설명

7-1. 척수하위운동신경원은 척수전각에 내·외측 방향으로 배열되어 있다. 가장 내측에 분포하는 하위운동신경원은 가장 근위부 근육을 지배하며, 가장 외측에 분포하는 하위운동신경원은 가장 원위부 근육을 지배한다. 척수위뇌간신경로는 가장 가까운 하위운동신경원에 가장 큰 영향을 미친다. 배쪽내측신경로ventromedial paths인 내측전정척수로medial vestibulospinal tract와 내측그물척수로medial reticulospinal tract는 좀 더 내측하위운동신경원에 가까운 전섬유단으로 하행하며 축 근육axial muscle에 가장 크게 영향을 미친다. 척수위 외측신경로lateral supraspinal paths인 외측전정척수로lateral vestibulospinal tract와 외측그물척수로lateral reticulospinal tract, 적색척수로rubrospinal tract는 외측섬유단으로 하행하여 근위부 및 원위부 팔다리 근육에 가장 크게 영향을 미친다.

7-2. 섬유막뇌졸중에 의한 피라미드로 병변에 의해 초래된 반대쪽 팔다리마비는 대부분의 경우에 배쪽내측신경로ventromedial descending paths로부터 강한 입력을 받는 목과 몸통 운동이 점차 회복되기 시작하여 거의 완전히 회복된다. 팔다리 운동은 근위부로부터 원위부로 갈수록 외측신경로lateral descending paths의 영향이 약해진다. 그런 이유로 팔다리운동 회복은 근위부로부터 원위부 방향으로 일어나며, 목과 몸통에 비해 더 느리게 그리고 불완전하게 일어난다. 따라서 섬유막뇌졸중 이후의 기능 회복은 척수위뇌간신경로(배쪽내측신경로, 외측신경로)의 작용에 의해 일어나는 것으로 생각된다. 가장 원위부 근육의 정교한 운동은 오직 피라미드로pyramidal tract(단일시냅스로 해당 하위운동신경원과 연결되어 있음)에 의해서만 조절된다. 그런 이유로 빠르고 독립적인 손가락 운동은 영구히 회복되지 않는다.

7-3. 전정핵vestibular nuclei은 교뇌연수이음부pontomedullary junction에 위치하며, 적색핵red nuclei은 위둔덕superior colliculus 높이의 입쪽 중뇌rostral midbrain에 위치한다.

7-4. 정답: c

적색핵red nuclei은 주로 팔의 굽힘근운동뉴런upper limb flexor motor neurons에 영향을 미친다. 섬유막뇌졸중과 피라미드계가 손상된 경우, 반대쪽 아래팔은 굽힌 자세를 나타낸다(그림 6-5). 적색핵보다 더 상부가 손상된 혼수 환자는 팔은 굽히고 다리는 펴는 피질제거자세decorticate pos-

7-7. 척수에 분포하는 배쪽내측운동신경로ventromedial descending paths는 어느 신체 부위의 운동에 크게 영향을 미치는가?

a. 척주vertebral column

b. 팔arm

c. 아래팔forearm

d. 손가락fingers

e. 팔 전체entire upper limb

7-8. 속섬유막뇌졸중이 발생한 이후에 일어나는 운동기능의 부분적 회복은 여러 요인들에 의해 좌우된다. 그러나 신체 일부분의 마비는 지속되는데 그 이유는 무엇인가?

a. 척수위뇌간운동중추로 하행하는 피질투사로가 소실되기 때문이다.

b. 살아있는 피질척수로 축삭의 가소성에 한계가 있기 때문이다.

c. 등쪽외측하위운동신경원으로 재분포되는 척수위운동신경로의 가소성이 희소돌기아교세포 억제oligodendroglia inhibiton에 의해 차단되기 때문이다.

d. 일부 하위운동신경원은 오로지 피질척수로의 명령만 받기 때문이다.

e. 하위운동신경원으로 내려오는 척수위운동입력을 제한할 정도로 일차감각입력의 영향이 증가하기 때문이다.

7-9. 전섬유단과 외측섬유단(앞쪽 절반)의 양쪽을 신경외과적으로 파괴한 환자는 어떤 이상을 나타내겠는가?

a. 양측이완마비bilateral flaccid paralysis를 나타낸다.

b. 양측에서 바빈스키반응bilateral Babinski responses을 나타낸다.

c. 양측에서 경축bilateral rigidity을 나타낸다.

d. 대뇌제거자세decerebrate posturing를 나타낸다.

e. 비교적 정상적인 운동 활동을 나타낸다.

ture를 나타낸다.

7-5. 정답: b

대뇌피질의 각성에 관여하는 모노아민신경로와 콜린신경로는 뇌간에 분포하며 입쪽 중뇌의 정중결구역paramedian area으로 모여든다. 이 신경로들이 양쪽 모두 차단되면 대뇌피질을 각성시킬 수 없으므로 혼수가 일어나게 된다.

7-6. 정답: a

피질제거자세decorticated posture는 온전한 척수위뇌간운동중추(적색핵은 팔 굽힘근을 촉진하고, 전정핵은 다리 폄근을 촉진함)에 의해 일어난다.

7-7. 정답: a

척수배쪽내측신경로는 내측운동뉴런기둥에 위치한 알파운동신경원으로 향하며 그 경로는 주로 긴척수고유뉴런을 통한다.

7-8. 정답: d

팔다리의 가장 원위부 근육을 지배하는 하위운동신경원은 오직 피라미드로pyramidal tract로부터 내려오는 척수위하행신경로에 의해서만 명령을 받는다. 따라서 피라미드로가 손상된 경우 고도로 숙련된 원위부 운동은 완전히 그리고 영구적으로 소실된다.

7-9. 정답: e

난치성 통증을 치료하기 위해 전외측척수백색질에 분포하는 상행통각로를 절단하는 수술을 한다. 이 통각신경로들은 뇌간운동중추로부터 내려오는 하행운동로들과 섞여 있다. 사람에서 척수위하행운동로와 상행통각로를 절단하였을 때 수의운동은 외측피질척수로가 손상되지 않는 한 정상적으로 유지된다고 알려져 있다.

8 기저핵: 운동이상

The Basal Ganglia: Dyskinesia

63세 남성이 지난 3년간 계속 심해지는 손 떨림과 몸 전체의 경직으로 고생하고 있다. 그는 어깨와 몸통을 굽혀 구부정한 자세를 취하고 있으며, 양팔을 굽혀 몸통에 붙이고 발을 끌면서 느리게 걷는다. 그는 무표정한 얼굴을 하고 있고 표정을 전혀 바꾸지 않아 마치 가면을 쓰고 있는 것 같다. 아무것도 하지 않는 상태에서는 양쪽 손에서 알약을 굴리는 듯한 안정시떨림resting tremor을 나타내며, 떨림은 펜을 잡을 때와 같이 수의운동을 할 때는 일시적으로 멈춘다. 신경학적 진찰에서 근육긴장항진hypertonicity이 전반적으로 나타났고, 근육을 피동적으로 신전시킬 때 모든 방향에서 저항이 느껴졌다. 이 환자는 팔다리를 거의 움직이지 않았지만 신체 어느 부위에서도 마비나 감각이상은 발견되지 않았다.

'기저핵바닥핵·basal ganglia'은 대뇌반구cerebral hemisphere와 간뇌diencephalon, 중뇌midbrain의 심부에 위치한 커다란 신경핵 덩어리를 가리키는 용어이다. 기저핵은 운동 조절에서 의도한 운동desired movements은 실행되도록 하면서 이와 동시에 의도하지 않은 운동competing, nonintended movements은 실행되지 않도록 하는 이중 기능을 한다. 기저핵 이상은 **파킨슨병Parkinson disease**과 **헌팅턴병Huntington disease** 등 각종 **운동질환**을 초래하며, 이때 의도한 수의운동voluntary intended movement과 의도하지 않은 불수의운동involuntary unintended movement이 함께 나타날 수 있다. 기저핵basal ganglia은 대뇌반구에 위치하는 줄무늬체선조체·corpus striatum와 간뇌에 위치하는 시상밑핵subthalamic nucleus, 중뇌에 위치하는 흑색질substantia nigra을 합쳐서 부르는 용어이다.

줄무늬체 선조체·CORPUS STRIATUM

줄무늬체corpus striatum는 해부학적으로 꼬리핵미상핵·caudate nucleus과 렌즈핵lentiform nucleus으로 나뉜다. 이 핵들은 대뇌반구 심부에 위치한 두 개의 커다란 핵덩어리이며, '콤마' 모양으로 생긴 꼬리핵은 외측뇌실 벽에 위치한다(그림 8-1). 꼬리핵caudate nucleus은 머리head와 몸통trunk, 꼬리tail로 나뉜다. 머리head는 꼬리핵 중 가장 큰 부위이며 외측뇌실 앞뿔anterior horn of the lateral ventricle 속으로 돌출되어 있다. 머리head는 뒤쪽으로 가면서 점점 가늘어져 뇌실사이구멍뇌실간공·interventricular foramen 위치에서 몸통body이 된다. 꼬리핵 꼬리tail는 몸통body으로부터 이어져 아래 방향으로 활 모양으로 휘어진 후 앞쪽의 측두엽관자엽·temporal lobe 속으로 들어가며, 그곳에서 편도핵amygdaloid nucleus으로 이어진다(그림 8-2A).

쐐기 모양인 렌즈핵lentiform nucleus은 세부 구조물인 조가비핵피각·putamen과 창백핵담창구·globus pallidus으로 이루어져 있다(그림 8-2B, 그림 8-3~4). 조가비핵putamen은 바깥섬유막external capsule과 창백핵globus pallidus 사이에 위치하며 가장 외측에 있다. 창백핵

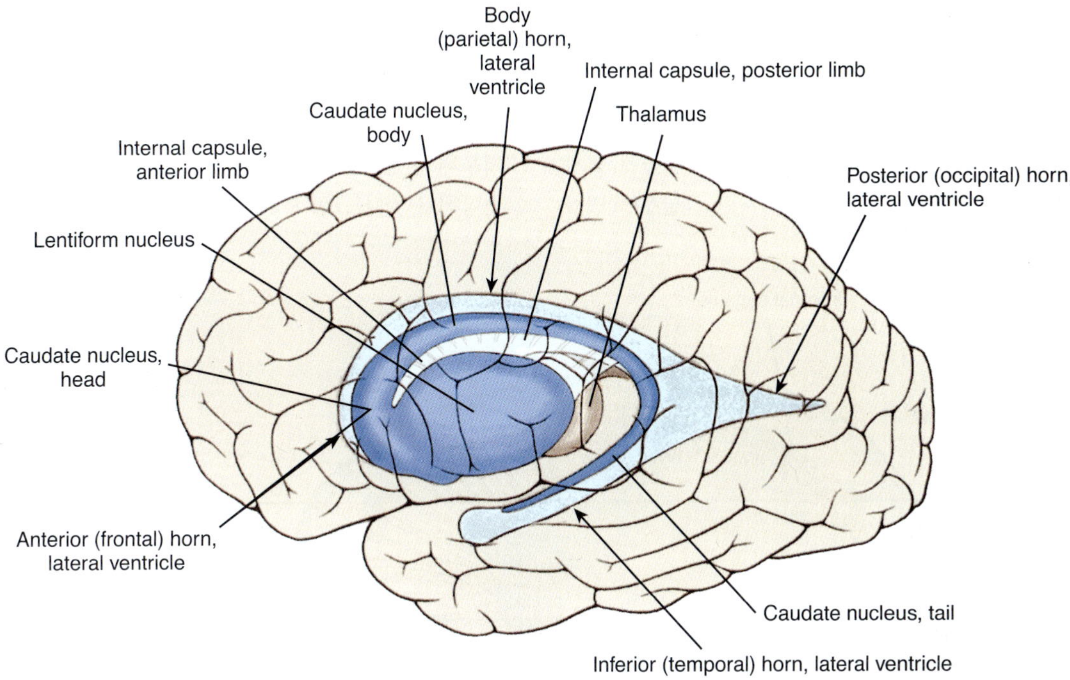

그림 8-1 외측면에서 본 좌측 대뇌반구의 줄무늬체와 그 주변 구조물과의 관계.

globus pallidus은 조가비핵putamen과 속섬유막internal capsule 사이에 위치하며, 창백외핵lateral part과 창백내핵medial part으로 이루어져 있다.

렌즈핵lentiform nucleus은 속섬유막뒤다리posterior limb of the internal capsule에 의해 시상thalamus과 경계를 이루며(그림 8-2~5), 위쪽에서는 **속섬유막앞다리 anterior limb of the internal capsule**에 의해 꼬리핵 머리와 경계를 이룬다. 조가비핵putamen은 아래쪽에서 속섬유막앞다리까지 이어져 있는 가느다란 회색질 가닥에 의해 꼬리핵과 합쳐진다(그림 8-2B, 그림 8-5). 줄무늬체 절편brain slice을 관찰해 보면 회색질과 백색질이 교대로 나타나 줄무늬striated appearance처럼 보이는데 그런 이유로 줄무늬체corpus striatum라는 이름으로 불리게 되었다.

꼬리핵caudate nucleus과 조가비핵putamen은 형태학적으로 그리고 생리학적으로 매우 유사하므로 둘을 합쳐서 새줄무늬체striatum·neostriatum라고 부른다. 새줄무늬체striatum는 두 유형의 중간크기가시뉴런medium-sized spiny neuron으로 이루어져 있는데, 이들이 포함하고 있는 도파민수용체의 종류(D1수용체, D2수용체)나 축삭이 창백외핵lateral pallidum 또는 창백내핵medial pallidum으로 투사함에 따라 기능적 유형이 결정된다. 그러나 창백핵globus pallidus(기능적으로 분류할 때는 그냥 pallidum이라고 함)은 형태학적으로 그리고 생리학적으로 줄무늬체corpus striatum에 속하는 다른 구조물들과는 차이를 보인다. 그 결과 줄무늬체corpus striatum는 구조적으로는 꼬리핵caudate nucleus과 조가비핵putamen, 창백핵globus pallidus으로 나누지만, 기능적으로는 새줄무늬체striatum와 창백핵pallidum으로 나눈다(그림 8-6).

시상밑핵 SUBTHALAMIC NUCLEUS

시상밑핵은 시상밑부subthalamus(시상보다 배쪽에 그리고 시상하부보다 외측에 위치하는 쐐기 모양의 간뇌 구조물)에 존재하는 가장 큰 핵 덩어리이다. 시상밑부에는 (1) 불확정구역zona incerta(등쪽외측에 위치), (2) 적색핵앞구역prerubral field(등쪽내측에 위치), (3) 시상밑핵subthalamic nucleus(배쪽에 위치)이 존재한다. 시상밑핵은 양면이 볼록해 쉽게 찾을 수 있으며 대뇌다리기저부cerebral crus의 맨 위쪽 부분의 팔에 위치하고 흔히 속섬유막의 다리부위pendular part of the internal capsule라 불린다.

흑색질 흑질 SUBSTANTIA NIGRA

흑색질은 중뇌(그림 8-7)에서 가장 큰 핵 덩어리로 전체 중뇌에 걸쳐 분포하며 심지어 더 위쪽의 시상밑부와 중첩되기도 한다(그림 8-4). 흑색질은 등쪽에 위치한 **치밀부**compart part와 배쪽에 위치한 **그물부**reticular part로 이루어져 있다. 흑색질치밀부compact nigra는 **멜라닌**melanin을 포함하고 있는 뉴런들을 포함하고 있어 검게 보인다. 흑색질그물부reticular nigra는 대뇌다리기저부의 신경다발들과 섞이며 치밀부보다 더 입쪽으로 연장되어 있다(그림 8-4). 흑색질그물부 뉴런은 형태학

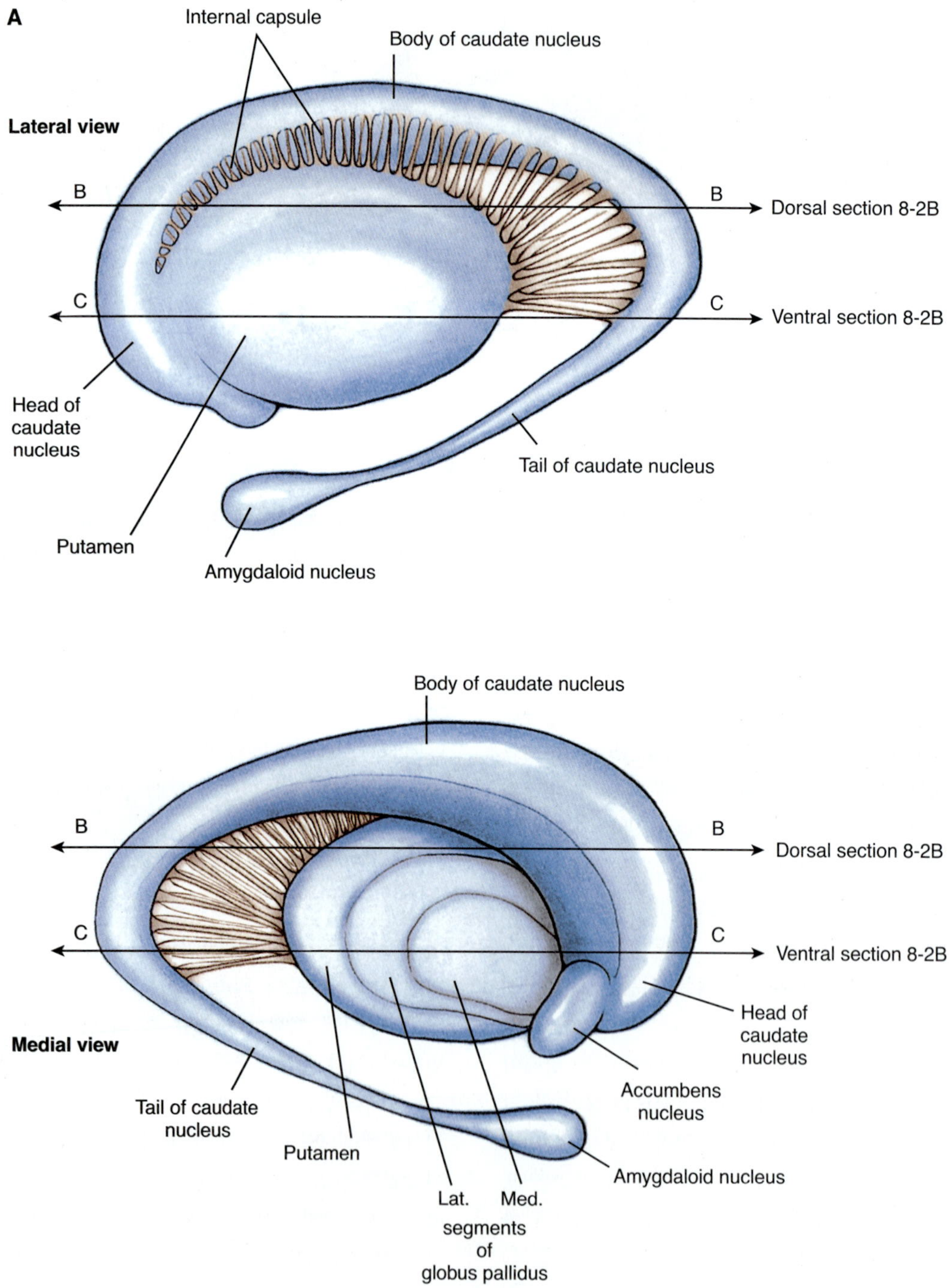

그림 8-2 **A.** 좌측 줄무늬체와 편도핵의 외측면과 내측면. 수평선 B-B와 C-C는 B와 C의 높이를 나타낸다.

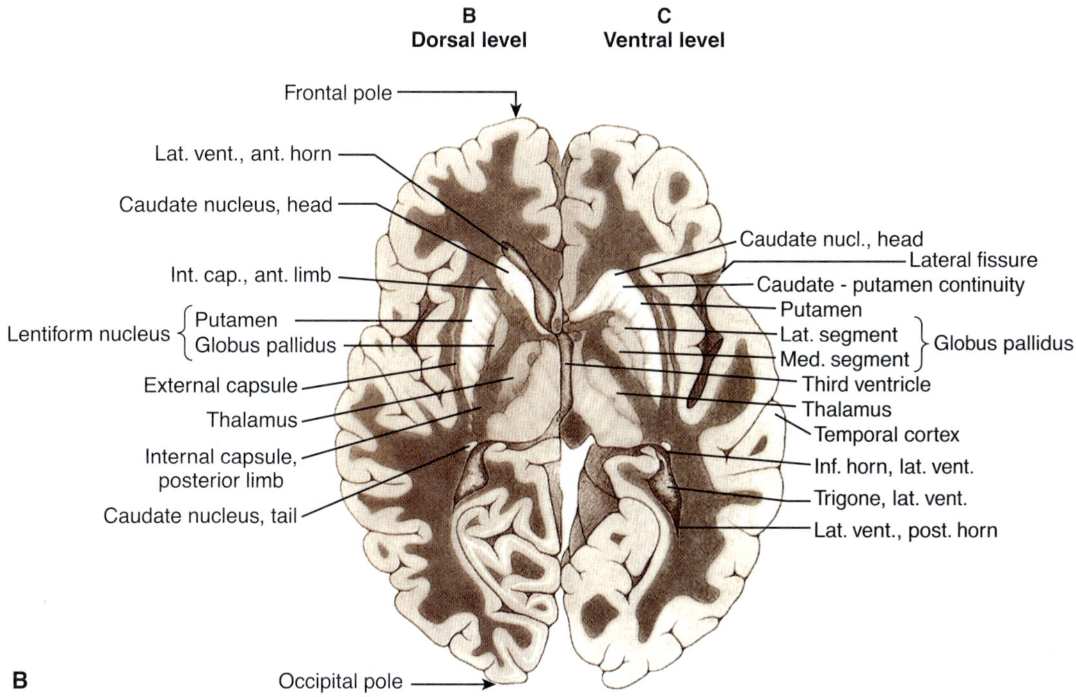

B

그림 8-2 (계속) **B.** 줄무늬체의 등쪽 높이(수평선 B-B)를 지나는 수평단면. **C.** 줄무늬체의 배쪽 높이(수평선 C-C)를 지나는 수평단면.

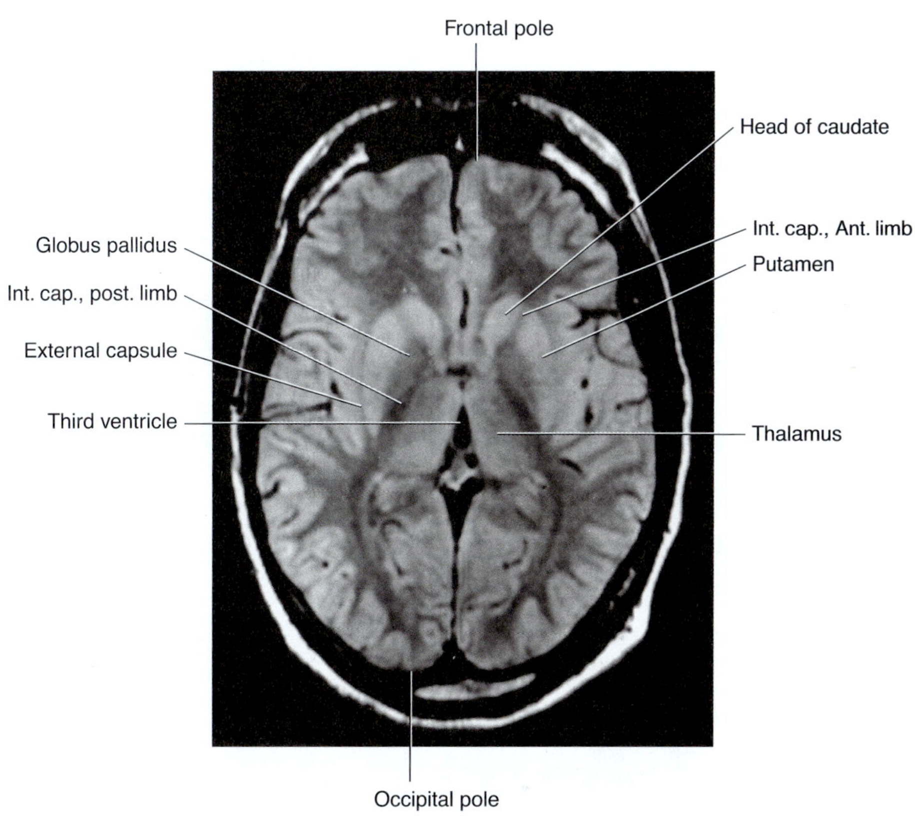

그림 8-3 그림 8-2C와 비슷한 높이의 수평면horizontal plane(축면axial plane)에서 촬영한 자기공명 영상.

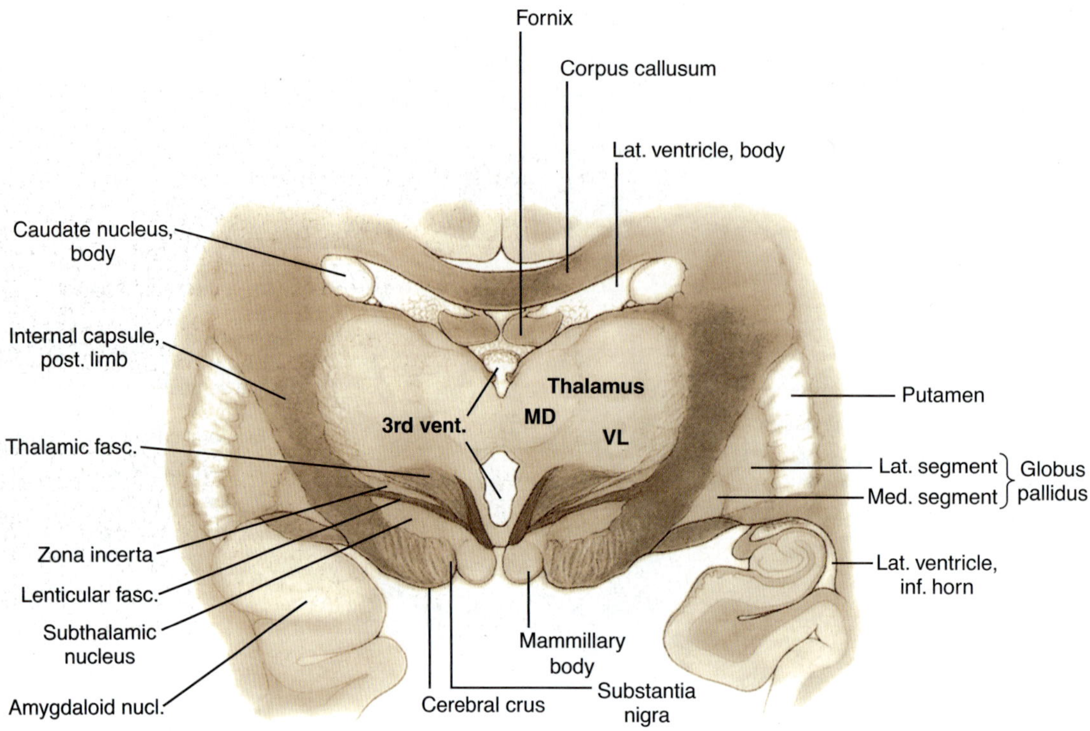

그림 8-4 시상밑부subthalamus와 유두체mammillary body를 지나는 관상단면coronal plane.

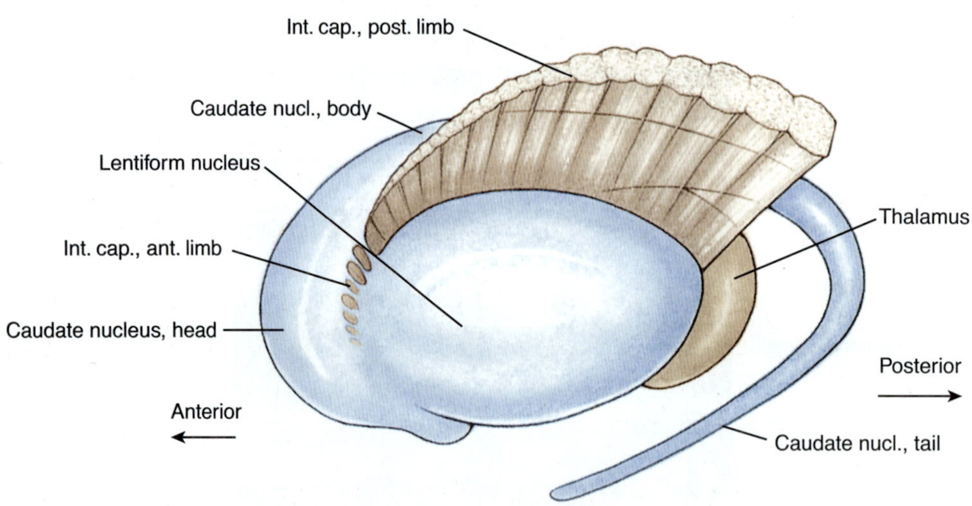

그림 8-5 좌측 외측면에서 본 줄무늬체corpus striatum와 속섬유막internal capsule의 관계.

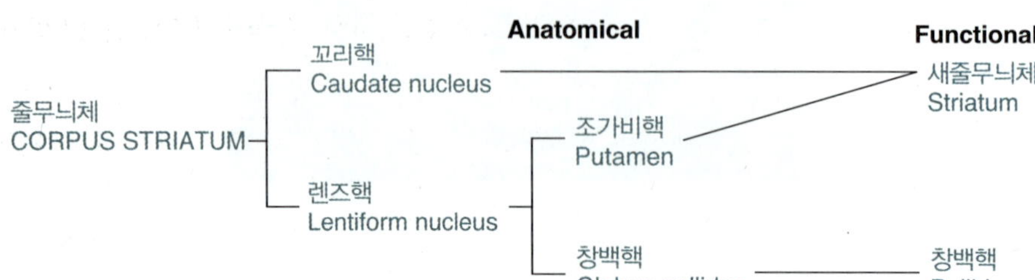

그림 8-6 줄무늬체corpus striatum의 해부학적 구분과 생리학적 구분.

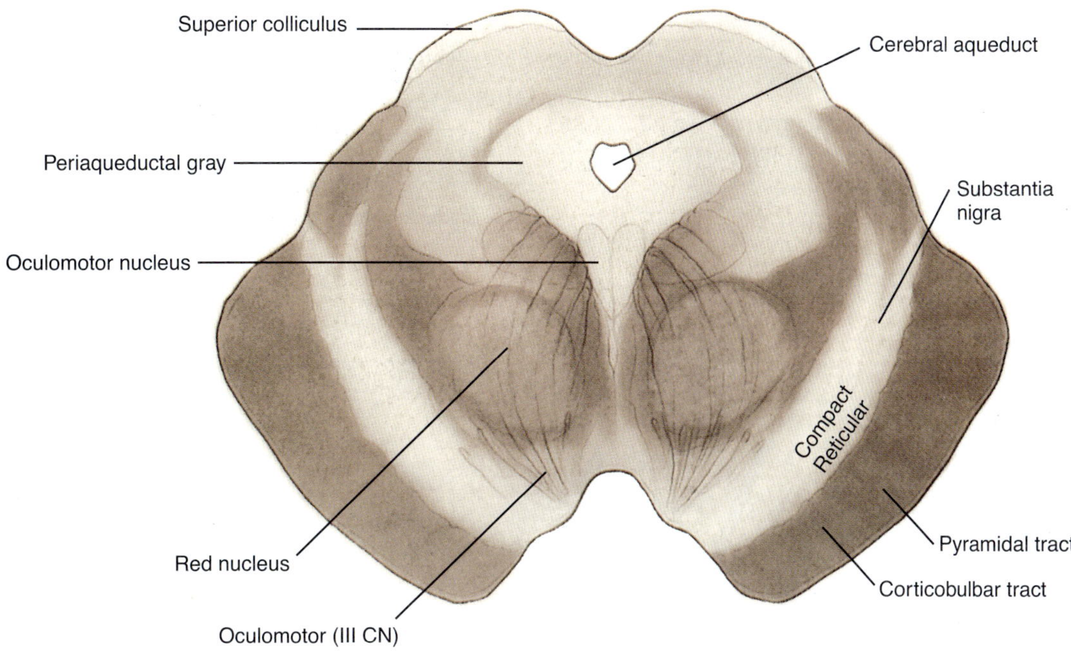

그림 8-7 입쪽 중뇌 높이의 횡단면.

적·생리학적·기능적으로 창백내핵medial pallidum 뉴런과 동일하다. 실제로 대뇌다리기저부cerebral crus의 가장 입쪽에 산재해 있는 뉴런의 축삭과 더불어 속섬유막과의 연결로를 통해 창백내핵medial pallidum과 연결되어 있다(그림 8-4).

기저핵 신경로

CONNECTION OF THE BASAL GANGLIA

개요 OVERVIEW

기저핵은 수많은 병행회로(몸 형태 배열을 나타내며, 각 회로는 서로 다른 기능에 관여함)를 통해 시상thalamus 및 대뇌피질cerebral cortex과 연결되어 있다. 이 장에서 중점적으로 다루는 감각운동회로sensorimotor circuit는 시상피질투사로를 통해 전운동피질PMC과 보조운동피질SMA, 일차운동피질MI로 정보를 전달함으로써 수의운동을 조절하는 기저핵basal ganglia을 지나는 신경로이다. 이 장에서는 안구운동eye movements이나 비운동행동nonmotor behaviors(기분mood, 인지cognition 등)에 관여하는 병행회로는 다루지 않는다.

기저핵 신경로(그림 8-8A)는 매우 복잡하므로 몇 가지 성분으로 나눠 설명한다.

1. 기저핵 바깥으로부터 들어오는 입력
2. 기저핵간의 상호연결
3. 기저핵으로부터 다른 운동중추로 나가는 출력

입력 INPUT

기저핵은 주로 대뇌피질cerebral cortex로부터 입력을 받는다(그림 8-8A). 사실상 모든 대뇌피질 영역은 질서정연하게 새줄무늬체striatum로 투사한다. 이러한 피질줄무늬체투사로corticostriatal projection는 대부분 속섬유막앞다리anterior limb of the internal capsule를 통해 직접적으로 꼬리핵caudate nucleus과 조가비핵putamen으로 들어간다. 대뇌피질의 운동영역motor area과 전운동영역premotor area, 체성감각영역somatosensory area으로부터 출발한 피질줄무늬체투사로corticostriatal projection는 몸형태 배열을 유지한 채 조가비핵putamen으로 들어간다. 시상으로부터 새줄무늬체로 들어오는 입력은 시상의 수질판내핵intralaminar nuclei에서 출발한다. 운동영역과 전운동영역으로부터 출발한 피질투사로는 직접적으로 시상밑핵subthalamic nucleus으로도 향한다.

상호연결 INTERCONNECTIONS

기저핵을 상호연결하는 가장 중요한 연결로는 다음과 같다.

1. 새줄무늬체striatum와 흑색질substantia nigra간의 상호

연결로

2. 창백핵pallidum과 시상밑핵subthalamic nucleus간의 상호연결로

3. 많은 새줄무늬체창백투사로striatopallidal projection

몸 형태 배열을 나타내는 새줄무늬체흑색질투사로striatonigral projection는 모든 새줄무늬체striatum 부위로부터 기원하여 주로 흑색질그물부reticular nigra에 종지한다. 새줄무늬체흑색질투사로와 방향이 반대인 흑색질새줄무늬체투사로nigrostriatal projection는 흑색질치밀부compact nigra에서 기원하여 꼬리핵caudate nucleus과 조가비핵putamen에 종지한다.

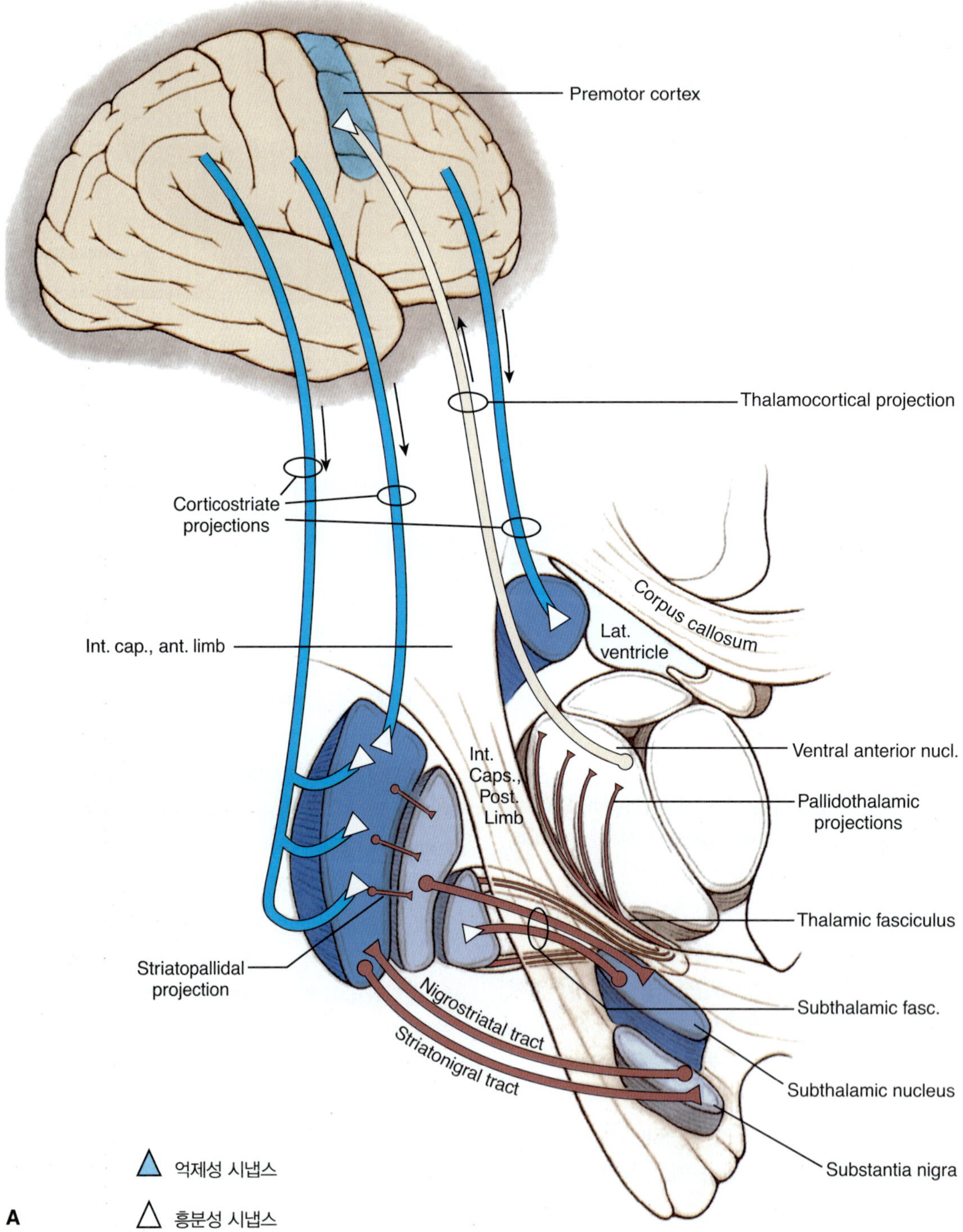

그림 8-8 **A.** 기저핵의 주요 연결로를 나타낸 모식도. 흥분성 시냅스: 백색 삼각형; 억제성 시냅스: 청색 삼각형.

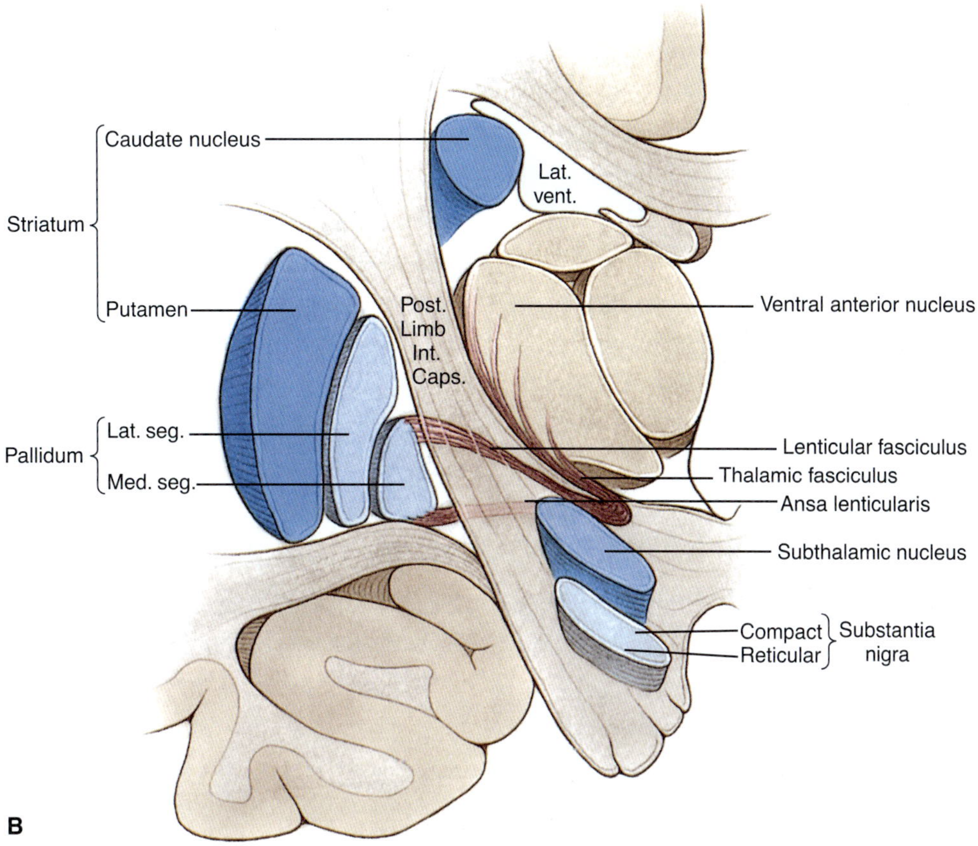

그림 8-8 (계속) B. 기저핵의 주요 출력을 나타낸 모식도. 창백시상투사로pallidothalamic projection의 위치.

창백핵pallidum과 시상밑핵subthalamic nucleus은 시상밑다발subthalamic fasciculus에 의해 상호연결되며, 시상밑다발은 창백핵과 시상밑핵 사이에 위치하는 속섬유막을 교차하는 작은 신경다발이다. 창백시상밑핵섬유pallidosubthalamic fiber는 주로 창백외핵lateral pallidum으로부터 출발하는 반면, 시상밑핵창백섬유subthalamopallidal fiber는 주로 창백내핵medial pallidum으로 투사한다(그림 8-8A).

모든 새줄무늬체 부위와 창백핵 부위는 새줄무늬체창백투사로striatopallidal fiber에 의해 연결되어 있다. 새줄무늬체창백투사로는 직접적으로 또는 간접적으로 연결되어 있는데, 이들을 각각 직접경로direct pathway와 간접경로indirect pathway라고 부른다. D1수용체D1 receptor를 포함하고 있는 중간크기가시뉴런medium-sized spiny neuron은 창백내핵medial pallidum으로 투사하는 반면, D2수용체D2 receptor를 포함하고 있는 중간크기가시뉴런은 창백외핵lateral pallidum으로 투사한다. 피질새줄무늬체투사로corticostriate projection와 새줄무늬체창백투사로striatopallidal projection는 몸 형태 배열을 나타내므로 특정 대뇌피질 부위는 피질새줄무늬체창백신경로corticostriatopallidal pathway를 통해 특정 창백핵 부위에 영향을 미치게 된다.

출력 OUTPUT

기저핵의 주 출력핵은 창백내핵medial pallidum이며, 창백내핵은 시상thalamus에 강한 영향을 미친다. 창백시상섬유pallidothalamic fiber는 창백내핵에서 기원하며, **렌즈다발lenticular fasciculus**과 **렌즈고리ansa lenticularis**라는 두 개의 신경다발을 형성한다. 렌즈다발lenticular fasciculus은 창백내핵 등쪽부위(그림 8-8B)에서 기원하여 처음에는 속섬유막뒤다리를 통해 내측으로 주행한 다음 이어서 시상밑핵subthalamic nucleus과 불확정구역zona incerta 사이의 시상밑부subthalamus를 통과한다(그림 8-4). 렌즈고리ansa lenticularis는 창백내핵 배쪽부위(그림 8-8B)에서 기원하여 속섬유막 앞쪽에서 고리 모양을 이룬 후 시상밑부로 들어간다. 두 신경다발은 합쳐져 **시상다발thalamic fasciculus**(그림 8-4, 그림 8-8)을 이루며, 시상다발은 시상의 배쪽전핵ventral anterior nucleus [VA]으로 주행한다. 배쪽전핵VA으로 전달된 창백핵의 영향은 시상피질투사로thalamocortical projection를 통해 대뇌피질의 전운동영역PMC으로 전달되며, 이어서 운동피질MI과 상위운동신경원UMN으로 투사한다. 따라서 기저핵은 결국 피라미드계를 통해 운동에 영향을 미치게 된다.

위에서 설명한 두드러진 창백시상연결로 이외에 흑색질그물부reticular nigra로부터 시상thalamus으로 들어가는 투사로도 몇 개 존재한다. 이러한 흑색질시상섬유nigrothalamic fiber는 주로 배쪽전핵VA으로 투사하며 주로 머리 및 안구 운동과 연관되어 있는 것으로 보인다.

기능적 고찰 FUNCTIONAL CONSIDERATIONS

여러 기저핵 부위의 생리학적 기능과 주요 신경전달물질들의 기능이 점점 더 많이 밝혀지고 있다(그림 8-9). 대뇌피질cerebral cortex은 **글루탐산glutamate**을 이용하여 새줄무늬체striatum와 시상밑핵subthalamic nucleus를 흥분시킨다. 도파민dopamine을 이용하는 흑색질새줄무늬체투사로nigrostriatal projection는 D1수용체를 가진 새줄무늬체뉴런striatal neuron은 흥분시키고, 주로 D2수용체를 가진 새줄무늬체뉴런은 억제시킨다. 새줄무늬체는 **감마아미노부티르산γ-aminobutyric acid [GABA]**을 이용하여 흑색질그물부reticular nigra와 창백핵pallidum(창백내핵과 창백외핵)을 억제한다. 글루탐산을 통한 흥분성 신호가 대뇌피질로부터 시상밑핵으로 그리고 시상밑핵으로부터 창백핵으로 전달된다. 창백핵과 흑색질그물부는 GABA를 통해 시상의 배쪽전핵VA을 억제한다. 배쪽전핵VA은 전운동영역PMC을 흥분(글루탐산을 이용함)시킨다.

기저핵은 운동프로그램을 실행시키기도 하고 억제시키기도 함

MOVEMENT PROGRAMS ARE ENABLED OR INHIBITED BY THE BASAL GANGLIA

긴장성으로 흥분하는 창백시상투사로pallidothalamic projection 및 흑색질시상투사로nigrothalamic projection는

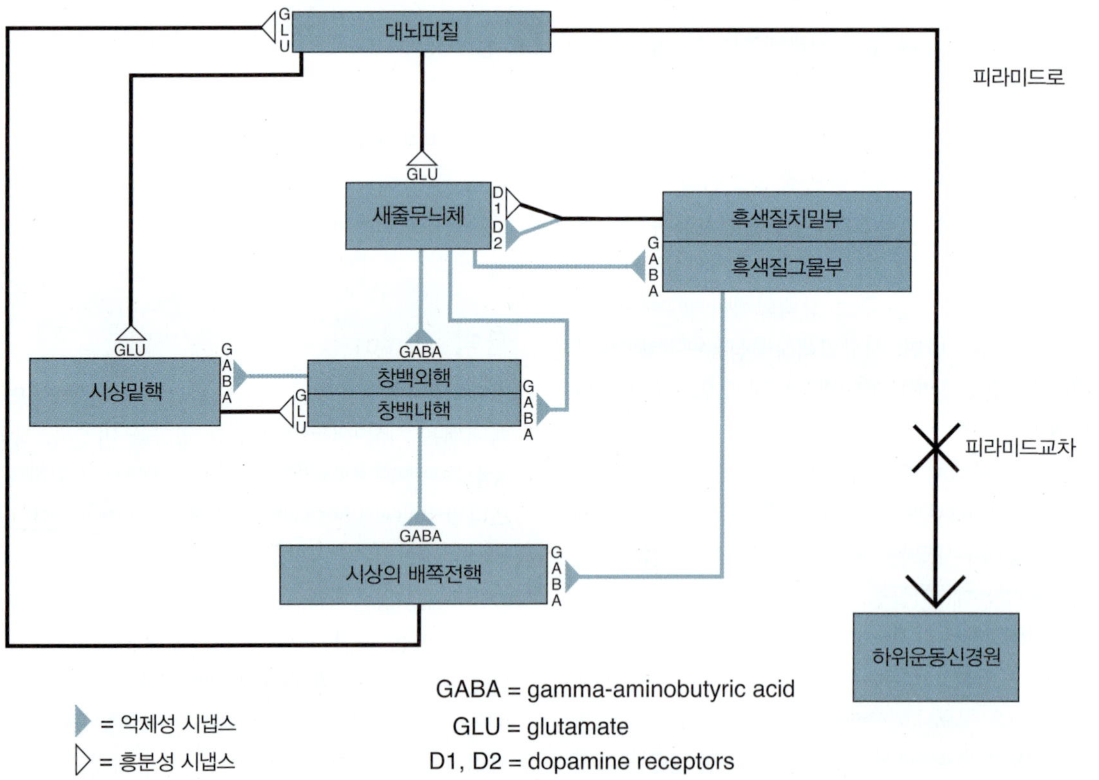

그림 8-9 기저핵에 존재하는 주요 회로와 각 부위에 분포하는 신경전달물질. 흥분성 시냅스: 백색 삼각형; 억제성 시냅스: 청색 삼각형.

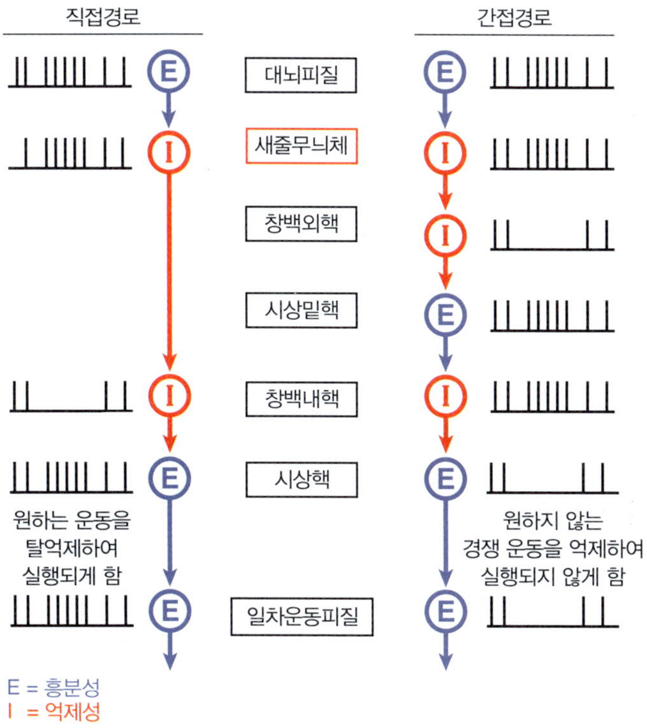

그림 8-10 기저핵은 창백내핵으로 들어가는 직접경로와 간접경로의 균형 잡힌 활동에 의해 수의운동을 조절하므로 원하는 운동을 선택적으로 탈억제하고, 원하지 않는 운동을 억제한다. 시상 배쪽전핵VA 뉴런은 전운동피질PMC로 투사한 다음 이어서 일차운동피질MI로 투사한다.

식섭 시상의 배쪽전핵VA을 억제하므로 대뇌피질의 활성을 방해(시상피질투사로thalamocortical projection를 통함)하게 된다. 이 억제는 새줄무늬체striatum로부터 창백내핵medial pallidum으로 향하는 병행경로인 직접경로direct pathway와 간접경로indirect pathway에 의해 별도로 조정된다(그림 8-10). 직접경로direct pathway를 통해 일어나는 의도한 운동 활동intended movement activity은 대뇌피질cerebral cortex이 일부 새줄무늬체뉴런striatal neuron을 흥분시킴으로써 개시되고, 이어서 새줄무늬체뉴런은 창백내핵뉴런medial pallidal neuron을 억제하고, 창백내핵뉴런은 시상뉴런thalamic neuron을 억제시켜 일어나게 된다. 결국 시상뉴런이 탈억제disinhibition되므로 시상피질투사로thalamocortical projection 활동이 증가되어 피질뉴런cortical neuron을 흥분시키게 된다. 이와는 반대로, 간접경로indirect pathway에 의해서는 대뇌피질이 다른 새줄무늬체뉴런striatal neuron을 흥분시키고 이 새줄무늬체뉴런은 창백외핵lateral pallidal neuron을 억제시킴으로써 시상밑핵뉴런subthalamic neuron을 탈억제disinhibition시키므로 창백내핵뉴런medial pallidal neuron은 더욱 흥분하게 된다. 따라서 시상뉴런thalamic neuron을 더 많이 억제하게 되므로 피질뉴런cortical neuron은 비활성화inactivation된다.

도파민dopamine은 D1수용체와 D2수용체를 활성화시킴으로써 직접경로와 간접경로 활동에 서로 다른 영향을 미친다. 직접경로에 관여하는 새줄무늬체뉴런striatal neuron은 직접경로 활동을 촉진하는 D1수용체를 포함하고 있는 반면, 간접경로에 관여하는 새줄무늬체뉴런striatal neuron은 간접경로 활동을 억제하는 D2수용체를 포함하고 있다. 직접경로와 간접경로는 운동을 조절하기 위해 정상적으로 함께 작용을 하며, 전두엽피질영역이 원하는 운동 프로그램을 실행할 수 있도록 도와준다. 직접경로를 통해 작용을 나타내는 피질흥분은 특정 운동 프로그램 활성에 필요한 시상뉴런을 제때 탈억제disinhibition시키므로 대뇌피질 운동영역이 적절한 운동을 개시하도록 도와준다. 같은 시기에 함께 작용하는 간접경로의 활성은 경쟁적인 운동 프로그램에 관여하는 다른 시상뉴런을 억제시킨다. 정리하면, 기저핵에 존재하는 직접경로는 일부 시상피질투사뉴런thalamocortical projection neuron을 선택적으로 탈억제disinhibition시킴으로써 원하는 수의운동을 담당하는 대뇌피질을 흥분시킬 수 있고, 간접경로는 다른 시상피질투사뉴런thalamocortical projection neuron을 선택적으로 억제inhibition시킴으로써 원하지 않는 운동을 억제시킬 수 있다.

기저핵 질환의 징후

MANIFESTATIONS OF BASAL GANGLIA DISORDERS

기저핵 질환에 의해 발생하는 이상소견은 ① 흑색질substantia nigra이 정상적으로 새줄무늬체striatum에 나타내던 조절 활동의 소실 또는 ② 새줄무늬체striatum와 시상밑핵subthalamic nucleus이 정상적으로 창백핵pallidum에 나타내던 조절 활동의 소실에 의해 일어나는 직접경로 활동과 간접경로 활동의 불균형에 의해 초래된다. 영장류, 특히 사람의 대뇌피질은 '최상위'운동중추'supreme' motor center이다. 사람의 대뇌피질은 감각 입력을 받아들이며, 대뇌피질 연합영역은 운동 욕구를 생성한다. 새줄무늬체striatum는 대뇌피질 대신에 원하는 운동desired movement의 수행 및 상충하는 운동conflicting movement(원하는 운동을 수행할 때 동시에 생성되는 운동)의 억제에 필요한 모든 특정 운동프로그램에 대한 순서 설정과 관련된 기능을 수행한다. 새줄무늬체는 기저핵의 주 출력핵인 창백내핵medial pallidum을 통해 운동을 허용하고 조절하며, 창백내핵에서 출발한 정보는 시상의 배쪽전핵VA을 경유하여 전운동피질PMC로 전달된다. 전운동피질PMC은 운동피질MI과 상위운동신경원UMN과의 연결을 통해 복잡한 수의운동을 편성하는 역할을 한다. 새줄무늬체 출력striatal output과 창백핵 출력pallidal output의 미세조정이 각각 흑색질substantia nigra과 시상밑핵subthalamic nucleus과의 상호연결을 통해 일어난다.

기저핵 질환이 생기면 **음성징후negative sign**와 **양성징후positive sign**가 나타난다. 음성징후는 환자가 실행하기를 원하지만 실행하지 못하는 운동을 말하며, 양성징후는 환자가 실행하기를 원하지 않지만 막지 못하고 실행되는 운동을 말한다. 음성징후는 더 이상 활동을 나타내지 못하는 비정상 뉴런에 의해 일어난다. 양성징후는 다른 운동계 부분의 조절 소실이나 해제에 의해 일어나므로 비정상적인 운동양상으로 나타나게 된다.

음성징후 NEGATIVE SIGNS

기저핵 질환에 의한 음성징후로는 **운동불능운동못함·akinesia**과 **운동완만운동느림·bradykinesia**, 비정상적 자세조절abnormal postural adjustment을 들 수 있다. 운동불능akinesia은 운동 시작 시 머뭇거리는 것을 말하며, 운동완만bradykinesia은 느리게 운동을 실행하는 것을 말한다. 운동불능akinesia이나 운동완만bradykinesia은 불완전마비paresis나 마비paralysis에 의해 초래되는 징후가 아니다(기저핵 질환에서는 불완전마비나 마비는 일어나지 않음). 비정상적 자세조절abnormal postural adjustment 때문에 머리와 몸통은 앞으로 굽혀지고, 넘어지거나 자세가 기울어질 때 또는 앉거나 몸을 기댄 다음 다시 일어나려고 할 때 적절한 자세를 취하지 못한다. 파킨슨병 환자의 주요 위험인자는 자세불안정postural instability과 낙상falling이다. 한 유형의 비정상적 자세조절을 근육긴장이상dystonia에서 볼 수 있는데, 근육긴장이상은 자발적으로 나타내는 비정상적으로 고정된 자세를 말한다. 이러한 이상은 창백핵globus pallidus 양쪽에 병변이 있을 때 나타나며, 이 경우에 환자는 머리와 몸통을 똑바로 세울 수 없다(환자는 목을 굽히므로 턱이 가슴에 닿게 되며, 걸을 때 허리에서 몸통을 굽히므로 몸통은 거의 수평을 이룸). 이렇게 되는 이유는 직접경로의 흥분 활동이 변화됨으로써 시상뉴런의 억제가 증가되어 하행성 피라미드로에 대한 시상피질 활동이 감소되기 때문인 것으로 생각한다.

양성징후 POSITIVE SIGNS

기저핵 질환에 의한 양성징후로는 근긴장도muscle tone 변화와 여러 형태의 운동이상이상운동·dyskinesia을 들 수 있다. 이 두 가지 이상 징후는 모두 '해제' 현상release phenomena 즉, 시상뉴런에 대한 창백핵의 억제 소실에 의해 일어난다. 기저핵 질환에서 나타나는 근긴장도 변화는 대개 근육긴장항진hypertonicity 형태로 일어난다. 심한 경우에는 동일한 관절에 작용하는 모든 근육의 근긴장도가 증가하여 경축rigidity을 나타낸다. 이런 경우 피동신전passive stretch에 대한 저항이 양방향 및 전 운동 범위에 걸쳐 일어난다. 이러한 유형의 근긴장도 증가를 **납관경축lead-pipe rigidity**이라 한다. 심한 떨림tremor을 동반할 경우 피동신전에 대한 저항은 톱니바퀴 운동과 유사한 양상의 간헐적 경련으로 나타난다. 경련 빈도는 떨림 빈도와 일치한다. 이러한 유형의 근육긴장항진을 **톱니바퀴경축cogwheel rigidity**이라 한다.

운동이상 이상운동·DYSKINESIA

운동이상dyskinesia으로는 몇 가지 형태의 떨림tremor과 **무도병chorea**, **느린비틀림운동아테토시스·athetosis**, **도리**

깨질증ballismus, **틱**tic을 들 수 있다. 떨림tremor은 팔다리 말단부위에서 일어나는 율동적인 움직임을 말한다. 무도병chorea은 팔다리의 좀 더 원위부와 얼굴에서 나타나는 빠르게 홱 움직이는 움직임을 말한다. 느린비틀림운동아테토시스·athetosis은 팔다리에서 나타나는 느리게 몸부림치는 형태의 움직임으로 마치 뱀이 꿈틀거리는 듯한 모습을 보인다. 도리깨질증ballismus은 좀 더 근위부 근육이 수축함으로써 나타나는 팔다리 전체의 격렬한 팔매질flinging(뭔가를 집어 던지는 듯한 움직임)을 말한다. 틱tic은 여러 근육의 자발적 수축에 의해 일어나는 전형적이고 반복적인 움직임을 말한다.

기저핵 질환의 특징은 여러 형태의 운동이상이 운동 명령이 없는 안정 시에 발생하는 것이다. 이러한 비정상적 움직임은 환자의 의지에 반하여 일어나며, 환자는 이러한 움직임의 개시를 막을 없고 일단 개시된 움직임을 중지시킬 수도 없다.

파킨슨병 PARKINSON DISEASE

떨림tremor과 경축rigidity, 운동불능akinesia, 운동완만bradykinesia, 비정상적 자세abnormal postural adjustment 징후가 파킨슨병Parkinson disease(**떨림마비**paralysis agitans라고도 부르며, 기저핵 질환 중 가장 잘 알려져 있고 이 장의 도입부에서 설명함)에서 나타난다. 떨림tremor은 엄지손가락과 나머지 손가락에서 초당 3~6회 발생하는 율동적 움직임으로 마치 알약을 굴리는 듯하며, 수의운동을 할 때는 떨림이 줄어든다. 경축rigidity은 질병이 진행된 경우에 더욱 뚜렷해진다. 운동불능akinesia과 운동완만bradykinesia은 움직임이 매우 느리게 개시되고 실행되는 매우 심각한 경우로 실제로 환자는 거의 마비가 일어난 것처럼 보인다. 떨림이 운동불능과 동반되므로 '떨림마비'라는 용어로 불리게 되었다. 파킨슨병 환자는 특징적으로 마스크를 쓴 것처럼 얼굴표정을 거의 나타내지 못하며, 걸으려고 시도할 때는 몸을 굽히고(그림 8-11) 팔을 거의 움직이지 않은 채 발을 끌며, 일단 걷기 시작한 후에는 멈출 수 없으며 잡아주지 않으면 넘어진다. 질병이 완전히 진행된 경우에는 손으로 쓴 글씨는 작아지고 목소리도 속삭이듯이 작아진다.

파킨슨병Parkinson disease은 흑색질substantia nigra에 분포하는 도파민뉴런dopamine neuron의 변성과 연관되어 있다. 새줄무늬체striatum에 도달하는 도파민이 감소하여 질병이 발생하므로 레보도파levodopa(도파민 전구물질로써 혈액뇌장벽BBB을 통과할 수 있음; Dopar, Procter & Gamble, Norwich, NY)를 투여하여 치료한다. 창백내핵 절제와 같은 외과수술이나 시상밑핵에 자기자극전극을 삽입하여 자극하는 방법인 뇌심부자극술deep brain stimulation [DBS]을 이용하여 진행된 파킨슨병 환자의 심한 떨림을 치료하기도 한다. 두 처치 모두 심한 떨림을 초래하는 비정상적인 기저핵 출력을 차단한다.

Clinical Connection

뇌심부자극술DBS은 운동질환을 치료하기 위해 사용하였던 외과적 치료를 대체하였다. 약물치료에 반응하지 않는 파킨슨병 및 근육긴장이상dystonia 환자들의 치료에 뇌심부자극술DBS을 이용할 수 있다. 전극electrode arrays을 새줄무늬체striatum와 시상thalamus, 시상밑핵subthalamus에 삽입(양쪽에 모두 삽입함)한 다음 전기자극기battery-powered electrical stimulator(피하에

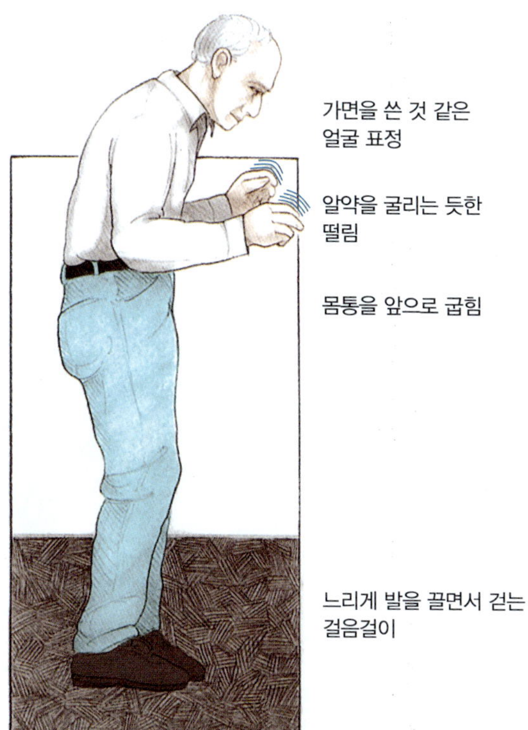

그림 8-11 파킨슨병 환자가 나타내는 자세. 마스크를 쓴 것 같은 얼굴 표정, 알약을 굴리는 듯한 떨림, 앞으로 굽혀진 몸통, 느리게 발을 끌면서 걷는 걸음걸이.

설치된 배터리에 의해 동작)와 연결한다. 파킨슨병(경축rigidity, 떨림tremor, 운동불능akinesia, 운동완만bradykinesia을 나타냄) 치료에 가장 효율적인 삽입 부위는 시상밑핵subthalamic nucleus이다. 적절하게 자극할 경우 수의운동은 즉각적으로 개선되며 경축도 즉각적으로 감소한다. 뇌심부자극술DBS의 작용 기전에 대해서는 현재 연구 중이다. 뇌심부자극술DBS의 실질적인 생리학적 기전은 단순히 전극이 삽입된 부위의 억제 회로를 자극하는 것 이상인 것으로 보인다. 뇌심부자극술에 의한 축삭의 전기적 충격이 고주파 변조를 일으켜 운동질환의 신호 활성을 방해하는 것으로 여겨지기도 한다. 통증을 완화하기 위해 수도관주위회색질 및 뇌실주위회색질을 자극하기도 한다.

헌팅턴병 HUNTINGTON DISEASE

새줄무늬체striatum와 연관된 가장 잘 알려진 질병은 헌팅턴무도병Huntington chorea이다(그림 8-12). 이 진행성질환은 우성유전자dominant gene에 의해 유전되며 새줄무늬체뉴런striatal neuron의 변성에 의해 초래된다. 대뇌피질에서도 뉴런 변성이 일어날 수 있으며, 그럴 경우 환자는 진행성 치매dementia를 앓게 된다. 헌팅턴병 환자는 느린비틀림운동아테토시스·athetosis도 나타낼 수 있다. 실제로 느린비틀림운동아테토시스·athetosis과 무도병chorea(또는 이 두 징후의 중간형인 무도느린비틀림운동무도아테토시스·choreoathetosis)은 흔히 함께 나타난다. 느린비틀림운동athetosis은 주로 새줄무늬체striatum 이상과 동반되지만, 병적인 변화는 창백핵pallidum에서도 나타난다. 최근 헌팅턴병과 연관되어 있는 유전자가 확인되었다.

시상밑핵 병변

LESIONS OF THE SUBTHALAMIC NUCLEUS

병변 반대쪽에서 발생한 반쪽도리깨질증hemiballismus은 시상밑핵subthalamus 이상과 연관되어 있다. 이러한 이상은 대개 혈관 병변에 의해 발생하며, 다행하게도 이와 같은 극도로 격렬한 상태는 대부분 잠시 동안만 지속된다. 격렬한 상태가 장시간 지속되고 약물로 조절할 수 없을 경우에는 최후의 수단으로써 시상운동핵(배쪽전핵VA, 외측배쪽핵VL)을 냉동수술로 제거하기도 한다. 이 수술법은 레보도파levodopa가 나오기 전에 심한 파킨슨병을 치료하는 가장 좋은 방법이기도 했다. 두 경우 모두 시상운동핵을 제거함으로써 피질운동영역에 대한 기저핵의 비정상적인 영향을 차단한다.

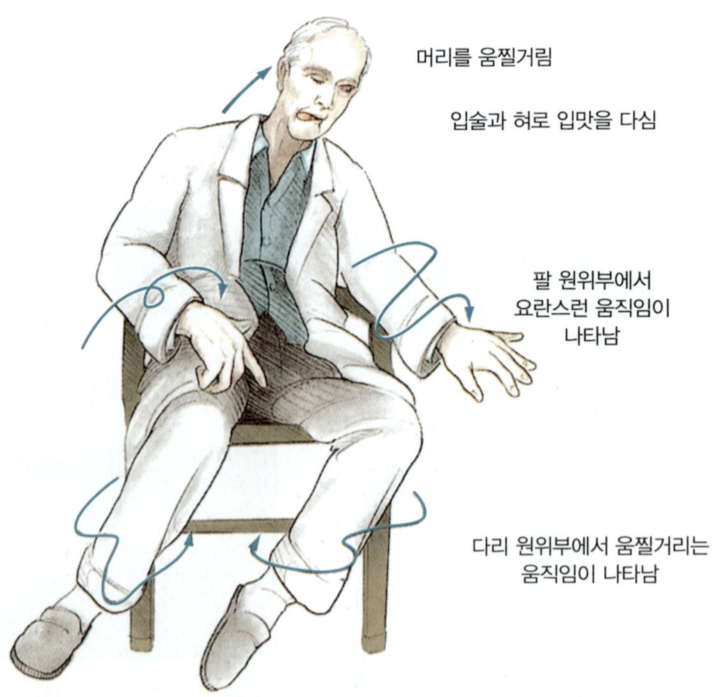

그림 8-12 헌팅턴무도병 자세. 머리를 움찔거리고, 입술과 혀로 입맛을 다시며, 팔다리 원위부에서 요란스런 몸짓을 나타낸다.

지연이상운동 TARDIVE DYSKINESIA

지연이상운동tardive dyskinesia은 얼굴과 입술, 혀를 침범하는 기저핵 질환으로써 불수의적으로 나타나는 씹는 움직임chewing movement과 함께 입술과 혀로 입맛을 다시는 움직임smacking movement을 나타낸다. 이러한 움직임은 망간에 노출된 근로자 및 클로르프로마진chlorpromazine 같은 약물을 장기간 사용한 환자에서 흔히 관찰된다. 지연이상운동tardive dyskinesia은 도파민dopamine 및 도파민작용제dopamine agonist에 대한 민감도가 증가하여 발생하는 것으로 여겨진다.

뇌성마비 CEREBRAL PALSY

뇌성마비는 운동계 및 간혹 정신기능을 침범하는 비진행성 신생아 중추신경계 질환이다. 가장 흔히 침범되는 부위는 피라미드로가 기원하는 피질뉴런과 기저핵이며, 가장 드물게 침범되는 부위는 소뇌이다. 그러므로 강직spasticity이나 운동이상dyskinesia은 흔히 관찰되지만, **운동실조ataxia**는 드물게 관찰된다. 병변은 대뇌피질cerebral cortex과 대뇌백색질cerebral white matter, 새줄무늬체striatum, 시상thalamus에서도 발견될 수 있지만, 소뇌피질cerebellar cortex이나 소뇌백색질cerebellar white matter에서 발견되는 경우는 드물다. 미국의 국립신경질환 및 뇌졸중 연구소National Institute of Neurological Disorders and Stroke에 따르면 선천뇌성마비congenital cerebral palsy는 출생 시 존재하는데, 임신 동안 일어난 감염이나 황달을 유발하는 Rh 혈액형 부적합, 분만 시 일어난 심한 산소 부족·머리 외상에 의해 발생할 수 있다. 약 6%의 선천뇌성마비는 질식asphyxia을 포함한 분만 합병증에 의해 발생한다. 어린이 뇌성마비 환자의 약 10~20%는 출생 후 수막염이나 뇌염 같은 감염에 의한 뇌손상, 머리 손상, 교통사고(가장 흔함), 낙상, 아동학대 등 여러 문제들에 의해 발생한다.

운동과다증과 시상밑핵
HYPERKINESIA AND SUBTHALAMIC NUCLEUS

무도병chorea과 느린비틀림운동athetosis, 도리깨질증ballismus, 틱tic 같은 **운동과다질환hyperkinetic disorder**은 시상밑핵subthalamic nucleus이 창백내핵medial pallidum을 강하게 흥분시키지 못해서 초래되는 것으로 보인다(그림 8-10). 이러한 장애는 도리깨질증ballismus처럼 시상밑핵 자체의 손상에 의해 생길 수도 있지만, 일반적으로는 새줄무늬체로부터 시상밑핵을 억제하는 창백외핵lateral pallidum으로 내려가는 간접경로의 억제성 흥분의 감소에 의해 생긴다. 두 경우 모두 최종 효과는 창백내핵medial pallidum이 시상운동핵motor thalamus을 덜 억제하게 되는 것이다. 이런 이유로 시상운동핵과 피질운동영역 간의 연결로가 과도하게 흥분되어 운동과다증이 나타나게 된다.

운동감소증과 도파민
HYPOKINESIA AND DOPAMINE

파킨슨병Parkinson disease(그림 8-11)에서 나타나는 운동불능akinesia과 운동완만bradykinesia, 비정상적 자세반사abnormal postural reflex 같은 운동저하hypokinetic disorder는 새줄무늬체striatum에서의 도파민dopamine 감소에 의해 초래된다. 도파민 부족은 창백시상밑핵경로pallidosubthalamic circuir와 연결된 억제성 새줄무늬체 활동을 증가시키고, 시상운동핵motor thalamus으로 들어가는 창백핵투사로 또는 흑색질투사로와 연결된 억제성 새줄무늬체 활동을 감소시키는 것으로 보인다. 두 경우 모두 최종 효과는 시상운동핵에 대한 억제를 증가시키게 되는 것이다. 이런 이유로 시상운동핵과 대뇌피질 운동영역을 연결하는 신경로의 흥분성이 감소하므로 운동감소증이 나타나게 된다. 새줄무늬체striatum에서의 도파민 감소는 다른 억제성 새줄무늬체뉴런의 활성을 감소시키므로 파킨슨병에서 경축rigidity이 나타나게 된다.

인지기능 COGNITION

기저핵은 수의운동을 개시하고 조절하는 역할을 한다고 알려져 있지만, 일부 기저핵은 행동의 인지적 측면과도 밀접하게 연관되어 있는 것으로 보인다. 특히 새줄무늬체의 두 구조물, 즉 조가비핵과 꼬리핵은 서로 다른 기능에 관여하는데, 조가비핵putamen은 운동 활동과 더 많이 연관되어 있는 것으로 보이는 반면, 꼬리핵caudate nucleus은 인지기능과 더 많이 연관되어 있는 것으로 보인다. 조가비핵과 꼬리핵은 모두 주로 창백핵을 통해 시상의 배쪽전핵VA에 영향을 미치지만, 조가비핵의 영향을 받는 배쪽전핵VA 부분은 전운동피질PMC로 투사한다. 그러나 꼬리핵의 영향을 받는 배쪽전핵VA 부분과 다른 시상핵은 전전두엽피질prefrontal cortex로 투사하는 것으로 보인다. 따라서 새줄무늬체는 대뇌피질 영역으로부터 거의 모든 정보를 받아들이므로 현재 어떤 일이 벌어지고 있는지 그리고 다음에 필요한 프로그램은 무엇인지에 대해 알 수 있다.

연습문제
CHAPTER REVIEW QUESTIONS

질문

8-1. 줄무늬체corpus striatum을 구조적·기능적으로 분류하라.

8-2. 새줄무늬체striatum에 분포하는 중간크기가시뉴런medium-sized spiny neuron은 어떤 유형의 수용체에 의해 기능적으로 구분되는가?

8-3. 기저핵의 주요 입력 부위는 어디인가?

8-4. 직접경로direct pathway가 활성화하면 시상의 배쪽전핵VA 뉴런에 어떤 생리학적 효과를 나타내는가?

8-5. 간접경로indirect pathway의 활성은 의도한 운동intended movement의 어떤 성분을 조절하는가?

8-6. 기저핵 출력은 간접적으로 일차운동피질의 상위운동신경원 활동을 조절한다. 주로 어떤 신경로를 통해 일어나는가?

8-7. 납관경축lead-pipe rigidity의 특징은?

a. 작용근과 대항근이 함께 수축한다.
b. 항중력근이 선택적으로 활성화한다.
c. 감마운동신경원의 흥분성이 증가한다.
d. 뇌간운동중추가 선택적으로 활성화한다.
e. 모두 맞다.

8-8. 기저핵 질환의 주요 징후는 무엇인가?

8-9. 기저핵 병변에 의해 초래된 운동이상은 주로 어떤 운동 명령 경로에 의해 일어나는가?

8-10. 색칠한 부위 또는 그 이하 부위에서 생긴 병변에 의해 침범되는 구조물은 무엇이며 어떤 이상을 초래하는가?

정답 및 설명

8-1. 해부학적으로 줄무늬체corpus striatum는 꼬리핵caudate nucleus과 렌즈핵lentiform nucleus으로 이루어져 있으며, 렌즈핵은 다시 외측의 조가비핵putamen과 내측의 창백핵globus pallidus으로 나뉜다. 기능적으로 줄무늬체corpus striatum는 새줄무늬체striatum(꼬리핵caudate nucleus과 조가비핵putamen으로 이루어짐)와 창백핵pallidum(해부학적으로는 globus pallidus라고 함)으로 이루어져 있다.

8-2. 중간크기가시뉴런medium-sized spiny neuron(새줄무늬체에 분포하는 주요 뉴런)은 도파민 수용체 중 D1수용체 또는 D2수용체를 포함하고 있다. 도파민수용체를 통해 도파민은 새줄무늬체를 선택적으로 흥분(D1수용체를 통함) 시키거나 억제(D2수용체를 통함)시킨다.

8-3. 기저핵으로 들어오는 입력신호는 새줄무늬체로 향하며 전체 신피질로부터 들어오는 거대한 투사로인 피질새줄무늬체투사로는 고도의 몸 형태 배열을 나타낸다. 조가비핵(팔다리 운동과 밀접하게 연관)은 일차운동피질과 전운동피질, 체성감각피질로부터 정보를 받아들인다.

8-4. 직접경로의 활성은 탈억제(억제를 감소시킴)를 일으키므로 시상 배쪽전핵을 흥분시켜 원하는 운동이 일어나게 한다.

8-5. 간접경로의 활성은 주로 경쟁 운동(또는 원하지 않는 운동)과 관련되어 있는 시상의 배쪽전핵을 억제한다.

8-6. 기저핵 출력은 시상피질투사로를 통해 전운동영역과 보조운동영역으로 향하는데, 이 신경로는 간접적으로 일차운동피질에 분포하는 상위운동신경원을 조절한다.

8-7. **정답: a**

납관경축은 작용근과 대항근이 동시에 수축하는 것이 특징이며 피동신전에 대해 양방향 모두 저항이 증가하게 된다. 이때 나타나는 근육긴장항진은 속도-의존적 양상(상위운동신경원 병변에 의해 나타나는 강직spasticity은 속도-의존적 양상을 나타냄)을 나타내지는 않는다.

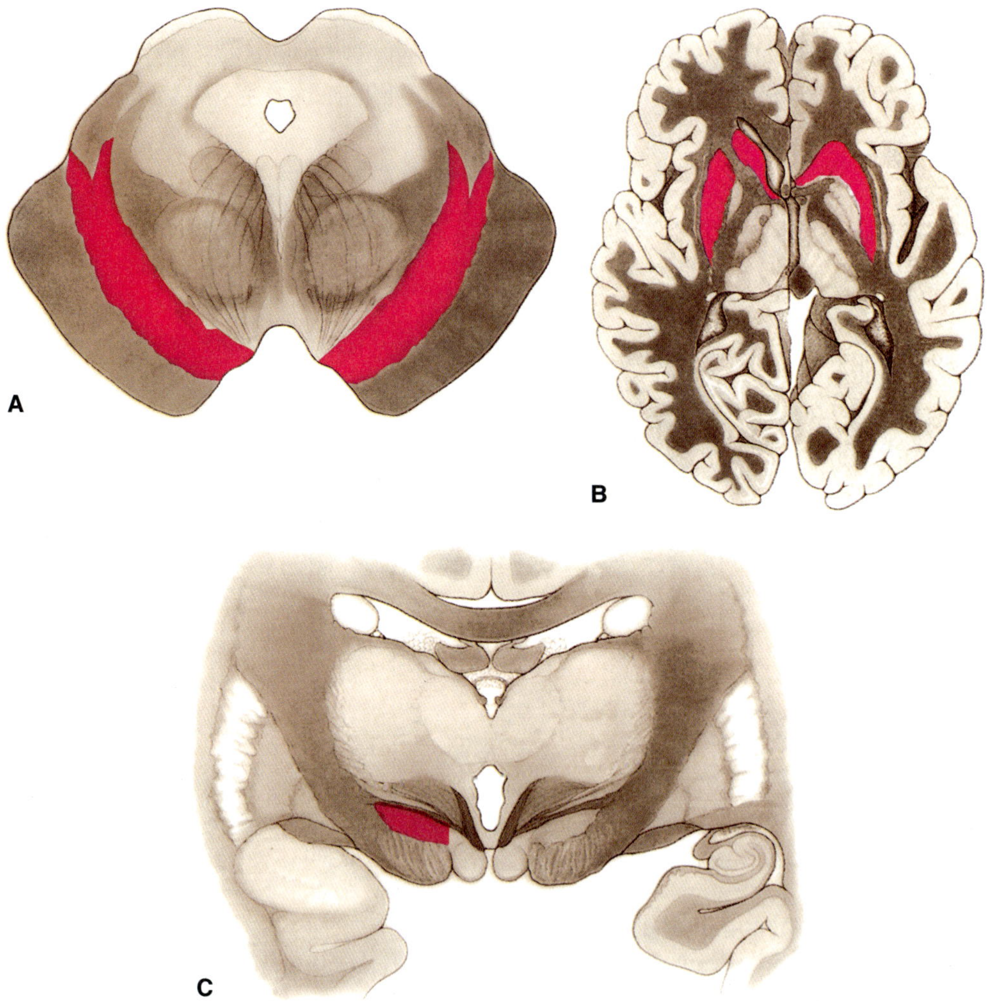

8-11. 어떤 남성이 양쪽 팔다리에서 비정상적이고 불수의적이며 빠르게 요동치는 움직임을 나타낸다. 정신 상태는 정상이다. 그는 자신의 부친도 돌아가시기 전에 유사한 질환을 앓았다고 말했다. 부검을 통해 부친의 뇌 단면을 얻었고 조직학적으로 관찰하였다. 진찰을 통해 알아낸 내용과 환자의 병력을 근거로 하였을 때 뇌 어느 부위에서 신경 변성이 나타날 가능성이 가장 높은가?

a. 시상 배쪽전핵thalamic ventral anterior nucleus

b. 시상밑핵subthalamic nucleus

c. 흑색질치밀부substantia nigra pars compacta

d. 새줄무늬체striatum

e. 창백핵globus pallidus

8-8. 기저핵 질환의 주요 소견은 운동장애와 근긴장도 변화이다. 운동이상은 떨림tremor이나 느린비틀림운동athetosis, 무도병chorea, 도리깨질증ballismus 형태로 나타난다. 운동이상은 환자가 수의운동을 하지 않는 안정 시에 더 잘 나타난다. 환자들은 운동이상 증상이 개시되는 것을 막을 수도 없고 실행 중인 것을 중단시킬 수도 없다. 기저핵 질환 시 나타나는 근긴장도 변화는 근육긴장항진 형태로 나타난다.

8-9. 기저핵은 주로 피라미드계를 통해 수의운동을 조절한다.

8-10.

a. 구조물—양쪽 흑색질치밀부
이상 징후—파킨슨병: 마스크를 쓴 듯한 얼굴 표정, 알약을 굴리는 듯한 떨림, 운동완만, 납관경축, 자세조절 이상

b. 구조물—양쪽 새줄무늬체(꼬리핵, 조가비핵)

8-12. 우측 뇌에서 발생한 작은 혈관 병변에 의해 반쪽도리깨질증hemiballismus이 발생하였다. 이 뇌졸중에 의해 생겼을 것으로 예상되는 변화는?

a. 같은쪽 새줄무늬체에서 선행성축삭변성이 생겼다.

b. 같은쪽 창백내핵에서 신경변성이 생겼다.

c. 같은쪽 외측배쪽핵에서 비정상적 흥분 활동이 생겼다.

d. 같은쪽 피라미드로에서 비정상적 흥분 활동이 생겼다.

e. 같은쪽 외측피질척수로에서 비정상적 흥분 활동이 생겼다.

8-13. 기저핵 질환의 양성징후에는 비정상적인 불수의 운동이 포함된다. 이러한 비정상적인 불수의 운동의 병태생리학적 기전은 무엇인가?

a. 시상밑핵창백투사로의 흥분 활동 증가

b. 창백시상밑핵투사로의 흥분 활동 감소

c. 창백시상투사로의 흥분 활동 감소

d. 시상(배쪽전핵)피질투사로의 흥분 활동 증가

e. 시상(배쪽전핵)피질투사로의 흥분 활동 감소

8-14. 새줄무늬체에서 도파민이 고갈된 환자의 아래팔을 피동적으로 움직였을 때 팔을 굽힐 때나 펼 때 래치트(나사를 조일 때 한쪽 방향으로만 움직이게 하는 장치)를 사용하는 것 같았다. 이 비정상적 움직임과 관련된 것은?

a. 접는칼반응clasp-knife response

b. 클로누스clonus

c. 겨냥이상dysmetria

d. 반발현상rebound phenomena

e. 톱니바퀴현상cogwheeling

8-15. 헌팅턴병 환자에서 나타나는 증상 및 징후와 관련된 내용이 아닌 것은?

a. 갑자기 발병한다.

b. 양쪽에서 나타난다.

c. 오랜 시간에 걸쳐서 진행한다.

d. 시간이 지날수록 증상이 심해진다.

e. 유전된다.

변성

이상 징후—헌팅턴무도병: 머리를 움찔거리고, 입술과 혀로 입맛을 다시며, 팔다리 원위부에서 요란스런 동작을 나타냄

c. 구조물—시상밑핵

이상 징후—반대쪽 반쪽도리깨질증: 팔다리의 격렬한 팔매질

8-11. 정답: d

헌팅턴병은 새줄무늬체의 유전성 변성에 의해 일어난다.

8-12. 정답: d

시상밑핵 손상은 창백내핵으로 향하는 흥분성 글루탐산 투사를 소실시키고, 이와 함께 억제성 창백시상투사뉴런(GABA 뉴런)의 흥분을 감소시킨다. 시상(배쪽전핵)피질투사뉴런의 탈억제에 의해 같은쪽 피라미드로뉴런과 이들의 축삭(반대쪽 근위부 팔다리근육에 분포하는 하위운동신경원으로 향함)의 흥분을 비정상적으로 증가시키게 될 것이다.

8-13. 정답: c

비정상적 불수의운동은 창백내핵투사로에 의해 시상(배쪽전핵)피질투사뉴런의 억제가 해제되어 발생한다. 원하지 않는 운동을 막는 간접경로가 소실되었다.

8-14. 정답: e

피동신전에 대해 작용근과 대항근에서 함께 저항이 증가하며, 이어서 갑자기 함께 저항이 감소한 후 다시 저항이 증가하는 것을 톱니바퀴현상이라 한다.

8-15. 정답: a

헌팅턴병 같은 유전성 신경변성질환에서는 증상이 신체 양쪽에서 서서히 발현되며, 오랜 시간에 걸쳐 진행하고, 시간이 지날수록 점점 증상이 심해진다.

9 소뇌: 운동실조

The Cerebellum: Ataxia

지난 35년간 담배를 많이 피운 56세 여성이 잘 걷지 못하고 우측 팔을 사용하는데 어려움을 나타냈다. 두 증상은 지난 4개월 간 점점 심해졌다. 그녀에게 손가락코검사finger-to-nose test와 발꿈치정강이검사heal-to-shin test를 하는 동안 우측 팔다리에서 활동떨림intention tremor과 겨냥이상측정이상 · dysmetria이 관찰되었다. 게다가 그녀는 발꿈치발가락보행heel-to-toe walking을 어려워하였고 우측으로 방향이 바뀌는 경향을 보였다. 그녀는 우측 팔의 반복적인 뒤침supination-엎침pronation을 잠시 동안도 할 수 없었다.

소뇌cerebellum는 뒤머리뼈우묵후두개와 · posterior cranial fossa에 위치하는 커다랗고 양측이 대칭인 '작은 뇌little brain'이다. 소뇌는 구심연결로와 원심연결로를 통해 수의근육voluntary muscle의 수축시점timing of contraction과 수축력force of contraction에 영향을 미침으로써 운동이 부드럽고 원활하게 일어날 수 있게 해준다.

숫자 3은 소뇌와 연관된 주요 숫자이다. 소뇌는 시상면에서 3개의 영역으로, 수평면에서 3개의 엽으로 나뉜다. 소뇌는 3쌍의 소뇌다리에 의해 뇌간과 연결되어 있으며, 소뇌피질은 3층으로 이루어져 있고, 소뇌 출력은 3쌍의 소뇌핵을 통해 일어나며, 3개의 소뇌증후군이 알려져 있다.

해부학적 구분 ANATOMIC SUBDIVISIONS

소뇌 표면에는 수평방향으로 달리는 수많은 주름, 즉 소뇌잎새folia가 존재한다. 백색질 공통줄기를 공유하는 소뇌잎새들이 소엽lobule을 형성한다. 소뇌피질cerebellar cortex은 10개의 소엽으로 이루어져 있다. 시상면에서 볼 때 소뇌의 정중부위에는 소뇌벌레vermis가 위치하며, 소뇌벌레보다 더 외측부위에는 소뇌반구cerebellar hemisphere가 위치한다(그림 9-1). 각 소뇌반구는 중간부위paravermal or intermediate part와 외측부위lateral part로 나뉜다. 외측 소뇌반구는 소뇌후엽posterior lobe에서 가장 크다.

횡단면에서 볼 때 두 개의 주요 틈새가 소엽들을 3개의 소뇌엽cerebellar lobe으로 나눈다(그림 9-1). 각 소뇌엽은 해부학적으로 · 계통발생학적으로 · 기능적으로 명명되어 있다(그림 9-2). 작은 **타래결절엽**편엽소절엽 · **flocculonodular lobe**이 소뇌의 가장 하부 및 후외측틈새posterolateral fissure의 뒤쪽에 위치하고 있다. 타래결절엽은 계통발생학적으로 가장 오래된 소뇌부위이며 주로 전정기관vestibular apparatus으로부터 입력을 받으므로 **원시소뇌archicerebellum** 또는 **전정소뇌vestibulocerebellum**라 한다. **소뇌전엽anterior lobe**은 가장 상부 및 첫째틈새primary fissure의 앞쪽에 위치한다. 소뇌전엽은 계통발생학적으로 전정소뇌보다 다소 늦게 출현하였으며 주로 척수와의 연결을 통해 팔다리로부터 입력을 받으므로 **옛소뇌paleocerebellum** 또는 **척수소뇌spinocerebellum**라 한다. 후외측틈새posterolateral fissure와 첫째틈새primary fissure 사이에 가장 큰 소뇌엽인 **소뇌후엽**

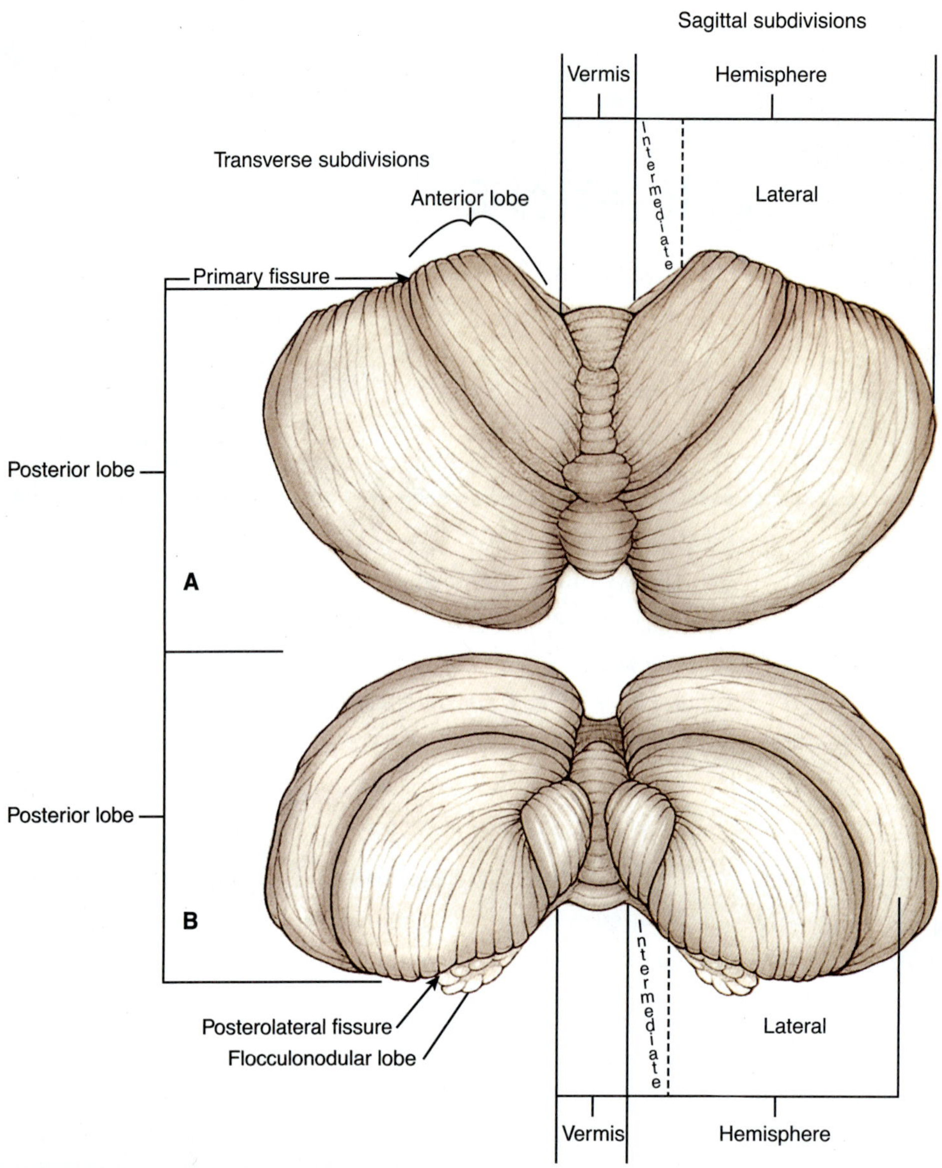

그림 9-1 소뇌의 시상성분과 수평성분을 볼 수 있는 소뇌의 윗면과 아랫면. **A.** 윗면. **B.** 아랫면.

해부학적 구분	계통발생학적 구분	기능적 구분
소뇌전엽	옛소뇌	척수소뇌
	첫째틈새	
소뇌후엽	새소뇌	대뇌소뇌
	후외측틈새	
타래결절엽	원시소뇌	전정소뇌

그림 9-2 소뇌의 해부학적·계통발생학적·기능적 구분.

posterior lobe이 위치한다. 소뇌후엽은 계통발생학적으로 가장 나중에 생긴 부위며 대뇌피질cerebral cortex과 매우 밀접하게 연결되어 있으므로 **새소뇌**신소뇌·neocerebellum 또는 **대뇌소뇌**cerebrocerebellum라 한다.

소뇌다리

소뇌각·CEREBELLAR PEDUNCLES

입력섬유와 출력섬유를 포함하고 있는 세 쌍의 소뇌다리가 소뇌와 뇌간을 연결해 준다(그림 9-3~4). **아래소뇌다리**하소뇌각·inferior cerebellar peduncle [ICP]는 연수의 등쪽외측면에서 출발하여 등쪽으로 휘어진다. 아래소뇌다리ICP는 주로 입력섬유(일부 출력섬유도 포함하고 있음)로 이루어져 있다. 아래소뇌다리ICP는 커다란 외측부위(밧줄모양체restiform body라고 함)와 작은 내측부위(밧줄곁모양체juxtarestiform body)로 이루어져 있다.

중간소뇌다리중소뇌각·middle cerebellar peduncle [MCP] (교뇌팔brachium pontis이라고도 함)는 소뇌다리 중에서 가장 굵으며 교뇌기저부basilar pons와 소뇌cerebellum를 연결한다. 중간소뇌다리MCP는 완전히 입력섬유로만 이루어져 있다.

위소뇌다리상소뇌각·superior cerebellar peduncle [SCP] (연결팔brachium conjunctivum이라고도 함)는 중뇌midbrain와 소뇌cerebellum를 연결한다. 위소뇌다리SCP를 이루고 있는 가장 풍부하고 중요한 성분은 출력섬유(매우 적은 수의 입력섬유도 포함하고 있음)이다.

소뇌피질 CEREBELLAR CORTEX

조직구조 HISTOLOGY

소뇌피질은 전반적으로 균일한 구조로 이루어져 있다. 각 **소뇌잎새**folium는 백색질white matter(안쪽에 위치)과 회색질gray matter(바깥쪽에 위치)로 이루어져 있다(그림 9-5). 소뇌피질은 세 층으로 이루어져 있으며, 바깥쪽으로부터 안쪽으로 들어가면서 다음 층으로 이루어져 있다.

1. 뉴런이 거의 분포하지 않는 **분자층**molecular layer
2. 소뇌에서만 발견되는 거대 뉴런인 조롱박세포가 한 줄로 배열되어 있는 **조롱박세포층**Purkinje cell layer
3. 많은 과립세포granule cell로 이루어진 **과립세포층** granular layer

분자층molecular layer은 주로 **조롱박세포**Purkinje cell의 가지돌기나무dendritic tree로 이루어져 있으며, 군데군데 별세포stellate neuron와 바구니세포basket neuron, 그리고 많은 축삭들(소뇌표면에 평행하게 주행함)이 분포하고 있다. **별세포**stellate cell는 분자층의 표층부

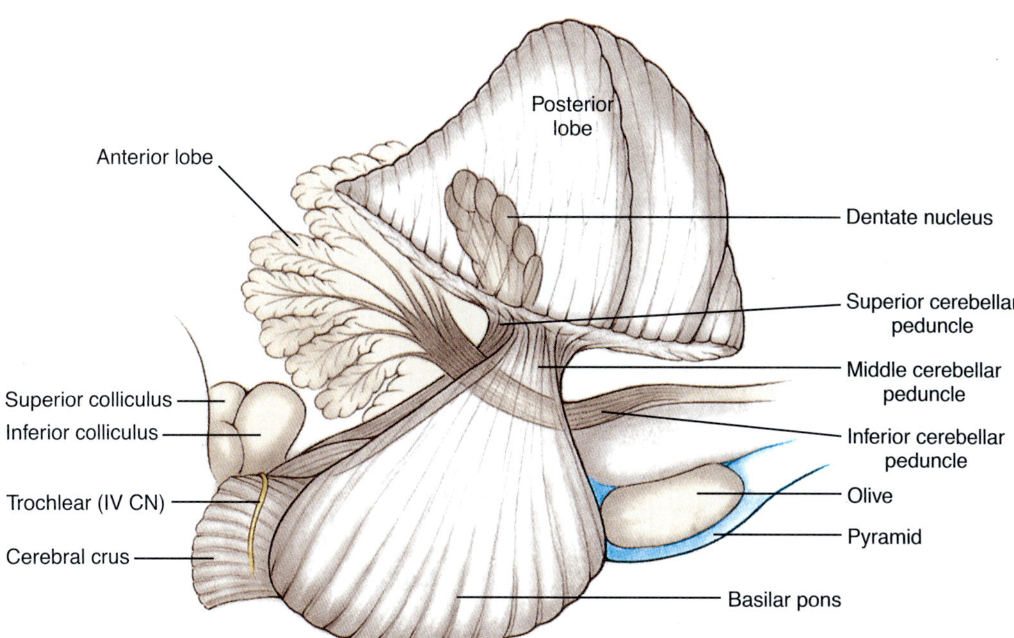

그림 9-3 소뇌다리의 관계를 보여주는 삼차원 모식도(좌측 외측면).

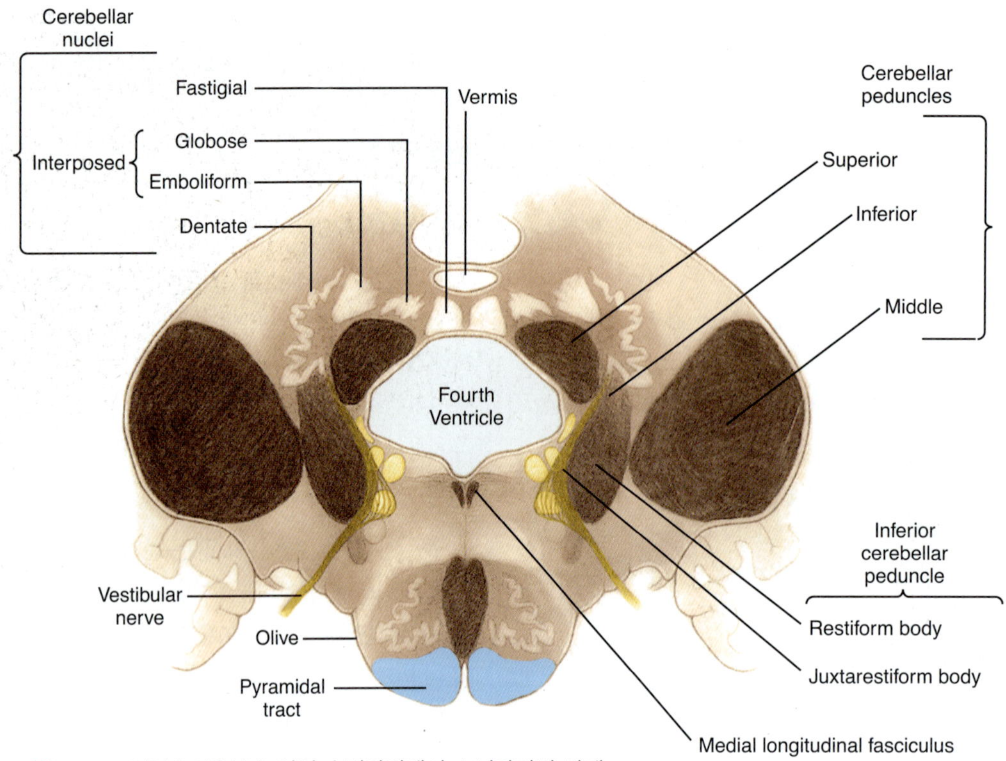

그림 9-4 교뇌연수이음부 높이의 수평단면에서 소뇌다리의 관계.

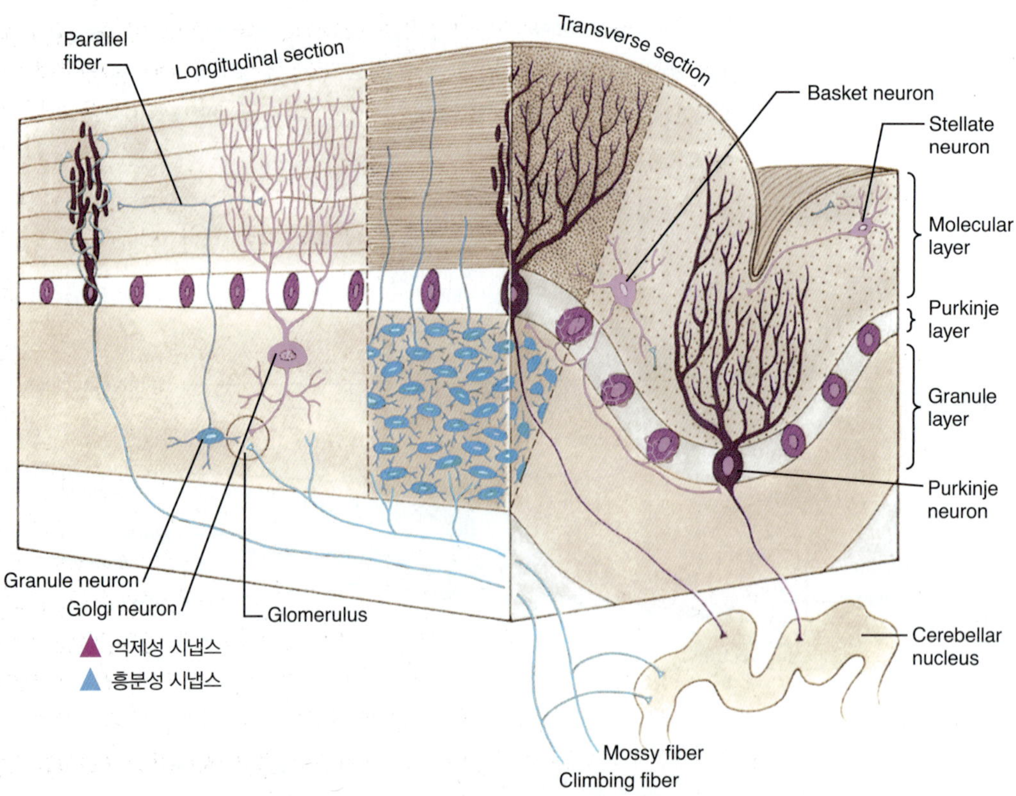

그림 9-5 수평단면과 세로단면에 보이는 소뇌잎새의 기능적 조직구조. 청색은 흥분성 시냅스를, 보라색은 억제성 시냅스를 나타낸다.

에, **바구니세포basket cell**는 심층부에 존재한다. 내피질층internal cortical layer(과립세포층granule layer을 말함)은 많은 과립세포granule cell 이외에도 **골지세포Golgi cell**의 세포체도 포함하고 있다.

소뇌피질cerebellar cortex은 여러 중추신경계 및 말초신경계 부위로부터 정보를 받아들인다. 이런 이유로 소뇌는 많은 구심신경로를 포함(구심신경로가 원심신경로보다 약 40배 정도 많음)하고 있다. 소뇌피질은 여러 가지 측면에서 대뇌피질과는 다른데, 가장 중요한 차이점은 다음과 같다.

1. 의식consciousness에 직접적으로 관여하지 않는다.
2. 소뇌반구는 같은쪽 신체ipsilateral representation의 운동과 연관되어 있는 반면, 대뇌반구 운동피질은 반대쪽 신체contralateral representation의 운동과 연관되어 있다.

소뇌피질 회로

CIRCUITRY OF THE CEREBELLAR CORTEX

소뇌피질에는 두 종류의 주요 입력섬유(오름섬유climbing fiber, 이끼섬유mossy fiber)가 존재한다. **오름섬유 climbing fiber**는 하올리브핵inferior olivary nucleus에 기원한 올리브소뇌구심섬유olivocerebellar afferent로부터 나온다. 하올리브핵은 큰 주핵principal nucleus과 두 개의 보조핵accessory nucleus(등쪽핵dorsal nucleus, 내측핵medial nucleus)으로 이루어져 있다.

굵은 올리브소뇌투사로olivocerebellar projection는 내측으로 주행한 다음 교차하여 반대쪽 하올리브핵 및 연수피개medullary tegmentum를 지나 아래소뇌다리ICP를 통해 소뇌cerebellum로 들어간다. **이끼섬유mossy fiber**는 다른 모든 소뇌구심섬유로부터 나온다(이 장의 뒤에서 설명함).

소뇌피질로 들어갈 때 오름섬유climbing fiber는 과립세포층과 조롱박세포층을 통해서 주행하며, 한 개의 올리브소뇌축삭olivocerebellar axon이 큰 조롱박세포의 가지돌기를 따라 올라가면서 여러 번 흥분성 글루탐산 시냅스excitatory glutamatergic synapse를 형성한다(그림 9-5). 오름섬유에 의한 조롱박세포의 흥분은 매우 강력하므로 올리브소뇌축삭이 흥분하면 조롱박세포에서는 항상 비전형적 활동전위인 **복합가시전위complex spike**가 생성된다(그림 9-6). 복합가시전위는 초기 가시전위initial spike와 이차 가시전위secondary spike(초기 가시전위보다 크기가 작으며, 전압작동칼슘전도도voltage-gated calcium conductance에 의해 생성됨)가 중첩됨으로써 긴 탈분극을 나타내는 것이 특징이다.

오름섬유climbing fiber와 달리 이끼섬유mossy fiber는 소뇌백색질 속에서 반복적으로 분지하며 심지어는 소뇌회색질에서도 분지한다. 각 이끼섬유는 최대 50개의 **로제트rosette**(이끼섬유 축삭 말단으로써 크며 소엽으로 나뉘어져 있음)를 형성할 수 있으며, 각 로제트는 약 20개의 과립세포 가지돌기와 시냅스하고, 또한 골지세포 축삭과도 시냅스를 형성할 수 있다. 신경교세포층glial cell layer으로 둘러싸인 전체 덩어리를 **소뇌토리glomerulus**라고 부른다. 이끼섬유는 신경전달물질로써 글루탐산glutamate을 이용하며, 과립세포granule cell를 흥분시킨다.

과립세포granule cell는 분자층molecular layer 속으로 축삭을 뻗어 두 갈래로 나뉘는데, 이 축삭들을 평행섬유parallel fiber라고 부른다. 평행섬유는 조롱박세포 Purkinje cell의 가지돌기가시dendritic spine에 시냅스 할 뿐만 아니라 별세포stellate cell와 바구니세포basket cell, 골지세포Golgi cell의 가지돌기와도 시냅스한다. 평행섬유는 조롱박세포 가지돌기나무dendritic tree와 직각으로 교차하므로 각 조롱박세포와 한 번씩만 시냅스한다. 동시에 많은 평행섬유가 흥분해야만 조롱박세포를 흥분시킬 수 있으며, 이때 조롱박세포에서는 전형적 활동전위인 **단순가시전위simple spike**가 생성된다(그림 9-6).

과립세포granule cell는 소뇌피질에 존재하는 유일한 흥분성 뉴런이며 글루탐산glutamate을 신경전달물질로

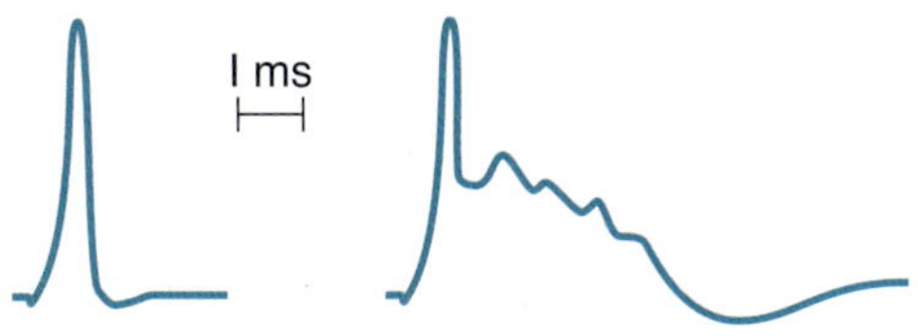

그림 9-6 단순가시전위simple spike는 이끼섬유mossy fiber에 의해 과립세포granule cell가 흥분되고 이어서 평행섬유parallel fiber(과립세포의 축삭)의 활성에 의해 (조롱박세포가 흥분함으로써) 조롱박세포Purkinje cell에서 기록된다. 복합가시전위complex spike는 올리브소뇌오름섬유olivocerebellar climbing fiber의 활성에 의해 조롱박세포에서 기록된다.

이용한다. 소뇌피질에 존재하는 다른 모든 뉴런들은 억제성이며 GABA를 신경전달물질로 이용한다. 별세포와 바구니세포는 조롱박세포를 억제하며, 골지세포는 과립세포를 억제한다. 조롱박세포(소뇌피질의 유일한 출력뉴런)는 소뇌핵cerebellar nucleus(소뇌출력섬유를 냄)에 존재하는 뉴런들을 억제한다. 소뇌핵에 분포하는 뉴런들은 오름섬유와 이끼섬유의 곁가지에 의해 흥분되므로 소뇌핵의 출력은 조롱박세포로부터 들어오는 피질억제신호에 의해 조절 및 미세조정된다.

소뇌피질의 뉴런 활동

NEURONAL ACTIVITY IN THE CEREBELLAR CORTEX

조롱박세포Purkinje cell는 소뇌피질의 유일한 출력뉴런이며, 운동 시 조롱박세포에서는 복합가시전위complex spike와 단순가시전위simple spike가 기록된다(그림 9-6). 안정 상태에서는 복합가시전위 활동은 매우 빈도가 낮고(1~3 Hz) 무작위적으로 발생하는 반면, 단순가시전위 활동은 상대적으로 빈도가 높다(50 Hz 이상). 단순가시전위 활동은 감각 입력이 있거나 운동을 할 때 증가하므로 이 가시전위는 감각자극의 양적·질적 정도 또는 운동의 양적·질적 정도를 암호화한다. 이와는 반대로, 저빈도의 오름섬유climbing fiber/복합가시전위complex spike는 감각자극 또는 운동에 대한 중요한 정보를 전달하지 못한다. 올리브소뇌-유발 복합가시전위olivocerebellar-evoked complex spike는 평행섬유로 입력됨으로써 조롱박세포의 단순가시전위 활동에 영향을 미칠 수 있다. 하올리브핵inferior olivary nucleus과 올리브소뇌섬유olivocerebellar afferent는 운동오차에 대한 신호를 전달하고, 복합가시전위는 새로운 운동과제를 학습하는데 필요한 조롱박세포를 훈련시키는데 관여하는 것 같다. 행동연구에 따르면 새로운 운동의 학습은 복합가시전위 활동의 증가와 단순가시전위 활동의 억제와 연관되어 있다. 새로운 운동을 학습한 후에는 복합가시전위 활동은 다소 정상 수준으로 떨어지지만, 단순가시전위 활동은 억제된 채 유지된다. 이러한 일부 평행섬유 입력의 시냅스 효율 변화를 **장기억제long-term depression [LTD]**라고 부르며, 장기억제LTD는 평행섬유(오름섬유-유발 복합가시전위climbing fiber-evoked complex spike 발생 후 100~200 ms 동안 선택적으로 활성화되는)에 대한 조롱박세포의 반응성 감소에 관여한다.

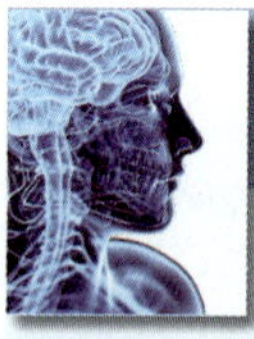

Clinical Connection

하올리브핵inferior olivary nucleus의 정확한 기능은 알려져 있지 않지만, 실험동물에서 한쪽 하올리브핵을 손상시키면 반대쪽 소뇌 절반을 손상시켰을 때 유사한 이상이 초래된다. 사람에서 하올리브핵 병변이 발생하는 경우에는 거의 항상 인접한 피라미드pyramid도 함께 손상되므로 피라미드 손상에 의해 소뇌 징후가 잘 나타나지 않게 된다. 예외적인 경우는 일반적으로 40~50대에 발병하는 올리브소뇌변성olivocerebellar degeneration인데, 이때 하올리브inferior olive가 위축됨으로써 팔다리에서 점진적으로 운동실조ataxia가 나타나게 된다. 보행실조gait ataxia와 활동떨림intention tremor 이외에 조음장애dysarthria가 동반되기도 한다. 올리브소뇌섬유olivocerebellar fiber에 병변이 국한되어 있는 환자는 새로운 운동과제를 잘 학습하지 못한다.

소뇌핵 CEREBELLAR NUCLEI

소뇌는 거의 항상 소뇌핵을 통해 다양한 높이에 분포하는 운동중추에 영향을 미친다. 제4뇌실 지붕 근처의 소뇌백색질에 들어있는 좌우 한 쌍의 신경핵 덩어리인 소뇌핵은 내측으로부터 외측으로 가면서 꼭지핵fastigial nucleus과 중간위치핵interposed nucleus(둥근핵globose nucleus과 마개핵emboliform nucleus으로 구성됨), 치아핵dentate nucleus으로 이루어져 있다(그림 9-4). 각 소뇌핵 속에 있는 신경세포들은 이끼섬유와 오름섬유의 곁가지로부터 흥분성 입력을 받고, 소뇌피질의 특정 부위에 분포하는 조롱박세포로부터 억제성 입력을 받는다. 소뇌벌레vermis와 타래결절엽flocculonodular lobe에 분포하는 조롱박세포는 꼭지핵으로 투사하는 반면(그림 9-7), 소뇌반구 중간부위에 분포하는 조롱박세포는 중간위치핵으로 투사한다. 소뇌반구 외측부위에 분포하는 조롱박세포는 치아핵으로 투사한다. 소뇌핵은 하행투사로 및 상행투사로를 내어 뇌간 및 시상에 존재하는 운동중추를 흥분시킨다. 일반적으로 정중부위의 소뇌벌레와 꼭지핵은 머리와 몸통, 근위부 팔다리 운동(양쪽 팔다리)을 조절하는 반면, 소뇌반구와 중간위치핵, 치아핵은 점점 더 원위부 팔다리 운동(같은쪽 팔다리)을 조절한다.

소뇌벌레와 꼭지핵의 뉴런 활동은 자세posture와 보행gait, 안구운동eye movement과 연관되어 있다. 소뇌반

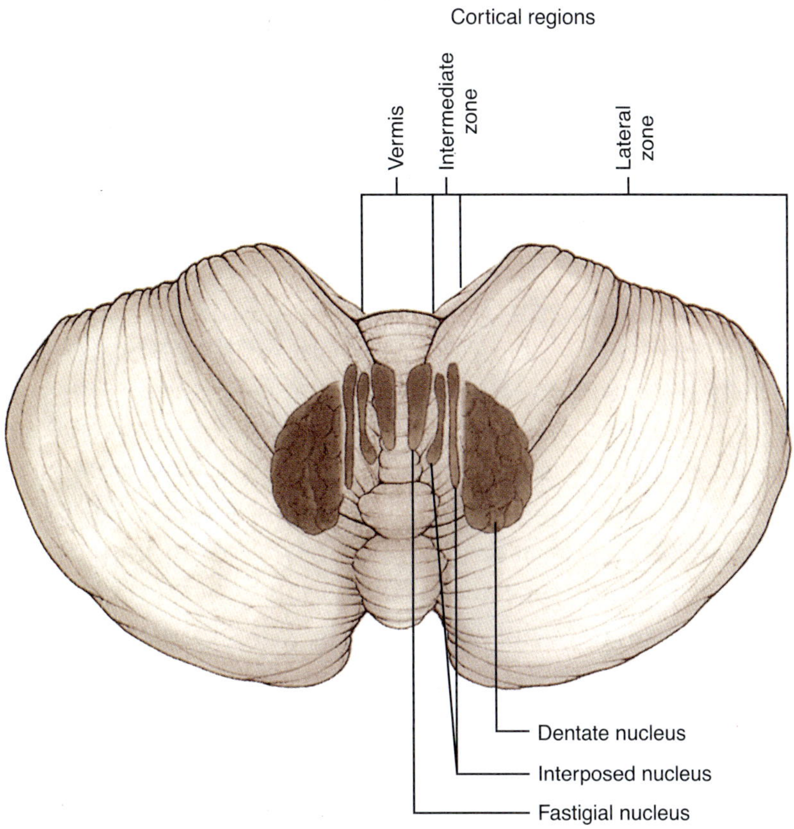

그림 9-7 소뇌핵에 대한 소뇌피질의 입력 관계. 각 소뇌핵과 해부학적으로 연관되어 있는 소뇌피질 영역은 소뇌핵으로 들어가는 조롱박세포 입력의 주요 원천이다.

구와 중간위치핵, 치아핵의 뉴런 활동은 주로 팔다리에서 일어나는 여러 개의 관절이 관여하는 운동과 연관되어 있다. 소뇌벌레옆구역paravermal region과 중간위치핵의 단일 뉴런 활동은 운동 시(특히 대항근 수축 시) 일어나는 체성감각 되먹임과 시간적으로 연관되어 있으므로 진행 중인 운동을 교정하는데 관여한다. 외측소뇌반구와 특히 치아핵의 뉴런 활동은 운동피질 활동 및 운동 개시보다 약 100 ms 정도 앞서 일어난다.

소뇌후엽 POSTERIOR LOBE

소뇌반구 외측부위는 주로 숙달된 운동skilled movement의 순서에 관한 학습 및 기억과 연관되어 있다. 소뇌반구 외측부위로 들어오는 주요 입력은 대뇌피질 연합영역association area(수의운동을 실행하고자 하는 욕구desire를 생성함)에서 기원하며, 소뇌반구의 주요 출력은 운동피질motor cortex(숙달된 운동을 실행하게 함)로 향한다. 앞에서 설명한대로 소뇌반구 외측부위와 치아핵은 운동피질(특정 운동에 대한 최종 명령을 내림)보다 앞서 활동을 나타낸다.

소뇌후엽의 신경연결

CONNECTIONS OF THE POSTERIOR LOBE

소뇌후엽posterior lobe(소뇌엽 중 가장 큼)은 대뇌피질cerebral cortex과 서로 밀접하게 연결되어 있다(그림 9-8). 소뇌후엽은 피질교뇌소뇌투사로corticopontocerebellar projection(가장 큰 소뇌 이끼섬유mossy fiber 그룹)를 통해 입력신호를 받는다. 피질교뇌섬유corticopontine fiber는 모든 대뇌연합영역으로부터 광범위하게 기원하기는 하지만 대부분은 감각운동피질somatosensory cortex과 전운동피질PMC, 후두정엽피질posterior parietal cortex [PPC]로부터 기원한다. 피질교뇌섬유는 속섬유막internal capsule과 대뇌다리기저부cerebral crus를 통해 주행하여 같은쪽 교뇌핵pontine nuclei에 도달한다(그림 9-9). 교뇌핵은 교뇌수평섬유transverse pontine fiber를 내며, 이 섬유는 교차한 후 반대쪽 교뇌기저부basilar pons를 통해 주행하여 거대한 중간소뇌다리MCP를 이루어 주로 소뇌후엽으로 투사한다.

소뇌후엽 외측부위에 분포하는 조롱박세포로부터 나온 축삭은 치아핵dentate nucleus으로 투사한다. 치아핵원심섬유dentatofugal fiber는 반대쪽 시상의 외측배쪽핵Ventral lateral nucleus [VL]으로 주행하며, 이 곳에서부터 시상피질투사로thalamocortical projection를 통해 운동피질motor cortex로 들어간다. 차아핵원심섬유는 위소뇌다리SCP를 통해 입쪽으로 주행한다. 위소뇌다리SCP에 포함되어 있는 신경섬유는 중간위치핵interposed nucleus(상당히 많은 신경섬유가 나옴)과 꼭지핵fastigial nucleus(적은 신경섬유만 나옴)으로부터 기원한 신경로들이 포함되어 있기는 하지만, 대부분은 치아핵dentate nucleus으로부터 기원한다. 위소뇌다리SCP는 처음에 제4뇌실 지붕roof of fourth ventricle을 따라 주행한 다음(그림 9-9), 이어서 제4뇌실 벽과 입쪽 교뇌rostral pons를 지난 후 교뇌피개pontine tegmentum로 들어간다. 위소뇌다리SCP는 아래둔덕inferior colliculus 높이에서 교차한 다음 적색핵red nucleus과 적색앞구역prerubral area(시상밑부의 등쪽내쪽부위에 위치)을 통해 입쪽으로 주행한다. 이곳에서 위소뇌다리SCP는 창백시상섬유pallidothalamic fiber와 만나 시상다발thalamic fasciculus을 이루어 시상운동핵으로 들어간다.

소뇌후엽증후군 POSTERIOR LOBE SYNDROME

소뇌후엽증후군posterior lobe syndrome(신소뇌증후군 neocerebellar syndrome)은 대개 뇌졸중이나 종양, 외상, 퇴행성질환에 의해 발생하며, 운동실조ataxia(수의운동의 협동 소실)와 근긴장저하hypotonia(급성 병변 시 가장 뚜렷하게 나타남)를 나타낸다. 운동실조 환자는 팔다리에서 운동방향과 수직으로 떨림이 일어나므로 곧장 목표물에 도달할 수 없다(그림 9-10). 이러한 떨림은 수의운동을 할 때 나타나고 쉴 때는 나타나지 않으므로 **활동떨림**intention tremor이라 불린다.

Clinical Connection

소뇌후엽(신소뇌neocerebellum)이 손상된 경우 활동떨림intention tremor(정도는 다양함)이 나타나지만, 가장 심한 떨림은 치아시상로 dentatothalamic tract가 손상(다발성경화증MS이나 중뇌경색 midbrain infarction에 의해 발생함) 되었을 때 나타난다.

소뇌후엽이 손상되었을 때 나타나는 다른 이상 소견(이 장의 도입부에서 설명한 증례 참조)은 **겨냥이상**측정이상 · dysmetria(환자가 표적에 접촉하려고 시도할 때 목표물에 도달하지 못하거나 지나쳐 버리는 것과 같은 운동범위 조절 능력 소실)과 **상반운동반복장애** dysdiadochokinesia(손의 반복적인 엎침pronation과 뒤침 supination 같은 빠른 교대운동을 실행할 수 없음)이다. 한쪽 소뇌후엽에 병변이 생겼을 경우 운동실조는 병변과 같은쪽에서 나타나며, 양쪽 소뇌후엽에 병변이 생겼을 경우 운동실조는 양쪽에서 모두 나타난다. 언어기능도 침범될 수 있으며, 언어기능이 침범될 경우 정상적인 리듬과 단어의 흐름이 막히게 되며, 발음이 불분명해지거나 단어를 각 음절로 나눠 발음하게 된다. 언어기능이 침범된 환자는 단어를 음절로 나눈 다음 그것을 매우 강하게 발음하는 것을 통해 보상하려고 할 수 있다(폭발적말투explosive speech).

사지실조의 병태생리

PATHOPHYSIOLOGY OF LIMB ATAXIA

운동실조ataxia는 근육수축의 시점 · 범위 · 힘 · 속도 · 순서와 그 결과로 생긴 운동에 이상이 나타나는 것을 말한다. 이러한 이상은 침범된 근육에서 기록한 근전도 electromyography [EMG] 기록에서 잘 나타나며, 그것에 의해 운동실조의 기본적 기전들이 밝혀지고 있다. 정상적인 빠른 단일관절운동single-joint mevement은 먼저 일어나는 작용근agonist muscle의 수축에 의해 촉진되고, 적절한 시점에 일어나는 대항근antagonist의 수축에 의해 억제되며, 이어서 일어나는 작용근의 세밀한 두 번째 활동에 의해 운동이 마무리된다(상호수축 reciprocal contraction). 외측소뇌lateral cerebellum나 치아핵dentate nucleus, 이들의 원심투사로에 병변이 생긴 경우, 작용근이 수축한 다음 적절한 시점에 대항근에서 상호수축이 일어나지 못하므로 운동 억제(대항근의 수축에 의해 일어남)가 늦어져 표적을 지나치게 된다(과잉운동overshooting). 단순한 단일관절운동에서 작용근의 수축력과 대항근의 수축시점(작용근의 수축과 상호적으로 일어나는)을 조절하지 못하는 것을 환자(검사자가 환자의 아래팔forearm을 붙잡고 있는 상태에서 환자에게 팔을 굽혀보라고 한 후 검사함)의 팔에서 확인할 수 있다. 검사자가 붙잡고 있던 아래팔을 예고 없이 놓으면 그 팔은 환자 자신을 때리게 된다. 이것을 **반발**

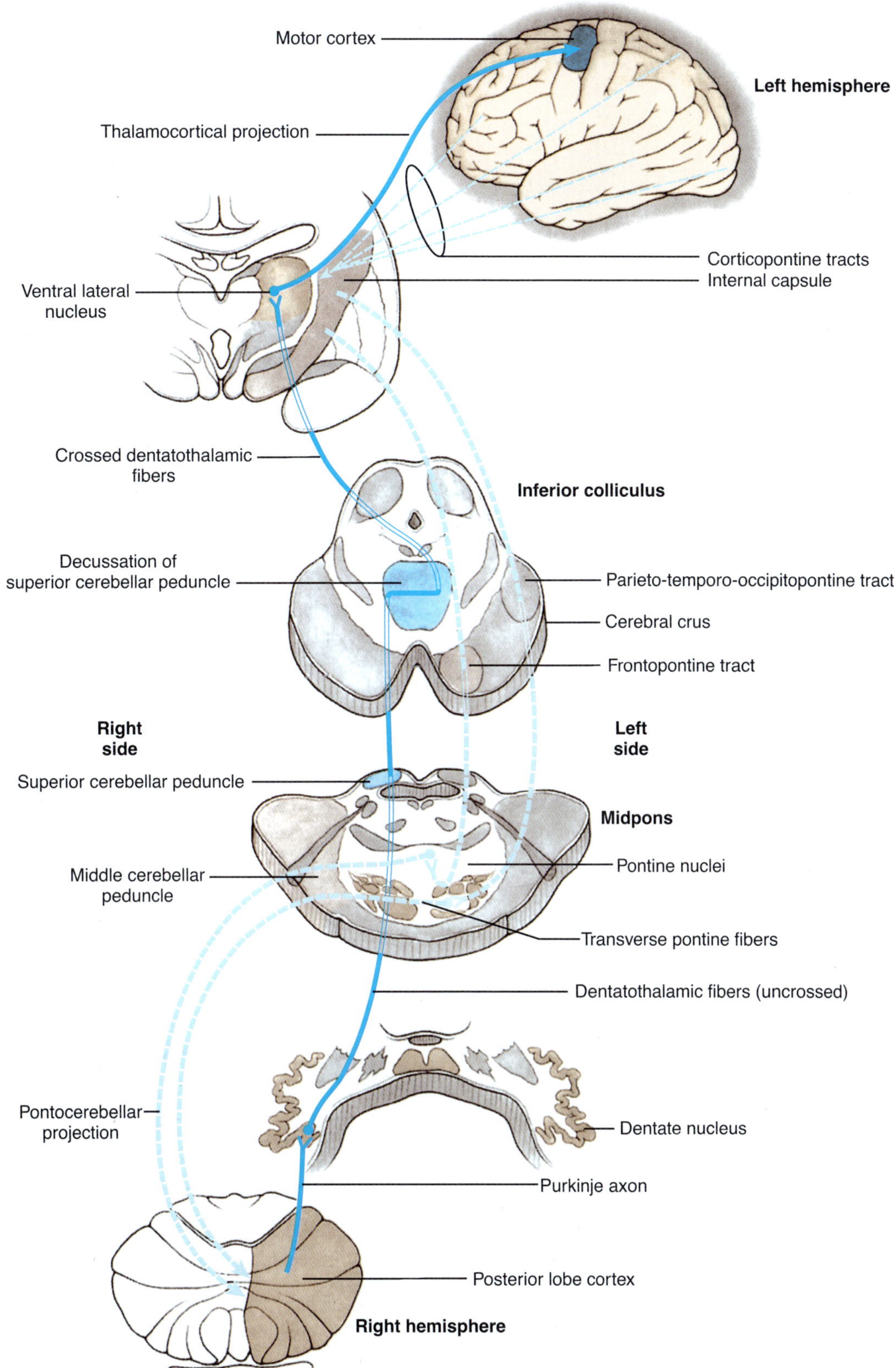

그림 9-8 소뇌후엽 신경로를 보여주는 모식도. (입력은 점선으로, 출력은 실선으로 나타냄).

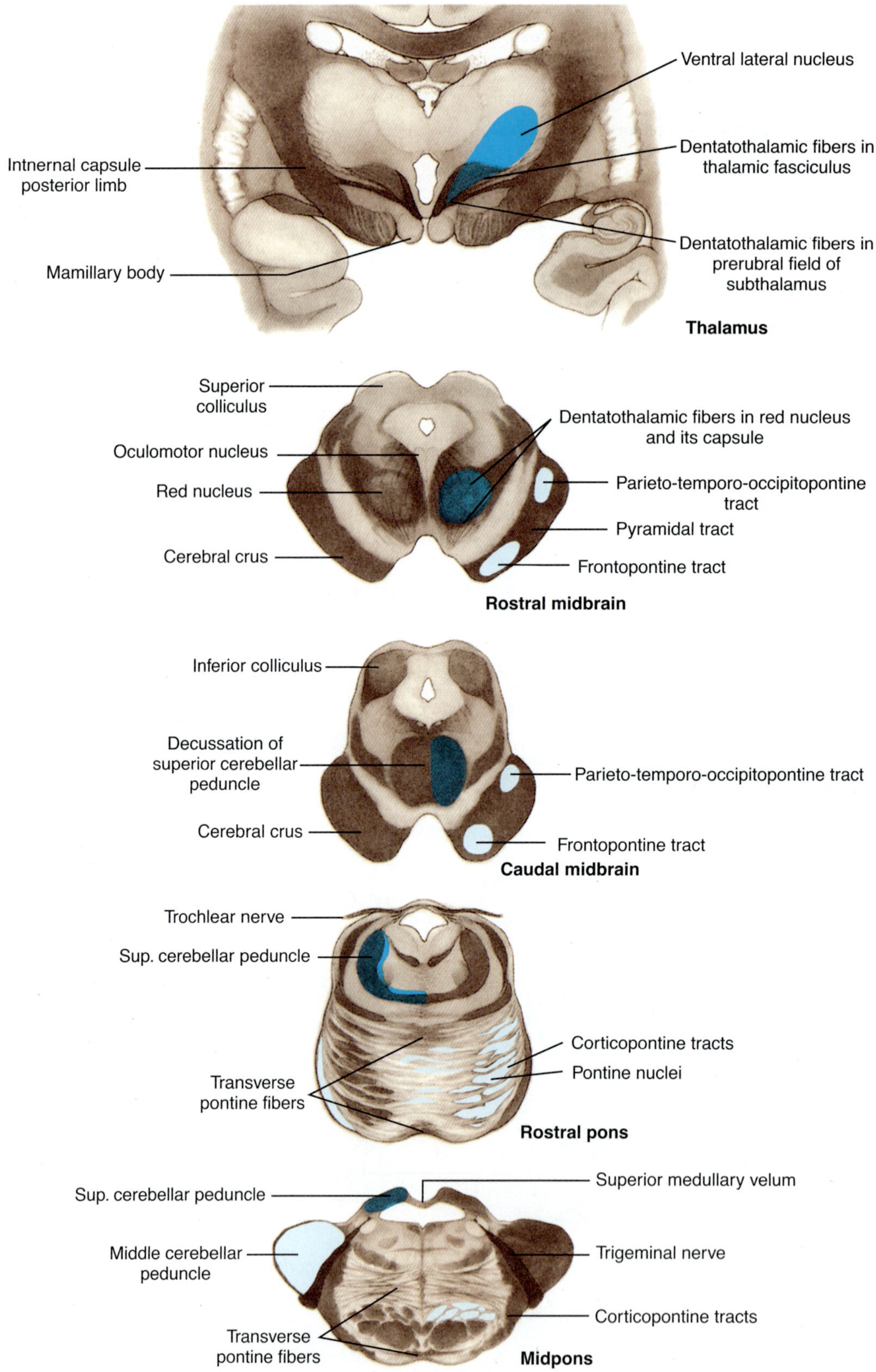

그림 9-9 횡단면에 나타낸 소뇌후엽 신경로의 관계.

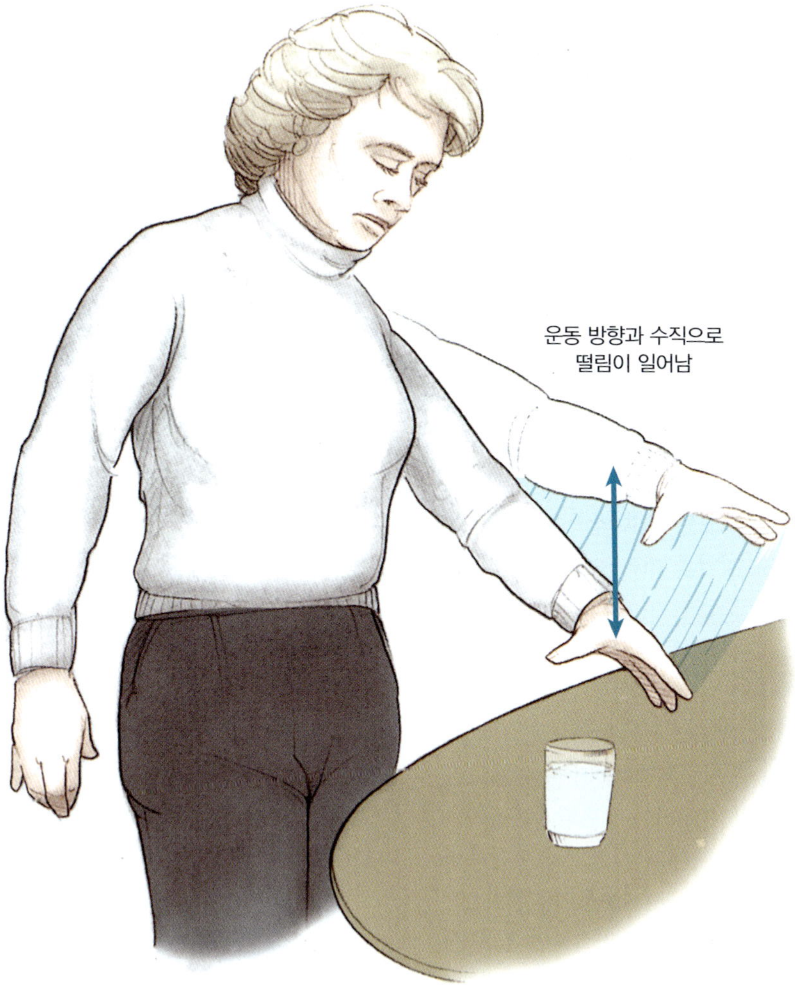

그림 9-10 소뇌후엽증후군posterior lobe syndrome: 활동떨림intention tremor. 떨림은 의도한 운동의 수직 방향으로 일어난다.

현상rebound phenomenon이라 부른다.

복잡한 운동(예, 어떤 목표물을 향해서 팔을 뻗는 행위)에서는 여러 관절에서 대항근 활동의 지연이 생기므로 작용근-대항근 수축이 교대로 일어나게 된다. 이러한 근육들의 비동기화된 수축에 의해 운동범위 조절에 이상(측정과소hypometria: 목표물에 못 미침; 측정과대hypermetria: 목표물을 지나침)을 나타나게 된다(그림 9-11). 활동떨림intention tremor은 작용근-대항근 수축이 제대로(작용근과 대항근 수축의 순서와 시점이 부적절함) 일어나지 못해 발생한다.

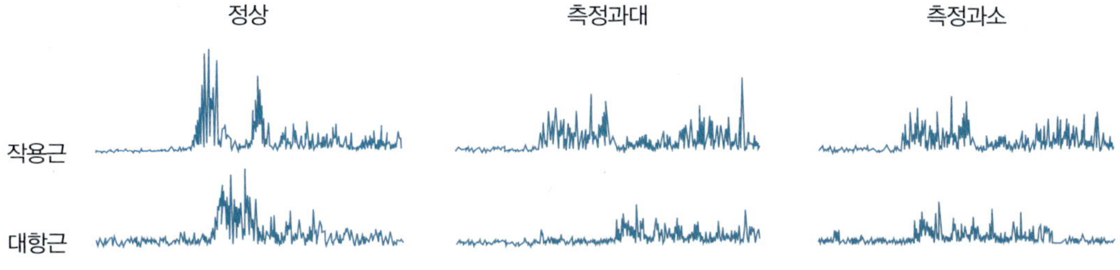

그림 9-11 정상인과 소뇌후엽증후군 환자가 운동을 할 때 나타나는 작용근과 대항근의 시기별 수축 양상을 나타낸 근전도 기록.

운동속도 역시 영향을 받으며, 이를 단순한 운동(교대반복운동을 조정하지 못하므로 상반운동반복장애 dysdiadochokinesia를 나타냄)에서 관찰할 수 있다. 복잡한 다관절운동은 기본 성분으로 산산이 쪼개져 실행되는 각 관절의 움직임을 시각적으로 관찰한 후 조정할 수밖에 없으므로 운동이 느려지게 된다.

소뇌전엽 ANTERIOR LOBE

소뇌전엽의 벌레구역vermal part과 벌레옆구역paravermal part은 운동이 실행되는 동안 주로 팔다리 운동을 조정하는 역할을 하며, 그런 이유로 소뇌전엽은 척수와 밀접하게 연결되어 있다(그림 9-12). 소뇌전엽에서는 다리lower limb 분포 영역이 가장 넓고 앞쪽에 위치하는 반면, 팔upper limb 분포 영역과 머리head 분포 영역은 뒤쪽에 위치하고 있다.

소뇌전엽의 신경연결 CONNECTIONS OF THE ANTERIOR LOBE

소뇌는 척수spinal cord(일부는 뇌간brainstem을 통해서도 일어남)를 통해 신체에 분포하는 일반감각수용기로부터 많은 정보를 받는다. 대부분의 정보들은 근육과 관절, 그리고 피부에 분포하는 **기계수용기mechanoreceptor**로부터 들어온다(단일시냅스로 연결되어 있는 척수소뇌로spinocerebellar tract와 쐐기소뇌로cuneocerebellar tract, 삼차소뇌로trigeminocerebellar tract를 통해 주로 소뇌전엽의 벌레구역과 벌레옆구역으로 투사함).

별도의 고유감각정보proprioceptive information(각 다리lower limb 근육에 분포하는 근방추muscle spindle 및 골지힘줄기관tendon organ으로부터 들어옴)와 외수용정보exteroceptive information(작은 피부감수영역으로부터 들어옴)는 후척수소뇌로dorsal spinocerebellar tract를 통해 소뇌로 들어온다. 이 신경로는 클라크등쪽핵dorsal nucleus of Clarke·nucleus of thoracicus(C8~L2 척수분절의 제VII층판 내측부에 위치하는 신경세포기둥)으로부터 기원한다. 클라크등쪽핵 뉴런은 널판다발fasciculus gracilis(허리엉치분절 부위)을 타고 상행하는 일차구심축삭 곁가지로부터 직접적으로 고유감각 정보나 외수용감각 정보를 받는다. 클라크등쪽핵에서 출발하는 축삭은 같은쪽 후척수소뇌로dorsal spinocerebellar tract를 타고 상행하여 아래소뇌다리ICP를 통해 소뇌로 들어간다(그림 9-13).

> **Clinical Connection**
>
> 후척수소뇌로dorsal spinocerebellar tract는 말이집탈락병(예, 다발성경화증MS, 프리이드라이히운동실조Friedreich ataxia)뿐만 아니라 외측연수병변lateral medullary lesion이나 아래소뇌다리병변ICP lesion에 의해 손상될 수 있다. 후척수소뇌로가 손상되면 같은쪽 다리로부터 소뇌로 들어오는 입력이 소실된다. 이에 따라 같은쪽 다리에서 운동실조ataxia가 발생한다.

팔upper limb로부터 들어오는 고유감각 및 외수용정보는 쐐기로cuneate tract를 따라 부쐐기핵accessory cuneate nucleus으로 올라간다. 부쐐기핵 뉴런(클라크등쪽핵 뉴런과 유사함)은 쐐기소뇌로cuneocerebellar tract를 내어 역시 아래소뇌다리ICP를 따라 소뇌로 들어간다.

소뇌는 전척수소뇌로ventral spinocerebellar tract를 통해서도 시시각각 척수로 내려가는 하행운동계 정보와 전체 다리lower limb로부터 들어오는 고유감각정보 및 외수용정보를 받아들이게 된다. 전척수소뇌로는 후척수소뇌로와 기능뿐 아니라 몇 가지 점에서 차이를 보인다.

1. 전척수소뇌로는 허리척수 높이에서 중간구역intermediate zone과 척수전각anterior horn, 척수전각 경계부를 따라 산재해 있는 뉴런으로부터 기원한다.
2. 전척수소뇌로는 척수에서 교차하므로 신체 반대쪽 정보를 전달한다.
3. 전척수소뇌로는 위소뇌다리SCP를 통해 소뇌로 들어간 후 다시 교차(결국 오른쪽 다리에서 출발한 정보는 오른쪽 소뇌로, 왼쪽 다리에서 출발한 정보는 왼쪽 소뇌로 들어가게 됨)한다.

전척수소뇌로는 입쪽척수소뇌로rostral spinocerebellar tract에 견줄 만하므로 의학적으로 중요한데, 입쪽척수소뇌로는 목척수팽대의 중간구역에 분포하는 뉴런으로부터 기원하여 팔upper limb로 들어오는 외수용정보와 고유감각정보를 전달한다.

삼차소뇌섬유trigeminocerebellar fiber는 턱관절temporomandibular joint과 저작근masticatory muscle, 외안근 external ocular muscle 등으로부터 들어오는 정보를 전달한다. 이 감각정보는 그물체reticular formation(척수와 뇌

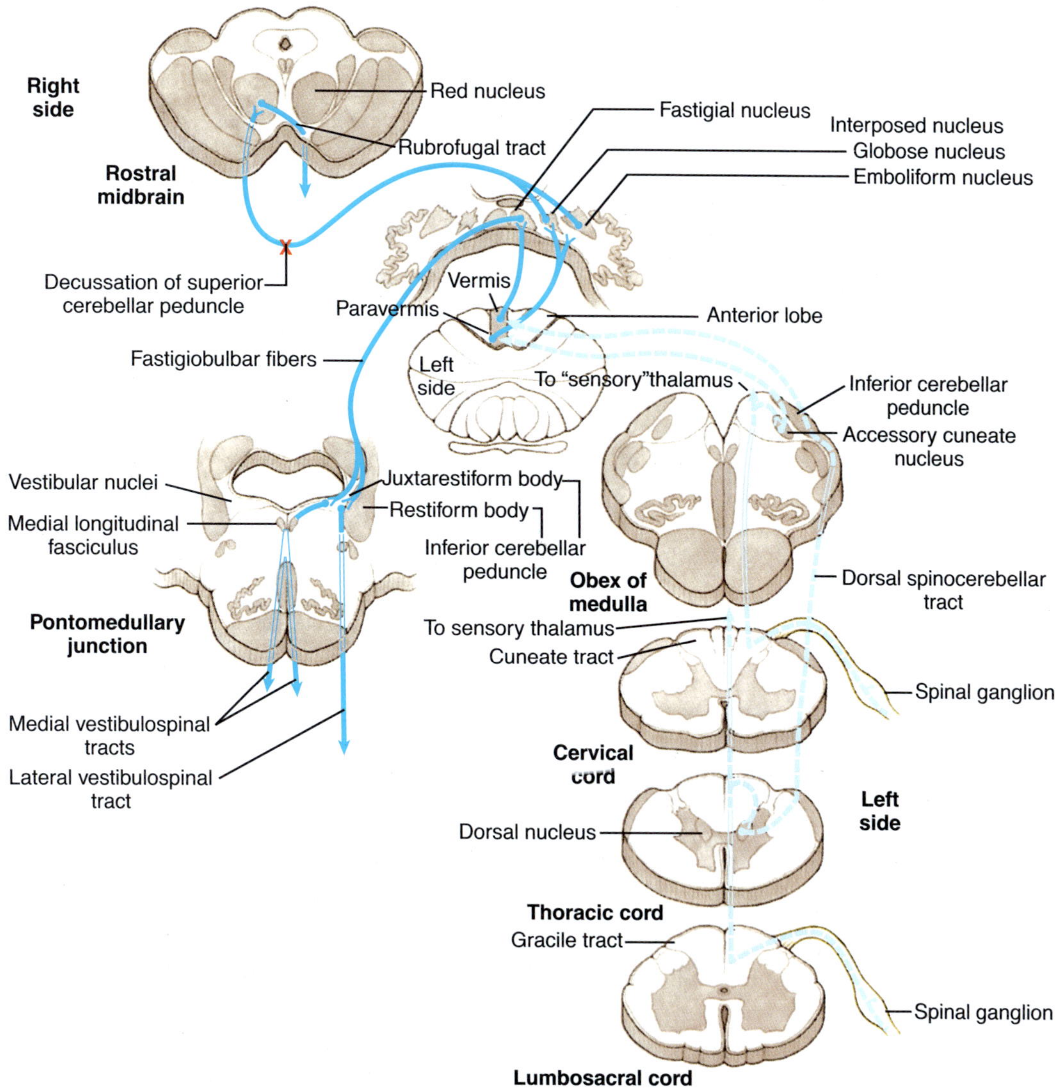

그림 9-12 뇌간으로 향하는 소뇌전엽 회로를 보여주는 모식도. 입력은 점선으로, 출력은 실선으로 나타내었다.

간으로부터 정보를 받음)를 통해 소뇌로 전달된다.

운동피질 및 이곳에 있는 피라미드로 뉴런의 활동과 연관된 정보들은 교뇌핵pontine nuclei을 통해 소뇌전엽으로 전달된다. 이 정보는 피라미드로 섬유의 곁가지로부터 온다. 교뇌핵에서 출발한 교뇌소뇌섬유pontocerebellar fiber는 교차한 후 반대쪽 중간소뇌다리MCP를 통해 소뇌로 들어가 소뇌전엽 외측부위에 도달한다. 이러한 신경로를 통해 소뇌전엽은 진행 중인 운동에 대한 피질척수섬유의 임박한 영향에 대한 정보를 받아들인다.

소뇌전엽(특히 벌레구역과 벌레옆구역)의 조롱박세포로부터 출발한 축삭들은 꼭지핵fastigial nucleus과 중간위치핵interposed nucleus, 외측전정핵lateral vestibular nucleus에 영향을 미친다. 꼭지핵과 이들의 신경로(전정핵 및 그물체와 연결되는 경로로써 아래소뇌다리ICP의 밧줄곁모양체juxtarestiform body를 통해 전달됨)를 통해 소뇌전엽의 벌레구역vermis은 머리head와 목neck, 근위부 팔다리근육proximal limb muscle에 양측성으로 강하게 영향(배쪽내측하행운동로ventromedial descending motor paths를 통함)을 미친다. 중간위치핵과 이들의 신경로(반대쪽 적색핵 및 그물체와 연결되는 경로로써 위소뇌다리SCP와 위소뇌다리교차SCP decussation을 통해 전달됨)를 통해(그림 9-9) 소뇌전엽의 벌레옆구역paravermal region은 좀 더 원위부 팔다리근육에 영향(외

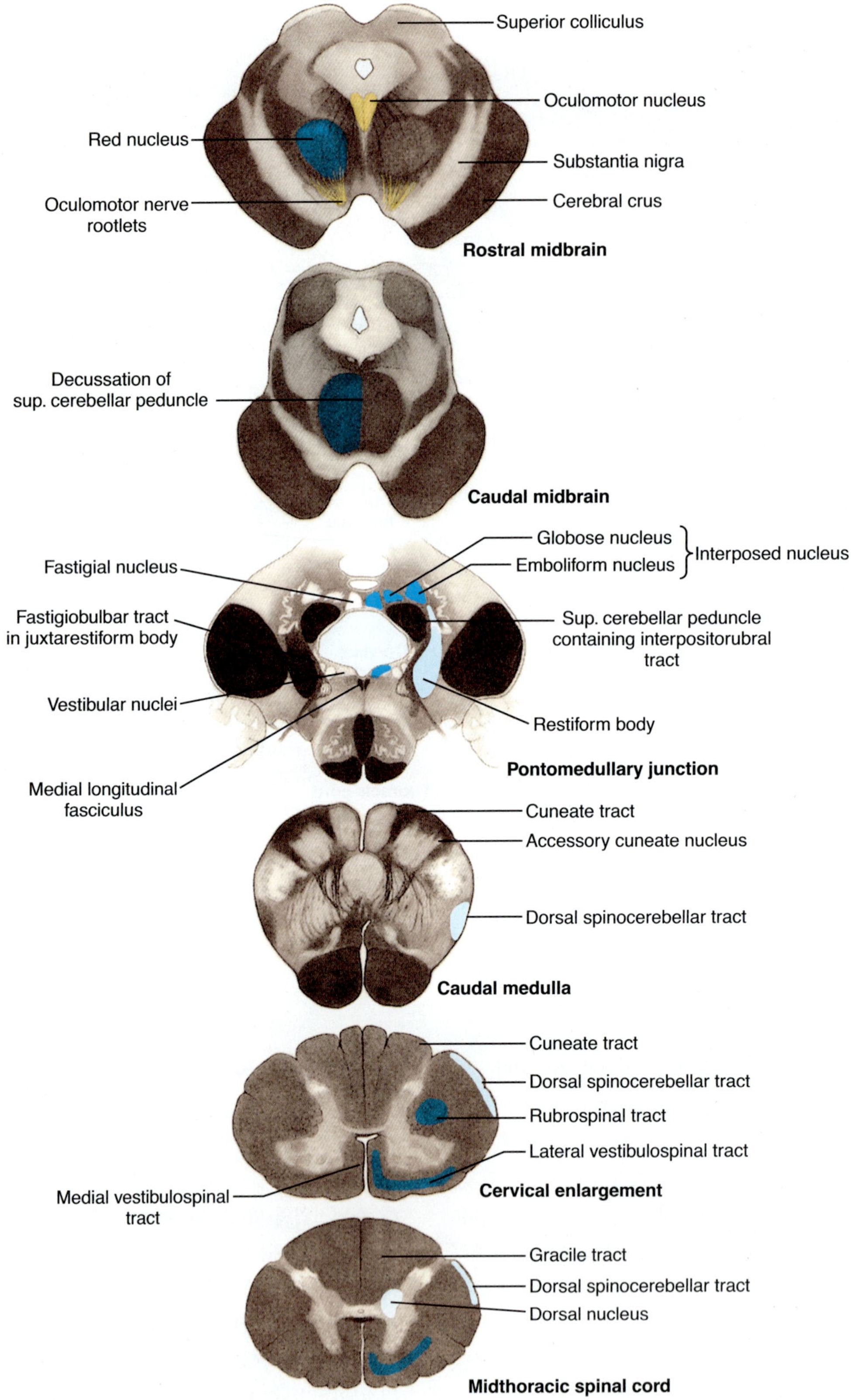

그림 9-13 횡단면에 나타낸 소뇌전엽 신경로의 관계.

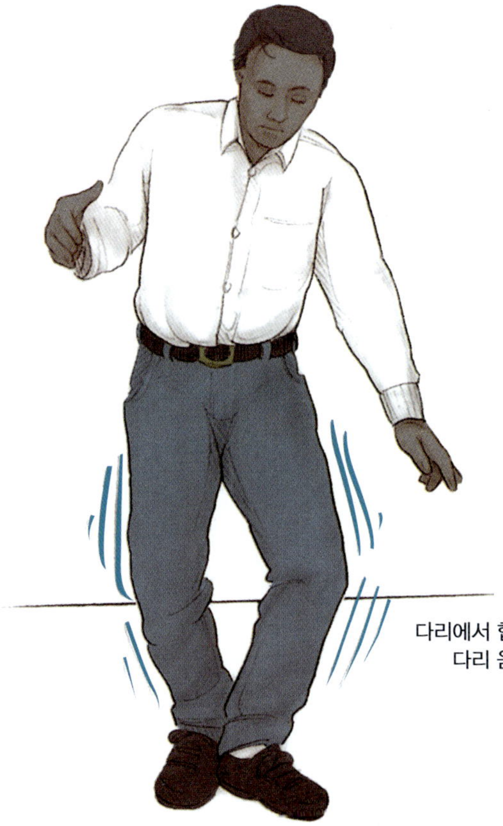

그림 9-14 소뇌전엽증후군anterior lobe syndrome: 보행실조gait ataxia. 다리 움직임이 어설퍼진다.

측하행운동로lateral descending motor paths를 통함)을 미친다.

꼭지핵fastigial nucleus과 중간위치핵interposed nucleus 역시 위소뇌다리SCP를 통해 시상운동핵으로 투사하고, 이어서 일차운동피질로 투사한다. 이러한 신경로를 통해 꼭지핵은 머리와 목, 근위부 팔다리 운동과 연관된 피라미드로pyramidal tract 성분에 영향을 미치는 반면, 중간위치핵은 원위부 팔다리 운동과 연관된 피라미드로 성분에 영향을 미친다.

소뇌전엽증후군 ANTERIOR LOBE SYNDROME

소뇌전엽 병변은 만성 알코올중독과 동반된 영양실조에 의해 가장 흔히 발생하며, 영양실조에 의해 조롱박세포가 손상(소뇌전엽 조롱박세포가 먼저 손상됨)된다. **소뇌전엽증후군** 환자는 주로 다리lower limb에서 협동운동소실을 나타내고 그에 따라 보행이 매우 불안정해지며(그림 9-14), 마치 술에 취한 것처럼 다소 뻣뻣한 자세로 비틀거리며 걷는다. 환자에게 발꿈치정강이검사heel-shin test(한쪽 발의 발꿈치를 반대쪽 다리의 정강이에 대고 매끄럽게 밀게 함)를 시키면 환자는 겨우 이 동작을 수행할 수 있다. 변성이 뒤쪽으로 진행될 경우 환자는 팔upper limb 운동과 말하기speech에도 어려움을 나타낸다.

타래결절엽 편엽소절엽 FLOCCULONODULAR LOBE

타래결절엽(소뇌의 전정부위)은 균형equilibrium 및 안구운동eye movement과 관련된 근육의 협동운동을 담당한다.

타래결절엽의 신경연결 CONNECTIONS OF THE FLOCCULONODULAR LOBE

내이inner ear에 위치한 전정기관vestibular apparatus으로부터 들어오는 직·간접 흥분파는 머리의 위치와 움직임에 관한 정보를 전달한다. 시냅스를 경유하지 않는 직접 전정소뇌흥분파vestibulocerebellar impulse는 전정신경vestibular nerve의 중추가지를 통해 소뇌에 도달한다(그림 9-15). 간접 전정소뇌흥분파는 전정핵vestibular nuclei으로부터 들어온다. 직·간접 신경로는 아래소뇌다리ICP의 밧줄곁모양체juxtarestiform body를 따라 소뇌로 들어가며(그림 9-3), 주로 타래결절엽과 벌레구역

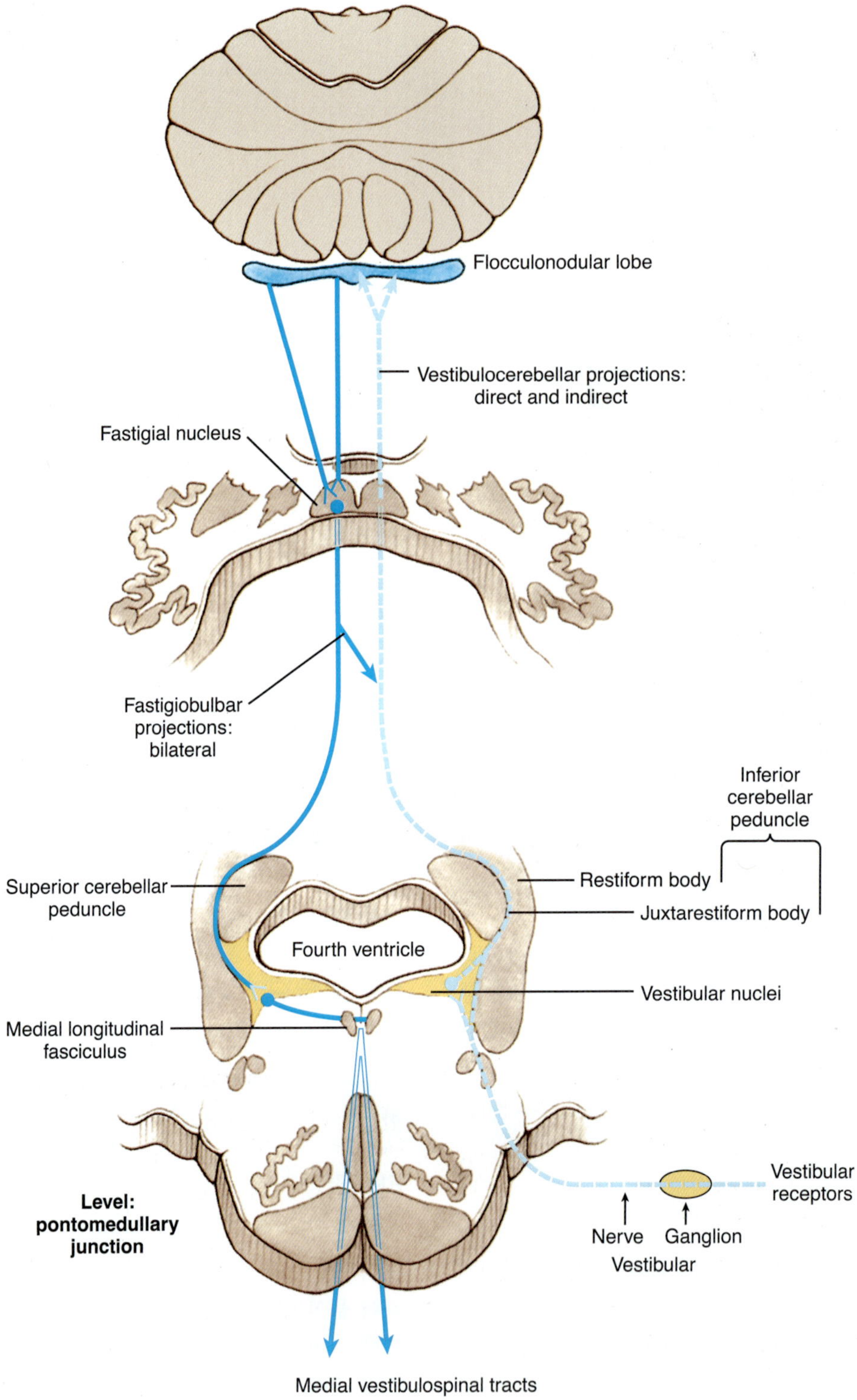

그림 9-15 타래결절엽 회로의 모식도. 입력은 점선으로, 출력은 실선으로 나타내었다.

인접부에 도달한다.

타래결절엽의 조롱박세포로부터 출발한 축삭은 꼭지핵fastigial nucleus을 통해 간접적으로 전정핵 및 인접 그물체에 영향을 미치고, 직접적으로 전정핵 및 인접 그물체에 영향을 미친다. 꼭지연수투사로fastigiobulbar projection뿐만 아니라 직접적인 타래결절엽투사로direct flocculonodular projection는 밧줄곁모양체juxtarestiform body를 통해 전정핵에 도달한다. 전정척수투사로vestibulospinal projection와 전정안구투사로vestibuloocular projection는 이어서 내측세로다발medial longitudinal fasciculus [MLF]을 따라 하행 및 상행한 후 각각 축 근육axial muscle과 외안근external ocular muscle을 지배하는 운동뉴런에 도달한다.

타래결절엽증후군

FLOCCULONODULAR LOBE SYNDROME

타래결절엽 및 뒤쪽 벌레구역의 병변은 균형장애를 일으키므로 주로 축옆근육의 협동운동장애를 일으키는데, 이것을 **몸통실조truncal ataxia**라고 부른다(그림 9-16). 환자는 축 근육을 조절할 수 없으므로 다리를 넓게 벌린 채 지속적으로 몸통을 흔들며 걷게 된다. 심한 경우 환자는 앉아 있거나 서 있을 수 없으며 그럴 경우 넘어지게 된다. 몸통실조는 대부분 어린 아이들(제4뇌실 지붕에 **수모세포종medulloblastoma**을 가지고 있음)에서 발생하지만 경우에 따라서는 제4뇌실 지붕에 다른 종양이 있는 나이가 더 많은 아이들과 성인에서도 발생할 수 있다.

Clinical Connection

소뇌는 오랫동안 오로지 운동 구조물이라고 생각해 왔지만, 기능영상 연구를 토대로 소뇌는 자율신경기능과 인지기능, 복잡한 행동기능에도 관여한다고 여겨지고 있다. 소뇌후엽(외측구역 및 하부구역)과 일부 치아핵은 기획기능planning과 언어유창성verval fluency, 언어language, 주의집중attention, 행동behavior에도 관여하는 것으로 보인다. 이들 소뇌인지영역cerebellar cognitive area은 교뇌를 통해서 전두엽 연합영역과 두정엽 연합영역, 후두엽 연합영역으로부터 입력을 받으며, 시상을 통해 다시 이들 연합영역으로 출력을 보낸다. 이른바 '소뇌인지성동증후군cerebellar cognitive affective syndrome'은 소뇌병변 이후에 나타나는 고위기능 이상을 설명하기 위해 큰 관심을 받고 있다.

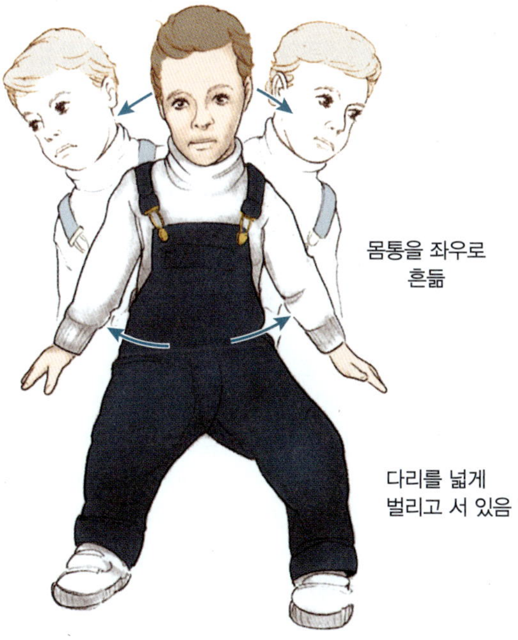

그림 9-16 타래결절엽증후군flocculonodular syndrome: 몸통실조truncal ataxia. 다리를 넓게 벌리고 서 있으며 몸통을 좌우로 흔든다.

연습문제
CHAPTER REVIEW QUESTIONS

질문

9-1. 소뇌다리의 명칭을 적고, 각 소뇌다리에 포함되어 있는 주요 성분을 설명하라.

9-2. 올리브소뇌오름섬유의 활성에 의해 조롱박세포는 어떤 유형의 반응을 나타내는가?

9-3. 소뇌피질에 존재하는 흥분성 뉴런은 무엇인가?

a. 조롱박세포Purkinje cells
b. 바구니세포basket cells
c. 별세포stellate cells
d. 골지세포Golgi cells
e. 과립세포granule cells

9-4. 소뇌피질에서의 시냅스 장기억제는 어떤 현상을 나타내는가?

9-5. 소뇌핵의 명칭을 적고 이들의 주요 흥분성 입력과 억제성 입력을 설명하라.

9-6. 소뇌의 세 가지 시상구역과 소뇌핵 사이의 관계를 설명하라.

9-7. 세 가지 소뇌증후군의 주요 이상 소견을 설명하라.

9-8. 외측소뇌반구와 치아핵의 흥분 활동은 일반적으로 수의운동 (ⓐ 보다 더 일찍 나타난다, ⓑ 과 동시에 일어난다, ⓒ 보다 더 늦게 나타난다.)

9-9. 과다운동past-pointing은 대항근과 작용근 쌍에서 기록한 근전도 기록의 어떤 특징을 말하는가?

9-10. 주로 소뇌전엽에서 처리되는 두 종류의 정보 및 신경로를 비교하여 설명하라.

9-11. 정중부위에 발생한 수모세포종 환자는 숙련된 운동을 정상적으로 수행할 수 있는가?

9-12. (1) 아래소뇌다리 병변, (2) 적색핵 병변 시 나타나는 이상 소견은 무엇인가?

정답 및 설명

9-1. 아래소뇌다리ICP는 연수에서 나오며, 아래소뇌다리의 더 외측부위인 밧줄모양체restiform body는 주로 올리브소뇌로olivocerebellar tract와 후척수소뇌로dorsal spinocerebellr tract, 쐐기소뇌로cuneocerebellar tract를 포함하고 있다. 더 내측부위인 밧줄곁모양체juxtarestiform body는 소뇌로 들어가는 전정소뇌로vestibulocerebellar tract와 소뇌에서 나오는 소뇌전정로cerebellovestibular tract로 이루어져 있다. 중간소뇌다리MCP는 가장 굵으며 교뇌소뇌투사로pontocerebellar projection로 이루어져 있다. 위소뇌다리SCP는 주로 시상으로 향하는 소뇌 출력섬유를 이루어져 있지만, 적색핵으로 향하는 일부 출력섬유도 포함되어 있다.

9-2. 오름섬유climbing fiber가 활성화되면 조롱박세포Purkinje cell에서 매우 강력하고 흥분성인 복합가시전위complex spike가 유발된다.

9-3. 정답: e

과립세포granule cell는 소뇌피질에 존재하는 유일한 흥분성 뉴런이다.

9-4. 시냅스 장기억제LTD는 새로운 운동기술을 획득할 때 활성화되는 복합활동전위와 시간적으로 동시에 활성화되는 평행섬유에 대한 일부 조롱박세포의 시냅스후반응이 감소하는 것을 말한다.

9-5. 소뇌핵은 내측으로부터 외측으로 가면서 꼭지핵과 중간위치핵(둥근핵과 마개핵으로 이루어짐), 치아핵으로 이루어져 있다. 각 소뇌핵은 오름섬유와 이끼섬유의 곁가지로부터 흥분성 입력을 받고, 조롱박세포로부터 억제성 입력을 받는다.

9-6. 소뇌의 세 가지 시상구역은 내측으로부터 외측으로 가면서 소뇌벌레vermis와 소뇌벌레옆구역paravermal zone(중간구역intermediate zone), 외측구역lateral zone으로 이루어져 있다. 소뇌벌레의 조롱박세포는 꼭지핵으로 투사하는 반면, 소뇌벌레옆구역 또는 중간구역의 조롱박세포는 중간위치핵으로 투사하고, 외측소뇌의 조롱박세포는 치아핵으로 투사한다.

9-7. 타래결절엽증후군은 몸통실조를, 소뇌전엽증후군은 보행실조를, 소뇌후엽증후군은 전반적인 운동실조(활동떨림과 겨냥이상, 상반운동반복장애를 나타내며; 양쪽이 모

9-13. 색칠한 부위에서 병변이 발생하였다. 침범되는 구조물과 나타나는 이상 소견을 설명하라.

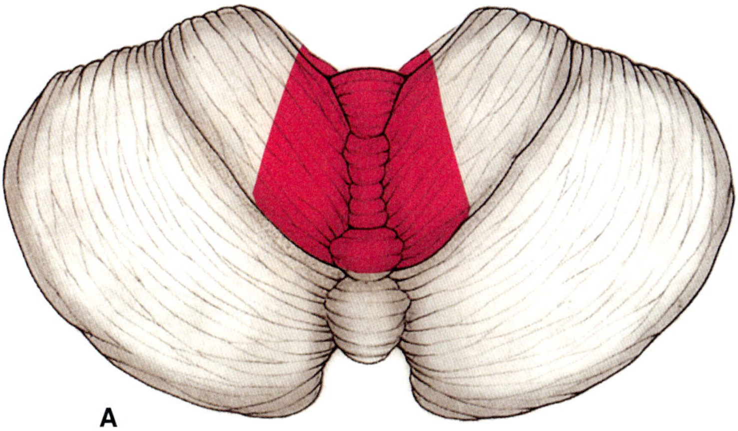

A

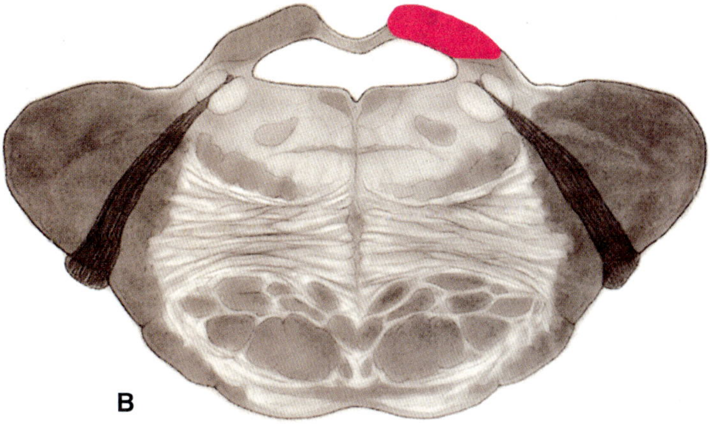

B

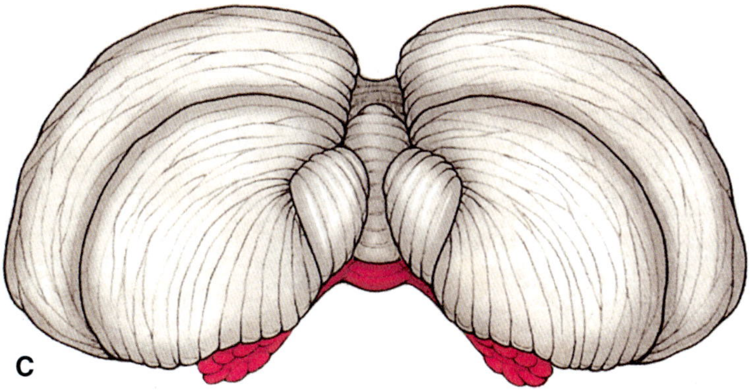

C

9-14. 14세 남자 환자의 우측 팔 움직임이 서서히 어설퍼졌다. 시간 경과에 따라 연속적으로 촬영한 신경영상에서 뒤머리뼈우묵 속에서 서서히 커지는 종괴가 관찰되었다. 현재 환자는 복잡한 다관절운동을 시간에 따른 순서에 맞춰 단관절운동으로 분절화시켜 움직이고 있다. 이 징후는 어떤 구조물의 손상을 나타내는가?

두 침범된 경우에는 폭발적말투를 나타냄)를 나타내는 것이 특징이다.

9-8. 정답: a

외측소뇌반구와 치아핵은 수의운동의 계획에 관여하므로 이 구조물들은 일차운동피질이 활동을 나타내기 전에 통합된 활동을 나타낸다.

연습문제 (계속)

a. 좌측 소뇌후엽반구
b. 우측 치아핵
c. 측 중간위치핵
d. 좌측 위소뇌다리
e. 우측 적색핵으로부터 상행하는 치아시상투사로

9-15. 어떤 환자가 좌측 다리에서 협동운동장애(좌측 발꿈치를 우측 정강이에 대고 부드럽게 밀어내리지 못함)를 나타낸다. 또한 이 환자는 우측에서 강직반마비를 나타낸다. 이 증상들은 어떤 병변에 의해 초래되는가?

a. 좌측 C2 척수분절
b. 좌측 입쪽 외측폐쇄연수
c. 혀밑신경핵 높이의 좌측 외측연수
d. 얼굴신경핵 높이의 좌측 외측교뇌
e. 삼차신경운동핵 높이의 좌측 외측교뇌

9-16. 어떤 환자가 물 컵을 잡으려고 오른손을 뻗었을 때 표적에 가까이 갈수록 손이 걷잡을 수 없이 떨렸으며 결국 물을 쏟았다. 또한 환자의 좌측 눈썹이 상당히 처져 있으며 동공은 아래쪽으로 그리고 바깥쪽으로 돌아가 있다. 병변은 어디에 위치하는가?

a. 우측 입쪽 교뇌
b. 우측 꼬리쪽 중뇌
c. 좌측 꼬리쪽 중뇌
d. 우측 입쪽 중뇌
e. 좌측 입쪽 중뇌

9-17. 운동실조는 어떤 경우에 발생하는가?

a. 말초 축삭 손상
b. 척수의 외측섬유단 등쪽부위 손상
c. 아래소뇌다리 손상
d. 소뇌전엽 손상
e. 모두 정답

9-9. 작용근이 수축한 다음 적절한 시기에 일어나야 하는 대항근의 수축이 늦어짐으로써 과다운동이 일어나게 된다.

9-10. 소뇌전엽은 교뇌소뇌섬유(피질척수로의 곁가지를 포함하고 있음)를 통해 전달되는 의도한 운동에 대한 정보와 척수소뇌로를 통해 전달되는 실행한 운동에 대한 정보를 비교한다.

9-11. 정중부위에 발생한 수모세포종은 몸통실조를 유발하게 될 것이다. 환자가 자세를 유지할 수 있다면(침대에 누운 경우처럼) 상대적으로 정상적으로 팔다리 원위부 운동을 조절할 수 있다.

9-12. 아래소뇌다리ICP 병변은 후척수소뇌로와 쐐기소뇌로를 손상시키며 이에 따라 같은쪽 팔다리에서 운동실조가 초래된다. 적색핵 병변은 교차된 위소뇌다리섬유를 손상시키며 이에 따라 반대쪽 소뇌후엽증후군이 초래된다.

9-13.

a. 소뇌전엽(다리부위): 보행실조
b. 위소뇌다리(교차 이전): 척수후엽증후군; 같은쪽에서 활동떨림과 겨냥이상, 상반운동반복장애 등이 나타남
c. 타래결절엽: 몸통실조

9-14. 정답: b

복잡한 다관절사지운동의 단편화decomposition(복잡한 운동이 개별 성분[즉 우측 어깨, 팔, 아래팔, 손]으로 나뉨)는 같은쪽 또는 우측 치아핵 손상에 의해 초래된다. 외측소뇌(소뇌피질, 치아핵)가 들어 있는 뒤머리뼈우묵 병변은 같은쪽에서 증상이 나타난다.

9-15. 정답: b

좌측 다리의 운동실조는 좌측 후척수소뇌로 손상에 의해 초래되고, 우측 강직반마비는 좌측 피라미드로 손상에 의해 초래된다. 이 두 신경로들은 입쪽 폐쇄연수나 후섬유단핵 높이에서 가까이 붙어 주행한다.

9-16. 정답: e

이 병변은 좌측 적색핵에 존재하며, 병변에 의해 이미 교차하여 상행하는 치아시상투사로가 손상되므로 우측에서 활동떨림이 나타나고, 눈돌림신경 잔가지들(눈꺼풀올림근에 분포함)이 손상되므로 좌측에서 눈꺼풀처짐이 나타난다. 좌측 눈은 아래쪽 및 바깥으로 돌아가는데 그 이유는 외직근(갓돌림신경이 분포함)과 상사근(도르래신경이 분

9-18. 신경학적 검사를 하는 동안 어떤 환자가 단어를 음절로 끊어 크게, 그리고 강하게 발음하였다. 폭발적언어라고 부르는 이 이상은 어떤 손상에 의해 발생하는가?

a. 소뇌전엽
b. 양쪽 꼭지핵
c. 양쪽 중간위치핵
d. 양쪽 치아핵
e. 타래결절엽

포함)은 마비되지 않고 수축하기 때문이다.

9-17. 정답: e

운동실조는 일차말초구심신경과 상행하는 척수소뇌축삭(후척수소뇌로에 포함되어 있음), 아래소뇌다리, 그리고 소뇌전엽 조롱박세포의 손상에 의해 나타날 수 있다.

9-18. 정답: d

소뇌는 말하기speech를 조정한다. 이러한 조정 작용이 소실되면 실조성조음장애ataxic dysarthria가 나타난다. 조음장애의 한 유형이 폭발적말투explosive speech로 소뇌후엽이나 치아핵, 위소뇌다리가 양쪽 모두 손상될 때 나타날 수 있다.

10 눈운동계: 주시장애

The Ocular Motor System: Gaze Disorders

우측을 주시할 때마다 복시겹보임·diplopia가 나타나는 환자가 있다. 검사 결과 우측 주시를 할 때 우측 눈은 정상적으로 외전abduct되었지만, 좌측 눈은 내전adduct되지 않았다. 좌측 주시gaze to left와 근거리보기near vision에 필요한 눈모음convergence은 정상적으로 일어났다.

눈으로 볼 수 있기 위해서는 시각수용기로부터 뇌까지 시각정보를 전달하는 시각경로visual pathway가 온전해야 한다. 양 눈의 시야에 존재하는 물체는 양안구역에 있는 시각수용기에 정확히 맺힌 채 움직여야 하며, 그렇지 않으면 복시diplopia가 나타나게 된다. 안구운동눈운동·eye movement은 복잡하며, 뇌간 및 대뇌피질에 존재하는 안구운동중추를 포함한 매우 조직적인 중추신경계 신경로에 의해 조절된다.

눈운동 유형 TYPES OF THE EYE MOVEMENTS

눈운동안구운동은 이향운동vergence movement과 동향운동conjugate movement으로 나뉜다. 이향운동vergence movement은 시선을 먼 곳에 있는 물체distant object·원거리물체로부터 가까이에 있는 물체near object·근거리물체로 또는 그 반대로 이동시킬 때 일어난다. 시선을 원거리물체로부터 근거리물체로 이동시키면 눈모음convergence이 일어나고, 시선을 근거리물체로부터 원거리물체로 이동시키면 눈벌림divergence이 일어난다. 동향운동conjugate movement은 양 눈이 같은 방향(상, 하, 좌, 우)으로 움직이는 것을 말한다.

동향운동conjugate movement에는 **신속눈운동홱보기·saccadic movement**과 **원활추종운동부드런따라보기·smooth pursuit movement**이 있다. 신속눈운동saccadic movement은 수의적으로 일어날 수 있으며, 시야에서 무언가를 찾거나 책을 읽을 때처럼 시선을 한 표적으로부터 다른 표적으로 빠르게 이동시킬 때 나타난다. 신속눈운동saccadic movement은 안진nystagmus과 급속눈운동수면rapid eye movement sleep [REM sleep] 등에서와 같이 반사reflex에 의해 일어날 수도 있다. 원활추종운동smooth pursuit movement은 움직이는 물체를 망막에 고정함으로써 계속 주시할 수 있게 해주는 안구운동이다.

다른 동향운동으로는 **시선이동**눈운동**optokinetic** movement과 **전정안구**운동**vestibulo-ocular** movement을 들 수 있다. 시선이동눈운동optokinetic movement은 반사reflex로써 움직이는 자동차에 앉아 지나가는 풍경을 보거나, 세로 줄무늬띠가 있는 회전하는 원통 같이 표적이 계속 움직일 때 일어난다. 전정안구운동vestibulo-ocular movement은 잠시 머리를 움직이는 동안 망막에 이미 고정되어 있던 표적을 계속해서 망막에 고정하는 안구운동으로 전정계에서 설명한다(13장 참조).

눈운동핵 OCULAR MOTOR NUCLEI

각 눈의 운동은 6개의 외안근(상직근superior rectus muscle, 내직근medial rectus muscle, 외직근lateral rectus muscle, 하직근inferior rectus muscle, 상사근superior oblique muscle, 하사근inferior oblique muscle)의 협동작용에 의해 조절

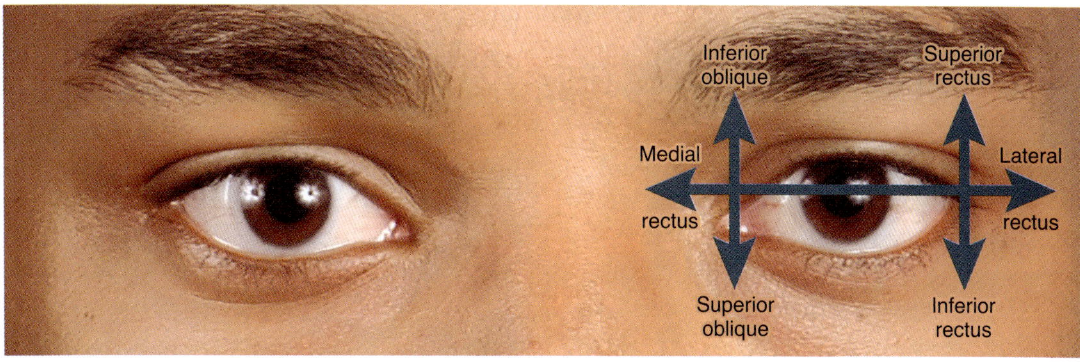

그림 10-1 외안근extraocular muscle을 검사하는 방법.

된다. 외안근extraocular muscle [EOM]은 3개의 뇌신경(눈돌림신경동안신경·oculomotor nerve [CN III], 도르래신경활차신경·trochlear nerve [CN IV], 갓돌림신경외전신경·abducens nerve [CN VI])에 의해 지배된다. 각 외안근EOM을 검사하는 방법을 그림 10-1에 나타내었다. 각 뇌신경이 지배하는 외안근EOM과 뇌신경 병변에 의해 나타나는 이상 소견을 표 21-3에 나타내었다.

양 눈이 동일한 물체에 초점을 맺게 해 수는 여섯 쌍의 외안근EOM은 주시중추gaze center(뇌간과 대뇌피질에 분포하는 고도로 특화된 뉴런군)에 의해 조절된다.

뇌간주시중추 BRAINSTEM GAZE CENTERS

뇌간에는 안구운동을 조절하는 3개의 주시중추가 존재한다. **수평주시중추horizontal gaze center**는 교뇌pons에 존재하고, 수직주시중추vertical gaze center와 이향운동중추vergence center는 중뇌midbrain에 존재한다.

수평주시중추 HORIZONTAL GAZE CENTER

수평주시중추는 정중곁교뇌그물체paramedian pontine reticular formation [PPRF]에 위치하고 있다. 우측(좌측) 수평주시중추는 우측(좌측) 동향운동을 조절하므로 좌우 수평주시중추 중 한쪽 병변이 생기면 병변과 같은 방향의 주시마비gaze paralysis가 발생하게 된다. 각 수평주시중추는 하위운동신경원LMN을 포함하고 있는 같은쪽 갓돌림신경핵abducens nucleus에 흥분파를 보내 같은쪽 눈의 외직근lateral rectus muscle을 자극하는 동시에 내측세로다발MLF을 경유하여 하위운동신경원을 포함하고 있는 반대쪽 눈돌림신경핵oculomotor nucleus에 흥분파를 보내도록 하는 개재뉴런interneuron에 신호를 보내 반대쪽 눈의 내직근medial rectus muscle을 자극한다(그림 10-2). 이렇게 하여 같은쪽 눈의 외직근과 반대쪽 눈의 내직근이 동시에 수축하게 된다.

Clinical Connection

눈돌림신경핵oculomotor nucleus으로 향하는 반대쪽 내측세로다발MLF이 존재한다는 사실을 지지하는 임상적 증거가 있다. 갓돌림신경핵abducens nucleus 높이 이상 즉, 교뇌 또는 중뇌 높이에서 발생한 편측 병변unilateral lesion을 가진 환자는 반대쪽을 주시하려고 할 때 병변과 같은쪽 눈에서 내전마비adduction paralysis를 나타낸다. 눈모음convergence을 할 때는 침범된 눈에서 내전adduction이 일어나므로, 내직근과 이 근육을 지배하는 신경은 정상인 것을 알 수 있다. 이런 현상을 **핵간안근마비internuclear ophthalmoplegia**라고 부르며, 이 장 도입부에서 제시한 증례에서 서술하였다. 양쪽에서 이런 이상이 나타난다면 거의 항상 다발성경화증MS과 연관되어 있다.

수직주시중추 VERTICAL GAZE CENTER

수직주시중추는 내측세로다발MLF의 입쪽 끝부위에 존재하는 중뇌midbrain의 덧눈돌림신경핵부동안신경핵·accessory oculomotor nuclei에 위치하고 있다. 수직주시중추는 뒤맞교차posterior commissure를 통해 상호연결되어 있으므로 양측성으로 작용한다. 상방운동upward movement은 더 등쪽more dorsally에 위치하고, 하방운동downward movement은 더 배쪽more ventrally에 위치한다.

Clinical Connection

수직주시장애vertical gaze disorder, 특히 상방주시마비upward gaze paralysis는 송과체 종양이나 중뇌수도관 입쪽 부위의 확장에 의해 입쪽 중뇌가 압박될 때 흔히 일어난다. 이때 눈모음마비paralysis of convergence도 일어날 수 있다.

이향운동중추 VERGENCE CENTER

이향운동중추(눈모음convergence과 눈벌림divergence을 조절함; 눈모음은 시선을 원거리표적으로부터 근거리표적으로 옮길 때 나타나고, 눈벌림은 시선을 근거리표적으로부터 원거리표적으로 옮길 때 일어남)는 눈돌림신경핵 근처의 입쪽 중뇌rostral midbrain 그물체에 위치하고 있다.

피질주시중추 CORTICAL GAZE CENTERS

대뇌피질에는 안구운동과 연관되어 있는 몇 개의 중추가 존재한다. 가장 잘 알려져 있는 피질중추는 **전두엽눈영역frontal eye field**과 **두정엽눈영역parietal eye field**, **측두엽눈영역temporal eye field**, **후두엽눈영역occipital eye field**이다.

전두엽눈영역 FRONTAL EYE FIELD

수의적 안구운동을 담당하는 주요 피질중추는 주로 중간이마이랑 뒷부분posterior part of middle frontal gyrus에 위치하며 전두엽눈영역frontal eye field [FEF]이라 부른다(그림 10-3). 이 부위를 자극하면 **신속보기핵보기·saccade** 형태의 회피하는 안구운동이 일어난다. 전두엽눈영역은 수직주시중추vertical gaze center와 수평주시중추horizontal gaze center(그림 10-2), 위둔덕superior colliculus으로 투사한다.

수평주시중추를 침범하는 병변과 이때 나타나는 이상을 그림 10-4에 나타내었다.

Clinical Connection

각 전두엽눈영역FEF은 항상 반대쪽 수평주시주시horizontal gaze center에 영향을 미치므로 전두엽눈영역FEF에 급성 병변이 생기면 안구는 병변쪽으로 편위deviation되며 반대쪽으로의 수의적 주시운동이 마비된다(그림 10-4). 전두엽눈영역FEF에 국소발작focal seizure과 같은 자극 병변이 생기는 경우 안구는 반대쪽으로 편위된다. 이러한 이상은 일시적으로만 나타나는데, 그것은 이 피질중추들이 뇌간주시중추와 좌우대칭으로 연결되어 있기 때문이다.

두정엽눈영역과 측두엽눈영역 PARIETAL AND TEMPORAL EYE FIELDS

두정엽 및 측두엽 뒷부분에 분포하는 영역들도 안구운동에 영향을 미친다(그림 10-3). 상두정소엽superior parietal lobule은 전두엽눈영역FEF과의 상호연결 및 위둔덕superior colliculus으로 향하는 투사로를 통해 신속눈운동핵보기·saccadic movement에 영향을 미친다.

Clinical Connection

상두정소엽superior parietal lobule은 신속눈운동핵보기·saccadic movemen과 밀접하게 연관되어 있는 주의집중visual attention에 관여한다. 이 부위에 병변이 있는 환자는 반대쪽에 있는 물체를 무시neglect하며 그 쪽으로 안구를 돌리는데도 어려움을 나타낸다.

외측 측두엽 뒷부분에 분포하는 영역인 측두엽눈영역temporal eye field은 부드런따라보기원활추종운동·smooth pursuit movement와 연관된 주요 피질중추로 여겨지며, 이러한 눈운동에는 상두정소엽과 전두엽눈영역도 관여할 수 있을 것으로 생각된다. 이 영역은 시각피질visual cortex로부터 입력을 받고 등쪽외측교뇌핵dorsolateral pontine nuclei으로 흥분파를 보내며, 이 출력 흥분파는 이어서 전정소뇌vestibulocerebellum를 경유하여 전정핵vestibular nuclei으로 들어간다(그림 10-5). 측두엽눈영역temporal eye field이나 등쪽외측교뇌핵dorsolateral pontine nuclei에 병변이 생기면 병변 방향으로 움직이는 표적에 대한 부드런따라보기smooth pursuit가 소실된다.

측두엽눈영역temporal eye field은 시선이동눈운동optokinetic movement과도 연관되어 있다. 시선이동눈운동의 한 가지 예로는 움직이는 자동차 안에 타고 있는

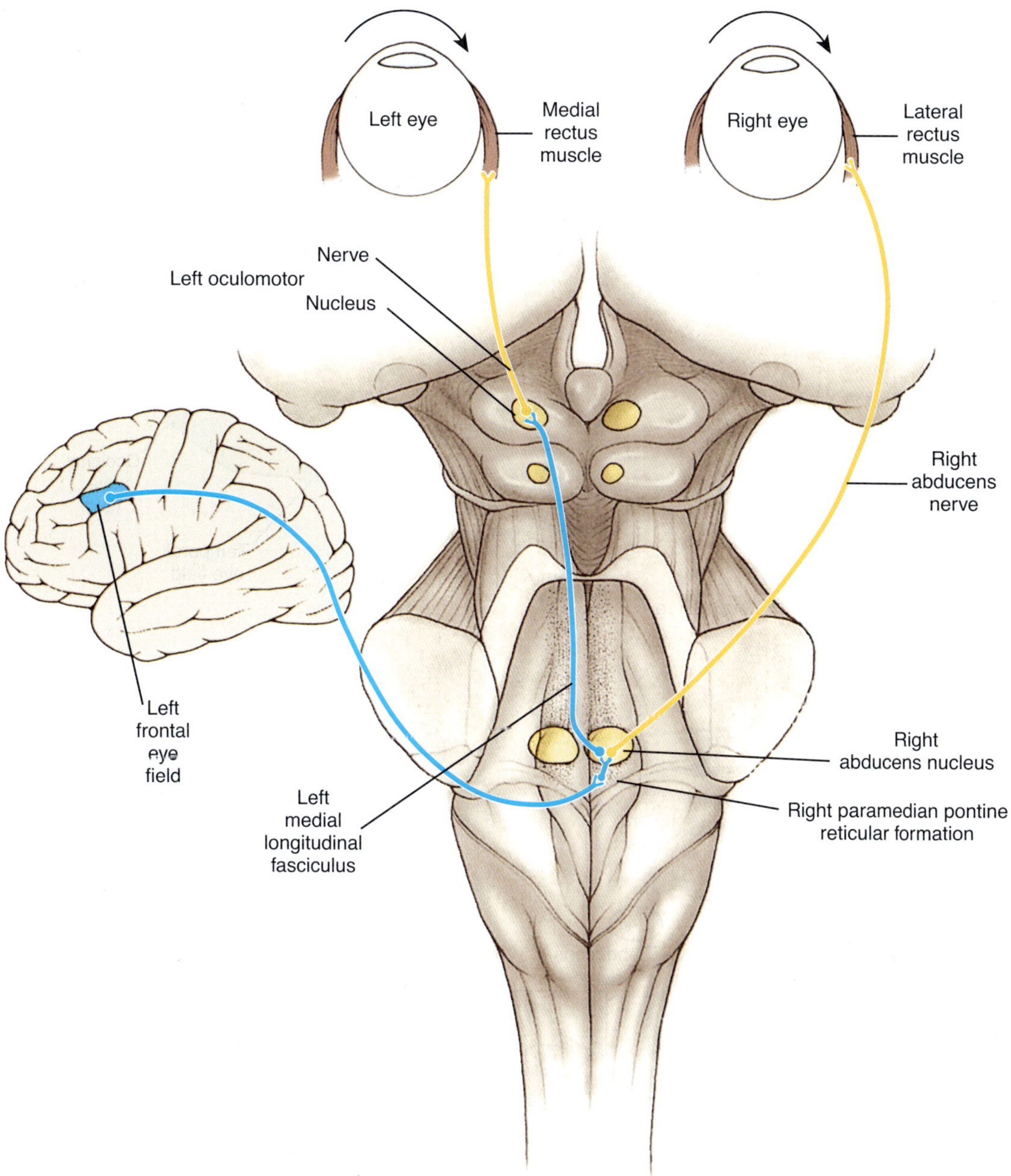

그림 10-2 의도적인 우측 주시를 일으키는 신경로를 보여주는 뇌간 뒷면의 모식도.

사람이 지나가는 풍경 속에 있는 어떤 물체를 볼 때 나타나는 눈운동을 들 수 있다. 이때 눈은 풍경 속에 있는 어떤 물체가 시야에서 사라질 때까지 자동적으로 그 물체를 따라 움직이며, 물체가 시야에서 사라지게 되면 눈은 빠르게 반대방향으로 움직여 풍경 속에 있는 다른 새로운 물체를 주시하게 된다. 이와 비슷한 현상이 세로 줄무늬띠가 교대로 있는 느리게 회전하는 원통을 쳐다볼 때도 일어난다. 눈은 특정 검정색 띠에 시선을 고정하게 되며, 이 띠가 시야에서 사라지게 되면, 이어서 눈은 빠르게 반대 방향으로 움직여 원통에 있는 새로운 검정색 띠에 시선을 고정하게 된다. 이렇게 눈이 느리게 이동한 다음 빠르게 복귀하는 움직임을 **시선이동안진**optokinetic nystagmus이라 부른다.

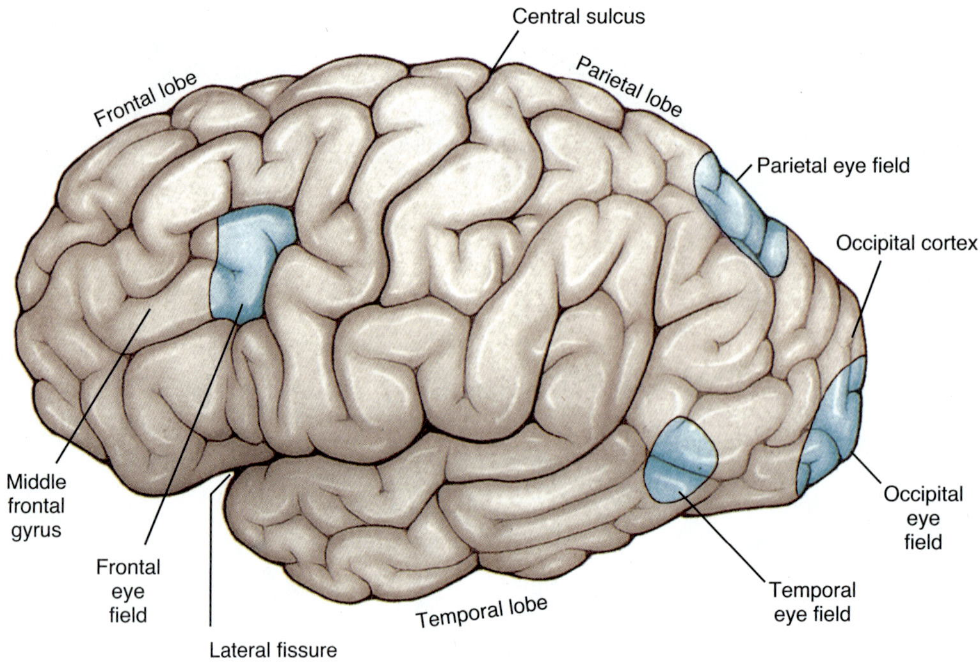

그림 10-3 피질주시중추들.

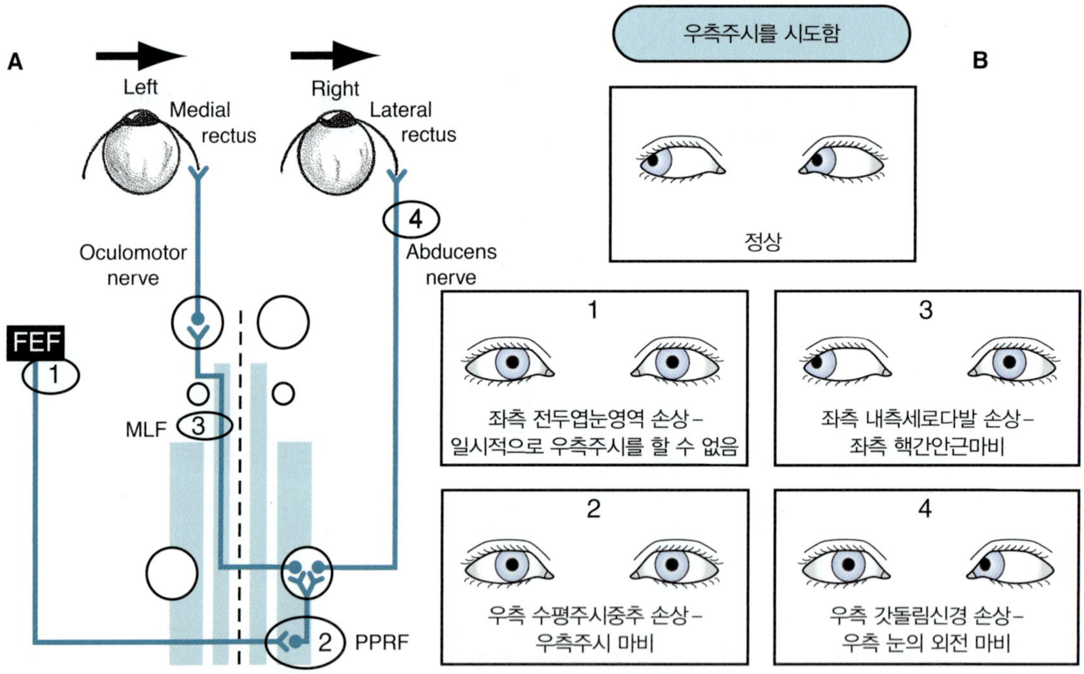

그림 10-4 수평주시중추를 침범하는 병변들. **A.** 신경로와 병변 위치. **B.** 우측주시를 시도하였을 때 나타나는 이상소견들(FEF, 전두엽눈영역; MLF, 내측세로다발; PPRF, 정중곁교뇌그물체).

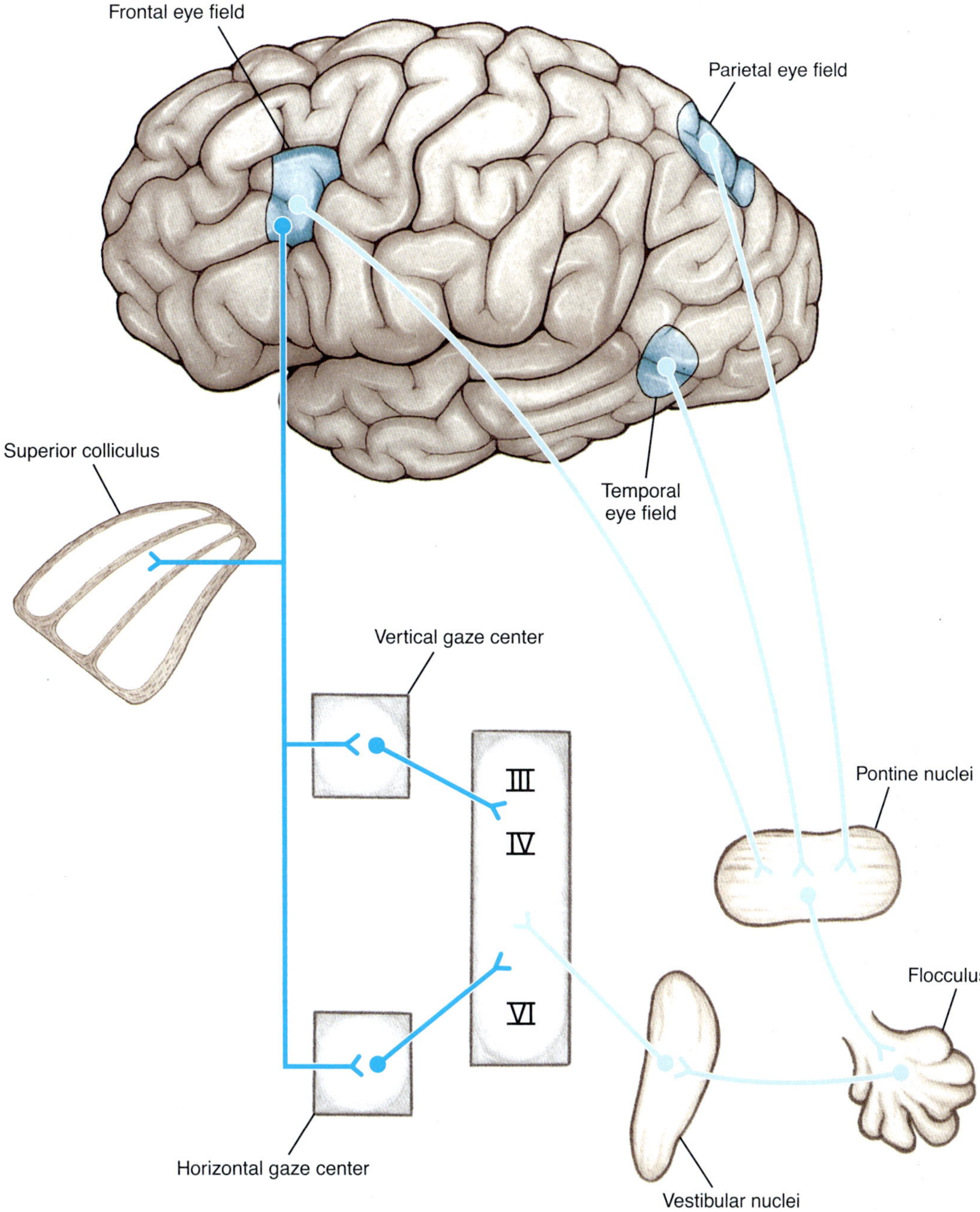

그림 10-5 신속보기신경로saccadic path와 부드런따라보기신경로smooth pursuit path의 모식도. 신속보기신경로 = 진한 청색; 부드런따라보기신경로 = 옅은 청색.

Clinical Connection

시선이동안진optokinetic nystagmus의 소실 또는 감소는 시운동경로visual motor pathway에 관여하는 피질하구조물이나 피질구조물의 병변(시각피질visual cortex과 후측두엽영역posterior temporal area의 병변)에 의해 초래된다. 시선이동안진의 소실 또는 감소는 물체가 병변 방향으로 회전할 때만 관찰된다.

후두엽눈영역 OCCIPITAL EYE FIELDS

후두엽눈영역occipital eye field(후두엽에 위치하는 일차시각영역primary visual area 및 시각연합영역visual association area)은 이향운동vergence movement을 조절한다. 눈모음convergence은 시선이 원거리표적으로부터 근거리표적으로 향할 때 나타난다. 이 현상을 **근접반응near response**이라 부르며, 근접반응은 내직근의 동시 수축과 수정체 조절, 동공 수축으로 이루어져 있다. 후두엽원심섬유occipitofugal fiber는 눈돌림신경핵 옆에 위치한 이향운동중추vergence center로 들어간 다음 이어서 눈돌림신경핵복합체oculomotor nuclear complex로 투사한다. 눈돌림신경핵의 체성뉴런은 내직근medial rectus muscle을 지배하며, 내장(부교감신경성분)운동뉴런은 섬모체신경절ciliary ganglion로부터 나온 절후섬유를 통해 수정체 조절에 중요한 섬모체근ciliary muscle과 동공수축근pupillary constrictor muscle을 지배한다. 눈벌림divergence은 갓돌림신경핵abducens nuclei과의 연결을 통해 일어나는데, 눈벌림은 내측세로다발 병변MLF lesion에 의해 영향을 받지 않기 때문에 내측세로다발MLF이 아니라 그물체reticular formation를 통해 일어한다고 생각한다.

위둔덕 SUPERIOR COLLICULUS

위둔덕superior colliculus은 교대로 분포하는 회색질층gray layer과 백색질층white layer으로 이루어져 있으며, 이들 층은 다시 표층superficial layer와 중간층intermediate layer, 심층deep layer로 나뉜다. 위둔덕 표층superficial layer of superior collicus은 망막retina과 시각피질visual cortex로부터 직접적으로 입력을 받는다(그림 10-6). 중간층intermediate layer은 전두엽눈영역FEF으로부터 입력을 받으며, 심층deep layer은 뇌간brainstem을 통해서 상행하는 감각경로, 특히 통각경로pain path와 청각경로auditory path로부터 입력을 받는다. 위둔덕superior colliculus으로부터 나오는 출력은 시상베개핵pulvinar을 경유해 시각연합영역visual association area으로 상행하기도 하고, 뇌간 및 척수로 하행하기도 한다. 뇌간 및 척수로 하행하는 출력은 통각자극이나 청각자극이 있을 때 그 쪽으로 머리와 눈을 반사적으로 돌리는데 관여한다.

일반적인 안구운동 조절과 관련된 위둔덕의 역할은 확실하지 않다. 망막과 피질눈영역으로부터 입력을 받고 뇌간주시중추로 출력을 보내는 위둔덕의 특성상 이

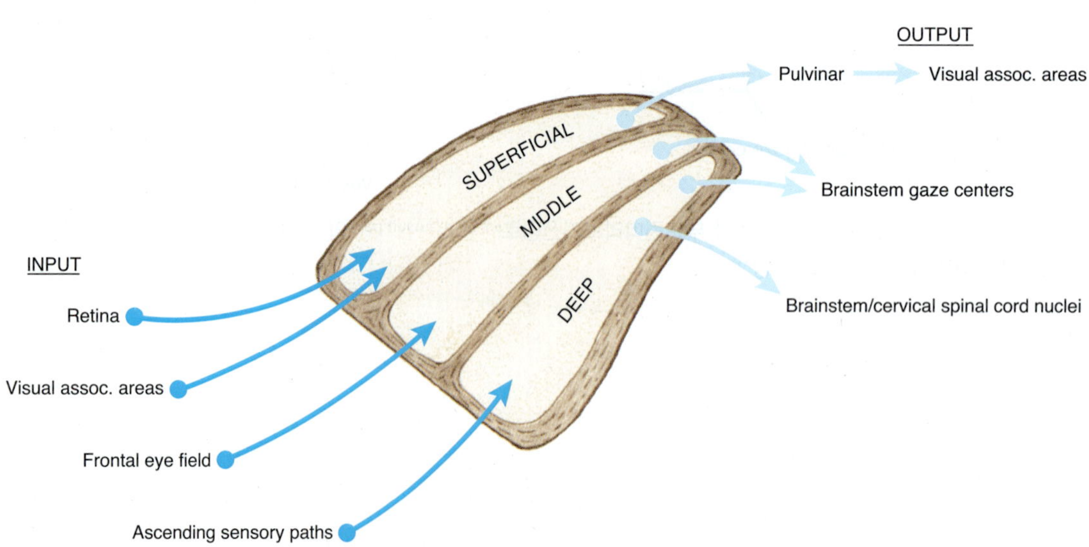

그림 10-6 위둔덕superior colliculus의 주요 연결로.

구조물은 특히 반사적 안구운동과 연관된 시운동 통합중추visuomotor integration center로 작용할 것으로 생각된다. 위둔덕 병변은 주요 안구운동 이상을 초래하지 않는데, 그 이유는 피질눈운동중추와 뇌간주시중추 간의 연결이 다양하기 때문이다. 예를 들면, 전두엽눈영역FEF은 (1) 피질핵경로corticonuclear paths(피질척수로가 피개tegmentum를 통과하면서 주시중추gaze center와 연결됨), (2) 피개경로tegmental route(중뇌피개와 교뇌피개를 통해 하행함)를 통해 뇌간주시중추brainstem gaze center에 양측성으로 투사한다. 따라서 뇌간에 생긴 국소병변은 주시중추로 가는 일부 입력만을 차단하게 된다.

Clinical Connection

안구운동에 대한 편성programming은 대뇌피질cerebral cortex과 뇌간brainstem에서 뿐만 아니라 기저핵basal ganglia에서도 일어난다. 전두엽눈영역FEF과 전전두엽피질prefrontal cortex, 후두정엽피질posterior parietal cortex [PPC]로부터 들어오는 입력이 피질새줄무늬체투사로corticostriate projection를 통해 꼬리핵 머리head of caudate nucleus로 들어간다. 주로 흑색질그물부reticular part of substantia nigra로부터 나온 출력은 시상의 배쪽전핵VA과 내측등쪽핵MD을 경유하여 직접적으로 전두엽눈영역과 전전두엽피질(FEF 인접부위)에 영향을 미친다. 파킨슨병Parkinson disease 같은 기저핵 질환에서는 정상인에서 관찰되는 자발적 안구운동이 감소되거나 거의 소실된다. 이 현상과 함께 눈꺼풀열palpebral fissure이 약간 넓어지고 눈깜박임이 드물게 일어나므로 환자의 눈은 째려보는 듯한 모습을 나타낸다.

소뇌에 의한 안구운동의 협동적 조절은 전정핵vestibular nuclei과 연결되어 있는 타래결절엽flocculonodular lobe 및 꼭지핵fastigial nucleus 신경로를 통해 일어난다. 이어서 전정안구신경로vestibulo-ocular connection에 의해 소뇌의 영향이 안구운동핵으로 전달된다. 편측 소뇌병변은 특히 눈이 병변 쪽으로 향할 때 뚜렷한 안진nystagmus을 유발한다.

연습문제
CHAPTER REVIEW QUESTIONS

질문

10-1. 다발성경화증을 앓고 있는 40세 남성이 물체를 볼 때 복시double vision(나란히 있는 두 영상 중 좌측 영상을 볼 때마다 생김)가 생긴다고 한다. 검사를 해보니 좌측 주시를 할 때 우측 눈이 내측방향으로 잘 움직이지 않았다. 어떤 구조물이 손상되었는가?

a. 눈돌림신경oculomotor nerve

b. 내측세로다발MLF

c. 정중결교뇌그물체PPRF

d. 전두엽눈영역FEF

e. 갓돌림신경핵abducens nucleus

10-2. 신경영상을 촬영한 80세 남성 환자의 송과체pineal gland에서 작은 종양이 발견되었다. 이 종양의 크기가 점점 커진다면 임상적으로 어떤 이상 소견이 가장 먼저 나타나겠는가?

정답 및 설명

10-1. **정답: b**

갓돌림신경 높이의 상부에서 내측세로다발MLF이 손상되면 반대쪽을 주시할 때 같은쪽 눈이 내전adduction되지 않는다.

10-2. **정답: c**

점점 커지는 송과체종양pineal gland tumor은 하부에 있는 덮개앞구역pretectum을 압박하고 수직주시중추vertical gaze center를 손상시킴으로써 수직주시장애를 초래할 가능성이 높다.

연습문제 (계속)

a. 양측 핵간안근마비bilateral internuclear ophthalmoplegia
b. 눈돌림신경 마비oculomotor nerve palsy
c. 수직주시장애impaired vertical gaze
d. 안진ocular nystagmus
e. 현훈vertigo

10-3. 갓돌림신경핵에 인접한 그물체에 생긴 작은 편측 혈관병변에 의해 같은쪽 방향으로의 주시마비가 나타났다. 어떤 구조물이 손상되었는가?

a. 얼굴신경facial nerve
b. 내측세로다발MLF의 상행투사로
c. 갓돌림신경핵abducens nucleus으로 가는 같은쪽 피질뇌간투사로corticobulbar projection
d. 같은쪽 수평주시중추horizontal gaze center
e. 전두엽눈영역FEF의 하행투사로

10-4. 좌측 대뇌피질에서 생긴 작은 타박상contusion injury에 의해 전두엽눈영역FEF이 손상되었다. 이 급성손상에 의해 어떤 이상이 나타나겠는가?

a. 반대쪽 방향으로의 일시적인 외측주시마비
b. 같은쪽 방향으로의 영구적인 외측주시마비
c. 비정상적인 신속보기핵보기·saccade
d. 반대쪽에 있는 물체 무시
e. 깜짝 놀라게 하는 청각자극에 대해 목을 반사적으로 돌리지 못함

10-5. 어떤 환자가 내사시esotropia와 수평복시horizontal diplopia를 나타내고 있다. 이 징후들은 무엇에 의해 발생하는가?

a. 눈돌림신경 마미
b. 도르래신경 마비
c. 갓돌림신경 마비
d. 내측세로다발MLF 손상
e. 정중결교뇌그물체PPRF 손상

10-3. 정답: d

양쪽에 하나씩 존재하는 수평주시중추horizontal gaze center는 각각 동측 동향안구운동을 담당한다.

10-4. 정답: a

전두엽눈영역FEF은 의도적으로 안구를 반대쪽으로 돌리는데 관여한다. 이 부위(중간이마이랑 뒷부분에 위치함)가 손상되면 일시적으로만 이상소견이 나타난다.

10-5. 정답: c

수평복시horizontal double vision는 갓돌림신경abducens nerve 손상에 의한 외직근lateral rectus muscle 마비에 의해 발생한다. 내사시esotropia가 생기는 이유는 안구를 내측으로 당기는 내직근medial rectus muscle은 정상적으로 작용을 나타내기 때문이다.

제 III 부

감각계

Sensory Systems

11 체성감각계: 무감각과 진통

The Somatosensory System: Anesthesia and Analgesia

아래에 있는 세 군의 신경학적 증상들은 중추신경계의 다른 세 높이에서 체성감각신경로를 침범한 병변을 나타낸다.

1. 첫 번째 환자는 배꼽umbilicus 아래에서 일반감각general sensation을 소실(우측에서는 촉각touch과 압력감각pressure, 고유감각proprioception을 소실하였고, 좌측에서는 통각pain과 온도감각temperature만 소실함)하였다.
2. 두 번째 환자는 좌측 신체(팔다리limb, 몸통trunk, 목neck, 손등back of hand)와 우측 신체(얼굴face, 앞 두피anterior part of scalp)에서 예리한 통각과 온도감각을 소실하였다.
3. 세 번째 환자는 신체 좌측 절반의 감각(예리한 통각pinprick, 온도감각, 촉각, 압력감각, 고유감각 소실)을 소실하였다(편측무감각반감각소실·반신무감각·hemianesthesia).

피부skin와 결합조직connective tissues, 수의근육voluntary muscles, 뼈막periosteum, 치아teeth 등으로부터 기원한 모든 감각은 일반체성감각계general somatic sensory system(일반적으로 **체성감각계somatosensory system**라 함)에 속한다.

일반감각 GENERAL SENSES

일반감각general sense(체성감각somatic sense)은 식별촉각light touch·tactile discrimination과 압력감각pressure·deep touch, 진동감각vibration, 고유감각proprioception, 통각pain, 온도감각temperature을 포함한다. 체성감각신경로는 3개의 뉴런으로 이루어져 있으며, 일차뉴런first-order neuron은 감각신경절sensory ganglia에, 이차뉴런second-order neuron은 척수spinal cord 또는 뇌간brainstem(또는 척수와 뇌간 모두)에, 삼차뉴런third-order neuron은 시상thalamus에 분포한다.

식별촉각 LIGHT TOUCH

식별촉각은 촉각tactile sense이라고도 불리며 매우 섬세한 기계적 자극(솜털이나 깃털로 피부를 스치는 것과 같은)의 인식 및 정확한 위치 파악에 관여한다. 식별촉각은 다른 세 가지 현상(**두점식별감각two-point sense**, **입체감각인식stereognosis**, **피부그림감각도서감각·graphesthesia**)을 포함한다. 두점식별감각two-point sense은 피부의 한 점one point 또는 두 점two point에 가해진 자극을 구분할 수 있는 감각이다. 구분할 수 있는 두 점 사이의 최소거리는 신체 부위에 따라 많은 차이를 보인다. 혀끝tip of the tongue에서는 1 mm 떨어져 있는 두 점을, 손가락 끝fingertip에서는 2~4 mm 떨어져 있는 두 점을 구분할 수 있는 반면, 손등dorsum of the hand에서는 20~30 mm 이내의 두 점을 구분하지 못한다. 입체감각인식stereognosis은 촉각만으로 물체의 크기size와 모양shape, 질감texture, 무게weight 등을 인식할 수 있는 것을 말한다. 피부그림감각graphesthesia은 피부에 숫자나 문자를 그렸을 때 인식할 수 있는 것을 말한다. 입체감각인식stereognosis과 피부그림감각graphesthesia을 인식하기 위해서는 식별촉각신경로light touch pathways와 기억memory이 온전해야 하며, 그럴 경우에만 피검자는 이미 알고 있는 물체objects나 숫자numbers, 문자letters를 인식할 수 있다.

압력감각 PRESSURE

압력 인식은 피하구조물에 가해진 자극과 연관되어 있다. 압력감각은 뭉툭한 물체로 피부를 강하게 누르거나 피하구조물과 근육을 꼬집어 검사한다. 압력감각은 흔히 심부촉각deep touch이라고도 불린다.

진동감각 VIBRATION SENSE

진동하는 고주파 소리굽쇠 손잡이shaft of the tuning fork(256 Hz)를 피부(뼈가 튀어 나와 있는 신체 부위의)에 가볍게 접촉시키면 피하구조물에서 진동이 감지된다. 따라서 **진동감각**은 심부구조물(피하결합조직subcutaneous connective tissue, 뼈막periosteum, 근육muscle 등)로부터 들어오는 신경로가 온전해야 감지될 수 있다.

진동하는 저주파 소리굽쇠(128 Hz)를 이용할 경우에는 피부 자체의 된떨림flutter 또는 미세진동fine vibration으로 묘사된다. 된떨림감각flutter sensation은 식별촉각신경로light touch pathways와 연관되어 있다.

고유감각: 팔다리의 위치 및 운동 감각 PROPRIOCEPTION: LIMB POSITION AND MOTION SENSE

팔다리 위치감각limb position sense(또는 자세감각posture sense)은 신체 골격의 위치를 인식하는 것을 말한다. 운동감각motion sense은 신체 골격의 능동적 또는 피동적 움직임을 인식하는 것을 말한다. 운동감각motion sense은 신체 각 부위(손가락finger과 발가락toe, 손hand과 발foot, 아래팔forearm과 다리leg 등)를 피동적으로 구부리거나 펴 봄으로서 검사할 수 있다. 피검자는 눈을 감은 채로 움직임의 방향과 속도, 범위를 인식할 수 있어야 한다. 위치감각position sense은 피동적으로 한쪽 팔다리 또는 한쪽 팔다리의 일부분을 특정 위치로 이동시킨 후 피검자에게 반대쪽 팔다리를 같은 위치로 움직이라고 하여 검사할 수 있다. 어떤 환자가 눈을 뜨고 있을 때는 발을 모은 채 서 있을 수 있지만 눈을 감았을 때는 흔들리고 쓰러지는 것을 **롬베르그징후 Romberg sign** 양성이라고 말하는데, 이 징후는 다리의 위치감각이 소실된 것을 나타낸다(13장 참조).

통각 PAIN

통각pain sensation · nociceptive sensation은 빠른통각fast pain과 느린통각slow pain으로 나뉜다. **빠른통각fast pain**은 날카롭고 찌르는 듯한 통각으로 특정 신체 부위에 국한되어 나타난다. 빠른통각을 인식하는 정도는 피부 표면에 안전핀safety pin의 끝tip과 머리head를 교대로 접촉시켜 검사할 수 있다. 환자는 안전핀 끝의 날카로움sharpness과 안전핀 머리의 둔함dullness을 쉽게 구분할 수 있어야 한다. **느린통각slow pain**은 무디고dull 욱신거리는burning 통각으로 특정 신체 부위가 아니라 넓은 부위에서 나타난다. 느린통각은 조직손상에 의해 일어난다.

온도감각 TEMPERATURE

온도감각temperature sensation은 차가움cold-시원함cool-따뜻함warm-뜨거움hot을 말하며, 피부에 찬물이나 따뜻한 물로 채워진 시험관을 접촉시킴으로써 검사할 수 있다.

체성감각계 말초성분 PERIPHERAL COMPONENTS

체성감각계의 말초섬유는 척수후근신경절dorsal root ganglia [DRG] 및 동종 신경절homologous ganglia(삼차신경CN III과 얼굴신경CN VII, 혀인두신경CN IX, 미주신경CN X의 신경절)에 분포하는 가단극신경세포pseudounipolar neuron의 가지branch로 이뤄져 있다. 이들은 체성감각 신경로 상의 첫 번째 뉴런이므로 일차체성감각뉴런 primary somatosensory neuron 또는 일차뉴런first-order neuron이라 불린다. 가단극신경세포pseudounipolar neuron는 한 개의 축삭axon을 가지고 있으며, 이 축삭은 말초가지peripheral branch와 중추가지central branch로 나눠진다. 중추가지central branch는 척수신경 후근dorsal root of the spinal nerve 또는 해당 뇌신경cranial nerve의 감각뿌리로 들어간 후 각각 척수spinal cord 또는 뇌간brainstem을 통해 주행한다. 말초가지peripheral branch는 척수신경spinal nerve 또는 뇌신경cranial nerve에 합류하여 주행한 후 최종적으로 특정 자극에 반응하는 말초수용기에 종지한다. 이 말초수용기들은 체성감각수용기somatosensory receptor라고 불린다.

체성감각수용기 SOMATOSENSORY RECEPTORS

신체 표면에 가해진 촉각자극과 온도자극, 통각자극은 특수한 외수용기exteroceptor를 활성화시키며, 팔다리의 위치 및 운동 자극은 고유수용기proprioceptor를 활성화시킨다. 감각신경말단(피막으로 싸여 있는 경우도 있고, 싸여 있지 않은 경우도 있음)은 물리적 자극을 수용기전위receptor potential(자극 강도와 기간을 부호화함)로 변환하며, 이 수용기전위는 활동전위action potential로 바뀌어 일차구심축삭을 따라 중추신경계CNS로 전달된다. 하나의 수용기 위에 분포하는 피부영역을 감수영역receptive field이라 부른다. 동일한 수용기의 감수영역 크기는 신체 부위에 따라 다양하며, 일반적으로 손가락 끝fingertip과 입 주위perioral area에서는 가장 좁고, 등back에서는 가장 넓다. 주요 체성감각수용기와 이들을 기능을 표 11-1에 요약해 놓았다.

촉각수용기 TACTILE RECEPTORS

촉각자극은 수용기막을 신전시키고 이어서 이온통로를 열어 수용기를 탈분극depolarizaiton시켜 일차구심축삭에 활동전위action potential를 생성시킴으로서 피막으로 싸여있는 **기계수용기**encapsulated **mechanoreceptor**를 활성화시킨다. 느리게 적응하는 기계수용기slowly adapting mechanoreceptor는 피부에 접촉한 물체의 압력과 모양에 대한 자극 신호가 가해지는 동안에는 계속해서 활동전위를 생성할 수 있다. 빠르게 적응하는 기계수용기rapidly adapting mechnoreceptor는 자극의 개시와 종료 정보를 제공하며 피부에 접촉한 물체가 이동하는 것을 감지하는데 중요한 역할을 한다. 촉각정보는 가장 굵고 가장 빠른 말이집축삭유수축삭·myelinated axon에 의해 전달된다.

다른 5종의 기계수용기(그림 11-1)는 형태학적으로 구조와 피부에 분포하는 위치가 다르며, 생리학적으로 감수영역의 크기가 다르고 가장 중요하게는 이들이 부호화하는 기능적 정보의 유형이 다르다. 개별 촉각자극discrete tactile stimulation은 털이 없는 피부glabrous skin의 표층에 위치하는 **메르켈원반Merkel disc**과 **마이스너소체Meissner corpuscle**에 의해 감지된다. 메르켈원반Merkel disc은 하나의 상피세포에 의해 싸여 있는 반면, 마이스너소체Meissner corpuscle는 많은 수의 납작한 상피세포에 의해 싸여 있다. 메르켈원반Merkel disc은 가장 좁은 감수영역receptive field을 가지며, 피부의 개별적 함몰에 대한 신호를 보낸다. 또한 메르켈원반Merkel disc은 물체의 만곡도에 대한 정보도 제공한다. 마이스너소체Meissner corpuscle는 물체 모서리의 급격한 모양 변화나 물체의 울퉁불퉁한 표면에 반응한다. 털이 있는 피부hairy skin에서 감각축삭은 모낭hair follicle에 포함되어 있다. 인접한 털이 변위되면 다른 여러 **모낭수용기 hair follicle receptor**가 활성되므로 개별 촉각자극에 대한 추가적인 정보를 뇌로 전달해준다.

파치니소체Pacinian corpuscle와 **루피니소체Ruffini ending**는 피하조직에 들어 있으며 넓은 피부 부위의 변위를 감지한다. 파치니소체Pacinian corpuscle는 다른 기계수용기에 비해 상대적으로 감수영역이 넓으며, 고주파자극(진동vibration)을 감지할 수 있기 때문에 가장

표 11-1 체성감각수용기의 분류

종류	명칭	기능
기계수용기Mechanoreceptors	마이스너소체Meissner corpuscle	촉각: 형태/표면
	메르켈원반Merkel disc	촉각: 함몰
	모낭수용기Hair follicle receptor	촉각 (털이 있는 피부에서)
	루피니소체Ruffini ending	피부의 신장과 물체의 모양
	파치니소체Pacinian corpuscle	진동
	근방추Muscle spindle	고유감각
유해수용기Nociceptors	Aδ 기계수용기 (피막으로 덮힘)	예리한 통각pinprick
	C-다중통각수용기 (자유신경종말)	조직손상
온도수용기Thermoreceptors	자유신경종말free nerve ending	냉각 또는 온각

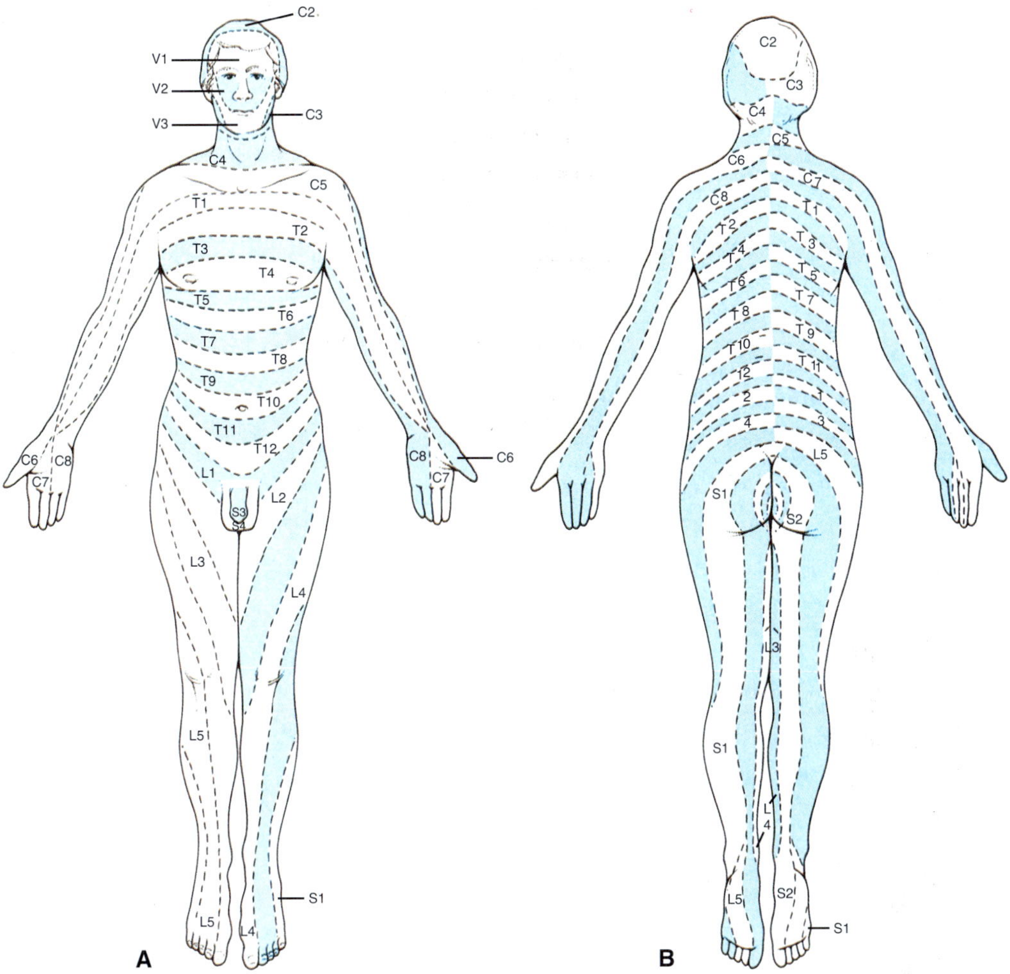

그림 11-2 피부분절dermatomes. **A.** 앞면. **B.** 뒷면.

의 역할에 대해서는 6장에서 설명하였고, 통각조절pain modulation에 관여하는 촉각구심섬유touch afferent fiber의 역할에 대해서는 이 장의 뒷부분에서 설명한다.) 중간가슴분절 높이midthoracic level 이하에서 들어가는 신경섬유들은 널판로gracile tract를 형성하고, 중간가슴분절 높이 이상에서 들어가는 신경섬유들은 쐐기로cuneate tract를 형성한다. 목척수분절cervical segment에서 이 두 신경로는 후중간사이막posterior intermediate septum에 의해 부분적으로 나뉘어 있다.

새로운 신경섬유들이 후섬유단 외측부에 추가되므로 정교한 몸 형태 배열somatotopic localization을 나타내게 되는데, 몸 형태 배열이란 엉치척수분절sacral dermatome로부터 올라오는 흥분파를 전달하는 신경섬유는 가장 내측에 위치하는 반면, 허리척수분절lumbar dermatome과 가슴척수분절thoracic dermatome, 목척수분절cervical dermatome로부터 올라오는 신경섬유는 점점 더 외측에 위치하는 것을 말한다. 척수의 입쪽절반에서는 약간 위치가 변하여 엉치척수섬유는 이 부위에서 후섬유단의 가장 뒷부위에 위치하게 되므로 척수 중심부위가 손상될 경우 엉치척수섬유가 손상되지 않고 보존되는 경향을 나타낸다.

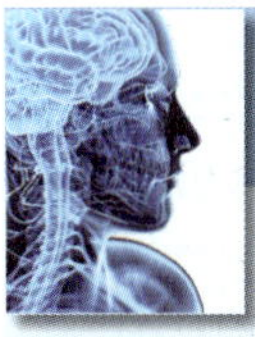

Clinical Connection

널판로gracile tract와 쐐기로cuneate tract는 척수spinal cord에서 교차하지 않은 채 뇌brain로 상행하기 때문에 특정 척수높이에서 척수 한쪽이 차단될 경우 같은쪽 병변높이 이하에서 촉각과 압력감각, 진동감각, 고유감각을 소실하게 된다.

이차뉴런 이차신경세포 · SECOND-ORDER NEURONS

널판로gracile tract와 쐐기로cuneate tract 축삭은 널판핵gracile nucleus과 쐐기핵cuneate nucleus(널판핵과 쐐기핵을 합쳐서 후섬유단핵dorsal column nuclei이라 하며, 꼬리쪽 연수caudal medulla에 분포하고 있음)에 위치하는 이차체성감각뉴런에 종지한다. 후섬유단핵dorsal column nuclei으로부터 나온 축삭들은 말이집섬유유수섬유 · myelinated fiber로 이루어진 작은 신경섬유다발(**속활꼴섬유internal arcuate fiber**라고 함)을 형성한 후 정중선을 향하여 활모양을 그리면서 전내측으로 주행한다. 후섬유단핵으로부터 나온 축삭들은 감각맞교차sensory decussation를 통해 정중선을 교차하며, 교차한 직후 정중선 옆에 위치하는 큰 신경다발(**내측섬유띠medial lemniscus**라 함)을 따라 상행한다.

촉각 및 고유감각은 후섬유단 및 후섬유단핵에서 다소 구분되어 있다. 촉각섬유는 후섬유단 중 좀 더 등쪽에 위치하고 후섬유단핵 중 좀 더 꼬리쪽 부위에 시냅스한다. 고유감각섬유는 후섬유단 중 좀 더 배쪽에 위치하고 후섬유단핵 중 좀 더 입쪽에 시냅스한다.

내측섬유띠medial lemniscus는 연수 중간선에서 경계를 이루며, 널판핵과 쐐기핵으로부터 나온 축삭들을 포함(널판핵으로부터 나온 축삭은 앞쪽 절반에, 쐐기핵으로부터 나온 축삭은 뒤쪽 절반에 위치하고 있음)하고 있다(그림 11-3~5). 따라서 연수medulla에서 앞쪽 내측섬유띠는 반대쪽 다리로부터 들어온 흥분파를 포함하고 있고, 뒤쪽 내측섬유띠는 반대쪽 팔로부터 들어온 흥분파를 포함하고 있다. 교뇌pons에서 내측섬유대는 점점 외측으로 이동하므로 수평방향으로 위치한다. 이 높이에서 다리는 외측에, 팔은 내측에 분포한다.

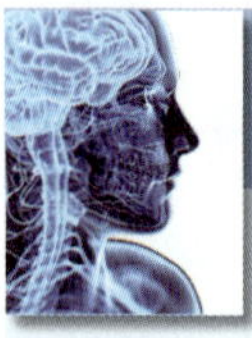

Clinical Connection

후섬유단핵dorsal column nuclei 및 감각맞교차sensory decussation 높이는 의학적으로 중요한데, 그 이유는 감각교차 이전(즉 후섬유단 및 후섬유단핵)에서 흥분파를 차단하는 편측 병변은 같은쪽 병변높이 이하에서 촉각과 진동감각, 고유감각을 소실시키기 때문이다. 그러나 감각맞교차 상부(즉 내측섬유띠 또는 내측섬유띠와 관련된 구조물)에서 발생한 편측 병변은 반대쪽의 이들 감각을 소실시킨다.

삼차뉴런 삼차신경세포 · THIRD-ORDER NEURONS

내측섬유띠medial lemniscus는 시상의 배쪽후외측핵ventral posterolateral nucleus [VPL]으로 주행(중간에 시냅스를 형성하지 않음)한다. 배쪽후외측핵VPL은 몸 형태 배열을 나타내므로 반대쪽 다리는 외측에 분포하고 반대쪽 팔은 내측에 분포한다.

배쪽후외측핵VPL에 존재하는 삼차체성감각뉴런으로부터 기원한 축삭들은 시상피질섬유thalamocortical fiber를 이루어 외측으로 주행하여 속섬유막뒤다리posterior limb of the internal capsule(좀 더 뒤쪽 부위에 위치함)로 들어간다. 이 섬유들은 중심뒤이랑postcentral gyrus과 중심옆소엽 뒷부분posterior part of the parcentral lobule에 위치하는 일차체성감각피질primary somatosensory [SI] cortex에 종지한다. 반대쪽 팔은 대략적으로 중심뒤이랑의 등쪽 절반에 위치하며, 반대쪽 다리는 중심옆소엽 뒷부분에 분포한다(그림 11-4).

통각과 온도감각을 전달하는 척수신경로

SPINAL PAIN AND TEMPERATURE PATHWAYS

해부학적 · 임상적 증거에 따르면 빠른통각fast pain과 느린통각slow pain을 전달하는 신경로는 별도로 존재한다. 예리한 통증과 연관되어 있는 빠른통각fast pain은 계통발생학적으로 새로운 신경로(**신척수시상로neospinothalamic system**라고 부름)에 의해 전달된다. 그러나 느린통각slow pain은 계통발생학적으로 오래된 신경로(**구척수시상로paleospinothalamic system**, **척수그물시상로 spinoreticulothalamic system**)에 의해 전달된다. 빠른통각과 느린통각을 전달하는 신경로의 해부학적 차이점에 대해서는 뒤에서 설명한다.

연속되어 있는 세 개의 뉴런이 말초수용기로부터 들어오는 빠른통각 및 온도감각 흥분파를 대뇌피질로 전달한다(그림 11-6~7).

일차뉴런 일차신경세포 · FIRST-ORDER NEURONS

척수후근신경절dorsal root ganglion [DRG] · spinal ganglion에 분포하는 가단극세포pseudounipolar neuron(좀 더 가늘고, 좀 더 느리게 전달하는)가 척수신경spinal nerve에 의해 전달되는 통각pain과 온도감각temperature의 일차뉴런이다. 가단극세포pseudounipolar neuron의 중추가지central branch는 척수후근의 좀 더 외측부위를 통

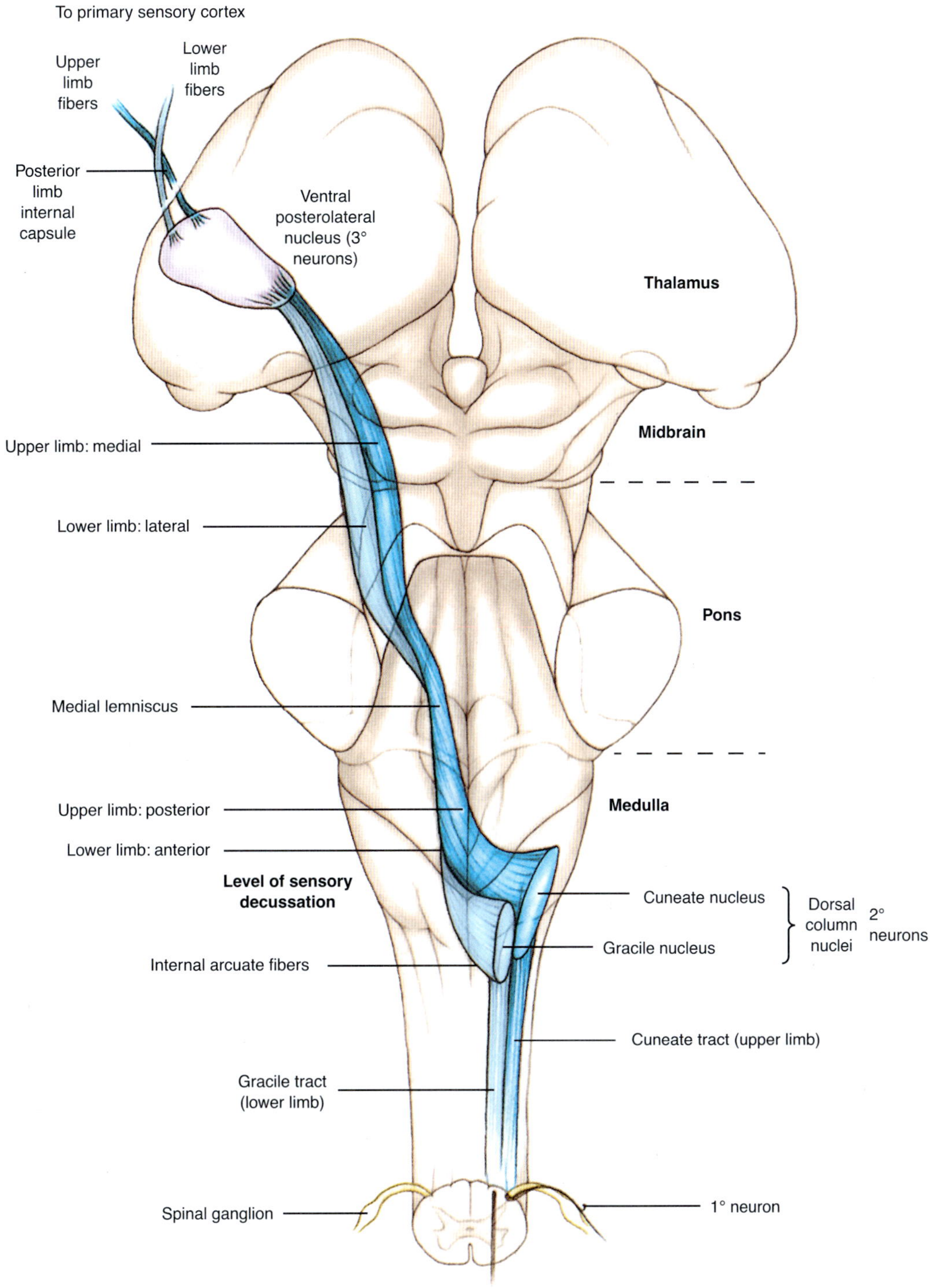

그림 11-3 뒤쪽에서 관찰한 후섬유단-내측섬유띠신경로dorsal column-medial lemniscus system의 삼차원 모식도.

해 척수로 들어간 다음(그림 2-4) **후외측로dorsolateral fasciculus(리사우어로tract of Lissauer)**로 진입한다. 후외측로dorsolateral fasciculus로 들어가면서 각 축삭은 상행가지ascending branch와 하행가지descending branch로 나뉜다. 이 가지들은 한 분절 또는 두 분절을 진행한 후 전 길이에 걸쳐 곁가지를 낸다. 곁가지들은 회색질gray matter로 들어가며 주로 척수후각dorsal horn(제I층판~제VI층판)에서 시냅스한다(그림 11-7~8).

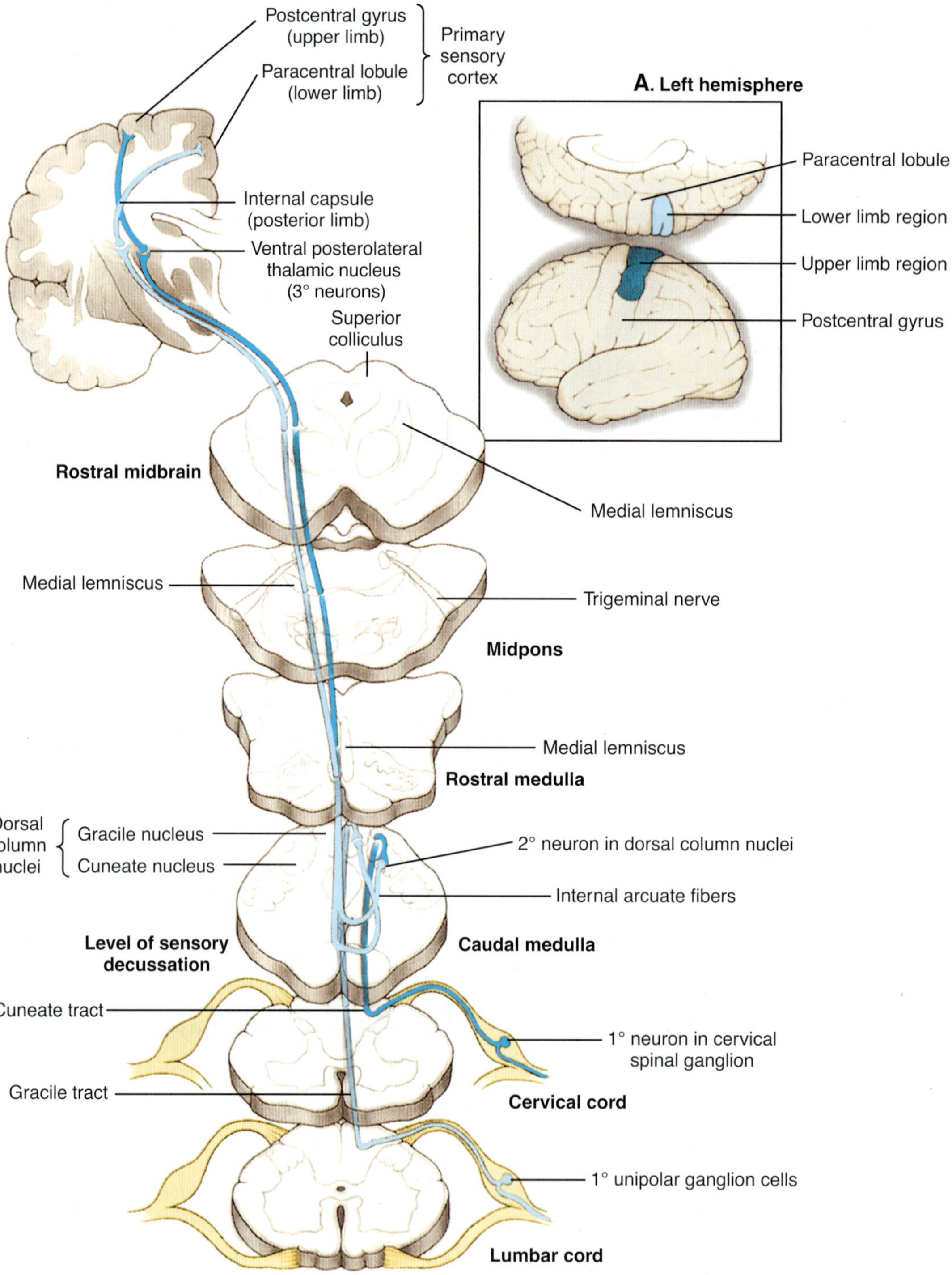

그림 11-4 척수신경으로부터 상행하는 촉각신경로의 모식도. **A.** 일차감각피질에서의 촉각 분포.

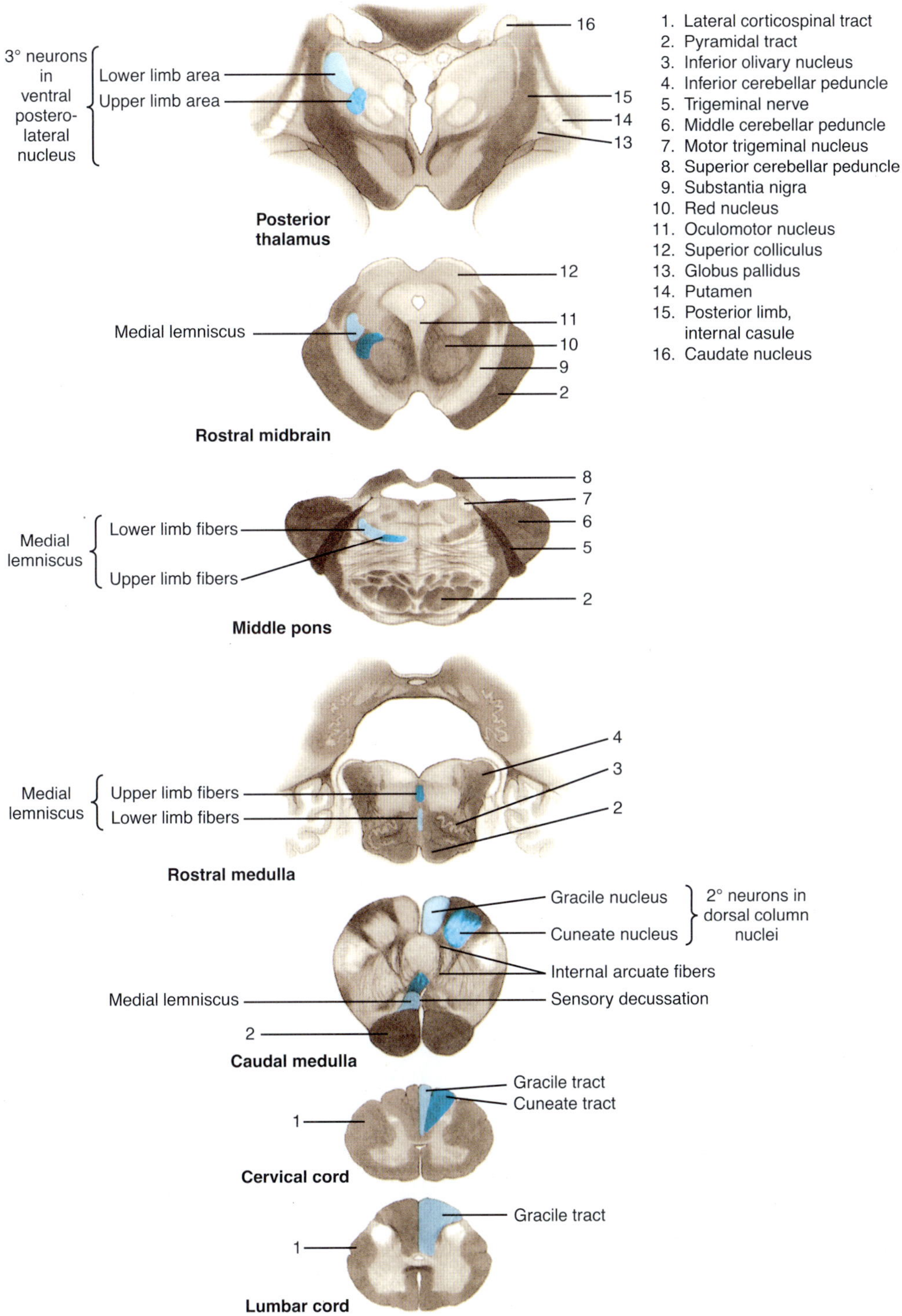

그림 11-5 척수신경으로부터 올라오는 촉각신경로의 관계를 보여주는 뇌간과 척수의 횡단면.

Clinical Connection

일차통각섬유가 척수후각으로 들어온 후 종지한다는 사실에 근거하여 통증을 완화시키기 위해 신경외과적으로 **후근진입구역**dorsal root entry zone을 파괴하는 시술을 한다. 이 시술은 특히 척수로부터 척수신경이 떨어져 나옴으로써 발생하는 만성통증chronic pain 및 암과 연관된 통증증후군cancer-related pain syndrome의 경우에 특히 유용하다.

등쪽신경뿌리절단술dorsal rhizotomy(만성통증을 완화시키기 위해 등쪽신경뿌리척수후근 · dorsal root를 절단하는 수술)을 시행한 일부 증례에서는 통증이 지속된다. 이런 경우 지속되는 통증은 척수신경절spinal ganglion을 제거하는 이차수술에 의해 소실되기도 한다. 이러한 현상이 발생하는 명확한 이유는 통각섬유가 배쪽신경뿌리ventral root를 통해서도 들어간다는 것이다. 사람에서도 이와 같은 비정상적 경로가 존재한다는 것이 보고되어 있다.

이차뉴런 이차신경세포 · SECOND-ORDER NEURONS

이차통각뉴런은 척수회색질spinal gray matter에 광범위하게 분포하고 있다. 빠른통각을 전달하는 이차뉴런(온도감각 흥분파를 전달하는 이차뉴런도 마찬가지임)은 주로 제I층판lamina I에 존재하는 변연핵marginal nucleus에 분포(일부는 척수회색질의 제IV층판lamina IV 및 제V층판lamina V에 존재하는 고유감각핵proper sensory nucleus에 위치하기도 함)한다. 이 통각 및 온도감각을 전달하는 이차뉴런으로부터 나온 대부분의 축삭들은 전내측으로ventromedially 주행한 후 앞백색질맞교차ventral white commissure(중심관central canal 바로 앞에 위치함)에서 교차한다. 약 10%의 통각 및 온도감각을 전달하는 이차뉴런의 축삭은 같은쪽으로 상행한다.

Clinical Connection

중심관central canal과 앞백색질맞교차ventral white commissure 부근은 척수에 빈 공간(**척수공동증**척수구멍증 · syringomyelia이라 함)이 생길 경우에 임상적으로 중요해질 수 있다. 빈 공간이 배쪽으로 확장될 경우 앞백색질맞교차가 차단되므로 병변 높이 피부분절의 통각 및 온도감각이 양쪽 모두 소실(**맞교차증후군**commissural syndrome)된다(그림 11-9).

반대쪽으로 교차한 뒤, 이차통각 · 온도감각섬유는 외측섬유단lateral funiculus의 앞쪽(이 부위를 전외측사분역anterolateral quadrant이라 함)으로 주행하여 척수시상로spinothalamic tract를 이루어 상행한다. 척수시상로가 상행함에 따라 이 신경로의 내측면에 새로운 신경섬유들이 추가되므로 몸 형태 배열을 나타내는데, 엉치피부분절sacral dermatomer은 외측, 즉 전외측사분역의 표면 근처에 위치하게 된다. 허리피부분절lumbar dermatome과 가슴피부분절thoracic dermatome, 목피부분절cervial dermatome은 연속적으로 점점 더 내측에 위치한다(그림 11-9).

Clinical Connection

척수의 전외측사분역anterolateral quadrant을 외과적으로 절단(**전외측척수시상로절단**anterolateral cordotomy)하면 병변 높이 이하의 반대쪽 피부분절에서 통각 및 온도감각이 소실된다. 이 수술은 주로 오래 살 수 없는 극심한 만성통증(결국 중추신경계 통각신경로가 대부분 손상된 후에 발생함)을 호소하는 말기암 환자의 통증 완화를 위해 시행한다.

삼차뉴런 삼차신경세포 · THIRD-ORDER NEURONS

척수시상로spinothalamic tract는 연수medulla와 교뇌pons의 외측부위를 통해 상행하여 입쪽중뇌rostral midbrain에서 내측섬유띠medial lemniscus와 섞인다. 척수시상로spinothalamic tract와 내측섬유띠medial lemniscus는 모두 시상의 배쪽후외측핵VPL에 종지한다. 배쪽후외측핵VPL에 존재하는 빠른통각 및 온도감각을 전달하는 삼차뉴런은 시상피질섬유thalamocortical fiber를 내며, 시상피질섬유는 외측으로 주행하여 속섬유막뒤다리posterior limb of the internal capsule로 들어간 다음 촉각 및 팔다리 위치감각을 전달하는 축삭과 섞인다. 촉각을 전달하는 삼차신경섬유와 마찬가지로 통각 및 온도감각을 전달하는 삼차신경섬유는 반대쪽 팔다리와 연관되어 있는 중심뒤이랑postcentral gyrus 및 중심옆소엽paracentral lobule에 종지한다. 일차감각피질SI 부위에 종지할 때 빠른통각 및 온도감각 흥분파는 정확히 정해진 부위로 투사하므로 예리한 통각 자극의 예리함과 강도, 그리고 온도감각의 따뜻함 또는 차가움을 인식할 수 있다.

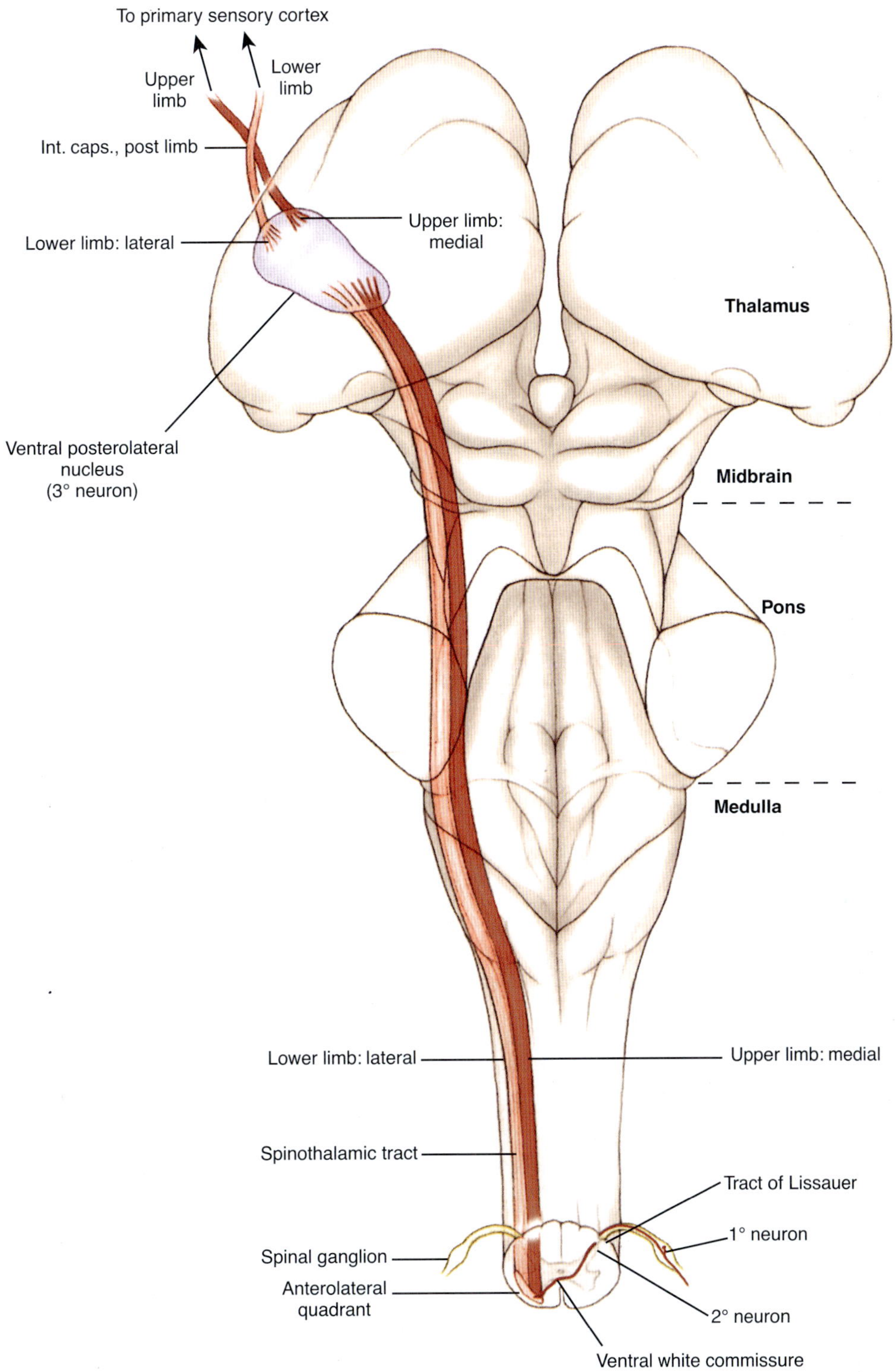

그림 11-6 뒤쪽에서 관찰한 척수시상로의 삼차원 모식도.

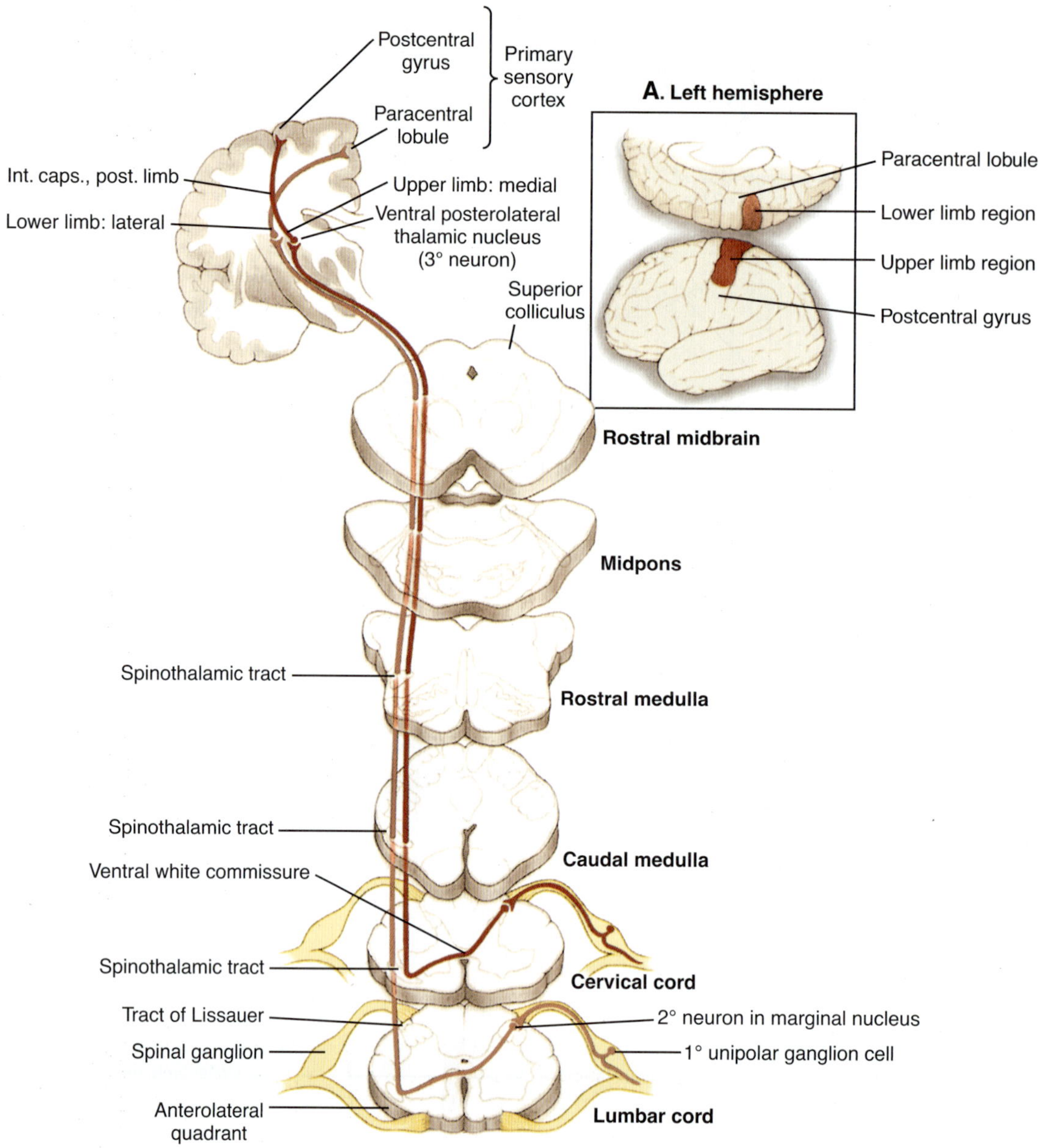

그림 11-7 척수로부터 들어오는 빠른통각 및 온도감각 신경로의 모식도. **A.** 일차감각피질에서의 분포.

체성감각을 전달하는 척수신경로의 임상적 중요성 CLINICAL SIGNIFICANCE OF SPINAL SOMATOSENSORY PATHWAYS

척수 내에서 체성감각신경로somatosensory pathway는 후섬유단dorsal column과 전외측사분역anterolateral quadrant에 위치한다. 후섬유단에 분포하는 축삭들은 촉각과 압력감각, 진동감각, 고유감각 흥분파를 전달한다(표 11-3). 좀 더 내측에 위치하는 널판로gracile tract는 중간가슴분절 높이midthoracic level 이하(주로 다리lower

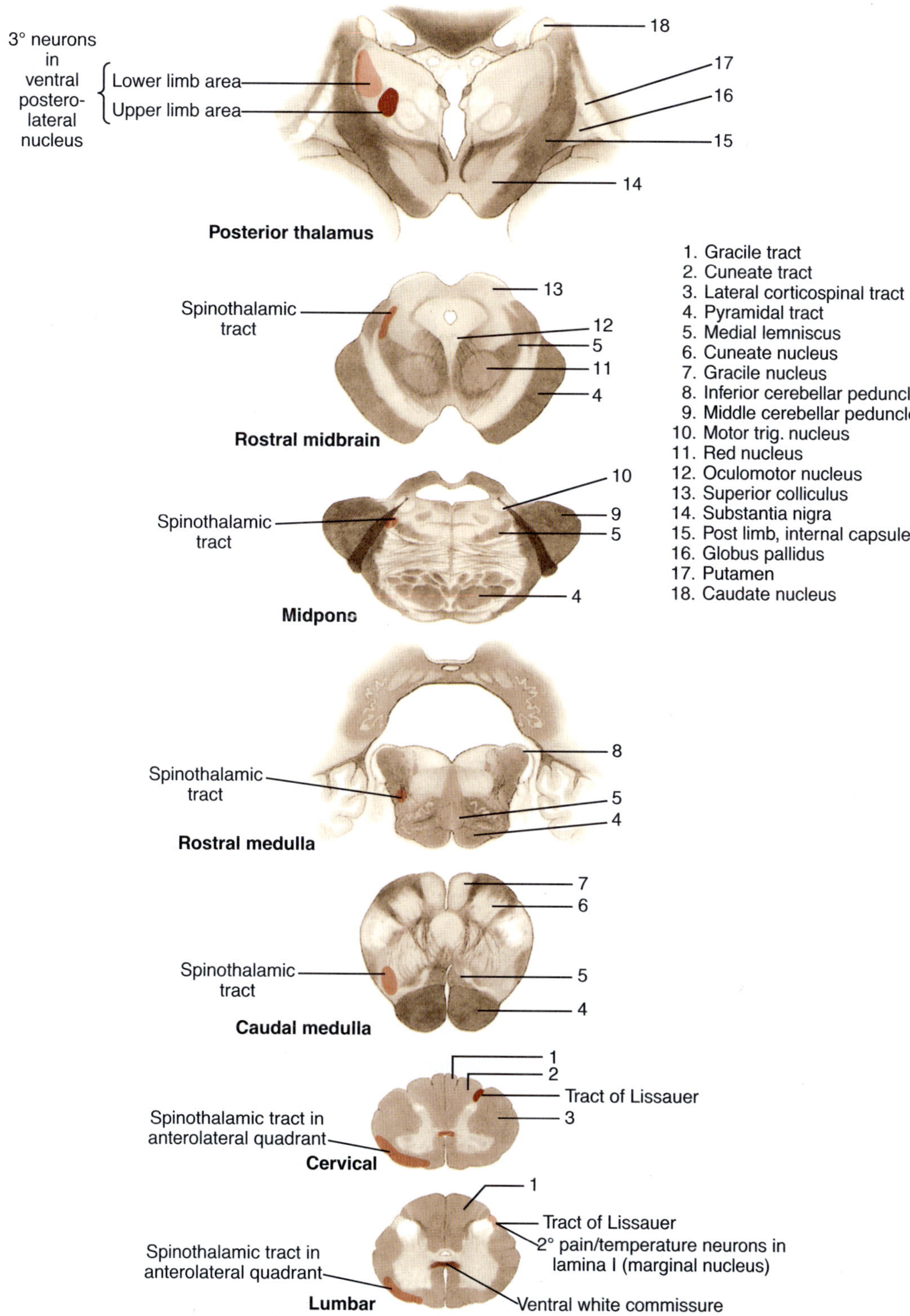

그림 11-8 척수로부터 들어오는 빠른통각 및 온도감각 신경로의 상관관계를 보여주는 뇌간 및 척수 횡단면.

limb로부터 들어옴)의 식별감각(촉각, 압력감각, 진동감각, 고유감각) 흥분파를 전달한다(그림 11-9). 좀 더 외측에 위치하는 쐐기로cuneate tract는 중간가슴분절 높이 이상(주로 팔upper limb로부터 들어옴)의 척수신경으로부터 들어오는 식별감각 흥분파를 전달한다. 후섬유단신경로를 이루는 축삭들은 같은쪽에 위치하는 후근신경절DRG(또는 척수신경절spinal ganglia)에 있는 커다란 일차뉴런으로부터 기원한다. 이런 이유로 편측 후섬유단 병변은 해당 병변 높이 이하에서 같은쪽 촉각과 압력감각, 진동감각, 팔다리 위치·움직임 감각을 소실시킨다.

Clinical Connection

분별감각(촉각, 진동감각, 고유감각) 소실을 동반하는 후섬유단dorsal column의 심한 변성은 흔히 **척수매독**tabes dorsalis(굵은 축삭과 이들의 신경절세포에서 일어난 매독감염에 의한 증후군)에서 나타난다. 후섬유단 변성dorsal column degeneration과 감각소실sensory loss은 악성빈혈pernicious anemia이 있는 경우에도 발생한다. 널판로의 더 내측부위(즉 엉치피부분절 및 하부 허리피부분절)의 변성은 말총cauda equina에 포함되어 있는 후근dorsal root을 침범하는 병변에 의해 발생한다.

전외측사분역anterolateral quadrant에는 통각과 온도감각 흥분파를 전달하는 척수시상로spinothalamic tract가 위치하고 있다(표 11-3). 척수시상로 축삭은 반대쪽 후근dorsal root에 위치하고 있는 이차뉴런으로부터 기원한다. 결과적으로 척수시상로는 반대쪽으로부터 들어오는 통각 및 온도감각을 전달한다.

Clinical Connection

브라운-세카르증후군 Brown-Séquard syndrome은 척수의 우측 또는 좌측 절반에 생긴 병변에 의해 발생한다. 척수반쪽절단spinal cord hemisection에 의해 나타나는 주요 이상은 병변 높이 이하에서 나타나는 교대체성감각소실이다. 촉각과 진동감각, 고유감각은 병변과 같은쪽에서 소실되고, 통각과 온도감각은 반대쪽에서 소실된다(그림 11-9).

머리로부터 들어오는 일반감각

GENERAL SENSATIONS FROM THE HEAD

얼굴face과 앞 두피anterior scalp, 안와orbit, 구강oral cavity, 비강nasal cavity, 부비동sinus, 치아teeth, 천막위경막

표 11-3 척수의 후섬유단과 전외측사분역 비교

	후섬유단dorsal columns	전외측사분역anterolateral quadrants
감각 성분	촉각, 진동감각, 고유감각	통각, 온도감각
주요 신경로	널판로gracile tract, 쐐기로cuneate tract	척수시상로spinothalamic tract
신경로의 시작 부위	같은쪽 척수신경절 중간가슴분절 높이 아래: 널판로 중간가슴분절 높이 위: 쐐기로	반대쪽 척수후각
손상의 결과	같은쪽 촉각과 진동감각, 고유감각 소실	반대쪽 촉각과 온도감각 소실
의학적 중요성	**척수의 반절단 (브라운-세카르증후군)** 병변 높이 아래에서 반대쪽 신체의 통각과 온도감각이 소실되고, 같은쪽 신체의 촉각과 진동감각, 고유감각이 소실됨. 그리고 외측피질척수로 절단으로 인해 같은쪽 다리에서 강직마비와 바빈스키징후 등이 나타남.	

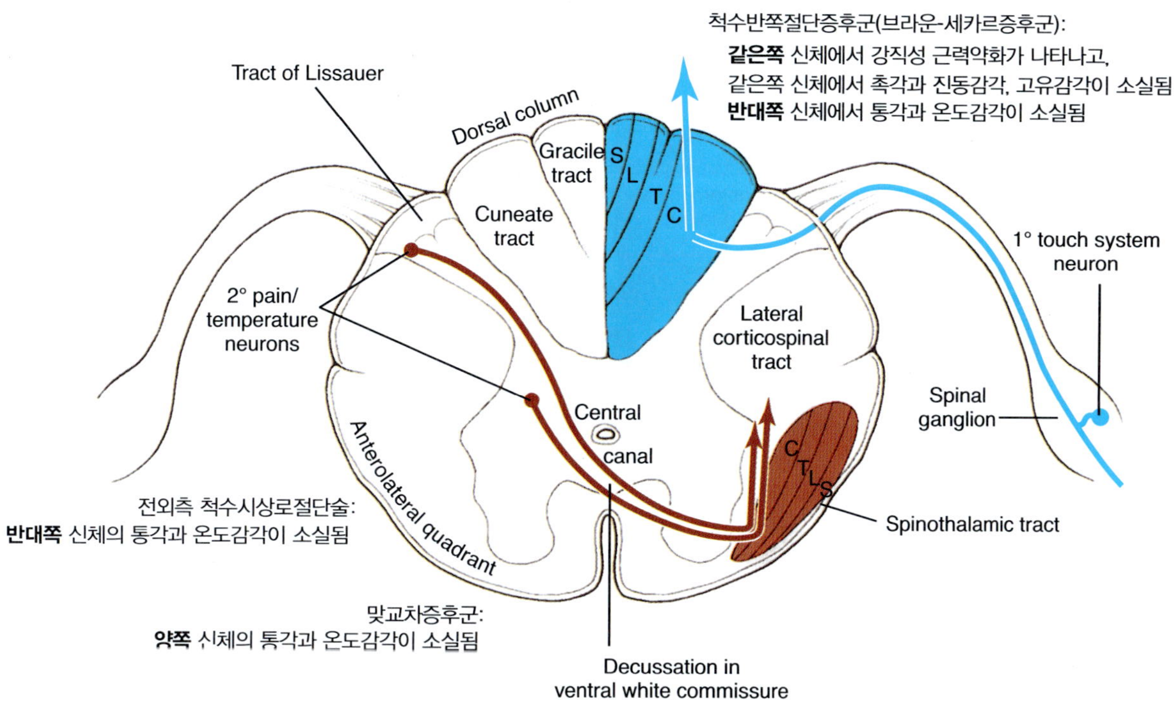

그림 11-9 척수의 체성감각신경로와 운동신경로, 그리고 이들의 손상에 의해 발생하는 임상증후군.

supratentorial dura의 일반감각은 주로 삼차신경trigeminal nerve를 따라 전달된다. 얼굴신경과 혀인두신경, 미주신경에도 소수의 체성감각섬유가 포함되어 있는데, 이 섬유들은 외이external ear와 혀 뒷부분posterior part of the tongue, 편도구역tonsillar region에 분포한다. 일차체성감각뉴런은 각 뇌신경의 신경절(삼차신경CN V의 경우는 삼차신경절trigeminal ganglion, 얼굴신경CN VII의 경우는 무릎신경절geniculate ganglion, 혀인두신경CN IX의 경우는 상신경절superior ganglion[바위신경절petrosal ganglion], 미주신경CN X의 경우는 상신경절superior ganglion[목신경절cervical ganglion])에 분포하는 가단극신경pseudounipolar neuron이다. 뇌신경(삼차신경CN V, 얼굴신경CN VII, 혀인두신경CN IX, 미주신경CN X)을 따라 전달되는 모든 체성감각섬유의 중추 연결은 삼차신경감각핵trigeminal sensory nuclei을 이용한다.

삼차신경감각핵 TRIGEMINAL SENSORY NUCLEI

체성감각 흥분파와 연관되어 있는 신경핵 기둥이 위둔덕 하부superior colliculus caudad에서 시작하여 뇌간brainstem을 지나 전 척수spinal cord에 걸쳐 쭉 이어져 있다. 척수 높이에서 이 신경핵 기둥은 후각층판dorsal horn laminae 및 이곳에 분포하는 신경핵nuclei(통각과 온도감각을 전달하는)에 해당한다. 뇌간에서 이 신경핵 기둥은 삼차신경감각핵trigeminal sensory nuclei에 해당한다(그림 11-10).

삼차신경주감각핵principal trigeminal nucleus은 삼차신경이 들어가는 부위인 중간교뇌 높이midpontine level에 위치한다. 이 신경핵으로부터 아래로 연장된 핵이 삼차신경척수핵spinal trigeminal nucleus이며, 삼차신경척수핵은 척수후각dorsal horn of the spinal cord으로 이어진다. 삼차신경척수핵은 입쪽부분oral part과 중간부분interpolar part, 꼬리부분caudal part으로 이루어져 있다. 삼차신경척수핵의 입쪽부분과 중간부분은 온도감각 및 삼차신경반사trigeminal reflex(눈깜박임blinking, 눈물분비lacrimation, 침분비salivation와 관련된)와 연관되어 있다. 삼차신경척수핵의 꼬리부분은 머리로부터 들어오는 통각 흥분파와 연관되어 있다.

저작근muscle of mastication과 턱관절temporomandibu-

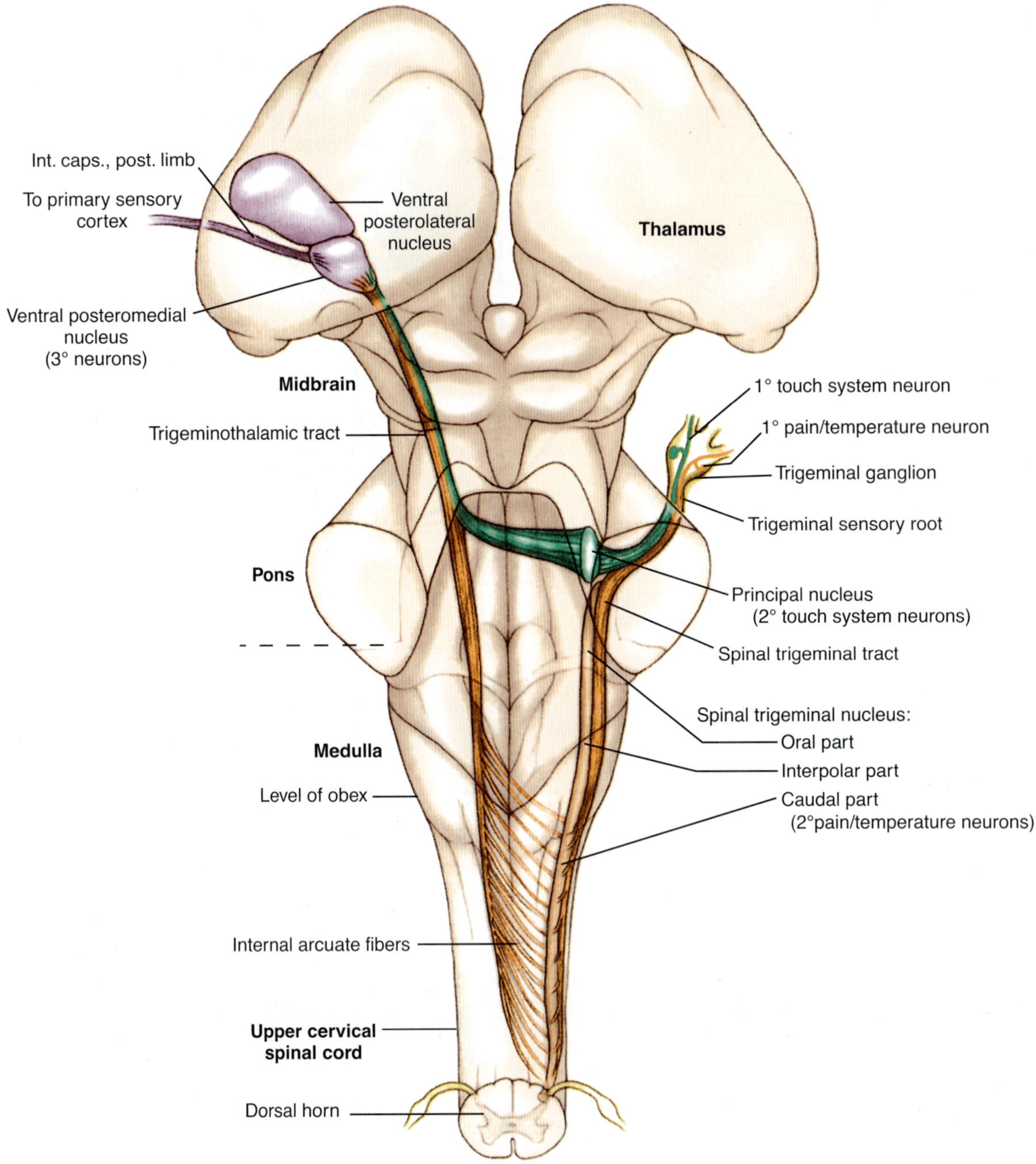

그림 11-10 뒤쪽에서 본 뇌신경으로부터 들어가는 체성감각신경의 삼차원 모식도.

lar joint [TMJ], 치주인대periodontal ligament, 그리고 아마도 외안근external ocular muscle으로부터 들어오는 고유반사와 관련된 일차뉴런은 삼차신경중뇌핵mesencephalic trigeminal nucleus을 형성한다. 삼차신경중뇌핵은 삼차신경주감각핵principal trigeminal nucleus으로부터 입쪽 방향으로 위둔덕 높이까지 확장되어 있는 날씬한 신경핵기둥(수도관주위회색질의 외측에 위치하고 있으며 가단극신경절세포pseudounipolar ganglion cell로 이루어져 있음)이다. 동행하는 삼차신경중뇌로mesencephalic trigeminal tract는 삼차신경중뇌핵의 축삭에 의해 형성된다. 삼차신경중뇌핵의 중추가지는 주로 삼차신경운동핵과 연결되어 있으며, 깨물고 씹는 힘을 조절하는 단일시냅스반사를 형성한다. 삼차신경중뇌핵은 고유감각과 연관되어 있는 삼차신경주감각핵과도 연결되어 있다.

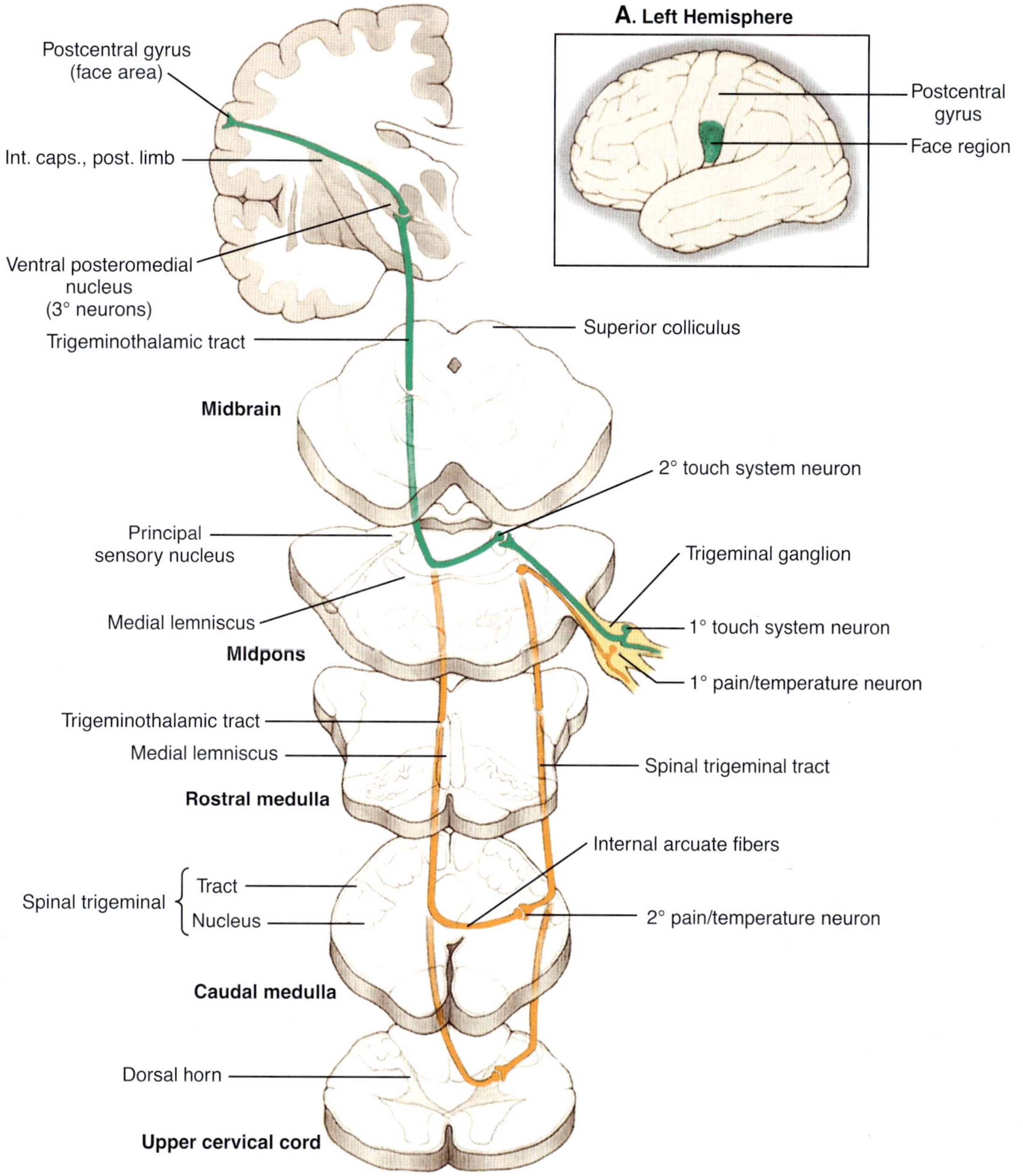

그림 11-11 뇌신경으로부터 들어가는 체성감각신경로의 모식도. **A.** 일차감각피질에서의 분포.

머리로부터 들어오는 촉각 및 고유감각 신경로 CRANIAL TOUCH AND PROPRIOCEPTION PATHWAYS

머리 부위에 분포하는 기계수용기로부터 들어오는 촉각은 주로 삼차신경trigeminal nerve [CN V]에 의해 중추로 전달된다. 촉각 흥분파를 전달하는 중추가지는 삼차신경핵으로 들어간 후 삼차시상로trigeminothalamic system를 통해 상행한다. 촉각 흥분파는 수용기receptor로부터 대뇌피질cerebral cortex까지 세 개의 뉴런을 거쳐 전달된다(그림 11-10~11).

일차뉴런 일차신경세포 · FIRST-ORDER NEURONS

머리 부위의 촉각을 담당하는 일차뉴런은 삼차신경절trigeminal ganglion에 분포하는 가단극세포pseudounipolar

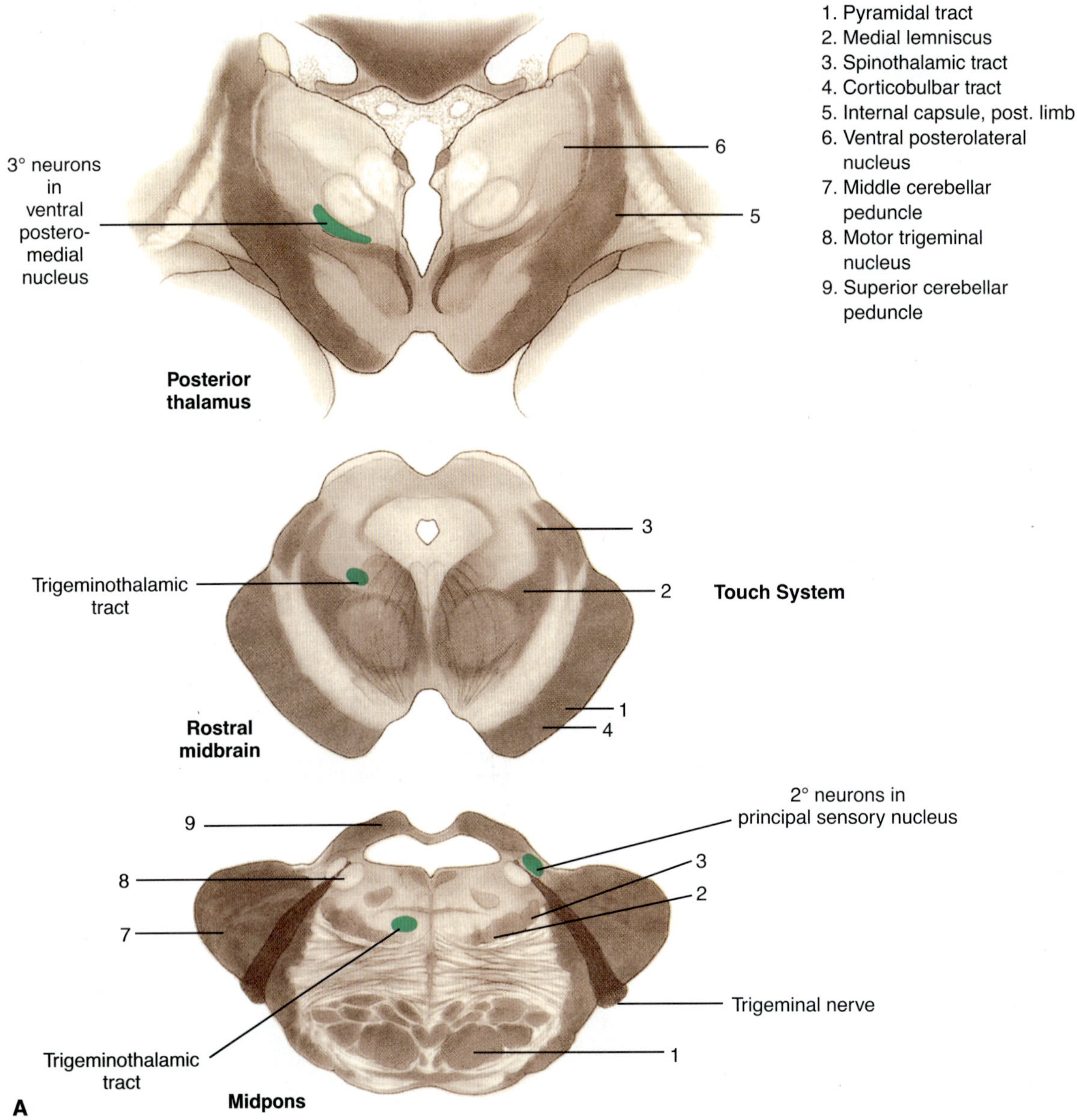

그림 11-12 뇌신경으로부터 들어가는 체성감각신경로의 상관관계를 보여주는 뇌간의 횡단면. **A.** 촉각계.

cell이다. 가단극세포의 중추가지는 삼차신경의 감각뿌리를 따라 교뇌에 도달한 후 등쪽내측 방향으로 교뇌피개pontine tegmentum를 지난다(그림 11-12A).

이차뉴런 이차신경세포 · SECOND-ORDER NEURONS

일차뉴런(삼차신경 촉각계) 축삭은 삼차신경주감각핵principal trigeminal nucleus에 분포하는 이차뉴런에 종지한다. 삼차신경주감각핵으로부터 기원한 축삭들(식별촉각을 담당함)은 중간교뇌 높이에서 교차한 후 반대쪽 배쪽삼차시상로ventral trigeminothalamic tract(일반적으로 배쪽삼차신경로ventral trigeminal tract라 부름)를 따라 상행한다. 고유감각과 연관된 이차뉴런으로부터 기원한 축삭들은 등쪽삼차신경로dorsal trigeminal tract를 따라 같은쪽(양측으로 상행할 가능성도 있음)으로 상행한다.

삼차뉴런 삼차신경세포 · THIRD-ORDER NEURONS

삼차시상섬유는 시상의 배쪽후내측핵ventral posterome-

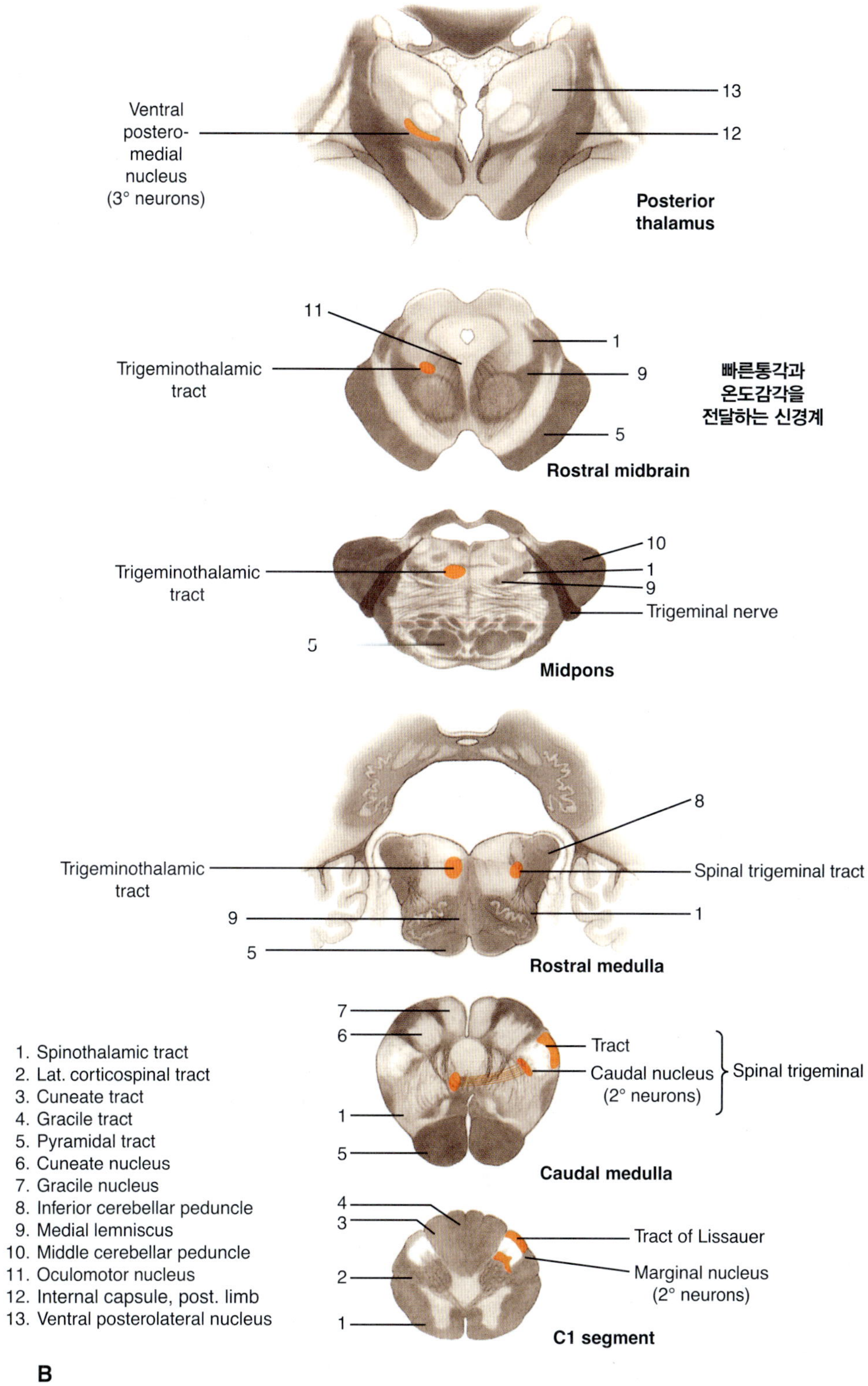

그림 11-12 (계속) **B.** 빠른통각과 온도감각을 전달하는 신경계.

dial nucleus [VPM]에 종지한다. 배쪽후내측핵VPM 내에서 구강 부위는 내측에, 얼굴 부위는 외측에 위치한다. 배쪽후내측핵VPM에 분포하는 삼차뉴런(삼차신경 촉각계)은 속섬유막뒤다리posterior limb of the internal capsule를 통해 중심뒤이랑의 배쪽부위(일차감각피질 얼굴영역face area of the SI)로 시상피질축삭을 보내며, 일차감각피질 얼굴영역에서 감각의 종류와 감각이 발생한 정확한 위치를 인식하게 된다.

구강oral cavity과 턱관절TMJ 등으로부터 대뇌피질로 들어가는 삼차신경 입력이 양측성으로 일어난다는 견해는 구강 구조물은 양쪽이 함께 작용을 나타내므로 의심할 여지가 없다.

머리로부터 들어오는 통각 및 온도감각 신경로

CRANIAL PAIN AND TEMPERATURE PATHWAYS

연속적으로 분포하는 세 개의 뉴런이 뇌신경 유해감수기nociceptor와 온도감수기thermoreceptor로부터 대뇌피질로 들어가는 빠른통각fast pain과 온도감각temperature 흥분파를 전달한다(그림 11-10~11).

일차뉴런 일차신경세포 · FIRST-ORDER NEURONS

삼차신경절trigeminal ganglion에 분포하는 작은 가단극세포pseudounipolar neuron가 통각 및 온도감각 흥분파를 전달한다. 이 가단극 삼차신경절세포의 중추가지는 삼차신경 감각뿌리를 통해 교뇌로 들어간 후 중간소뇌다리MCP와 교뇌기저부basilar pons 경계부에서 등쪽내측으로 지난다(그림 11-12B). 교뇌피개pontine tegmentum에 도달하면 이들은 뚜렷한 신경다발(삼차신경척수로spinal trigeminal tract라 부름)을 이루며, 삼차신경척수로spinal trigeminal tract는 교뇌pons와 연수medulla를 통해 하행하여 상부 목척수에 분포하는 리사우어로dorsolateral tract of Lissauer와 섞인다.

얼굴신경CN VII과 혀인두신경CN IX, 미주신경CN X으로부터 들어오는 통각 및 온도감각 흥분파는 각각의 신경절(얼굴신경CN VII의 경우는 무릎신경절geniculate ganglion, 혀인두신경CN IX의 경우는 상신경절superior ganglion[바위신경절], 미주신경CN X의 경우는 상신경절superior ganglion[목신경절cervical ganglion])에 분포하는 작은 가단극세포(일차뉴런)로 전달된다. 이 뇌신경들의 중추가지는 해당 뇌신경을 통해 뇌간으로 들어간 후 삼차신경척수로spinal trigeminal tract에 합류한다.

이차뉴런 이차신경세포 · SECOND-ORDER NEURONS

통각과 온도감각을 전달하는 일차뉴런의 축삭은 삼차신경척수로를 따라 하행한 후 삼차신경척수핵 꼬리쪽 부위에 종지한다. 이 꼬리쪽 아핵caudal subnucleus은 빗장obex으로부터 척수spinal cord까지 이어져 있으며, 척수에서 후각dorsal horn의 맨 등쪽층으로 이어진다. 삼차신경척수로의 어느 부위(시작지점인 중간교뇌mid-pons로부터 하부의 빗장 높이obex level까지)라도 차단될 경우 같은쪽 얼굴 및 앞 두피의 통각이 완전히 소실된다.

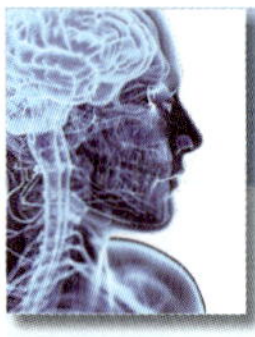

Clinical Connection

삼차신경척수로 절단술spinal trigeminal tractotomy을 **삼차신경통**trigeminal neuralgia · tic douloureux 때 나타나는 극심한 통증을 완화할 목적으로 시행해왔다. 연수 빗장 높이에서 삼차신경척수로를 외과적으로 절단할 때의 장점은 얼굴통증facial pain은 완화되면서 **각막반사**corneal reflex는 보존된다는 점이다. 각막을 촉촉하게 그리고 깨끗하게 유지하는 역할을 하는 각막반사가 소실될 경우 각막에서 감염과 궤양이 발생할 수 있다. 각막반사의 구심가지는 삼차신경CN V이고, 원심가지는 얼굴신경CN VII이다. 이 반사는 각막을 솜털로 자극하여 세포체가 삼차신경절에 분포하는 유해수용기를 자극시킬 때 유발된다. 각막반사의 구심흥분파는 삼차신경척수로를 따라 하행한 후 전 삼차신경척수핵에 시냅스한다. 이어서 그물체를 통해 양쪽 얼굴신경핵과 연결된다. 원심가지는 눈둘레근안륜근 · orbicularis oculi muscle에 분포하는 얼굴신경섬유로 이루어져 있다.

연수 외측부 또는 교뇌 꼬리쪽 절반에 생긴 작은 편측 병변은 삼차신경척수로spinal trigeminal tract와 척수시상로spinothalamic tract를 차단할 수 있다. 이런 경우에 환자는 같은쪽 얼굴과 반대쪽 신체(팔다리, 몸통, 목, 머리 뒤쪽)에서 통각을 소실하게 된다.

삼차신경척수핵 꼬리쪽 부분 및 인접 그물체에 위치하는 이차통각뉴런은 축삭들을 내며, 이 축삭들은 정중선을 교차한 후 배쪽삼차시상로ventral trigeminothalamic tract를 따라 상행한다. 이 신경로는 연수와 교뇌, 중뇌 높이에서 내측섬유띠의 팔 분포부위 근처의 그물체에 위치한다고 생각되고 있으며, 흔히 배쪽삼차신경로ventral trigeminal tract라고 불린다.

삼차뉴런 삼차신경세포 · THIRD-ORDER NEURONS

삼차시상로trigeminothalamic tract에 분포하는 빠른통각 및 온도감각을 전달하는 이차뉴런은 시상의 배쪽후내측핵VPM에 위치한다. 배쪽후내측핵VPM에 분포하는 삼차뉴런은 시상피질축삭을 속섬유막뒤다리를 통해 일차감각피질 얼굴영역(중심뒤이랑 배쪽부위에 위치함)으로 보낸다.

체성감각생리학 PHYSIOLOGY OF SOMATOSENSATIONS

주변억제 SURROUND INHIBITION

체성감각(촉각, 온도감각, 유해감각) 정보는 상행하는 체성감각신경로somatosensory pathway 내에서 그리고 대뇌피질에서 통합되기 전에 중계회로relay circuit(척수와 뇌간, 시상핵에 중계회로가 존재함) 내에서 기능적으로 서로 분리되어 있다. 연속된 중계핵을 통해 전달되면서도 고유의 체성감각 정보가 유지될 수 있는 것은 주변억제surround inhibition 때문이다. 예를 들면, 손가락 끝 부위에서 인접한 두 지점을 자극하면 독립 중계뉴런(한 지점의 자극에만 반응하는)과 중첩 중계뉴런(두 지점의 자극에 모두 반응하는)이 흥분하게 된다. 두 지점의 정보를 모두 받는 중계뉴런은 결국 억제되며 그렇게 됨으로써 두 자극은 분리된다. 이러한 주변억제 현상이 두점식별two-point discrimination의 기반이다.

체성감각피질에서 일어나는 처리 과정 SOMATOSENSORY CORTICAL PROCESSING

외부정보 및 고유감각정보는 뇌간과 시상을 통해 거의 변하지 않은 채 일차감각피질SI에 도달한다. 체성감각정보의 처리는 일차체성감각피질 뉴런의 수직원주vertical column 내에서 일어난다. 원주vertical column 내에 분포하는 모든 뉴런들은 어떤 특정 말초감수영역이 자극될 때 반응한다. 인접한 원주들은 공간적으로 인접한 감수영역receptive field으로부터 들어오는 다른 감각자극에 의해 활성화되므로 감각호먼큘러스sensory homunculus(예를 들면, 한 개의 손가락 끝으로부터 들어오는 모든 기계수용기 입력이 한 곳에 모이게 됨)를 형성한다. 가장 예민한 체성감각 입력은 중심고랑 깊숙이 존재하는 중심뒤이랑 맨 앞쪽에 분포한다. 이보다 더 뒤쪽에 있는 일차체성감각피질에서는 개별 감수영역이 기능적으로 통합된다. 일차체성감각피질의 뒤쪽에 위치한 상두정소엽superior parietal lobule에서 체성감각정보는 다른 감각성분과 합쳐지므로 이 부위는 수의운동을 돕는 역할을 한다.

체성감각신경의 임상 적용 CLINICAL IMPLICATIONS OF SOMATOSENSORY PATHWAYS

체성감각신경로의 개요(그림 11-3)와 여러 높이에서 발생한 편측 병변에 의해 초래되는 체성감각 이상(그림 11-14)에 대해서는 **이 장 도입부에 제시된 전형적인 증례**를 통해 설명하였다.

첫 번째 환자에서는 교대체성감각소실alternating somatosensory loss(우측의 촉각·압력감각·팔다리 위치감각 소실, 좌측의 통각·온도감각 소실)이 배꼽umbilicus 아래에서 일어났다. 이러한 양상의 감각소실은 각각 우측 T10 척수분절에서 일어난 후섬유단dorsal column과 전외측사분역anterolateral quadrant 차단에 의해 초래된다. 척수에서 발생한 편측 병변만 이러한 양상의 교대체성감각소실을 초래한다.

두 번째 환자에서는 좌측 신체(팔다리, 몸통, 목, 뒷머리), 그리고 우측 얼굴 및 앞 두피에서 빠른통각과 온도감각이 소실되었다. 이러한 양상의 감각소실은 중간교뇌midpons와 연수 빗장obex in the medulla 사이의 어느 부위에서 각각 우측 척수시상로spinothalamic tract와 우측 삼차신경척수로spinal trigeminal tract에서 생긴 병변에 의해 초래된다. 이러한 교대 통각·온도감각 소실을 초래하는 편측 병변은 꼬리쪽 교뇌 및 입쪽 연수의 외측부위에서만 발생할 수 있다.

세 번째 환자에서는 우측 체성감각구조물이 차단됨으로써 좌측 편측무감각반감각소실·반신무감각·hemianesthesia(느린통각 제외)이 나타난다. 척수 체성감각신경로spinal somatosensory system와 삼차신경 체성감각신경로trigeminal somatosensory system는 전뇌forebrain를 통과하면서 서로 섞인다. 따라서 신경로들은 함께 시상의 배쪽후핵ventral posterior nucleus [VP]으로 들어간다. 결과적으로 이 구조물에 생긴 편측 병변은 반대쪽 편측무감각hemianesthesia을 초래한다. 마찬가지로 속섬유막뒤다리posterior limb of the internal capsule를 침범하는 섬유

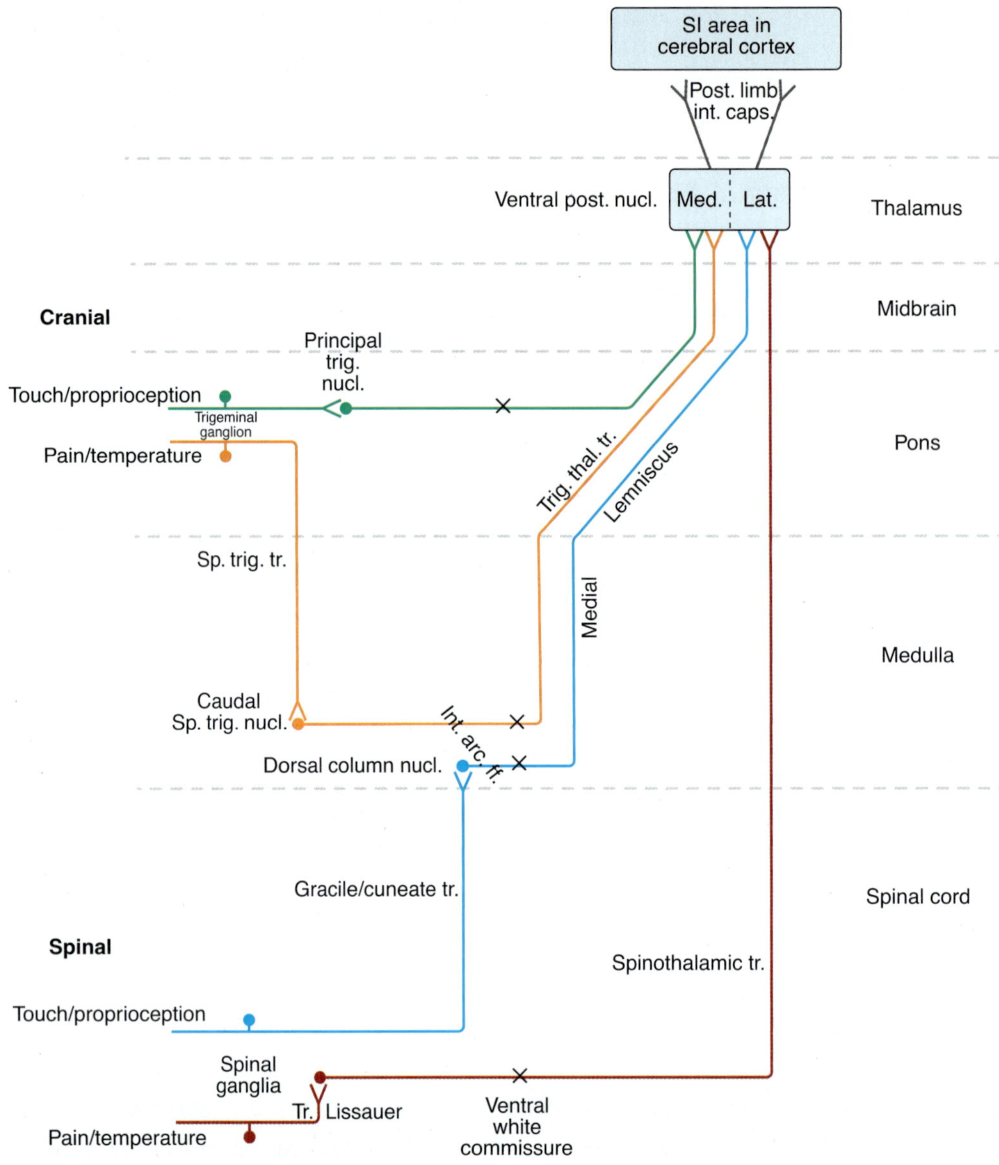

그림 11-13 체성감각신경로 개요.

막병변capsular lesion은 반대쪽 편측무감각hemianesthesia을 초래하는 것과 아울러 반대쪽 강직반신마비spastic hemiplegia(인접한 피라미드로pyramidal tract를 침범하기 때문에)도 함께 나타낸다.

느린통각의 중추연결

CENTRAL CONNECTIONS OF SLOW PAIN

척수신경을 따라 올라오는 느린통각slow pain은 중추신경계 내에서 계통발생학적으로 오래되고 좀 더 산만한 신경로(구척수시상로paleospinothalamic tract와 척수그물시상로spinoreticulothalamic tract라고 불림)에 의해 전달된다(그림 11-15).

구척수시상로paleospinothalamic tract 뉴런의 세포체는 제V층판과 제VII층판, 제VIII층판에 분포한다. 제VII층판과 제VIII층판에 분포하는 다른 통각뉴런은 내장통각 흥분파를 전달하는 척수그물시상로spinoreticulothalamic tract를 낸다. 구척수시상로는 척수의 전외측사분역anterolateral quadrant에 위치하며, 그곳에서 신척수시상로neospinothalamic tract라 불리는 빠른통각섬유

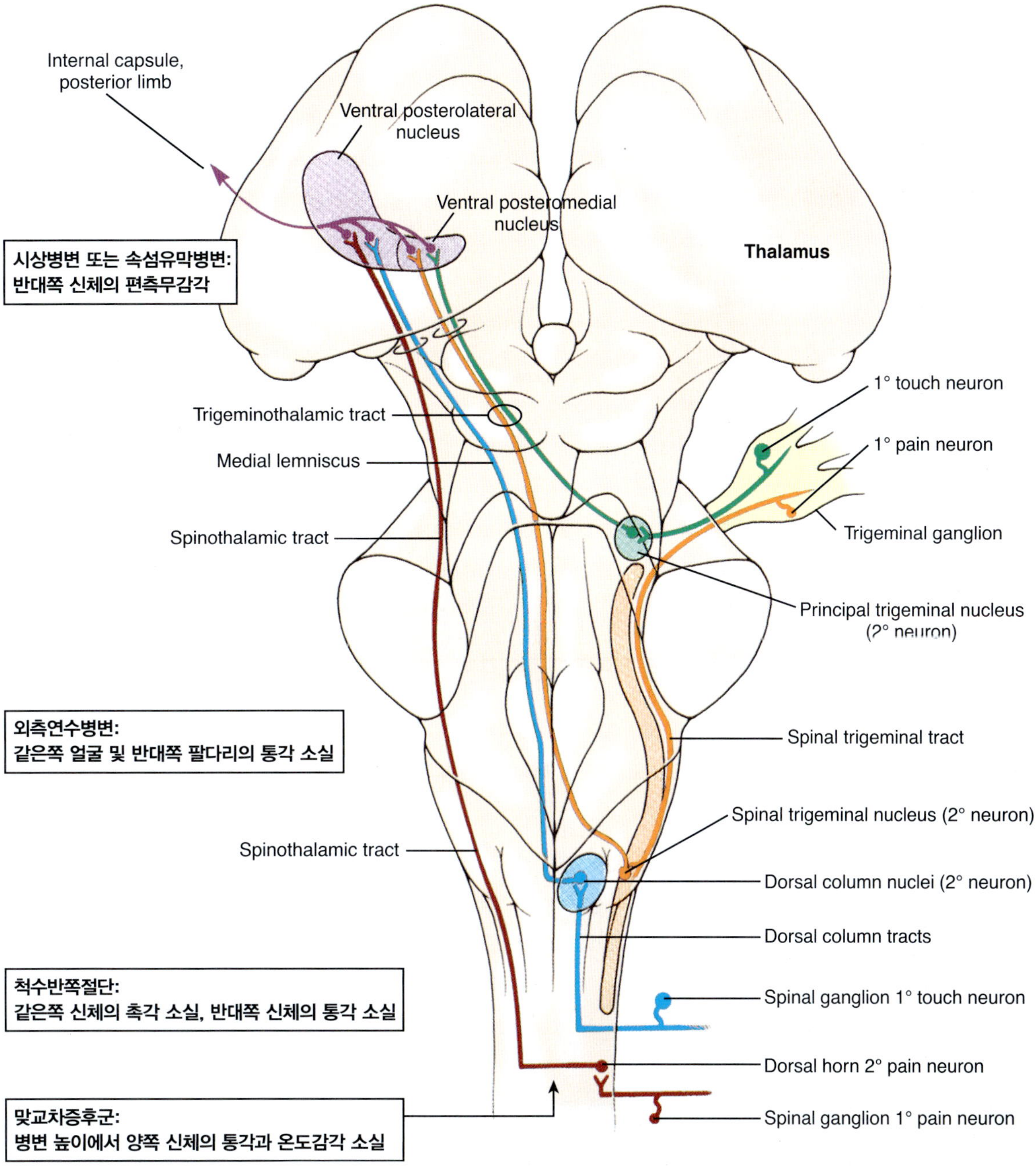

그림 11-14 체성감각신경로의 모식도와 이들이 손상되었을 때 발생하는 임상증후군.

fast pain fiber와 섞인다. 척수그물시상섬유spinoreticulothalamic fiber 역시 전외측사분역에 위치하지만 척수 전각anterior horn과 회색질 중간구역intermediate zone gray matter에 인접한 고유다발fasciculi proprii에 위치한다. 복부장기와 골반장기로부터 들어오는 내장통증은 후섬유단의 가장 내측부위를 통해 상행한다는 임상적 증거가 존재한다.

느린통각섬유slow pain fiber는 빠른통각섬유fast pain fiber보다 뇌간의 더 내측에 위치한다. 구척수시상섬유는 연수그물체에 곁가지를 낸다(많은 수의 척수그물섬

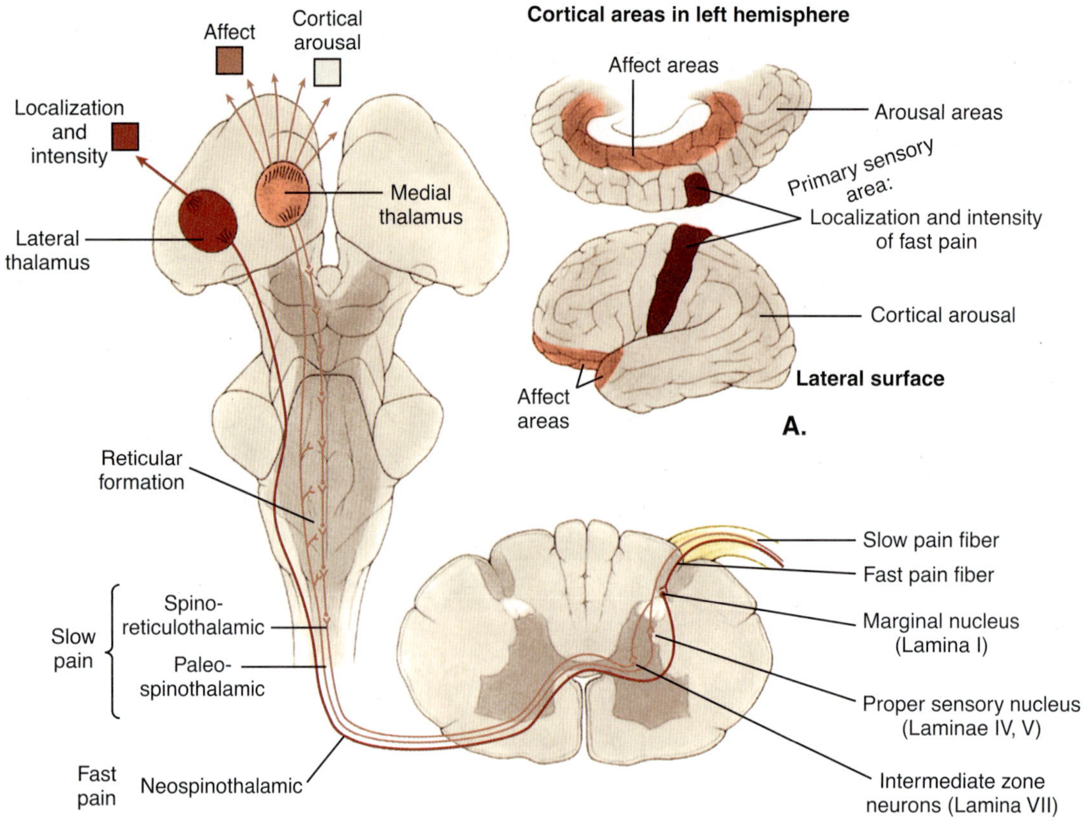

그림 11-15 빠른통각과 느린통각 신경로의 모식도. **A.** 대뇌피질에서의 분포.

유 시냅스와 중첩됨). 이렇게 두 가지 입력이 그물체로 들어감으로써 굵은 다시냅스 그물시상로(이 신경로는 주로 통각 흥분파를 시상의 더 내측으로 투사함)를 형성한 다음 대뇌피질로 광범위하게 투사한다.

Clinical Connection

전외측사분역 척수시상로절단anterolateral cordotomy 직후에는 절단 높이 이하에서 반대쪽 통각과 온도감각이 소실된다. 뇌간을 절단한 경우에는 이렇게 되지 않는데, 그 이유는 빠른통각은 외측에 위치하는 척수시상로를 따라 상행하는 반면, 느린통각은 더 내측부위를 통해 상행하기 때문이다. 따라서 뇌간에 분포하는 척수시상로를 절단할 경우 빠른통각(예리한 통각, 온도감각)의 민감도와 위치파악 능력이 감소하지만 느린통각은 소실되지 않는다. 실제로 뇌간에 분포하는 척수시상로에 생긴 국소병변은 고통스러운 난치성 만성통증(시상통증thalamic pain이라 함)을 초래할 수 있다.

일차체성감각피질SI에 손상이 생긴 경우 통각을 인식하지 못한다. 다른 피질영역에서 일어나는 느린통각의 인식은 속섬유막이나 일차감각피질이 손상된 환자의 반대쪽 신체에 가해진 통각 인식을 설명해준다. 빠른통각의 국소위치 및 강도 인식에 관여하는 일차체성감각피질 이외의 대뇌피질들은 특별한 감각 기능을 수행하지 않지만, 이들의 시상피질투사로를 기반으로 이들이 수행하는 비특이적 기능을 추정할 수 있다. 추정되는 역할은 다음과 같다.

1. 시상 수질판내핵intralaminar nucleus과 광범위한 피질영역을 연결하는 연결로는 피질 각성cortical arousal과 주의 집중attention에 중요한 역할을 한다.
2. 시상 내측핵medial nucleus과 변연계 부위(안와전두엽피질orbitofrontal cortex, 앞 띠이랑anterior parts of the cingulate gyrus, 대뇌섬insula 등)를 연결하는 투사로는 통증에 대한 감정반응affective response(비통함anguish, 우울depression, 공포fear, 분노anger 등)을 담당한다.

Clinical Connection

띠이랑cingulate gyrus이나 대뇌섬insula에 병변이 있는 환자들은 통각을 인식할 수 있지만, 통증이 극심한 경우에도 괴로워하지 않으며 통증에 대한 일반적인 감정반응도 나타내지 않는다.

따라서 일반적으로 시상의 외측부로부터 통각 흥분파를 받아들이는 피질영역은 통각의 분별적 측면을 인식하는 반면, 시상의 내측부로부터 통각 흥분파를 받아들이는 피질영역은 통각에 의한 각성과 주의집중, 그리고 통각의 감정적 측면과 동기유발에 관여한다. 빠른통각과 느린통각에 관여하는 말초신경계와 중추신경계 구조물 및 이들의 기능적 역할이 표 11-4에 요약되어 있다. 뇌의 느린통각과 관련된 중추연결 및 연결로는 잘 알려져 있지는 않지만 구척수시상로 및 척수그물시상로의 경우와 유사할 것(즉 그물체로부터 내측시상으로 전달되고 이어서 대뇌피질로 광범위하게 투사함)으로 여겨지고 있다.

통각 조절 PAIN MODULATION

척수에서 통각경로를 외인성 및 내인성으로 조절하는 해부학적 기전들이 잘 알려져 있다. 두 경우 모두 개재뉴런interneuron(척수후각의 교양질 및 교양질에 인접한 층판을 형성함)이 핵심적인 역할을 한다(그림 11-16). 이 개재뉴런들은 느린통각을 전달하는 이차뉴런에 작용하며 그러한 작용을 통해 이차뉴런(느린통각을 전달하는)의 흥분성을 변화시킴으로써 통각 흥분파가 고위중추로 전달되는 것을 막을 수 있다.

외인성 조절 EXOGENOUS CONTROL

촉각 흥분파를 전달하는 굵은 피부구심섬유는 교양질substantia gelatinosa 및 다른 후각뉴런dorsal horn neurons과의 많은 신경연결을 통해 통각을 조절할 수 있다. 이 신경로들은 후섬유단을 따라 상행하는 촉각섬유의 곁가지를 통해 일어난다. 이러한 현상은 피부경유전기신경자극TENS에 의해 만성통증이 조절되는 기반이 된다. TENS는 굵은 피부촉각섬유를 선택적으로 활성화시킴으로써 진통analgesia 작용을 일으키는데, 진통이 일어나는 이유는 척수 개재뉴런이 흥분되어 느린통각을 전달하는 이차뉴런을 억제하기 때문이다.

내인성 조절 ENDOGENOUS CONTROL

수도관주위회색질periaqueductal gray(입쪽 중뇌에 위치)과 뇌실주위회색질periventricular gray(중뇌 근처의 간뇌에 위치)에 분포하는 뉴런군을 전기로 자극하거나 그곳에 아편제제opiate를 투여하면 진통 작용이 일어난

표 11-4 척수통각신경로 요약

		빠른통증Fast Pain	느린통증Slow Pain
말초신경계	유해수용기nociceptors 신경섬유nerve fibers	Aδ 기계수용기 가느다란 말이집섬유(5~30 m/s)	C-다중유해수용기(조직 손상) 민말이집섬유(0.5~2 m/s)
중추신경계	신경로의 시작 부위	신척수시상로neospinothalamic 가장자리핵marginal nucleus (L I) 고유감각핵proper nucleus (L V)	구척수시상로paleospinothalamic: 고유감각핵proper nucleus (L V) 중간구역intermediate zone (L VII) 척수그물시상로spinoreticulothalamic: 중간구역intermediate zone (L VII) 척수전각anterior horn (L VIII)
	시상에서의 분포	외측 시상lateral thalamus [VPL]	내측 시상medial thalamus 시상하부hypothalamus
	대뇌피질에서의 분포	일차체성감각영역SI	전두엽frontal lobe 변연엽limbic lobe
	역할	통증이 발생한 위치와 예리한 정도를 알려줌	피질을 각성시키고 감정을 유발함

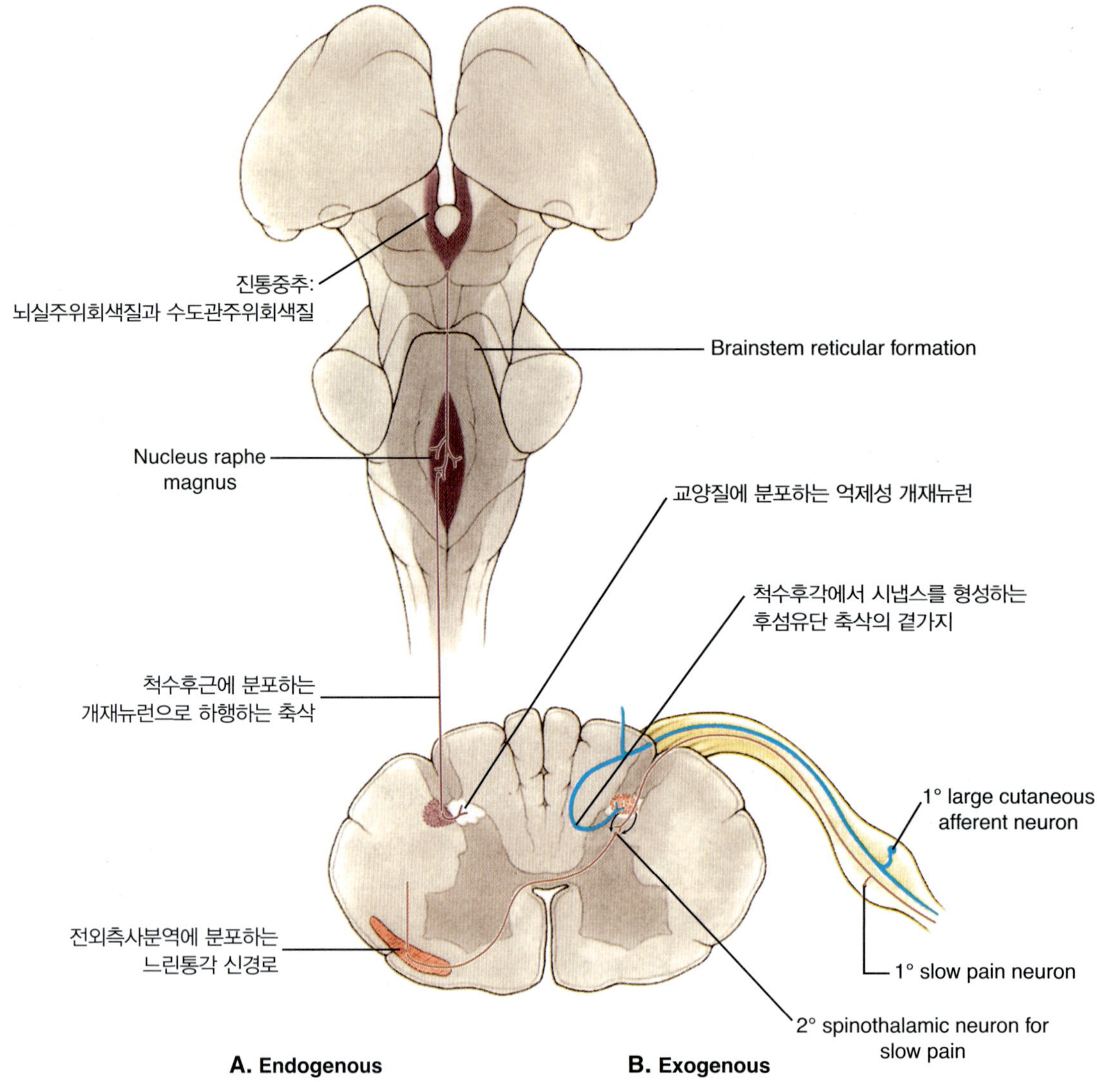

그림 11-16 느린통각 조절에 관여하는 신경로 모식도. **A.** 내인성 조절. **B.** 외인성 조절.

다. 이와 같은 통증 조절은 이 진통중추(수도관주위회색질, 뇌실주위회색질)가 거대솔기핵nucleus raphe nucleus 및 다른 그물체뉴런(교뇌연수이음부 근처에 분포함)과 연결되어 있기 때문에 일어난다. 이 핵들(거대솔기핵, 그물체뉴런)의 축삭은 교양질 부위와 이차뉴런(척수에서 통각을 전달하는)으로 하행하여 상행하는 통각 흥분파의 전달을 억제한다.

이 내인성 통각조절계는 몇 종류의 만성통증을 완화시키는데 임상적으로 이용되고 있다. 먼저 진통중추analgesia center에 자극용 전극을 삽입한다. 환자는 자극기의 자극강도를 스스로 조절한다. 만성통증이 완화되는 기간은 매우 다양하지만, 이 방법을 통해서 환자는 필요할 때마다 통증을 완화시킬 수 있다.

연습문제
CHAPTER REVIEW QUESTIONS

질문

11-1. 촉각을 담당하는 세 종류의 기계수용기를 적고, 어떤 기계수용기가 가장 예민한지 설명하라.

11-2. 피부에 가해진 자극의 자극 강도는 어떻게 수용기로부터 중추신경계까지 전달되는가?

11-3. 감수영역은 체성감각수용기의 어떤 생리학적 측면을 나타내는가?

11-4. 기계적 자극은 피복으로 싸인 기계수용기에 의해 어떻게 전기적 신호로 변환되는가?

11-5. 감각적응이란 무엇인가?

11-6. 체성감각정보가 전달될 때 일어나는 주변억제의 기능적 중요성을 설명하시오.

11-7. 전뇌 수준에서 빠른통각경로와 느린통각경로의 차이점은 무엇인가?

11-8. 피부경유전기신경자극TENS에 의해 통증이 완화되는 이유를 설명하시오.

11-9. 아래의 각 경우에서 소실될 것으로 예상되는 체성감각의 종류와 위치를 설명하시오.

a. LV5와 SV1 사이의 추간공intervertebral foramen으로 좌측 추간판disc이 파열됨

b. T10 척수분절의 좌측 반절단

c. T2~T4 척수분절의 앞백색질맞교차 손상

d. 연수 빗장 높이의 좌측 외측 1/3 손상

e. 교뇌연수이음부 근처의 우측 연수 내측 1/3 손상

f. 좌측 배쪽후핵 손상

g. 우측 중심옆소엽 손상

정답 및 설명

11-1. 촉각에 관여하는 세 가지 기계수용기는 마이스너소체와 메르켈소체, 모낭수용기이다(표 11-1). 메르켈소체는 감수영역이 가장 좁으며 피부에서 일어난 가장 작은 함몰에도 반응하므로 기계수용기 중에서 가장 예민하다.

11-2. 피부에 가해진 자극의 강도는 수용기에 의해 변환된 후 감각구심축삭을 따라 전달되는 활동전위의 숫자와 빈도에 의해 부호화되어 중추신경계로 전달된다.

11-3. 감수영역은 수용기를 덮고 있는 피부영역의 크기로 정의하며, 감수영역이 자극될 경우 그 아래에 분포하는 수용기가 활성화된다. 감수영역의 크기는 수용기의 유형과 수용기가 위치하는 신체 부위(몸통 vs. 손가락 끝)에 따라 다양하다.

11-4. 감각축삭의 맨 끝은 특수한 결합조직으로 피복되어 있으며, 감각축삭 맨끝과 피복이 합쳐져 기계수용기를 형성한다. 수용기의 기계적 변형은 축삭 말단에 존재하는 신전에 의해 개방되는 이온통로stretch-gated ionic channel를 열리게 하여 나트륨을 유입시키므로 막전위가 탈분극(수용기전위)된다. 수용기전위가 역치에 도달하면 활동전위가 생성되어 중추 방향으로 전달된다.

11-5. 감각적응은 오랫동안 일정한 감각자극이 가해질 때 발생하며 수용기전위가 점점 감소해 결국에는 활동전위를 생성할 수 있는 역치 밑으로 내려가게 되므로 활동전위가 발생하지 않게 된다.

11-6. 생리학적으로 주변억제(인접한 감수영역에 가해진 자극에 의해 동시에 활성화된 뉴런으로부터 들어오는 감각의 중계회로를 차단하여 발생함)는 체성감각신호가 전달될 때 감각의 해상도를 유지하는 역할을 한다.

11-7. 빠른통각 신경로는 외측 시상에서 시냅스를 이루며, 외측 시상은 일차감각피질로 투사하여 그곳에서 통각이 가해진 정확한 위치와 예리함, 통각의 강도를 인식할 수 있게 해준다. 느린통각 신경로는 내측 시상에서 시냅스를 이루며, 내측 시상은 대뇌피질 변연영역으로 투사하여 그곳에서 감정반응을 일으킨다.

11-8. TENS는 굵은 피부촉각섬유를 선택적으로 자극함으로써 척수 개재뉴런을 활성화시키고 이어서 느린통각

연습문제 (계속)

11-10. 교뇌 높이에서 삼차신경척수로를 손상시키는 병변은 어떤 감각 소실을 일으키는가?

a. 반대쪽 이마에서의 예리한 통각
b. 같은쪽 각막반사
c. 같은쪽 뺨cheek에서의 두점식별감각
d. 반대쪽 팔에서의 온도감각
e. 턱반사jaw jerk reflex

11-11. 어떤 환자가 수년 동안 말이집탈락병을 앓고 있다. 환자는 통각 중 한 종류를 소실하였다. 다음 중 말이집탈락병에 의해 감소될 것으로 예상되는 감각은?

a. 느린 화끈거리는 통각
b. 위궤양에 의한 통각
c. 결장팽창에 의한 통각
d. 피부 찢김에 의한 예리한 통각
e. 뼈 골절에 의한 통각

11-12. 어떤 환자에게서 시상 배쪽후외측핵VPL에 혈관 병변이 발생하였다. 이 병변에 의해 소실 것으로 예상되는 감각은?

a. 반대쪽 뺨의 예리한 통각
b. 반대쪽 각막반사
c. 반대쪽 팔의 촉각이 가해진 부위
d. 반대쪽 어깨의 느린통각
e. 반대쪽 얼굴의 도서감각graphesthesia

11-13. 어떤 환자가 좌측 얼굴에서 촉각 및 통각 소실을 나타낸다면 병변의 위치는 어디인가?

a. 연수에 위치하는 우측 배쪽삼차신경로
b. 연수에 위치하는 좌측 삼차신경척수로
c. 중뇌에 위치하는 좌측 배쪽삼차신경로
d. 우측 배쪽후내측핵
e. 우측 속섬유막

을 전달하는 이차뉴런을 억제시킴으로서 만성통증이 완화된다.

11-9.

a. 피부분절 L5(새끼발가락을 제외한 네 개의 발가락과 발등)의 피부 촉각과 통각
b. 좌측 신체에서 배꼽umbilicus 이하의 촉각과 진동감각, 고유감각; 우측에서 샅고랑인대inguinal ligament 이하의 통각과 온도감각
c. 젖꼭지 높이의 양쪽 통각과 온도감각
d. 좌측 얼굴의 통각과 우측 뒤통수·목·몸통·팔다리의 예리한 통각과 온도감각
e. 좌측 뒤통수·목·몸통·팔다리의 촉각과 고유감각과 좌측 얼굴의 예리한 통각
f. 우측 전 신체의 촉각과 고유감각, 예리한 통각, 온도감각
g. 좌측 다리의 촉각과 고유감각이 소실되고, 일부 예리한 통각과 온도감각 그리고 이 감각들의 정밀한 위치파악 능력이 감소된다. 정확한 위치 파악과 정교한 촉각식별은 일차체성감각피질이 온전해야 가능하다.

11-10. 정답: b

교뇌 높이의 삼차신경척수로 병변은 같은쪽 각막으로부터 교뇌그물체 개재뉴런(얼굴 하위운동신경원과 접촉함)으로 들어가는 삼차신경의 일차구심섬유를 차단한다. 각막반사의 구심가지를 손상시키므로 각막반사가 소실된다.

11-11. 정답: d

말이집탈락병은 빠른통각을 전달하는 Aδ-말이집축삭을 손상시키며 느린통각을 전달하는 민말이집축삭에는 영향을 미치지 않는다.

11-12. 정답: c

배쪽후외측핵VPL은 반대쪽 신체로부터 체성감각(촉각, 고유감각, 빠른통각)을 전달한다. 반대쪽 얼굴로부터 들어오는 감각은 배쪽후내측핵VPM을 통해 전달되며, 반대쪽 느린통각은 시상 내측핵과 수질판내핵을 통해 전달된다.

11-13. 정답: d

얼굴로부터 들어오는 촉각과 통각은 뇌간에서 교차하여 반대쪽 배쪽후내측핵VPM을 통해 일차감각피질SI로 전달된다.

11-14. 목척수의 전외측척수시상로절단술을 시행한 환자가 견딜 수 없는 통증으로 고생하고 있다. 전행성축삭변성(왈러변성)이 여러 뇌구조물에서 일어날 것으로 생각된다. 다음 중 왈러변성이 일어나지 않을 것으로 예상되는 부위는?

a. 중심뒤이랑

b. 외측시상

c. 내측시상

d. 그물체

e. 수도관주위회색질

11-14. 정답: a

뇌간 및 시상에 있는 삼차뉴런에 종지하는 이차통각경로가 척수의 전외측척수시상로절단술에 의해 손상되었다. 중심뒤이랑은 시상피질입력(척수시상로절단술에 의해 손상되지 않음)에 의해 정보를 제공받는다.

12 청각계: 난청

The Auditory System: Deafness

어떤 중년 여성이 어지럼dizziness과 좌측 귀의 난청청력소실 · hearing loss, 그리고 좌측 얼굴 처짐을 호소하고 있으며, 이 증상들은 지난 6개월 동안 점점 더 심해지고 있다.

청각 흥분파를 전달하는 신경로는 최소한 4개의 뉴런(첫 번째 뉴런은 나선신경절달팽이신경절 · spiral ganglion[속귀신경CN VIII의 신경절]에, 두 번째 뉴런은 꼬리쪽 뇌간caudal brainstem에, 세 번째 뉴런은 입쪽 뇌간rostral brainstem에, 네 번째 뉴런은 시상thalamus에 위치함)을 거쳐 대뇌피질cerebral cortex에 도달한다. 다른 감각로와 달리 청각중추신경로는 소리를 양측성(즉 한쪽 귀로부터 들어온 청각입력은 양쪽 청각피질로 전달됨)으로 전달한다.

귀 THE EAR

전정와우기관안뜰달팽이기관 · vestibulocochlear organ(청각hearing과 평형감각equilibrium에 관여함)인 귀는 외이external ear와 중이middle ear, 내이internal ear로 이루어져 있다(그림 12-1). 외이는 귓바퀴auricle · pinna와 외이도external acoustic meatus, 고막tympanic membrane · ear drum으로 이루어져 있다. 귓바퀴는 음파sound wave를 모으는 역할을 하며, 외이도는 음파를 증폭시켜 고막에 전달하는 역할을 한다. 고막(외이와 내이를 나누는 칸막이)은 음파를 진동vibration으로 바꾸는 역할을 한다.

중이는 측두골 속에 위치하는 공기로 채워진 공간이다. 중이에는 세 개의 귓속뼈auditory ossicle와 두 개의 작은 근육이 존재한다. 귓속뼈는 망치뼈추골 · malleus와 모루뼈침골 · incus, 등자뼈등골 · stapes로 이루어져 있다. 망치뼈malleus는 고막 내측면과 모루뼈incus에 붙어 있다. 모루뼈incus는 등자뼈stapes와 관절을 형성한다. 고막의 진동은 망치뼈malleus로 전달되고 이어서 모루뼈incus와 등자뼈stapes를 통해 내이로 전달된다. 소리 진동은 측두골temporal bone에 의해서도 내이로 전달될 수 있다(뼈전도). **뼈전도골전도 · bone conduction**는 중이 귓속뼈를 통한 소리전도보다 훨씬 전달효율이 나쁘다.

귓속뼈의 움직임은 중이에 존재하는 두 개의 작은 근육에 의해 반사적으로 억제될 수 있다. 고막긴장근tensor tympani muscle(삼차신경CN V의 지배를 받음)은 망치뼈malleus에 부착되어 있다. 이 근육은 망치뼈를 안쪽으로 잡아당김으로써 고막에 걸리는 장력을 증가시키게 된다. 등자근등골근 · stapedius muscle(얼굴신경CN VII의 지배를 받음)은 등자뼈stapes에 부착되어 있다. 이

Clinical Connection

등자근stapedius muscle를 지배하는 신경결가지 근위부에서 발생한 얼굴신경 병변은 청각과민hyperacusis(병변이 있는 귀에서 소리가 비정상적으로 크게 들림)을 초래한다.

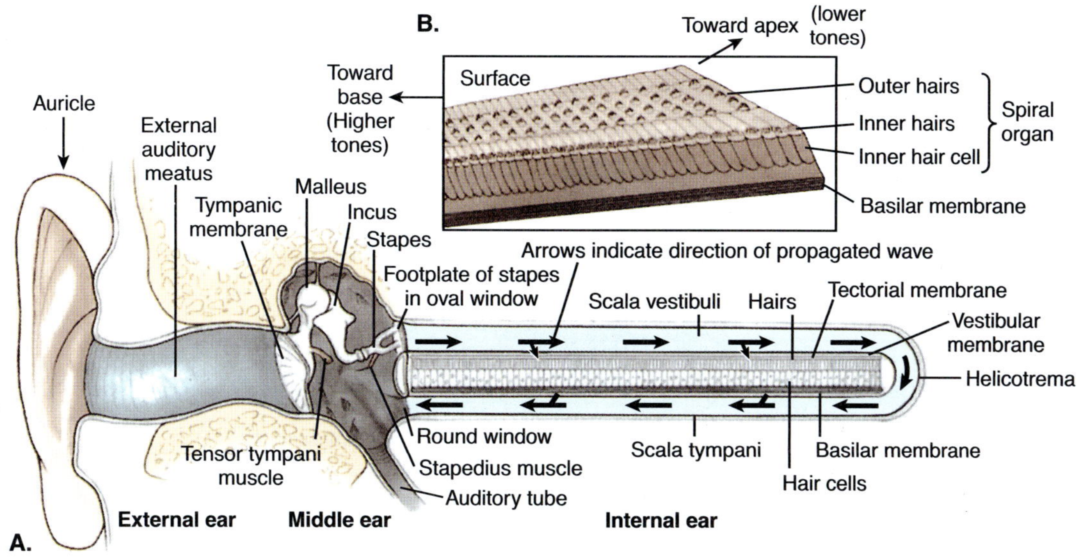

그림 12-1 청각기관auditory apparatus의 주요 부위. **A.** 귀를 구성하는 외이external ear와 중이middle ear, 내이internal ear. **B.** 기저막basilar membrane과 나선기관spiral organ의 표면과 옆면(기저막과 나선기관의 넓이는 기저부base로부터 첨부apex로 갈수록 증가함).

근육은 등자뼈stapes를 잡아당겨 내이의 입구로부터 멀어지게 만들므로 소리강도를 감소시키게 된다.

내이는 측두골temporal bone 내에 위치하는 체액으로 채워진 공간(뼈미로bony labyrinth와 막미로membranous labyrinth를 형성함)이다. **뼈미로**골미로·**bony labyrinth**는 **외림프**바깥림프·**perilymph**를 포함하고 있으며 전정부위vestibular part(13장에서 설명함)와 청각부위auditory part(**달팽이**와우·**cochlea**)로 이루어져 있다. **막미로membranous labyrinth**는 뼈미로 내에 존재하며 **내림프**속림프·**endolymph**로 채워져 있는 일련의 연결관으로 이루어져 있다.

달팽이와우·cochlea(달팽이 껍데기 모양으로 생겨 그렇게 불림)는 체액으로 채워진 세 공간(전정계단scala vestibuli, 고실계단scala tympani, 달팽이관cochlear duct)으로 이루어져 있다(그림 12-2). 전정계단scala vestibuli과 고실계단scala tympani은 부분적으로 뼈미로 속에 들어 있으며 외림프를 포함하고 있고 계단끝통로달팽이구멍·helicotrema에서 서로 연결되어 있다(그림 12-1). 달팽이관cochlear duct은 막미로 부분이므로 내림프를 포함하고 있다. 전정계단scala vestibuli과 달팽이관cochlear duct은 **전정막vestibular membrane(라이스너막Reissner membrane)**에 의해 분리되어 있는 반면, 고실계단scala tympani과 달팽이관cochlear duct은 **기저막**바닥막·**basilar membrane**에 의해 분리되어 있다.

달팽이cochlea와 중이 사이에는 두 개의 구멍(창window)이 존재하는데, 하나는 전정계단scala vestibuli으로 들어가는 난원창안뜰창·oval window이고, 다른 하나는 고실계단scala tympani으로 들어가는 둥근창달팽이창·round window이다(그림 12-1). 등자뼈 발판footplate of the stapes이 **난원창oval window**에 닿아 있으며, **둥근창 round window**은 신축성 막으로 막혀 있다. 등자뼈stapes가 안쪽(바깥쪽)으로 움직이면 둥근창은 바깥쪽(안쪽)으로 움직인다. 등자뼈의 안쪽 및 바깥쪽 움직임은 전정계단scala vestibuli과 고실계단scala tympani 사이에서 외림프 압력파를 생성하고 달팽이관cochlear duct의 움직임을 만든다. 달팽이관cochlear duct은 기저막basilar membrane 위에 놓여 있으므로 기저막도 움직이게 된다. 기저막의 움직임은 이 막에 분포하고 있는 청각수용기auditory receptor를 자극한다.

기저막basilar membrane은 기저부base(난원창 근처)로부터 첨부apex($2\frac{1}{2}$ 회전한 달팽이 끝부분)로 갈수록 점점 넓어지며 주파수 대응 배열tonotopic localization을 나타낸다(그림 12-1). 또한 기저막 구조는 좁은쪽 끝부위(기저부base 쪽)는 팽팽한 반면, 넓은쪽 끝부위(첨부apex 쪽)는 좀 더 유연하다. 따라서 가장 높은 주파수는 기저막 기저부에 배열되고, 가장 낮은 주파수는 기

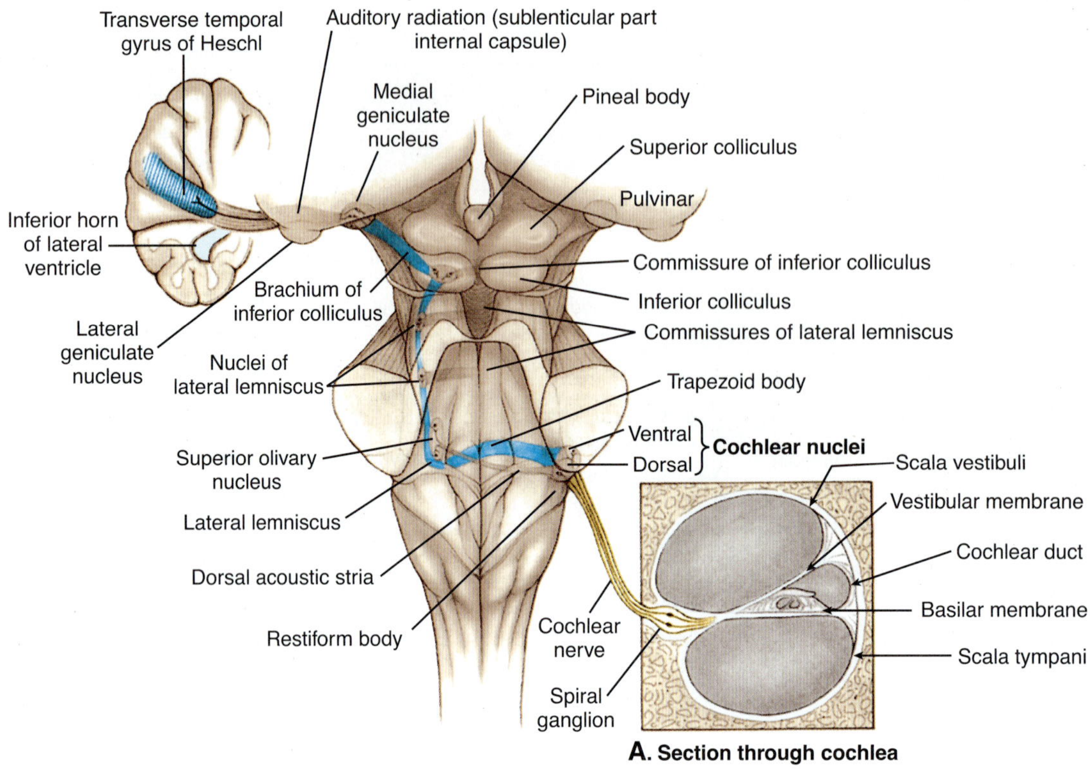

그림 12-2 뒤쪽에서 본 청각신경로의 삼차원 모식도. **A.** 달팽이cochlear 횡단면.

저막 첨부에 배열된다.

청각수용기 AUDITORY RECEPTORS

나선기관spiral organ (of Corti)은 신경상피수용기neuroepithelial receptor와 지지세포supporting cell로 이루어져 있다(그림 12-4A). 신경상피수용기세포는 속털세포inner hair cell와 바깥털세포outer hair cell로 나뉜다. 속털세포inner hair cell는 한 줄로 배열되어 있는 반면, 바깥털세포outer hair cell는 달팽이 기저부에서는 3줄로, 달팽이 첨부에서는 4줄 또는 5줄로 배열되어 있다(그림 12-1B). 각 달팽이cochlea에 분포하고 있는 16,000개의 털세포 중 약 1/4은 속털세포이고, 약 3/4은 바깥털세포이다. 털세포 표면free surface으로부터 다양한 길이로 돌출된 것이 부동섬모不動纖毛·stereocilia이다. 가장 긴 부동섬모의 꼭대기는 섬모를 덮고 있는 덮개막tectorial membrane과 접촉하거나 그 속에 박혀져 있다. 따라서 기저막이 전정계단에서 일어나는 체액의 움직임에 의해 움직이게 되면 부동섬모가 구부러지므로 해당 털세포의 막전위가 변하게 된다.

속털세포와 바깥털세포는 나선신경절spiral ganglion에 분포하는 일차청각뉴런primary auditory neuon의 지배를 받는다. 이 뉴런들 중 최소 90%는 속털세포에 시냅스한다. 각 속털세포는 많게는 20개의 나선신경절세포와 일대일 시냅스를 이루므로 주파수 식별에 중요한 역할을 한다.

바깥털세포는 훨씬 적은 나선신경절세포에 의해 지배되는데, 각 나선신경절세포는 10개 이상의 바깥털세포와 시냅스한다. 바깥털세포는 교뇌의 상올리브핵superior olivary nucleus으로부터 기원한 원심성 올리브달팽이섬유olivocochlear fiber에 의해서도 지배받는다. 올리브달팽이섬유를 자극하면 바깥털세포의 길이가 증가하고 부동섬모가 더 뻣뻣해진다. 이 두 가지 특성이 기저막 움직임에 영향을 미치므로 결국 나선기관 기능에도 영향을 미치게 된다.

달팽이에서 일어나는 청각자극의 수용 및 변환 COCHLEAR RECEPTION AND TRANSDUCTION OF AUDITORY STIMULI

청각변환(공기압력파를 뇌로 전파될 수 있는 전기신호로 바꾸는 과정)은 고막에서 개시되며 여러 단계를 거

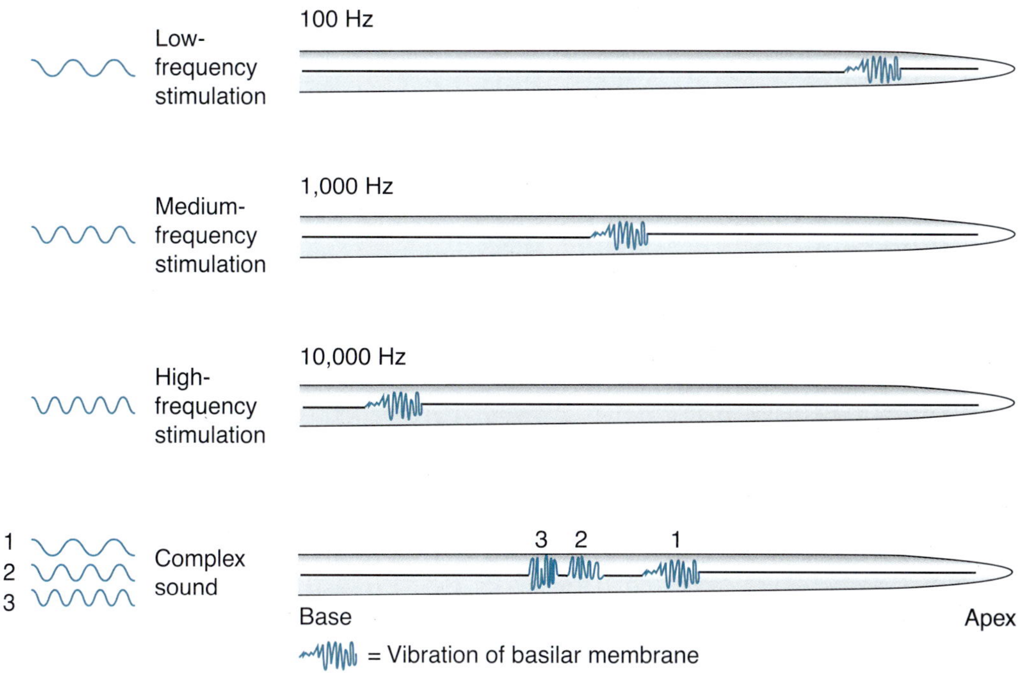

그림 12-3 서로 다른 주파수의 소리로 자극하였을 때의 기저막의 움직임을 나타낸 모식도.

쳐 일어난다. 공기압력파는 고막을 진동시키고 이어서 순차적으로 망치뼈malleus-모루뼈incus-등자뼈stapes를 움직이게 하므로 기계적 에너지로 전환된다. 등자뼈의 움직임은 내이의 난원창을 당기거나 밀며 이에 따라 전정계단과 이어서 고실계단에서 사인파 모양의 압력파pressure wave가 생성된다. 체액을 따라 전파되는 이러한 사인파 모양의 압력파는 기저막을 위 또는 아래로 움직이게 만든다. 털세포수용기는 각 털세포수용기 표면에 분포하는 부동섬모다발tufts of stereocilia을 통해 기저막의 진동을 감지한다. 부동섬모다발은 부동섬모의 키 높이에 따라 계단모양으로 배열되어 있으며 덮개막 끝부분으로 갈수록 키가 큰 부동섬모들이 분포한다(그림 12-3). 압력파는 기저막을 변위시키고 덮개막에 붙어 있는 부동섬모를 구부러뜨린다. 부동섬모는 움직이는 방향에 예민하게 반응하는데, 기저막이 위(전정계단 쪽)로 움직이면 부동섬모stereocilia는 긴 부동섬모long stereocilia 방향으로 구부러지게 되고 털세포는 탈분극depolarization된다. 기저막이 아래(고실계단 쪽)로 움직이게 되면 털세포는 과분극hyperpolarization된다. 털세포의 탈분극은 부동섬모가 구부러질 때 첨부쪽 막apical membrane에 분포하는 이온통로가 열려 내림프endolymph(중간계단scala media에 분포함)로부터 칼륨K^+이 유입되어 발생한다. 칼륨K^+에 의해 발생한 탈분극depolarizaiton은 털세포 기저부에 분포하는 전압작동칼슘통로voltage-gated Ca^{2+} channel를 개방시키므로 이에 따라 시냅스이전말단 소포로부터 나선신경절뉴런 축삭의 말초가지 말단의 시냅스이후부위로 신경전달물질이 유리된다. 이에 따라 구심신경 말단이 활성화되고 중추신경계로 활동전위가 전달된다.

기저막basilar membrane이 나타내는 생물리적 특성의 차이, 즉 기저부base로부터 첨부apex로 갈수록 넓이는 증가하고 탄력성은 감소하는 것에 의해 청각 입력에 따른 주파수 대응 배열이 나타난다. 기저부로부터 첨부로 가면서 죽 이어져 있는 일부 기저막 구간에 분포하는 털세포는 고주파음(20 kHz)과 저주파음(20 Hz)에 선택적으로 반응한다. 단순한 소리(예, 하나의 피아노 건반에 의해 발생하는 소리)는 기저막의 매우 좁은 한 구간에 분포하는 털세포를 흥분시키고, 이 털세포에 분포하는 몇 개의 일차청각구심섬유를 흥분시킨다. 복잡한 소리(예, 말이나 음악)는 기저막의 다양한 다른 구간에 분포하는 털세포 및 다른 청각구심섬유들을 흥분시킨다(그림 12-3).

소리sound는 주파수frequency(음조tone)와 강도intensity/소리세기·loudness(dB로 나타냄)라는 두 가지 특성을 갖는다. 소리의 주파수와 강도에 대한 부호화는 하나의 속털세포와 나선신경절 구심섬유 간에 형성되어 있는 다수의 시냅스에서 주로 일어난다. 공간적으로 인접해 위치하는 몇 개의 털세포는 특정 주파수에 반응한다. 이 주파수를 나타내는 저강도(10dB) 자극은 단지 몇 개의 시냅스이후 구심섬유를 흥분시킬 것이다. 자극강도가 증가(50 dB)하면 활성화되는 구심섬유들의 활동전위 발생빈도가 증가하게 되는데, 이때 한 구심섬유가 포화되면 다른 구심섬유(역치가 높아 흥분하지 않았던)가 흥분하게 된다. 이런 식으로 각 털세포와 시냅스를 형성하고 있는 여러 개의 구심섬유가 같은 주파수 자극에 의해 활성화되지만, 자극 강도가 달라질 경우에는 이와 다르게 활성화된다.

청각신경로 AUDITORY PATHWAY

일차청각뉴런first-order auditory neuron은 나선신경절달팽이신경절·spiral ganglion(두극신경세포bipolar neuron임)에 분포한다(그림 12-2, 그림 12-4). 이 두극신경세포bipolar neuron의 가지돌기들이 나선기관spiral organ에 분포하는 털세포에 시냅스한다. 이 두극신경세포의 중추가지들이 달팽이신경와우신경·cochlear nerve을 형성하며, 달팽이신경은 내이도internal acoustic meatus를 통해 두개강으로 진입한 후 소뇌각cerebellar angle에서 뇌간으로 들어간다.

Clinical Connection

내이도internal acoustic meatus에서의 달팽이신경cochlear nerve과 전정신경vestibular nerve, 그리고 얼굴신경facial nerve의 관계는 의학적으로 중요한데, 특히 **속귀신경집종**청신경집종·acoustic neurinoma(이 장 도입부에서 설명하였던 증례 참조)에서 그렇다. 이 양성 슈반세포종양은 거의 항상 내이도의 전정신경 부위에서 생긴다. 종양이 내이도 내에서 자란 뒤에는 소뇌각cerebellar angle으로 전파된다. 이에 따라 순차적으로 내이도에 존재하는 구조물이 눌리게 됨으로써 임상 징후 및 증상이 나타나게 되는데, 이때 나타나는 이상으로는 달팽이신경 손상에 의한 점진적인 난청과 전정신경 손상에 의한 평형감각이상, 얼굴신경 손상에 의한 얼굴 근력약화를 들 수 있다. 나중에는 종양이 소뇌각cerebellar angle 근처의 뒤머리뼈우묵posterior cranial fossa으로도 자라는데, 이때 삼차신경이 손상되면 각막반사가 소실(경우에 따라서는 얼굴 부위의 체성감각 소실)되기도 하며, 소뇌신경로가 손상되면 같은쪽 팔다리에서 운동실조가 나타나기도 한다.

달팽이신경cochlear nerve은 등쪽·배쪽 달팽이핵(아래소뇌다리와 유사한 안장주머니에 매달려 있음)에 분포하는 이차뉴런second-order neuron에 종지한다(그림 12-4). 등쪽달팽이핵dorsal cochlear nucleus은 아래소뇌다리ICP의 후외측 부위에 위치하며 청각결절acoustic tubercle(제4뇌실 외측오목 바닥에 위치함)을 형성한다. 배쪽달팽이핵ventral cochlear nucleus은 약간 더 입쪽 및 아래소뇌다리의 전외측 부위에 위치한다.

등쪽·배쪽 달팽이핵에서 기원한 축삭들은 교차하기 전에 중간선 쪽으로 진행한 후 교뇌로 올라가 세 군의 청각선조acoustic striae(꼬리쪽 교뇌피개pontine tegmentum에서의 위치에 따라 명명되며, 등쪽청각선조dorsal acoustic striae와 중간청각선조intermediate acoustic striae, 배쪽청각선조ventral acoustic striae라고 함)를 형성한다. 배쪽청각선조ventral acoustic striae가 가장 크며, 배쪽청각선조가 교차하여 **마름섬유체**능형체·**trapezoid body**를 형성한다(그림 12-2, 그림 12-4~5). 교차한 후에 세 청각선조는 모두 **외측섬유띠lateral lemniscus**로 모여 교뇌를 거쳐 중뇌로 상행한다. 중뇌에 도착하면 외측섬유띠에 포함되어 있는 모든 청각섬유는 아래둔덕inferior colliculus으로 들어가 시냅스한다. 아래둔덕에서 기원한 대부분의 신경섬유는 외측방향으로 출현한 후 중뇌 외측면(**아래둔덕팔brachium of the inferior collicus·inferior brachium**이라고 부름)을 따라 상행한다.

Clinical Connection

아래둔덕다발(즉 아래둔덕팔)은 입쪽 중뇌 절반의 외측면에 뚜렷하게 돌출된 구조물을 형성하며, 이 구조물은 척수시상로를 따라 상행하는 통각섬유(아래둔덕팔의 수 mm 내측에 위치함)를 외과적으로 절단할 때 랜드마크로 이용된다.

아래둔덕팔은 시상의 내측무릎핵medial geniculate nucleus [MG]에 종지한다(그림 12-2, 그림 12-4~5). 이 시상 청각중추는 이어서 **청각부챗살auditory radiation**을 내어 외측으로 주행하여 렌즈핵 뒷부분 아래에서 속섬유막뒤다리와 합류한다. 이런 이유로 청각부챗살은 속섬유막뒤다리의 **렌즈밑부분sublenticular part** of the posterior limb에 위치한다. 이곳으로부터 청각부챗살은 헤쉴이랑transverse temporal gyrus (of Heschl)에 분포하는 일차청각피질primary auditory cortex로 간다. 헤쉴이랑은 외측틈새lateral fissure 속에 묻혀 있다(그림 12-4). 일차청각피질에는 주파수 대응 배열이 존재(고주파음은 후내측에 배열되어 있고, 저주파음은 전외측에 배열되어 있음)한다.

청각신경로의 양측성

BILATERALISM IN THE AUDITORY PATHWAYS

중추 청각신경로는 다른 감각경로와 다른데, 청각신경로는 (1) 상행신경로와 밀접하게 연관되어 있는 핵이 추가로 존재하고, (2) 좌우에서 각각 들어온 청각 흥분파는 양측성으로 전달되기 때문이다.

세 군의 신경핵이 달팽이핵cochlear nucleus과 아래둔덕inferior colliculus 사이의 청각신경로에서 관찰된다. 세 군의 핵은 상올리브핵superior olivary nucleus과 마름섬유체핵nuclei of the trapezoid body, 외측섬유띠핵nuclei of the lateral lemniscus이다.

Clinical Connection

청각피질의 편측 병변 또는 상행신경로(달팽이핵 상부의)의 편측 병변은 실제로 난청을 유발하지 않는다. 이러한 병변과 동반되는 가장 흔한 이상은 반대쪽 귀에 도달하는 소리의 방향과 거리를 파악하는데 어려움을 나타내는 것이다.

상올리브핵superior olivary nucleus은 마름섬유체 외측 경계 근처의 꼬리쪽 교뇌에 위치한다(그림 12-2, 그림 12-4~5). 이 핵은 같은쪽 및 반대쪽 달팽이핵으로부터 입력을 받으며, 같은쪽 및 반대쪽 외측섬유띠와 합류하는 신경섬유를 낸다. 상올리브핵은 공간 속에서 소리의 위치를 파악하는데 중요한 역할을 한다. 마름섬유체핵nuclei of the trapezoid body은 마름섬유체다발trapezoid bundle에 흩어져 있으며, 입·출력은 상올리브핵과 유사하다.

외측섬유띠핵nuclei of the lateral lemniscus은 중간교뇌 및 입쪽교뇌 높이의 외측섬유띠 속이나 그 인접부위에 위치한다. 이들은 외측섬유띠섬유와 이들의 곁가지로부터 입력을 받으며, 같은쪽 및 반대쪽 외측섬유띠로 축삭을 보낸다. 아래둔덕핵nuclei of the inferior colliculus도

Clinical Connection

전도난청conduction deafness은 외이 또는 중이(공기-귓속뼈 경로)를 통한 음파전달이 차단되어 발생한다. 뼈전도bone conduction(머리뼈cranial bone를 통한 음파전달)는 여전히 일어난다. 따라서 전도난청은 결코 완전 난청을 일으키지 않는다.

감각신경난청sensorineural deafness은 주로 나선기관의 털세포 손상에 의해 발생(물론 청신경집종acoustic neurinoma에 의한 달팽이신경 손상에 의해서도 발생할 수 있음)한다. 공기전도와 뼈전도가 모두 손상되므로 두 경로를 통한 청각 전달이 완전히 소실된다. 물론 난청의 정도는 나선기관 또는 달팽이신경의 손상 정도와 연관되어 있다.

아래둔덕맞교차commissure of the inferior colliculus를 통해 반대쪽으로 축삭을 보냄으로써 청각신경로의 양측성에 도움을 준다(그림 12-2~4).

Clinical Connection

나선기관spiral organ이나 달팽이신경절spiral ganglion, 달팽이신경cochlear nerve, 달팽이핵cochlear nucleus에서 발생한 편측 병변은 같은쪽 난청을 유발한다. 청각 흥분파는 뇌간을 지날 때 양쪽으로 전달되므로 달팽이핵 상부에서 발생한 청각신경로의 편측 병변은 다른 감각신경로의 편측 병변에 의해 발생하는 이상증상만큼 심각한 문제를 일으키지는 않는다.

청각 조절 AUDITORY MODULATION

다양한 청각중추핵들이 서로 연결되어 있어 상행성 청각신경로를 하행성으로 조절할 수 있다. 따라서 청각피질은 내측무릎핵MG과 아래둔덕inferior colliculus으로

Clinical Connection

난청의 유형을 판정하기 위해 두 가지 음차검사를 이용한다. **웨버음차검사**Weber tuning fork test는 진동하는 음차의 손잡이를 앞 얼굴의 중간에 놓고 환자에게 소리가 들리는지 물어본다. 청각기능

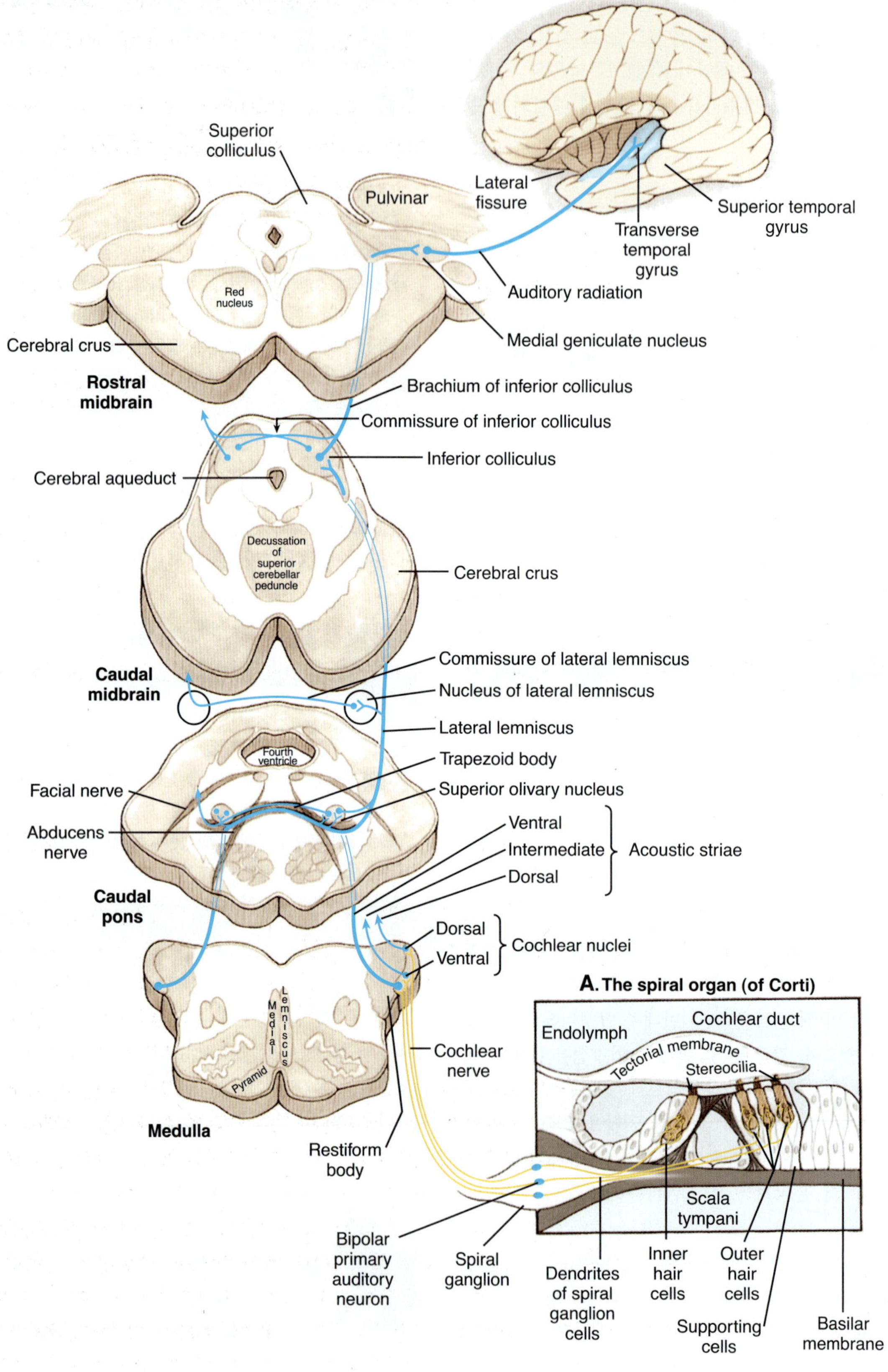

그림 12-4 청각신경로 모식도. **A.** 나선기관의 조직학적 특성.

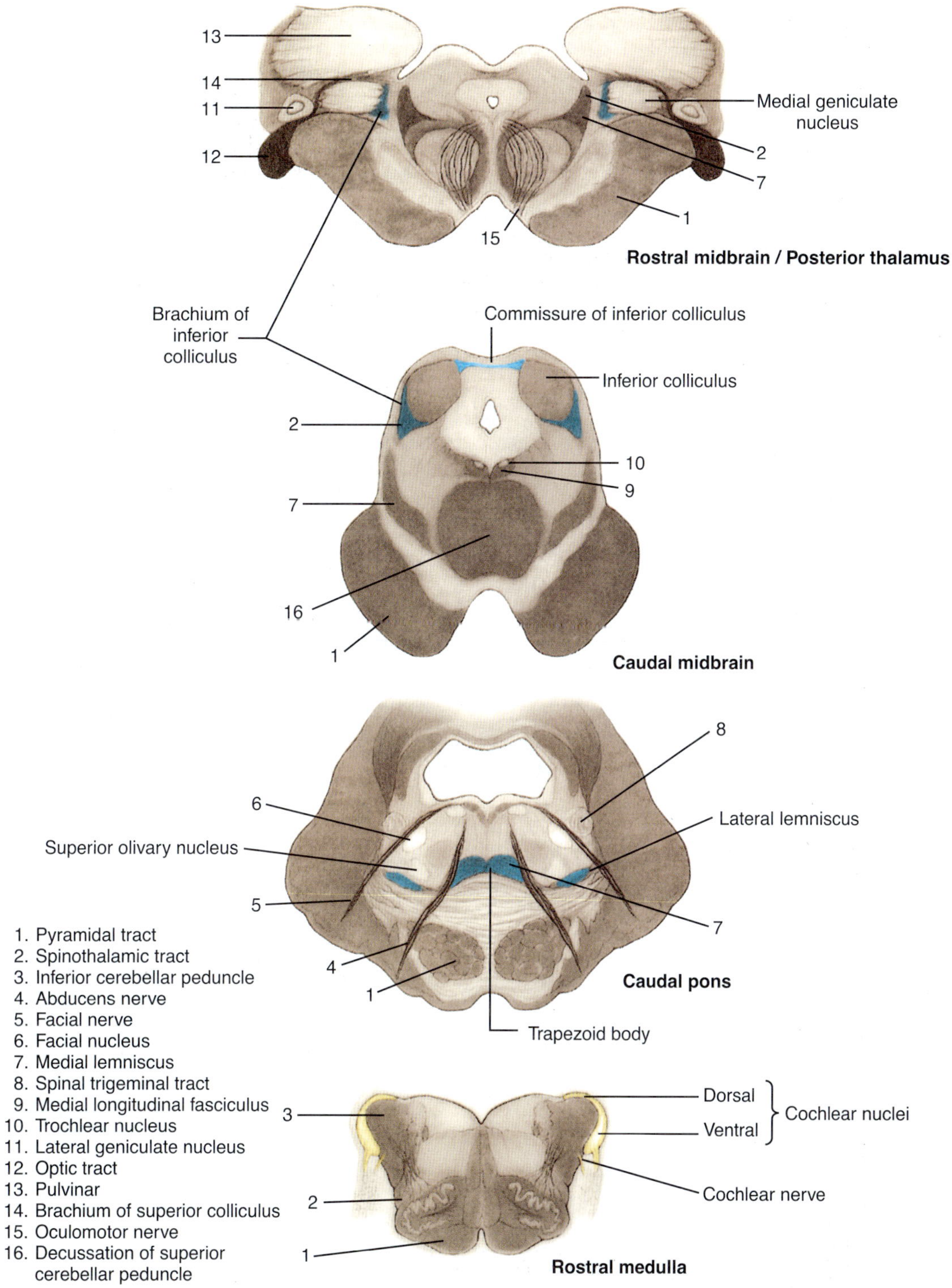

그림 12-5 청각신경의 위치와 관계를 나타낸 횡단면.

이 정상인 경우 환자는 양쪽 귀에서 똑같이 소리를 듣는다. 편측 신경난청이 있는 환자는 더 민감한 정상 귀에서 소리를 듣는다. 편측 전도난청이 있는 환자는 손상된 귀에서 소리가 더 크게 들린다.

린네음차검사Rinne tuning fork test는 공기전도air conduction를 통해 들리는 소리와 뼈전도bone conduction를 통해 들리는 소리를 비교한다. 진동하는 음차를 환자의 귓바퀴 근처에 위치(공기전도)시키고 소리가 들리지 않을 때까지 둔다. 그런 다음 진동하는 음차의 손잡이를 꼭지돌기mastoid process에 접촉(뼈전도)시킨다. 정상적으로 소리는 공기전도에 의해 더 크게 더 오래 들린다.

축삭을 보낸다. 외측섬유띠lateral lemniscus와 상올리브핵superior olivary nucleus과 마찬가지로 아래둔덕inferior colliculus은 달팽이핵cochlear nucleus으로 축삭을 보낸다. 게다가 원심성 올리브달팽이섬유olivocochlear fiber(상올리브핵과 마름섬유체핵뿐만 아니라 인접 그물체로부터 기원함)는 나선기관의 바깥털세포와 이들의 구심신경말단에 종지한다. 이 청각되먹임계는 특정 소리에 선택적으로 집중할 수 있는 기전으로 작용한다.

Clinical Connection

난청은 보청기로 치료할 수 있으며, 심한 감각신경난청의 경우에는 달팽이이식cochlear implant으로 치료할 수 있다. 이식implants은 청각피질auditory cortex이나 달팽이핵cochlear nuclei, 달팽이신경cochlear nerve, 달팽이cochlea(최근 가장 많이 사용함)에 자극용 전극을 삽입함으로써 달팽이신경섬유를 자극하는 것이다.

나선기관의 속털세포 손상으로 인해 난청이 심한 환자는 달팽이이식cochlear implant을 하면 도움을 받을 수 있다. 외부 마이크로폰에 의해 주변 환경에서 발생하는 소리가 채집되며, 이 채집된 소리는 주파수를 기준으로 피하에 삽입된 수신기로 전달되며, 이어서 수신기는 달팽이에 이식된 소형다전극자극기miniaturized multielectrode stimulator array로 신호를 보낸다. 서로 다른 주파수음에 의해 자극전극(달팽이이식물에 있는)도 서로 다른 전기적 활성을 나타낸다. 달팽이신경 중 활성화된 축삭은 활동전위 신호를 뇌로 전달하며 뇌에서 소리로 인식된다. 달팽이이식물을 통해 들리는 '청각hearing'은 정상적인 청각과는 다르며, 달팽이이식을 받은 환자들은 새로운 소리를 해석하는 방법을 학습해야 한다.

연습문제
CHAPTER REVIEW QUESTIONS

질문

12-1. 기저막이 전정계단 쪽으로 진동함으로써 발생한 부동섬모의 구부러짐은 어떤 생리학적 반응을 일으키는가?

12-2. 청각자극의 주파수frequency(음조tone)와 강도intensity·loudness는 주로 어떤 수용기세포에 의해 신호가 전달되는가?

12-3. 청각계의 소리의 양측성 배열에 대해 설명하시오.

12-4. 청각계의 편측 병변에 의해 같은쪽 귀에서 완전난청이 발생하는 부위는?

정답 및 설명

12-1. 부동섬모가 전정계단 쪽으로 구부러지면 내림프endolymph(달팽이관cochlear duct에 분포함)로부터 칼륨K^+이 유입되므로 털세포는 탈분극되고 일차청각구심섬유는 활성화된다.

12-2. 소리의 주파수와 강도는 주로 속털세포수용기에 의해 신호가 전달된다.

12-3. 청각계에서 소리는 양측성으로 전달되는데, 그 이유는 (1) 상올리브핵superior olivary nuclei과 마름섬유체핵trapezoid nuclei, (2) 외측섬유띠핵nuclei of the lateral lemniscus, (3) 아래둔덕inferior colliculi에서 양쪽이 서로 연결되기 때문이다. 따라서 상올리브핵으로부터 대뇌피질까지의 편측 청각로 병변은 실제로 거의 양쪽 귀에서 난청을 유발하지 않는다.

12-5. 내이도에 있는 전정신경에 발생한 속귀신경집종acoustic neurinoma이 커질 경우 어떤 다른 신경이 손상되는가?

a. 내이도internal acoustic meatus 속에서:

b. 소뇌각cerebellar angle 속 또는 근처에서:

12-6. 전도난청conduction deafness과 신경난청neural deafness을 비교하시오.

12-7. 전도난청은 어느 부위의 손상에 의해 발생하는가?

a. 모루뼈침골·incus

b. 달팽이신경절spiral ganglion

c. 나선기관spiral organ

d. 외측섬유띠lateral lemniscus

e. 달팽이핵cochlear nuclei

12-8. 어떤 환자가 소리가 발생한 지점을 파악할 수 없다면 이 환자는 어떤 신경핵이 손상되었을 가능성이 높은가?

a. 아래둔덕핵nucleus of the inferior colliculus

b. 상올리브핵superior olivary nucleus

c. 하올리브핵inferior olivary nucleus

d. 마름섬유체핵trapezoid nucleus

e. 달팽이핵cochlear nucleus

12-9. 어떤 가난한 환자가 난청을 호소하고 있다. 음차검사를 이용하면 큰 비용을 들이지 않고도 난청 유형과 위치(좌 또는 우)를 파악할 수 있다. 진동하는 음차를 앞 얼굴 중앙에 두었을 때 환자는 양쪽 귀에서 소리가 동일하게 들리는 것이 아니라 우측 귀에서 소리가 더 크게 들린다고 하였다. 진동하는 음차를 귀 바로 옆에 두었을 때 우측 귀보다 좌측 귀에서 훨씬 더 크고 길게 들린다고 하였다. 음차를 우측 꼭지돌기에 접촉시켰을 때 소리가 들렸다. 이 환자의 진단은?

a. 좌측 전도난청

b. 좌측 신경난청

c. 우측 전도난청

d. 우측 신경난청

e. 정답 없음

12-4. 편측 병변에 의해 같은쪽에서 완전난청이 초래되는 경우는 나선기관이나 달팽이신경절, 달팽이신경, 등쪽·배쪽달팽이신경핵에 병변이 있는 경우이다.

12-5. 전정신경에서 발생한 속귀신경집종이 커질 경우에 손상되는 구조물은

a. 내이도에서 속귀신경집종이 커질 경우에는 달팽이신경과 얼굴신경이 손상되고,

b. 소뇌각 속이나 근처로 커질 경우에는 삼차신경과 혀인두신경, 그리고 때로는 미주신경과 갓돌림신경도 손상될 수 있다.

12-6. 전도난청은 외이나 중이에 질병이 있거나 손상되어 음파 전달을 방해하거나 고막 또는 귓속뼈의 진동을 방해할 경우에 발생한다. 신경난청은 나선기관이나 달팽이신경에 질병이 있거나 손상된 경우에 발생한다. 전도난청은 여전히 머리뼈를 통해 소리가 전달되므로 완전한 난청을 일으키지는 않는다. 신경난청에서 나선기관 또는 달팽이신경이 완전히 손상된 경우에는 완전한 난청이 발생한다.

12-7. 정답: a

전도난청은 3개의 귓속뼈(망치뼈malleus, 모루뼈incus, 등자뼈stapes) 중 어느 것이든 손상될 경우 발생할 수 있다. 나선기관이나 달팽이신경절, 달팽이핵이 손상될 경우 신경난청이 초래된다. 외측섬유대가 손상될 경우에는 난청이 초래되지 않는데, 그것은 상행 청각로가 양측성으로 전달되기 때문이다.

12-8. 정답: b

양쪽 청각 흥분파를 받는 첫 번째 핵은 상올리브핵이며, 이곳에서 출발한 축삭은 일차청각피질로 투사되며 일차청각피질에서 소리가 발생한 위치를 파악하게 된다.

12-9. 정답: c

머리 앞에 음차를 두었을 때(웨버음차검사Weber test) 양쪽 귀에서 소리가 다르게 들리는 것은 우측 귀에서 난청이 있다는 것을 나타낸다. 음차를 우측 꼭지돌기에 접촉시켰을 때(린네음차검사Rinne test) 관찰되는 결과와 귀 옆에 음차를 두었을 때 관찰되는 결과는 우측 귀의 전도난청을 나타낸다.

13 전정계: 현훈과 안진

The Vestibular System: Vertigo and Nystagmus

혼수 환자의 우측 외이도에 찬물을 관류시켰을 때 안구가 우측으로 돌아가 관류를 멈출 때까지 그 위치에 고정되어 있다. 다른 혼수 환자에게 이와 비슷하게 관류시켰을 때 한쪽 눈은 위쪽 및 외측 방향으로 돌아가고, 반대쪽 눈은 아래쪽 및 안쪽으로 돌아간다.

전정계안뜰계·vestibular system의 두 가지 주요 기능은 (1) 머리와 몸통을 일직선 상에 유지(심지어 쓰러지는 경우에도)시키고, (2) 잠깐 움직이는 동안 표적에 고정된 안구를 그대로 유지시키는 것이다. 다시 말하면 전정계는 평형equilibrium을 유지하는 운동기전(전정척수반사vestibulospinal reflex를 통함)과 시고정visual fixation을 유지하는 운동기전(전정안구반사vestibulo-ocular reflex [VOR]를 통함)과 밀접하게 연관되어 있다.

모든 전정계 활동은 본질적으로 반사이며 정상적으로 반무의식적으로 일어난다. 과도하게 전정계가 자극되거나 좌우 전정계로부터 들어오는 입력간에 불균형이 존재할 경우 **현훈**vertigo이 발생한다. 현훈과 관련되어 있는 피질영역은 두정엽내고랑intraparietal sulcus 바닥 부위의 중심뒤이랑postcentral gyrus에 분포한다. 이 영역은 시상의 배쪽후핵ventral posterior nucleus [VP] 및 시상후핵posterior nucleus으로부터 입력을 받는다. 이들 시상핵으로 올라가는 전정뇌간경로는 알려져 있지 않다.

전정계는 소뇌와 밀접하게 연결되어 있으며 그물체에 존재하는 자율신경중추(멀미motion sickness가 일어날 때처럼)와도 밀접하게 연결되어 있다. 게다가 좌우 전정핵간에도 강한 맞교차 연결이 존재하며, 이 맞교차 연결로는 편측 전정계 이상에 의해 나타나는 현훈vertigo을 진정시키는 보상기전에 핵심적인 역할을 한다.

전정척수계와 평형

VESTIBULOSPINAL SYSTEM AND EQUILIBRIUM

평형equilibrium 유지는 세 가지 원천(시각, 고유감각, 전정감각)으로부터 들어오는 입력에 의존한다. 고유감각 입력proprioceptive input은 주로 목neck과 척주vertebral column, 다리lower limb에 분포하는 수용기로부터 들어온다. 평형은 이 입력들 중 두 가지가 온전할 경우 유지되지만, 한 가지 입력만 온전할 경우에는 유지될 수 없다. 이 사실은 척수 고유감각로가 변성(흔히 악성빈혈pernicious anemia에 의해 발생함)된 환자에서 쉽게 확인할 수 있다. 이러한 경우에 환자가 눈을 감거나 어두운 방에 있게 되면 평형을 잃게 되는데, 그 이유는 시각 입력도 사라지고 세 가지 입력 중 전정감각 입력만 온전하기 때문이다.

> **Clinical Connection**
>
> 환자가 다리 위치를 파악할 수 없는 경우에 발을 모은 채 눈을 감고 서 있으면 흔들리다가 쓰러진다. 이 현상을 **롬베르그징후**Romberg sign라고 부른다.

수용기 RECEPTORS

머리의 선형가속linear acceleration 및 위치position에 반응하는 수용기와 머리의 빠른 회전rotation에 반응하는 수용기는 내이의 뼈미로bony labyrinth에 분포하고 있다. 뼈미로의 전정부위는 전정안뜰·vestibule과 반고리뼈관semicircular canal으로 이루어져 있다. 체액으로 채워진 뼈미로 속에는 막미로membranous labyrinth가 존재하며, 막미로에는 **타원주머니utricle**과 **둥근주머니saccule**(타원주머니와 둥근주머니는 전정vestibule 속에 위치함) 그리고 **반고리관semicircular duct**(반고리뼈관 속에 위치함)이 포함되어 있다. 타원주머니utricle와 둥근주머니saccule, 반고리관semicircular duct은 전정수용기vestibular receptor를 포함하고 있다. 타원주머니와 둥근주머니에 분포하는 전정수용기는 주로 전정척수계vestibulospinal system와 연관되어 있으며, 반고리관에 분포하는 전정수용기는 주로 전정안구계vestibulo-ocular system와 연관되어 있다.

각 타원주머니 및 둥근주머니의 벽에는 약간 두꺼운 부위가 있는데, 이 부위를 **평형반macula**라 부른다. 평형반macula은 서로 직각 방향에 위치(타원주머니 평형반은 거의 수평면에, 둥근주머니 평형반은 거의 수직면에 위치함)하고 있다. 머리의 선형가속 및 위치 변화는 해당 방향에 있는 평형반을 자극한다. 각 평형반은 신경상피털세포neuroepithelial hair cell와 지지세포supporting cell와 이루어져 있다(그림 13-1A). 털세포hair cell는 젤라틴성 **이석막평형모래막·otolithic membrane**으로 덮어져 있으며, 평형모래막은 탄산칼슘결정calcium carbonate crystal이나 **이석otolith·ear stone**, **평형모래**

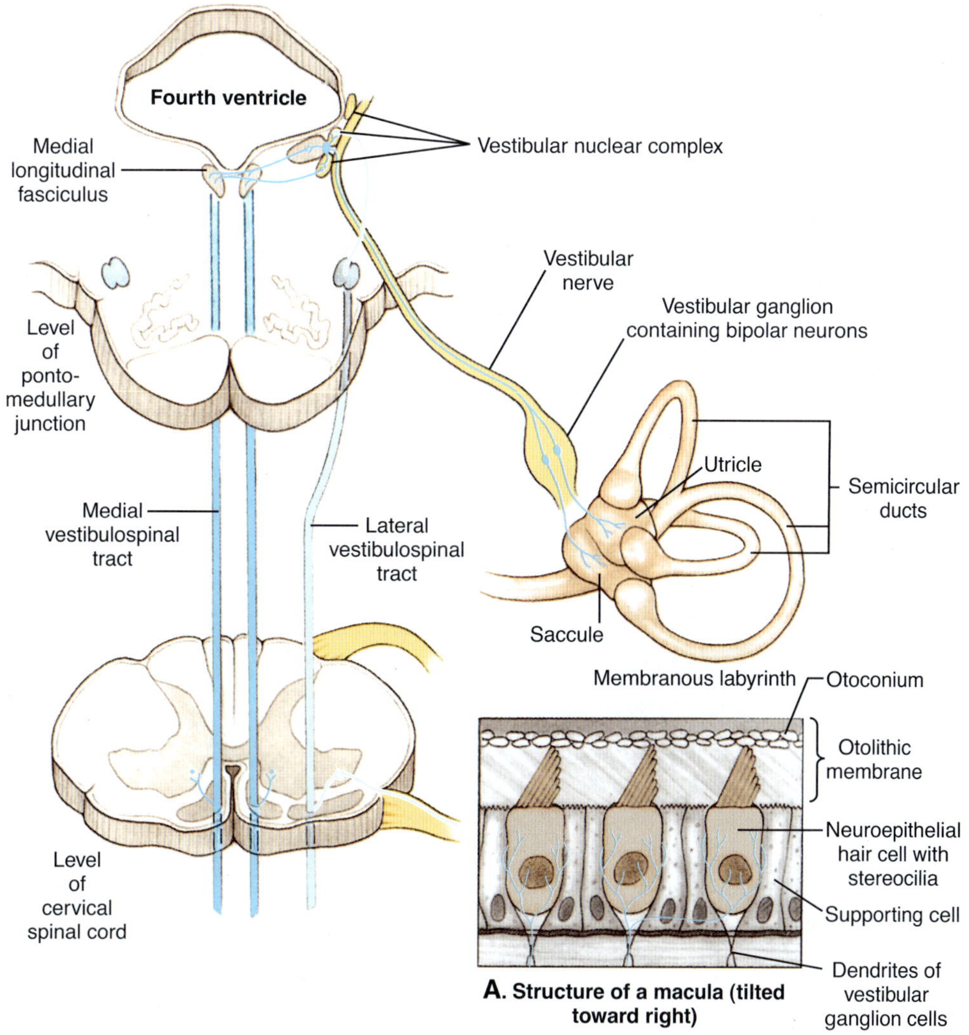

그림 13-1 주요 전정척수연결을 보여주는 모식도. A. 평형반의 구조(우측 방향으로 기울어졌을 때).

otoconia·ear sand를 포함하고 있다. 머리에서 선형가속이나 위치 변화가 일어나면 이석막이 이동하면서 이석막에 박혀 있는 신경상피 **부동섬모**不動纖毛·stereocilia가 구부러진다. 청각털세포수용기가 자극될 때처럼, 전정털세포에 위치하는 부동섬모의 구부러짐은 수용기전위receptor potential로 변환된 다음 이어서 두극신경세포bipolar neuron인 전정신경절세포(털세포와 시냅스를 이루고 있음)의 가지돌기를 탈분극시키고 흥분시킨다.

전정신경 안뜰신경·VESTIBULAR NERVE

전정신경절세포(이들의 가지돌기들이 평형반에 있는 신경상피세포에 시냅스하고 있음)의 축삭은 속귀신경CN VIII의 전정성분vestibular nerve을 따라 중추로 올라간다(그림 13-1). 전정신경vestibular nerve은 교뇌연수이음부pontomedullary junction(교뇌와 연수, 소뇌가 만나는 부위로 일반적으로 **소뇌각**cerebellar angle이라 부름)에서 달팽이신경과 함께 뇌간으로 들어간다. 이어서 전정신경섬유는 등쪽으로 주행하여 전정핵복합체vestibular nuclear complex에 도달한다(그림 13-2). 일부 전정신경은 전정소뇌섬유vestibulocerebellar fiber(아래소뇌다리ICP의 내측부에 있는 **밧줄곁모양체**juxtarestiform body를 통해 들어감)를 통해 직접 소뇌로 들어간다(그림 13-2).

전정핵 안뜰핵·VESTIBULAR NUCLEI

전정핵복합체vestibular nuclear complex는 제4뇌실 바닥과 벽에 있는 전정구역vestibular area 속에 위치하는 4개의 전정핵vestibular nucleus으로 이루어져 있다(그림 13-1~2). 하전정핵inferior vestibular nucleus [IVN]은 입쪽 연수rostral medulla에 위치한다. 내측전정핵medial vestibular nucleus [MVN]은 제4뇌실(입쪽 연수 및 꼬리쪽 교뇌caudal pons에 위치하는) 외측바닥에 위치한다. 외측전정핵lateral vestibular nucleus [LVN]은 교뇌연수이음부pontomedullary junction에 국소적으로 분포하며 다이터스핵Deiters nucleus이라 불리는 뉴런군을 포함하고 있다. 상전정핵superior vestibular nucleus [SVN]은 꼬리쪽 교뇌에 있는 제4뇌실 벽에 국소적으로 분포한다.

평형반으로부터 들어오는 입력을 전달하는 전정신경섬유는 내측·외측·하 전정핵에 시냅스한다. 이 전정핵들은 외측·내측 전정척수로를 통해 척수운동핵으로 투사한다.

전정척수로 안뜰척수로·VESTIBULOSPINAL TRACTS

외측전정척수로lateral vestibulospinal tract(외측전정핵LVN으로부터 출발함)는 같은쪽 팔다리에 분포하는 폄근신

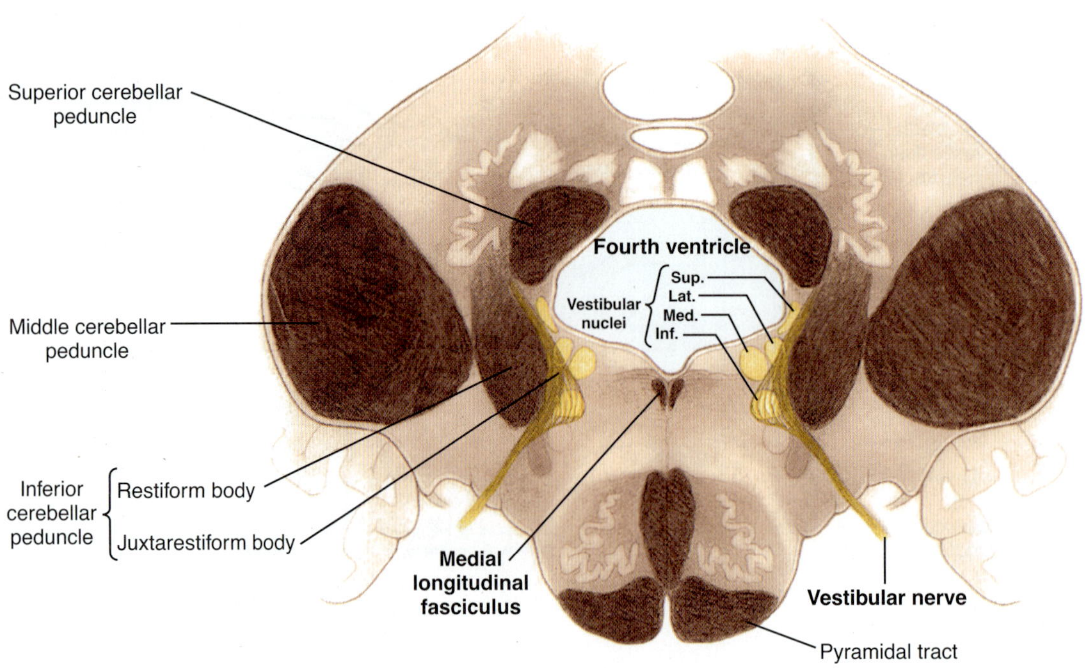

그림 13-2 전정신경과 전정핵의 관계를 보여주는 교뇌연수이음부 높이의 횡단면.

전근·extensor muscle을 강력하게 자극한다. 내측전정척수로medial vestibulospinal tract(내측·하 전정핵MVN & IVN으로부터 출발함)는 내측세로다발내측종속·medial longitudinal fasciculus [MLF]을 경유하여 양쪽으로 하행하여 목과 팔(근위부)에 분포하는 근육에 영향을 미친다.

따라서 평형 유지에 핵심적인 기전인 전정척수반사는 3가지 주요 뉴런군을 포함한다(그림 13-1).

1. 전정신경절vestibular ganglion에 분포하는 구심신경세포afferent neuron
2. 전정핵vestibular nucleus에 분포하는 개재뉴런interneuron
3. 척수에 분포하는 원심신경세포efferent neuron 또는 하위운동신경원LMN

전정안구반사

안뜰눈반사·VESTIBULO-OCULAR REFLEX

전정계는 머리를 빠르게 돌릴 때 표적에 대한 시고정visual fixation을 유지하는 역할도 한다. 따라서 안구는 항상 반사적으로 머리 회전 방향의 반대쪽으로 돌아간다. 이 현상을 나타내는 해부학적 기전에 의해 세 개의 뉴런군을 포함(그림 13-3)하는 매우 강력한 **전정안구반사**vestibulo-ocular reflex [VOR]가 나타난다.

1. 전정신경절vestibular ganglion에 분포하는 구심신경세포

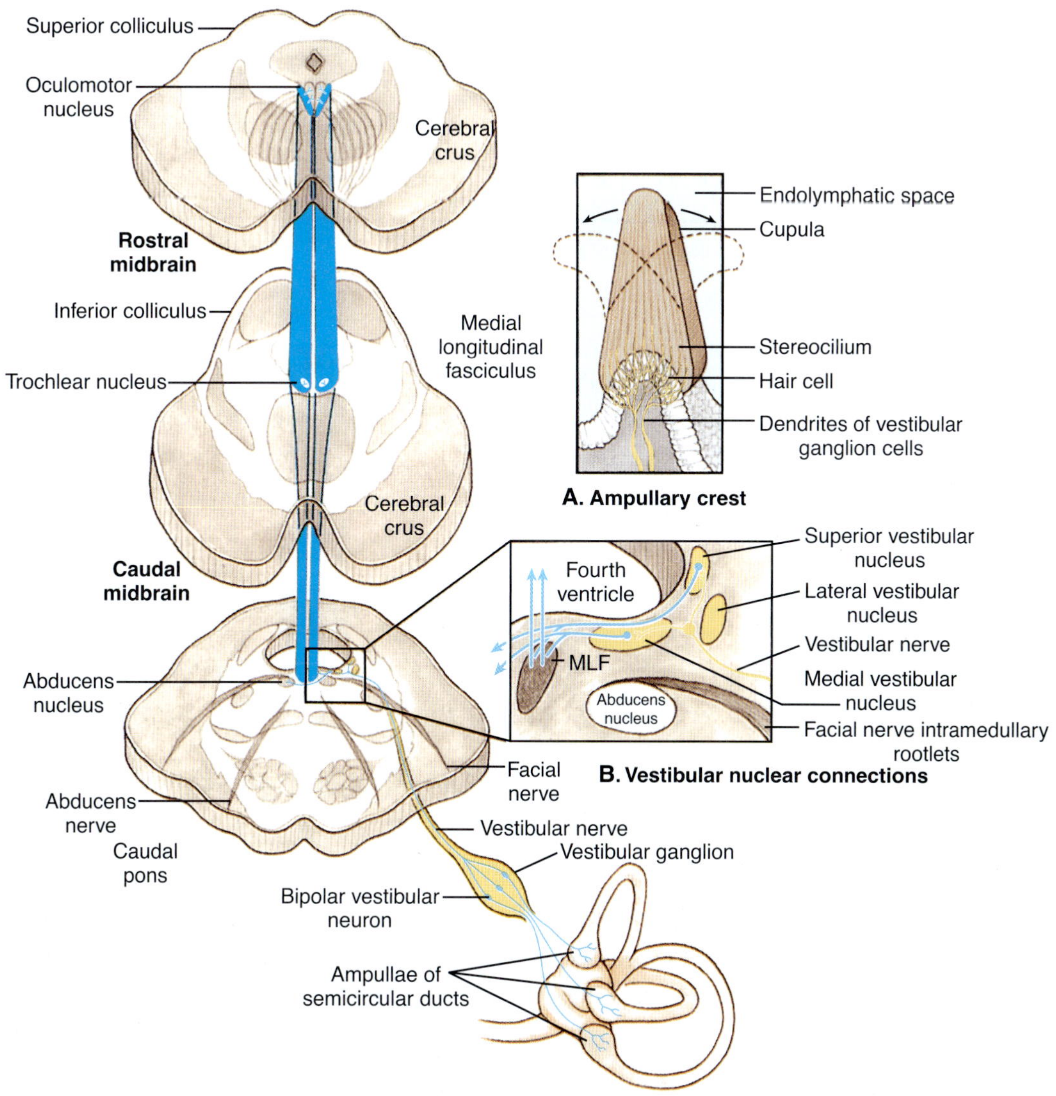

그림 13-3 전정안구반사vestibulo-ocular reflex의 주요 연결로를 나타낸 모식도. A. 팽대능선ampullary crest의 조직 구조. B. 전정핵의 연결로(MLF: 내측세로다발medial longitudinal fasciculus).

포afferent neuron

2. 전정핵vestibular nucleus에 분포하는 개재뉴런interneuron
3. 눈돌림신경핵oculomotor nucleus과 도르래신경핵trochlear nucleus, 갓돌림신경핵abducens nucleus에 분포하는 원심신경세포efferent neuron 또는 하위운동신경원LMN

수용기 RECEPTORS

전정안구반사에 관여하는 수용기는 세 개의 반고리관semicircular duct(내이 속에 존재)에 분포하는 팽대ampulla에 위치하고 있다(그림 13-3). 앞반고리관anterior semicircular duct과 뒤반고리관posterior semicircular duct은 수직 방향을 향하고 있으며 서로 직각을 이루고 있는 반면, 외측반고리관lateral semicircular duct은 수평방향을 향하고 있다. 따라서 어느 방향으로 머리를 회전시키더라도 기능적 쌍으로 분포하는 반고리관에 있는 수용기가 자극받게 된다. 각 반고리관의 한쪽 끝은 확장되어 있는데 이를 팽대ampulla라 한다. 각 팽대에는 벽 일부가 두꺼워져 반고리관 내강 속으로 돌출된 부위가 있는데 이를 **팽대능선ampullary crest**이라 한다. 팽대능선은 전정수용기관vestibular receptor organ이며 감각상피털세포sensory neuroepithelial hair cell와 지지세포supporting cell로 이루어져 있다(그림 13-3A). 각 팽대능선은 젤리 같은 물질, 즉 **마루cupula**로 덮여져 있는데, 마루 속에 팽대능선 털세포의 부동섬모 자유말단이 박혀 있다. 각 털세포에 있는 털 중 하나는 다른 것 보다 더 길며 이를 **운동섬모kinocillium**라고 부른다.

머리가 회전하기 시작하면 반고리관에 들어있는 내림프는 관성에 의해 정지해 있으려고 하므로 마루의 이동을 방해한다. 그 결과 마루에 박혀 있는 부동섬모는 머리 회전 방향의 반대 방향으로 굽혀진다. 머리 회전을 갑자기 멈추면 내림프는 관성에 의해 계속 움직이므로 마루 역시 회전 방향으로 이동하게 된다. 털세포hair cell는 부동섬모stereocilia가 운동섬모kinocilium 쪽으로 구부러질 때 탈분극depolarization되고, 운동섬모로부터 멀어지는 방향으로 구부러질 때 과분극hyperpolarization된다. 이렇게 하여 좌우 반고리관에 쌍으로 존재하는 수용기 중 한쪽은 흥분되고 다른 쪽은 억제된다. 털세포는 두극전정신경절세포bipolar vestibular ganglion cell의 가지돌기dendrites와 시냅스한다(그림 13-3).

Clinical Connection

전정구심섬유에서 관찰되는 긴장성 단일활동tonic unitray activity(흥분하지 않을 때 관찰됨)에 중첩되는 것은 위상성 복합활동complex phasic activity(다섯 개의 전정수용기관에 분포하는 털세포의 집단적 흥분을 반영함)이다. 일반적으로 전정입력은 균형을 이루므로 정상적인 전정척수반사 및 전정안구반사 활동을 나타낸다. 전정구심활동이 비정상적으로 증가하거나 감소하면 환자를 매우 힘들게 하는 결과를 초래할 수 있다. **메니에르병Ménière disease**은 털세포 수용기를 침범하는 상대적으로 흔한 질병이다. 전정털세포의 활동 변화는 간헐적이고 반복되는 현훈vertigo과 자세불안정postural instability, 구역nausea을 초래하며, 이 증상들은 청각털세포의 비정상적 활동에 의해 초래되는 이명귀울림·tinnitus과 동반된다. 메니에르병의 병태생리 기전은 비정상적인 내림프의 유체역학 때문이라고 생각한다. 메니에르병은 대부분의 경우 이뇨제를 처방하여 치료하거나, 심할 경우에는 털세포를 스트렙토마이신streptomycin을 이용하여 제거하거나 외과적 미로절제술labyrinthectomy을 시행하여 치료한다.

신경핵과 신경로 NUCLEI AND PATHS

전정신경절세포(이들의 가지돌기들이 팽대능선에 분포하는 신경상피세포와 시냅스함)의 축삭은 전정신경을 따라 중추로 들어가 뇌간에 도달한 후 등쪽으로 주행하여 상전정핵SVN과 내측전정핵MVN에 종지한다(그림 13-3B, 그림 13-4). 이어서 전정안구섬유가 주로 내측세로다발MLF을 통해 눈운동신경핵ocular motor nuclei에 도달한다. 우측 방향으로의 수평회전에 관여하는 전정안구반사 신경로를 그림 13-5에 나타내었다.

전정안구반사에 의한 안진 VESTIBULO-OCULAR NYSTAGMUS

안진nystagmus은 안구의 불수의적인 율동적 움직임으로 두 성분, 즉 표적으로부터 느리게 멀어지는 성분과 표적으로 빠르게 복귀하는 성분으로 이루어져 있다. 안진은 전정기관을 자극하거나 머리를 회전시킴으로써 유발(전정안진vestibular nystagmus)되기도 하고, 외이도를 냉수나 온수로 관류시킴으로써 유발(온도안진caloric nystagmus)되기도 한다. 두 방법 모두 반고리관 속의 내림프를 흐르게 하는데, 머리회전은 내림프의

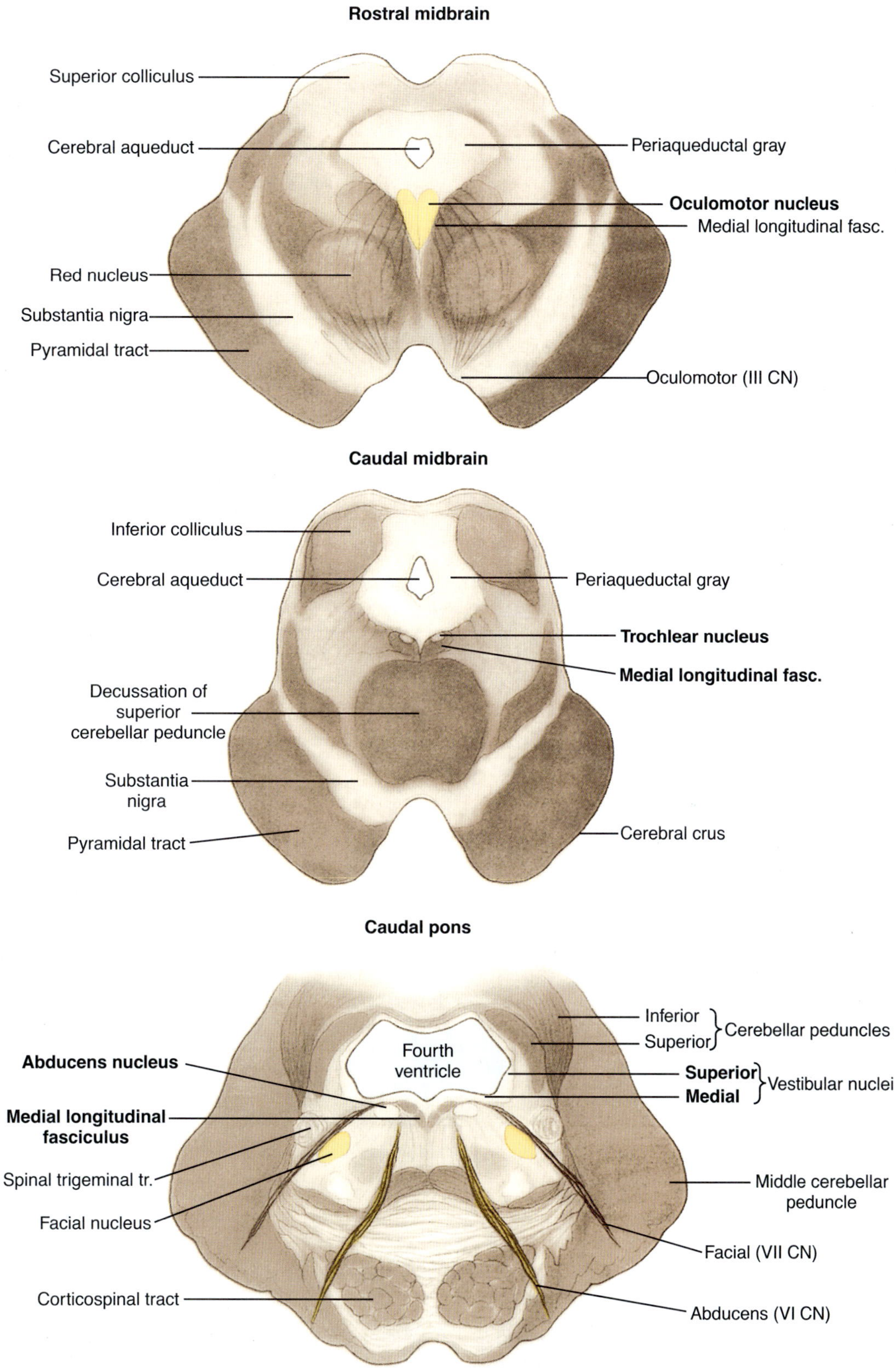

그림 13-4 수평단면에서 본 전정안구경로의 관계(굵게 나타낸 용어는 안구운동경로와 연관되어 있음).

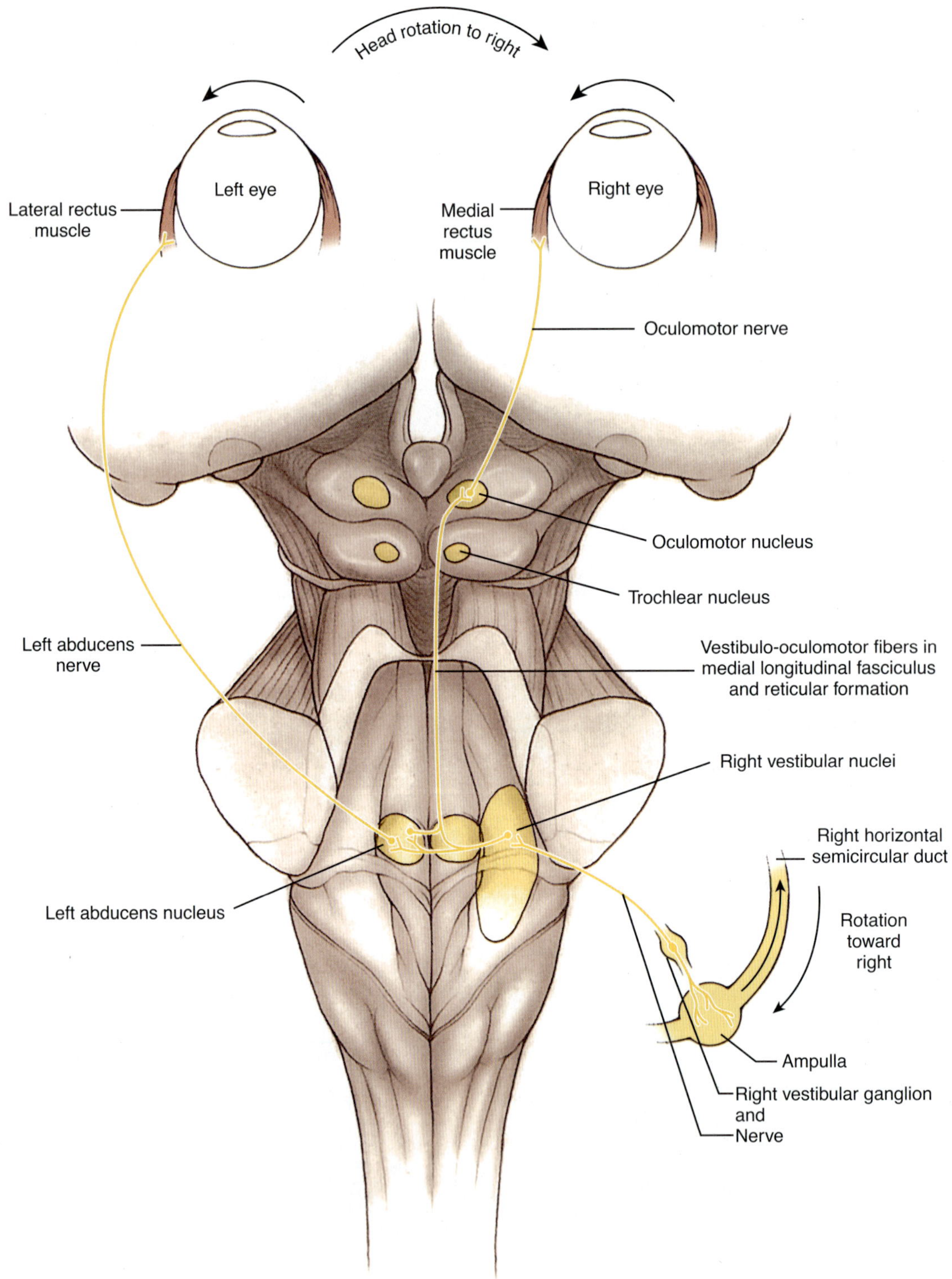

그림 13-5 우측으로 회전하였을 때 일어나는 전정안구반사VOR 경로를 보여주는 뇌간 뒤쪽면 모식도.

관성에 의해서, 그리고 온도는 내림프의 관류에 의해 흐름이 생긴다. 내림프의 관성 또는 대류는 부동섬모를 구부러지게 만들며 팽대능선에 분포하는 털세포를 자극하므로 강력한 전정안구반사vestibulo-ocular reflex [VOR]가 개시된다. 전정안진vestibular nystagmus 및 온도안진caloric nystagmus의 느린 시기slow phase는 이 전정안구경로vestibulo-ocular path에 의해 일어나는 반면, 빠른 시기fast phase는 대뇌피질cerebral cortex에 의해 유발된다. 모든 경우에 안진은 빠른 시기를 기준으로 설명하는데, 그 이유는 빠른 시기가 느린 시기 보다 더 뚜렷하게 관찰되기 때문이다.

온도안진caloric nystagmus의 경우에 빠른 시기fast phase는 냉수cold water로 관류한 경우 관류한 반대쪽opposite side으로 일어나고, 온수warm water로 관류한 경우 같은쪽same side으로 일어난다. 따라서 'COWS'는 온도안진의 빠른 시기를 나타낸다. 회전을 멈춘 직후 발생하는 회전안진rotary nystagmus의 경우에 빠른 시기는 회전 방향 쪽으로 일어난다.

Clinical Connection

전정안구반사VOR는 혼수 환자의 뇌간 손상 높이를 평가하는데 이용될 수 있다. 혼수 환자의 머리를 재빨리 좌·우측으로 돌리거나 위·아래로 기울이면 안구는 반대 방향으로 움직인다. 이러한 안구의 움직임을 **눈머리반사**oculocephalic reflex 또는 **인형눈반사**doll's eye movement라고 하는데, 이것은 전정안구반사VOR에 관여하는 신경로가 손상되지 않았음을 나타내는 소견이다. 정상적으로 이러한 반사적 움직임은 대뇌피질에 의해 억제된다. 그러나 혼수 환자에서는 이 반사가 탈억제되며, 이 반사가 나타난다는 것은 중뇌피개와 교뇌피개 중심부위가 손상되지 않았음을 나타낸다. 마찬가지로 눈머리반사는 이 장 도입부에서 설명한 것처럼 외이도를 온수나 냉수로 관류함으로써 혼수 환자에서 유발시킬 수 있다. 외이도를 냉수로 관류했을 경우 양 눈은 관류한 방향으로 돌아가는 반면, 온수로 관류했을 경우 양 눈은 관류한 반대 방향으로 돌아간다. 이러한 움직임도 역시 전정안구반사이며 정상인에서 온도자극에 의해 유발된 **안진**의 느린 시기에 해당한다. 중뇌 또는 입쪽 교뇌가 손상된 혼수 환자는 전정안구경로가 더 이상 온전하지 않으므로 인형눈운동 및 온도유발눈운동이 비정상적으로 나타나게 된다.

연습문제
CHAPTER REVIEW QUESTIONS

질문

13-1. 좌측 방향으로 쓰러질 때 좌측 팔다리를 신전시키는 신경로에 대해 설명하시오.

13-2. 다음 기능과 주로 연관되어 있는 내이 속의 구조물의 명칭은?

a. 평형

b. 시야고정

13-3. 회전안진과 온도안진의 느린 시기를 유발하는 해부학적 기초에 대해 설명하시오.

13-4. 전정안구반사경로가 온전하다고 가정하였을 때, 환자의 우측 외이도를 냉수로 관류하면 어떤 반응이 나타나는가?

a. 의식이 있는 환자

b. 혼수 환자

정답 및 설명

13-1. 타원주머니와 둥근주머니에 존재하는 평형반으로부터 들어온 흥분파는 전정신경절과 전정신경을 경유하여 전정핵으로 들어간다. 좌측 외측전정핵으로부터 출발한 흥분파는 좌측 외측전정척수로를 경유하여 하위운동신경원LMN(좌측 팔다리의 신전근을 촉진함)으로 향한다.

13-2.

a. 타원주머니와 둥근주머니에 존재하는 평형반의 이석막은 머리 기울임이나 선가속에 의해 이동되므로 평형과 연관된 전정척수반사가 개시된다.

b. 반고리관에 존재하는 팽대능선의 마루는 머리회전에 의해 이동되므로 시야고정(머리가 움직이는 중에도 안구가 표적을 주시하는 현상)과 연관된 전정안구반사가 개시된다.

13-3. 회전안진과 온도안진의 느린 시기를 일으키는 해부학적 기초는 전정안구반사이다.

연습문제 (계속)

13-5. 혼수 환자의 좌측 외이도를 냉수로 관류하였을 때 다음과 같은 결과가 일어났다면 병변은 어느 부위에 위치하는가?

13-6. 진찰실에서 눈을 감고 누워있는 환자가 머리가 빙빙 돈다고 호소하고 있다. 내이에 병변이 있다면 이 이상 흥분파는 어디서 기원할 가능성이 높은가?

a. 전정vestibule
b. 둥근주머니saccule
c. 반고리관semicircular ducts
d. 이석otoliths
e. 내림프관endolymphatic duct

13-7. 어떤 67세 남성이 심한 구역과 구토, 이명, 중이의 충만감과 함께 2~4시간 간격으로 나타나는 현훈vertigo을 호소하고 있다. 이러한 매우 힘들게 하는 증상들은 심지어 머리를 움직이지 않은 채 눈을 떠거나 감았을 때도 나타난다. 의심되는 진단은 무엇인가?

a. 외이도 막힘blockage of the external auditory meatus
b. 중이 감염middle ear infection
c. 메니에르병Ménière disease
d. 뇌간 뇌졸중a brainstem stroke
e. 전정신경집종vestibular nerve Schwannoma

13-8. 어떤 22세 여성이 전구를 갈아 끼우던 중 6피트 높이의 사다리에서 떨어져 머리를 바닥에 부딪혔다. 24시간 후 그녀는 갑자기 시작되고 약 30초간 지속되는 어지럼dizziness을 호소하였다. 비정상적인 감각은 앉았다 일어서거나, 침대에서 뒹굴거나, 머리를 양다리 사이에 끼웠을 때 특히 심했다. 갑자기 시작된 이 어지럼의 가장 가능성이 높은 원인은 무엇인가?

a. 전정신경 손상vestibular nerve damage
b. 메니에르병Ménière disease

13-4.

a. 정상적인 전정안구반사를 나타내는 의식이 있는 환자에서 우측 외이도를 냉수로 관류하면 좌방안진left nystagmus(즉 빠른 시기가 관류한 쪽의 반대쪽을 향함, COWS)이 초래된다.
b. 정상적인 전정안구반사를 나타내는 혼수 환자에서 우측 외이도를 냉수로 관류하면 안구는 관류한 방향으로 돌아가게 된다. 이 현상은 전정안구반사에 의해 유도되는 안진의 느린 시기와 같다. 혼수 환자에서는 빠른 시기가 존재하지 않는다.

13-5. 전정안구반사는 전정핵과 눈운동핵 높이 사이(즉 중간교뇌에서 입쪽 중뇌 높이)의 중심 뇌간에 병변이 있을 경우 차단된다.

13-6. 정답: c

머리 움직임에 관한 감각은 시각계와 목 구심섬유, 전정계의 반고리관으로부터 기원한다. 이 환자에서 목을 움직이지 않고 눈을 감았을 때 비정상 감각이 나타났으므로 비정상 흥분파는 반고리관으로부터 기원한 것이다.

13-7. 정답: c

징후들의 간헐적 출현, 세 증상(심한 현훈·구토, 이명, 박동성 중이충만감), 눈을 감고 머리를 움직이지 않았을 때도 증상이 나타나는 것은 메니에르병Ménière disease의 특징적 징후이다. 감별해야 할 진단으로는 삼차매독tertiary syphilis을 들 수 있다.

13-8. 정답: e

높은 곳에서 떨어지거나 머리를 부딪치면 내이 속의 이석otoliths이 제자리를 벗어나 이탈할 수 있다. 그렇게 해서 떠다니는 이석 조각들이 감각수용기를 활성화시킴으로써 현훈과 같은 비정상 감각이 나타나게 된다. 이 질환은 흔히 양성돌발현훈benign paroxysmal vertigo이라 불린다. 임상의사들은 현훈을 경감시키기 위해 이탈된 이석을 제자리

c. 발작장애a seizure disorder

d. 뇌졸중a stroke

e. 이석 변위displaced otoliths

13-9. 어떤 30세 남성이 자동차사고로 신체 여러 곳이 골절되었다. 그는 입원하였고, 의사는 그의 대퇴골 개방골절을 치료하기 위해 정맥으로 젠타마이신gentamicin을 투여하였다. 며칠 뒤 그는 심한 현훈vertigo과 진동시각oscillopsia은 호소하였다. 양쪽 귀의 청각은 정상이었다. 현훈이 발생한 원인으로 가장 가능성이 높은 것은?

a. 이석 변위displaced otoliths

b. 메니에르병Ménière disease

c. 경막하혈종subdural hematoma

d. 젠타마이신 귀독성gentamicin ototoxicity

e. 전정신경 손상vestibular nerve damage

13-10. 진행된 당뇨병과 말초신경병을 앓아온 환자가 밤에 침대에서 나오거나 어두운 곳에서 걸을 때 점점 더 행동이 서툴러졌다. 낮이나 조명이 있는 방에서 움직일 때는 정상처럼 보인다. 롬베르그 징후가 존재한다. 이 환자에서 운동실조가 발생한 이유는 무엇인가?

a. 당뇨병에 의한 말초신경의 추가적인 손상

b. 전정계 손상

c. 소뇌 꼭지핵이 병변에 침범됨

d. 후섬유단핵 손상

e. 달팽이핵 손상

로 돌리기 위해 Epley수기Epley maneuver를 활용하며 성공률은 90~95%로 보고되고 있다.

13-9. 정답: d

항생제는 개방골절이 생긴 외상 환자에게 예방적으로 투여한다. 젠타마이신(아미노글리코사이드 계열의 항생제)은 전정수용기세포와 청각수용기세포에 모두 세포독성을 나타내므로 각각 평형장애와 청각소실을 초래(평형장애나 청각소실 중 하나만 나타나기도 하고 함께 나타나기도 함)할 수 있다.

13-10. 정답: b

평형은 세 시스템, 즉 시각계와 고유감각계, 전정계에 의해 유지된다. 정상적으로 평형은 세 시스템 중 두 시스템이 온전할 경우 유지될 수 있다. 진행된 당뇨병에서 나타나는 말초신경병은 다리로부터 올라오는 고유감각 입력을 변화시킨다. 이러한 고유감각 입력 변화는 온전한 시각계 및 전정계에 의해 보상될 수 있다. 어두운 방에서 환자가 어설픈 움직임을 나타내는 것은 자세와 움직임을 조절하는데 필요한 시각적 입력이 소실되기 때문이다.

14 시각계: 시각상실

The Visual System: Anopsia

뇌졸중stroke으로 입원한 고혈압 환자가 좌측 팔다리 마비paralysis와 좌측 반감각소실편측무감각·hemianesthesia, 양쪽 눈의 좌측 반시야에서 시각상실blindness을 나타내고 있다.

우리는 우리 주변으로부터 들어오는 대부분의 정보를 시각계를 통해 받아들인다. 시각계가 의학적으로 중요한 이유로는 시각상실이 모든 감각장애 중 가장 심각하다는 사실과 임상검사를 통해 병변의 정확한 위치를 파악할 수 있다는 사실을 들 수 있다.

광선이 망막에 초점을 맺으면 우리는 '보게' 되는데, 이 광선은 광수용기세포에 의해 망막전위로 전환되고, 망막전위는 신경을 따라 시상을 거쳐 대뇌피질로 전달된다. 시각계가 나타내는 의학적으로 중요한 세 가지 해부학적 특징은 다음과 같다.

1. 시각경로는 머리 앞쪽으로부터 뒤쪽까지 쭉 뻗어 있다.
2. 시각경로는 모두 천막위supratentorial에 위치한다.
3. 시각정보의 일부는 교차되는 경로로, 일부는 교차되지 않는 경로를 따라 전달된다.

눈 THE EYE

눈eye은 (1) 세 층의 벽, (2) 내부굴절매체(광선을 굴절시켜 광수용기로 향하게 해줌)로 구성되어 있다(그림 14-1). 눈을 이루고 있는 세 층은 바깥층outer layer 또는 섬유층fibrous layer과, 중간층middle layer 또는 혈관층vascular layer, 속층inner layer 또는 망막층retinal layer이다. 섬유층fibrous layer은 **공막sclera**과 **각막cornea**으로 이루어져 있다. 공막sclera은 안구의 뒷부분에 있으며 '흰자위'를 형성한다. 공막은 질기므로 안구eyeball의 모양을 유지하는 데 도움을 주며 외안근external ocular muscle이 부착하는 부위가 된다. 각막cornea은 혈관을 포함하고 있지 않으며 섬유층 앞쪽에 위치한 투명한 부위이다. 각막이 투명한 이유는 몇 가지 해부학적 요인들에 기인하는데, 그 요인들로는 각막이 비각질상피nonkeratinizing epithelium로 이루어져 있고, 혈관과 색소가 분포하지 않으며, 세포 성분들의 배열이 규칙적이고 굴절률이 동일하다는 것과 아교원섬유collagen fibrils의 배열을 들 수 있다.

Clinical Connection

각막의 바깥층은 손상될 경우 쉽게 교체된다. 그러나 더 심부층이 손상될 경우에는 흉터를 형성한다. 각막에는 혈관이 분포하지 않아 면역거부반응이 일어나지 않으므로 다른 사람의 각막을 동종수용자allogenic recipient에게 이식할 수 있다.

중간층middle layer 또는 **혈관층vascular layer**은 **맥락막choroid** 또는 **포도막uvea**이라고도 불리며 빛에 초점을 맞추고 빛의 강도를 조절하는 역할을 한다. 중간층

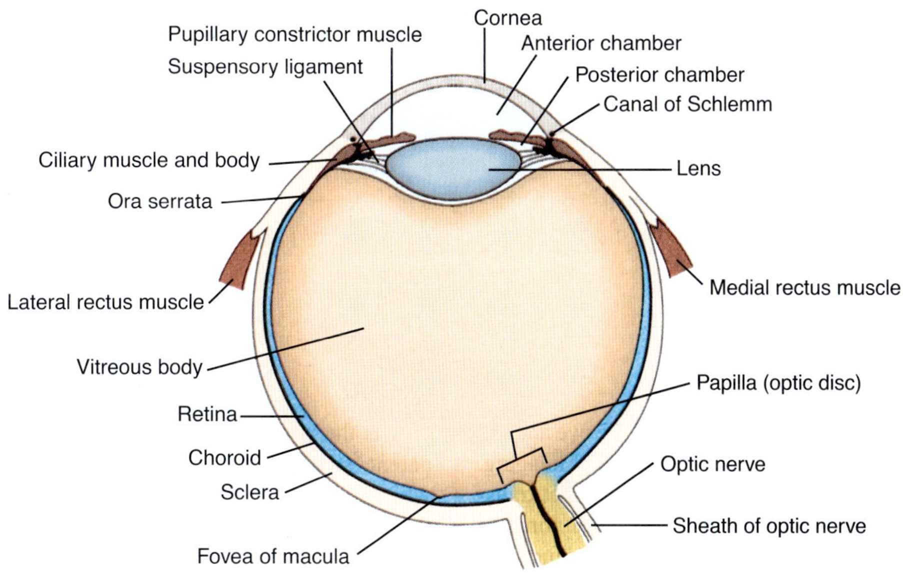

그림 14-1 주요 해부학적 특성을 설명한 사람 눈의 단면도. (Modified with permission from Kingsley RE. *Concise Text of Neuroscience*. Baltimore, MD: Lippincott Williams & Wilkins, 1996.)

은 세 부위, 즉 **고유맥락막**choroid proper과 **섬모체**ciliary body, **홍채**iris로 이루어져 있다. 맥락막은 혈관이 풍부한 색소막pigmented membrane으로 안구의 뒤쪽 5/6를 덮고 있으며 공막과 경계를 이룬다(그림 14-2). **섬모체**ciliary body는 **방수**aqueous humor와 **유리체액**vitreous humor (일부 성분)을 생산하며, **수정체조절**accommodation of the lens에 관여한다. 섬모체는 걸이인대suspensory ligament에 의해 수정체에 부착되어 있고 평활근smooth muscle을 포함하고 있는데, 이 평활근은 **부교감신경**parasympathetic nerve의 조절을 받는다. 섬모체근ciliary muscle이 수축하면 걸이인대의 장력이 감소하고 이어서 수정체를 잡아당기는 장력도 감소하게 된다. 그에 따라 수정체의 두께가 두꺼워지므로 근거리물체로부터 들어오는 광선이 망막에 초점을 맺게 된다.

홍채iris는 섬모체 앞부분으로부터 안쪽으로 돌출되어 있으며, 홍채의 자유모서리가 **동공**pupil의 가장자리를 이룬다. 동공의 크기는 홍채에 분포하는 **동공수축근**constrictor smooth muscle과 **동공확대근**dilator smooth muscle에 의해 조절된다. **동공수축근**은 부교감신경의 조절을 받는 반면, **동공확대근**은 교감신경의 조절을 받는다.

속층inner layer(**망막층**retinal layer)은 맥락막choroid과 유리체vitreous body 사이에 위치하며 두 층, 즉 **색소층**pigmented stratum과 **대뇌층**cerebral stratum으로 나눌 수 있다. 색소층pigmented stratum·external stratum은 사실상 신경조직이 아니며 한 층의 색소세포로 이루어져 있다. 대뇌층cerebral stratum·inner stratum은 투명하며 9층으로 이루어져 있다. 모두 합치면 망막은 10층으로 이루어져 있으며, 뒤에서 설명할 것이다.

눈으로 들어온 빛은 일련의 구조물들을 통과하여 망막에 도달한다. 이러한 구조물들은 **굴절장치**refractive apparatus(굴절매체refractive media)를 형성하며, 굴절장치는 각막cornea과 방수aqueous humor, 수정체lens, 유리체vitreous body로 이루어져 있다.

각막cornea은 상당히 볼록하며 공기와 굴절률이 다르다. 따라서 광선은 각막에서 굴절된다. 실제로 각막은 눈의 주요한 굴절 구조물이다.

방수aqueous humor는 대략 각막과 굴절률이 같다. 방수는 섬모체를 덮고 있는 상피세포로부터 분비되는 것으로 여겨지며 단백질을 뺀 혈장과 성분이 비슷하다. 생산된 후 방수는 안구의 뒷방후방·posterior chamber으로 들어가 동공pupil을 통해 앞방전방·anterior chamber으로 흘러가며 이어서 홍채와 각막, 공막의 이음부에 위치한 섬유주그물trabecular meshwork(폰타나공간spaces of Fontana)로 들어간다. 이들 섬유주trabeculae는 이어서 공막위정맥episcleral vein으로 빠져나가는 가지를 친 큰

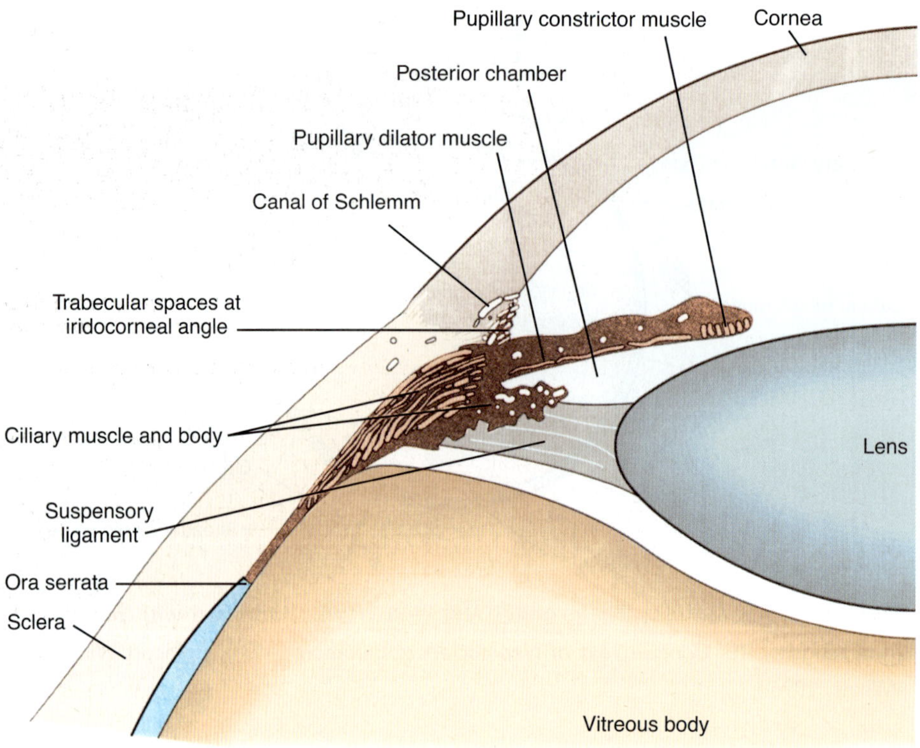

그림 14-2 눈 앞부분의 해부학적 특성. (Modified with permission from Kingsley RE. *Concise Text of Neuroscience*. Baltimore, MD: Lippincott Williams & Wilkins, 1996.)

둘레혈관인 공막정맥동sinus venous sclerae(실렘관canal of Schlemm)으로 빠져 나간다.

Clinical Connection

방수는 굴절매체로서의 역할 이외에 안압intraocular pressure을 유지하는데도 중요하다. 실제로 안압은 방수 유통과 밀접하게 연관되어 있다. 방수의 배출이 감소되거나, 경우에 따라 방수 생산이 증가할 경우에는 안압 증가와 **녹내장**glaucoma을 초래할 수 있으며, 이는 망막신경절세포의 점진적인 변성과 시신경 손상, 시각장애의 원인이 된다. 녹내장은 전 세계적으로 시각상실의 주된 원인이며 6천7백만 명 이상이 앓고 있다.

광선은 각막과 앞방, 동공을 통과한 후 수정체렌즈lens에 도달한다. 수정체의 굴절률은 각막만큼 크지 않지만 굴절력을 바꿀 수 있기 때문에 초점 형성에 필수적이다. 수정체는 걸이인대에 의해 섬모체에 매달려 있다. 걸이인대는 섬세하지만 강한 섬유로 적도 부근의 수정체 피막에 부착되어 있다.

유리체vitreous body는 맑은 젤리 같은 물질로 안구 뒤쪽 4/5를 채우고 있다. 유리체는 안구 구조물을 지지할 뿐만 아니라 투명한 매체로 작용한다.

Clinical Connection

눈이 활동하지 않을 때 걸이인대는 팽팽한 상태로 존재하여 수정체 피막을 당기므로 수정체는 상대적으로 납작하게 유지된다. 시선이 먼 곳에 있는 물체로부터 가까운 곳에 있는 물체로 이동하면 섬모체근이 반사적으로 수축하여 섬모체를 앞쪽으로 당기므로 걸이인대의 장력이 감소하게 된다. 이렇게 됨으로써 수정체는 자체 탄력에 의해 볼록해져 앞뒤 직경이 증가하므로 수정체와 망막간의 초점거리가 짧아지게 된다. 나이가 듦에 따라 수정체는 점점 더 굳어지며 굴절력도 감소하게 되는데, 이를 **노안**presbyopia이라 부른다. 수정체가 혼탁해지는 것을 **백내장**cataract이라 부른다.

망막 THE RETINA

망막에는 7종의 세포(시각수용기세포, 시각경로에 관여 두 가지 신경세포, 두 유형의 개재뉴런, 지지세포, 색소상피세포)가 존재한다. 이 신경세포들과 이들의 돌기들이 10층으로 이루어진 망막에 배열되어 있다. 광선은 망막의 안쪽으로부터 바깥쪽 방향으로 지나가는 반면, 망막층은 바깥층에서부터 시작하여 안쪽층으로 들어오면서 순서대로 번호를 붙여 놓았다(그림 14-3).

가장 바깥층은 색소상피층pigment epithelial layer으로 멜라닌melanin을 함유하고 있는 한 층의 세포로 이루어져 있다. 색소세포pigmented cell는 망막을 통해 들어온 빛을 흡수한다.

Clinical Connection

색소상피세포와 관련되어 있는 두 가지 병은 **색소망막염**retinitis pigmentosa과 **망막박리**retinal detachment이다. 색소망막염은 광수용기세포photoreceptor cell로부터 만들어진 찌꺼기가 광수용체층photoreceptor cell layer과 색소상피세포층pigment epithelial cell layer 사이에 축적되는 것이다. 정상적으로는 색소상피세포pigment epithelial cell가 이 찌꺼기를 포식한다.

망막박리retinal detachment는 망막상피세포층과 광수용기 사이에서 일어난다. 박리된 부위에 존재하는 광수용기세포는 기능을 멈추므로 해당 시야는 흐릿하게blurred vision 보이게 된다.

두 번째 층에는 광수용기photoreceptor(막대세포rod, 원뿔세포cone)가 존재한다. 사람의 망막은 1억1천만~1억2천5백만 개의 막대세포와 6백만~7백만 개의 원뿔세포를 포함하고 있다. 원뿔세포cone는 시력visual acuity과 색각color vision을 담당하며(**낮눈보기**명소시 photopic vision), 막대세포rod는 낮은 강도의 빛에 대한 시각을 담당한다(**밤눈보기**암소시 scotopic vision). 막대세포는 일정하게 길쭉한 반면, 원뿔세포는 바닥은 넓고 끝부위로 갈수록 좁아진다. 막대세포와 원뿔세포는 네 부위(바깥분절outer segment, 속분절inner segment, 세포체cell body, 시냅스말단synaptic terminal)로 이루어져 있다(그림 14-3). 실제로 광수용기층photoreceptor layer은 광수용기의 바깥분절과 속분절만 포함하고 있다.

Clinical Connection

바깥분절outer segment은 시각광색소visual photopigment(막대세포의 **로돕신**시홍 rhodopsin, 원뿔세포의 **아이오돕신**iodopsin)를 포함하고 있다. 빛을 흡수하게 되면 로돕신은 레티날retinal(빛 흡수 분자)과 옵신opsin으로 분해된다. 빛을 흡수한 뒤에는 로돕신은 일련의 화학반응(일부 과정에 **비타민A**vitamin A가 필요함)을 거쳐 다시 생성된다.

원뿔세포보다 훨씬 더 빛에 민감한 막대세포는 주로 어두울 때나 밤에 이용된다. 비타민A가 로돕신의 복원에 중요한 역할을 수행하기 때문에 비타민A결핍은 야간시각nocturnal vision을 감소시킨다(**밤소경증**야맹증 night blindness). 사람의 망막에는 한 가지 유형의 막대세포와 세 가지 유형의 원뿔세포(적색-민감원뿔세포red-sensitive cone, 녹색-민감원뿔세포green-sensitive cone, 청색-민감원뿔세포blue-sensitive cone)가 존재한다. 각 유형의 원뿔세포에서 빛 흡수 분자light-absorbing molecule는 막대세포에 존재하는 레티날retinal과 유사하다. 서로 다른 피장에 대한 민감도는 레티날과 결합하는 특정 유형의 옵신opsin에 의해 결정된다. 적색-민감원뿔세포red-sensitive cone나 녹색-민감원뿔세포green-sensitive cone, 청색-민감원뿔세포blue-sensitive cone가 존재하지 않을 경우 그 색깔을 보지 못한다. 따라서 원뿔세포는 색깔에 반응한다고 할 수 있지만, 조명이 충분히 밝을 경우에만 색깔에 반응한다. 광수용기세포의 바깥분절은 광선을 전기에너지로 변환하는 반면, 속분절은 시각색소visual pigment 복원에 필요한 에너지를 제공한다. 에너지는 속분절에 위치하고 있는 수많은 미토콘드리아에 의해 생성된다.

망막의 1층에 분포하는 색소상피세포를 제외한 모든 세포체는 망막의 4층과 6층, 8층에 위치한다(그림 14-3). 바깥핵층external nuclear layer인 4층layer 4에는 막대세포와 원뿔세포의 세포체와 핵이 존재한다. 속핵층internal nuclear layer인 6층layer 6에는 주로 시각경로의 일차시각뉴런first neuron인 두극신경세포bipolar neuron의 세포체가 존재한다.

수평세포horizontal cell와 **무축삭세포**amacrine cell는 국소회로를 형성하며 두극신경세포 사이에 흩어져 분포하고 있다. 속핵층 바깥 부위에 위치하는 수평세포는 광수용기세포와 두극신경세포 사이의 시냅스 활동을 조절하는 반면, 속핵층 안쪽 부위에 위치하는 무축삭세포는 두극신경세포와 신경절세포ganglion cell(이차

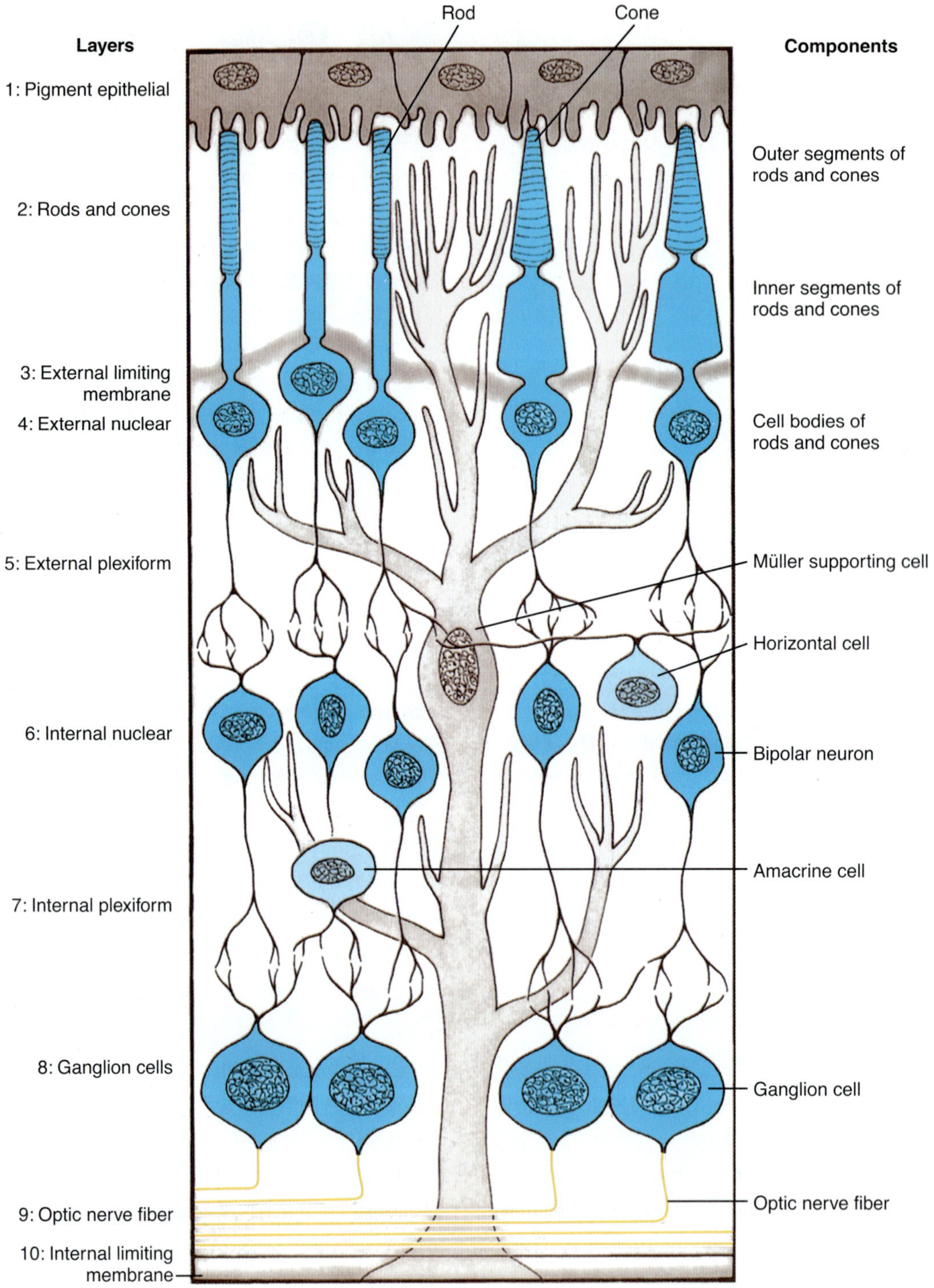

그림 14-3 망막: 망막층과 망막에 분포하는 세포들, 그리고 이들의 연결.

시각뉴런second neuron) 사이의 시냅스 활동을 조절한다. 망막 지지세포인 **부챗살아교세포**Müller cell의 세포체 대부분도 속핵층에 위치한다.

신경절세포층ganglion cell layer인 8층layer 8은 이차뉴런의 세포체에 의해 형성된다. 이 이차시각뉴런의 축삭이 9층layer 9인 시신경섬유층optic nerve fiber layer을 형성한다. 시신경섬유는 눈으로부터 나올 때까지는 미엘린myelin에 싸여 있지 않은데, 미엘린은 굴절률이 매우 크므로 이 같은 구조가 광학적으로 도움이 된다.

망막의 나머지 층들은 5층layer 5(바깥얼기층external plexiform layer)과 7층layer 7(속얼기층internal plexiform layer), 그리고 3층layer 3(바깥경계막층external limiting membrane layer)과 10층layer 10(속경계막층internal limiting membrane layer)이다. 얼기층plexiform layer은 시냅스층이며 인접한 층에 분포하는 세포의 축삭과 가지돌기로 이루어져 있다. 경계막limiting membrane은 망막에 분포하는 신경아교세포가 변형된 세포인 부챗살아교세포 Müller cell 바깥쪽 끝부분과 안쪽 끝부분에 의해 형성된다.

구조적·기능적으로 다른 망막 부위와 구별되는 망막 부위는 중심부위central area와 **시신경유두**optic disc이다. 중심부위는 **황반**macula lutea과 **황반중심오목**fovea centralis을 포함하고 있다. 황반중심오목에서 망막의 속망막층이 옆으로 비켜져 형성되는 작은 부위를 **황반속오목**foveola이라 한다. 황반속오목의 바닥에는 원뿔세포만 분포하고 있다. 황반중심오목은 예리한 시각acute vision을 담당하므로 황반중심오목과 시야에 있는 표적을 연결한 선이 시축visual axis이 된다.

시력acuity은 황반중심오목에서 높은데 그 이유는 속망막층이 옆으로 비껴져 있어 광선이 다른 층을 거치지 않고 원뿔세포에 도달할 수 있을 뿐만 아니라 원뿔세포가 황반중심오목에 가장 밀집($\simeq$ 200,000/mm^2) 되어 있기 때문이다.

나머지 망막은 시력이 높지 않은 주변시각peripheral vision에 관여한다. 망막 주변부에 분포하는 대부분의 광수용기는 막대세포이다. 막대세포는 바깥분절이 더 길기 때문에 소량의 빛을 감지할 수 있으며, 수많은 막대세포로부터 출발한 흥분파가 같은 두극신경세포로 모이기 때문에 시력은 낮다.

시신경유두optic disc·papilla는 민말이집 시신경섬유가 망막으로부터 안구 밖으로 나가는 부위이다. 이 부위는 망막의 바깥쪽 여덟 층이 존재하지 않는 부위로 광수용기도 존재하지 않으므로 **맹점**blind spot이 된다. 시신경섬유들이 시신경을 형성하면서 말이집섬유로 바뀐다.

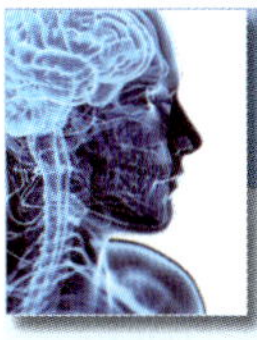

Clinical Connection

시신경이 안구 뒷면에 부착하는 지점에서 안구의 바깥층인 공막sclera은 경질막dura mater으로 이어지며, 경질막은 시신경을 완전히 감싼다. 따라서 시신경은 경질막과 거미막, 연질막에 의해 둘러싸인다(그림 14-1). 이런 이유로 두개내압intracranial pressure [ICP]이 증가할 경우 뇌척수액으로 차 있는 거미막밑공간을 통해 안구로부터 시신경이 출발하는 지점까지 압력이 전달된다. 이렇게 되면 각 시신경섬유의 축삭형질운반이 막힘으로써 시신경유두가 부어오르게 된다. 이러한 상태를 **시신경유두부종**disc edema·papilledema·choked disc이라 하며 검안경ophthalmoscope으로 관찰할 수 있다.

발생학적으로 망막은 간뇌diencephalon로부터 발달하며, 이런 이유로 망막은 중추신경계 파생물에 속한다. 따라서 다른 뇌신경들과는 달리 시신경은 중추신경계 구조물이다. 다른 중추신경계 구조물과 마찬가지로 시신경섬유는 손상될 경우 재생되지 않는다.

망막 생리학 PHYSIOLOGY OF THE RETINA

시각계 생리학은 모든 감각계 중에서 가장 복잡하다. 시각 자극은 망막에 분포하는 신경세포에 의해 중추신경계로 곧바로 유입되며, 이 곳에서 중요한 처리과정이 시작되어, 외측무릎핵lateral geniculate nucleus [LG]과 일차시각피질V1, 그리고 최종적으로 측두엽피질과 두정엽피질에 있는 시각연합영역으로 전달되면서 처리과정은 계속된다. 시각경로의 각 단계에서 신경세포를 활성화시키면 자극 특성은 점점 더 특이적으로 변한다.

망막에서 일어나는 광변환 및 초기처리과정 PHOTOTRANSDUCTION AND INITIAL PROCESSING OCCURS IN THE RETINA

전자기 스펙트럼의 제한된 범위의 빛(약 400~700

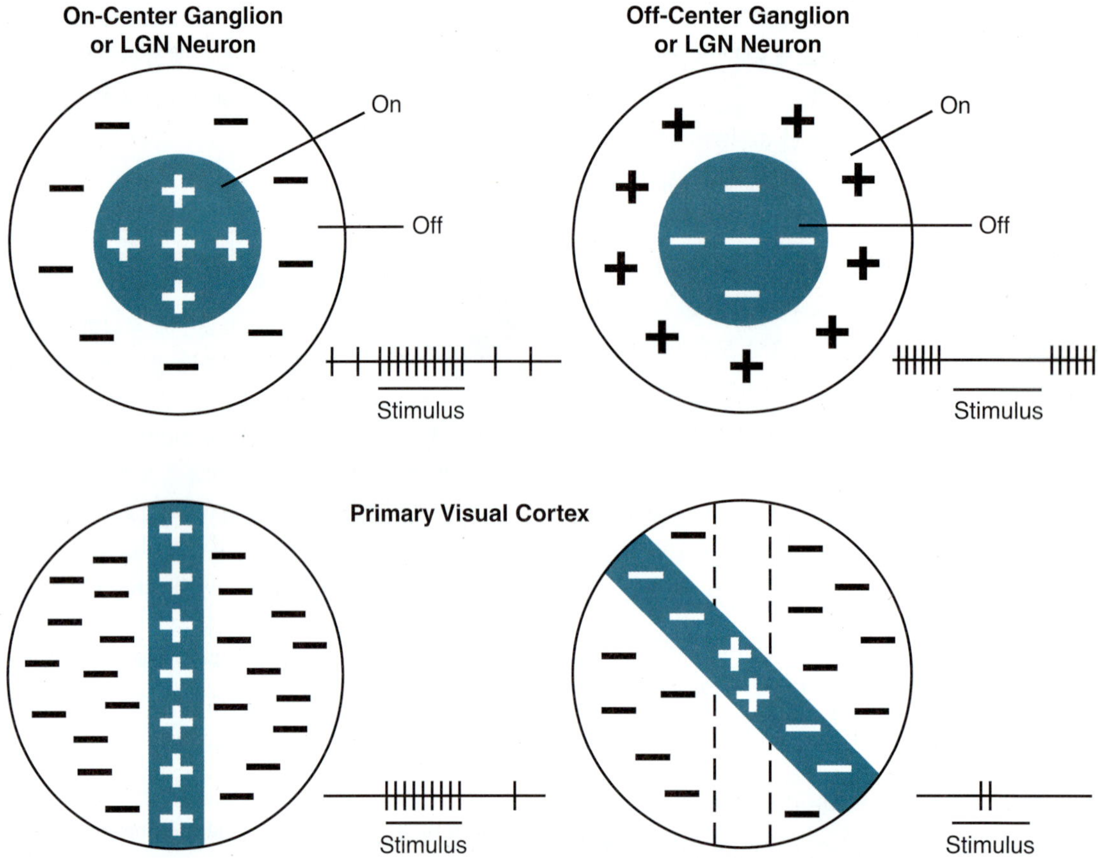

그림 14-4 망막의 신경절세포와 외측무릎핵의 신경세포는 원형감수영역을 나타내며 중심-흥분 또는 중심-억제 방식으로 국소적 점 자극에 반응한다. 일차시각피질에 분포하는 신경세포는 특정 방향의 선 자극에 반응한다.

nm)이 사람의 망막을 활성화시킨다. 광변환phototransduction은 광자photon가 시각색소인 로돕신rhodopsin과 아이오돕신iodopsin의 해리를 유도하여 광수용기 바깥분절에서 생화학적 연쇄반응을 개시함으로써 일어난다. 이 연쇄반응은 광수용기 속분절에서 단계적으로 막전위를 변화시켜 광수용기와 시냅스를 이루고 있는 두극신경세포를 탈분극시키거나 과분극시킨다. 이 광자-생화학 변환 과정의 시간 경과는 어두운 곳으로부터 밝은 곳으로 이동하거나, 밝은 곳으로부터 어두운 곳으로 이동할 때 시각적으로 적응하는데 걸리는 시간으로 생각할 수 있다. 두극신경세포에서의 막전위 변화는 긴장성으로 활성화되어 있는 신경절세포로 전달되어 신경절세포의 활동전위 발사율을 증가시키거나 감소시킨다.

가장 기본적인 광자극은 인접한 광수용기에 가해지는 작은 점으로 된 빛이다. 중심흥분두극세포on-center bipolar cell 및 이것과 연결되어 있는 신경절세포ganglion cell는 광점이 원형감수영역의 중심에 가해질 때 흥분하고, 주변 부위에 가해질 때 억제된다. 중심억제두극세포off-center bipolar cell와 이것과 연결되어 있는 신경절세포ganglion cell는 중심흥분세포와 반대로 반응한다(그림 14-4). 중심흥분두극세포와 중심억제두극세포, 그리고 이들과 연결되어 있는 신경절세포는 망막이 빛 대비light contrast의 미묘한 차이와 빛 강도light intensity의 빠른 변화를 적절하게 감지할 수 있게 해 준다.

시각경로 VISUAL PATHWAY

광선이 망막으로 접근할 때는 망막 속층으로부터 바깥층으로 전달되어 막대세포와 원뿔세포를 흥분시킨다. 이어서 시각 흥분파는 망막 바깥층으로부터 속층으로 전달된다. 따라서 망막 내에서 광선과 시각 흥분파는 서로 반대 방향으로 이동한다.

막대세포와 원뿔세포로부터 출발한 시각 흥분파는

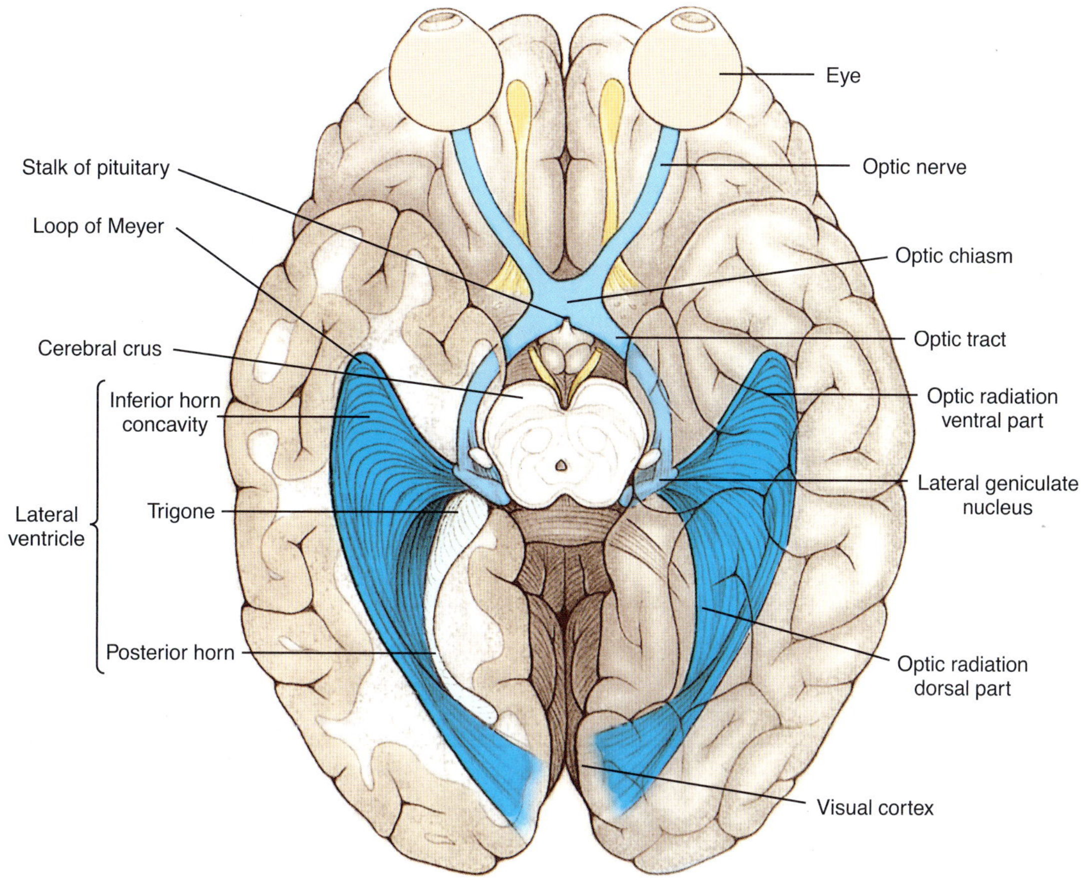

그림 14-5 우측 측두엽을 제거한 후 배쪽면에서 본 시각경로의 삼차원 모식도.

두극세포bipolar cell(일차시각뉴런first-order neuron)로 전달된다. 두극세포로부터 출발한 축삭은 망막 신경절세포retinal ganglion cell(이차시각뉴런second-order neuron)의 가지돌기와 시냅스를 형성한다. 신경절신경로부터 출발한 시신경 축삭은 시신경유두optic disc로 모여들며 이곳에서 말이집을 형성한 후 시신경optic nerve을 이루어 중추로 들어간다. 각 눈에서 나온 시신경은 뒤쪽 및 내측으로 주행하여 시신경구멍optic foramina을 통해 두개강 속으로 들어간 후 합쳐져 시각교차optic chiasm를 형성한다(그림 14-5).

시각교차optic chiasm를 지나면 시각로optic tract가 되며 시각로는 시상하부hypothalamus와 대뇌다리기저부cerebral crus 표면을 따라 후외측으로 주행하여 외측무릎핵LG의 배쪽 부위로 들어간다. 망막 신경절세포에서 기원한 축삭은 이곳에서 최종적으로 삼차시각뉴런third-order neuron에 도달한다.

외측무릎핵LG은 삼각형 모양으로 나폴레옹의 모자와 닮았다. 외측무릎핵LG은 여섯 층으로 이루어져 있다. 두 개의 배쪽층은 거대세포large neuron · magnocellular neuron로 이루어져 있는 반면, 네 개의 등쪽층은 소세포small neuron · parvocellular neuron으로 이루어져 있다. 두 유형의 세포는 모두 삼차시각세포third-order neuron로서 대뇌피질cerebral cortex로 축삭을 보낸다. 거대세포

> 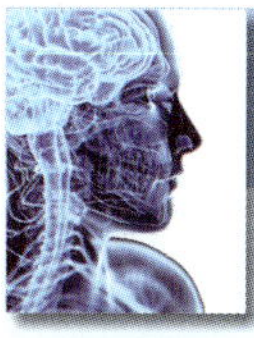
>
> **Clinical Connection**
>
> 시각교차optic chiasm는 안장가로막diaphragma sellae 위에 놓여 있으며 뇌하수체 줄기와 밀접하게 연관되어 있다. 시각교차의 외측에는 내경동맥속목동맥 · internal carotid artery이 가까이 위치하고 있다. 뇌하수체종양pituitary tumor은 시각교차 정중부위를 손상시킬 수 있는 반면, 한쪽 내경동맥 **동맥류**aneurysm는 시각교차 외측부위를 손상시킬 수 있다.

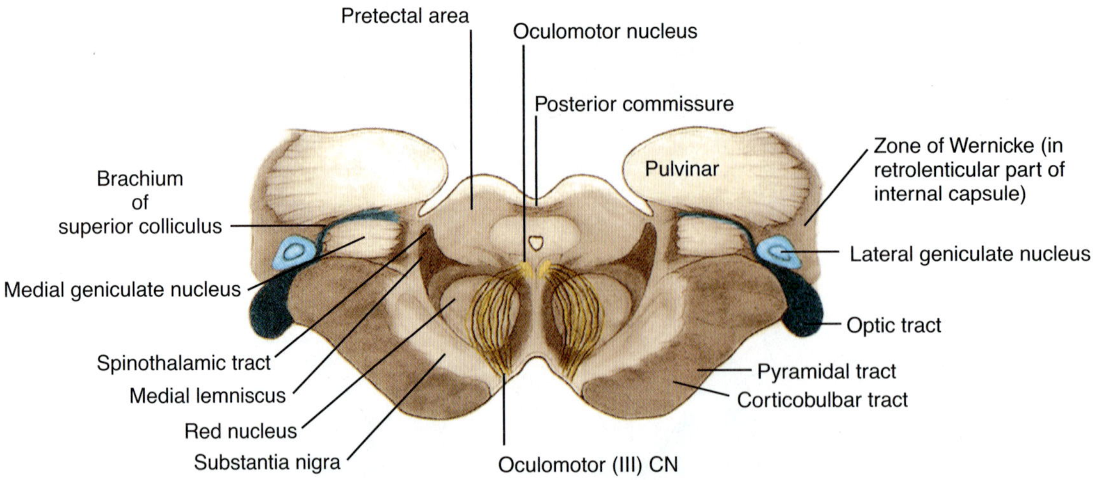

그림 14-6 입쪽 중뇌 및 이와 함께 보이는 시상의 수평단면.

층magnocellular layer은 시야에 있는 물체의 위치location 및 움직임movement과 연관되어 있는 시각경로 부위인 반면, 소세포층parvocellular layer은 물체의 색깔color 및 형태shape와 연관된 시각경로 부위이다. 이런 이유에서 거대세포층은 "where" pathway(물체가 어디에 있는지 어떻게 움직이는지를 파악함)에 관여하고, 소세포층은 "what" pathway(물체가 무엇인지를 파악함)에 관여한다.

외측무릎핵LG에 존재하는 삼차시각세포는 무릎체새발톱로geniculocalcarine tract(시각부챗살optic radiation)를 내며, 이 신경로는 먼저 속섬유막뒤다리posterior limb of the internal capsule의 렌즈핵뒷부분retrolenticular part으로 들어간다. 속섬유막으로 들어가면서 시각부챗살은 **베르니케구역**Wernicke zone이라 불리는 뚜렷한 삼각구역을 형성한다(그림 14-6).

Clinical Connection

베르니케삼각구역triangular zone of Wernicke에서의 시각부챗살의 위치는 임상적으로 중요하다. 이 부위는 피라미드로와 체성감각시상피질부챗살과 해부학적으로 근접(속섬유막뒤다리 바로 옆에 위치)해 있으므로 이 구역에 생긴 작은 병변(약 1.5 cm)은 이 장 도입부에서 설명한 증례에서처럼 반대쪽 마비paralysis와 반대쪽 반감각소실hemianesthesia을 초래하고, 반대쪽 반시야의 시각상실blindness을 초래한다. 이러한 이상은 대개 전맥락동맥anterior choroidal artery 질환에 의해 초래된다.

속섬유막internal capsule으로부터 나온 신경섬유는 외측뇌실lateral ventricle의 외측면을 따라 지나간다(그림 14-5). 등쪽 신경섬유는 직접 뒤쪽으로 향하는데, 처음에는 두정엽parietal lobe을 지나며 이어서 후두엽occipital lobe으로 들어간다. 배쪽 신경섬유는 앞쪽으로 향하며 외측뇌실 아래뿔을 감고 진행한다. 앞쪽으로 향하는 대부분의 이 신경섬유들은 **마이어고리**loop of Meyer를 형성한다. 따라서 속섬유막으로부터 출발한 뒤 배쪽 시각부챗살은 처음에는 측두엽temporal lobe을 지나며 이어서 후두엽occipital lobe으로 들어간다.

Clinical Connection

시각부챗살 부위는 두정엽이나 측두엽, 후두엽에 생긴 병변에 의해 손상을 입을 수 있다.

시각부챗살은 외측뇌실 뒤뿔의 외측벽 근처에서 뒤쪽으로 주행하여 새발톱고랑calcarine sulcus 벽에 위치하는 일차시각피질primary visual cortex에 종지한다(그림 14-7). 더 등쪽섬유는 쐐기소엽cuneus에 종지하고, 더 배쪽섬유는 혀이랑lingual gyrus에 종지한다. 시각피질은 줄무늬피질striate cortex이라고도 불리는데, 그 이유는 다른 대뇌피질 부위와는 달리 젠나리선line of Gennari이라 불리는 아주 뚜렷한 수평줄무늬가 존재하기 때문이

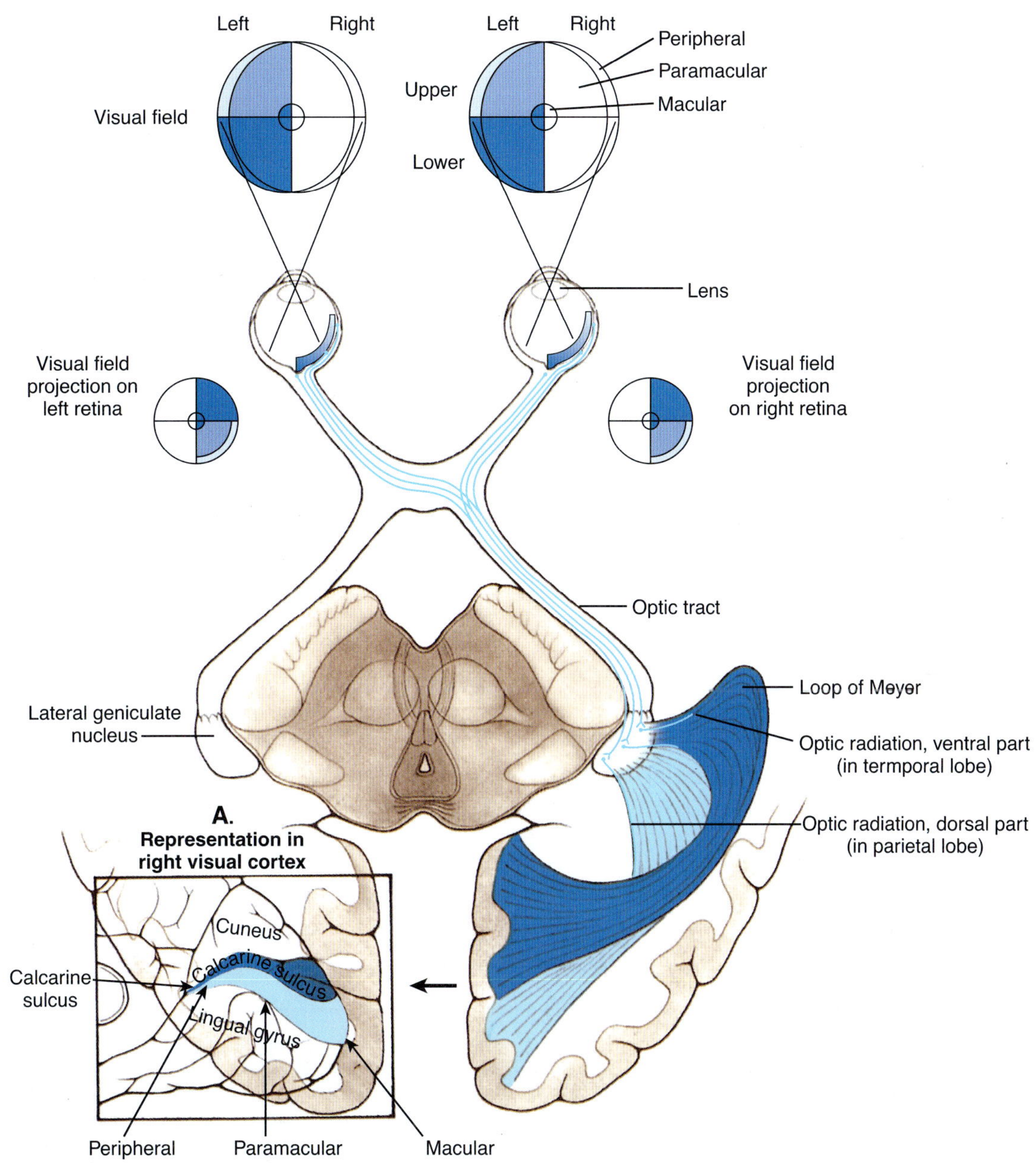

그림 14-7 시각경로의 각 부위별 담당 시야. **A.** 일차시각피질에서의 시야 및 망막 표시.

다. 망막의 황반macula은 시각피질의 뒤쪽 절반에 배열되어 있는 반면, 망막의 주변부위peripheral part는 순차적으로 더 앞쪽에 배열되어 있다(그림 14-7A).

시각경로는 두 가지 시각정보 유통경로를 포함하고 있는데, 한 경로는 시야의 물체가 어디에"where" 위치하는지를 파악하는데 관여하고, 다른 경로는 시야의 물체가 무엇인지를"what" 파악하는데 관여한다. "Where" 경로"where" stream는 거대세포경로magnocellular (M) path로서 더 큰 망막신경절세포retinal ganglion cell에서 기원하여 외측무릎핵LG의 거대세포층magnocellular layer으로 투사한다. "What" 경로"what" stream는 소세포경로parvocellular (P) path로서 좀 더 작은 망막신경세포에서 기원하여 외측무릎핵의 소세포층으로 투사한다. 두 시각정보 유통경로는 시각부챗살에서 섞이지만 각 경로는 별도의 일차시각피질층에 종지한다. 시각정보 유통경로는 일차시각피질층으로부터 대뇌피질 외측면으로 주행하는데 거대세포경로magnocellular path는 등쪽으로 주행하여 후두정엽posterior parietal lobe으로 들어가고, 소세포경로parvocellular path는 배쪽으로 주행하여 측두엽 뒷부분posterior part of the temporal lobe으로 들어간다.

시야와 시각경로

VISUAL FIELDS AND VISUAL PATHS

시각경로의 여러 부위에서 발생한 병변은 특징적인 시야결손visual field deficit을 나타낸다. 시각경로에 배열되어 있는 시야에 대한 지식은 의학적으로 중요하다.

시야는 네 개의 사분역quadrants(우상upper right, 좌상upper left, 우하lower right, 좌하lower left)으로 나뉜다. 시야의 사분역은 시각 초점이 맺히는 점인 **고정점fixation point**을 통과하는 가상의 수평선과 수직선에 의해 나뉜다.

이들 시야 사분역은 수정체의 작용을 통해 상하좌우가 뒤바뀐 형태로 각 망막에 투사된다(그림 14-7). 시각교차에서 코쪽반망막nasal hemiretina으로부터 들어온 시신경섬유는 교차하고, 귀쪽반망막temporal hemiretina으로부터 들어온 시신경섬유는 교차하지 않는다. 시신경섬유가 이렇게 부분적으로 교차함으로써 우측시야 또는 좌측시야로부터 들어온 흥분파는 모두 반대쪽 시각로contralateral optic tract로 전달된다. 따라서 시각교차 이후의 우측 및 좌측 시각경로는 모두 반대쪽 반시야로부터 들어오는 흥분파를 전달한다.

또한 망막retina과 외측무릎핵LG, 일차시각피질V1은 점대점 관계로 연결되어 있으므로 상시야upper half of the visual field 및 하시야lower half of the visual field로부터 들어오는 흥분파는 시각부챗살의 다른 부위에 위치한다. 반대쪽 상사분역contralateral upper quadrant으로부터 들어오는 흥분파는 배쪽 경로를 따라 주행하여 측두엽 백색질을 통과하여 후두엽으로 들어가 새발톱고랑 하부벽(혀이랑lingual gyrus)에 종지한다(그림 14-7A). 그러나 반대쪽 하사분역contralateral lower quadrant으로부터 들어오는 흥분파는 등쪽 경로를 따라 두정엽 백색질을 통과하여 후두엽으로 들어가 새발톱고랑 상부벽(쐐기소엽cuneus)에 종지한다.

시각경로가 손상되면 손상된 부위별로 특징적인 시각상실loss of vision · anopsia이 일어난다. 양쪽 눈의 동일한 반시야에서 시각결손visual defect이 발생하면 **동측homonymous**에서 일어났다고 설명한다. 양쪽 눈의 다른 반시야에서 시각결손이 발생하면 **비동측heteronymous**에서 일어났다고 설명한다. 동측결손homonymous defect은 시각교차 이후의 시각경로 손상에 의해 일어난다. 따라서 시각로optic tract나 외측무릎핵LG, 무릎체새발톱로geniculocalcarine tract, 시각피질visual cortex이 완전히 손상되면 양 눈의 반대쪽 시야에서 완전한 시각결손이 일어나는데, 이것을 반대쪽 동측반맹contralateral homonymous hemianopsia이라 부른다.

시각교차 병변은 몇 가지 유형의 비동측결손heteronymous defect을 일으킨다. 가장 흔한 경우는 교차섬유가 침범되는 경우로 이때는 코쪽망막섬유(귀쪽반시야로부터 들어온 흥분파를 전달함)가 차단된다. 이러한 경우에 발생하는 시각결손을 **양귀쪽반맹bitemporal hemianopsia**이라 부른다. 여러 부위의 시각경로에서 발생한 병변의 예와 시야결손, 병변의 주요 원인을 그림 14-8에서 보여주고 있다.

시각정보 처리

PROCESSING OF VISUAL INFORMATION

중심흥분감수영역on-center receptive field 및 중심억제감수영역off-center receptive field을 가진 신경세포들이 외측무릎핵LG에도 존재한다. 중심흥분감수영역 및 중심억제감수영역의 원형 특성circular shape은 무릎체피질입력geniculocortical input을 통해 일차시각피질V1 제4층으로 들어갈 때까지 유지되지만, 제4층 상하의 신경세포 기둥들은 이 입력을 선형linear shape 감수영역(경계가 띄엄띄엄 존재하는 선 또는 막대를 나타냄)으로 변환한다. 각 신경세포 기둥에 존재하는 대부분의 신경세포들은 동일한 공간방위를 가진 선자극에 반응한다. 이러한 역할을 하는 개별 기둥을 방위기둥orientation column이라 하는데, 방위기둥은 수많은 원형감수영역이 특정 방위축을 지닌 선형감수영역으로 전환되어 생성된다. 일차시각피질 방위기둥 바로 옆에는 동일한 망막 부위에 가해진 다른 방위의 시각자극에 의해 활성화되는 신경세포들이 존재한다. 따라서 외측무릎핵LG으로부터 중심흥분입력과 중심억제입력이 모두 들어오고 방위기둥에서 정보가 처리됨으로써 물체의 모양을 인식할 수 있게 된다. 각 방위기둥에 존재하는 적은 수의 더 복잡한 신경세포는 망막 감수영역을 가로지르는 직선 모양의 움직임에 반응한다.

양쪽 눈으로부터 들어온 입력은 외측무릎핵LG의 다른 층으로 그리고 일차시각피질 제4층의 안구우세기

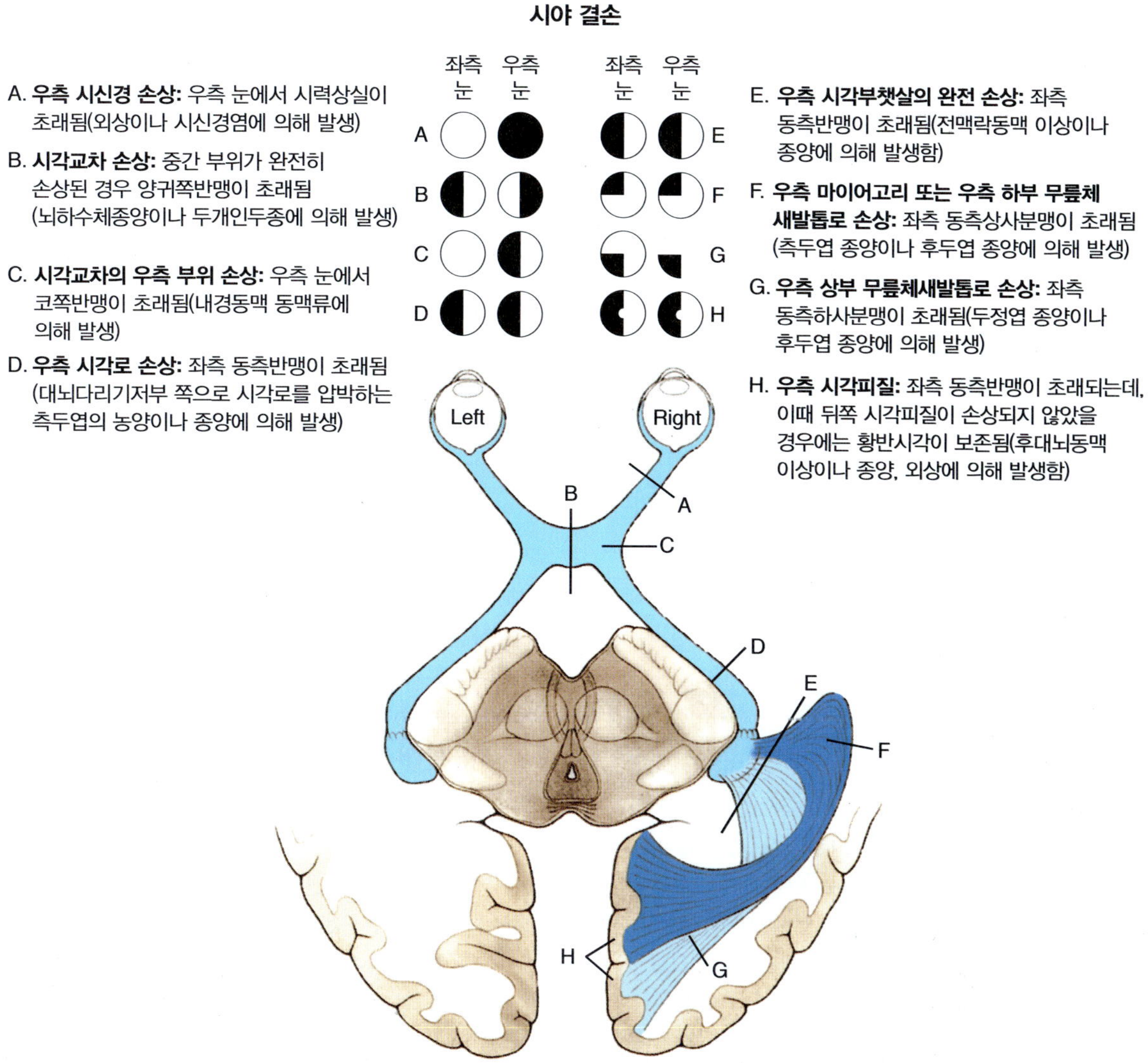

그림 14-8 여러 부위의 시각경로 병변에 의한 시야결손과 병변의 주요 원인.

둥ocular dominance column으로 분리되어 들어간다. 인접한 안구우세기둥에는 좌측 눈 또는 우측 눈으로 들어온 정보가 교대로 배열되므로 양 눈의 상호작용과 깊이 인식depth perception에 중요하다. 마지막으로 일차시각피질의 상부층에 일정한 간격으로 신경세포기둥이 존재하는데, 이들은 색깔color에 반응한다. 기능적으로 연관된 기둥들은 수평방향의 축삭에 의해 밀접하게 상호 연결되어 있어 넓은 망막 부위로부터 들어오는 정보를 통합한다.

시각인식은 모양form·shape, 깊이depth, 움직임motion, 색깔color의 네 가지 주요 특성에 관여한다. 이러한 특성들은 줄무늬피질striate cortex에서 처리되지만, 입력에 대한 의식적 해석은 줄무늬바깥피질extrastriate cortex에서 일어난다. 소세포경로parvocellular path와 거대세포경로magnocellular path는 망막으로부터 온 기능적으로 다른 정보를 외측무릎핵LG을 통해 일차시각피질V1에 전달한다. 두 경로의 구조적·기능적 분리는 일차시각피질 제4층의 다른 부위에 종지할 때까지 지속된다. 일차시각피질V1로부터 배쪽경로ventral pathway와 등쪽경로dorsal pathway가 나와 줄무늬바깥피질extrastriate cortex로 향한다. 배쪽경로는 소세포경로가 연장된 것이며 하측두엽inferior temporal lobe으로 향하는 반면, 등쪽경로는 거대세포경로가 연장된 것으로 후두정엽posterior parietal lobe으로 향한다. 움직임motion은 주로 후두정엽으로 향하는 등쪽경로를 통해 분석되는 반면, 물체 파악에 필요한 모양과 색깔 인식은 하측두엽으로 향하는 배쪽경로를 통해 일어난다.

색각 COLOR VISION

사람의 정상적인 색각은 눈으로 들어온 세 가지 특정 파장 중 하나에 우선적으로 반응하는 원뿔세포수용기에 의존한다. 다른 원뿔세포수용기로부터 들어온 신호가 섞여 넓은 스펙트럼의 색깔을 인식하게 된다. 색깔 자극은 주로 소세포경로를 형성하는 망막 및 외측무릎핵 신경세포에 의해 전달된다. 일차시각피질V1에서의 색깔 인식은 2층과 3층에 규칙적으로 배열되어 있는 피질기둥에서 일어난다. 시각 자극이 일차시각피질V1로부터 줄무늬바깥피질로 전달되면서 물체의 모양과 관련된 정보와 합쳐져 색깔 정보의 변환이 일어나므로 물체를 총괄적으로 인식할 수 있게 된다. 예를 들면, 과일 조각 모양의 붉게 빛나는 물체는 사과apple로 해석될 것이다.

Clinical Connection

완전 색맹color blindness은 드물지만, 많은 사람들에게서 선천 이상에 의한 색각 이상이 나타난다. 정상적인 삼색형색각trichromatic vision 대신에 일부 사람들은 이색형색각dichromatic vision을 나타내는데, 이색형색각은 일반적으로 남성에서 관찰되므로 X 염색체가 원뿔시각색소를 암호화하는 것으로 추정한다. 한 종류의 원뿔세포수용기 색소가 소실되면 이색형색각이 초래되며, 이 경우 특히 여러 색깔이 섞여 있는 면에서 색깔 구별이 어려워진다. 이런 현상은 이시하라검사Ishihara test를 이용하여 확인할 수 있는데, 이 검사는 삼색형색각을 가진 정상인은 구별할 수 있지만 이색형색각을 가진 사람은 구별할 수 없는 여러 색깔로 이루어진 많은 점들 속에 묻혀있는 숫자를 이용한다. 색소망막염retinitis pigmentosa과 녹내장glaucoma 같은 후천 질환들도 선택적으로 한 종류의 원뿔세포수용기를 손상시킬 수 있으므로 이색형색각을 나타낼 수 있다.

시각반사 VISUAL REFLEXES

동공 크기와 수정체 만곡도는 세 가지 시각반사(구심성분에는 시각계 성분이 관여하고, 원심성분에는 자율신경계[한 가지 반사는 해당되지 않음]가 관여함)에 의해 조절된다. 시각반사에는 빛반사대광반사·light or pupillary constriction reflex와 산동반사pupillary dilation reflex, 원근조절반사accommodation reflex 가 있다.

빛반사 대광반사·LIGHT REFLEX

눈으로 들어가는 빛이 더 밝아지면 동공은 수축한다. 빛으로 자극된 눈의 반사적 동공수축을 **직접빛반사직접대광반사·direct light reflex**라고 한다. 또한 빛으로 자극된 눈의 동공수축 이외에 반대쪽 눈에서도 동공수축이 일어나는데 이것을 **공감빛반사공감대광반사·consensual light reflex**라고 한다.

망막으로 들어오는 빛이 증가하면 특수한 신경절세포ganglion cell가 활성화되는데, 신경절세포는 막대세포와 원뿔세포로부터 입력을 받으며 광수용색소인 멜라놉신melanopsin도 포함하고 있어 막대세포 및 원뿔세포가 변성된 후에도 빛에 반응할 수 있다. 이 신경절세포의 축삭들은 각 시신경optic nerve을 따라 주행하며 시각교차를 통과한 후에는 양쪽 시각로optic tract로 들어간다(그림 14-9). 각 시각로optic tract에 존재하는 축삭들은 위둔덕팔brachium of superior collicus·superior brachium로 들어간 다음(그림 14-6), 이어서 외측무릎핵LG을 우회하여 덮개앞구역pretectal region에 존재하는 빛반사중추light reflex center에 종지한다. 덮개앞구역에 분포하는 신경세포는 축삭을 내어 대개 에딩거-베스팔핵Edinger-Westphal nucleus이라 불리는 양쪽 눈돌림신경핵의 내장운동 부교감신경세포에 종지한다. 따라서 공감반응이 나타나기 위해서는 신경절세포의 축삭들이 시각교차optic chiasm에서 교차하거나 덮개앞구역 축삭이 뒤맞교차posterior commissure에서 교차해야 한다.

빛반사 구심가지는 에딩거-베스트팔핵으로부터 출발한 절전부교감신경 축삭이 관여하는데, 이 축삭은 눈돌림신경oculomotor nerve을 따라 진행하다가 섬모체신경절ciliary ganglion로 들어간다. 섬모체신경절로부터 나온 절후신경섬유는 짧은섬모체신경을 통해 눈으로 들어가 홍채에 분포하는 동공수축근constrictor muscle에 종지한다.

Clinical Connection

빛반사는 반맹hemianopsia을 초래하는 시각로 병변optic tract lesion과 더 원위부 시각경로 병변을 구분하는데 이용할 수 있다. 병변이 시각

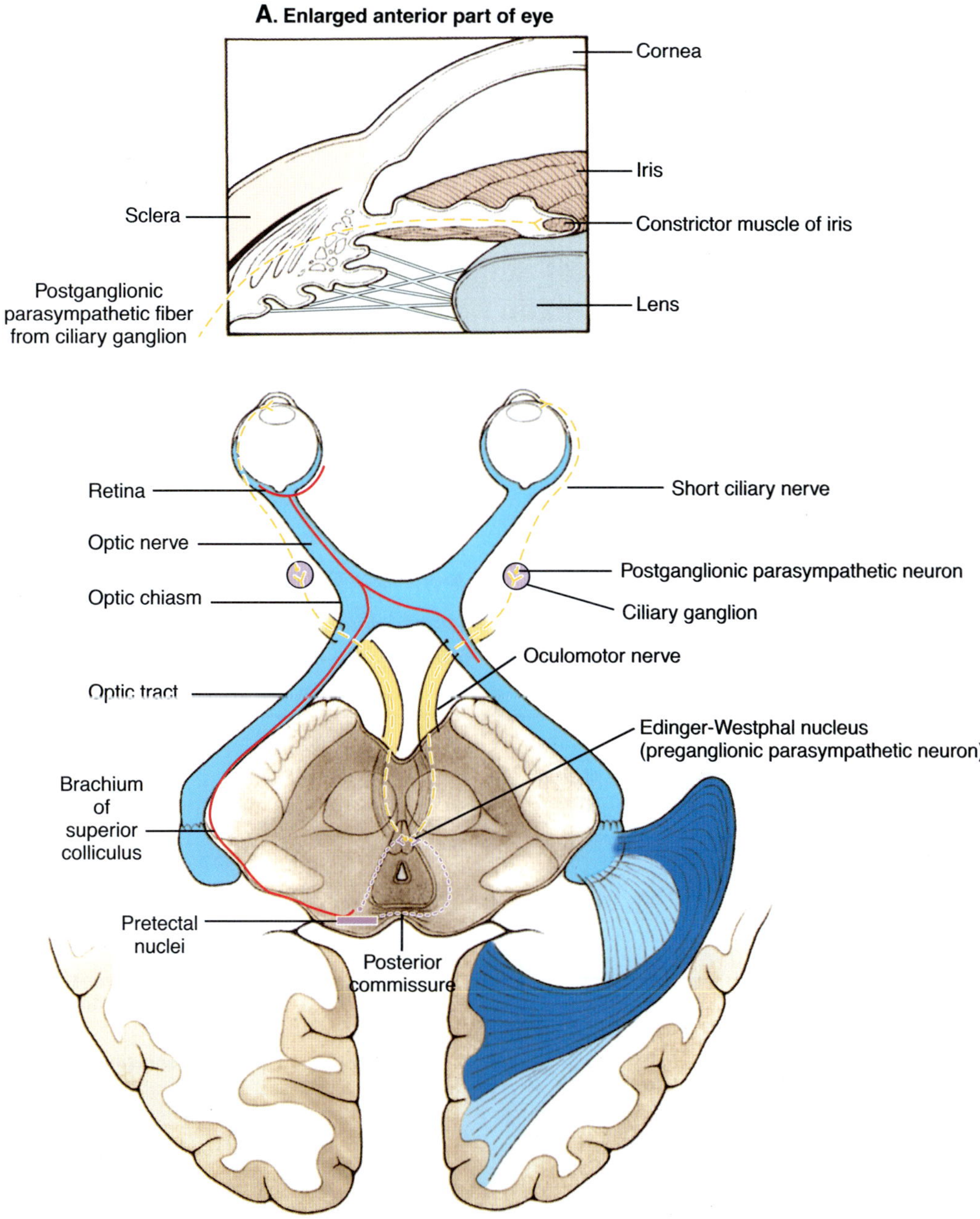

그림 14-9 빛반사. **A.** 홍채 동공수축근의 신경분포를 보여주는 안구 앞부위 확대도.

로의 원위부, 즉 외측무릎핵LG이나 시각부챗살optic radiation, 시각피질visual cortex에 있을 경우 시각경로가 시각로 및 위둔덕팔 이후에서 차단되므로 빛을 보지 못하는 각 망막 부위를 통해 들어온 작은 광점은 동공수축을 일으킬 수 있다. 다시 말해 시각로에 존재하는 빛반사 구심성분은 온전하다. 이와는 반대로 시각로나 위둔덕팔이 손상될 경우 구심가지가 차단되므로 각 망막에 비쳐진 빛은 빛반사를 유발하지 못한다.

눈돌림신경oculomotor nerve에 포함되어 있는 절전 동공수축섬유는 대개 신경이 눌릴 때 가장 먼저 손상된다. 따라서 눈돌림신경이 눌릴 때(예, 뇌가 천막패임tentorial notch 속으로 탈출될 때 일어남) 가장 먼저 나타나는 징후는 같은쪽 눈의 동공확대ipsilateral pupillary dilation이다.

Clinical Connection

망막 또는 시신경의 완전 손상은 빛반사 구심가지를 차단하므로 시각이 소실된 눈에서는 직접빛반사와 공감빛반사가 모두 소실된다. 그러나 정상 눈을 빛으로 자극할 경우에는 양쪽 동공 모두 반응한다. 눈돌림신경 병변은 빛반사 원심가지를 차단하므로 같은쪽 눈에서 동공확대산동·mydriasis가 일어나고, 직접빛반사와 공감빛반사가 모두 소실된다.

Clinical Connection

마르쿠스-건동공Marcus Gunn pupil·afferent pupillary defect은 편측 망막 또는 편측 시신경의 부분적 손상에 의해 발생하는데, 손상된 눈에 빛을 비추면 양쪽 동공이 덜 수축하지만 정상 눈에 빛을 비추면 양쪽 동공은 정상적으로 수축한다.

동공확대반사

산동반사·PUPILLARY DILATION REFLEX

동공확대산동·pupillary dilation은 부교감신경 긴장도 감소에 의해 피동적으로 일어나거나 교감신경 긴장도 증가에 의해 능동적으로 일어난다. 교감신경 긴장도 증가는 대개 감정표현(두려움, 분노 등)이나 통증에 의해 일어난다. 후시상하부posterior hypothalamus에 존재하는 교감신경중추sympathetic center로부터 출발한 흥분파는 뇌간그물체brainstem reticular formation를 통해 C8과 T1에 분포하는 교감신경절전뉴런으로 구성된 **섬모체척수중추ciliospinal center**로 전달된다(그림 14-10). 이 교감신경절전뉴런은 T1과 T2 척수신경 전근을 통해 나오는 축삭을 내어 백색교통가지white communicating rami를 지나 교감신경줄기sympathetic trunk로 들어가 상행한 후 위목신경절superior cervical ganglion에 종지한다. 교감신경절후신경섬유는 이어서 **목동맥신경얼기carotid plexus** 속으로 들어간 후 코섬모체신경nasociliary nerve과 긴섬모체신경long ciliary nerve을 통해 홍채의 동공확

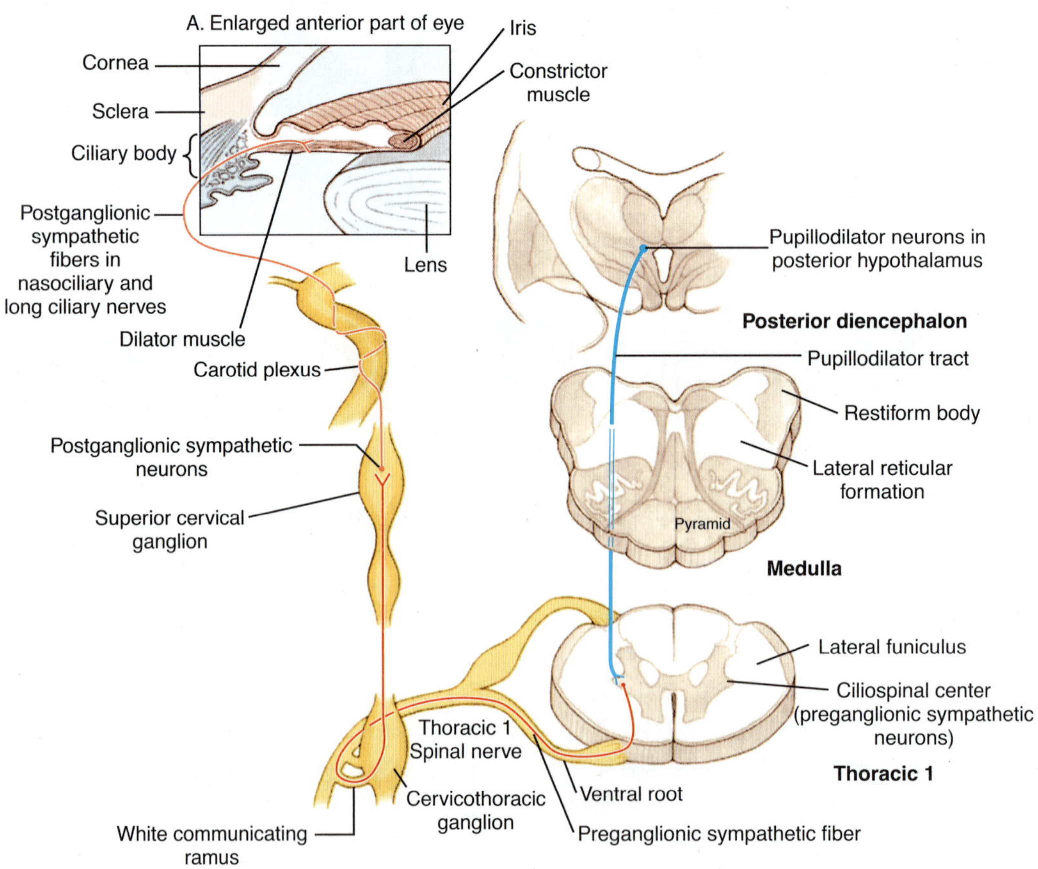

그림 14-10 동공확대반사. **A.** 홍채 동공확대근의 신경분포를 보여주는 안구 앞부위 확대도.

대근dilator pupillae muscle으로 들어간다. 시상하부로부터 섬모체척수중추로 내려오는 이 신경로가 C8~T1 척수분절이나 말초에서 차단되면 동공수축근에 작용하는 부교감신경만 작용을 나타내게 되므로 축동동공수축·miosis이 일어난다. 축동이 일어남에도 불구하고 동공은 여전히 빛light과 원근조절accommodation에 반응한다.

Clinical Connection

동공확대경로의 차단에 의해 일어나는 축동miosis은 **호너증후군**Horner syndrome이라 불리는 세 징후에 포함되어 있다. 호너증후군은 축동 이외에도 가벼운 눈꺼풀처짐안검하수·ptosis과 **무한증**anhidrosis을 나타낸다. 가벼운 눈꺼풀처짐mild ptosis은 위눈꺼풀상안검·upper eyelid에 분포하는 평활근(위눈꺼풀판근superior tarsal muscle of Müller)을 지배하던 신경이 손상되어 발생한다. 무한증anhidrosis은 얼굴 땀샘에 분포하는 교감신경이 손상되어 발행한다.

호너증후군은 흔히 외측연수를 침범하는 종양이나 혈관병변; 목척수 손상이나 종양, 척수공동증syringomyelia; T1 및 T2 전근 손상; 폐암에 의한 목척수 교감신경절 침범; 내경동맥 질환에 의해 발생한다.

원근조절반사 ACCOMMODATION REFLEXES

원근조절accommodation은 먼 곳에 있는 물체를 주시하다가 가까운 곳에 있는 물체를 주시할 때 선명한 시각상이 유지되는 것을 말한다. 흔히 **근접반사**near reflex라고 불리는 원근조절반응은 세 성분, 즉 눈모음convergence of the eyes과 동공수축pupillary constriction, 수정체 두께 증가thickening of the lens로 이루어져 있다.

시선을 먼 곳에 있는 물체로부터 가까운 곳에 있는 물체로 이동시키면 수정체를 통과하는 광선은 더 벌어지게 된다. 시각 이미지가 망막에서 초점을 맺기 위해서는 수정체의 만곡도가 증가해야 하다. 이러한 수정체 조절 기전은 섬모체로부터 걸이인대에 매달려 있는 수정체의 자체 탄력성에 의해 일어난다. 섬모체근이 수축하면 섬모체는 수정체 쪽으로 움직이므로 걸이인대에 가해지는 장력이 감소하게 된다. 이에 따라 수정체는 자체 탄력성에 의해 부풀어 올라 앞뒤거리가 증가하게 된다. 시력을 증가시키기 위해서는 눈모음과 동공수축이 수정체 조절과 함께 일어나야 한다. 동공수축은 색수차chromatic aberration와 구면수차spherical aberration가 더 큰 수정체 바깥쪽으로 광선이 진행하는 것을 막으므로 시력을 증가시키게 된다.

조절반응을 일으키는 자극은 물체 인식이다. 원근조절반사는 후두엽피질occipital cortex에 의해 개시된다(그림 14-11). 원근조절반사의 구심가지는 후두엽으로부터 출발하는 피질덮개투사로corticotectal projection가 담당하며, 이 투사로는 눈돌림신경핵 부위에 존재하는 **조절중추**accommodation center로 주행한다.

흥분파는 조절중추로부터 적절한 눈돌림신경핵복합체로 들어가는데, 부교감신경핵인 에딩거-베스트팔핵은 수정체와 동공 변화를 일으키고, 체성운동핵은 눈모음을 일으킨다. 원심가지는 눈돌림신경이며, 눈돌림신경은 불수의적 수정체 조절과 동공 수축을 일으키는 부교감신경 흥분파를 내는 섬모체신경절에 시냅스한다. 짧은섬모체신경short ciliary nerve은 눈으로 향하는 부교감신경절후섬유을 운반한다. 눈모음을 일으키는 체성운동 흥분파는 눈돌림신경핵복합체의 하위운동신경원LMN으로부터 내직근medial rectus muscle까지 직행한다.

Clinical Connection

신경매독neurosyphilis이나 다발성경화증multiple sclerosis, 뇌염encephalitis에 의해 발생하는 어떤 질환은 아가일로버트슨동공 징후Argyll Robertson pupil sign를 일으킨다. 이 징후는 작은 동공이 빛 증가에는 반응하지 않지만 원근조절에는 반응하는 것을 말한다. 기초 기전은 알려져 있지 않지만, 아마도 양쪽 덮개앞빛반사중추pretectal light reflex center나 이들의 연결로(원근조절중추와 이들의 연결로보다 더 입쪽에 위치함)에 병변이 생겨 발생하는 것으로 생각한다.

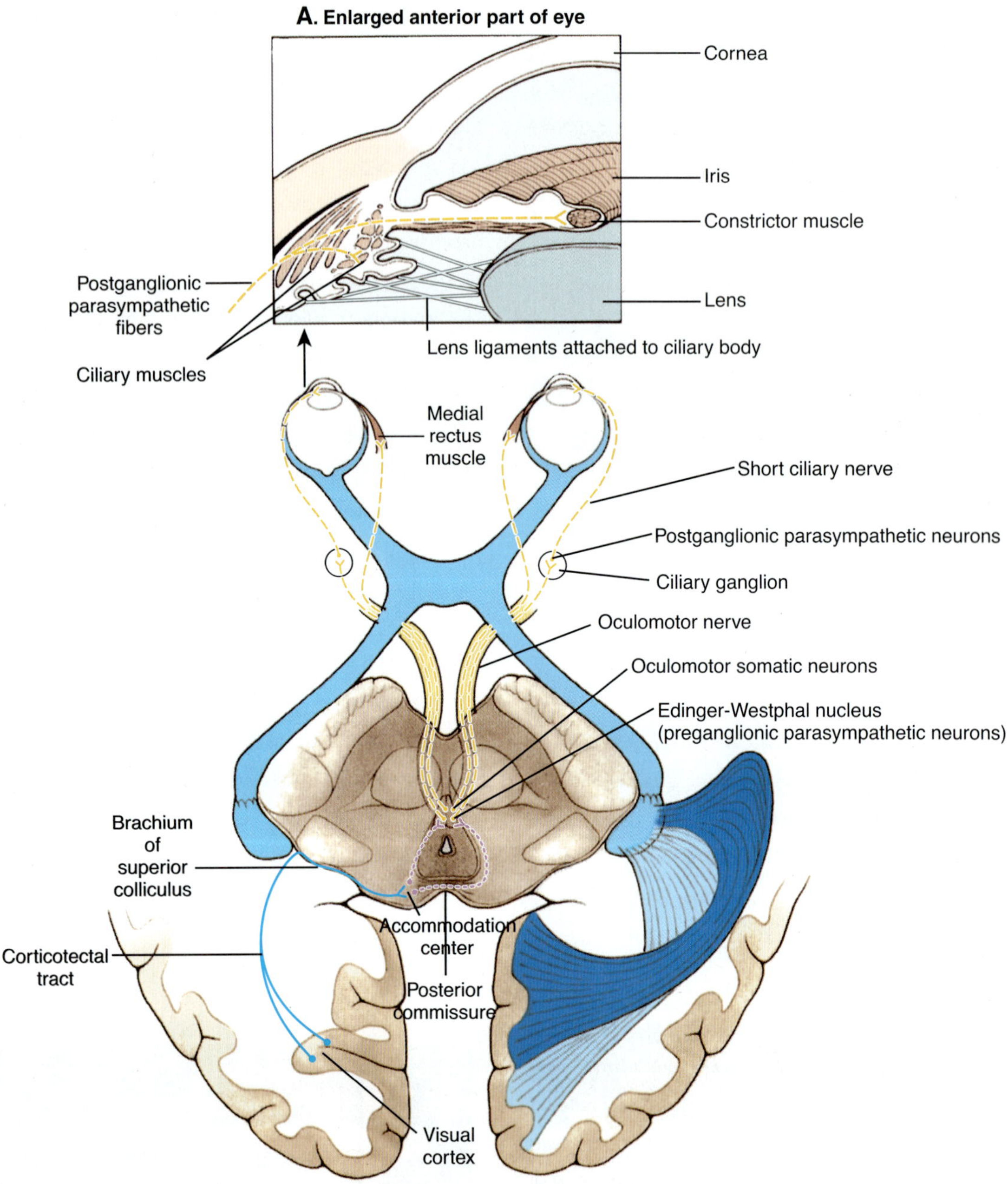

그림 14-11 원근조절반사. **A.** 홍채 동공수축근과 섬모체근의 신경분포를 보여주는 안구의 앞쪽 확대도.

연습문제

CHAPTER REVIEW QUESTIONS

질문

14-1. 녹내장과 백내장의 차이점을 설명하시오.

14-2. 망막박리는 어느 층과 어느 층 사이에서 일어나는가?

정답 및 설명

14-1. 녹내장은 안압 증가에 의해 초래되는데, 안압 증가는 망막과 시신경을 손상시켜 시각 장애를 일으킨다. 백내장은 수정체가 혼탁해지는 것을 말하며, 수정체가 혼탁해지면 광선이 수정체를 통과하지 못해 시각 장애를 일으

14-3. 망막의 4층과 6층, 8층의 공통적인 형태학적 특징을 설명하시오.

14-4. 야맹증은 어떤 구조물의 기능적 결손과 연관되어 있는가? 어떤 비타민이 관여할 가능성이 있는가?

14-5. 색맹은 어떤 구조물의 기능적 결손과 연관되어 있는가?

14-6. 황반중심오목과 시신경유두를 형태학적으로 그리고 기능적으로 비교하시오.

14-7. 시신경의 독특한 형태학적 특징이 나타내는 의학적 중요성은 무엇인가?

14-8. 망막에서 일어나는 감각자극 변환은 대부분의 다른 감각계에서 일어나는 변환과 어떤 점이 다른가?

14-9. 아래 구조물이 손상되었을 때 나타나는 시야결손을 설명하시오.

a. 좌측 시신경
b. 시각교차 정중부위
c. 우측 속섬유막의 렌즈핵뒷부위
d. 좌측 마이어고리
e. 우측 줄무늬피질

14-10. 일차시각피질과 비교하였을 때 망막과 외측무릎핵에서 일어나는 시각자극 처리는 어떻게 다른가?

14-11. 어느 대뇌피질 영역(들)에서 물체의 모양과 움직임, 색깔에 대한 의식적 해석이 일어나는가?

14-12. 직접빛반사 및 공감빛반사을 일으키는데 필수적인 뇌신경 및 뇌 부위는?

14-13. 손상되었을 때 편측 동공확대경로를 차단시키는 세 가지 중추신경계 구조물과 세 가지 말초신경계 구조물은?

14-14. 수정체조절과 연관된 현상을 설명하고, 각 현상을 일으키는 신경로에 대해 설명하시오.

킨다.

14-2. 망막박리는 색소세포(1층)와 광수용기세포(2층) 사이에서 일어난다. 막대세포와 원뿔세포는 대사과정을 색소세포에 의존하므로 박리된 부위에 분포하는 광수용기세포는 기능을 멈춘다.

14-3. 망막의 4층과 6층, 8층에는 각각 광수용기세포와 두극신경세포, 신경절세포의 세포체가 존재한다.

14-4. 야맹증은 비타민A 결핍과 연관되어 있으며, 이 비타민은 막대세포에 존재하는 광색소인 로돕신의 복원을 돕는다.

14-5. 색맹은 원뿔세포에 적색-민감, 녹색-민감, 청색-민감 광색소가 존재하지 않는 것과 연관되어 있다.

14-6. 황반중심오목은 가장 시력이 높은 부위이며, 이 부위의 망막은 대부분의 속층이 옆으로 밀려나 있어 광선이 거의 방해를 받지 않고 황반속오목에 도달할 수 있다. 따라서 황반속오목에는 1~4층과 10층만 존재한다. 시신경유두는 신경절세포의 축삭이 모여 시신경을 이룬 후 눈으로부터 출발하는 부위이다. 이 부위는 9층과 10층만 존재하며 광수용기가 존재하지 않기 때문에 맹점이 된다.

14-7. 시신경은 조직학적으로 중추신경계 구조물과 유사한 특성을 보인다. 시신경은 간뇌가 팽출evagination되어 발생하므로 망막과 시신경은 중추신경계의 형태학적 특성을 나타내게 된다. 조직학적으로 시신경 축삭은 신경아교세포에 의해 지지되며 시신경에는 신경집세포가 없어 손상을 입으면 재생되지 않으므로 척수 또는 뇌간 신경로와 유사하다. 게다가 뇌와 척수처럼 시신경은 뇌막에 의해 싸여 있으므로 두개내압이 증가하는 경우에 시신경 주위에 존재하는 거미막밑공간의 뇌척수액이 시신경을 누를 수 있다는 점이 의학적으로 중요하다. 따라서 두개내압이 증가하면 시신경유두에 부종이 생겨 부풀어 오를 수 있으며 이것을 시신경유두부종이라 부른다.

14-8. 광자가 망막에 부딪히면 광색소인 로돕신과 아이오돕신의 생화학적 변화를 촉발하는 반면, 체성감각계에서는 기계적 자극이 이온전도도를 변화시킴으로써 수용기전위를 변화시킨다.

14-9.

a. 좌측 눈의 시각상실
b. 양귀쪽반맹
c. 좌측 동측 반맹
d. 우측 동측 상사분맹

연습문제 (계속)

14-15. 어떤 환자가 동측반맹homonymous hemianopia을 나타내며, 빛을 보지 못하는 양쪽 망막만을 작은 광점으로 자극하였을 때 직접빛반사와 공감빛반사가 나타나지 않았다면 병변은 어디에 위치하겠는가.

a. 시신경
b. 시각교차
c. 시각로
d. 시각부챗살
e. 일차시각피질

14-16. 어떤 환자가 시야의 일부에서만 점진적인 시각소실을 나타낸다. 시차를 두고 촬영한 신경영상에서 우측 측두엽 백색질에서 천천히 자라는 종괴가 발견되었다. 이 종양은 어떤 구조물을 손상시킬 가능성이 높은가?

a. 우측 위둔덕팔로 향하는 투사로
b. 우측 일차시각피질 전체로 향하는 무릎체피질부챗살
c. 우측 마이어고리
d. 우측 시각로
e. 우측 쐐기소엽

14-17. 16번 문항에서 설명한 종양이나 병변에 의해 발생한 시야결손은?

a. 좌측 동측 상사분맹left homonymous superior quadrantic anopsia
b. 우측 코쪽반맹right nasal hemianopsia
c. 양귀쪽반맹bitemporal hemianopsia
d. 좌측 동측 하사분맹left homonymous inferior quadrantic anopsia
e. 우측 황반맹right macular blindness

e. 좌측 동측 반맹

14-10. 망막 신경절세포와 외측무릎체 신경세포는 중심-흥분 또는 중심-억제 반응 특성을 통해 초점이 형성된 광점에 반응한다. 일차시각피질에 분포하는 신경세포는 이 입력을 서로 다른 방위를 나타내는 선 또는 막대로 전환한다.

14-11. 형태shape와 색깔color, 움직임movement의 의식적 인식은 일차시각피질과 떨어져 있는 피질영역에서 해석된다. 물체의 형태와 색깔 인식은 하측두엽피질inferior temporal cortex에서 일어나는 반면, 움직임은 후두정엽피질posterior parietal cortex에서 일어난다.

14-12. 직접빛반사direct light reflex는 같은쪽 시신경optic nerve 및 눈돌림신경oculomotor nerve이 관여하는 반면, 공감빛반사consensual light reflex는 같은쪽 시신경과 반대쪽 눈돌림신경이 관여한다. 중추연결은 덮개앞핵pretectal nucleus에 있는 빛반사중추light reflex center에서 일어나며, 이곳으로부터 같은쪽 및 반대쪽 에딩거-베스트팔핵Edinger-Westphal nuclei으로 연결되므로 두 빛반사가 일어나기 위해서는 입쪽 중뇌rostral midbrain가 온전해야만 한다.

14-13. 손상됐을 경우 동공확대경로pupillary dilation path를 차단하는 중추신경계 구조물과 말초신경계 구조물은 다음과 같다.

중추신경계 구조물
- 연수 외측그물체
- 목척수 외측섬유단
- C8과 T1에 분포하는 섬모체척수중추ciliospinal center
- T1 및 T2에 분포하는 척수내 배쪽뿌리

말초신경계 구조물
- T1 및 T2에 분포하는 배쪽뿌리
- T1 및 T2 척수신경
- T1 및 T2 백색교통가지
- 목교감신경줄기
- 위목신경절
- 내경동맥신경얼기

14-14. 원근조절accommodation은 주시점을 먼 곳으로부터 가까운 곳으로 이동할 때 영상의 초점이 유지되는 현상이다. 원근조절은 (1) 섬모체근 수축(이것에 의해 수정체가 볼록해짐), (2) 동공 수축, (3) 눈모음으로 이루어져

14-18. 어떤 환자가 좌측 신체(팔다리와 몸통)와 얼굴을 침범하는 감각 및 운동 이상, 그리고 좌측 시야 장애로 잠에서 깼다. 진찰 결과 좌측 반감각소실과 좌측 강직반마비, 좌측 동측반맹이 발견되었다. 이러한 장애를 나타낼 수 있는 병변의 위치로 가장 가능성이 높은 부위는?

a. 두 가지 병변: 한 병변은 우측 배쪽후시상핵에 존재하고 다른 병변은 우측 시각로에 존재한다.

b. 하나의 큰 우측 시상병변이 외측무릎핵과 배쪽후핵을 침범하였다.

c. 두 가지 피질병변: 한 병변은 우측 중심뒤이랑에 존재하고 다른 병변은 우측 혀이랑에 존재한다.

d. 우측 속섬유막뒤다리를 침범한 단일 병변

e. 두 가지 병변: 한 병변은 우측 베르니케구역에 존재하고 다른 병변은 우측 척수시상로에 존재한다.

14-19. 우측 두정엽에서 발생한 뇌졸중에 의해 초래될 수 있는 것은?

a. 좌측 동측 하사분맹left homonymous inferior quadrantic anopsia

b. 양귀쪽반맹bitemporal hemianopsia

c. 좌측 눈에 빛을 증가시켰을 때 빛반사가 나타나지 않음

d. 좌측 동측 상사분맹eft homonymous superior quadrantic anopsia

e. 표현실어증과 시각상실

14-20. 시각교차를 양분하는 뇌하수체종양은 어느 부위로부터 출발한 시신경섬유를 손상시키는가?

a. 좌측 귀쪽반망막과 우측 코쪽반망막

b. 좌우 코쪽반망막

c. 좌우 귀쪽반망막

d. 우측 귀쪽반망막과 좌측 코쪽반망막

e. 정답 없음

있다. 원근조절중추는 덮개앞구역pretectum과 위둔덕superior colliculus 부위에 위치하는 것으로 생각된다. 원근조절중추는 대뇌피질로부터 입력을 받으며, 에딩거-베스트팔핵과 눈돌림신경핵으로 출력을 내보낸다. 이 핵들은 모두 눈돌림신경 가지를 내는데, 에딩거-베스트팔핵은 부교감절전축삭을 내어 섬모체신경절에서 시냅스한 후 짧은섬모체신경을 통해 섬모체근과 동공수축근으로 향하는 절후섬유를 내고, 눈돌림신경핵은 직접적으로 각 눈의 내직근으로 향한다.

14-15. 정답: c

시야결손은 망막과 외측무릎핵 사이의 시각경로(즉 시신경, 시각교차, 시각로) 손상에 의한 빛반사 소실을 동반한다. 시각로보다 더 원위부 시각경로에 생긴 병변(즉 외측무릎핵 등)은 동공빛반사섬유를 침범하지 않는다(동공빛반사섬유는 위둔덕팔에 있는 외측무릎핵을 거치지 않음).

14-16. 정답: c

혀이랑으로 향하는 무릎체피질투사로는 앞쪽의 외측무릎핵으로부터 외측뇌실 주위를 돈 후 측두엽으로 들어간 다음 이어서 뒤쪽의 줄무늬피질 아랫부분으로 들어간다.

14-17. 정답: a

14-16번 문항에서 설명한 신경로는 반대쪽 상사분시야로부터 들어오는 정보를 전달하는 신경로이다.

14-18. 정답: d

반대쪽 신체와 머리로부터 들어오는 체성감각 정보를 전달하는 시상피질투사로와 같은쪽 피라미드로pyramidal tract로 향하는 피질척수투사로, 반대쪽 반시야로부터 들어오는 시각입력을 전달하는 무릎체피질투사로는 속섬유막뒤다리 뒤쪽부위와 속섬유막의 렌즈핵뒤쪽부위에서 만난다.

14-19. 정답: a

우측 두정엽 뇌졸중은 혀이랑으로 향하는 무릎체새발톱투사로(반대쪽 아래쪽 시야 정보를 전달함)를 차단한다.

14-20. 정답: b

코쪽반망막으로부터 들어오는 망막무릎체투사로는 귀쪽반시야로부터 들어온 시각정보를 전달하며 시각교차에서 교차한다.

15 미각계와 후각계: 미각상실과 후각상실

The Gustatory and Olfactory Systems: Ageusia and Anosmia

50세 남자 환자가 우측 얼굴 마비와 우측 청각과민을 나타내고, 혀 우측 앞쪽 2/3에서 미각을 느끼지 못한다.

미각과 후각은 화학적 감각으로 먹거리(음식·음료)의 좋은 맛에서부터 부패하였거나 위험한 먹거리의 불쾌하거나 유해한 냄새에 이르기까지 광범위한 자극에 대한 정보를 제공한다. 두 감각은 특정 화학수용기로부터 기원하는데, 이 수용기들이 활성화되면 감각 인식이 일어나는 대뇌피질로 신경흥분파가 전달된다.

미각계 GUSTATORY SYSTEM

미각은 주로 혀 점막에 분포하는 수용기로부터 기원한다. 일부 수용기는 후두덮개epiglottis 및 인접 인두pharynx 부위에 분포하기도 한다. 후각계는 세 개의 신경세포로 이루어져 있는데, 일차뉴런first-order neuron은 뇌신경 VII, IX, X의 신경절에, 이차뉴런second-order neuron은 연수medulla에, 삼차뉴런third-order neuron은 시상thalamus에 위치한다.

미각수용기 GUSTATORY RECEPTORS

미각수용기taste receptor·gustatory receptor는 단맛과 짠맛, 쓴맛, 신맛에 의해 활성화된다. 이외에도 **우마미맛**umami이 존재하는 것으로 보이는데, 이 맛을 일부 연구자들은 글루탐산모노나트륨monosodium glutamate [MSG]과 연관되어 있다고 설명하였고, 다른 연구자들은 고기맛meaty과 연관되어 있다고 설명하였다. 모든 미각은 맛봉오리taste bud를 포함하고 있는 전체 혀 부위로부터 기원한다.

맛봉오리taste bud는 미각수용기(50~100개 포함)와 지지세포, 기저줄기세포basal stem cell로 구성되어 있다(그림 15-1). 각 미각수용기세포 꼭대기에 분포하는 미세융모micorvilli는 미각털gustatory hair을 이루어 미각구멍 바로 아래에 있는 작은 공간 속으로 뻗어 있다. 각 맛봉오리 기저부에는 신경섬유가 분포하며, 이 신경섬유는 가지를 쳐서 수용기세포 주변을 감싸고 있다. 각 미각수용기세포의 수명은 대략 2주 정도이며 기저줄기세포에 의해 새로운 미각수용기세포로 대체된다.

미각물질이 직접 이온통로 또는 수용기와 상호작용하면 미세융모에서 미각으로 전환되기 시작한다. 미각변환은 직·간접적으로 미각세포 기저부를 탈분극시키며 미각세포는 중추로 활동전위를 전달하는 미각구심섬유와 시냅스한다

미각경로 GUSTATORY PATHWAY

여러 혀 부위에 존재하는 맛봉오리taste bud에는 다른 뇌신경들이 분포하고 있다(그림 15-1). 혀 앞쪽 2/3에 분포하는 맛봉오리는 얼굴신경facial nerve의 지배를 받으며(이 장 도입부에서 설명한 증례 참조), 혀 뒤쪽 1/3에 분포하는 맛봉오리는 혀인두신경glossopharyngeal nerve의 지배를 받고, 구강의 후두덮개 및 인두 부위에

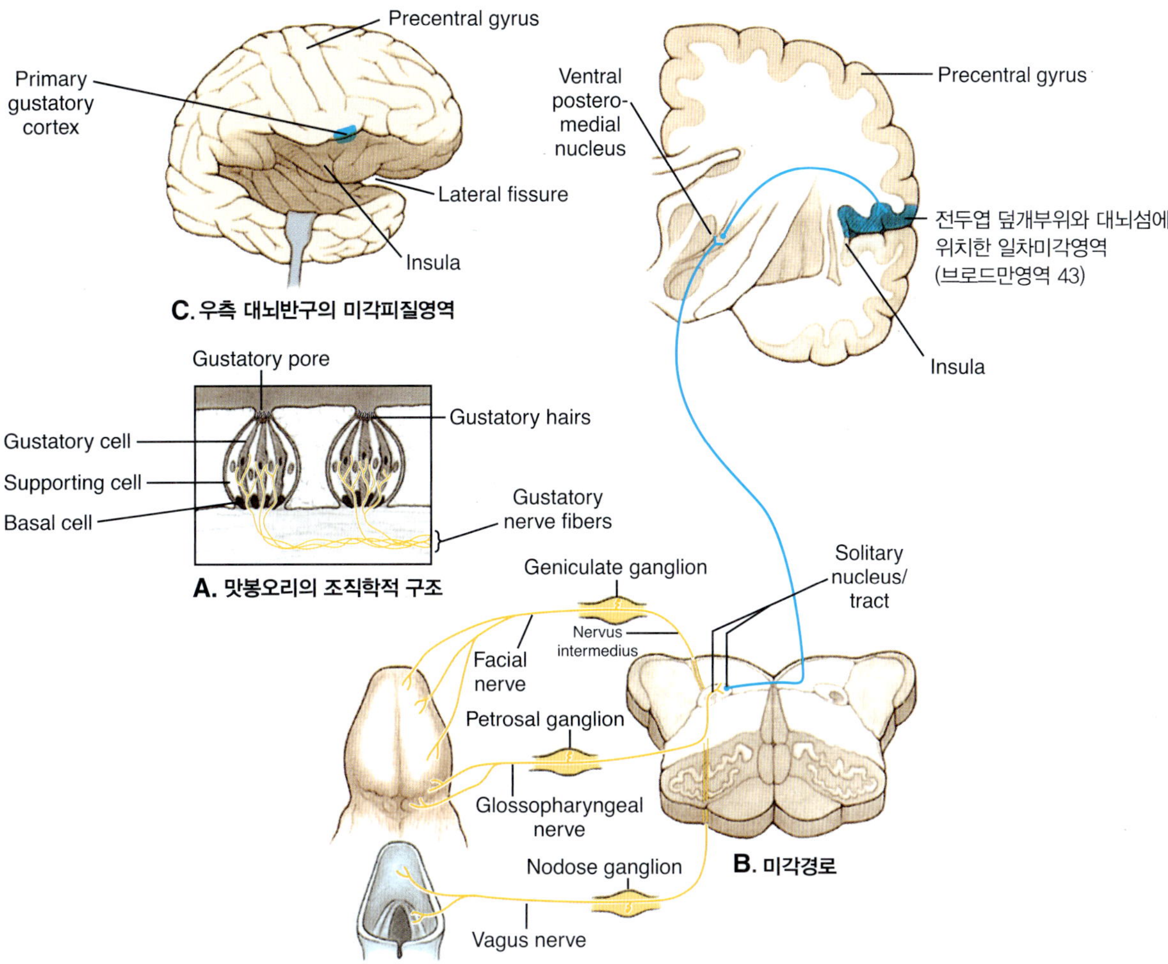

그림 15-1 미각경로 모식도. **A.** 맛봉오리의 조직학적 구조. **B.** 미각경로. **C.** 우측 대뇌반구의 미각피질영역.

분포하는 맛봉오리는 미주신경vagus nerve의 지배를 받는다. 일차뉴런은 가단극뉴런pseudounipolar neuron(얼굴신경CN VII의 무릎신경절geniculate ganglion, 혀인두신경CN IX의 바위신경절petrosal ganglion[하신경절inferior ganglion], 미주신경CN X의 결절신경절nodose ganglion[하신경절inferior ganglion]에 분포)이다.

이들 신경절세포의 축삭들은 뇌간brainstem으로 들어가 고립로solitary tract를 따라 주행한 후 고립로핵solitary nucleus(일반적으로 **미각핵gustatory nucleus**이라 불리며 입쪽 연수rostral medulla에 위치함)에 시냅스한다(그림 15-1~3).

고립로핵을 출발한 신경로는 중심피개로central tegmental tract를 따라가거나 그 근처를 통해 상행하여 양쪽 시상의 배쪽후내측핵VPM에 도달한다. 미각투사로는 배쪽후내측핵VPM의 가장 내측 부위(소세포부위parvicellular part라고 함)로 들어간다. 이 소세포부위로부터 나온 신경섬유는 속섬유막뒤다리를 통해 미각부챗살gustatory radiation을 따라 주행하여 미각피질영역cortical gustatory area으로 들어간다. 일차미각영역primary gustatory area은 전두두정**덮개**이마마루덮개·frontoparietal **operculum** 및 이곳과 인접한 앞**대뇌섬** 부위anterior part of the **insula**에 위치한다. 대뇌섬은 미각식별이 일어나는 이차미각피질secondary gustatory cortex이기도 하다. 이 미각피질로부터 나온 투사로는 외측 후안와이랑posterior orbital gyri으로 들어가며 그 곳에서 후각계와 만나므로 풍미flavor와 연관되어 있다. 미각피질gustatory cortex과 배쪽후외측핵VPM은 편도핵amygdala으로 투사하여 식욕과 미각에 대한 행동 반응을 유발한다.

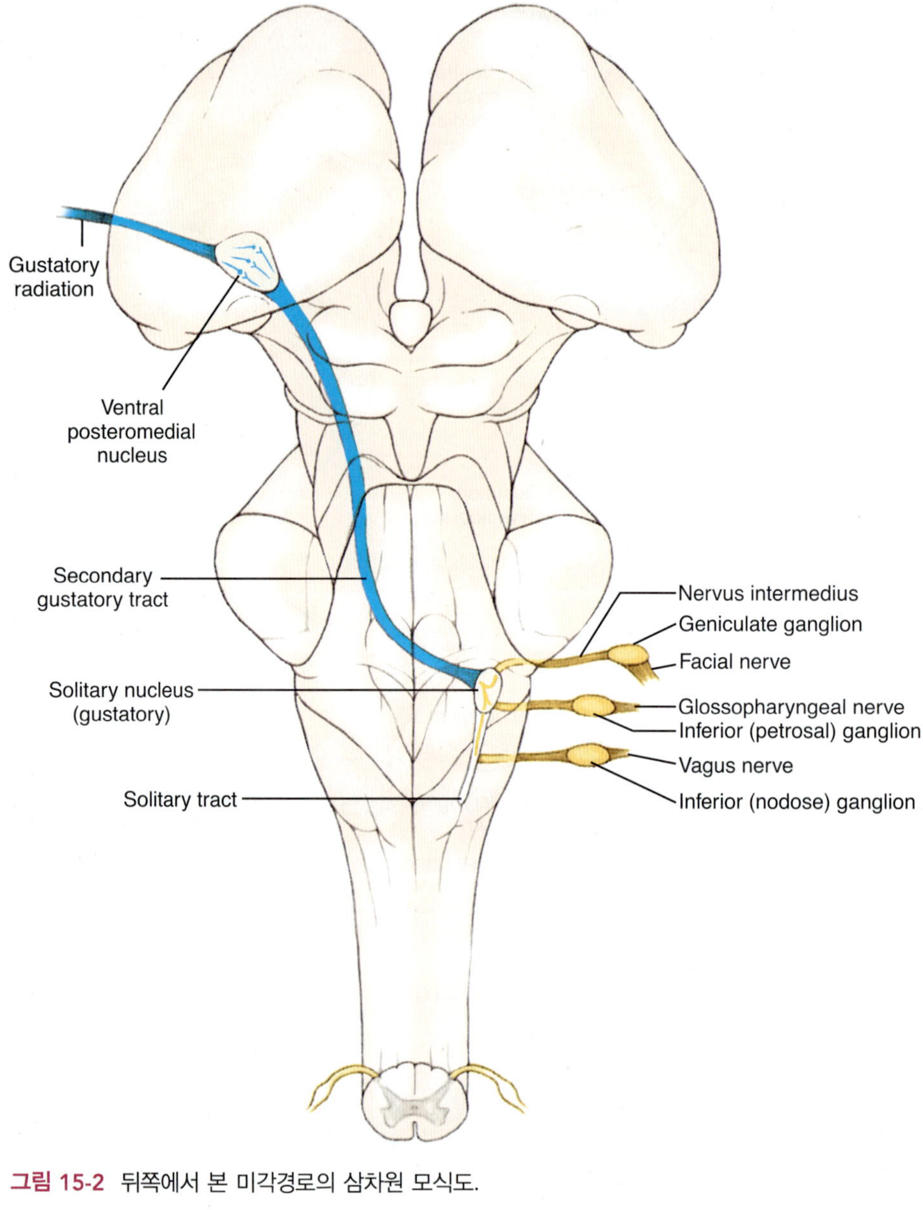

그림 15-2 뒤쪽에서 본 미각경로의 삼차원 모식도.

후각계 OLFACTORY SYSTEM

사람은 후각이 발달되어 있지 않으므로 후각 및 후각경로는 시각·시각경로과 청각·청각경로, 체성감각·체성감각경로에 비해 임상적으로 훨씬 덜 중요하다. 후각과 연관된 중추신경계 구조물들은 후각뇌rhinencephalon를 형성하는데, 후각뇌에는 주로 뇌 바닥에 분포하는 후각구조물과 측두엽 내측부위(**갈고리이랑**uncus 근처)가 포함된다.

후각수용기 OLFACTORY RECEPTORS

일차후각신경세포는 노랗게 보이는 후각점막olfactory mucosa(상비갑개superior nasal concha와 상부 비중격upper part of the nasal septum에 분포하는 상피이며, 넓이는 대략 1 평방인치 정도임)에 위치한다. 후각신경세포는 두극신경세포bipolar neuron이며 한쪽에 수백만 개씩 존재한다. 두극세포는 표면 쪽으로 가지돌기를 뻗은 다음 부풀어 올라 후각망울소포bulbous olfactory vesicle를 형성한다. 이어서 각 후각망울소포는 수많은 후각섬모olfactory cilia를 낸다(그림 15-4). 이 후각섬모들은 후각점막 표면으로 퍼져 나가 점액mucus(주로 특수 분비샘과 후각상피에 분포하는 세포, 인접 후각점막에 의해 분비됨)속에 잠겨 있다. 냄새를 맡기 위해서

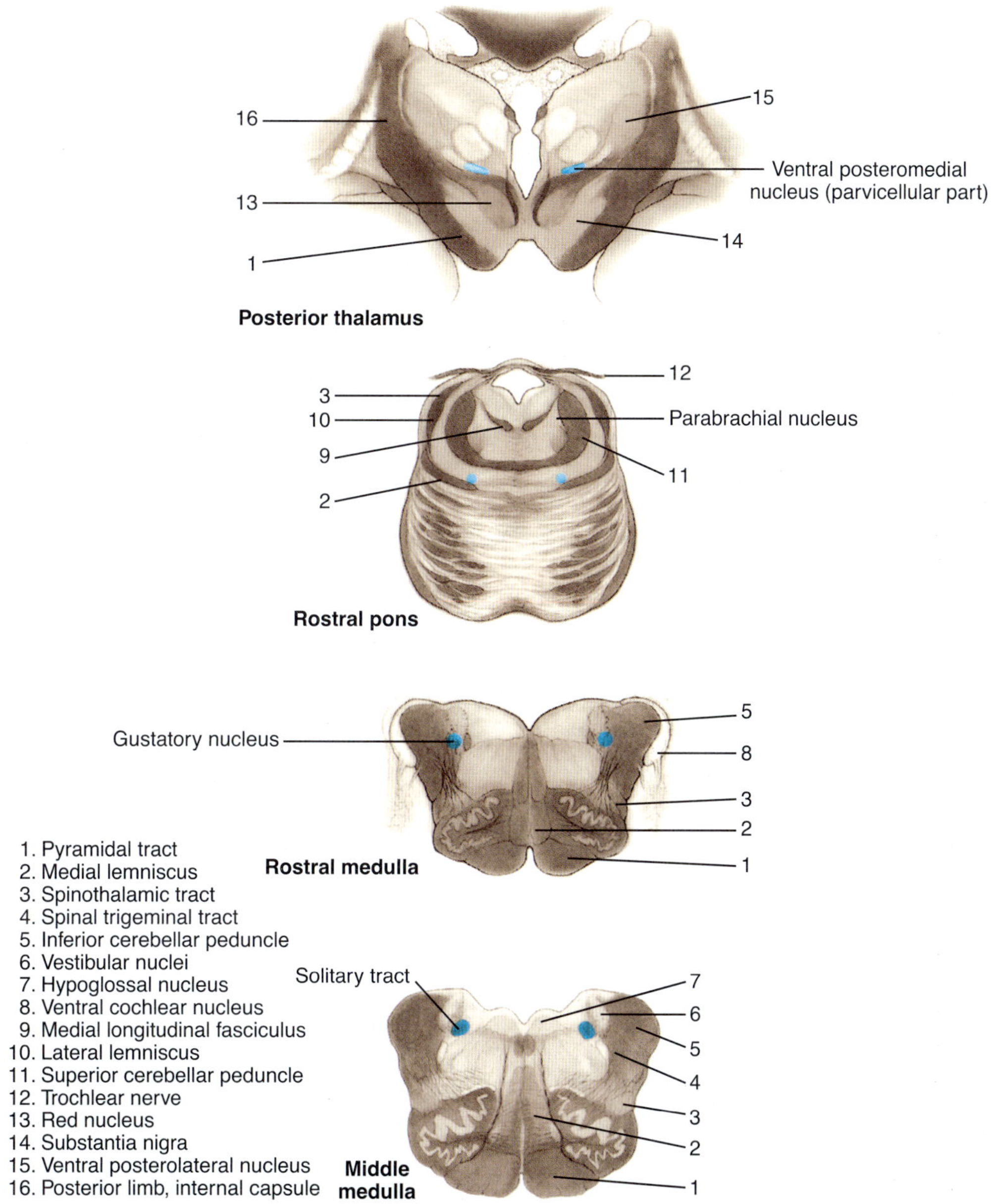

그림 15-3 중추 미각신경로와 다른 구조물과의 관계를 나타낸 수평단면.

는 냄새물질odorant이 섬모에 분포하는 수용기를 자극할 수 있도록 점액에 녹아야만 한다. 서로 다른 냄새 자극에 반응하는 수용기가 1,000여종 존재하는 것으로 보인다. 냄새물질이 수용기에 결합되면 이들은 이차전령secondary messenger으로 작용하는 고리형 뉴클레오티드 경로cyclic nucleotide pathway를 활성화시켜 이온통로를 조절하여 활동전위를 일으킨다.

일차후각신경세포의 독특한 특성은 일생동안 일정한 속도로 교체되는 것이다. 이들의 대략적인 수명은 단지 4~8주 정도이며, 변성이 일어나면 후각상피 심층부에 분포하는 미분화 기저줄기세포로부터 새로운 신경세포가 만들어진다.

후각경로 OLFACTORY PATHWAY

두극신경세포bipolar neuron(일차후각신경세포)의 중추가지가 후각신경 축삭을 형성한다(그림 15-4). 이 민말이집섬유들은 대략 20개 정도의 다발을 형성하며, 이 다발들이 체판cribriform plate(벌집뼈ethmoid bone에 존

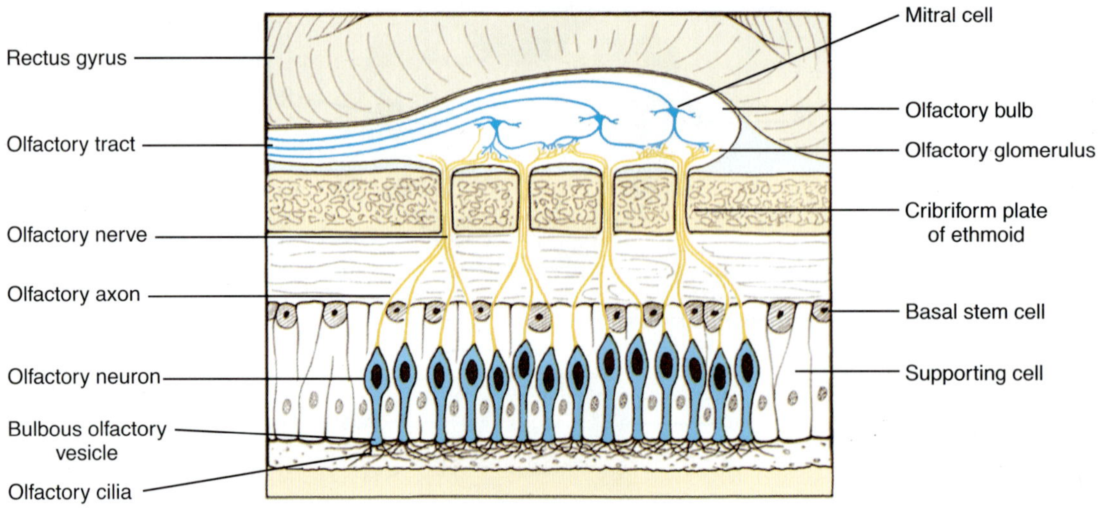

그림 15-4 후각수용기와 후각신경, 후각망울의 조직학적 특성.

재)에 분포하는 구멍을 통과한다. 이 다발들이 모여 후각신경olfactory nerve을 만들며, 후각신경은 후각망울olfactory bulb(체판 위에 있는 앞머리뼈우묵 바닥에 위치함)에 종지한다. 일생동안 새로 생성되는 후각신경세포 축삭들이 어떻게 후각망울에 분포하는 이차뉴런의 시냅스 부위에 도달하는지는 알려져 있지 않다.

Clinical Connection

머리에 갑자기 충격이 가해질 경우 드물지 않게 갑작스러운 **후각상실**anosmia이 일어난다. 후각상실은 후각신경을 손상시키는 머리 손상이나 후각수용기를 손상시키는 코 감염에 의해 가장 흔히 일어난다. 그러나 점진적으로 일어나는 후각상실은 앞머리뼈우묵anterior cranial fossa 바닥에 생긴 종양의 성장과 연관되어 있을 수 있으므로 이 유형의 후각상실이 있으면 검사를 해봐야 한다.

후각망울olfactory bulb은 후각고랑 앞쪽 끝 근처의 전두엽 안와면에 있는 납작한 타원형 구조물이다(그림 15-5). 후각망울에는 여러 유형의 세포들이 포함되어 있으며, 가장 많이 분포하고 있는 세포는 승모세포mitral cell이다(그림 15-4). 후각신경섬유와 승모세포 사이의 시냅스 접촉은 치밀한 가지치기(이 과정에 의해 후각토리olfactory glomeruli가 형성됨)를 통해 일어난다. 후각토리에서 수천 개의 후각신경섬유들은 한 승모세포의 가지돌기와 시냅스할 수 있다. 승모세포의 축삭들은 후각로olfactory tract로 들어간다.

후각로olfactory tract는 좁은 띠처럼 생겼으며 후각고랑olfactory sulcus을 따라 후각망울olfactory bulb로부터 뒤쪽으로 이어져 있다. 후각로는 주로 후각망울의 원심섬유로 이루어져 있지만, 앞후각핵anterior olfactory nucleus을 형성하는 신경세포 덩어리뿐 아니라 반대쪽 앞후각핵 및 전뇌기저부에 있는 신경세포(이들의 축삭은 후각망울 신경세포를 조정함)로부터 기원하는 원심섬유도 포함하고 있다.

후각로의 뒤쪽 끝부위는 후각삼각olfactory trigone을 이루며(그림 15-5), 이곳에서 후각로 섬유는 **외측후각선조lateral olfactory striae**와 **내측후각선조medial olfactory striae**로 나뉘며, 두 선조는 앞관통질anterior perforated substance의 경계를 이룬다. 내측후각선조 섬유는 주로 앞후각핵anterior olfactory nucleus으로부터 기원하여 **앞맞교차anterior commissure** 앞부위(후각부위)를 통해 반대쪽 후각망울로 투사한다. 내측후각선조는 후각삼각으로부터 나온 직후 앞관통질anterior perforated substance에 묻힌다.

다른 모든 감각과는 달리 후각은 시상을 경유하지

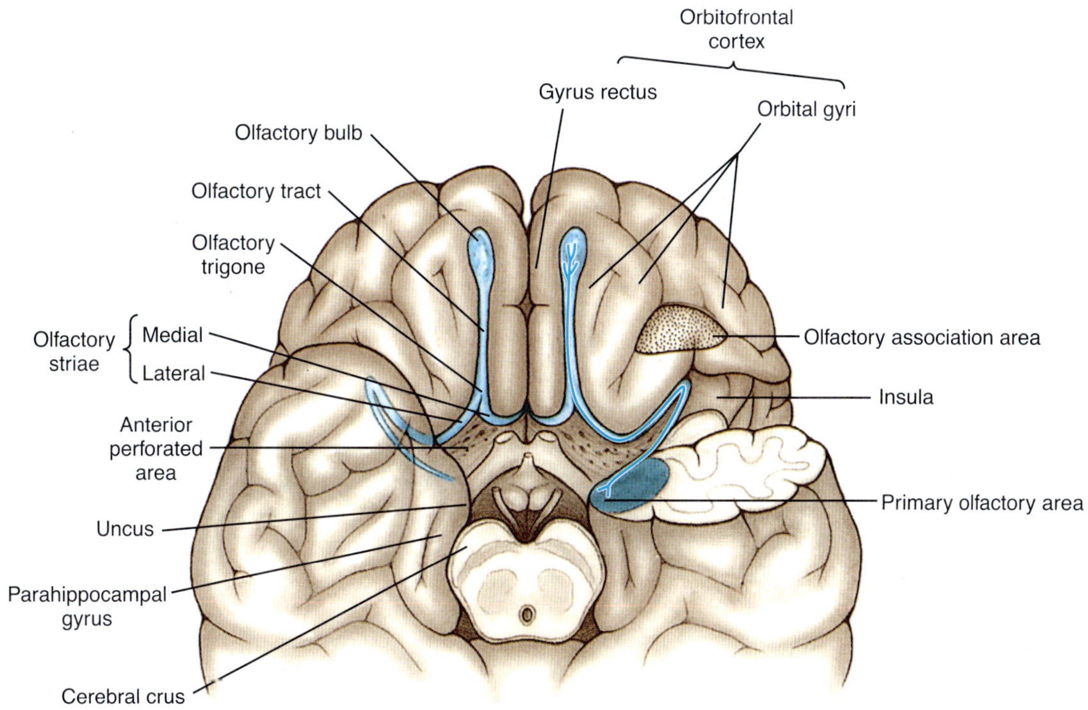

그림 15-5 후각망울로부터 일차후각피질로 향하는 후각경로를 보여주는 전두엽과 측두엽의 배쪽면.

않고 대뇌피질에 도달할 수 있다. 외측후각선조는 후각망울로부터 대뇌섬으로 향하는 후각흥분파를 전달하며, 대뇌섬에서 내측으로 꺾여 측두엽으로 들어간다. 측두엽으로 들어가는 외측후각선조 섬유들은 **일차후각피질**primary olfactory cortex(조롱박피질piriform cortex [후각뇌고랑의 내측부위]과 갈고리이랑uncus, 그리고 이들과 인접한 내후각피질entorhinal cortex을 포함함)에 종지한다. 갈고리이랑uncus은 해마곁이랑parahippocampal gyrus 앞부위가 확장된 것으로 측두엽 내측면에 위치한다(그림 15-5). 실제로 갈고리이랑은 편도핵의 내측부위에 존재하며, 편도핵은 시상의 내측등쪽핵MD으로 축삭을 보낸다. 이어서 내측등쪽핵MD은 안와전두피질orbitofrontal cortex 후외측부위(신피질 후각연합영역으로 후각 식별 및 확인에 중요한 부위임)로 축삭을 보낸다. 안와전두피질로 향하는 투사로 외에도 후각계는 갈고리이랑으로부터 시상하부hypothalamus로도 전달되는데, 이 투사로는 냄새에 대한 행동반응 및 자율신경반응 매개에 중요하다.

후각피질영역과 미각피질영역으로부터 기원한 신경로들이 안와전두피질orbitofrontal cortex로 모여들며, 안와전두피질은 후각과 미각을 통합하여 풍미flavor를 유발하는데 중추적 역할을 하는 것으로 보인다.

Clinical Connection

안와전두피질 후각영역에 병변이 생기면 서로 다른 냄새를 구분하는 능력이 소실된다. 갈고리이랑에서 발생한 자극 병변은 대개 불쾌한 냄새환각olfactory hallucination을 일으킨다. 이러한 냄새환각은 흔히 측두엽뇌전증temporal lobe epilepsy에서 나타나며, 종종 갈고리이랑발작uncinate fits이라 불리는 현상에 앞서 나타나게 된다(조짐전조·aura).

연습문제
CHAPTER REVIEW QUESTIONS

질문

15-1. 어떤 뇌신경들이 미각섬유를 포함하고 있으며, 어떤 구조물이 이들의 말초분포와 중추연결을 담당하는가?

15-2. 대뇌피질에 존재하는 일차미각영역의 위치는?

15-3. 후각점막의 위치와 형태학적 특징을 설명하시오.

15-4. 일차후각영역의 위치는?

15-5. 한쪽 혀 뒤쪽 1/3에서 미각상실이 일어났다. 어떤 구조물이 손상되었는가?

a. 같은쪽 얼굴신경
b. 같은쪽 혀인두신경
c. 같은쪽 미주신경
d. 같은쪽 고립로핵
e. 같은쪽 미각피질

15-6. 어떤 환자가 교통사고로 머리 손상을 입어 입원하였다. 방사선 촬영을 통해 두개골 기저부에서 골절이 생긴 것을 확인하였다. 며칠 후 이 환자는 음식 냄새를 맡지 못했고, 방 안의 어떤 냄새도 맡지 못했다. 후각상실의 원인으로 가장 가능성이 높은 것은?

a. 후각점막
b. 벌집뼈 체판
c. 내측후각선조
d. 편도핵
e. 중심뒤이랑

정답 및 해명

15-1. 세 가지 뇌신경(얼굴신경, 혀인두신경, 미주신경)이 미각섬유를 포함하고 있다. 얼굴신경 미각섬유는 혀 앞쪽 2/3에 분포하며 세포체는 무릎신경절에 위치한다. 혀인두신경 미각섬유는 혀 뒤쪽1/3에 분포하며 세포체는 바위신경절에 위치하는 반면, 미주신경 미각섬유는 후두덮개와 입천장 부위에 분포하며 세포체는 결절신경절에 위치한다. 모든 일차미각신경세포의 중추가지는 고립로를 따라 중추로 들어가 주로 고립로핵 입쪽부위(미각핵이라 함)에 분포한다.

15-2. 일차미각영역은 전두두정덮개 및 이곳과 인접한 대뇌섬에 위치한다.

15-3. 후각점막은 상비갑개 및 이곳과 인접한 비중격의 상피 부위를 말하며 면적은 약 1평방인치 정도이다. 후각점막에는 두극신경세포가 존재하며, 이들의 말초가지는 표면으로 뻗으며 말단 부위에는 화학물질에 반응하는 섬모(점막 속에 잠겨 있음)를 포함하고 있다. 일차후각신경세포의 중추가지는 후각신경의 축삭을 이룬다.

15-4. 일차후각영역에는 갈고리이랑, 그리고 이들과 인접한 조롱박피질, 내후각피질이 포함된다. 다른 피질감각영역과는 달리 일차후각영역은 같은쪽 후각흥분파만 받아들인다.

15-5. 정답: b
혀 뒤쪽 1/3로부터 들어오는 미각은 같은쪽 혀인두신경에 의해 전달된다. 혀 앞쪽 2/3는 얼굴신경의 지배를 받는다. 후두덮개 및 입천장에 분포하는 맛봉오리는 미주신경의 지배를 받는다. 고립로 또는 고립로핵이 손상될 경우에는 같은쪽 미각이 완전히 소실된다.

15-6. 정답: b
두개골 기저부의 외상성 손상은 벌집뼈 체판을 통해 앞머리뼈우묵으로 들어가는 일차후각구심섬유를 손상시킬 것이다. 내측후각선조는 반대쪽 후각망울로 신호를 전달한다. 후각흥분파는 외측후각선조를 통해 전달된다. 갈고리이랑 및 조롱박영역에 있는 일차후각피질로부터 후각은 인식된다. 이곳으로부터 안와이랑orbital gyrus 외측부위 및 뒤쪽부위로 투사하며 그곳에서 후각정보는 미각정보와 만나 풍미를 만들어낸다. 냄새환각은 갈고리이랑 손상에 의해 일어난다.

15-7. 어떤 환자가 점진적으로 그리고 장기간에 걸쳐 후각상실을 나타내고 있다. 만성코울혈chronic nasal congestion은 없으며 약간의 맑은 콧물이 나온다. 이 환자는 어떠한 약물도 처방받지 않았으며 어떤 유형의 머리 손상도 입지 않았다. 후각상실의 원인으로 가능성이 높은 것은?

a. 코점막의 아급성 염증

b. 뇌척수액 누출

c. 혈관부전

d. 앞머리뼈우묵에 생긴 종양

e. 발작개시 전조

15-7. 정답: d

코울혈은 냄새물질이 비강 내 후각수용기에 도달하는 것을 차단할 수 있기는 하지만 상대적으로 긴 시간 동안 진행되는 후각상실은 전두엽 기저부에서 천천히 자라는 종양을 의심할 수 있는 소견이다. 약물은 후각을 약화시킬 수 있다. 맑은 콧물은 뇌척수액 누출을 의심할 수 있는 소견이지만 두개골 외상 병력이 없으므로 두개골 기저부 골절은 배제할 수 있다.

제 IV 부

대뇌피질과 변연계

The Cerebral Cortex and Limbic System

16 대뇌피질: 실어증과 실인증, 실행증

The Cerebral Cortex: Aphasia, Agnosia, and Apraxia

62세 환자가 갑작스런 언어상실loss of speech과 함께 우측 얼굴근육과 우측 손의 근력약화weakness를 나타낸다.

대뇌피질cerebral cortex은 뇌의 최고위중추highest center로서 감각을 받아들이고, 숙련된 움직임에 대한 명령을 내리며, 감정을 인식하는 역할을 수행하는 것은 물론이고 기억과 사고, 언어능력, 그리고 다른 고위정신기능에도 관여한다.

대뇌피질 구분

SUBDIVISIONS OF THE CEREBRAL CORTEX

사람의 뇌에는 세 유형의 피질, 즉 신피질neocortex과 고피질paleocortex, 원시피질archicortex이 존재한다. 신피질neocortx은 진화 상 가장 늦게 출현했으며 전체 대뇌피질의 약 90%를 차지한다. 고피질paleocortex은 대뇌반구 기저부에 국한되어 분포하며 후각계olfactory system와 연관되어 있는 반면, 원시피질archicortex은 계통발생학적으로 가장 오래된 피질로써 **해마**hippocampus를 형성한다. 고피질과 원시피질은 모두 변연계limbic system(17장 참조)를 이룬다.

대뇌피질은 사람에게서 가장 발달되어 있다. 대뇌피질은 전체 뇌무게의 약 50%를 차지하며 2.5 평방피트 정도의 신경세포 판으로 이루어져 있고 접혀져 함몰되어 있거나 밖으로 불거져 있다. 표면에서는 신피질의 약 1/3만 보인다. 밖으로 불거져 나온 부분을 이랑회·gyrus이라 부르고, 인접한 이랑 사이의 홈을 고랑구·sulcus이라 부른다.

조직학적 특성 HISTOLOGIC FEATURES

젊은 성인의 대뇌피질에는 수십억 개의 신경세포뉴런·neuron가 존재한다. 두 가지 주요 신경세포는 **피라미드세포**pyramidal cell와 **과립세포**granule cell이다(그림 16-1). 피라미드세포는 세포체가 피라미드-모양이며, 피질 표면을 향해 뻗어 있는 한 개의 큰 첨부 수상돌기와 세포 기저부로부터 수평방향으로 뻗어 있는 몇 개의 큰 기저부 수상돌기를 가진다. 축삭은 세포 기저부로부터 나온 다음 대부분 피질을 떠나 다른 피질영역이나 피질하핵에 도달한다. 피라미드세포는 주요 원심신경세포(출력 신경세포)이다.

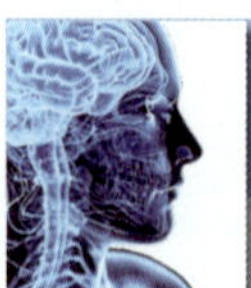

Clinical Connection

성숙한 피라미드세포pyramidal cell의 가지돌기 표면에는 가지돌기가시spine라고 불리는 수많은 시냅스 형성부위가 존재한다(그림 16-1). 피질의 출생 후 성숙과정 동안 피라미드세포의 가지돌기나무dendritic tree는 확장하고 가지돌기가시 수는 증가한다. **다운증후군**Down syndrome과 같이 정신지체를 나타내는 질병에서 가지돌기나무와 그곳에 분포하는 가지돌기가시가 불완전하게 발달한다는 사실은 이 현상들이 학습과 연관되어 있을 수 있다는 것을 암시한다.

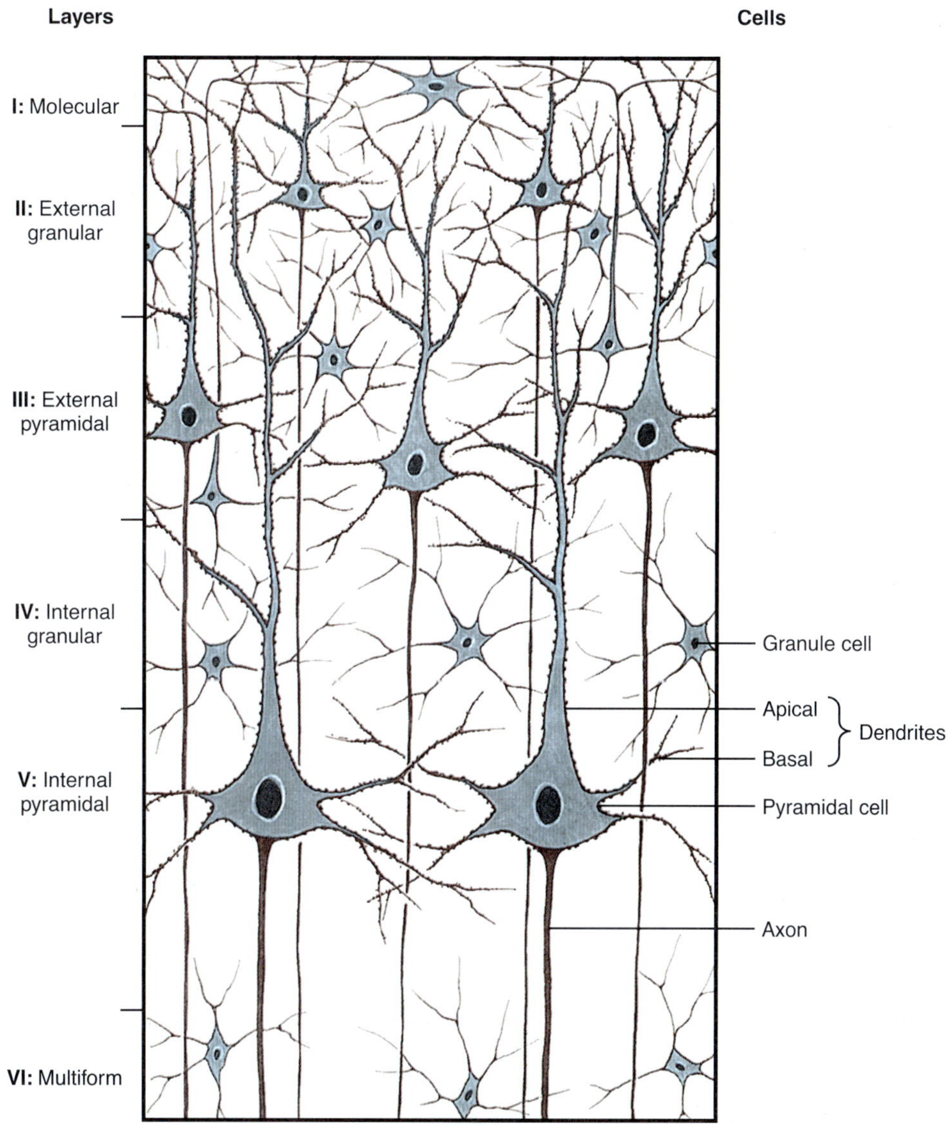

그림 16-1 대뇌피질의 조직 구조: 세포층들과 세포들.

과립세포granule cell(별세포stellate cell)는 피질에 분포하는 주요 개재뉴런이며 피라미드세포보다 그 수가 훨씬 더 많다. 이 작은 세포들은 여러 방향으로 뻗는 수많은 짧은 가지돌기와 주변 다른 신경세포에 가지를 치는 하나의 짧은 축삭을 포함한다. 과립세포는 모든 피질영역에 많이 분포하고 있지만 특히 감각영역 및 연합영역에 많다.

기능적 조직 구조 FUNCTIONAL HISTOLOGY

신피질neocortex의 신경세포들은 여섯 개의 수평층을 이루어 배열되어 있다. 가장 바깥층은 신경세포가 거의 없는 분자층molecular layer [I]이고, 가장 안쪽층은 다형층multiform layer [VI]이다. 이들 층 사이에 바깥과립층external granular layer [II]과 속과립층internal granular layer [IV], 그리고 바깥피라미드세포층external pyramidal layer [III]과 속피라미드세포층internal pyramidal layer [V]이 존재하는데, 각 층은 주로 존재하는 세포 유형에 따라 명명되었다(그림 16-1).

피질 신경세포들은 표면과 평행하게 여섯 층으로 배열되어 있지만, 피질활동의 기능적 단위는 표면과 수직방향으로 배열되어 있는 신경세포군으로 이루어져 있다. 이렇게 수직방향으로 배열된 기능적 단위를 **피**

질기둥피질원주 · cortical column이라 부르며, 각 피질기둥은 직경이 수 밀리미터 정도이고 수직 방향으로 상호 연결되어 있는 수천 개의 신경세포로 이루어져 있다.

각 피질기둥 내에서 속과립층IV은 주요 입력층(그림 16-2)이며 시상핵으로부터 구심섬유를 받는다. 과립층보다 하부층infragranular layer [V, VI]은 출력층으로, V층은 줄무늬체선조체 · corpus striatum와 뇌간brainstem, 척수spinal cord로 향하는 신경섬유를 낸다. VI층은 시상thalamus으로 향하는 신경섬유를 낸다. 과립층보다 상부층supragranular layer [I, II, III]은 연합층이며, 다른 대뇌피질 부위를 상호연결한다.

피질연결섬유 CORTICAL CONNECTIONS

각 피질기둥을 연결하는 신경섬유는 네 유형(피질내섬유, 연합섬유, 맞교차섬유, 피질하섬유)이 존재한다(그림 16-2).

피질내섬유 INTRACORTICAL FIBERS

피질내섬유는 상당히 짧으며, 주로 I층에 있는 수평방향으로 배열되어 있는 신경세포들과 수평방향으로 달리는 피라미드세포 축삭 가지를 통해 일어난다.

연합섬유 ASSOCIATION FIBERS

연합섬유는 이랑gyrus과 이랑을 연결하고, 동일 대뇌반구에서 엽lobe과 엽을 연결한다. 활꼴섬유궁상섬유 · arcuate fiber · arcuate loop라 불리는 짧은 연합섬유는 인접한 이랑들을 연결하며, 긴 연합섬유는 더 멀리 떨어져 있는 이랑들을 연결하는 신경다발을 형성한다(그림 16-3). 긴 연합섬유다발은 주행경로에 분포하는 이랑들과 신경섬유를 주고 받는다. 주요 긴 연합섬유다발로는 **위세로다발**상종속 · **superior longitudinal fasciculus**과 **활꼴다발arcuate fasciculus**, 아래후두전두다발inferior occipitofrontal fasciculus, 갈고리다발uncinate fasciculus, **띠다발 cingulum**을 들 수 있다. 위세로다발superior longitudinal fasciculus은 대뇌섬insula 위에 위치하며 전두엽과 두정엽, 후두엽을 연결한다. 활꼴다발arcuate fasciculus은 대뇌섬 주위를 휘감고 돌며 전두엽과 측두엽을 연결한다. **아래전두후두다발inferior fronto-occipital fasciculus**은 대뇌섬의 아래쪽을 통과하여 전두엽과 측두엽, 후두엽을 연결한다. 갈고리다발uncinate fasciculus은 전두엽 안

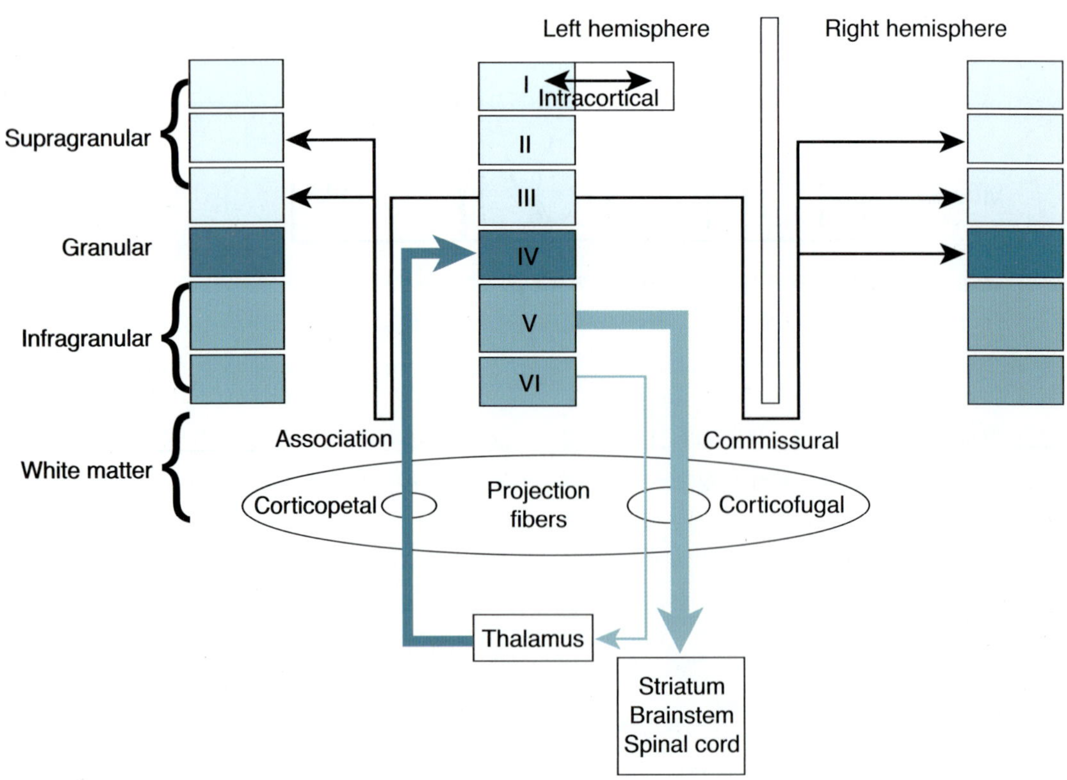

그림 16-2 대뇌피질의 기능적 조직 구조.

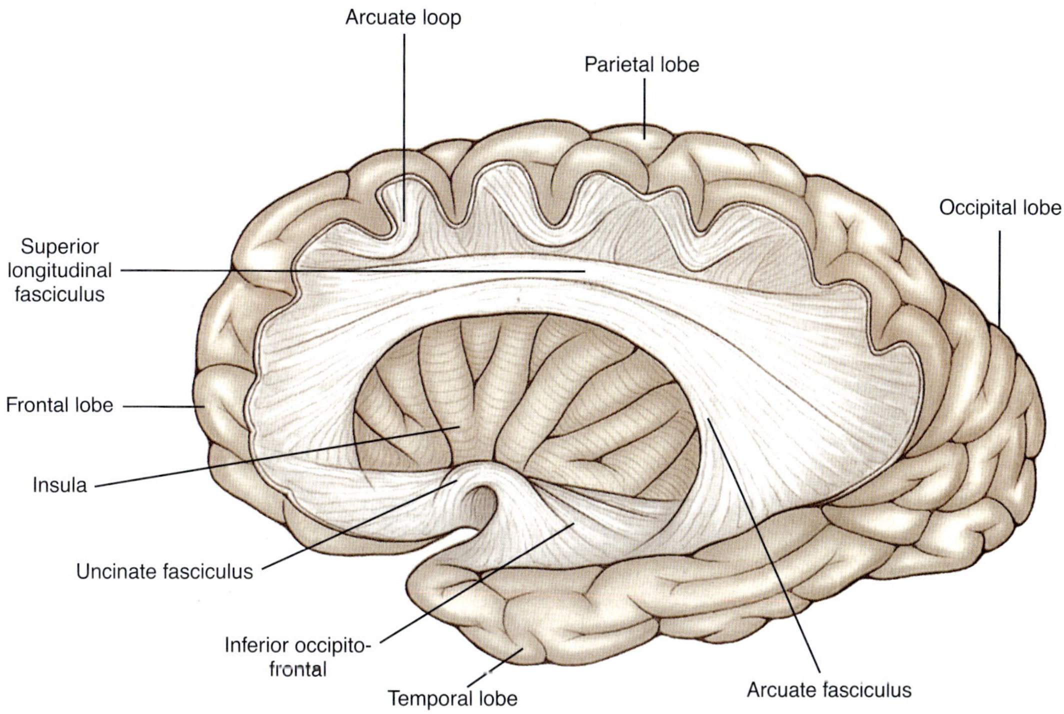

그림 16-3 외측면을 잘라낸 후 관찰한 주요 연합섬유의 삼차원 모식도.

와부위와 측두엽 앞부위를 연결하는데, 이 부위들은 변연계 기능과 관련되어 있다. **띠다발**cingulum은 변연엽 구조물인 띠이랑cingulate gyrus과 해마곁이랑parahippocampal gyrus 속에 위치한다. 연합섬유는 주로 II층과 III층에 있는 피라미드세포로부터 기원한다.

맞교차섬유 교련섬유 · COMMISSURAL FIBERS

맞교차섬유는 양쪽 대뇌반구의 동일 영역을 연결한다. 두 가지 주요 맞교차섬유는 뇌들보뇌량 · corpus callosum와 앞맞교차anterior commissure이다(그림 16-4A). 뇌들보는 앞에서부터 뒤로 가면서 **부리**rostrum와 **무릎**genu, **몸통**trunk, **팽대**splenium로 나뉜다. 뇌들보 부리와 뇌들보 무릎은 전두엽 앞부분과 상호연결되어 있다(그림 16-4B). 뇌들보 몸통은 전두엽 뒷부분과 두정엽 전체, 측두엽 윗부분을 상호연결한다. 뇌들보 팽대는 후두엽을 상호연결한다. 뇌들보 무릎과 부리로부터 앞쪽으로 휘어져 있는 신경섬유들이 **작은집게**forceps minor를 형성하며, 뇌들보 팽대로부터 뒤쪽으로 휘어져 있는 신경섬유들이 **큰집게**forcep major를 형성한다. 외측뇌실 삼각의 외측벽과 외측뇌실 후각에 위치하는 팽대 섬유들은 **뇌실벽판**tapetum을 형성한다. 앞맞교차는 하측두이랑 및 중간측두이랑을 연결한다(그림 16-4C). 맞교차섬유는 주로 II층과 III층에 분포하는 피라미드세포로부터 기원한다(그림 16-2).

> **Clinical Connection**
>
> 뇌전증epilepsy을 완화시키기 위해 간혹 뇌들보를 외과적으로 절단하는 수술을 한다. 이와 같은 **분리뇌**split-brain 환자들은 뇌들보의 중요성(특히 언어 기능에서의 중요성)을 밝히는데 기여하였다.

투사섬유 PROJECTION FIBERS

투사섬유는 대뇌피질cerebral cortex과 피질하핵subcortical nuclei을 연결하며, **원심**투사섬유**corticofugal** fiber · efferent fiber(흥분파를 대뇌피질로부터 다른 구조물로 전달함)와 **구심**투사섬유**corticopetal** fiber · afferent fiber(다른 구조물로부터 대뇌피질로 정보를 전달함)로 나뉜다(그림 16-2). 원심투사섬유는 줄무늬체, 그리고 전 뇌간과 척수에 존재하는 신경핵으로 향한다. 주요 원심투사섬유

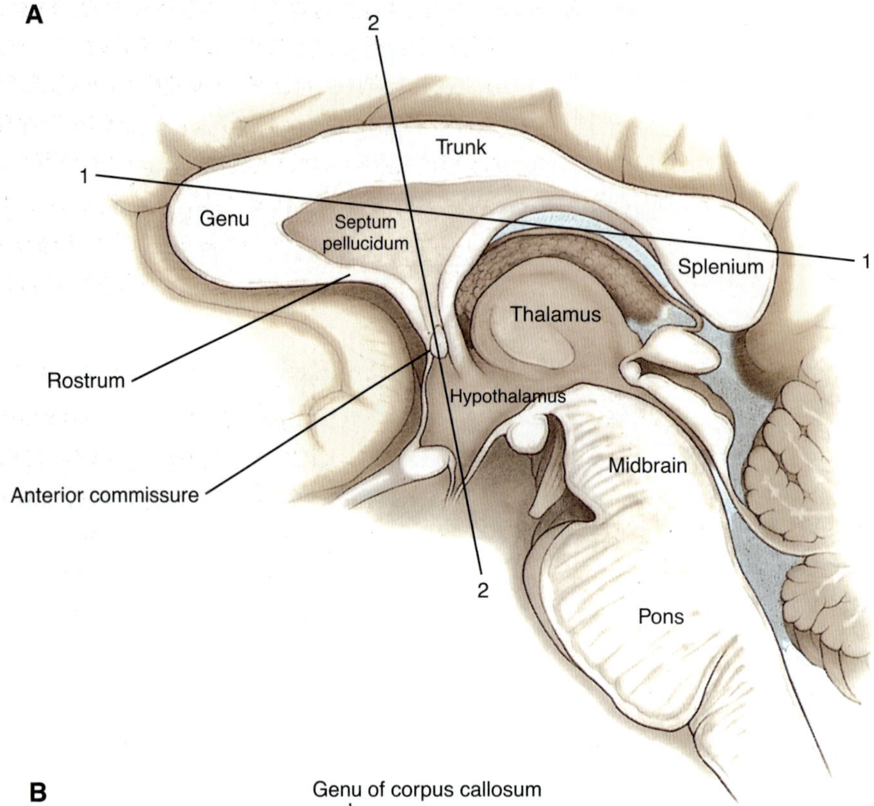

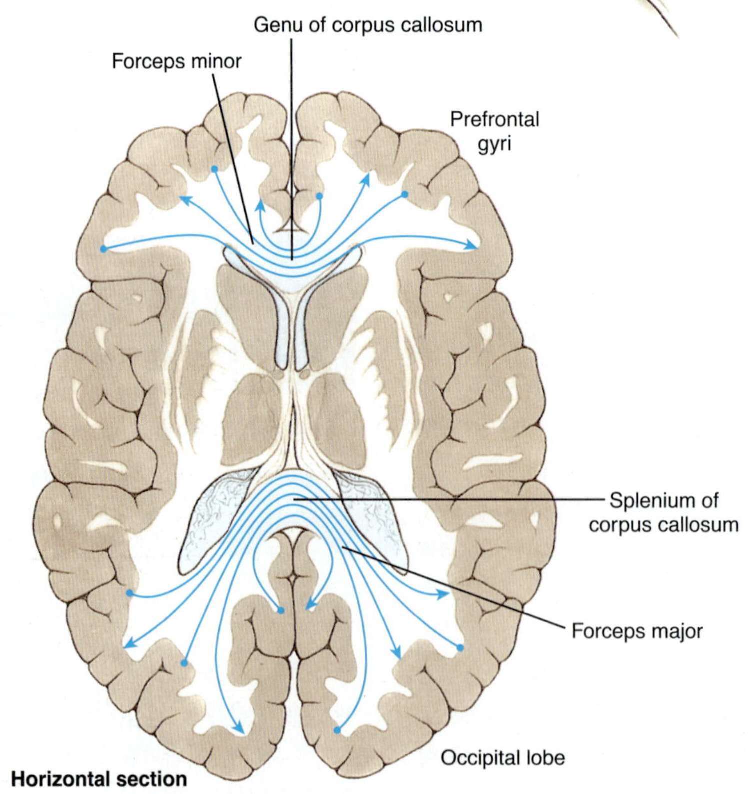

그림 16-4 **A.** 맞교차섬유의 위치를 보여주는 정중뇌간. **B.** 뇌들보무릎과 뇌들보팽대을 통해 절단한 수평단면(선 1-1). 뇌들보의 무릎 및 팽대 연결섬유: 큰집게와 작은집게.

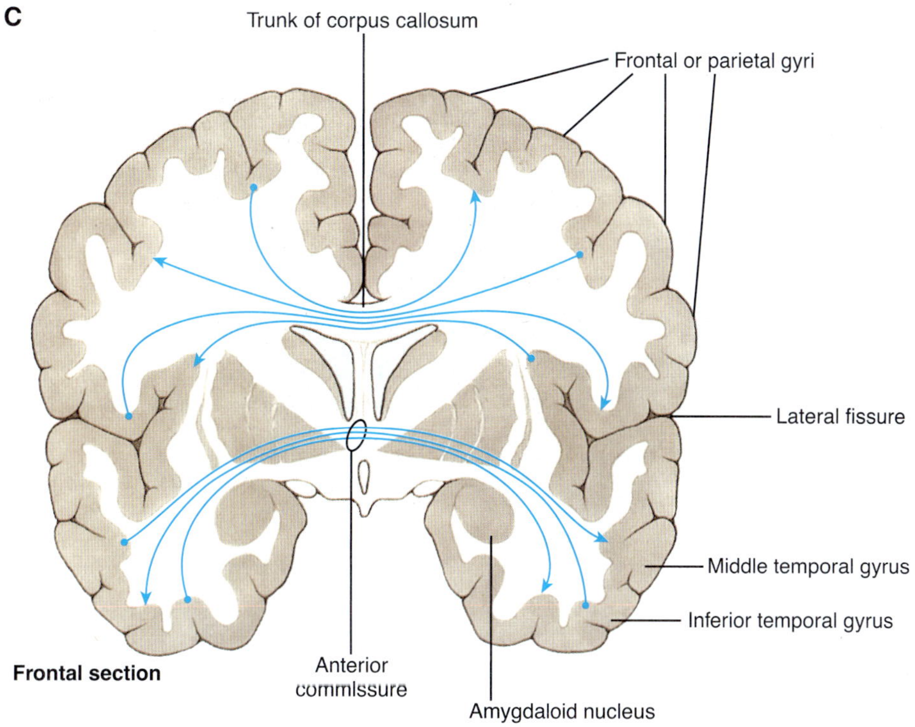

그림 16-4 (계속) C. 뇌들보와 앞맞교차를 지나는 관상단면(선 2-2). 앞맞교차와 뇌들보 몸통의 연결 섬유.

는 운동계와 함께 설명하였다(6~9장 참조). 구심투사섬유는 주로 시상에서 기원하므로 시상부챗살thalamic radiation이라 불린다. 시상부챗살은 특정 피질영역에 분포하기도 하고 광범위한 피질영역에 분포하기도 한다. 시상핵과 대뇌피질간의 연결은 대부분 상호적이다.

투사섬유가 시상thalamus과 줄무늬체corpus striatum 사이를 지나면서 함께 모여 뚜렷한 신경다발을 형성하는데, 이것을 속섬유막내포 internal capsule이라 부른다. 수평단면에서 보면 속섬유막은 V자형을 이루며(그림 16-5) 앞다리anterior limb(꼬리핵 머리와 렌즈핵lentiform nuclei 사이에 위치함)와 뒤다리posterior limb(시상과 렌즈핵 사이에 위치함), 무릎genu(앞다리와 뒤다리 사이에 위치함)으로 이루어져 있다. 속섬유막앞다리anterior limb of the internal capsule는 오로지 전두엽 신경로를 포함하고 있는데, 줄무늬체striatum와 교뇌핵pontine nuclei으로 향하는 원심투사로, 그리고 전시상핵과 내측시상핵으로부터 들어오는 구심투사로를 예로 들 수 있다. 무릎 및 무릎과 인접한 뒤다리는 운동시상(배쪽전핵ventral anterior nucleus [VA], 외측배쪽핵ventral lateral nucleus [VL])으로부터 들어오는 구심섬유를 포함하고 있는데, 배쪽전핵VA으로부터 들어오는 투사섬유는 전운동영역premotor area [PMA]으로 투사하고 외측배쪽핵VL으로부터 들어오는 투사섬유는 운동피질motor area로 투사한다. 뒤쪽에 위치하는 뒤다리posterior limb는 피질핵로corticonuclear tract(피질뇌간로corticobulbar tract)와 피질척수로corticospinal tract(피라미드로pyramidal tract), 그리고 배쪽후핵ventral posterior nucleus [VP]으로부터 들어와 체성감각을 전달하는 시상부챗살을 포함하고 있다. 뒤다리에서 피질핵로와 피질척수로의 정확한 위치는 속섬유막의 상하 높이에 따라 달라진다. 위쪽에서는 피라미드로가 뒤다리 앞쪽 절반에 위치하는 반면, 아래쪽에서는 뒤쪽 절반에 위치한다(그림 16-5). 피질뇌간로는 피라미드로보다 약간 더 앞쪽에 위치한다. 시상의 외측과 렌즈핵의 뒤쪽 부위에 위치하는 속섬유막이 렌즈핵뒤다리retrolenticular limb이며, 이 부위는 외측무릎핵LG으로부터 나오는 시각부챗살optic radiation을 포함하고 있다(그림 16-5B). 내측무릎핵MG으로부터 나오는 청각부챗살auditory radiation은 시상의 외측과 렌즈

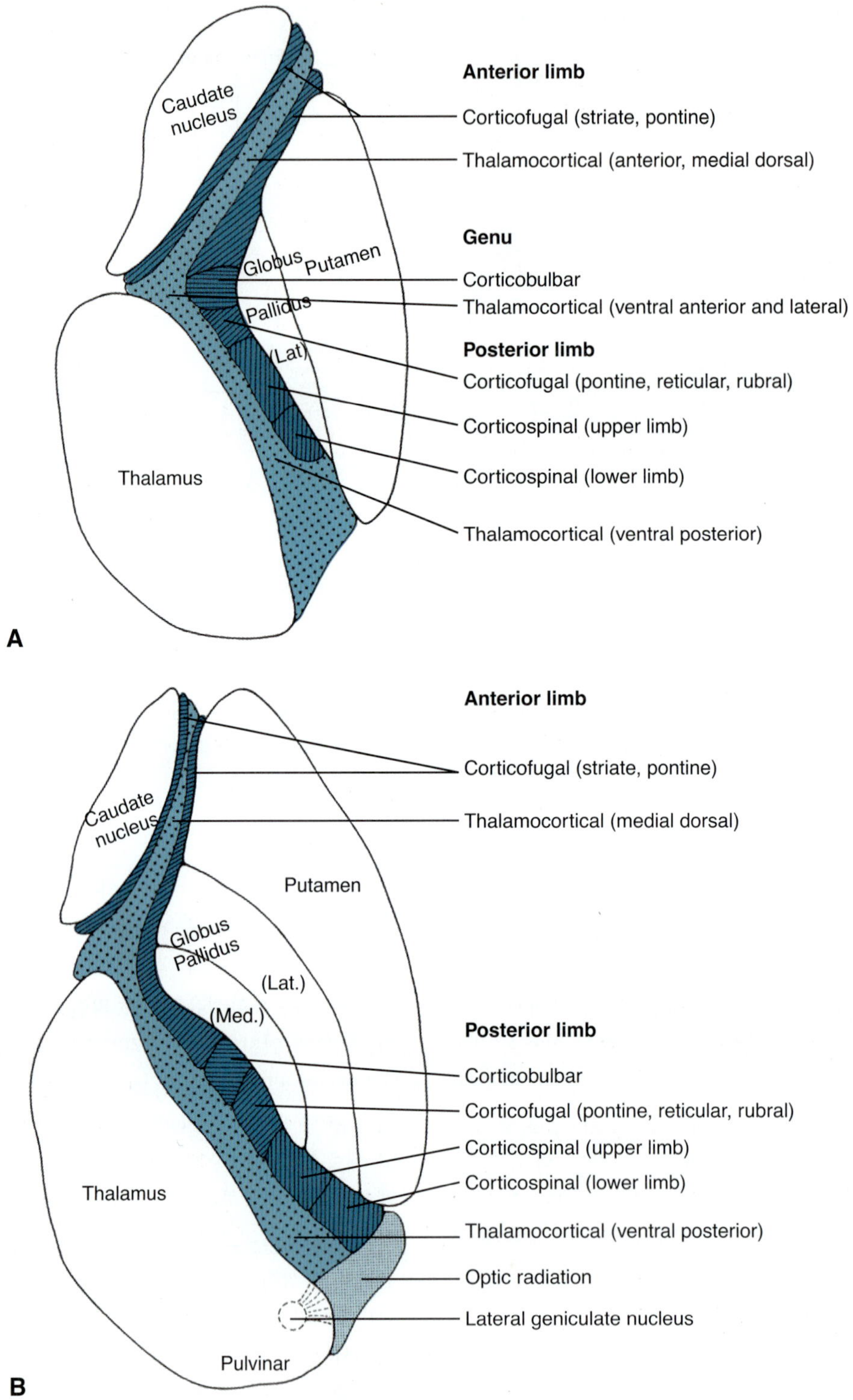

그림 16-5 속섬유막 성분. **A.** 상부 높이. **B.** 하부 높이.

Clinical Connection

속섬유막뒤다리posterior limb of the internal capsule는 임상적으로 대단히 중요한데, 그 이유는 뇌출혈 또는 뇌졸중이 가장 빈번하게 발생하는 부위이기 때문이다. 게다가 이 부위가 손상될 경우, 징후와 증상이 다른 중추신경계에 발생한 비슷한 크기의 병변에 비해 훨씬 광범위하게 나타난다. 속섬유막뇌졸중capsular stroke이 발생한 후, 환자는 신체 반대쪽에서 강직마비spastic paralysis(피질척수로 손상에 의해 나타남)와 반감각소실hemianesthesia(체성감각 시상부챗살 손상에 의해 나타남)을 나타낸다. 반대쪽 아래 얼굴 마비(피질핵로 손상에 의해 나타남)도 나타낸다. 렌즈핵뒤다리retrolenticular limb가 손상될 경우 반대쪽 동측반맹contralateral homonymous hemianopsia(시각부챗살 차단에 의해 나타남)이 초래된다.

핵의 배쪽에 위치하는 속섬유막 부위, 즉 속섬유막 렌즈핵밑다리sublenticular limb of the internal capsule에 분포한다.

기능영역 FUNCTIONAL AREAS

해부학적으로 대뇌피질을 몇 개의 이랑gyrus으로 이루어진 엽lobe(전두엽, 두정엽, 측두엽, 후두엽, 변연엽, 대뇌섬)으로 나눠 설명할 수 있다(그림 16-6A, 그림 16-7A). 기능적으로는 대뇌피질을 브로드만Brodmann에 의해 붙여진 숫자로 표시된 영역으로 설명할 수 있다. 흥미롭게도 브로드만이 부여한 이 영역들은 기능을 기반으로 한 것이 아니라 조직 구조를 기반으로 한 것이었다. 피질영역과 피질기능부위, 그리고 파괴성 병변의 효과를 표 16-1(239쪽 참조)에 정리해 놓았다.

전두엽 이마엽 · FRONTAL LOBE

전두엽은 전체 대뇌피질의 약 40%를 차지하며, 다른 동물에 비해 사람에서 크기와 신경연결이 훨씬 더 분화되어 있다. 전두엽에는 여섯 개의 기능영역, 즉 (1) 일차운동영역primary motor area, (2) 전운동영역premotor area, (3) 보조운동영역supplementary motor area, (4) 전두엽눈영역frontal eye field, (5) 전전두엽피질prefrontal cortex, (6) 브로카언어영역Broca speech area이 존재한다.

일차운동영역primary motor area [MI]는 브로드만영역 4Brodmann area 4에 해당하며, 중심앞이랑 뒷부위posterior part of the precentral gyrus 및 그 인접 부위의 중심옆소엽paracentral lobule에 위치한다(그림 16-6B, 그림 16-7B). 일차운동피질MI에는 반대쪽 신체의 움직임을 조절하는 신경세포들이 상하가 뒤집힌 채 몸 형태대로, 즉 다리는 중심옆소엽paracentral lobule에, 팔은 중심앞이랑 등쪽부위dorsal part of the precentral gyrus에, 얼굴은 중심앞이랑 가장 배쪽에 배열되어 있다(그림 16-6C, 그림 16-7C). 움직임을 조절하는 피질영역의 크기는 특정 움직임과 연관된 정교함의 정도에 비례한다. 일차운동피질에 병변이 발생하면 손상된 피질의 반대쪽 신체에서 근력약화weakness가 초래된다(그림 16-6D, 그림 16-7D).

Clinical Connection

피라미드세포와 과립세포의 밀도 그리고 여러 피질층의 두께가 일정하지 않으므로 피질은 부위별로 서로 다른 양상 또는 세포구축학적 특징을 나타낸다. 이렇게 다른 세포구축학적 특징을 기준으로 1909년 브로드만은 대뇌피질을 분류하여 숫자를 부여하였다. 사람의 대뇌피질을 전기로 자극하여 얻은 기능적 연구가 도입되면서 숫자로 나타낸 브로드만영역이 다양한 피질영역의 기능과 잘 부합한다는 사실을 알게 되었다. 이런 이유로 **브로드만영역**Brodmann area은 세포구축학적 영역이면서 동시에 기능영역이 되었다.

전운동피질premotor cortex(전운동영역premotor area)은 브로드만영역 6에 해당하며 대뇌반구 외측면에 있는 일차운동피질의 앞쪽 중심앞이랑에 위치한다. 이 부위를 전기자극할 경우에도 반대쪽 신체에서 움직임이 일어나지만 일차운동피질을 자극할 때와 비교하여 움직임은 더 느리고 더 큰 근육군에서 수축이 일어난다. 전운동영역은 기저핵basal ganglia으로부터 강한 입력을 받으며 숙련된 움직임을 일으키기 위해 필요한 자세조절 운동의 편성programming에 관여한다.

보조운동영역supplementary motor area은 브로드만영역 6이 전두엽 내측면으로 연장된 부위이다(그림 16-7B). 따라서 이 부위는 대뇌피질 볼록면 일부(일차운동피질의 앞쪽에 위치하는 상전두이랑superior frontal gyrus)와 내측면에 위치한다. 이 부위를 자극하면 신체 양쪽에서 움직임이 유발된다. 보조운동영역은 복잡한

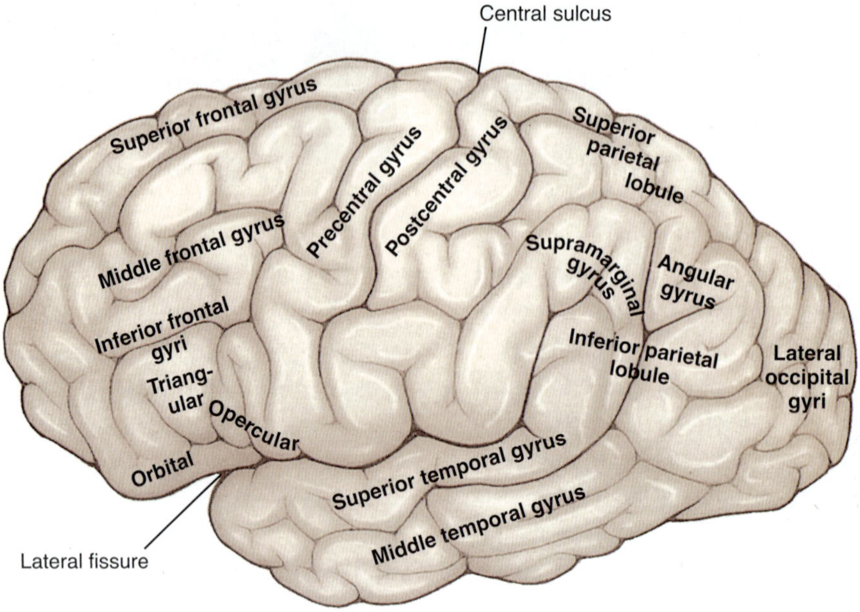

A. Principal gyri and sulci

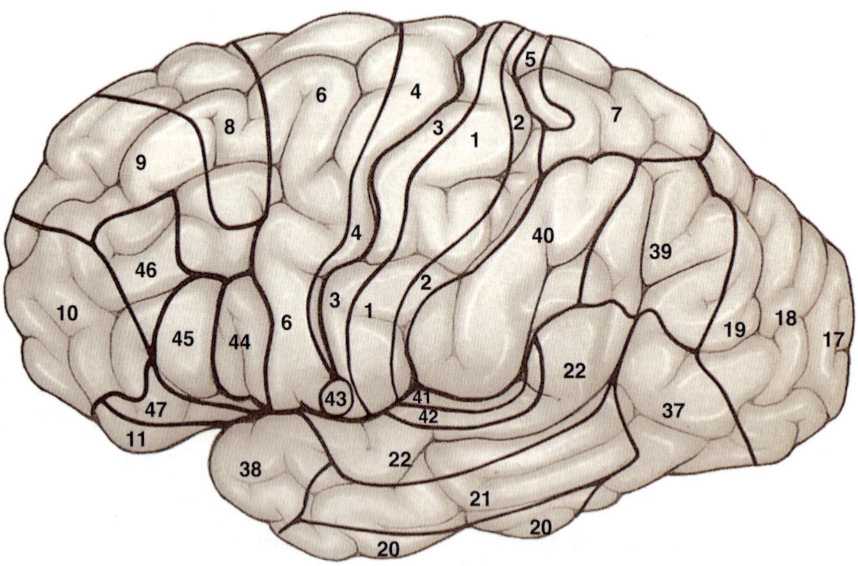

B. Brodmann areas

그림 16-6 좌측 대뇌반구 외측면. **A.** 이랑과 고랑. **B.** 브로드만영역.

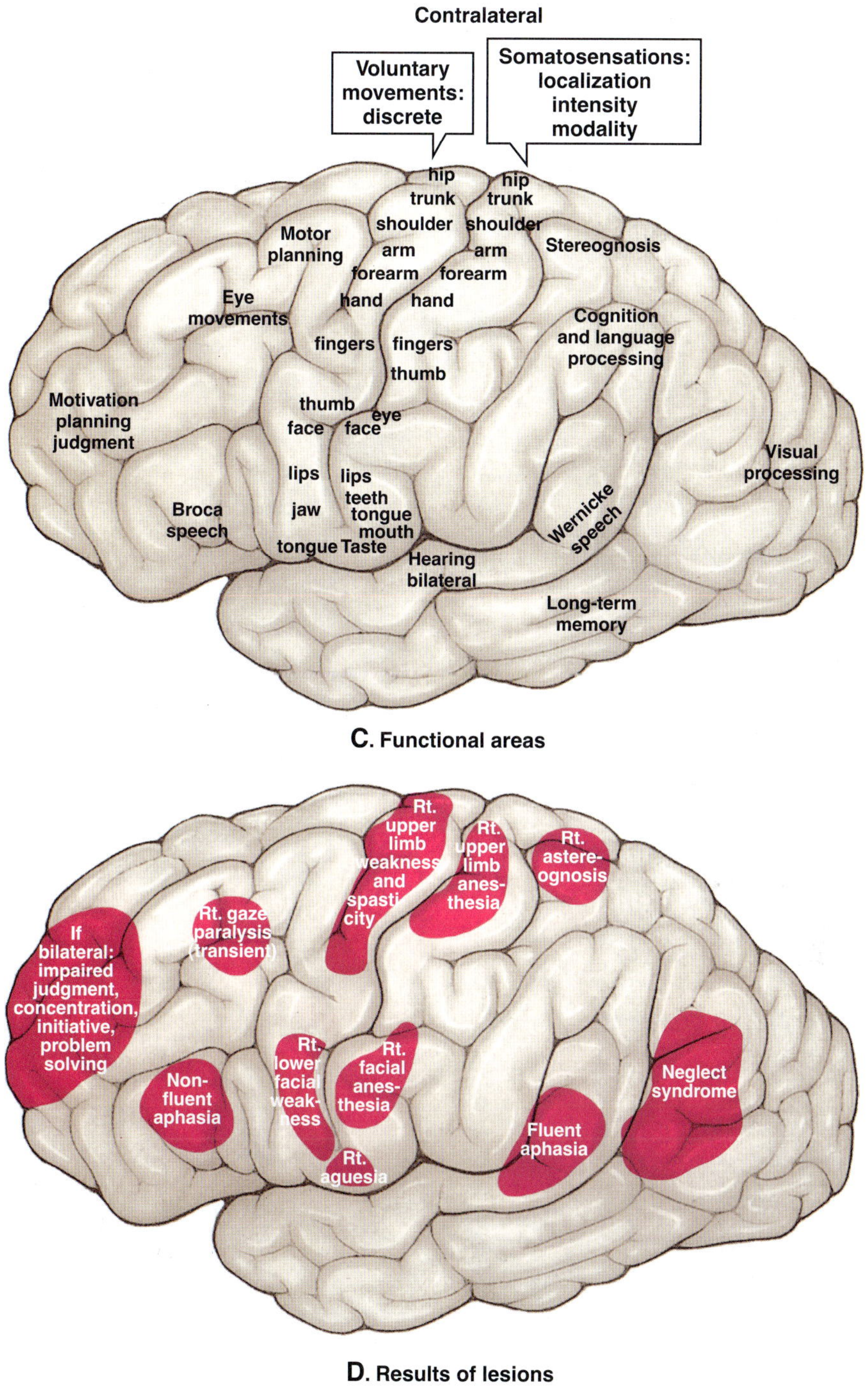

그림 16-6 (계속) C. 기능영역. D. 병변의 결과.

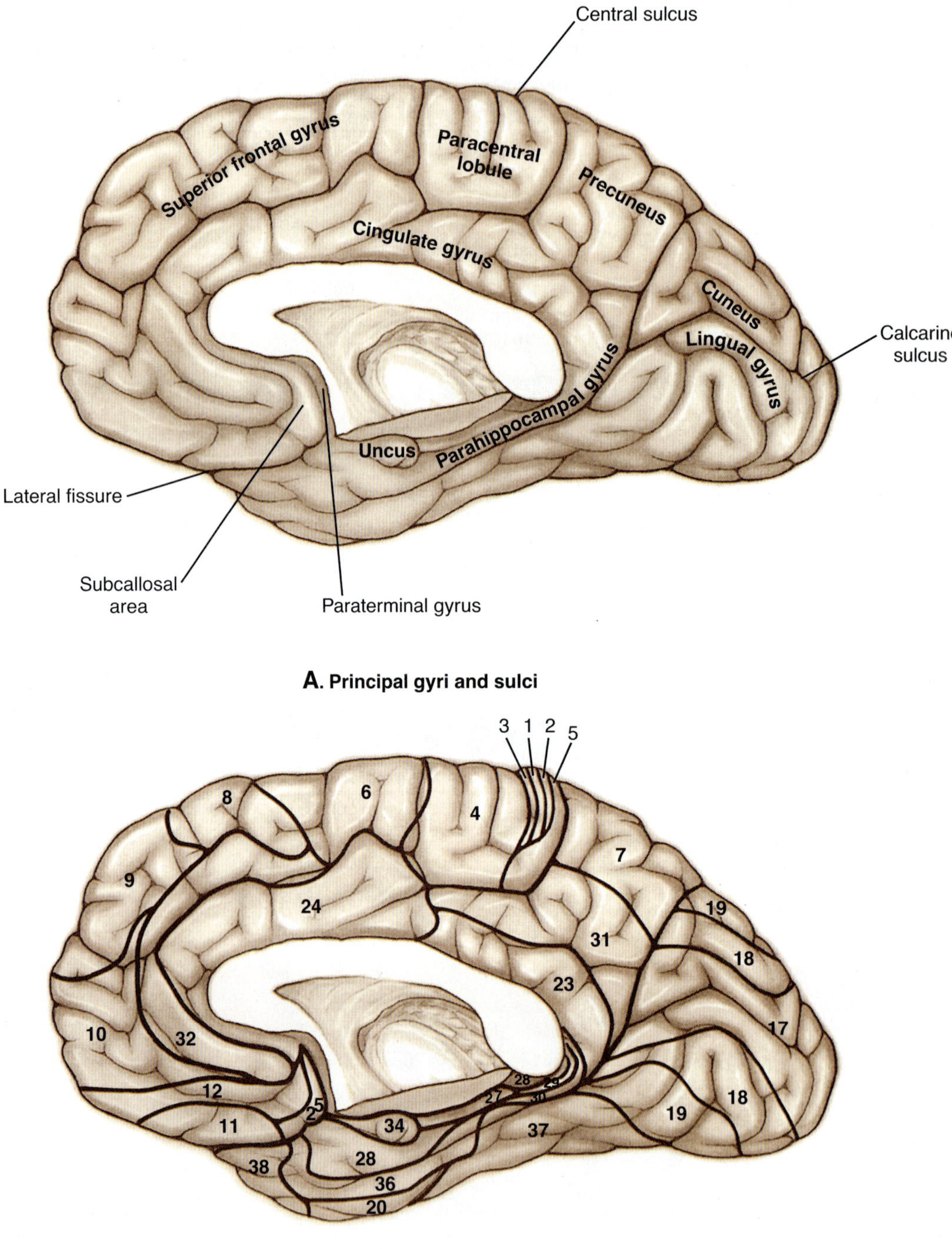

그림 16-7 우측 대뇌반구 내측면. **A.** 이랑과 고랑. **B.** 브로드만영역.

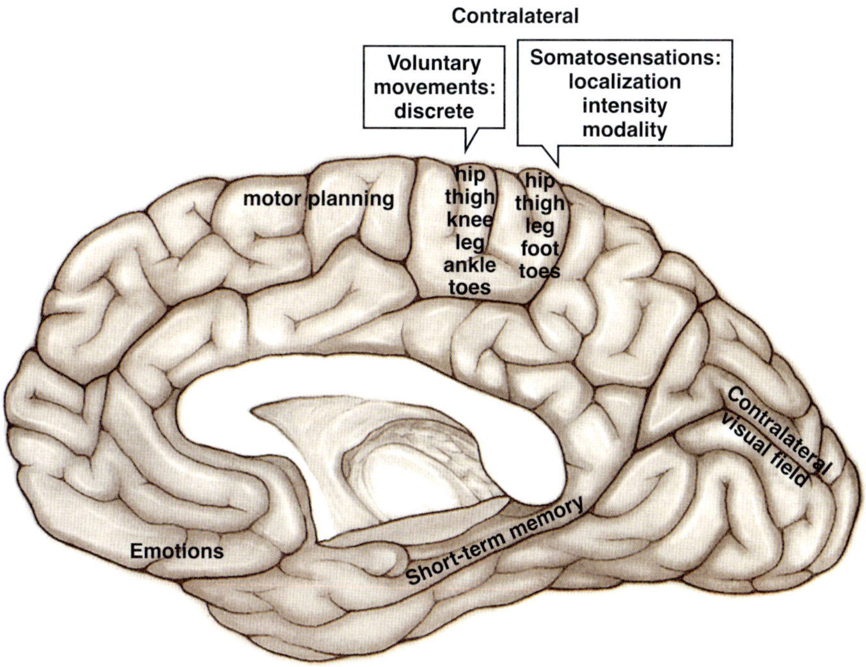

C. Functional areas

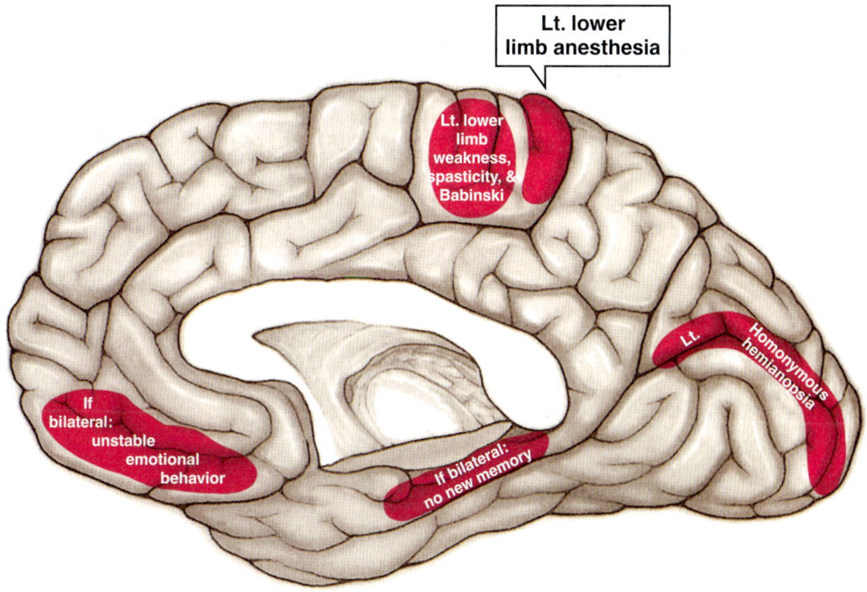

D. Results of lesions

그림 16-7 (계속) C. 기능영역. D. 병변의 결과.

움직임을 기획하는 운동 계획에 관여한다. 기능적 자기공명영상fMRI 연구에 따르면 복잡한 움직임을 실행할 때는 일차운동피질과 전운동피질, 보조운동영역이 활성화되지만, 움직임에 대한 생각만 할 때는 보조운동영역만 활성화된다.

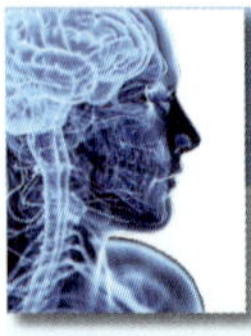

Clinical Connection

보조운동영역에 발생한 국소병변은 흔히 **운동실행증**motor apraxia을 초래하여 마비되지 않았는데도 불구하고 의도한 운동을 실행하지 못하게 된다. 예를 들면, 실행증 환자는 혀를 내밀어보라고 요청받았을 때는 혀를 내밀 수 없지만 수분 후 입술을 핥기 위해서는 자발적으로 혀를 내밀 수 있다. 실행증은 전운동영역이나 두정엽연합영역 병변에 의해서도 발생할 수 있다.

전두엽눈영역frontal eye field은 브로드만영역 8에 해당하며 브로드만영역 6의 바로 앞에 위치하지만, 주로 중간전두이랑에 위치하며 일부에서는 인접 상전두이랑과 중심앞이랑으로도 확장되어 있을 수 있다(그림 16-6D). 이 부위를 자극하면 눈이 반대쪽으로 동향편위되며, 한쪽에 병변이 생기면 눈이 같은쪽으로 잠시 동안 편위되고 반대쪽 주시마비를 나타낸다(그림 16-6D).

전전두엽피질prefrontal cortex은 전체 대뇌피질의 거의 1/3을 차지하며, 브로드만영역 6, 8, 45의 앞쪽 전두엽의 외측면과 내측면, 아랫면에 위치한다(그림 16-6B, 그림 16-7B). 이 부위는 전두엽연합피질이라고도 불리며, 안와전두영역orbitofrontal area과 등쪽외측영역dorsolateral area으로 나뉜다. 안와전두영역은 전두엽의 배쪽면에 위치하며, 안와이랑눈확이랑·frontal gyrus과 뇌들보의 앞쪽 내측 대뇌반구를 포함한다. 등쪽외측 전전두엽영역은 운동피질과 브로카언어영역Broca speech area의 앞쪽에 있는 전두엽 볼록면의 상전두이랑과 중간전두이랑, 하전두이랑을 포함한다. 안와전두영역은 변연계 및 사회적 행동과도 밀접하게 연관되어 있는 반면, 등쪽외측영역은 집중력concentration과 개념화 능력conceptualizing, 기획력planning, 판단력judgment, 문제해결력problem solving 같은 인지능력과 연관되어 있다. 양쪽 등쪽외측전전두엽피질이 손상된 환자들은 쉽게 산만해지며 주도권·야망, 책임감, 판단력, 예지력을 잃어버린다. 양쪽 안와전두엽피질이 손상된 환자들은 수용가능한 사회적 행동에 대한 감각을 잃어버린다. 한때 전전두엽백색질절단술prefrontal leucotomy(신경로를 잘라 전전두엽을 나머지 뇌로부터 고립시킴)과 전전두엽절제술prefrontal lobectomy(전전두엽피질을 제거함)을 조절되지 않는 행동장애를 치료하기 위해 흔히 시행한 적이 있지만, 수술을 받은 환자들이 대개 심각한 인격 변화를 나타내었기 때문에 현재는 시행하지 않는다.

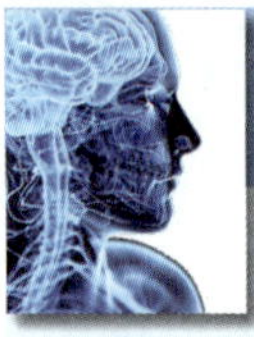

Clinical Connection

전전두엽피질prefrontal cortex의 기능에 대한 식견은 피네아스 게이지Phineas Gage(그는 미국 철도회사에 근무하고 있었으며 사고로 다이너마이트 다짐봉이 그의 전두엽 부위를 관통하는 사고를 당함)가 전전두엽절단 손상을 겪었던 19세기 중엽에 처음으로 보고되었다. 사고 전 게이지는 시간을 잘 지키고 예의 바르고 매우 품위 있는 모범적인 종업원이었다. 사고에서 회복된 후 게이지는 책임감을 완전히 상실하였고 충동적이며 화를 잘 내고 불경스럽게 바뀌었으며 그의 남은 삶을 목적 없이 방황하였다.

많은 기능들이 전전두엽에 의해 일어난다고 생각되지만, 심한 양측성 병변도 종종 알아챌 수 없을 정도의 경미한 변화를 일으키기도 한다. 결과적으로 전전두엽피질은 특정 기능을 수행하기 보다는 다른 피질영역들을 조정하는 역할과 곧 일어날 상황에 대한 적절한 행동을 유발하는데 관여하는 것으로 여겨진다.

브로카영역Broca area은 하전두이랑의 삼각부 및 덮개부에 위치하며 언어와 연관되어 있다(뒤에서 설명함).

두정엽 마루엽·PARIETAL LOBE

두정엽피질은 전체 대뇌피질의 약 20%를 차지하며 세 가지 기능영역, 즉 (1) 일차체성감각영역, (2) 이차체성감각영역, (3) 연합영역을 포함하고 있다.

일차체성감각영역primary somatosendory area [SI]은 중심뒤이랑postcentral gyrus 및 이곳과 인접한 중심옆소엽paracentral lobule에 위치한다(그림 16-6A, 그림 16-7A).

일차체성감각영역SI은 4개의 세로구역으로 이루어져 있다. 브로드만영역 3a는 사지의 고유감각을 받아들이며 브로드만영역 4(일차운동피질MI)에 인접한 중심고랑central sulcus 기저부에 있는 피질조직을 포함하고 있고, 브로드만영역 3b는 피부로부터 들어오는 정보(촉각, 예리한 통각, 온도감각)를 받아들이며 중심고랑 뒷벽에 위치하고, 브로드만영역 1은 브로드만영역 3b로부터 정보를 받아 처리하는 역할을 하며 중심뒤이랑 볼록면의 앞쪽 2/3에 위치하고, 브로드만영역 2는 고유감각과 피부감각 정보를 조합하는 역할을 하며 중심뒤이랑 볼록면의 뒤쪽 1/3 및 이곳과 인접한 앞벽에 위치한다. 일차감각피질SI cortex에는 반대쪽 신체가 몸 형태를 이루며 배열되어 있는데, 머리는 중심뒤이랑 배쪽에, 팔은 등쪽(그림 16-6C)에, 다리는 중심옆소엽 뒷부분(그림 16-7C)에 배열되어 있다. 특정 신체 부위와 관련된 대뇌피질의 총 면적은 해당 신체 부위의 민감도와 연관되어 있으며 해당 신체 부위의 실제 크기와는 상관 없다. 사람의 일차체성감각피질을 자극하면 반대쪽 신체의 국소 부위에서 저린감numbness 또는 얼얼한 감각tingling이 나타난다. 이 부위에 병변이 생기면 반대쪽 신체에서 식별촉각 및 고유감각을 소실한다(그림 16-6D, 그림 16-7D). 게다가 자극에 대한 정교한 위치파악과 예리함, 찌르는 강도뿐 아니라 온도감각도 손상된다. 통증은 이 영역에 의해 유발되지 않으며 이 영역을 제거하여도 통증이 사라지거나 완화되지 않는다.

이차체성감각영역secondary somatosensory area [SII]은 두정엽 덮개parietal operculum로부터 대뇌섬 뒷부분posterior part of the insula까지 이어져 있는 좁고 길쭉한 피질부위이다. 두정엽 덮개parietal operculum는 중심뒤이랑과 이어져 있는 피질조직으로서 외측고랑의 상부 벽을 이룬다. 이런 이유로 두정엽 덮개는 대뇌섬insula 위에 위치하여 대뇌섬을 덮고 있다. 이차체성감각피질SII에서의 몸 형태 배열은 아직 명확히 밝혀지지 않았다.

체성감각피질의 뒷부분은 두정엽연합영역으로 상두정소엽superior parietal lobule과 하두정소엽inferior parietal lobule으로 이루어져 있다. 상두정소엽superior parietal lobule은 브로드만영역 5(앞쪽에 위치)와 브로드만영역 7(뒤쪽에 위치)로 이루어져 있다(그림 16-6B, 그림 16-7B). 브로드만영역 5는 주로 일차체성감각피질SI로부터 입력을 받는 반면, 브로드만영역 7은 체성감각영역과 시각영역, 운동영역과 광범위하게 연결되어 있다. 하두정소엽inferior parietal lobule은 모서리위이랑supramarginal gyrus(브로드만영역 40)과 모이랑각회·angular gyrus(브로드만영역 39)으로 이루어져 있으며, 이 이랑들은 시각영역과 청각영역, 체성감각영역, 운동영역, 전전두엽연합영역과 연결되어 있다. 두정엽연합영역의 좀 더 위쪽 및 앞쪽 부위는 입체감각인식stereognosis과 신체부위 인식, 운동과제의 순차적 실행과 관련되어 있다. 이 부위에 병변이 생기면 신체 반대쪽에서 입체실인증astereognosis과 신체실인증asomatognosia(신체 부위의 존재를 부정함)을 나타내고, 우세대뇌반구가 손상될 경우에는 감각실행증sensory apraxia을 나타낸다. 두정엽연합영역의 좀 더 아래쪽 부위는 언어language 및 인지cognition 기능과 관련되어 있다. 모서리위이랑supramarginal gyrus은 말하기speech에 중요한 역할(뒤에서 설명함)을 하는 반면, 모이랑angular gyrus은 언어language 및 인지congnition 기능과 연관되어 있다. 우세대뇌반구의 모이랑 및 이곳에 인접한 후두엽피질이 손상되면 실독증alexia(읽지 못함)과 실서증agraphia(글자를 쓰거나 철자를 쓰지 못함), 계산불능증acalculia(단순한 계산을 하지 못함)이 초래된다. 모이랑 및 이곳과 인접한 측두엽피질이 손상되면 반대쪽에 위치한 물체의 존재를 부정하는 무시증후군neglect syndrome이 초래된다(그림 16-6D).

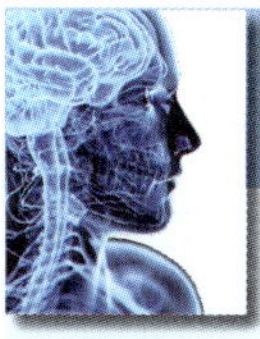

Clinical Connection

무시증후군neglect syndrome 환자는 신체 반대쪽과 반대쪽 주변을 인식하지 못한다. 예를 들면, 우측 대뇌반구가 손상된 환자는 신체 좌측을 씻지 않으며 실제로 좌측 팔다리가 자신의 것이 아니라고 부인하기도 한다. 게다가 좌측 시야에 위치한 물체들(예, 식판 좌측에 놓인 커피 잔)은 환자의 마음 속에 존재하지 않는다. 이 증후군은 비우세대뇌반구nondominant hemisphere에 병변이 발생한 경우 더 뚜렷하게 나타난다.

우세대뇌반구의 모이랑 및 이곳과 인접한 후두엽에 생긴 병변은 **게르스트만증후군Gerstmann syndrome**을 초래하는데, 이 증후군은 (1) 손가락실인증finger agnosia(각 손의 여러 손가락을 구별하지 못함), (2) 계산불능증acalculia, (3) 좌우혼동right-left confusion(좌측과 우측을 구별하지 못함), (4) 실서증agraphia, (5) 실독증alexia을 나타낸다.

후두엽 뒤통수엽 · OCCIPITAL LOBE

후두엽은 전체 대뇌피질의 약 15%를 차지하며 일차시각피질primary visual cortex [V-I]과 시각연합영역visual association area을 포함하고 있다. 일차시각피질V-I(브로드만영역 17; 줄무늬피질striate cortex이라고도 함)은 시각부챗살optic radiation로부터 정보를 받아들이며 새발톱고랑calcarine sulcus의 벽을 이루는 이랑에 위치한다(그림 16-7A와 B). 쐐기소엽cuneus은 새발톱고랑의 상부벽을 형성하며 이곳에는 반대쪽 시야의 아래쪽 절반이 배열되어 있다. 혀이랑ligual gyrus은 새발톱고랑의 하부벽을 형성하며 이곳에는 반대쪽 시야의 위쪽 절반이 배열되어 있다. 황반시각macular vision은 일차시각피질 V-I 뒤쪽 절반 전체에 분포되어 있다(그림 12-4A). 일차시각피질의 편측 병변은 반대쪽 동측반맹contralateral homonymous hemianopsia을 초래한다(그림 16-7D). 그렇지만 후대뇌동맥posterior cerebral artery의 분지인 새발톱동맥calcarine artery을 침범하는 혈관병변의 경우에는 황반보존macular sparing이 일어나는데, 그 이유는 중간대뇌동맥middle cerebral artery으로부터 후두극occipital pole으로 혈액을 공급하는 혈관은 온전하기 때문이다.

나머지 후두엽은 줄무늬곁피질parastriate cortex(브로드만영역 18; 브로드만영역 17과 경계를 이룸)과 줄무늬주위피질peristriate cortex(브로드만영역 19; 후두엽 외측면의 대부분을 이룸)로 이루어져 있다. 이 영역들은 양쪽 줄무늬피질로부터 시각정보를 받아들이며 색깔과 형태, 위치, 시야에서 물체가 움직이는 방향과 관련된 복잡한 시각인식에 중요한 역할을 한다. 두 그룹의 신경로가 시각연합영역으로부터 출발한다. 등쪽신경로dorsal or "where" group는 시야에 있는 물체의 위치와 움직이는 방향과 관련된 정보를 두정엽연합영역을 전달하며, 이 정보들은 이어서 전운동피질과 전두엽눈영역, 전전두엽피질로 투사한다. 배쪽신경로ventral or "what" group는 색깔 및 형태와 관련된 정보를 배쪽외측 측두엽피질(이곳에서 어떤 물체인지를 인식함)로 투사한다.

측두엽 관자엽 · TEMPORAL LOBE

측두엽피질은 전체 대뇌피질 중 거의 25%를 차지하며 일차청각피질뿐 아니라 감정과 고위정신기능(기억, 말하기)과 연관된 영역을 포함하고 있다. 일차청각피질primary auditory cortex [AI](브로드만영역 41)은 헤쉴이랑transverse temporal gyrus of Heschl에 위치하며, 헤쉴이랑은 외측고랑lateral fissure 바닥에 묻혀 있다(그림 16-6, 그림 13-3). 브로드만영역 41 바로 옆에는 브로드만영역 42(이차청각영역secondary auditory area)가 위치하고 있으며, 이차청각영역 인접부위는 브로드만영역 22(상측두이랑superior temporal gyrus에 위치함)로서 청각연합영역이다. 일차청각영역을 전기로 자극하면 웅얼거림, 윙윙거림, 딸깍거림, 울림으로 설명하는 잡음이 생기는 반면, 브로드만영역 22의 청각연합영역을 자극한 경우에는 휘파람, 종소리 등으로 인식되는 소리가 생긴다. 일차청각영역 중 한쪽에 병변이 생긴 경우에는 청각소실이 뚜렷하지 않은데, 그 이유는 중추청각로가 양측성으로 정보를 전달하기 때문이다. 그러나 이러한 편측 병변이 생겼을 경우 특히 병변 반대쪽 귀에서 소리가 발생한 거리 또는 방향을 인식하는데 장애를 나타낸다.

나머지 측두엽은 외측면에서는 상측두이랑superior temporal gyrus과 중간측두이랑middle temporal gyrus, 하측두이랑inferior temporal gyrus으로 이루어져 있고, 배쪽면에서는 후두측두이랑occipitotempral gyrus(방추형이랑fusiform gyrus)과 해마곁이랑parahippocampal gyrus으로 이루어져 있다. 상측두이랑 뒤쪽 부위는 언어기능과 연관되어 있고, 해마곁이랑은 변연엽에 속하는데, 이 이랑들에 대해서는 뒤에서 다룬다. 다른 측두엽 부위는 고위연합영역으로서 전두엽연합영역과 두정엽연합영역, 후두엽연합영역, 변연엽연합영역과 광범위하게 연결되어 있으며 장기기억long-term memory(사람, 장소, 물건과 관련된 과거 기억의 회상)에 핵심적인 역할을 한다. 하측두이랑과 중간측두이랑, 그리고 상측두이랑 앞부위는 물체를 시각적으로 인식하는데 핵심적인 역할을 하며, 이 부위가 손상되면 시각실인증visual agnosia이 초래된다. 후두측두이랑(방추형이랑)은 얼굴인식에 핵심적인 역할을 하며, 이 부위에 병변(대개 양쪽 병변을 말하지만 때때로 우측 병변을 의미하기도 함)이 생긴 경우 얼굴실인증prosopagnosia(타인이나 자신의 얼굴을 인식하지 못함)이 초래된다.

대뇌반구 기능의 편측화

HEMISPHERIC LATERALIZATION OF FUNCTION

후각을 제외한 감각기능과 운동기능 측면에서 각 대뇌반구는 반대쪽 신체와 그 주변을 담당한다. 따라서 한쪽 대뇌피질의 일차운동영역이나 일차체성감각영역,

일차시각영역이 손상될 경우 반대쪽 반신불완전마비contralateral hemiparesis나 반대쪽 반감각소실contralateral hemianesthesia, 반대쪽 반맹contralateral hemianopsia이 초래된다. 고위기능(분석적 사고, 감정적·직관적 사고 형성과 언어 이해, 공간 방향, 예술적·음악적 재능 등)은 두 대뇌반구 중 한쪽 대뇌반구에 기능이 더 집중되어 있다. 언어이해중추와 언어표현중추를 포함하는 대뇌반구를 **우세대뇌반구**dominant hemisphere라 부른다. 대뇌피질 조직을 신경외과적으로 절제해야 하는 환자에서 언어우세대뇌반구를 알아내기 위해 여러 가지 검사를 한 결과 언어는 많은 사람(거의 모든 오른손잡이와 50% 이상의 왼손잡이)에서 좌측 대뇌반구가 담당하는

표 16-1 피질 기능 및 병변에 따른 이상 소견 **(계속)**

대뇌엽	구조물	기능	손상되었을 때 나타나는 이상 소견
전두엽 Frontal lobe	중심앞이랑(중심고랑 앞벽)과 중심곁소엽(앞부분)	일차운동영역: 머리와 팔다리에 운동 명령을 내림	반대쪽 아래 얼굴 및 팔다리에서 마비나 불완전마비가 나타남
	중심앞이랑(표면)	전운동영역: 일차운동영역에 운동프로그램을 제공함	운동실행증
	상전두이랑(뒷부분 및 내측부분)	보조운동영역: 운동 계획	운동실행증
	중간전두이랑(뒷부분, 그리고 상전두이랑과 중심앞이랑의 인접부분)	전두엽눈영역: 신속보기 유형의 수의적 안구운동	반대쪽 동향주시가 일시적으로 마비됨
	하전두이랑(우세대뇌반구의 덮개부 및 삼각부)	브로카언어영역: 말 생성	비유창실어증
	상·중간·하전두이랑(등쪽외측 전전두엽의 앞부분)	실행 피질: 문제해결력, 판단력, 기획력 등과 연관되어 있음	양쪽이 손상될 경우 집중력 소실, 포기, 야망 소실, 무관심, 결정장애 등을 나타냄
	안와전두이랑(내측 및 안와부분)	안와전두이랑: 사회적 행동 및 감정 기능	감정 불안정; 예측 불가능하고 사회적으로 용납될 수 없는 행위를 나타냄
	안와이랑(후외측부분)	후각 및 미각 연합영역	냄새와 맛을 식별하지 못함
두정엽 Parietal lobe	중심뒤이랑과 중심곁소엽(뒷부분)	일차체성감각영역: 머리와 팔다리의 일반감각을 담당	반대쪽 머리 및 팔다리의 반감각소실
	상두정소엽		입체실인증, 피부도서감각불능증, 감각실행증
	하두정소엽: 모서리위이랑(그리고 우세대뇌반구의 상측두이랑 인접부위)	인지기능 및 언어기능에 필요한 체성감각과 시각, 청각 처리 기능	전도실어증
	모이랑(우세대뇌반구)		실독증, 실서증, 계산불능증
	모이랑(그리고 우세대뇌반구에 분포하는 모이랑과 인접한 후두엽이랑)		게르스트만증후군
	모이랑(그리고 모이랑과 인접한 측두엽 이랑)		무시증후군
후두엽 Occipital lobe	쐐기소엽과 혀이랑(새발톱고랑의 벽을 형성하고 있음)	일차시각영역: 시각	반대쪽 동측반맹
	줄무늬곁피질 및 줄무늬주위피질	시각연합영역	양쪽이 모두 손상될 경우 색깔을 인식하지 못하며, 공간적 상관관계를 알아차리지 못함(자신의 집 평면도나 익숙한 장소에 대한 약도를 그리지 못함)

표 16-1 피질 기능 및 병변에 따른 이상 소견 (계속)

대뇌엽	구조물	기능	손상되었을 때 나타나는 이상 소견
측두엽 Temporal lobe	횡측두이랑(헤쉴이랑)	일차청각영역: 청각(양측성)	반대쪽 청각과 반대쪽에서 발생한 소리 위치를 파악하는 능력이 약간 나빠짐
	상측두이랑(우세대뇌반구의 뒷부분)	베르니케영역: 언어 이해와 문법 이해	유창실어증
	중간측두이랑	장기기억	양쪽이 모두 손상될 경우 과거 사건에 대한 기억 장애가 생김
	하측두이랑(우세대뇌반구)	물체 이름대기	명칭실어증
	후두측두이랑 또는 방추형이랑(뒷부분)	얼굴 인식	얼굴실인증
	해마곁이랑(내후각영역)	최근 기억	양쪽이 모두 손상될 경우 전향기억상실이 생김
	갈고리이랑 및 이곳과 인접한 조롱박피질	후각	양쪽이 모두 손상될 경우 후각상실증이 생김

것으로 밝혀졌다.

잘쓰는손handedness과 언어우세language dominance는 어린이들이 말을 배우기 이전에 발달한다. 어린이의 좌측 대뇌반구에서 편측 병변이 생긴 경우 우측 대뇌반구가 우세반구의 역할을 떠맡기 때문에 언어 발달은 방해받지 않는다. 심지어 열 살 가까이 된 어린이에서 병변이 생기더라도 언어장애는 대개 다른 대뇌반구가 언어기능을 떠맡을 때까지만 나타난다.

언어우세 이외에도 좌측 대뇌반구는 분석적·추론적 사고와 계산, 말하기와 같은 지적 활동이 우세하다(그림 16-8). 이와는 달리 주로 우측 대뇌반구인 비우세대뇌반구는 감각식별, 감정적·비언어적 사고, 예술적 재능(그림 그리기, 작곡하기 등), 공간인식이 우세하고 얼굴인식도 우세할 것이라 생각된다.

언어영역과 실어증

LANGUAGE AREAS AND APHASIA

언어는 주로 우세대뇌반구의 외측고랑과 접하고 있는 피질영역이 담당한다. 언어영역에는 브로카영역과 베르니케영역이 존재한다. **브로카영역**Broca area(언어운동중추, 언어표현중추)은 좌측 하전두이랑, 특히 덮개부위opercular part(브로드만영역 44)와 삼각부위triangular part(브로드만영역 45)에 위치한다(그림 16-6A~C). 이 영역은 단어를 생성하는 운동프로그램을 포함하고

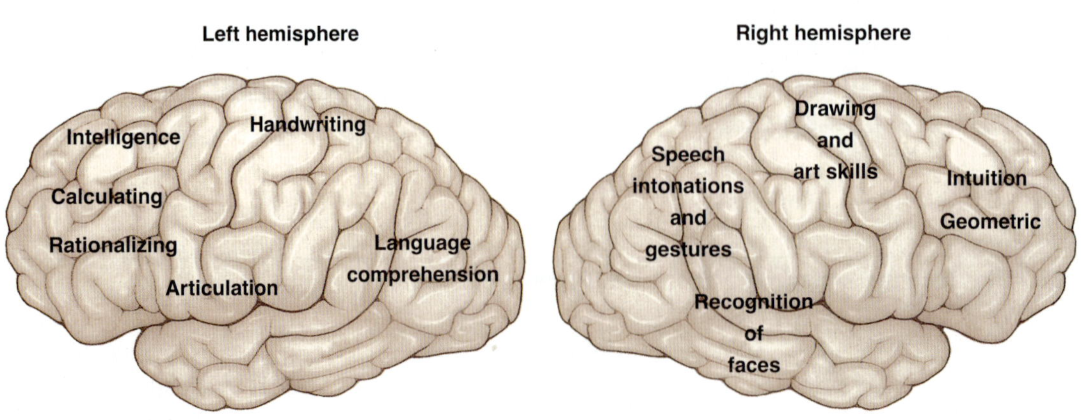

그림 16-8 우측 및 좌측 대뇌반구의 고위정신기능.

있으며 말하는데 이용되는 근육(성대근육, 혀근육, 입술근육)을 조절하는 일차운동영역MI으로 투사한다. 브로카영역에 생긴 병변은 **운동실어증**motor aphasia(**표현실어증**expressive aphasia)과 연관되어 있으며, 단어가 느리게 생각나고 발음이 나쁘며 주로 명사와 형용사로 이루어진 짧은 문장으로 말하기 때문에 언어가 **유창하지 않은 것**nonfluent이 특징이다. 병변이 실제로 하전두이랑의 브로카영역에만 국한된 경우에 실어증은 심하지 않고 일시적으로 나타난다. 병변이 커져 인접 전두엽과 하부의 백색질을 침범할 경우(이 장의 도입부에서 설명한 증례 참조)에 실어증은 심하고 지속적으로 나타난다.

베르니케영역Wernicke area(언어감각중추)은 상측두이랑 뒷부위(브로드만영역 22)에 위치한다(그림16-6A~C). 이 영역은 언어 이해와 공식과 관련된 기전을 포함하고 있다. 베르니케영역 병변은 **감각실어증**sensory aphasia(**수용실어증**receptive aphasia)과 연관되어 있으며, 단어 사용에는 장애를 나타내지만 언어 생성은 정상적으로 일어나므로 언어는 **유창한 것**fluent이 특징이다(그림 16-6D). 환자는 단어를 바꾸거나 의미 없는 단어를 넣어 말하거나, 단어나 의미 없는 긴 구를 함께 연결하여 말한다. 베르니케실어증 환자는 유창하지만 듣거나 읽거나 말할 때 언어를 이해하지 못하며 글을 쓰지도 못한다(실서증agraphia). 좀 더 심하고 지속되는 베르니케실어증은 병변이 더 커서 인접한 중간측두이랑과 하부의 백색질을 침범할 때 일어난다.

오랫동안 활꼴다발arcuate fasciculus(그림 16-3)이 베르니케영역으로부터 말을 생성하는 브로카영역으로 정보를 전달한다고 생각해 왔으며, 이 신경다발이 손상될 경우 전도실어증conduction aphasia이 초래된다. 그러나 최근의 증거에 따라 이 신경다발은 양방향으로 뒤쪽의 언어영역을 전운동영역 및 운동영역과 상호 연결한다는 것을 알게 되었다. **전도실어증**conduction aphasia은 수용실어증과 유사한 언어장애를 나타내지만 언어를 이해할 수 있기 때문에 환자는 적절하게 말하기 위해 반복적으로 시도한다. 게다가 전도실어증은 물건의 이름을 대는데 장애를 나타낸다. 현재 전도실어증은 좌측 상측두이랑과 모서리위이랑, 어쩌면 모이랑을 포함하는 병변에 의해 초래되는 것으로 생각하고 있다. 어떤 경우든 백색질은 손상되지 않고 피질만 손상된 경우에 전도실어증이 발생할 수 있다.

다른 유형의 실어증도 존재하며, 이러한 실어증은 외측고랑과 경계를 이루고 있는 피질조직뿐 아니라 이곳으로부터 약간 떨어져 있는 피질영역 병변, 심지어는 피질하구조물(시상이나 꼬리핵 등) 병변에 의해 초래될 수 있다. **피질경유운동실어증**transcortical motor aphasia는 유창성fluency은 감소하지만 따라 말하기repetition와 이름대기naming, 읽기reading는 정상인데, 이 실어증은 좌측 보조운동영역이나 좌측 전전두엽피질(브로카영역의 앞쪽 및 등쪽 부위)의 병변에 의해 나타난다. **피질경유감각실어증**transcortical sensory aphasia은 유창성은 증가하고 따라 말하기는 정상이지만, 이름대기naming와 읽기, 언어이해에는 장애를 보이는데, 이 실어증은 좌측 측두엽과 두정엽, 후두엽 이음부에 병변이 있을 때 나타난다. **명칭실어증**anomic aphasia은 물체 이름대기naming에 장애를 보이는데, 이 실어증은 좌측 측두엽(측두극으로부터 중간·하측두이랑 뒤쪽부위끼지의 영역 중 어느 부위라도 가능)에 병변이 있을 때 나타난다. **완전실어증**global aphasia은 실어증 중 가장 심각한 경우로 브로카실어증과 베르니케실어증, 전도실어증에서 관찰되는 장애가 함께 나타나므로 언어기능이 거의 완전히 소실된다. 우측 아래 얼굴과 우측 팔 근육 마비를 동반하며 중간대뇌동맥 폐색occlusion of the middle cerebral artery에 의한 광범위한 병변에 의해 발생한다. 비우세대뇌반구에도 앞쪽에는 브로카영역과 유사한 부위가, 뒤쪽에는 베르니케영역과 유사한 부위가 존재한다. 이 영역들은 언어의 감정적 측면과 연관되어 있는 운율prosody과 주기적 선율rhythm melody, 억양intonation을 만들거나 해석한다.

무언증mutism(말하기를 개시하지 못함)은 좌측 대뇌반구 내측면(보조운동영역[상전두이랑]과 전대상이랑anterior cingulate gyrus) 병변에 의해 발생한다. 무언증은 대개 무동증akinesia(움직임을 개시하지 못함)과 동반된다.

Clinical Connection

우측 하전두이랑에 생긴 병변은 억양speech intonation을 만드는데 장애를 나타내는 반면, 우측 상측두이랑 뒷부분에 생긴 병변은 타인의 억양을 해석하는데 장애를 나타낸다.

실독증alexia(글을 읽지 못함)은 좌측 후두엽 손상 그리고 좌우 시각영역과 언어영역(좌측 측두엽에 위치함)을 연결하는 신경로 손상에 의해 나타난다. 뇌들보팽대splenium of the corpus callosum는 침범될 수도 있고 안 될 수도 있다.

연습문제
CHAPTER REVIEW QUESTIONS

질문

16-1. 신피질은 몇 층으로 이루어져 있으며 무엇에 의해 상호연결되는가?

16-2. 복잡한 움직임에 대한 편성기능은 어느 대뇌피질 영역이 담당하는가?

16-3. 손상되었을 때 다음과 같은 이상소견을 나타내는 피질영역의 위치는?

a. 좌측 다리의 무감각과 근력약화, 바빈스키 반응
b. 우측 주시마비
c. 좌측 동측반맹
d. 우측 팔의 근력약화
e. 유창실어증
f. 좌측 무시증후군

16-4. 63세 환자가 갑자기 실어증과 함께 우측 아래 얼굴 및 우측 손에서 근력약화를 나타낸다. 병변(가장 작은)은 어디에 위치하는가?

16-5. 55세 환자가 좌측 강직반신마비와 아래 얼굴의 근력약화, 반감각소실, 동측반맹을 나타낸다. 병변(가장 작은)은 어디에 위치하는가?

16-6. 어떤 환자에게서 좌측 두정엽연합피질을 침범하는 뇌졸중이 발생하였다. 신경학적 검사에서 우측 손에 발견될 가능성이 있는 이상소견은?

a. 온도감각 소실
b. 위치감각 소실
c. 통각 소실
d. 심부촉각 소실
e. 입체실인증

정답 및 설명

16-1. 신피질은 여섯 층으로 구성되어 있다. IV층은 과립세포를 많이 포함하고 있으며 주로 구심투사섬유가 들어가는 부위이다. 과립층보다 하부층infragranular layer은 사실상 원심층으로 많은 원심투사섬유를 낸다. 원심투사섬유는 V층에 분포하는 큰 피라미드세포로부터 주로 기원하며 일부는 VI층에 분포하는 방추세포fusiform neuron로부터 기원한다. 과립층보다 상부층supragranular layer은 연합층이다. II층은 과립세포를 풍부하게 포함하고 있으며 다른 피질영역으로부터 들어오는 입력을 받는다. III층은 수많은 피라미드세포를 포함하고 있으며 연합섬유와 맞교차섬유를 낸다. I층은 인접한 피질영역을 연결시킨다.

16-2. 복잡한 움직임의 편성은 상전두이랑 내측면에 분포하는 보조운동영역에서 일어난다. 보조운동영역에서 발생한 국소병변은 운동실행증을 초래하는데, 실행증은 마비되지 않았는데도 불구하고 복잡한 움직임을 수행할 수 없는 것을 말한다.

16-3.

a. 우측 중심옆소엽
b. 좌측 중간전두이랑 뒷부분에 주로 위치하는 전두엽눈영역
c. 우측 일차시각피질(새발톱고랑을 따라 쐐기소엽과 혀이랑으로 이루어져 있음)
d. 좌측 중심앞이랑에 위치하는 일차운동영역 등쪽부위
e. 좌측 상측두이랑 뒷부분에 위치하는 베르니케언어영역
f. 우측 모이랑 및 이곳에 인접한 측두엽피질

16-4. 좌측 하전두이랑과 중심앞이랑, 그리고 백색질을 침범하는 혈관 병변은 갑작스런 언어상실(브로카실어증)과 우측 아래 얼굴의 근력약화(중심앞이랑 배쪽부우에 분포하는 피질뇌간로 신경세포 손상), 우측 손의 근력약화(중심앞이랑 중간부위에 분포하는 피질척수신경세포 손상)를 초래한다.

16-7. 비우세 측두엽을 침범하는 뇌졸중이 발생한 환자는 어떤 언어기능에 장애를 나타내겠는가?

a. 유창성
b. 운율
c. 따라 말하기
d. 이름대기
e. 읽기

16-8. 65세 남자 환자가 우세대뇌반구에 생긴 두정엽 출혈로 입원하였다. 환자는 느리게 말하며, 언어표현은 주로 의미 없는 말로 이루어져 있다. 환자는 그의 말이 이상하다는 것을 알고 있으며 자신의 의도대로 말을 하려고 반복적으로 계속해서 시도하지만 성공하지는 못했다. 뇌졸중에 의해 손상된 구조물은 무엇인가?

a. 하전두이랑
b. 상두정소엽
c. 중간측두이랑
d. 상전두이랑
e. 하두정소엽

16-5. 좌측 강직 반신마비와 아래 얼굴의 근력약화, 반감각소실, 동측반맹을 초래하는 가장 작은 병변은 우측 속섬유막뒤다리(피라미드로, 피질뇌간로, 시상피질체성감각부챗살, 시각부챗살이 위치함)에서 일어난다.

16-6. 정답: e

시각정보를 이용하지 않고 촉각에 의해 물체를 인식할 수 있으려면 일차감각피질로 들어가는 체성감각로와 물체의 상태(무게, 질감 등)에 대한 기억이 온전해야 한다. 감각이 온전하다면 입체실인증은 두정엽연합피질, 특히 우세대뇌반구의 상두정소엽에서 발생한 병변에 의해 일어난다.

16-7. 정답: b

운율은 말의 리듬과 억양을 말하며 비우세대뇌반구가 그 기능을 담당하고 있다. 말하기와 관련된 다른 특성들은 우세대뇌반구가 담당한다.

16-8. 정답: e

전도실어증은 하두정소엽 앞부분(모서리위이랑이 위치함) 및 이곳과 인접한 상측두이랑(우세대뇌반구의) 병변과 연관되어 있다.

17 변연계: 전향기억상실과 부적절한 사회행동

The Limbic System: Anterograde Amnesia and Inappropriate Social Behavior

생후 12개월 된 남자 아이에게 감정둔마emotional flattening가 발생하였다. 아이는 웃지 않았으며, 따뜻하거나 행복한 표현을 하지 않았다. 소리 흉내 내기와 얼굴 표정 짓기, 그리고 자발적인 옹알이도 하지 않았다. 생후 16개월이 되어도 이 아이는 한 마디 말도 하지 않았으며, 24개월이 되어도 "물마시고 싶어요."와 같은 두세 단어를 엮은 의미 있는 말도 하지 못했다. 성장발달 과정에서 사회성이 결여되는 특징이 관찰되었고 또래의 다른 아이들과 사귀지 못했으며, 부모의 말에도 집중하지 못하였다. 정상적으로 할 수 있는 놀이가 적었으며, 사물에 강박적으로 집착하였고, 자발적으로 정상적인 감정 표현을 하지 못하였고 비정상적으로 짜증을 내었다.

변연계는 피질뉴런과 피질하뉴런으로 이루어진 기능적 시스템을 말한다. 이 뉴런들이 서로 상호연결됨으로써 기억과 행동에 중요한 역할을 하는 복잡한 신경회로를 형성한다.

변연엽 LIMBIC LOBE

'변연limbic'이라는 용어는 경계border를 의미한다. '변연'이라는 용어는 1878년 브로카Broca가 뇌들보corpus callosum 및 입쪽 뇌간rostral brainstem과 경계를 이루고 있는 대뇌반구 내측면에 위치한 대뇌엽을 설명하기 위해 처음으로 사용하였다. 변연엽limbic lobe(그림 17-1)은 뇌들보와 경계를 이루고 있는 띠이랑대상회·cingulate gyrus과 **중격구역**septal area(띠이랑의 앞쪽 연장부위), 그리고 입쪽 뇌간과 경계를 이루고 있는 해마곁이랑parahippocampal gyrus(측두엽에 위치)으로 이루어져 있다.

변연엽limbic lobe은 구조적·기능적으로 다른 구조물들과 연결되어 있다. 변연엽 및 이들과 연결된 구조물을 합쳐서 변연계limbic system라 부른다. 변연엽과 가장 밀접하게 연관되어 있는 두 가지 중추는 해마hippocampus(해마곁이랑 뒷부위의 심부에 위치)와 **편도핵** **amygdala·amygdaloid nucleus**(해마곁이랑 앞부위의 심부에 위치)이다(그림 17-1). 이 두 구조물들은 변연계의 핵심적인 기능 중추이다. 시상하부 역시 변연계와 밀접하게 연관되어 있는데, 시상하부는 해마 및 편도핵과 많은 신경로를 통해 연결되어 있다.

해마 HIPPOCAMPUS

해마는 기억memory과 학습learning에 핵심적인 역할을 한다. 해마는 세 부위, 즉 치아이랑dentate gyrus과 고유해마hippocampus proper, 해마이행부subiculum로 이루어져 있다(그림 17-2). 치아이랑과 고유해마는 원시피질archicortex(대뇌피질 중 계통발생학적으로 가장 오래된 구조물)에 속한다. 해마이행부는 고유해마와 **내후각영역entorhinal area**(해마곁이랑에 속함) 사이에 존재하는 이행부 피질이다. 해마곁이랑parahippocampal gyrus은 신피질neocortex(계통발생학적으로 가장 최근에 생긴 구조물)에 속한다.

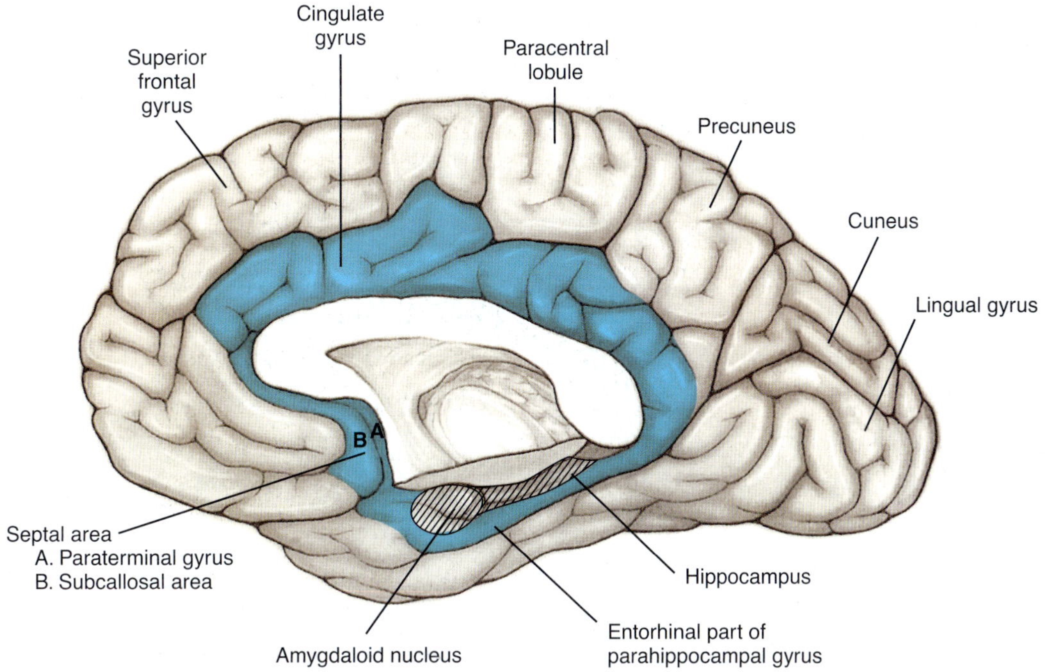

그림 17-1 변연엽(색칠한 부분)과 해마, 편도핵의 위치.

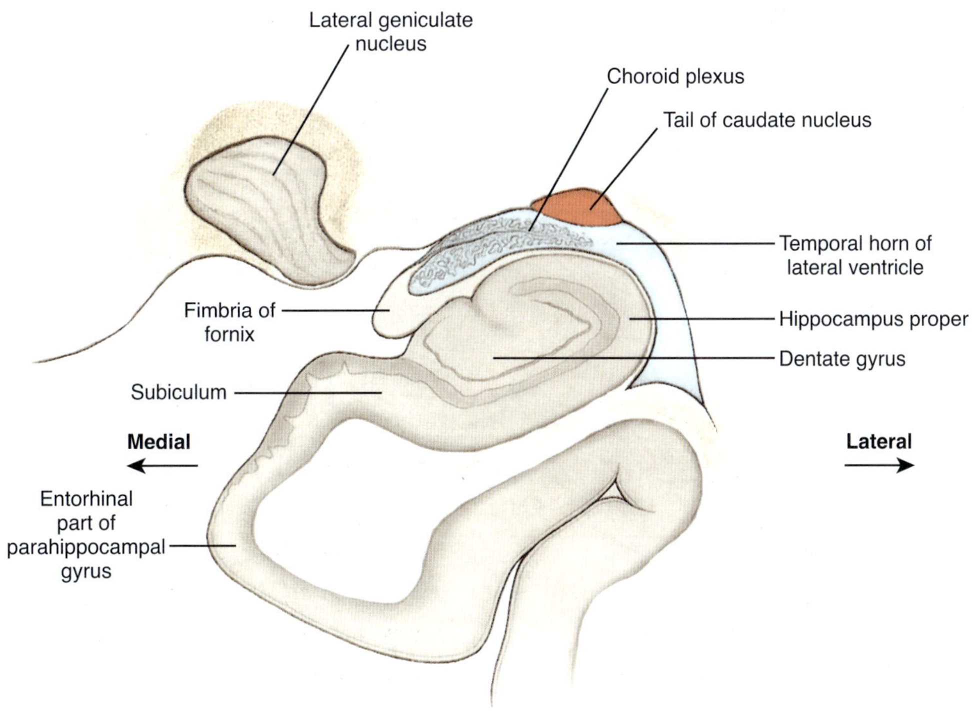

그림 17-2 해마의 관계를 보여주는 해마 관상단면.

신경연결 CONNECTIONS

해마hippocampus는 외측뇌실 측두각 바닥에 위치하는 길이 약 2인치 정도의 구조물로 해마sea horse와 닮았다(그림 17-3). 해마로 들어가는 입력은 내후각영역entorhinal area으로부터 들어오므로 이 부위를 '해마로 들어가는 관문'이라 부른다. 내후각영역은 주로 띠다발cingulum를 통해 다양한 감각정보를 취급하는 광범위한 피질연합영역으로부터 입력을 받는다. 좌우 대뇌반구의 해마는 해마맞교차hippocampal commissure를 통해 서로 연결된다.

해마는 **파페즈회로**Papez circuit라 불리는 반향회로의 첫 중추이다(그림 17-4). 파페즈회로의 주요 성분은 뇌활fornix(해마와 시상하부를 연결하는 신경다발)이다. 뇌활은 해마백색판alveus hippocampus이 **뇌활 해마술 fimbria of the fornix**로 바뀌면서 시작된다(그림 17-2~4). 해마에서 출발한 해마술은 뇌들보 팽대splenium of the corpus callosum 아래에서 **뇌활다리crus of the fornix**가 된다. 두 뇌활다리는 정중선에서 만나 신경섬유를 교환하는데, 이것을 **해마맞교차hippocampal commissure**라 한다. 각 뇌활다리는 이어서 **뇌활몸통body of the fornix** 쪽으로 향한다. 뇌활몸통은 뇌들보 아래에서 앞쪽으로 주행하여 투명중격 자유모서리에 매달린 후 이어서 아래쪽으로 휘어져 앞맞교차anterior commissure를 향하는데, 이것을 **뇌활기둥column of the fornix**이라 한다. 뇌활은 앞맞교차에서 맞교차앞섬유precommissural fiber(앞맞교차 전방에 위치함)와 맞교차뒤섬유postcommissural fiber(앞맞교차 후방에 위치함)로 나뉜다. 맞교차앞섬유precommissural fiber는 고유해마hippocampus proper로부터 기원하여 중격구역septal region 및 전뇌기저부basal forebrain structure에 분포한다. 맞교차뒤섬유postcommissural fiber는 해마이행부subiculum에서 기원하여 주로 유두체핵에 분포한다.

유두체mammillary body는 유두시상로mammillothalamic tract를 내며, 유두시상로는 내측시상핵과 외측시상핵 사이를 통해 등쪽으로 주행한 후 시상앞핵anterior thalamic nucleus에 종지한다(그림 17-4). 이어서 시상앞핵은 시상띠이랑부챗살thalamocingulate radiation을 통해 띠이랑대상회 cingulate gyrus으로 향하는 축삭을 낸

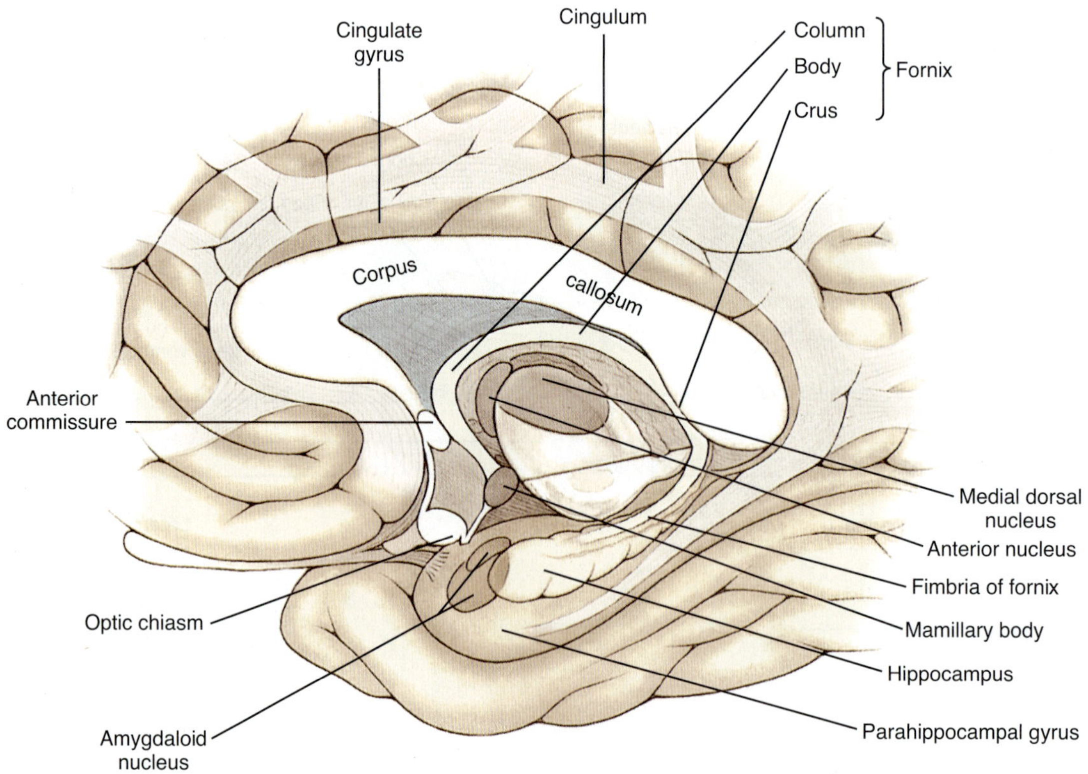

그림 17-3 해마hippocampus와 뇌활fornix, 띠다발cingulum의 관계를 보여주는 대뇌반구의 삼차원 모식도.

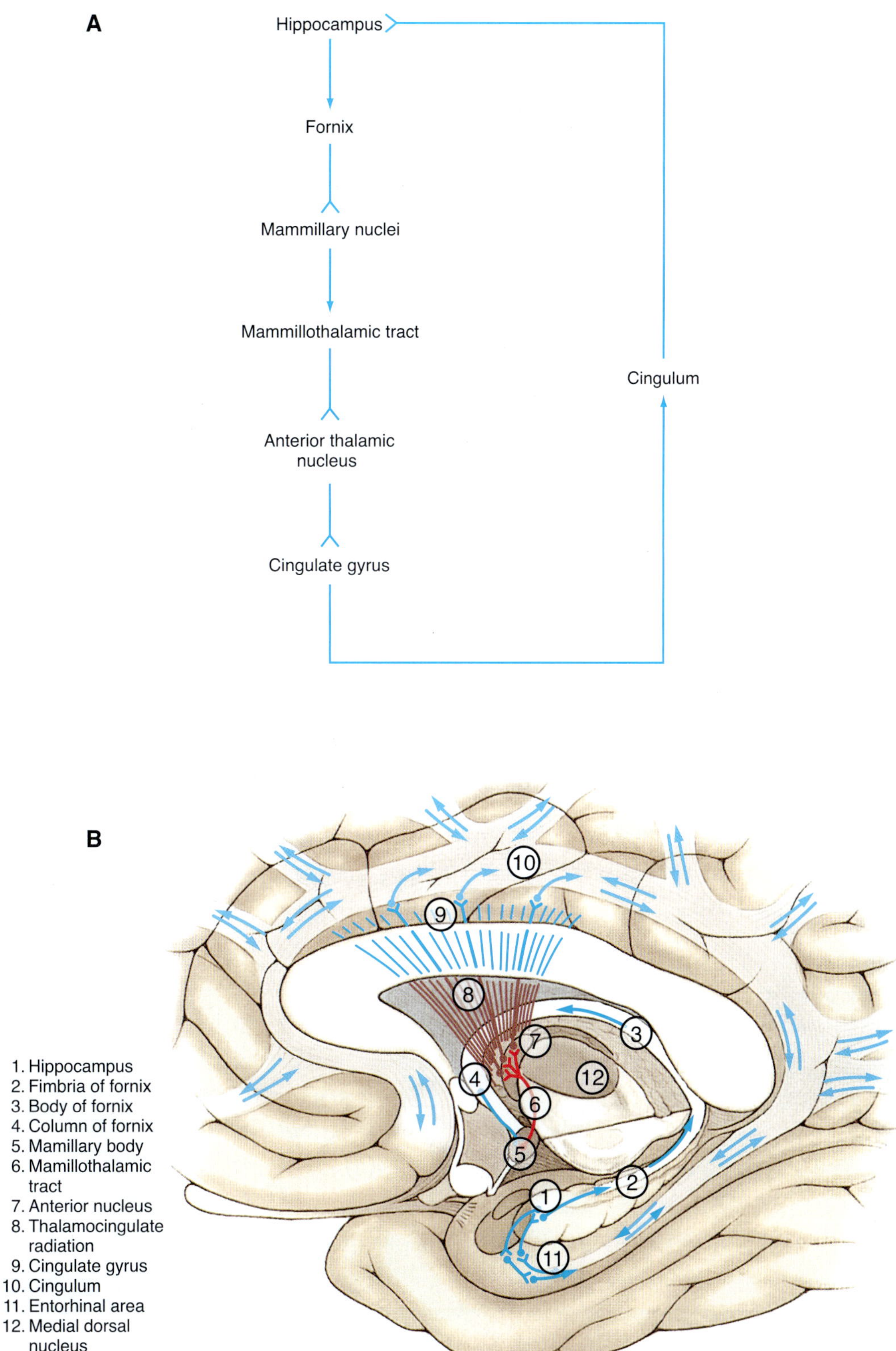

그림 17-4 (**A**) 파페즈회로 및 (**B**) 해마의 기타 신경로.

다. 띠다발cingulum로부터 출발한 흥분파는 내후각구역entorhinal area(해마곁이랑에 위치함)에 도달한 후 이어서 해마로 들어감으로써 파페즈회로Papez circuit가 완성된다.

뇌활fornix 이외에도 해마로부터 중요한 신경로가 출발하는데, 이 신경로는 고유해마hippocampus proper 및 해마이행부subiculum로부터 기원하여 직접 내후각구역entorhinal area으로 들어가며, 이 신경로를 따라 전달되는 흥분파는 이어서 대뇌반구에 존재하는 모든 엽의 연합영역으로 전달된다.

기능 FUNCTION

해마는 기억과 학습의 경화consolidation에 필수적이다. 예를 들면, 양쪽 해마가 심각한 저산소증에 의해 손상될 경우 최근기억 또는 단기기억의 심각한 소실과 학습장애가 초래된다. 이러한 손상으로부터 회복된 환자들은 몇 분 전에 일어난 어떤 사실도 기억하지 못한다(전향기억상실사건후기억상실·anterograde amnesia). 먼 과거의 기억과 지능은 온전하게 유지된다.

해마는 감각연합영역으로부터 모든 정보를 받는다. 특정 항목의 정보가 기억해야 할 만큼 중요하거나 기억하기를 원하거나, 심지어 기억 욕구가 없는 경우에도 해마는 신호를 보내 대뇌피질영역에 장기기억long-term memory 형태로 영구적으로 저장될 때까지 파페즈회로를 계속적으로 반향시킨다.

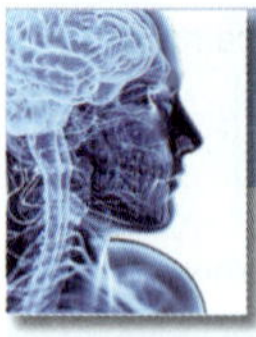

Clinical Connection

알츠하이머병Alzheimer disease은 65세 미만의 환자에서 진행성 치매를 나타내는 것이 특징이다. 65세 이상의 환자에서 나타나는 진행성 치매를 노년치매senile dementia라고 부른다. 두 경우 모두에서 환자들은 점점 더 많이 잃어버리며, 기억과 인지, 지남력, 그리고 행동이 점점 더 이상해진다. 이러한 유형의 치매는 (1) 해마 및 해마와 인접한 내후각구역의 신경세포 소실(그림 17-5)과 (2) 대뇌피질의 콜린신경 감소와 연관되어 있다. 내후각구역(해마곁이랑에 위치함)에서 소실된 신경세포들은 연합피질 및 변연피질로부터 해마로 입력을 제공하던 신경세포들이다. 해마에서 소실된 신경세포들은 해마로부터 연합피질 및 간뇌로 출력을 제공하던 신경세포들이다. 따라서 신피질과 이들 해마 신경로의 소실은 이러한 유형의 치매를 가진 환자들이 나타내는 최근기억 소실을 명확하게 설명할 수 있다. 대뇌피질에서 콜린신경이 감소되는 이유는 전뇌기저부, 즉 전관통질anterior perforating substance에 분포하며 일반적으로 **무명질**substantia innominata이라 불리는 **마이네르트기저핵**basal nucleus of Meynert에 존재하는 아세틸콜린 신경세포가 변성되기 때문이다. 전관통질은 앞쪽의 후각선조olfactory striae로부터 뒤쪽의 시각로optic tract까지 이어져 있다. 정상적으로 이 전뇌기저부 아세틸콜린 신경세포의 축삭들은 신피질에 아세틸콜린을 제공한다. 신피질에서의 아세틸콜린 부족은 더 진행된 단계의 치매에서 나타나는 인지장애에 한 몫을 하게 된다.

변연계 증후군

- 알츠하이머병: 최근 기억 소실을 나타냄
- 클뤼버-부시증후군: 행동 변화를 나타냄
- 코르사코프증후군: 최근 기억 소실 및 작화증을 나타냄

Structures

1. Hippocampus
2. Amygdala
3. Medial dorsal nucleus
4. Parahippocampal gyrus
5. Uncus
6. Mammillary body
7. Mammillothalamic tract

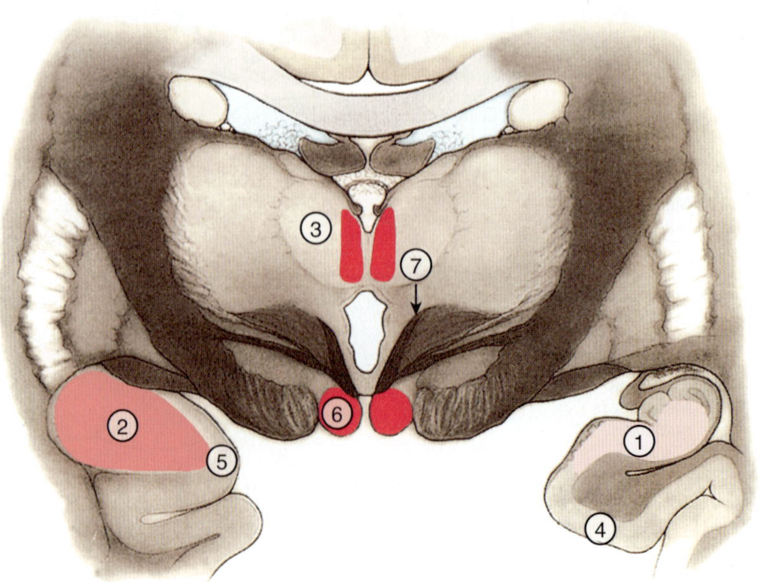

그림 17-5 변연계 증후군과 연관된 부위를 나타낸 유두체를 지나는 관상단면.

Clinical Connection

코르사코프증후군Korsakoff syndrome(코르사코프정신병Korsakoff psychosis)은 최근 기억 소실 및 흔히 최근 일을 짜 맞추어 설명하려는 경향을 나타내는 것이 특징이다. 이 증후군은 주로 만성 알코올중독과 이에 따른 영양 결핍과 연관되어 있다. 형태학적 변화는 해마 및 유두체에서도 나타나지만 주로는 내측등쪽시상핵medial dorsal thalamic nuclei [MD]의 내측부위에서 나타난다(그림 17-5).

편도핵 AMYGDALA

편도핵amygdala · amygdaloid nucleus은 행동behavior과 감정emotion에 중요한 역할을 한다. 편도핵은 모양이 아몬드와 유사하며 갈고리이상uncus(측두극의 등쪽내측에 위치) 속에 위치하고 있다. 편도핵은 몇 개의 아핵, 즉 큰 기저외측핵군basolateral nuclear group 그리고 작은 피질내측핵군corticomedial nuclear group 및 중심핵군central nuclear gloup으로 이루어져 있다.

신경연결 CONNECTIONS

기저외측핵군basolateral nuclear group은 특히 사람에서 잘 발달되어 있으며 띠이랑cingulate gyrus뿐 아니라 측두엽 · 전전두엽 · 두정엽 연합영역으로부터 많은 정보를 받는다. 피질내측핵corticomedial nucleus은 사람에서는 빈약하게 발달되어 있으며 외측후각선조를 통해 후각망울로부터 직접 후각입력을 받아들인다. 중심핵central nucleus은 뇌간내장경로brainstem visceral path 및 기저외측핵basolateral nucleus으로부터 입력을 받는다.

편도핵의 주요 출력신경(그림 17-6)은 배쪽편도경로ventral amygdaloid path이다. 이 출력경로는 전관통질anterior perforated substance을 지나며(그림 17-7) 시상하부hypothalamus와 중격핵septal nuclei, 내측등쪽시상핵medial dorsal thalamic nucleus에 입력을 제공한다. 내측등쪽시상핵medial dorsal thalamic nucleus은 내측 전전두엽피질medial prefrontal cortex과 밀접하게 연결되어 있다. 편도핵의 다른 출력신경은 분계선조종말줄 · stria terminalis이며, 이 신경로는 꼬리핵과 시상 사이의 모퉁이에서 앞쪽으로 주행한 후 시상하부hypothalamus와 의지핵accumbens nucleus, 중격핵septal nuclei에 종지한다.

기능 FUNCTIONS

편도핵은 경험을 결과와 연관시킨 후 그 경험을 바탕으로 적절한 행동을 계획한다. 먹이를 찾거나 짝짓기 할 짝을 찾거나 위험을 감지할 때 주로 후각에 의존하는 동물에서 후각은 편도핵으로 들어가는 주요 입력이다. 편도핵은 앞서 언급한 유형의 정보를 받아들여 적절한 행동을 조절하는 다양한 중추로 신호를 보냄으로써 적절한 행동반응을 계획한다. 이러한 유형의 동물에서 편도핵은 사람의 피질내측편도핵corticomedial amygdala과 기능이 유사한데, 사람의 피질내측편도핵은 좋은 냄새에 반응하여 소화과정을 촉진하고 음식을 갈망하게 하기도 하고 불쾌한 냄새에 반응하여 식욕을 잃어버리거나 심지어 구역과 구토를 일으키기도 한다. 그러나 사람의 행동은 대뇌피질로부터 큰 기저외측편도핵basolateral amygdala으로 투사하는 비후각경험에 주로 의존한다. 입력의 성격이 호의적인지, 비호의적인지, 무서운지, 위험한지를 평가한 후 기저외측편도핵은 정보를 중심핵central nucleus을 통해 적절한 자율신경반응 및 운동반응을 일으키는 시상하부의 다양한 중추로 보낸다. 이 정보는 내측등쪽시상핵을 통해 전두안와피질fronto-orbital cortex로도 전달된다. 전두안와피질은 감정 인식에 관여하는 반면, 시상하부는 감정 표현에 관여한다.

최근 연구에 따르면 편도핵은 자폐증autism과 우울증depression, 외상후스트레스장애posttraumatic stress disorder에도 관여하는 것으로 여겨지고 있다. 양쪽 편도핵에 병변이 생겼을 경우 행동 변화, 특히 두려움을 소실하는 뚜렷한 변화가 나타난다. 사회적으로 용납될 수 없는 공격적 행동을 하는 환자에서 편도핵을 외과적으로 손상시키면 환자는 차분한 행동을 나타내고 감정 흥분이 줄어든다.

의지핵과 중격핵 ACCUMBENS AND SEPTAL NUCLEI

배쪽 줄무늬체ventral striatum의 주요 부위인 의지핵accumbens nucleus은 꼬리핵 머리head of the caudate nucleus와 앞맞교차와 인접한 조가비핵putamen 사이에 위치한다. 의지핵은 투명중격septum pellucidum에 위치하고 있는 중격핵septal nucleus과 밀접하게 연관되어 있다. 중격구역의 피질하성분이 중격핵이며, 중격구역의 피질

A

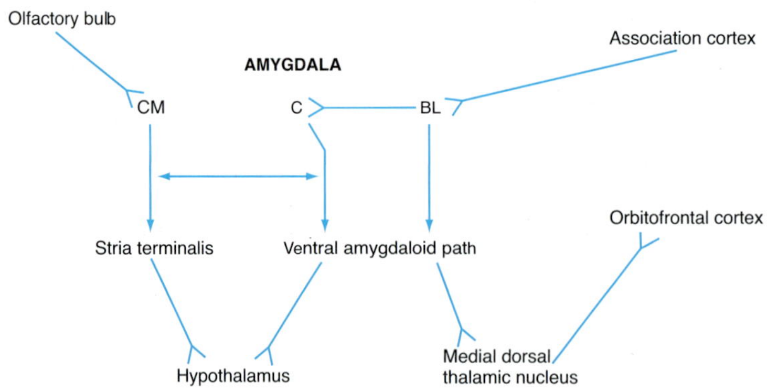

B

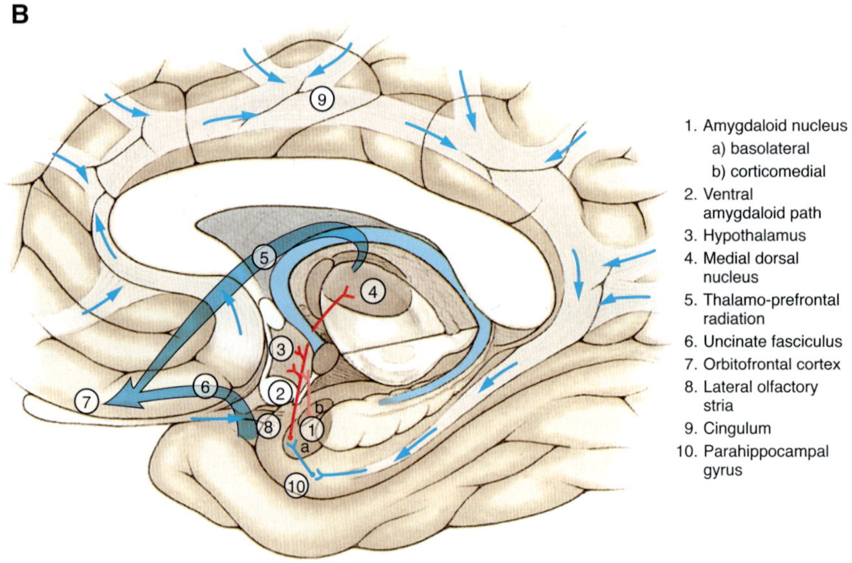

그림 17-6 **A.** 편도핵의 주요 신경로(C, 중심핵; CM, 피질내측핵; BL, 기저외측핵). **B.** 편도핵 신경로를 보여주는 대뇌반구 내측면의 삼차원 모식도.

Clinical Connection

클뤼버-부시증후군 Klüver-Bucy syndrome은 다음과 같은 특징을 나타낸다.

1. 감정반응이 없으므로 공포와 분노, 공격성이 사라진다.
2. 모든 물체를 시각으로, 촉각으로, 입으로 확인하기 위해 모든 감각자극에 대해 과도한 집착을 나타난다.
3. 성욕과다hypersexuality
4. 정신시각상실psychic blindness 또는 시각실인증visual agnosia (물체를 눈으로 보고도 무엇인지 알지 못함)을 나타낸다.

이러한 장애는 실험적으로 그리고 임상적으로 양쪽 측두엽(뒤쪽의 청각영역 포함)을 제거하였을 때 관찰되었다. 온순함과 강박적 집착, 구강성향, 성욕과다는 양쪽 편도핵을 파괴하였을 때 나타났고(그림 17-5), 시각실인증은 측두엽 신피질 손상에 의해 나타났다.

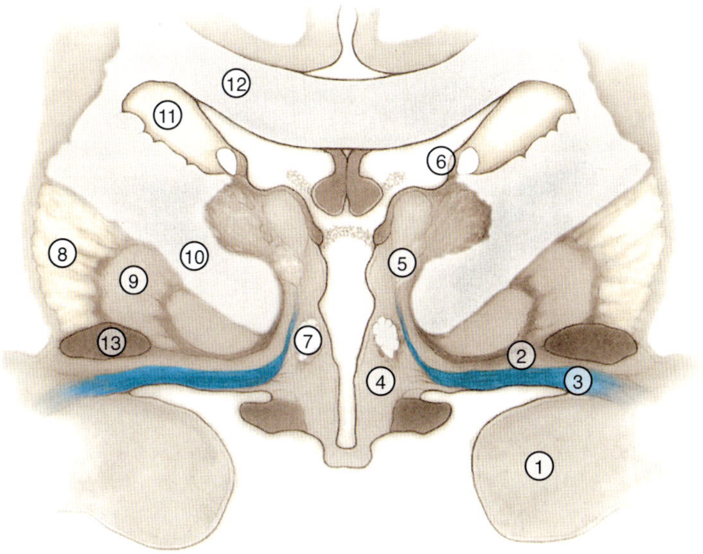

그림 17-7 편도핵으로부터 시상하부 및 시상으로 향하는 연결로를 보여주는 시상하부 융기핵을 지나는 관상단면.

성분은 종말곁이랑paraterminal gyrus과 뇌들보밑구역subcallosal area으로 이루어져 있다(그림 17-1).

신경연결 CONNECTIONS

의지핵accumbens nucleus은 변연고리limbic loop의 줄무늬체striatum 성분이다. 의지핵은 주로 기저외측편도핵 및 내측 전전두엽피질로부터 입력을 받지만 뇌간핵으로부터 들어오는 도파민 투사로와 세로토닌 투사로도 받는다(그림 17-8). 배쪽창백핵ventral pallidum은 내측등쪽시상으로 투사하며, 내측등쪽시상핵이 전전두엽피질로 투사함으로써 변연고리가 완성된다.

중격핵septal nucleus은 편도핵과 해마, 외측시상하부구역, 뇌간그물체로부터 입력을 받는다(그림 17-9). 중격핵은 **내측전뇌다발**medial forebrain bundle을 통해 시상하부와 뇌간그물체로 출력되고, **시상수질선조**stria medullaris of the thalamus를 통해 고삐핵habenular nucleus으로 출력(여기부터는 **뒤굽이다발**fasciculus retroflexus를 통해 중뇌그물체로 출력됨)된다.

기능 FUNCTIONS

의지핵과 중격핵은 보상기전reward mechanism 및 쾌락pleasure과 연관되어 있다. 중격핵이나 도파민 섬유를 포함하는 내측전뇌다발을 전기로 자극하면 쾌락현상이 일어난다. 중격구역에 삽입된 전극을 자극하면 환자는 성적인 감정을 느낀다고 말한다.

의지핵은 정신자극제(예, 암페타민amphetamine, 코카인cocaine) 사용 시 나타나는 행복감euphoria과 연관되어 있다. 이러한 중독성 약물들은 의지핵에서 도파민 농도를 증가시킨다. 중뇌 배쪽피개구역ventral tegmental area으로부터 들어오는 도파민 투사로가 이 현상에 중요한 역할을 한다. 전두안와피질과 의지핵·배쪽피개구역 간의 상호연결 역시 보상기전과 쾌락기전에 중요하다.

변연피질영역 LIMBIC CORTICAL AREAS

일부 대뇌피질 부위는 변연계 현상들과 밀접하게 연관되어 있다. 배쪽 및 내측 전두안와피질fronto-orbital cortex은 피네아스 게이지Phineas Gage 증례(16장 참조)에서 설명하였던 사회적 행동과 연관되어 있다. 1930년대에 심한 정신병과 우울증, 심지어 신경증을 치료하기 위해 흔히 시행하였던 전전두엽절개술prefrontal lobotomy은 많은 증례에서 원래 상태보다 더 나쁜 결과를 초래하였는데, 전전두엽절개술을 받은 환자들에게서 피네아스 게이지가 나타내었던 것과 같은 부적절한 행동과 도덕규범의 하락이 나타났다.

앞띠이랑anterior part of the cingulate gyrus은 억제성 조절중추를 포함하고 있다. 이 억제성 중추는 행동에 나서기 전에 사람을 심사숙고하게 만들거나 주의를 기울

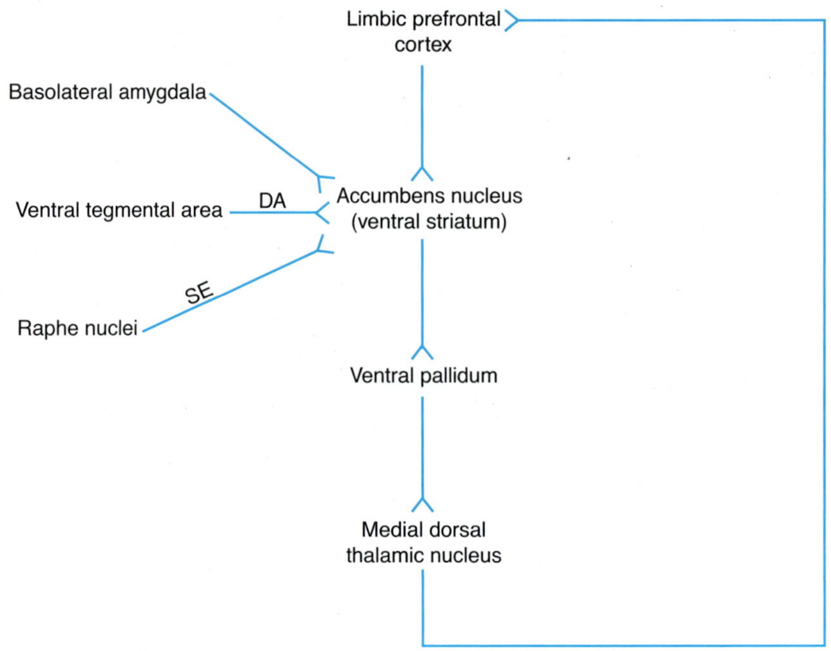

그림 17-8 의지핵의 주요 신경연결(DA, 도파민 입력; SE, 세로토닌 입력).

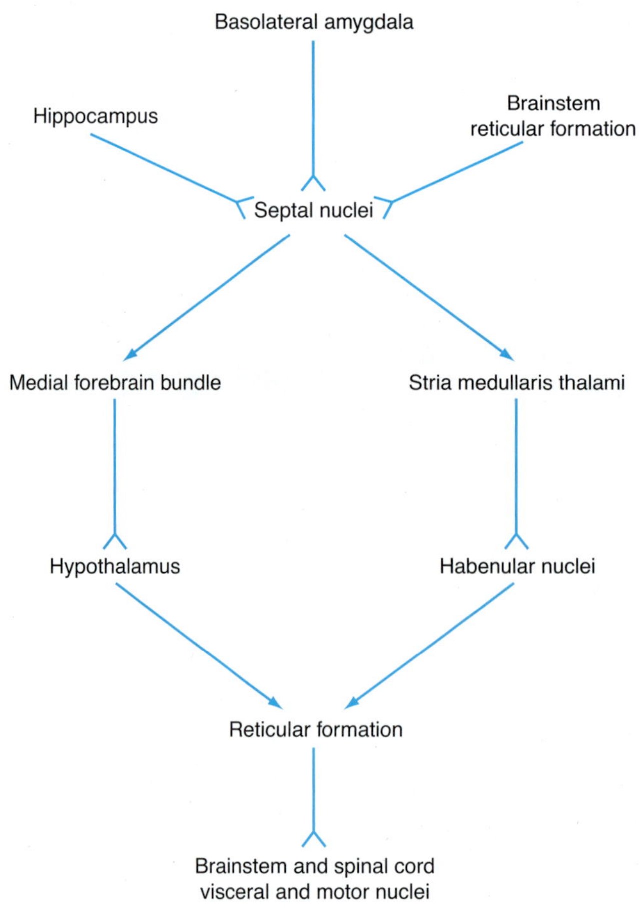

그림 17-9 중격핵의 주요 신경연결.

이게 할 수 있다. 보고에 따르면 약물중독자(중독의 결과를 알고 있음에도 불구하고 약물에 중독된 사람)는 이 억제성 조절영역이 비정상일 것이라고 예상되고 있다. 다시 말해 약물중독자들은 어느 정도 자신의 행동과 결정을 스스로 조절하고 통제하는 능력을 상실하였다.

Clinical Connection

자폐증autism은 2~4세 어린이의 약 0.5%에서 나타나는 행동장애이다. 자폐증은 임상적으로 세 가지 행동장애, 즉 사회성 결여와 소통 결여, 반복행동과 강박적 집착을 비롯한 집중력 결여를 나타내는 것이 특징이다(이 장 도입부에서 설명한 증례 참조). 자폐증의 원인은 명백히 출생 전후의 뇌발달에 영향을 미치는 발달장애 때문이다. 신경병리소견이 변연계와 전전두엽피질, 소뇌에서 흔히 관찰된다. 현미경으로 관찰해 보면 내후각구역과 해마, 편도핵에 존재하는 신경세포가 비정상적으로 작고 상대적으로 좀 더 밀집되어 있다. 이와 반대로 전두엽피질에 분포하는 피라미드세포pyramidal cell는 정상보다 더 그다. 소뇌 벌레와 후하소뇌반구에 분포하는 조롱박세포Purkinje cell는 변성된다. 뇌 크기 증가에 의해 이차적으로 발생하는 큰뇌증macroencephaly이 약 5세까지의 자폐아동에게서 흔히 관찰된다. 이 시기에 행한 자기공명영상 연구에 따르면 전두엽과 측두엽에서의 회색질과 백색질 용적은 증가하고, 소뇌에서의 회색질과 백색질 용적은 감소한다. 전두엽의 용적 증가와 소뇌의 용적 감소는 연관성이 있는 것으로 보이는데, 이는 조롱박세포가 변성되어 소뇌뉴런을 억제시키지 못함으로써 발생 초기에 전두엽피질에서 과잉흥분이 일어나는 것을 반영한 것으로 보인다. 5세 이후 자폐증 환자의 뇌 성숙은 정상 어린이에 비해 더 느려지는 것으로 보인다.

연습문제
CHAPTER REVIEW QUESTIONS

질문

17-1. 변연엽 및 변연계 성분을 설명하라.

17-2. 변연계의 두 가지 핵심 중추는 무엇이며, 어디에 위치하고 있는가?

17-3. 파페즈회로를 설명하라.

17-4. 임상적 증거를 기준으로 해마와 편도핵의 기능을 설명하라.

17-5. 어떤 변연계 구조물을 양쪽 모두 손상시켰을 때 가장 흔히 알츠하이머병과 클뤼버-부시증후군, 코르사코프정신병이 발생하는가?

17-6. 기저핵의 변연고리는 무엇이며 변연고리의 기능적 의미는 무엇인가?

정답 및 설명

17-1. 변연엽limbic lobe은 뇌들보corpus callosum 및 입쪽중뇌rostral midbrain와 경계를 이루며 띠이랑cingulate gyrus과 띠이랑 앞쪽 연장부위, 중격구역septal area, 해마곁이랑parahippocampal gyrus으로 이루어져 있다. 변연계limbic system는 변연엽 및 변연엽과 관련된 다양한 구조물로 이루어져 있으며 이 구조물들이 서로 연결되어 기억의 경화와 행동, 감정과 관련된 기능을 수행한다.

17-2. 변연계의 주요한 두 가지 중추는 편도핵amygdala과 해마hippocampus이며, 이들은 측두엽 내측부위에 위치하고 있다. 편도핵은 갈고리이랑uncus 심부에 존재하며 갈고리이랑과 이어져 있는 반면, 해마는 해마곁이랑 뒷부분 심부에 위치하며 해마곁이랑 뒷부분과 이어져 있다.

17-3. 파페즈회로Papez circuit는 해마에서 출발하여 뇌활을 통해 유두체로 향한 다음, 유두체로부터 유두시상로를 통해 시상앞핵으로 이어진다. 시상앞핵은 이어서 띠이랑으로 흥분파를 전달하며, 띠이랑은 띠다발을 통해 해마곁이

연습문제 (계속)

17-7. 다음 중 공포장애 또는 불안장애와 가장 잘 연관되어 있는 구조물은?

a. 배쪽창백핵

b. 의지핵

c. 시상앞핵

d. 편도핵

e. 내후각구역

랑의 내후각영역으로 투사한 다음 이어서 해마와 연결됨으로써 파페즈회로가 완성된다. 발견 당시 파페즈회로는 감정과 연관되어 있다고 생각하였으나 현재는 기억과 학습에 관여하는 것으로 생각하고 있다.

17-4. 양쪽 해마(또는 해마곁이랑 뒷부분)가 손상되면 최근 기억을 회상하는 능력과 새 기억을 형성하는 능력이 심각하게 손상된다. 양쪽 편도핵이 손상되면 행동이상(무감동apathy 또는 온순함docility으로 설명됨)과 현저하게 두려움을 소실한다.

17-5. 알츠하이머병: 해마나 내후각구역(이 두 구역은 최근 기억 소실과 연관) 그리고 콜린신경세포(마이네르트기저핵에 분포하며, 지남력장애 및 장기기억소실과 연관)

클뤼버-부시증후군: 편도핵

코르사코프정신병: 유두체나 내측등쪽시상핵 내측부위, 시상앞핵

17-6. 기저핵의 변연고리는 배쪽줄무늬체(의지핵) 및 이들의 배쪽창백핵 투사로를 포함하며, 배쪽창백핵으로 향하는 투사로는 흥분파를 내측등쪽시상핵으로 보내며, 내측등쪽시상핵은 전전두엽피질로 연결되고, 이어서 배쪽줄무늬체로 투사하여 변연고리가 완성된다. 변연고리는 행동과 연관되어 있으며 의지핵은 쾌락이나 보상과 연관되어 있다.

17-7. 정답: d

편도핵은 두려움과 밀접하게 연관되어 있다.

제 V 부

자율계

The Visceral System

18 시상하부: 자율신경기능과 내분비기능의 불균형

The Hypothalamus: Vegetative and Endocrine Imbalance

1년 전부터 뚱뚱해지고 생기가 없어진 15세 소녀에게 특별한 이유 없이 반복적으로 고열이 발생하였다. 월경도 중단되었으며, 갈증이 심해서 물을 지나치게 많이 마셨고, 소변량도 많아졌다. 낮에 잠이 드는 경우가 빈번하였고 수면주기가 역전되는 경우도 자주 있었다. 간혹 아무런 이유 없이 과도한 분노를 표출하기도 하였다.

시상하부hypothalamus는 변연계의 주 효과기로서 내장 활동을 조절하며 감정 반응을 일으킨다. 시상하부는 신경성분과 내분비성분을 모두 포함하고 있으므로 신경계와 순환계를 통해 작용을 나타낸다. 시상하부는 자기 보존 및 종 보존에 중요한 역할을 하며, 신경계 및 혈관계와의 연결을 통해 수분평형과 음식섭취, 내분비계, 생식, 수면, 행동, 그리고 전체 자율신경계에 영향을 미친다.

시상하부의 구역과 시상하부핵

HYPOTHALAMIC SUBDIVISION AND NUCLEI

수많은 신경연결 및 기능에도 불구하고 시상하부는 매우 작으며 사람의 전체 뇌 무게의 1% 미만(약 4 g)을 차지한다. 시상하부는 정중단면median plane에서 앞쪽의 종말판lamina terminalis으로부터 뒤쪽의 유두체mammillary body까지 이어져 있다. 시상하부는 전시상하부 구역anterior region(시각교차구역chiasmatic region)과 중간 시상하부 구역intermediate region(융기구역tuberal region), 후시상하부 구역posterior region(유두체구역mammillary region)으로 나뉜다(그림 18-1). 종말판의 외측에 위치하는 시각교차구역chiasmatic region은 시각전핵preoptic area으로 이루어져 있으며, 시각전핵은 앞쪽의 중격핵septal nuclei 및 전뇌기저부basal forebrain까지 연장되어 있으며 일부 학자들은 이 부위를 더 세분하기도 한다.

시상하부hypothalamus는 세 가지 시상구역sagittal zone, 즉 뇌활fornix 양쪽에 위치하는 외측구역lateral zone과 내측구역medial zone, 그리고 제3뇌실의 뇌실막ependyma 심부에 위치하는 뇌실주위구역periventricular zone으로 나뉜다(그림 18-2). 수많은 시상하부핵이 알려져 있지만 대부분 정확한 경계를 알기는 어렵다.

외측구역lateral zone(종축으로 배열된 신경섬유들세로섬유·longitudinal fiber이 산재해 있음)에는 많은 뉴런들이 분포하고 있으며 광범위한 대뇌피질 영역에 영향을 미친다. 외측구역에 분포하는 세로섬유longitudinal fiber로는 내측전뇌다발medial forebrain bundle [MFB]을 들 수 있으며, 이 신경다발은 안와전두엽피질orbitofrontal cortex과 의지핵accumbens nucleus, 중격구역septal region, 시상하부hypothalamus, 뇌간그물체brainstem reticular formation를 상호연결하는 광범위한 축삭계이다. 내측전뇌다발MFB은 내측구역medial zone으로도 투사한다.

내측구역medial zone과 뇌실주위구역pereventricular zone은 수많은 핵들로 이루어져 있다(그림 18-3). 전시상하부구역anterior region에는 시각전핵preoptic nucleus과 시각상핵supraoptic nucleus [SON], 뇌실주위핵periven-

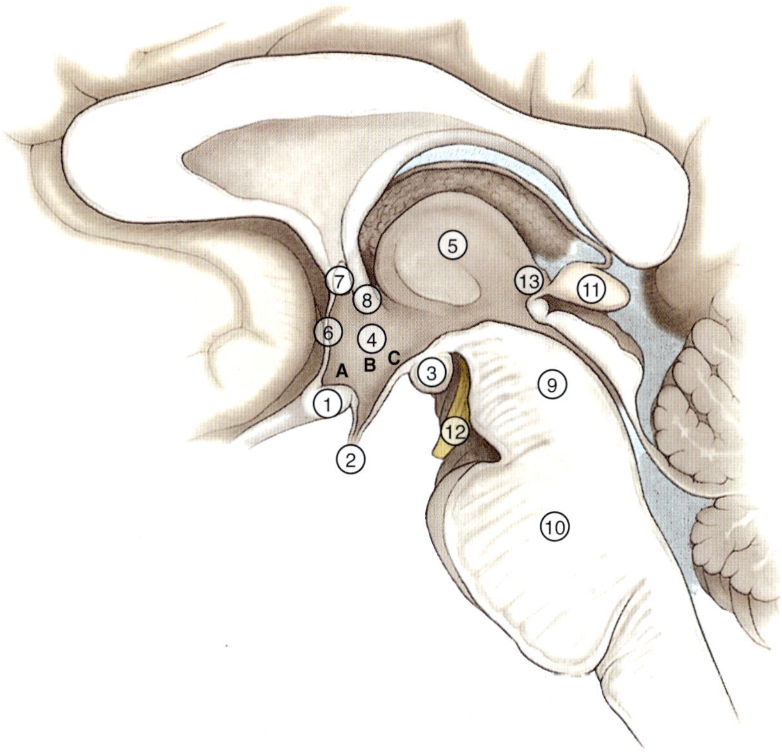

그림 18-1 뇌간과 간뇌의 정중면.

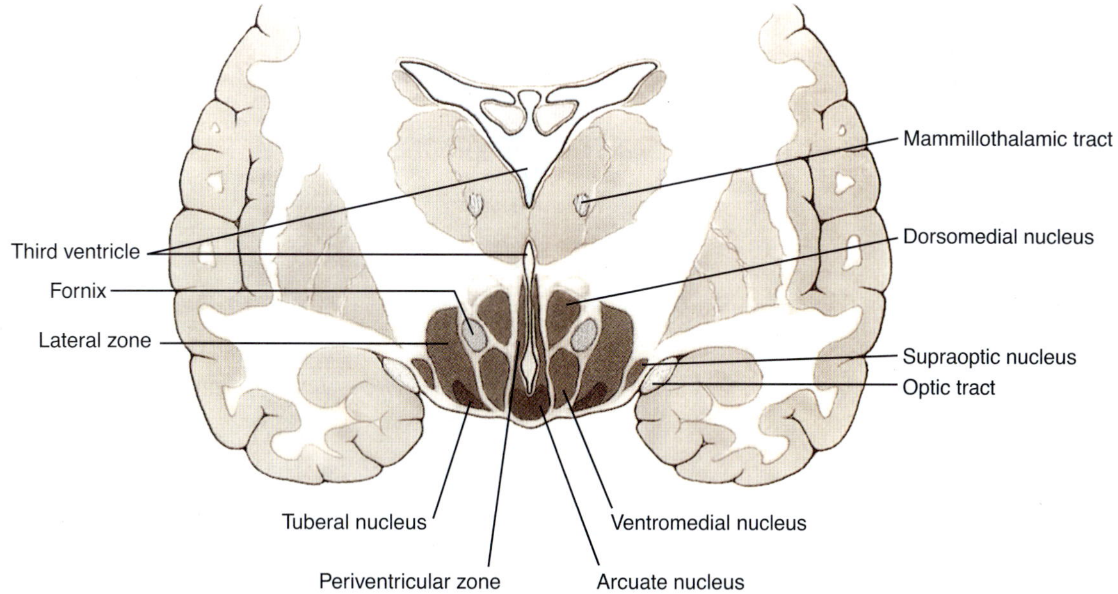

그림 18-2 시상하부의 주요 핵을 볼 수 있는 융기구역의 관상면.

tricular nucleus [PVN], 전시상하부핵anterior nucleus, 시각교차상핵suprachiasmatic nucleus이 분포하고(그림 18-2), 중간시상하부구역intermediate region에는 등쪽내측핵dorsomedial nucleus과 배쪽내측핵ventromedial nucleus, 활꼴핵arcuate nucleus이 분포하며, 후시상하부구역posterior region에는 유두체mammillary body와 후시상하부핵posterior

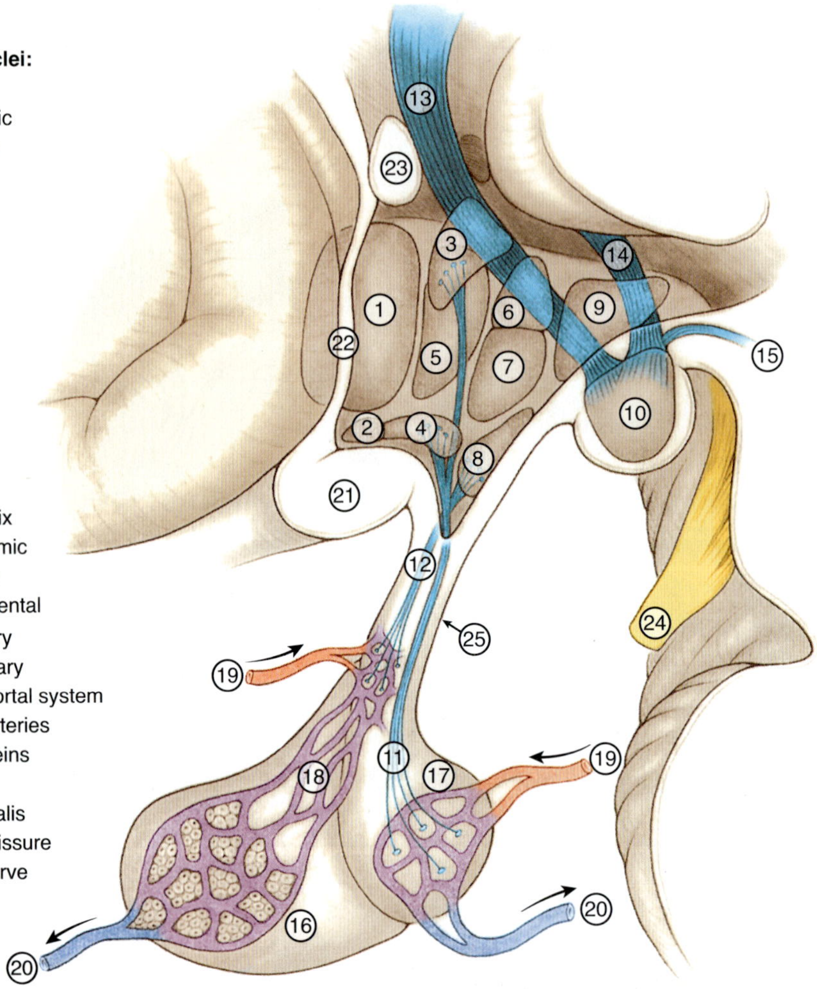

그림 18-3 내측구역에 분포하는 주요 핵 및 뇌하수체·시상·중뇌피개와의 연결로를 볼 수 있는 시상하부의 삼차원 시상면.

nucleus이 분포하고 있다. 뇌실주위구역periventricular zone에도 중뇌 수도관주위회색질periaqueductal gray로 향하는 뇌실주위축삭계인 등쪽세로다발dorsal longitudinal fasciculus을 포함하고 있다.

신경연결 CONNECTIONS

입력 INPUT

시상하부는 신경 및 체액을 통해 정보를 받아들인다. 신경성 입력은 주로 변연계로부터 들어온다. 앞에서 설명한대로, 해마hippocampus로부터 시상하부로 들어가는 구심투사는 뇌활fornix을 통해 유두체mammillary body로 들어가며(그림 17-4, 그림 18-3), 편도핵amygdala으로부터 시상하부로 들어가는 구심투사는 (1) 배쪽편도경로ventral amygdaloid path를 통해 외측시상하부lateral hypothalamus와 시각전핵preoptic nucleus으로(그림 17-6~7), (2) 분계선조종말줄·stria terminalis를 통해 배쪽내측핵ventromedial nucleus과 시각전핵preoptic nucleus으로 들어간다. 또한 다른 신경투사로에 의해 안와전두엽피질orbitofrontal cortex과 내측등쪽시상핵medial dorsal thalamic nucleus, 망막retina, 유두체다리mammillary peduncle(중뇌그물체로부터 들어오는 신경섬유를 포함하고 있음)로부터도 시상하부로 입력된다. 내측전뇌다발MFB은 전뇌기저부basal forebrain 및 중격구역septal region을 시상하부핵 및 중뇌그물체와 상호연결한다.

체액성 입력은 혈관을 따라 전달되는데, 다양한 시상하부 뉴런들이 포도당 및 호르몬과 같은 화학물질에 의해, 그리고 온도 변화 및 오스몰농도와 같은 물리적 요인들에 의해 자극된다. 화학적 자극에 민감한 뉴런이나 물리적 자극에 민감한 뉴런 이외에도 제3뇌실벽에 위치하는 **뇌실주위기관**circumventricular organ도 뇌척수액 및 혈액 속의 화학적 변화를 감지하여 이 정보를 인접 시상하부로 전달한다.

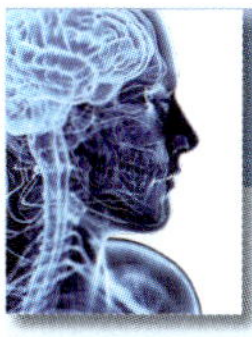

Clinical Connection

뇌실주위기관circumventricular organ은 특수한 뇌실막 구획으로 혈액뇌장벽BBB이 존재하지 않는 모세혈관들이 풍부하게 분포하고 있다. 뇌실주위기관은 뇌척수액 및 순환계와 자유롭게 물질을 교환한다. 제3뇌실 벽에 존재하는 뇌실주위기관은 **정중융기**median eminence와 종말판lamina terminalis의 **맥관기관**vascular organ, 뇌활기둥 사이에 있는 **뇌활밑기관**subfornical organ, **송과체**솔방울샘 · pineal gland, 뒤맞교차posterior commissure 아래에 있는 **맞교차밑기관**subfornical organ이다. 제3뇌실과 연관되어 있지는 않지만 한 쌍의 **맨아래구역**area postrema도 뇌실주위기관이며, 이것은 제4뇌실 빗장 바닥에 분포하는 구토중추vomiting center이다.

출력 OUTPUT

시상하부는 신경 및 체액을 통해 출력을 내보낸다. 신경 출력의 두 가지 주요 표적은 다음과 같다.

1. 대뇌피질cerebral cortex: 시상하부는 직접적으로, 그리고 (1) 시상전핵anterior thalamic nucleus(파페즈회로 성분: 파페즈 회로는 해마 정보를 유두시상로를 통해 유두체로부터 시상으로 전달함; 그림 17-4, 그림 18-3), (2) 내측등쪽핵medial dorsal thalamic nucleus(편도핵과 중격핵을 표적으로 하는 시상하부핵으로부터 흥분파를 받아들임)을 통해 간접적으로 대뇌피질로 흥분파를 보낸다.
2. 뇌간운동중추brainstem motor center와 척수운동중추spinal cord motor center, 자율신경중추autonomic center: 외측시상하부와 후시상하부, 뇌실주위핵은 등쪽세로다발dorsal longitudinal fasciculus과 유두피개로mammillotegmental tract를 통해 뇌간운동중추와 척수운동중추, 자율신경중추로 흥분파를 보낸다(그림 18-3).

시상하부핵으로부터 뇌간 및 척수에 분포하는 자율신경중추로 향하는 신경로는 명확하게 밝혀져 있지 않다. 등쪽세로다발은 중뇌 및 입쪽 교뇌에서 각각 수도관주위회색질 및 제4뇌실 바닥 근처의 등쪽내측에 위치한다. 신경로는 이곳에서부터 외측으로 달리며 외측그물체 부위를 따라 꼬리쪽 교뇌와 연수를 통해 하행한다. 내측전뇌다발MFB도 외측시상하부를 중뇌그물체에 연결해준다.

시상하부의 체액성 출력은 내분비계에 영향을 미치는데, 크게 전신순환계로 호르몬을 직접적으로 분비하는 방식과 **뇌하수체문맥계**hypophysial portal system 속으로 호르몬을 간접적으로 분비하는 방식이 있다(그림 18-3). 직접적인 체액성 경로에는 시각상핵supraoptic nucleus과 뇌실주위핵periventricular nucleus에 분포하는 거대신경세포들이 관여하는데, 이 핵들의 축삭은 시상하부뇌하수체신경로를 통해 뇌하수체후엽으로 투사하여 그곳에서 **바소프레신**vasopressin과 **옥시토신**oxytocin을 전신순환계로 유리한다. 바소프레신(**항이뇨호르몬**antidiuretic hormone [ADH])은 수분 평형을 조절하며, 옥시토신은 자궁 평활근과 젖샘 근육상피세포를 수축시킨다. 간접적인 체액성 경로에는 활꼴핵arcuate nucleus 및 일부 뇌실주위핵에 분포하는 소신경세포들이 주로 관여하는데, 이 핵들은 **시상하부조절호르몬**hypothalamic regulatory hormones을 생산하며 이 조절호르몬들은 뇌하수체문맥계로 유입되어 뇌하수체전엽으로 운반된다. 뇌하수체문맥계hypophysial portal system는 시상하부와 뇌하수체전엽 사이에 존재하는 혈관계를 말한다. **정중융기**median eminence와 깔때기infundibulum에 위치하는 상뇌하수체동맥superior hypophysial artery으로부터 기원한 모세혈관들이 문맥혈관을 이루어 뇌하수체줄기로 내려온 다음 뇌하수체전엽에 두 번째 모세혈관상을 형성한다. 이 경로를 따라 시상하부조절호르몬들이 뇌하수체전엽에 도달한다.

시상하부의 기능 HYPOTHALAMIC FUNCTIONS

시상하부는 작지만 그 기능은 실로 대단하다(표 18-1). 시상하부의 기능은 이 장 도입부에서 설명한 증례에서 설명한 대로, 시상하부 병변에 의해 나타나는 이상소견을 생각해 보면 쉽게 이해할 수 있을 것이다. **시상하부증후군**hypothalamic syndrome은 주로 (*a*) **요붕증**diabetes insipidus, (*b*) 내분비불균형, (*c*) 온도조절 장애, (*d*) 비정상적 수면양상, (*e*) 행동 변화를 나타낸다.

요붕증diabetes insipidus은 바소프레신vasopressin(항

표 18-1 시상하부의 기능과 시상하부핵

전시상하부 구역	중간시상하부 구역	후시상하부 구역
열소실 (시각전핵)	내분비 활동 (활꼴핵과 뇌실주위핵)	열보존 (후외측핵)
갈증 유발 (시각전핵)	포만감 (배쪽내측핵)	각성 (후외측핵)
수분평형과 젖 분출, 자궁수축 (시각상핵SON과 뇌실주위핵PVN)	섭식 행동 (외측핵) 감정 반응 (등쪽내측핵)	폭력적 행위 (후외측핵) 통증 억제 (뇌실주위핵)
하루주기리듬 (시각교차상핵)		기억의 경화 (유두체)
수면 (전시상하부핵과 시각전핵)		
부교감신경 흥분 작용		교감신경 흥분 작용

이뇨호르몬ADH) 결핍에 의해 발생하며, 항이뇨호르몬은 시각상핵supraoptic nucleus과 뇌실주위핵periventricular nucleus에 분포하는 거대신경세포에 의해 생산되어 뇌하수체후엽posterior pituitary(신경뇌하수체neurohypophysis)을 지나는 혈관 속으로 분비된다. 항이뇨호르몬ADH은 신장의 원위곱슬세관distal convoluted tubule 및 집합관collecting duct의 투과도를 증가시킨다. 항이뇨호르몬ADH이 존재하지 않으면 물이 신장으로 흡수되지 못하므로 소변량이 극도로 증가하게 된다.

내분비불균형endocrine imbalance은 뇌하수체전엽anterior pituitary(샘뇌하수체adenohypophysis)에 영향을 미치는 시상하부조절호르몬 결핍에 의해 발생한다. 이 호르몬들은 활꼴핵arcuate nucleus에 분포하는 소신경세포에 의해 생산되지만 뇌실주위핵periventricular nucleus에서도 생산된다. 조절호르몬은 융기깔때기로tuberoinfundibular tract 축삭을 통해 깔때기infundibulum 부위의 모세혈관으로 운반된 다음 유리되어 뇌하수체문맥계를 통해 뇌하수체전엽으로 전달된다(그림 18-3). 이 조절호르몬들은 뇌하수체pituitary gland에서 부신피질자극호르몬adrenocorticotropic hormone과 성장호르몬growth hormone, 갑상샘자극호르몬thyrotropic hormone, 난포자극호르몬follicle-stimulating hormone, 황체형성호르몬luteinizing hormone의 생산 및 유리를 조절한다. 시상하부 또는 뇌하수체문맥계 손상이 발생하면 프로락틴prolactin을 제외한 모든 뇌하수체전엽호르몬 분비가 감소된다. 결과적으로 환자는 부신저하증hypoadrenalism과 갑상샘저하증hypothyroidism, 생식주기 이상을 나타내게 된다.

체온body temperature은 전시상하부에 위치하는 **열소실중추heat loss center**와 후시상하부에 위치하는 **열증가중추heat gain center**에 의해 조절된다. 시상하부 모세혈관상 근처에 위치하는 체온민감세포는 아주 미묘한 체온 변화에도 반응한다. 시각전핵preoptic nucleus과 전시상하부핵anterior hypothalamic nucleus은 혈액 온도 상승에 민감하므로 이 신경세포들은 열소실반응을 개시한다. 후시상하부핵posterior hypothalamic nucleus에 분포하는 신경세포들은 혈액 온도 감소에 민감하며 열증가반응을 개시한다. 전시상하부핵에 병변이 생기면 체온이 증가할 때 열소실반응, 즉 발한sweating과 피부혈관이완이 일어나지 못하므로 **고열hyperthermia**이 초래된다. 후시상하부핵에 병변이 생기면 떨림shivering과 혈관수축vasoconstriction 기전이 동작하지 못하므로 체온이 떨어질 수 있다. 그러나 후시상하부 병변에 의해 초래되는 가장 흔한 이상은 **변온증poikilothermy**인데, 변온증은 체온이 외부 온도에 따라 달라지는 것을 말한다. 변온증은 정상적으로 피부혈관수축과 털세움, 떨림을 일으키는 후시상하부 열증가중추가 더 이상 기능을 하지 못하고, 발한과 혈관이완을 일으키는 전시상하부 열소실중추로부터 뇌간그물체로 향하는 흥분파가 도중에 차단되기 때문에 발생한다.

음식 섭취food intake는 배쪽내측핵ventromedial nucleus 및 외측시상하부구역lateral hypothalamic zone과 같은 여러 시상하부 구역의 영향을 받는다. 이 구역에 분포하는 포도당민감신경세포glucose-sensitive neuron 또는 지방민감신경세포fat-sensitive neuron는 대사와 연관된 내분비샘에 영향을 미친다. 배쪽내측핵ventromedial nucleus에 분포하는 **포만중추**satiety center가 양쪽 모두 손상될 경우 식욕이 증가하여 결국 비만이 초래된다. 융기부위tuberal level의 외측시상하부lateral hypothalamus에 분포하는 **섭식중추**feeding center가 양쪽 모두 손상될 경우 음식 및 음료 섭취가 감소된다.

생식reproduction 및 성기능sexual function은 시각전핵preoptic nucleus과 전시상하부핵anterior hypothalamic nucleus, 배쪽내측핵ventromedial nucleus에 의해 영향을 받는다. 이 부위에 분포하는 에스트로겐민감신경세포estrogen-sensitive neuron와 안드로겐민감신경세포androgen-sensitive neuron는 뇌하수체전엽으로부터 생식샘자극호르몬gonadotropin의 생산과 유리를 조절하는 호르몬을 생산하게 한다. 시상하부 병변은 월경주기 교란이나 성조숙을 유발할 수 있다.

수면sleep과 수면각성주기sleep-wake cycle는 여러 시상하부 구역의 영향을 받는다. 망막으로부터 입력을 받아 등쪽내측핵을 포함한 다른 시상하부 구역으로 투사하는 시각교차상핵suprachiasmatic nucleus은 생물학적 시계이며, 이 핵은 대략 24시간 주기로 반복되는 **하루주기리듬**circadian rhythm에 관여한다. 전시상하부핵anterior hypothalamic nucleus과 시각전핵preoptic nucleus은 수면을 유도할 수 있으며, 후외측시상하부구역posterolateral hypothalamic area은 피질 각성에 관여한다.

시상하부가 손상되면 수면 양상이 비정상적으로 바뀐다는 것이 잘 알려져 있다. 전시상하부 병변, 특히 시각전핵preoptic nucleus 병변은 불면증insomnia을 초래한다. 가장 흔히 관찰되는 수면 변화는 각성장애이며, 각성장애는 졸림drowsiness부터 영구적인 혼수coma까지 다양한 형태로 나타난다. 유두체 옆 후시상하부는 이러한 이상과 연관되어 있는 것으로 보이며, 이곳에 병변이 발생하면 발작수면narcolepsy(반복적으로 낮 시간에 잠이 듦)이 초래될 수 있다.

분노와 공포, 당혹감 같은 감정 표현은 시상하부와 적절한 뇌간중추·척수중추와의 연결을 통해 일어난다. 시상하부는 편도핵과 내측등쪽시상핵 같은 행동과 연관된 핵들과 상호연결되어 있다. 양쪽 시상하부, 특히 배쪽내측핵이나 그 근처에 생긴 병변은 사람이나 동물을 극도로 사악하게 만든다. 이와 같은 병변이 있는 동물들은 반복적으로 유발요인 없이 갑자기 격렬한 분노를 나타내고 다른 동물을 공격한다. 비슷한 현상이 사람에서도 나타난다. 이러한 병변을 가진 환자들은 사랑하는 사람을 포함한 눈에 보이는 모든 사람에게 폭력적이고 공격적인 행동을 한다. 따라서 시상하부 배쪽내측구역은 정상적으로 공격적 행동과 연관된 기전이 집중되어 있는 시상하부의 후외측시상하부구역에 조절 작용을 나타내는 것으로 보인다. 이러한 기전은 교감신경계 활동과 연관되어 있는 심박수 증가와 혈압 증가, 호흡 증가, 산동, 털세움 등을 포함한다. 후시상하부posterior hypothalamus가 교감신경 활동을 조절한다는 사실은 일반적으로 받아들여지고 있다. 이와 반대로 전시상하부anterior hypothalamus는 부교감신경 활동을 조절한다(표 18-1).

연습문제

CHAPTER REVIEW QUESTIONS

질문

18-1. 시상하부를 전후축을 기준으로 분류하라.

18-2. 시상하부의 주요 신경 출력을 설명하라.

18-3. 뇌하수체문맥계를 설명하라.

정답 및 설명

18-1. 시상하부는 전후축을 기준으로 시각교차구역chiasmatic region과 융기구역tuberal region, 유두체구역mammillary region으로 나뉜다.

18-2. 시상하부의 신경 출력은 주로 시상전핵anterior thalamic nucleus과 내측등쪽시상핵medial dorsal thalamic nucleus, 그리고 뇌간운동중추와 척수운동중추, 자율신경중추로 향한다.

연습문제 (계속)

18-4. 어느 시상하부 부위가 다음과 연관되어 있는가?

a. 체온조절
b. 부교감신경 활동
c. 교감신경 활동
d. 시상하부조절호르몬
e. 수분평형
f. 수면각성주기
g. 감정

18-3. 뇌하수체문맥계는 시상하부 융기구역과 뇌하수체 전엽 사이에 있는 혈관계이다. 시상하부조절호르몬은 주로 활꼴핵과 뇌실주위핵에서 생산되어 시상하부 모세혈관으로 분비된 다음 이 문맥계를 통해 뇌하수체전엽에 분포하는 표적분비세포로 운반되므로 시상하부는 내분비 활동에 광범위하게 영향을 미칠 수 있다.

18-4.

a. 열소실중추는 전시상하부와 시각전핵에 위치하며, 열증가중추는 후시상하부에 위치한다.
b. 부교감신경 활동은 전시상하부와 시각전핵이 담당한다.
c. 교감신경 활동은 후시상하부가 담당한다.
d. 시상하부조절호르몬은 융기구역이 담당한다.
e. 수분평형은 전시상하부가 담당한다.
f. 수면각성주기는 전시상하부가 담당한다.
g. 감정은 융기구역과 후시상하부가 담당한다.

19 자율신경계: 내장기능 이상

The Autonomic Nervous System: Visceral Abnormalities

28세 남자가 몇 달 전에 교통사고를 당하였다. 그 사고로 인해 이 남자는 채찍질 손상을 당해 뇌간 손상을 받았다가 회복되었지만 몇 가지 이상 소견이 관찰되었다. 이 남자의 우측 눈에서는 경미한 눈꺼풀처짐과 축동이, 그리고 우측 얼굴에서는 무한증이 관찰되었다.

자율신경계(불수의운동계)는 신체의 내장 활동을 조절한다. 자율신경계는 원심성분과 구심성분으로 이루어져 있으며, 두 가지 성분은 불수의근육(평활근, 심장근)과 샘조직에 분포한다. 자율신경 원심성분은 교감신경계와 부교감신경계로 구성되어 있다. 자율신경 구심성분은 교감신경과 부교감신경을 따라 주행하는 내장구심섬유로 구성되어 있다. 모든 내장은 교감신경 및 부교감신경의 지배를 받으므로 모든 내장기관에는 4가지 유형의 신경섬유, 즉 교감신경 원심섬유와 구심섬유, 그리고 부교감신경 원심섬유와 구심섬유가 분포한다.

자율신경 원심성분 AUTONOMIC EFFERENTS

기본 원리 BASIC PRINCIPLES

자율신경 원심성분과 체성신경 원심성분은 구조적으로 상당히 다르다. 자율신경계에는 두 개의 원심뉴런이 존재하는 반면, 체성신경계에는 하나의 원심뉴런만 존재한다(그림 19-1).

자율신경 원심성분은 교감신경과 부교감신경으로 나뉜다. 교감신경과 부교감신경의 기본적인 해부학적 특성은 상당히 다르다. 첫째, 교감신경은 가슴허리척수신경thoracolumbar spinal cord를 통해서만 말초신경계로 나가고, 부교감신경은 뇌신경cranial nerve 및 엉치척수신경sacral spinal nerve을 통해서만 말초신경계로 나간다(표 19-1). 둘째, 부교감신경계는 절후섬유postganglionic fiber가 짧고, 절전섬유preganglionic fiber와 절후섬유의 비율이 낮으므로(1:2; 그림 19-2) 국소 신체 부위에 작용을 나타낸다. 매우 국소적으로 영향을 미치는 부교감신경은 개별 장기 및 신체 기능의 보호·휴식·회복과 연관되어 있는데, 이러한 예로는 축동과 심박수 감소, 침분비, 소화, 장·방광으로부터의 노폐물 배설 등을 들 수 있다.

이와는 반대로 교감신경계는 절후섬유가 길며, 절전섬유와 절후섬유의 비율이 높으므로 광범위한 신체 부위에 영향을 미친다. 이러한 구조적 특성에 의해 교감신경은 응급상황과 연관된 다양한 현상을 초래하는데, 그 예로는 '맞섬도피반응fight or flight response'(심박수 증가, 호흡수 증가, 산동mydriasis, 수의근육의 혈류 증가 등)을 들 수 있다.

부교감신경계 PARASYMPATHETIC DIVISION

부교감신경섬유는 뇌간 또는 척수로부터 기원한다(그림 19-3). 뇌간의 부교감신경 절전뉴런은 네 부위에 분포한다.

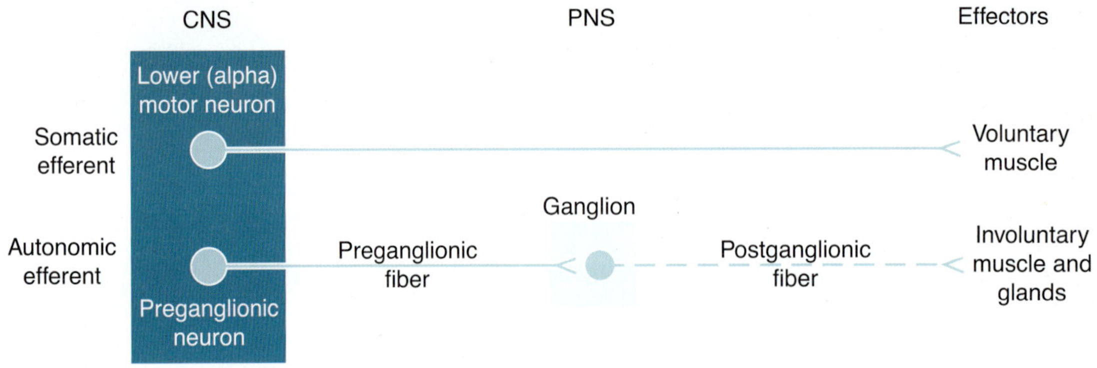

그림 19-1 체성원심신경계와 자율원심신경계 비교(CNS, 중추신경계; PNS, 말초신경계).

1. 에딩거-베스트팔핵Edinger-Westphal nucleus: 눈돌림신경핵복합체에 포함되어 있는 내장운동성분
2. 위침분비핵superior salivatory nucleus: 얼굴신경핵복합체에 포함되어 있는 내장분비성분
3. 아래침분비핵inferior salivatory nucleus: 의문핵nucleus ambiguus 근처에 위치하며 혀인두신경glossopharyngeal nerve으로 향하는 내장분비섬유를 냄
4. 미주신경등쪽핵dorsal nucleus of the vagus nerve 및 신경세포(의문핵의 꼬리쪽 부위에 산재해 있음): 미주신경을 따라 내장운동섬유 및 내장분비섬유를 냄

부교감신경 절후섬유를 내는 뇌신경절은 눈돌림신경동안신경·oculomotor nerve으로부터 절전섬유를 받는 섬모체신경절ciliary ganglion, 얼굴신경안면신경·facial nerve으로부터 절전섬유를 받는 날개입천장신경절익구개신경절·pterygopalatine ganglion 및 턱밑신경절악하신경절·submandibular ganglion, 그리고 혀인두신경설인신경·glossopharyngeal nerve으로부터 절전섬유를 받는 귀신경절otic ganglion이다. 미주신경vagus nerve 절전섬유는 말단 신경절(외인성 및 내인성 신경절)에 종지하며 미주신경의 지배를 받는 흉부내장과 복부내장, 골반내장으로 향한다(그림 19-3).

엉치척수에 분포하는 부교감신경 절전뉴런은 척수분절 S2~S4의 중간외측핵intermediolateral nucleus [IML] 속 및 근처에 위치한다. 척수로부터 기원한 절전섬유는 결장colon, 직장rectum, 방광urinary bladder, 전립샘prostate, 질샘vaginal gland, 그리고 음경penis과 음핵clitoris의 발기조직에 분포하는 말단 신경절로 향한다. 엉치부교감신경은 배변defecation과 배뇨urination, 발기erection를 조절한다.

교감신경계 SYMPATHETIC DIVISION

모든 교감신경섬유는 척수로부터 기원한다(그림 19-3). 교감신경 절전뉴런은 대략 C8으로부터 L2 또는 L3 높이까지 분포하는 몇 개의 교감신경기둥에서 발견된다. 이 교감신경기둥은 외측뿔lateral horn에 분포하는 중간외측핵IML(제VII층판)으로 이루어져 있다. 일부 교감신경 절전뉴런은 외측뿔lateral horn 근처의 외측섬유단lateral funiculus에도 산재해 있다.

표 19-1 자율신경 원심성분의 주요 특징

	교감신경	부교감신경
절전뉴런의 위치	가슴허리척수thoracolumbar	뇌엉치부위craniosacral
절후뉴런의 위치	척추옆신경절과 척추앞신경절	말단신경절
절후섬유	상대적으로 길기 때문에 광범위한 신체 부위에 작용을 나타냄	상대적으로 짧기 때문에 국소 신체 부위에 작용을 나타냄
절전섬유와 절후섬유의 비율	높다(예, 1:17)	낮다(예, 1:2)
기능	응급상황 대처: '맞섬도피반응'	휴식과 회복

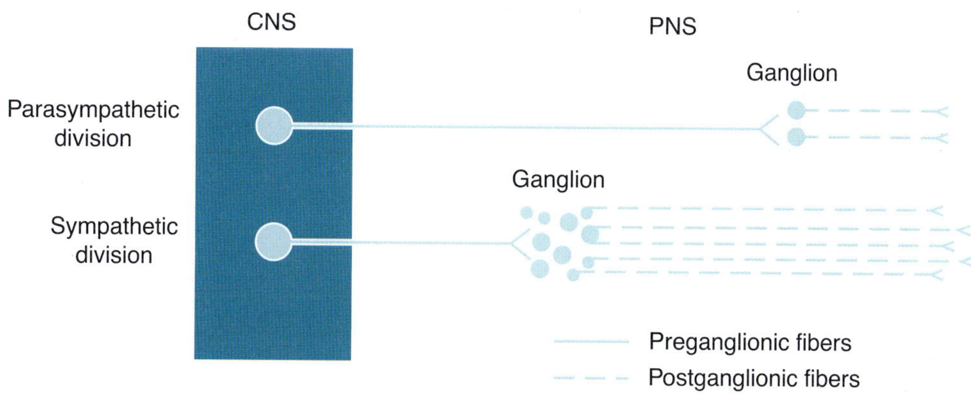

그림 19-2 자율원심신경계의 부교감신경과 교감신경 비교(CNS, 중추신경계; PNS, 말초신경계).

절후섬유를 내는 교감신경세포는 척추옆신경절paravertebral ganglion(교감신경줄기신경절sympathetic trunk ganglion)과 척추앞신경절prevertebral ganglion(자율신경얼기신경절autonomic plexus ganglion)에 분포한다. 교감신경줄기신경절sympathetic trunk ganglion은 척주를 따라 이어져 있는 20~25쌍의 신경절로 이루어져 있는 반면, 자율신경얼기신경절autonomic plexus ganglion은 복부 대동맥, 특히 복강동맥celiac artery과 위창자간막동맥superior mesenteric artery, 아래창자간막동맥inferior mesenteric artery 기시부 주위에 분포하고 있다.

교감신경계의 기본적인 주행 경로는 다음과 같다(그림 19-4).

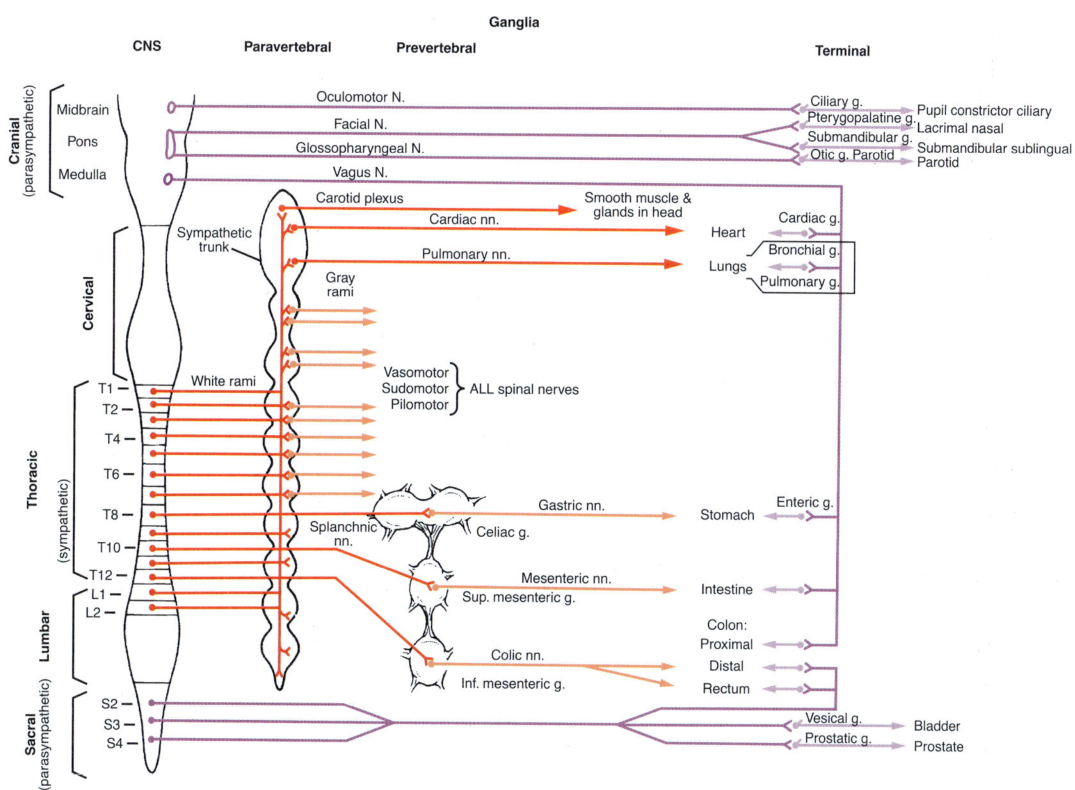

그림 19-3 자율원심신경계의 개요를 나타낸 모식도(CNS, 중추신경계; g, ganglion; inf, inferior; N, nerve; nn. nerves; sup, superior). 교감신경계. 적색; 부교감신경계, 보라색.

1. Preganglionic neurons:

Preganglionic axons:

2. In ventral root
3. In spinal nerve
4. In white communicating ramus
5. Synapsing in same level ganglion
6. Ascending to more cranial ganglion
7. Synapsing in superior cervical ganglion
8. Descending to more caudal ganglion
9. Coursing in splanchnic nerves
10. Synapsing in autonomic plexus ganglia

Postganglionic axons:

11. In carotid plexus
12. In gray communicating rami to all spinal nerve
13. In visceral nerves to thoracic organs
14. In perivascular plexuses

Ganglia:

15. Sympathetic trunk
16. Superior cervical
17. Celiac
18. Superior mesenteric
19. Inferior mesenteric

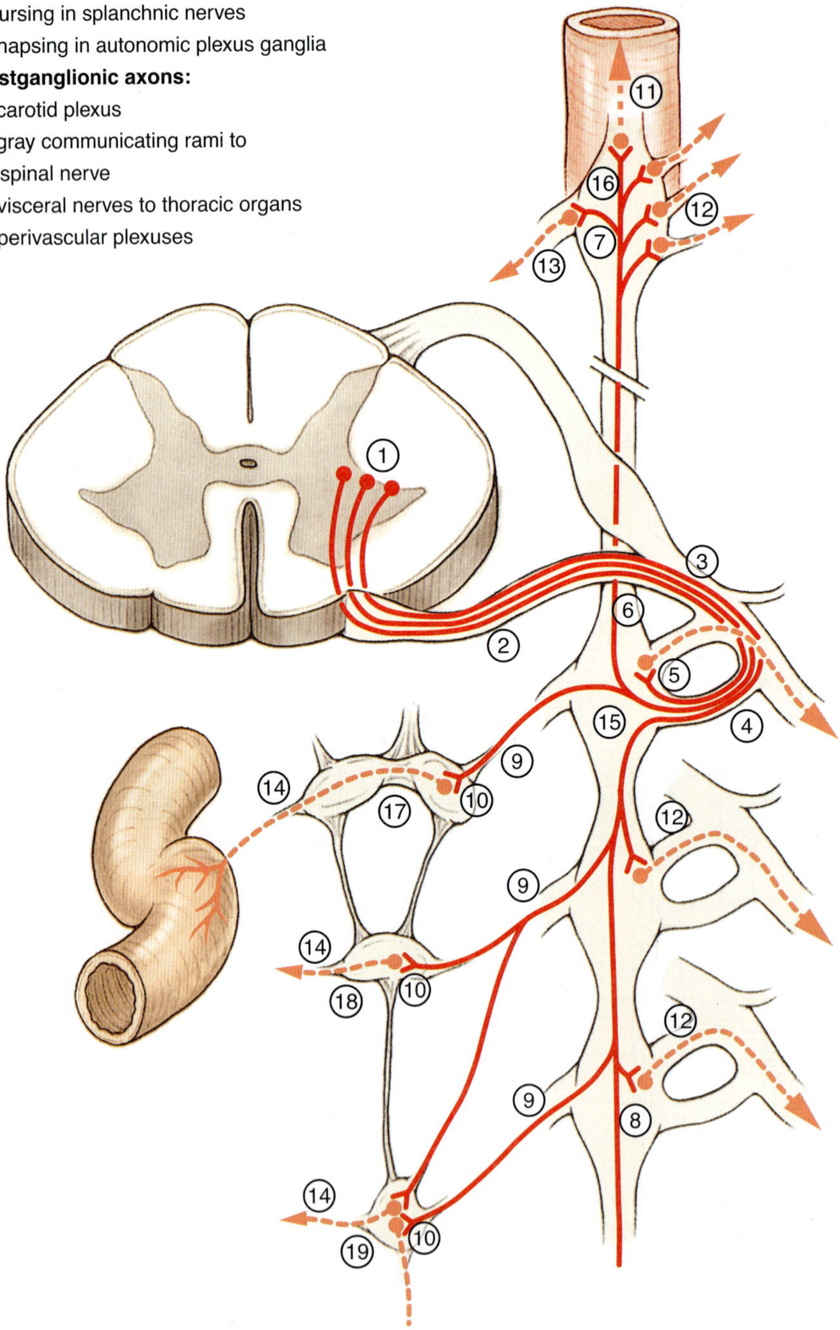

그림 19-4 교감신경계의 기본적인 주행경로.

1. 모든 교감신경 절전섬유는 척수신경 T1~L2 사이에서 기원한다.
2. 교감신경 절전섬유는 척수전근ventral root과 척수신경spinal nerve, 백색교통가지white communicating rami를 통해 주행하여 교감신경줄기sympathetic trunk에 도달한다.
3. 교감신경줄기 내에서 교감신경 절전섬유는
   a. 해당 높이에서 시냅스하기도 하고
   b. 더 상부 척수 높이 또는 더 상부에 분포하는 뇌신경절로 올라가 시냅스하기도 하고
   c. 더 하부 척수 높이의 교감신경줄기신경절로 내려가 시냅스하기도 하고
   d. 시냅스하지 않고 가슴내장신경과 허리내장신경을 통해 나가기도 한다.
4. 교감신경줄기뉴런은 세 종류의 절후섬유를 낸다.
   a. 혈관주위신경섬유perivascular fiber: 혈관 벽(예, 목동맥신경얼기carotid plexus)을 따라 표적으로 주행함
   b. 척수신경섬유spinal fiber: 회색교통가지gray communicating rami를 통해 각 척수신경으로 들어가 혈관과 땀샘, 털세움근piloerector muscle에 분포함
   c. 내장신경섬유visceral fiber: 직접 내장(예, 심장신경cardiac nerve)으로 주행함
5. 자율신경얼기신경절은 내장신경으로부터 절전섬유를 받은 후 복강내장 및 골반내장에 혈액을 공급하는 동맥(위동맥gastric artery, 창자간막동맥mesenteric artery, 결장동맥colic artery 등) 주위에 분포하는 혈관주위신경얼기를 통해 내장으로 절후섬유를 보낸다.

자율신경 원심섬유의 일반적 기능

GENERAL FUNCTIONS OF AUTONOMIC EFFERENTS

자율신경 원심섬유는 내환경을 유지하는데 필수적인 역할을 한다. 때로는 교감신경과 부교감신경이 길항효과를 나타낸다. 그러나 대부분의 경우에 교감신경과 부교감신경은 협동적으로 작용하여 내장기능을 조절하고 미세 조정한다. 대부분의 내장장기에는 교감신경과 부교감신경이 모두 분포한다. 일반적으로 한 가지 자율신경 성분은 다른 성분과 반대 효과를 나타낸다(표 19-2). 절후신경의 주 신경전달물질은 부교감신경의 경우에는 아세틸콜린acetylcholine이며, 교감신경의 경우에는 노르에피네프린norepinephrine이다. 그러나 땀샘은 예외적으로 콜린성 교감신경섬유(교감신경이지만 신경

표 19-2 내장의 자율신경 분포 예

장기 Organ	교감신경 절전신경	교감신경 절후신경	교감신경 기능	부교감신경 절전신경	부교감신경 절후신경	부교감신경 기능
홍채Iris	C8~T3	위목신경절	동공 확대	에딩거-베스트팔핵	섬모체신경절	동공 수축
귀밑샘 Parotid gland	T1~T3	위목신경절	침분비 감소 (끈적한 침)	아래침분비핵	귀신경절	침분비 증가 (묽은 침)
심장Heart	T1~T5	목신경절과 위가슴신경절	심박수 증가	미주신경등쪽핵	심장속신경절	심박수 감소
관상혈관 Coronary vessels	T1~T5	목신경절과 위가슴신경절	확장 또는 수축	미주신경등쪽핵	심장속신경절	수축
기관지 Bronchi	T2~T5	위가슴신경절	확장	미주신경등쪽핵	폐신경절	수축
위 Stomach	T6~T10	복강신경절	연동운동과 분비활동 억제	미주신경등쪽핵	근육층신경절과 점막밑신경절	연동운동과 분비활동 촉진
성기관 Sex organs	T10~L2	아래 아랫배 신경절	사정	S2~S4	음경해면체 신경절	발기
방광 Urinary bladder	T12~L2	아랫배신경절	방광삼각근 수축	S2~S4	방광신경절	방광배뇨근 수축

전달물질은 아세틸콜린을 이용함)의 지배를 받는다.

자율신경 구심성분 AUTONOMIC AFFERENTS

내장장기 또는 혈관으로부터 기원한 흥분파는 주로 내장반사를 일으키는데 중요한 역할을 하지만, 대부분의 내장 흥분파는 의식 수준에 도달하지 못한다. 의식 수준에 도달하는 자율신경 구심 흥분파는 모호하고 위치 파악이 어려운 감각(예, 배고픔, 구역, 방광 충만, 직장 충만 등)을 초래한다. 특별한 경우 내장감각은 통증으로 나타나기도 한다.

일차내장 구심성분

PRIMARY VISCERAL AFFERENTS

내장 및 혈관으로 자율신경 절전섬유와 절후섬유를 운반하는 말초신경은 반대 방향, 즉 뇌와 척수 쪽으로 내장 흥분파를 운반하는 신경섬유도 포함하고 있다. 이 신경섬유들이 내장 입력을 담당하는 자율신경 구심섬유이다. 이 구심섬유들은 척수와 일부 뇌신경절에 위치하는 가단극뉴런pseudounipolar neuron으로부터 들어온다.

내장과 혈관 벽에 분포하는 여러 유형의 자유신경종말free nerve ending 및 피막신경종말encapsulated nerve ending이 내장 입력을 담당하는 수용기receptor이다. 혀인두신경과 미주신경, S2~S4 엉치신경이 부교감신경 경로를 따라 내장구심섬유를 분포시키는 반면, 가슴척수신경 및 상부 허리척수신경이 교통가지를 통해 교감신경과 말초혈관에 내장구심신경을 분포시킨다. 일반적으로 내장활동을 조절하는 반사와 관련된 신경섬유는 부교감신경과 함께 주행하며, 내장감각을 전달하는 신경섬유는 교감신경과 함께 주행한다. 이러한 일반적 원칙에 벗어나는 것으로 특정 골반내장(구불결장sigmoid colon, 직장rectum, 방광경부neck of the bladder, 전립샘prostate gland, 자궁경부cervix of the uterus)으로부터 기원한 내장통증섬유는 엉치 부교감신경섬유와 함께 주행한다.

뇌간으로 향하는 미주신경 경로 이외에 흉부내장 및 복부내장은 교감신경줄기를 통해 척수로 향하는 구심섬유를 낸다(그림 19-5). 심장과 관상동맥, 기관지나무bronchial tree, 폐로부터 들어오는 구심섬유는 심장신경cardiac nerve과 폐신경pulmonary nerve을 따라 교감신경줄기sympathetic trunk로 들어간다. 복부내장으로부터 들어오는 구심섬유는 창자간막신경얼기mesenteric plexus와 복강신경얼기celiac plexus, 그리고 가슴내장신경thoracic splanchnic nerve과 허리내장신경lumbar splanchnic nerve을 통해 교감신경줄기로 들어간다. 쭉 이어진 경로를 지난 다음 이 구심신경섬유들은 백색교통가지를 통해 가슴척수와 상부 허리척수로 들어간다. 이들의 세포체는 T1~L2 높이의 후근신경절dorsal root ganglion [DRG]에 위치하며, 첫 번째 시냅스는 이 척수분절에서 일어난다.

횡격막신경phrenic nerve은 심낭pericardium과 횡격막diaphragm, 간인대hepatic ligament, 간피막hepatic capsule, 췌장pancreas, 부신suprarenal gland으로부터 들어오는 구심섬유를 포함하고 있다. 말초혈관으로부터 들어오는 구심섬유는 모든 척수신경을 따라 중추로 연결된다. 이 자율신경 구심성분의 세포체들도 해당 후근신경절DRG에 분포하는 가단극뉴런pseudounipolar neuron이다.

구불결장과 직장, 방광, 근위부 요도, 자궁경부에 분포하는 수용기에서 반사와 감각에 필요한 구심흥분파가 기원한다. 이러한 골반내장으로부터 들어오는 내장 구심흥분파도 두 가지 경로에 의해 중추로 전달된다. 한 가지 경로는 골반내장신경을 따라 주행하는 신경에 의해 일어나며, 이들의 세포체는 S2~S4 척수신경의 후근신경절DRG에 위치한다. 다른 경로는 아랫배신경얼기와 허리내장신경, 교감신경줄기, 교감신경줄기의 백색교통가지를 통해 하부 가슴척수신경과 상부 허리척수신경의 후근신경절DRG로 들어간다.

뇌간 중추연결로

BRAINSTEM CENTRAL CONNECTIONS

고립로solitary tract와 고립로핵solitary nucleus은 구분할 수 있는 유일한 내장구심 구조물이다. 고립로는 하부 교뇌로부터 연수 빗장obex of the medulla까지 이어져 있으며 전체 주행경로가 고립로핵과 밀접하게 연관되어 있다(그림 19-6). 고립로에 분포하는 일차 자율신경 구심섬유는 혀인두신경과 미주신경으로부터 들어오며 고립로핵에서 시냅스한다. 고립로핵으로부터 나온 신경섬유는 그물체reticular formation에 시냅스한다. 그물체로부터 나온 신경로는 호흡중추와 심혈관중추, 내장운동핵, 체성운동핵, 고위중추를 연결한다.

1. Visceral afferent receptors in abdominal organ
2. Perivascular nerves
3. Celiac ganglion
4. Superior mesenteric ganglion
5. Inferior mesenteric ganglion
6. Splanchnic nerves
7. Sympathetic trunk
8. White communicating rami
9. Spinal nerves
10. Cell bodies in spinal dorsal root ganglia
11. Dorsal root
12. Synapse in spinal gray
13. Visceral afferent from thoracic organ
14. Superior cervical ganglion

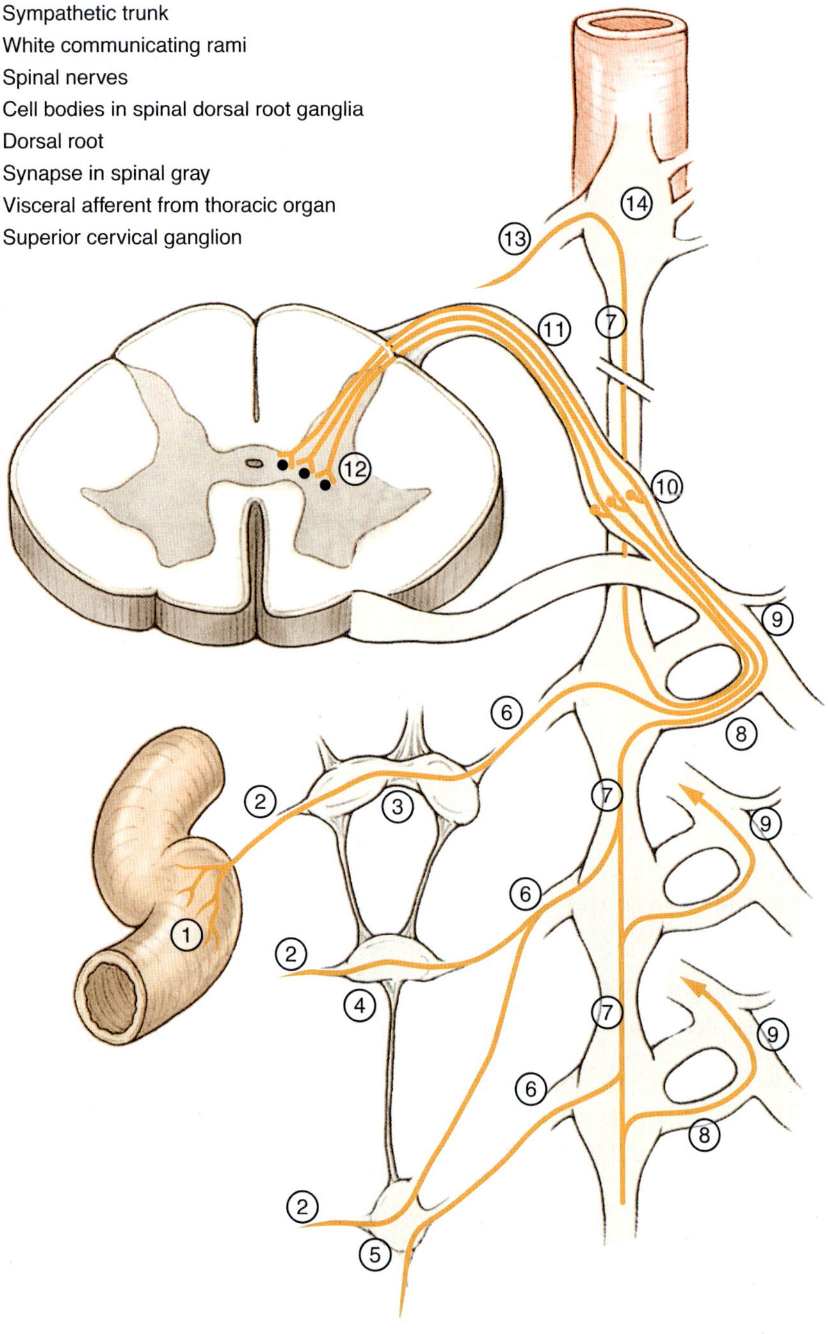

그림 19-5 교감신경과 함께 주행하는 자율신경 구심섬유 경로.

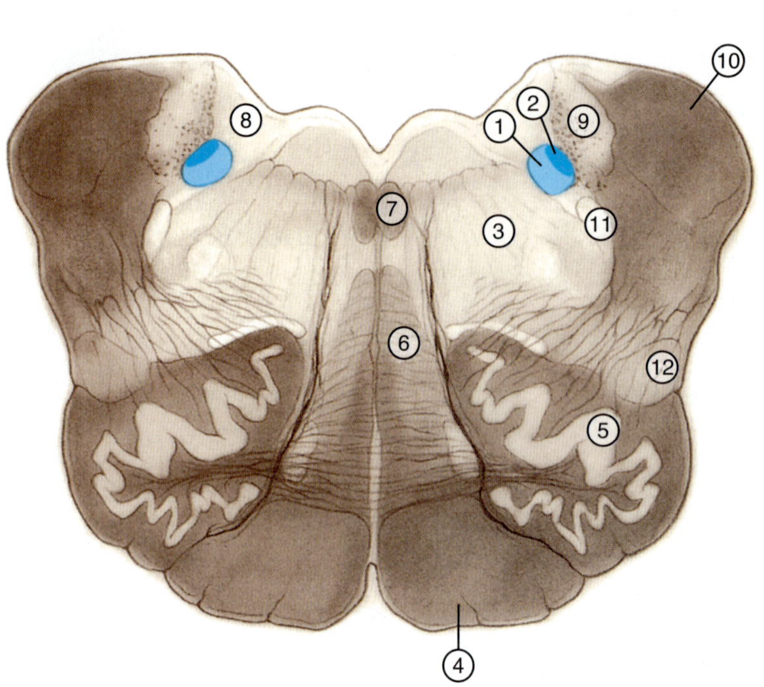

그림 19-6 미주신경으로부터 들어오는 자율신경 구심섬유의 중추성분을 나타낸 연수 횡단면.

척수 중추연결로

SPINAL CENTRAL CONNECTIONS

척수로 향하는 내장구심섬유는 척수후근 외측부를 통해 척수로 들어가 척수후각과 중간구역에 분포하는 세포와 시냅스한다(그림 19-5). 반사 개시와 연관된 흥분파는 척수회색질에 분포하는 내장운동신경세포 또는 체성운동신경세포와 이차적으로 시냅스를 이룬다. 의식 수준에 도달하는 내장 흥분파는 전외측사분역의 외측 및 등쪽 부위를 통해 양쪽으로 상행하여 뇌간에 도달하며 그물체에서 여러 번 시냅스를 형성한 후 고위중추에 도달한다. 이 경로 중 한 가지 예외는 임박한 배뇨 감각을 담당하는 경로이다. 이 감각은 요도urethra로부터 기원하여 후섬유단-내측섬유띠로dorsal column-medial lemniscus system를 따라 상행한다.

내장감각 VISCERAL SENSATIONS

속쓰림heartburn과 구역nausea, 배고픔hunger, 방광충만fullness of bladder, 직장충만fullness of bowel 같은 진성내장감각의 특성은 감각이 모호하다는 것과 감각이 발생한 국소 부위를 잘 파악할 수 없다는 것이다. 이렇게 감각이 모호한 이유는 중추신경로에서 여러 차례 시냅스가 일어나고, 대뇌피질에 내장 담당영역이 거의 존재하지 않기 때문이다.

뇌와 척수를 포함한 내장기관은 대개 기계적 자극 및 온도 자극에 반응하지 않는다. 수술을 하면서 내장을 만지거나 자르거나 으깨거나 태우더라도 감각은 느껴지지 않는다. 하지만 과도한 신전이나 격렬한 수축, 혈액공급 감소(허혈ischemia)에 의해서는 통증이 발생한다. 그럴 경우에 통증은 내장 자체(진성내장통증true visceral pain)나 피부 부위, 심지어 다른 체성조직 부위(**연관통증**referred pain)에서 나타나기도 한다.

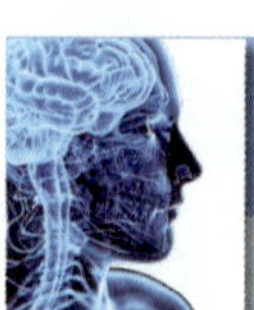

Clinical Connection

내장기관으로부터 기원한 통증은 척수로 전달되는 내장경로에 국한되어 나타나지 않는데, 그 이유는 복벽 또는 횡격막이 질병에 의해 침범되기 때문이다. 따라서 수술할 수 없는 위암종에 의한 통증은 교감신경절제sympathectomy(교감신경줄기를 절제함)에 의해 잘 소실되지 않기도 하는데, 그 이유는 장기의 벽이 침범되기도 하기 때문이다. 따라서 교감신경절제를 통해 모든 내장통증을 치료할 수 있는 것은 아니다.

연관통증 REFERRED PAIN

질병이 있을 때 나타나는 내장통증은 피부영역으로 뻗치므로 환자들은 통증이 주로 또는 전적으로 신체 표면에서 발생하는 것으로 생각한다(그림 19-7). 이러한 통증을 **연관통증**이라 부른다. 대부분의 내장통증섬유는 교감신경과 함께 주행하며 14~15쌍의 백색교통가지와 교감신경줄기를 통해 가슴척수신경과 상부 허리척수신경에 도달한다는 것이 중요하다. 통증이 뻗치는 영역은 병이 생긴 내장기관과 연관되어 있지 않는 것처럼 보일 수도 있지만, 두 부위는 동일한 척수분절에 해당한다.

일반적으로 인정받고 있는 연관통증의 발생기전은 내장구심흥분파와 이차체성구심신경세포(이들의 흥분역치는 낮음)가 척수회색질 내에서 만난다는 것이다(그림 19-8). 따라서 비정상적으로 큰 내장구심흥분파는 척수시상뉴런spinothalamic neuron을 흥분시키므로 그에 따라 대뇌피질을 속이게 된다.

자율신경 조절중추 AUTONOMIC CONTROL CENTERS

많은 유형의 자율적 현상은 여러 대뇌피질 부위(예, 전두엽frontal lobe, 띠이랑cingulate gyrus, 안와섬측두엽피질orbitoinsulotemporal cortex, 해마hippocampus, 편도핵amygdala, 꼬리핵caudate nucleus)로부터 활성화된다. 대부분의 내장반응은 광범위하게 일어나며 체성반응과 겹치는 경향을 보인다. 대뇌반구의 자극에 의해 유발되는 자율반응 또는 내장반응은 자율반응을 조절하는 최상위 중추인 시상하부hypothalamus를 통해 일어난다.

시상하부핵 이외에도 다양한 신경계 높이에 분포하고 있는 다른 신경세포군들도 자율신경 활동에 강하게 영향을 미친다. 중뇌midbrain의 덮개앞구역pretectal area과 위둔덕superior colliculus에는 축동 중추와 수정체조절 중추가 분포한다. 입쪽 교뇌에 분포하는 배뇨중추micturition center는 배뇨의 개시를 통제하고, 좀 더 꼬리쪽 교뇌에 분포하는 호흡조정중추pneumotaxic center와 지속흡입중추apneustic center는 호흡에 영향을 미친다. 연수medulla에는 심혈관중추cardiovascular center와 흥분성호흡중추excitatory respiratory center, 억제성호흡중추inhibitory respiratory center가 분포한다.

이러한 다양한 자율신경중추들은 다양한 부위(시상하부, 뇌신경, 상행신경로 등)로부터 입력을 받으며 자율원심신경을 통해 출력을 내보내는데, 출력은 대부분

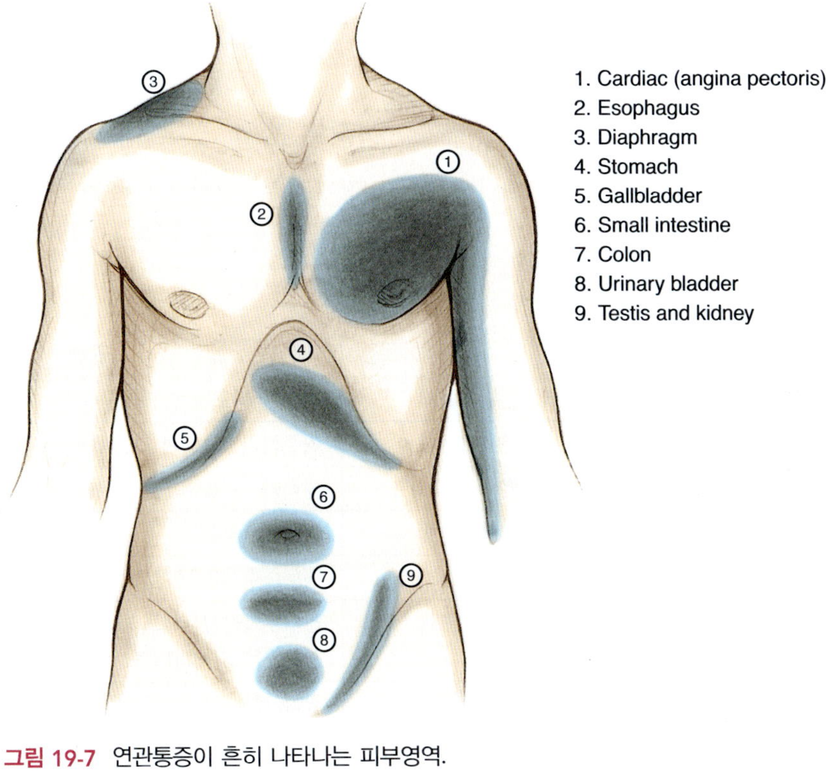

그림 19-7 연관통증이 흔히 나타나는 피부영역.

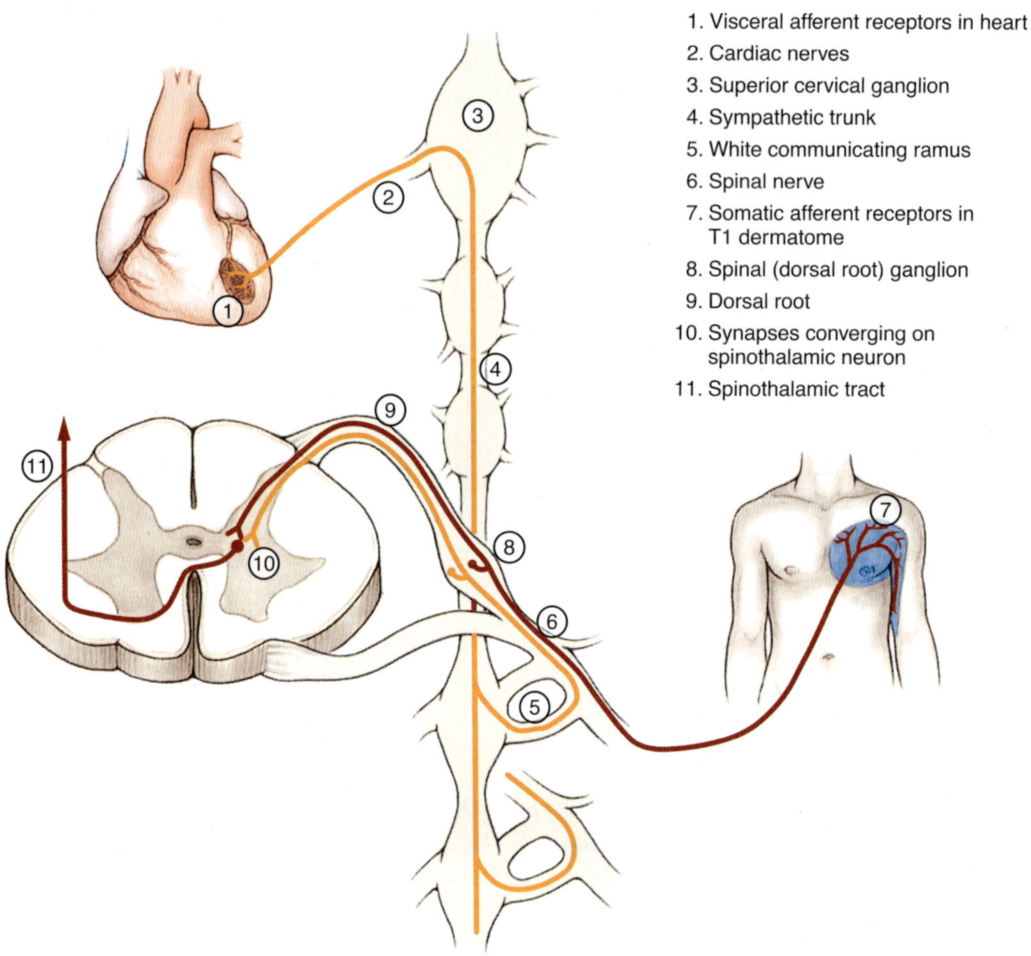

그림 19-8 내장 연관통증이 발생하는 해부학적 기초를 나타낸 모식도.

의 경우 체성신경세포와 연관되어 있다(표 19-3). 이러한 연결을 나타내는 예로는 심장과 방광, 성기관의 조절을 들 수 있다.

심장의 조절 CONTROL OF THE HEART

심장에는 부교감신경과 교감신경, 그리고 구심신경이 풍부하게 분포하고 있다(그림 19-9).

표 19-3 주요 자율신경중추와 이들의 출력

기능	위치	출력
혈관운동 심장촉진과 혈압증가	연수그물체	척수에 분포하는 교감신경핵
혈압감소와 심장억제	연수그물체	미주신경등쪽핵과 그물체에 분포하는 신경세포
호흡[a]: 들숨과 날숨	연수그물체	횡격막, 갈비사이 및 복부 운동신경세포
지속흡입apneusis과 호흡조정pneumotaxis	교뇌그물체	연수호흡중추
구토	연수중추	구토중추, 미주신경세포, 절전 부교감신경세포
배뇨: 배뇨 개시	교뇌그물체	엉치부교감신경세포(방광배뇨근을 수축시키고, 괄약근을 지배하는 오누프신경세포를 억제시킴)
배뇨: 배뇨의 중지[a] 또는 방지[a]	전두엽	괄약근을 수축시키는 오누프핵

[a]자율신경계 아님.

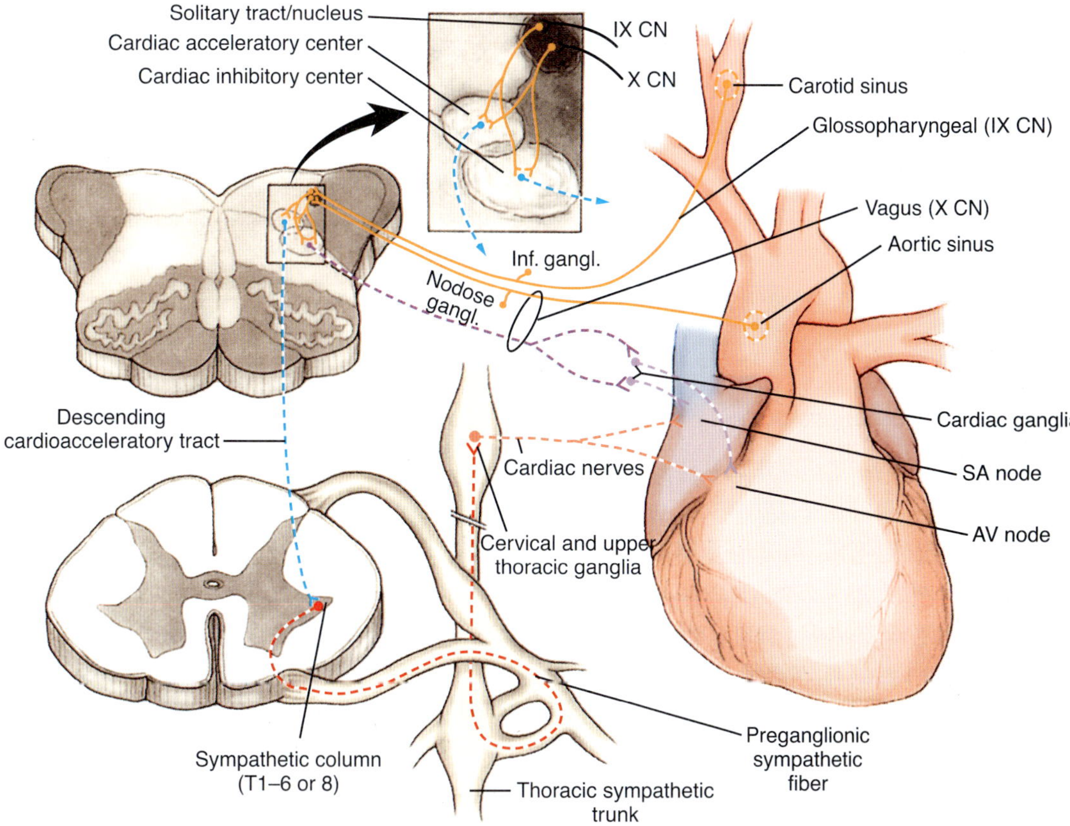

그림 19-9 심장의 신경조절을 나타낸 모식도.

심장으로부터 들어오는 내장구심흥분파는 미주신경과 교감신경을 통해 중추로 전달된다. 미주신경에 포함되어 있는 내장구심신경의 세포체는 결절신경절nodose ganglion에 위치한다. 심장의 미주신경구심섬유는 고립로solitary tract를 따라 중추로 들어가 고립로핵solitary nucleus에 시냅스한다. 교감신경을 통해 전달되는 심장구심섬유는 심장 좌측에서 고립로를 따라 중추로 들어가 고립로핵에 시냅스한다. 이들의 세포체는 상부 네 번째 또는 다섯 번째 가슴 후근신경절DRG에 위치하며, 상부 가슴척수분절에 시냅스한다.

심장조절중추는 연수그물체에 위치한다. 이 조절중추는 주로 시상하부로부터 내려오는 흥분파와 심장·대동맥·경동맥 벽에 위치하는 기계수용체 및 화학수용체로부터 올라오는 구심흥분파에 의해 영향을 받는다. 기계수용체 또는 압력수용체baroreceptor는 혈압에 반응하며, 화학수용체chemoreceptor는 산소와 이산화탄소 분압에 반응한다. 이 수용체들로부터 들어오는 흥분파는 혀인두신경glossopharyngeal nerve과 미주신경vagus nerve을 따라 전달되어 고립로solitary tract에 합류한다. 이 내장구심흥분파들은 고립로핵solitary nucleus에서 시냅스를 이룬 후 인접 그물체에 존재하는 심혈관중추cardiovascular center로 전달된다. 혈압 증가는 미주신경반응을 유발하고, 혈압 감소는 교감신경반응을 유발한다.

심장 부교감신경세포는 미주등쪽신경핵dorsal vagal nucleus과 의문핵nucleus ambiguus에 인접한 연수에 위치한다. 절전섬유는 미주신경을 따라 주행하여 심장신경얼기cardiac plexus와 심외막epicardium, 그리고 심장전도계를 따라 분포하는 신경절세포에 시냅스한다. 절후섬유는 주로 동방결절sinus node과 방실결절atrioventricular node·AV node에 분포하며, 일부는 심방에도 분포한다. 심장 미주신경이 흥분하면 심박수가 감소(**서맥bradycardia**)한다.

심장 교감신경세포는 상부 여섯 번째부터 여덟 번째까지의 가슴척수분절의 중간외측핵IML 속 및 그 근처에 위치한다. 절전섬유는 척수교감신경절을 통해 출현한다. 절후섬유는 심장신경cardiac nerve을 따라 주행하여 심장신경얼기cardiac plexus로 향하며, 동방결절sinus node과 방실결절AV node, 심방atria, 심실ventricle, 관상동맥coronary artery에 분포한다. 심장 교감신경이 흥분하면 심박수가 증가(**빈맥**tachycardia)한다.

관상동맥coronary artery은 주로 국소대사인자local metabolic factors에 의해 조절된다. 심박수 증가와 동반된 대사량 증가는 관상동맥을 이완시키고 심장근으로 유입되는 혈류량을 증가시킨다. 이와는 반대로 심박수 감소는 대사율을 감소시키고 관상동맥을 수축시킨다.

방광의 조절

CONTROL OF THE URINARY BLADDER

방광 및 방광조임근은 부교감신경과 교감신경, 체성운동신경, 내장구심신경에 의해 조절된다(그림 19-10).

몇 가지 내장구심신경섬유들이 방광에 분포하고 있다. 방광바닥fundus of urinary bladder 점막으로부터 들어오는 통각 및 온도감각 흥분파는 교감신경을 따라 전달되어 T12 또는 L1을 통해 척수에 도달한다. 방광목neck of the bladder 점막으로부터 들어오는 통각 및 온도감각 흥분파는 엉치부교감신경을 따라 전달되어 S2~S4에 도달한다. 이어서 척수시상로spinothalamic tract는 이 통각 및 온도감각 섬유들을 고위중추로 전달한다.

방광 충만감은 방광벽에 분포하는 기계수용기에 의해 감지되며, 이 감각은 엉치부교감신경로를 통해 척수로 전달된다. 척수시상로spinothalamic tract는 시상과 대뇌피질에 위치하는 고위중추로 이 감각을 전달한다. 배뇨가 임박하였다는 감각은 방광삼각trigone of the bladder에 분포하는 기계수용기로부터 기원하며, 이 내장감각은 엉치부교감신경을 따라 S2~S4로 전달된 후 후섬유단-내측섬유띠로dorsal column-medial lemniscus system를 따라 상행한다.

S2~S4에 위치하는 부교감 내장운동뉴런은 절전섬유를 내며, 이 부교감신경 절전섬유는 골반신경pelvic nerve을 따라 아랫배신경얼기hypogastric plexus로 향한 후 이어서 방광신경얼기vesical plexus에 도달한다. 방광신경절세포는 절후섬유를 내며, 이 부교감신경 절후섬유는 **방광평활근**detrusor muscle(방광을 비우게 하는 근육)에 분포한다.

척수분절 T11~L2에 분포하는 교감 내장운동뉴런은 절전섬유를 내며, 이 교감신경 절전섬유는 허리내장신경lumbar splanchnic nerve을 따라 아래장간막신경절 inferior mesenteric ganglion에 도달한다. 아래장간막신경절로부터 나온 교감신경 절후섬유는 아랫배신경얼기와 방광신경얼기를 통해 방광에 도달하여 내요도괄약근internal urethral sphincter에 분포한다. 방광이 채워지는 동안, 교감신경섬유는 직접적으로 그리고 간접적(방광신경절에 분포하는 부교감신경세포를 억제함으로써)으로 방광평활근을 이완시킨다. 교감신경섬유는 내요도괄약근을 수축시킨다.

S2~S4에 위치하는 오누프핵Onuf nucleus을 이루는 하위운동신경원LMN은 내음부신경internal pudendal nerve 및 회음신경가지perineal branch(내음부신경의 가지)를 경유하여 외요도괄약근external urethral sphincter을 이루는 골격근으로 축삭을 보낸다.

배뇨중추micturition center는 뇌간과 대뇌피질에 위치한다. 배뇨의 개시와 종료를 수의적으로 조절하는 피질중추는 대뇌반구 내측면에 분포하는 상전두이랑superior frontal gyrus에 위치한다. 교뇌에는 두 개의 배뇨중추가 위치한다. 첫 번째 교뇌배뇨중추pontine micturition center는 엉치부교감신경세포로 흥분성 신호를 보내 방광평활근을 수축시킨다. 두 번째 교뇌배뇨중추는 오누프핵에 분포하는 하위운동신경원으로 흥분성 신호를 보내 외요도괄약근을 조절한다. 배뇨가 일어나는 동안, 교뇌의 부교감신경 흥분중추는 다른 교뇌중추를 억제한다. 따라서 억제된 오누프뉴런은 방광평활근이 수축할 동안 외요도괄약근을 이완시킴으로써 방광이 비워질 수 있게 해준다.

방광의 반사적 조절은 방광벽에 분포하는 용적수용기 및 장력수용기로부터 들어오는 내장구심흥분파에 의해 개시된다. 방광이 적게 찼을 경우, 내장구심섬유는 오누프핵에 분포하는 하위운동신경원을 흥분시키므로 외요도괄약근이 수축하게 된다. 방광이 많이 찼을 경우, 내장구심흥분파는 교뇌배뇨중추 뉴런을 흥분(교뇌배뇨중추는 교감신경뉴런과 오누프뉴런을 억제시키므로 이에 따라 각각 내요도괄약근과 외요도괄약근이 이완됨)시키고, 부교감신경 활동을 유도(방광평활근이 수축하여 방광을 비움)한다. 따라서 배뇨는 척수교뇌척수반사spinopontospinal reflex 기전에 의해 조절된다.

이 반사가 손상될 경우 **신경성방광**neurogenic bladder이 초래된다. 두 가지 유형의 신경성방광이 존재하는데, 하나는 반사reflex 유형이고, 다른 하나는 무반사

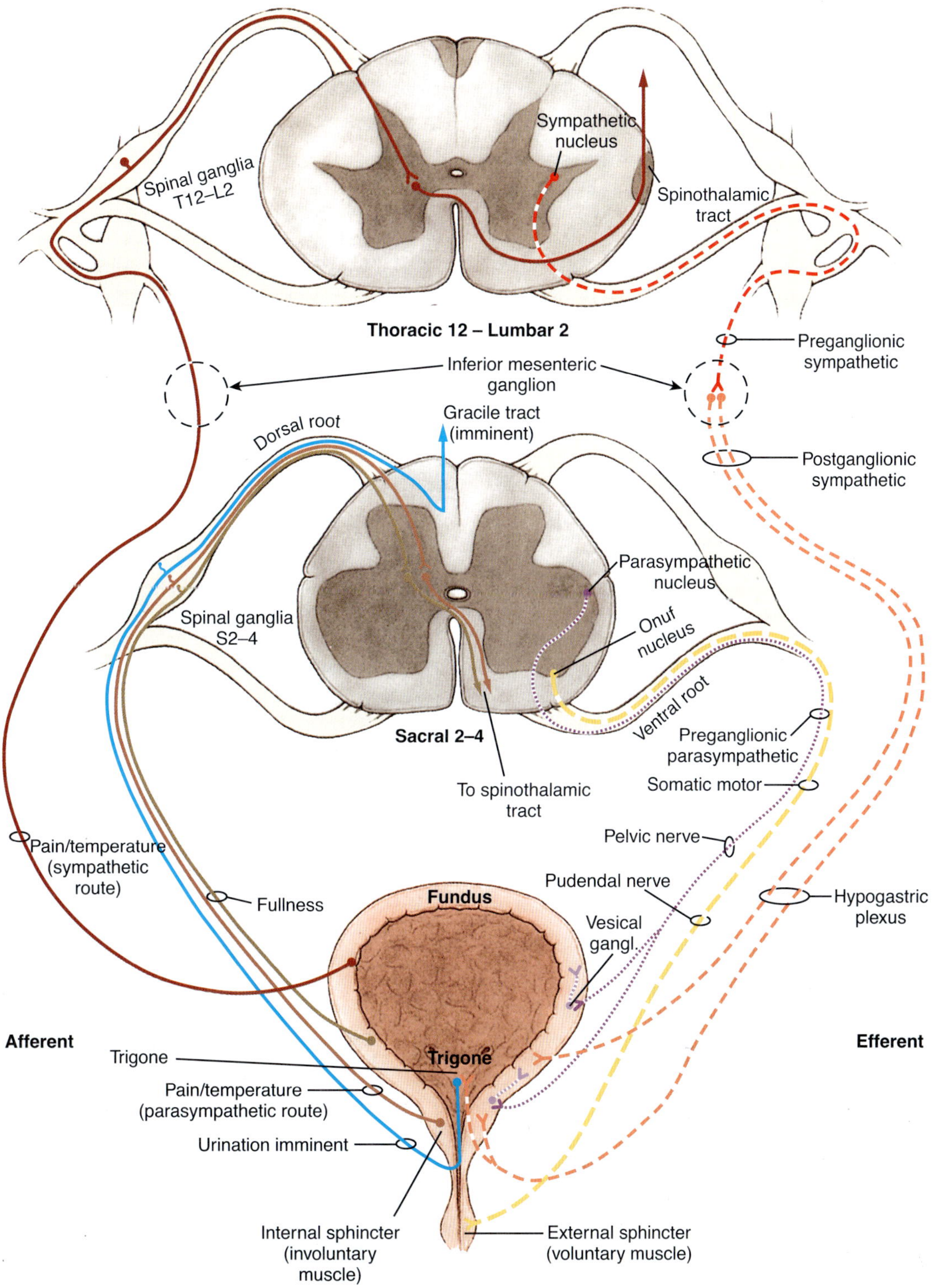

그림 19-10 방광의 신경지배를 나타낸 모식도.

nonreflex 유형이다(그림 19-11). **신경성반사방광reflex neurogenic bladder**은 상위운동신경원 유형UMN type이고, 신경성무반사방광nonreflex neurogenic bladder은 하위운동신경원 유형LMN type이다. 신경성반사방광reflex neurogenic bladder은 비억제성uninhibited이거나 자동성automatic이다. **비억제신경성반사방광uninhibited reflex bladder**은 요실금을 나타내지만 방광은 완전히 비워지는데, 이 유형은 전두엽에 분포하는 배뇨중추가 양쪽 모두 손상되어 발생된다. 방광이 정상적으로 비워지는 이유는 교뇌배뇨중추가 정상적으로 작동하기 때문이다. **자동신경성반사방광automatic reflex neurogenic bladder**은 요실금을 나타내며 방광도 완전히 비워지지 않는데, 이 유형은 엉치척수 이상에서 양쪽 척수가 손상되어 발생된다. 방광이 완전히 비워지지 않는 이유는 교뇌배뇨중추를 유발하는 척수반사신경로가 차단되기 때문이다. **신경성무반사방광nonreflex neurogenic bladder**은 심한 소변정체와 요실금을 나타내는 것이 특징이며, 엉치척수 또는 말총cauda equina에 포함된 척수신경뿌리의 양쪽 병변에 의해 발생한다(그림 19-11).

성기관의 조절 CONTROL OF THE SEX ORGANS

성기관은 부교감신경과 교감신경, 내장구심신경에 의해 조절된다. 여성 및 남성 성기관으로부터 기원하는 내장구심섬유는 교감신경로 및 엉치 부교감신경로를 통해 척수로 들어가며 이들의 세포체는 각각 T10~L2와 S2~S4의 후근신경절DRG에 위치한다. 내장통각섬유는 일반적으로 교감신경을 따라 주행하지만 자궁경부 및 전립샘으로부터 들어오는 통각섬유의 경우는 예외이다. 자궁경부 및 전립샘으로부터 들어오는 통각섬유

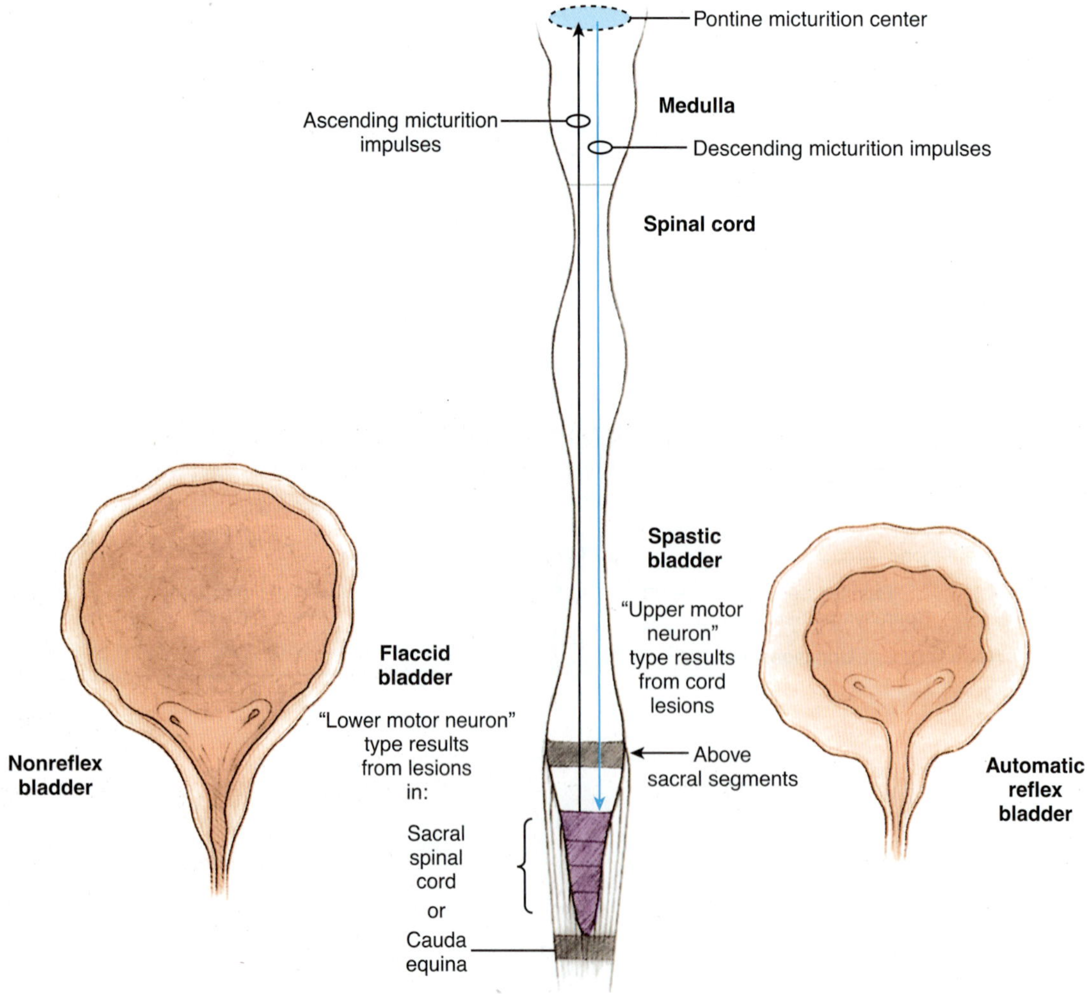

그림 19-11 이완성 신경성방광과 강직성 신경성방광을 초래하는 병변의 위치.

는 부교감신경을 따라 주행하여 S2~S4 척수분절로 들어간다.

부교감신경 절전섬유는 S2~S4 척수분절에서 기원하여 골반신경pelvic nerve을 통해 골반강으로 들어가 아랫배신경얼기hypogastric plexus와 자궁질신경얼기uterovaginal plexus(남성에서는 전립샘신경얼기prostate plexus)에 분포하는 신경절에 시냅스한다. 여성의 자궁질신경절로부터 기원한 부교감신경 절후섬유는 질샘vaginal gland과 클리토리스의 발기조직에 분포한다. 남성에서 부교감신경 절후섬유는 해면신경절cavernous ganglion과 전립샘신경절prostate ganglion로부터 기원하며 음경의 해면조직 또는 발기조직에 분포한다.

교감신경 절전섬유는 T10~L2 척수분절로부터 기원하며 주로 아래장간막신경절inferior mesenteric ganglion에서 시냅스한다. 여성에서 교감신경 절후섬유는 자궁과 질의 혈관과 평활근에 분포하는 반면, 남성에서 교감신경 절후섬유는 정관ductus deferens과 전립샘prostate, 정낭seminal vesicle에 분포한다.

부교감신경은 여성에서 질샘 분비를 촉진하고, 음핵을 커지게 하며, 남성에서 음경발기를 일으킨다. 교감신경은 여성에서 질의 율동적 수축을 일으키며, 남성에서 사정에 관여한다.

Clinical Connection

교감신경계와 연관되어 있는 흔한 두 가지 이상은 호너증후군Horner syndrome(이 장 도입부에서 실명된 **임상증례** 참조)과 **급성교감신경쇼크증후군**acute sympathetic shock syndrome이다. 호너증후군은 축동miosis과 눈꺼풀처짐안검하수·ptosis, 무한증땀없음·anhidrosis을 나타내는 것이 특징이며, 말초 또는 중추에서 발생한 편측 병변에 의해 발생한다. 말초 병변은 (1) 주로 T1 척수신경 또는 목교감신경줄기에 분포하는 절전섬유나 (2) 위목신경절superior cervical ganglion에 분포하는 절후신경세포 또는 절후섬유를 침범한다. 중추 병변은 주로 (1) 연수그물체의 등쪽외측부 또는 목척수에 분포하는 동공확대신경로pupillodilator path의 차단이나 (2) C8 및 T1 교감신경핵에 분포하는 섬모체척수중추ciliospinal center의 손상에 의해 발생한다.

급성교감신경쇼크증후군은 서맥bradycardia과 저혈압hypotension, 양측 호너증후군bilateral Horner syndrome을 나타내며 발한과 피부혈관 확장이 일어나지 않기 때문에 더운 환경에 잘 적응하지 못하는 것이 특징이다. 이 증후군은 급성 양측성 목척수 손상에 의해 교감신경핵으로 향하는 하행성 흥분파가 차단되어 일어난다. 일반적으로 징후들은 교감신경 활동의 반사 조절이 회복되는 며칠 후에는 사라진다.

연습문제
CHAPTER REVIEW QUESTIONS

질문

19-1. 체성신경 원심계와 자율신경 원심계의 주된 차이점은 무엇인가?

19-2. 뇌 부교감신경의 원천에 대해 설명하라.

19-3. 엉치 부교감신경의 원천에 대해 설명하라.

19-4. 교감신경 절전섬유의 원천에 대해 설명하라.

19-5. 자율신경 구심섬유를 포함하고 있는 뇌신경의 명칭과 이들의 신경연결에 대해 설명하라.

정답 및 설명

19-1. 체성신경 원심계는 수의적으로 조절되며 알파운동신경원과 이들의 축삭(직접적으로 골격근에 분포함)으로 이루어져 있다. 자율신경 원심계는 불수의적으로 조절되며 두 개의 원심뉴런으로 구성되어 있는데, 절전뉴런은 뇌간 또는 척수에 위치하며 이들의 축삭은 신경절에 시냅스하며, 절후뉴런은 자율신경절에 위치하며 이들의 축삭은 평활근이나 심장근, 샘조직에 분포한다.

19-2. 뇌 부교감신경계는 다음과 같다.

a. 축삭이 눈돌림신경을 따라 주행하는 에딩거-베스트팔핵에 분포하는 절전뉴런

연습문제 (계속)

19-6. 내장통각섬유의 주요 말초경로에 대해 설명하라.

19-7. 연관통증을 정의하고 설명하라.

19-8. 심장 연관통증이 나타나는 부위와 그렇게 되는 해부학적 근거를 설명하라.

19-9. 심장과 방광, 성기관에 분포하는 부교감신경과 교감신경을 자극하였을 때 나타나는 효과를 비교하여 설명하라.

신경과학 임상실습 중 그랜드라운드를 하는 동안 몇 명의 환자들이 다른 자율신경질환을 나타낸다는 설명을 들었다. 질문에 답하라.

19-10. 오토바이 사고로 심하게 다친 젊은 남자가 사지마비quadriplegia와 요실금incontinence을 나타내고 있다. 이 환자에서 일어나는 배뇨는 자동적으로 그리고 갑자기 일어나지만 방광은 안전히 비워지지 않는다. 병변의 위치는?

a. 허리팽대부의 상부
b. 엉치척수분절
c. 꼬리척수분절
d. 말총 침범
e. 엉치구심섬유 침범

19-11. 다른 환자는 다음과 같은 방광 이상을 나타내고 있다. 이 환자는 수심이 얕은 수영장에서 다이빙을 하다가 허리를 다쳤다. 이 환자는 운동 마비와 감각 소실을 나타낼 뿐만 아니라 요실금도 나타내며, 소변은 방광 속에 도관을 삽입하였을 때만 배출된다. 넓적다리와 다리, 발의 전면부 감각은 정상이지만, 넓적다리와 다리, 발의 후면부의 대부분에서는 감각을 느끼지 못한다. 요실금이 발생한 이유는 무엇인가?

a. 양측 피질배뇨중추 손상
b. 교뇌배뇨중추 손상
c. 허리엉치팽대부의 상부 척수손상
d. 엉치척수 손상
e. 말총 손상

b. 축삭이 얼굴신경을 따라 주행하는 위침분비핵에 분포하는 절전뉴런
c. 축삭이 혀인두신경을 따라 주행하는 아래침분핵에 분포하는 절전뉴런
d. 축삭이 미주신경을 따라 주행하는 미주신경등쪽핵 및 그 근처의 의문핵에 분포하는 절전뉴런

19-3. 엉치 부교감신경 절전섬유는 S2~S4의 중간외측핵 속 또는 그 근처에 분포하는 뉴런으로부터 기원한다.

19-4. 모든 교감신경 절전섬유는 교감신경핵(C7 또는 C8으로부터 L2 또는 L3까지 뻗어 있음)으로부터 기원한다. 이 핵은 척수의 중간외측부위intermediolateral part(외측뿔에 존재)와 중간내측부위intermediomedial part(제VII층판 내측부위에 존재), 중간외측부위와 중간내측부위를 잇는 부위intercalated part, 외측뿔 근처의 외측섬유단lateral funiculus에 산재되어 있는 뉴런들로 이루어져 있다.

19-5. 자율신경 구심섬유는 혀인두신경과 미주신경에 매우 풍부하게 포함되어 있다. 혀인두신경에 포함되어 있는 자율신경 구심섬유들은 주로 구강과 인두, 목동맥소체, 목동맥팽대에 분포한다. 미주신경에 포함되어 있는 자율신경 구심섬유들은 흉부 및 복부 내장 구조물에 분포한다. 혀인두신경과 미주신경에 포함되어 있는 자율신경 구심섬유들은 고립로핵에서 시냅스를 형성하며 심혈관반사와 호흡반사, 위장관반사에 관여하는 내장핵 및 체성핵과 연결된다.

19-6. 흉부·복부·골반 내장으로부터 들어가는 통각섬유는 일반적으로 교감신경과 교감신경줄기, 그리고 T1~L2 척수신경과 이들의 후근을 통해 척수로 들어간다. 일반적 원칙에 벗어나는 경우도 존재하는데, 구불결장sigmoid colon과 직장rectum, 방광목neck of the bladder, 전립샘prostate gland, 자궁목cervix of the uterus으로부터 들어오는 통각섬유는 골반신경pelvic nerve, 그리고 S2~S4 척수신경과 이들의 후근을 통해 척수에 도달한다.

19-7. 연관통증은 통증을 발생시키는 원천 부위와 떨어져 있는 신체 부위에서 통증이 발생하는 현상이다. 연관통증이 발생하는 기전은 척수 내에서 내장 흥분파와 체성감각 흥분파가 모여 척수시상로spinothalamic tract로 전달됨으로써 대뇌피질이 내장 흥분파를 피부로부터 들어온 것으로 잘못 해석하기 때문이다. 따라서 연관통증은 항상

19-12. 63세 남성이 우측 눈꺼풀이 처지고 우측 동공이 작아진다고 하여 신경과에 입원하였다. 또한 이 환자는 지속적으로 기침을 하였고 오랫동안 흡연을 하였다는 것이 밝혀졌다. 진찰 결과 우측 얼굴에서 땀이 나지 않았다. 감각 반응과 운동 반응은 정상이었다. 이 환자를 종양내과로 보내려고 한다. 무한증과 부분적 안검하수, 축동의 원인은 무엇인가?

a. 에딩거-베스트팔핵 손상

b. 눈돌림신경 손상

c. 목교감신경줄기 손상

d. 긴섬모체신경 손상

e. 짧은섬모체신경 손상

19-13. 보고에 따르면 지속적인 미주신경 자극은 발작과 기분장애를 조절한다. 지속적인 미주신경 자극에 의해 증가할 것으로 예상되는 것은?

a. 심박수

b. 호흡수

c. 위분비

d. 성욕

e. 배뇨

19-14. 32세 남자의 우측 전체 얼굴이 마비되었다. 마비는 갑자기 시작되었고 밤사이에 일어났다. 우측 입꼬리를 올릴 수 없는 것 이외에 이 환자에서 나타날 것으로 예상되는 다른 증상은?

a. 입안건조

b. 콧물분비 및 눈물분비 증가

c. 정상적으로 눈꺼풀을 올릴 수 있음

d. 미각을 정상적으로 느낄 수 있음

e. 비정상 저작운동

내장구심입력과 체성구심입력을 모두 받는 척수분절 분포구역의 피부영역에서 발생하게 된다.

19-8. 심장통증섬유는 심장신경을 따라 교감신경줄기로 들어간다. 이어서 심장통증섬유는 교감신경줄기를 따라 하행한 후 백색교통가지를 통해 척수신경과 이들의 후근(이곳에 세포체가 위치함)으로 들어간 다음 척수로 들어간다. 주된 중추 연결은 T2~T4에서 일어나므로 심장통증은 복장뼈뒤부위retrosternal location에서 발생하게 된다. 통증의 강도가 증가할 경우 T1 및 T2 분절도 관여하게 되므로 통증은 좌측 팔 안쪽으로 뻗치게 된다.

19-9. 부교감신경을 자극하면 심박수가 감소(서맥bradycardia)하고, 방광평활근이 수축하며, 음핵이나 음경의 발기가 일어난다. 교감신경을 자극하면 심박수가 증가(빈맥tachycardia)하고, 방광평활근이 이완하고 내요도괄약근이 수축하며, 질수축이나 사정이 일어난다.

19-10. 정답: a

엉치척수 상부의 하행성 자율신경로 손상은 자동신경성반사방광automatic reflex neurogenic bladder과 분절반사에 의한 불완전한 방광비우기(교뇌배뇨중추로부터 내려오는 흥분파가 손상되었기 때문)를 초래하게 된다.

19-11. 정답: d

엉치척수에 분포하는 하위운동신경원이 손상될 경우 무반사성 '이완방광flaccid bladder'이 초래되는데, 이완방광은 소변 정체가 매우 심해져 방광이 매우 확장된다. 신경성무반사방광nonreflex neurogenic bladder은 말총 손상에 의해서도 발생할 수 있다. 그러나 이러한 환자에서 허리척수 기능은 정상이므로 병변은 반드시 엉치척수를 침범하게 되는데, 그 이유는 말총이 손상될 경우 허리척수후근섬유를 손상시키게 되므로 감각장애가 다리 전면부에서 나타나기 때문이다.

19-12. 정답: c

문항줄기에서 설명한 세 징후는 호너증후군에서 나타나는데, 이 증후군은 말초신경계의 교감신경이 손상되어 초래된다. T1 척수분절로부터 기원하는 교감신경 절전섬유는 척수신경과 백색교통가지, 목교감신경줄기를 통해 주행하여 위목신경절에 도달하며 이곳에서 교감신경 절후뉴런과 시냅스한다. 절후신경섬유는 내경동맥 주위에 신경얼기를 형성하는데, 무한증은 얼굴의 땀샘에 분포하는 교감신경이 손상되기 때문에 발생하며, 경미한 눈꺼풀처짐은 위눈꺼풀에 존재하는 눈꺼풀판근Müller muscle을 지배하는 교감신경이 손상되기 때문에 발생하고, 축동은 동공확대근을 지배하는 교감신경이 손상되기 때문에 발생한다. 환자의 병력 및 진찰 소견이 의하면 이 환자는 장기간 흡연에 따라 우측 폐첨부에서 소세포암종이 생긴 것으로 추정되며, 이 암종이 목교감신경줄기를 침범한 것으로 보인다. 중추신경계 병변도 호너증후군을 초래할 수 있지만 이 경우에는 다른 체성감각장애 및 운동장애도 함께 나타나게 된다.

19-13. 정답: c

미주신경의 흥분 증가는 위운동 및 위분비를 증가시키게 될 것이다.

19-14. 정답: a

얼굴신경의 압박손상은 동측의 체성운동신경과 내장운동신경의 이상을 초래할 것이다. 고실끈신경에 포함된 부교감신경 손상은 턱밑신경절로 들어가는 절전섬유 입력을 손상시키게 되므로 침분비 감소와 입안건조가 초래된다.

제 VI 부

그물체와 뇌신경

The Reticular Formation and Cranial Nerves

20 그물체: 조정과 활성

Reticular Formation: Modulation and Activation

17세의 고등학생이 자동차를 과속으로 운전하다가 사고를 내어 머리를 심하게 다쳤다. 응급실에 도착했을 때 그는 갑작스럽게 혼수에 빠졌고 좌측 동공이 확장되었다. 전산화단층촬영 사진에서 좌측에 매우 큰 경막외혈종epidural hematoma이 관찰되었다. 수술을 하여 혈종을 제거하였지만 그는 의식을 회복하지 못했고, 6개월이 지난 지금 그는 대뇌제거자세decerebrate posturing를 보이며 비가역적 혼수에 빠져 있다.

그물체망상체 · reticular formation는 뇌간의 중심부위를 이루며, 조직학적으로 세포체와 축삭, 가지돌기가 치밀하게 모여 있기 때문에 19세기 해부학자들이 그렇게 부르기 시작했다. 그물체는 뇌간 전체에 분포하며 수많은 핵(대부분은 뚜렷하게 구분할 수 없음)을 포함하고 있다. 그물체는 연수와 교뇌, 중뇌의 중심부위에 위치하며 뇌간에 분포하는 다양한 운동핵·감각핵·내장핵과 신경로에 의해 둘러싸여 있다(그림 20-1).

그물체는 뇌간의 중심부위에 위치하기 때문에 입력을 받아 모든 신경계 부위로 출력을 보낸다. 따라서 그물체는 (1) 뇌신경반사를 통합하는 중추, (2) 느린통각의 전달 및 조정에 관여하는 중추, (3) 수의운동에 영향을 미치는 중추, (4) 자율신경핵을 조절하는 중추, (5) 광범위조정계와 연관된 중추, (6) 호흡과 수면 같은 기본적 기능을 통합하는 중추, (7) 대뇌피질을 활성화시키는 중추로 이루어져 있다.

구심연결로 AFFERENT CONNECTIONS

그물체로 들어가는 입력은 모든 중추신경계 부위로부터 온다(그림 20-2). 좀 더 영향력이 큰 입력 부위로는 척수spinal cord와 뇌신경cranial nerve, 소뇌cerebellum, 전뇌forebrain를 들 수 있다. 척수로부터 많은 척수그물투사로가 들어오는데, 이 투사로는 척수의 전외측사분역anterolateral quadrant으로부터 상행하여 연수 및 교뇌 높이에 분포하는 그물체의 좀 더 내측부위에 주로 종지한다. 뇌신경 중 삼차신경trigeminal nerve과 와우신경cochlear nerve, 전정신경vestibular nerve의 이차감각핵으로부터 매우 강한 입력이 들어오며, 혀인두신경glosso-pharyngeal nerve과 미주신경vagus nerve으로부터도 좀 더 약한 입력이 들어온다(그림 20-2).

평형equilibrium 및 자세posture와 연관된 입력은 주로 전정소뇌vestibulocerebellum로부터 들어와 연수 높이의 그물체로 투사하는 반면, 척수소뇌로부터 들어오는 입력은 주로 중뇌 및 교뇌 높이로 투사한다.

시상하부와 시상, 기저핵으로부터 하행하는 흥분파는 중뇌 그물체에 종지한다. 또한 대뇌피질(주로 감각운동영역)로부터 하행하는 흥분파는 교뇌 및 연수 높이의 그물체로 투사한다.

원심연결로 EFFERENT CONNECTIONS

그물체는 뇌간에 분포하는 거의 모든 신경핵과 연결되어 있다. 또한 그물체로부터 나온 원심섬유는 척수로

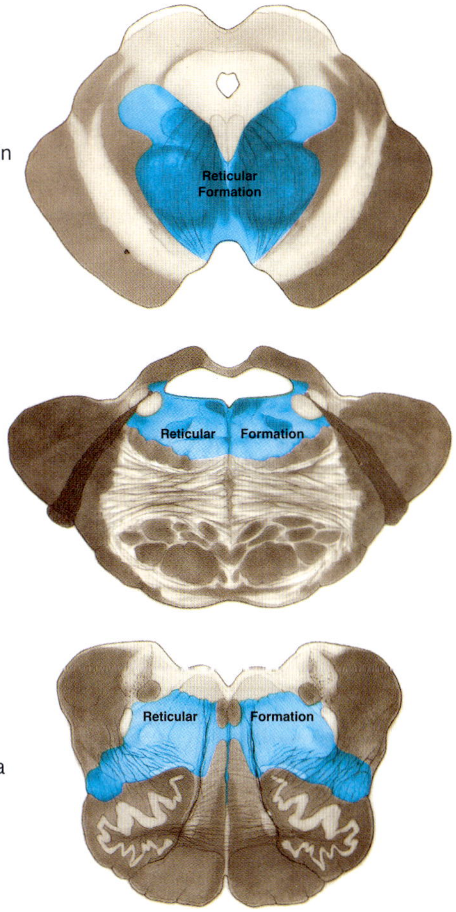

그림 20-1 그물체의 위치(색칠한 부위)를 나타낸 뇌간의 횡단면.

하행하기도 하고 전뇌로 상행하기도 한다. 하행섬유는 그물척수로reticulospinal tract를 형성하며 여러 높이의 그물체로부터 기원한다. 상행섬유는 모든 높이의 그물체로부터 기원하여 광범위한 대뇌피질 영역에 영향을 미친다.

기능 FUNCTIONS

그물체는 뇌신경 활동과 느린통각의 전달·조정, 수의운동, 자율신경계 활동, 신경전달물질인 모노아민과 아세틸콜린을 중추신경계에 분포시키는 작용, 호흡, 수면, 대뇌피질의 각성·각성상태 유지와 연관되어 있다.

뇌신경 활동 CRANIAL NERVE ACTIVITY

그물체 내에 분포하는 중추들은 각 그물체 높이에서 뇌신경 활동을 조절한다(그림 20-2).

연수 medulla	삼킴swallowing 및 기침coughing 구역gagging 및 구토vomiting 호흡respiration 및 순환circualtion 평형equilibrium
교뇌 pons	눈깜박임blinking 수평주시horizontal gaze 씹기mastication 청각반사auditory reflex
중뇌 midbrain	수직주시vertical gaze 및 이향운동vergence

수의운동 VOLUNTARY MOVEMENTS

교뇌그물척수로와 연수그물척수로를 통해 하행하는 흥분파는 축근육과 팔다리근육, 근긴장도, 신전반사에 강하게 영향을 미친다(7장 참조).

자율신경계 활동 AUTONOMIC NERVOUS SYSTEM ACTIVITY

시상하부로부터 오는 흥분파는 중뇌 그물체로 하행하며, 이어서 교뇌 및 연수 높이의 그물체 외측부에 도달한다(19장 참조). 많은 흥분파는 외측그물척수로lateral reticulospinal tract를 따라 척수로 전달된다. 침분비핵 및 미주신경핵이 관여하는 그물체 연결로, 그리고 승압중추와 감압중추, 위장관중추 등을 통해 침분비, 심혈관 기능, 소화기능, 그리고 그 외의 기타 기능에도 영향을 미친다.

느린통각의 전달 및 조정 SLOW PAIN CONDUCTION AND MODULATION

느린통각의 전달 및 조정에 관여하는 그물체의 역할은 11장에서 설명하였다.

광범위조정계 DIFFUSE MODULATING SYSTEMS

뇌간 그물체에 존재하는 여러 그룹의 신경세포들은 광범위조정계를 이룬다. 각 그룹의 신경세포들은 특정 신경전달물질과 연관되어 있으며 이들은 다양한 중추신경계 부위에 분포한다. 기능적으로 광범위조정계는 많은 신경세포들의 흥분성을 조절하며 수면sleep과 각성상태유지waking, 피질각성cortical arousal에 중요한 역

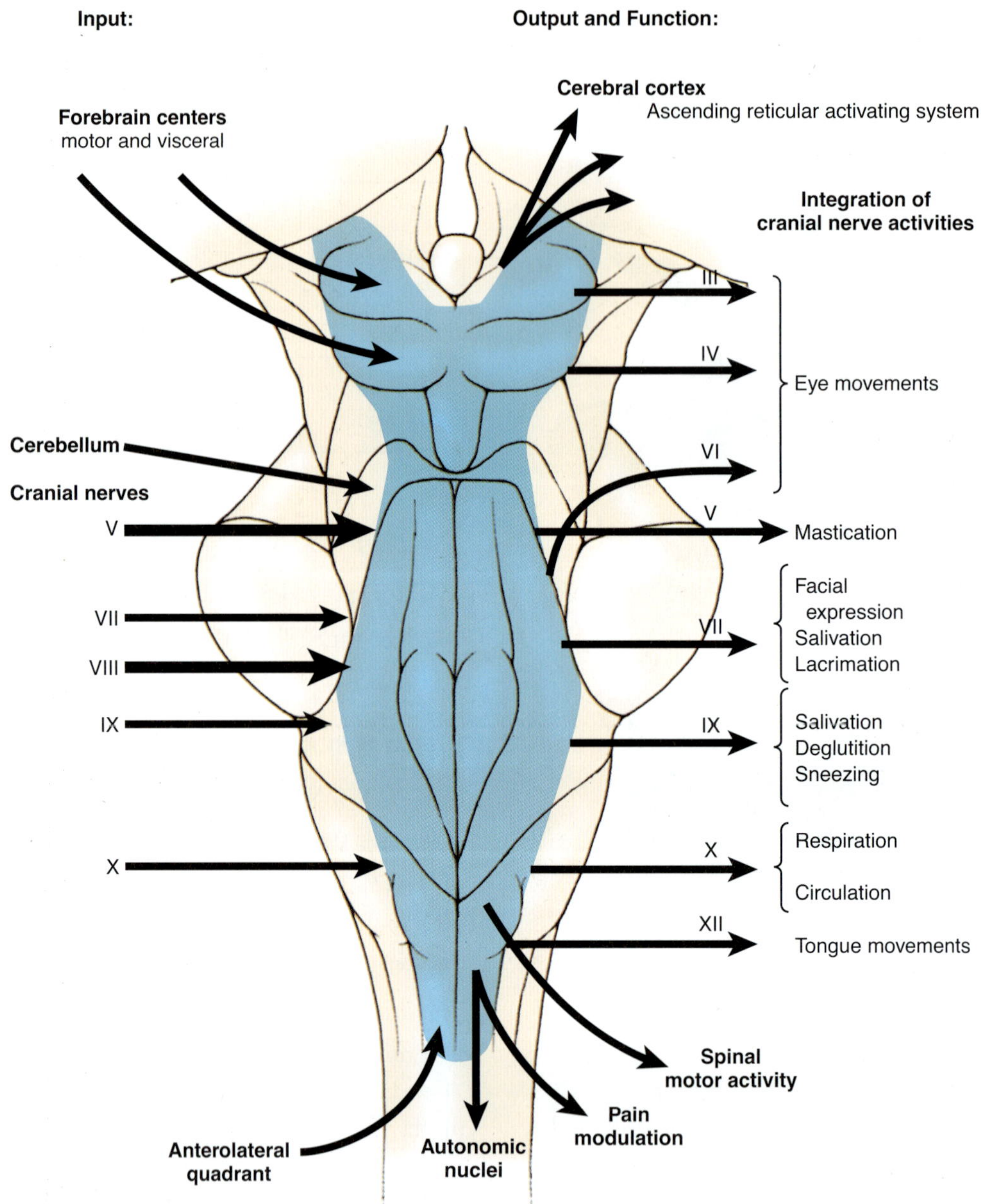

그림 20-2 입력과 출력 부위를 나타낸 뇌간 그물체 모식도. 그물체는 뇌간의 중심부위(색칠한 부위)에 위치하고 있다.

할을 하는 것으로 보인다.

광범위조정계는 세 가지의 주요 특징을 나타내는데, (1) 각 조정계는 상대적으로 적은 수(10,000~15,000)의 뉴런으로 이루어져 있으며, (2) 각 뉴런의 축삭은 먼 거리까지 주행하고 수많은 가지를 치며 100,000개 이상의 시냅스이후뉴런에 광범위하게 영향을 미칠 수 있으며, (3) 신경전달물질들은 세포외액으로 유리된 후 확산하여 많은 뉴런들에 작용을 나타낸다.

광범위조정계를 구성하고 있는 주요 부위는 뇌간에 분포하는 세 그룹의 핵(청색반점locus ceruleus, 솔기핵raphe nucleus, 배쪽피개구역ventral tegmental area)과 전뇌기저부basal forebrain에 분포하는 한 그룹의 핵(마이네르트기저핵basal nucleus of Meynert)이다.

노르아드레날린과 연관되어 있는 청색반점

NORADRENERGIC LOCUS CERULEUS

청색반점locus ceruleus은 상부 교뇌의 제4뇌실 바닥 외측부에 위치하며 멜라닌-함유 뉴런을 포함하고 있는 짙은 색으로 보이는 핵이다. 청색반점의 축삭은 대뇌피질과 시상, 시상하부, 소뇌피질, 뇌간, 척수에 분포한다(그림 20-3). 청색반점의 노르아드레날린 투사로는 주의집중과 피질각성, 수면-각성주기의 조절뿐만 아니라 학습과 기억, 불안, 기분에도 관여한다. 노르에피네프린은 뇌의 반응성과 정보처리속도를 증가시킨다.

세로토닌과 연관되어 있는 솔기핵 SEROTONERGIC RAPHE NUCLEI

연수와 교뇌, 중뇌의 정중선에 집중되어 있는 뉴런들은 솔기핵(세로토닌 분비)을 형성한다(그림 20-4). 교뇌연수이음부 근처에 존재하는 솔기핵인 거대솔기핵nucleus raphe magnus은 척수로 투사하여 느린통각을 조정한다(11장 참조). 상부 교뇌와 중뇌에 존재하는 솔기핵은 시상과 변연계 구조물(해마, 편도핵, 의지핵, 중격핵 등), 대뇌피질로 투사한다. 솔기핵으로부터 기원하는 세로토닌 투사는 수면-각성주기에 관여하며 기분조절과 특정 유형의 감정행동(특히 공격성aggression)과도 연관되어 있다.

도파민과 연관되어 있는 배쪽피개구역 DOPAMINERGIC VENTRAL TEGMENTAL AREA

배쪽피개구역ventral tegmental area [VTA]은 흑색질 치밀부compact nigra의 등쪽내측부위에 위치하고 있다. 도파민 뉴런은 주로 의지핵accumbens nucleus과 편도핵amygdala, 전전두엽피질prefrontal cortex로 투사한다(그림 20-5). 암페타민 및 코카인과 같은 정신자극제에 의해 야기되는 의지핵에서의 도파민 활동 증가는 이 핵의 보상기능 및 쾌락기능과 부합한다.

아세틸콜린과 연관되어 있는 뇌간 부위 및 전뇌기저부 CHOLINERGIC BRAINSTEM AND BASAL FOREBRAIN SYSTEM

교뇌와 중뇌에 존재하는 아세틸콜린 뉴런은 시상으로 투사하여 시상핵의 흥분성을 조절한다. 마이네르트기저핵basal nucleus of Meynert에 분포하는 아세틸콜린 뉴런은 다양한 대뇌피질 부위로 투사하여 피질흥분성과 기억, 학습에 중요한 역할을 한다(그림 20-6). 알츠하이머병 환자에서 관찰되는 마이네르트기저핵 뉴런의 변성은 인지기능 장애와 연관되어 있을 것으로 생각된다.

호흡 RESPIRATION

호흡을 조절하는 것은 뇌간의 핵심적 기능 중 하나이다. 종종 호흡을 조절하는 것은 자율신경계의 기능으로 생각되기도 하지만 실제로 호흡은 뇌간 및 전뇌에

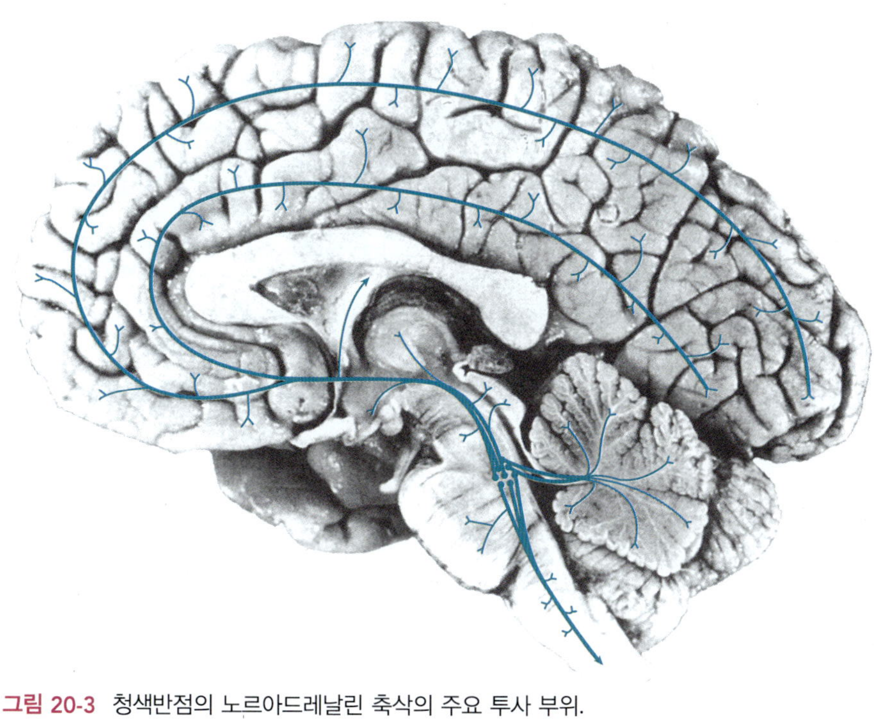

그림 20-3 청색반점의 노르아드레날린 축삭의 주요 투사 부위.

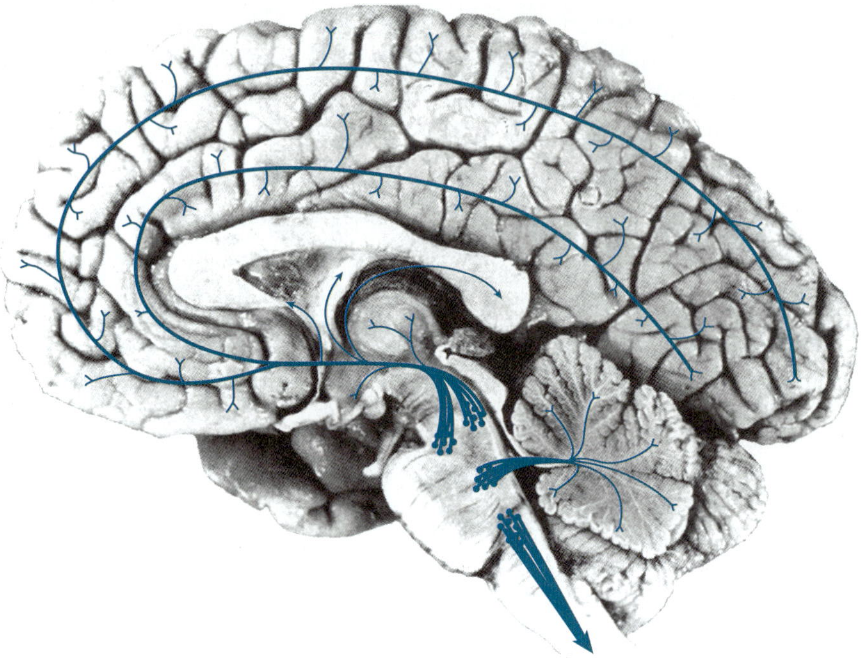

그림 20-4 솔기핵의 세로토닌 축삭의 주요 투사 부위.

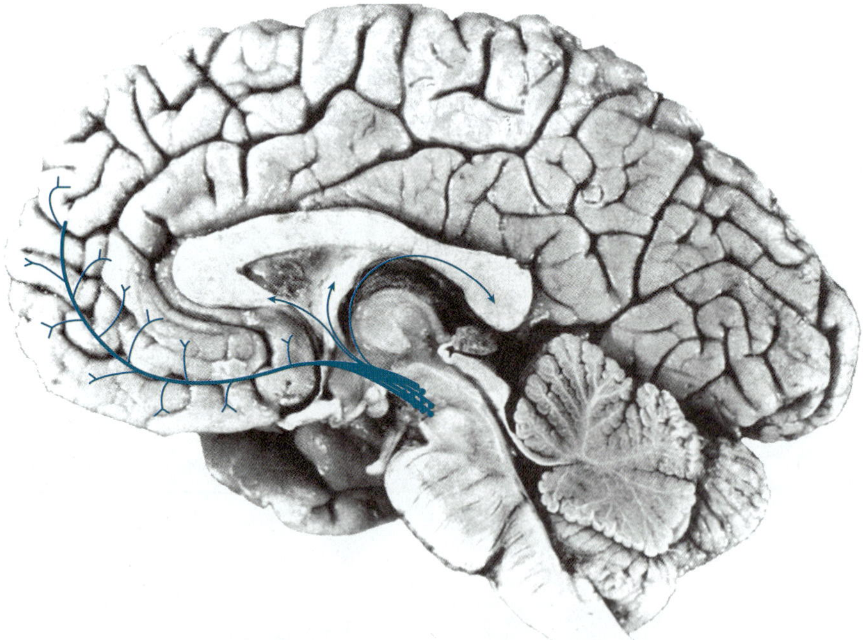

그림 20-5 배쪽피개구역의 도파민 축삭의 주요 투사 부위.

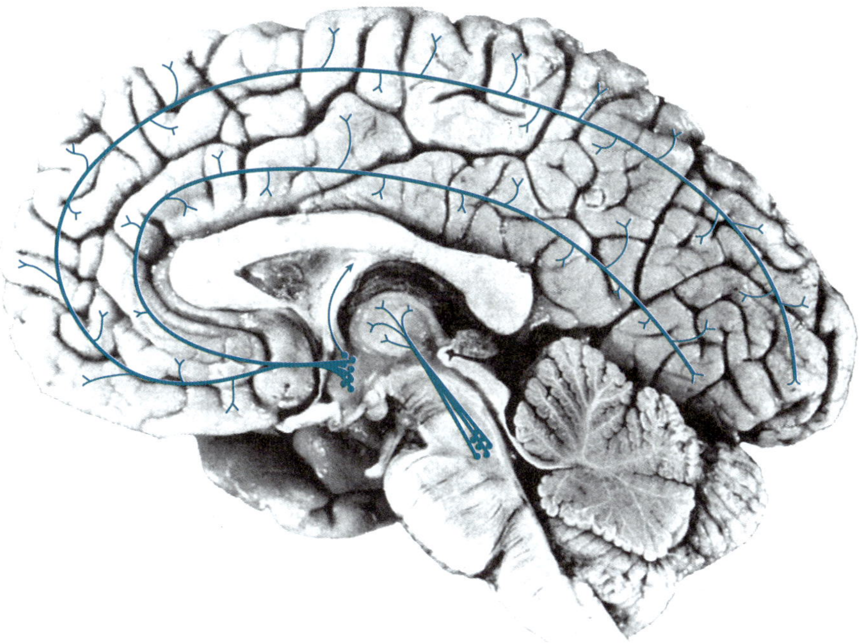

그림 20-6 뇌간과 마이네르트기저핵의 아세틸콜린 축삭의 주요 투시 부위.

분포하는 다양한 중추들에 의해 영향을 받는 내장체성반사visceral reflex이다. 호흡을 담당하는 하위운동신경원LMN(최종공통경로final common path라고도 함)은 척수에 위치한다. C3~C4 척수분절에 분포하는 하위운동신경원은 횡격막신경phrenic nerve을 통해 횡격막diaphragm을 지배하며, T1~T10 척수분절에 분포하는 하위운동신경원은 늑간신경intercostal nerve을 통해 늑간근intercostal muscle을 지배한다. 이러한 하위운동신경원들의 주기적 활성은 양측 배쪽외측연수ventrolateral medulla(제4뇌실 꼬리쪽 부위의 의문핵nucleus ambiguus 인접부)에 분포하는 들숨뉴런inspiratory neuron에 의해 조절된다. 이 호흡중추는 주로 혈중 이산화탄소와 산소 분압을 감지하는 화학수용체로부터 입력을 받아 그 정보를 혀인두신경과 미주신경을 통해 고립로핵solitary nucleus 근처에 위치하는 다른 호흡중추로 보내며, 이 정보는 이어서 배쪽외측호흡중추ventrolateral respiratory center로 전달된다. 입쪽 교뇌의 등쪽외측피개dorsolateral tegmentum에 위치하는 **호흡조정중추pneumotaxic center**는 호흡의 들숨시기를 억제하고, 씹기·삼키기·말하기 등의 활동과 호흡을 조화시키는데 중요한 역할을 한다. 호흡뿐만 아니라 순환·소화·기타 자율신경활동도 띠이랑cingulate gyrus이 자극될 경우 잠깐 영향을 받을 수 있지만, 호흡에 규칙적으로 영향을 미치는 주요 전뇌 중추는 시상하부hypothalamus로 여겨지고 있다. 시상하부는 수도관주위회색질periaqueductal gray과 그 근처의 중뇌피개tegmentum of the midbrain를 통해 하행하는 투사로를 통해 호흡을 조절한다.

혼수 환자에서 관찰되는 비정상 호흡 양상은 다양한 높이에서 일어난 중추신경계의 기능 소실과 연관성이 있다(그림 20-7). 양측 대뇌반구cerebral hemisphere나 간뇌diencephalon에 위치하는 심부구조물들의 기능 이상은 **체인-스토크스호흡Cheyne-Stokes respiration**(과호흡hyperventilation과 무호흡apnea이 교대로 나타나는 호흡양상을 말하며, 특정 상황의 정상인 또는 울혈심부전congestive heart failure 환자에서도 나타날 수 있음)을 초래한다. 중뇌의 심부 수도관회색질과 이곳과 인접한 정중곁그물체paramedian reticular formation 손상 또는 교뇌협부isthmus of the pons 손상은 **중추신경과호흡central neurogenic hyperventilation**(지속적으로 빠르고 깊게 과다호흡을 함)을 초래한다. 입쪽 교뇌의 등쪽외측피개 손상은 **지속흡입호흡apneustic breathing**(긴 들숨과 긴 날숨이 교대로 나타남)을 초래한다. 중간 교뇌 손상은 **군발호흡cluster breathing**(3~4회의 빠르고 깊은 호흡과 무호흡이 교대로 나타남)을 초래한다. 꼬리쪽 교뇌 또는 입쪽 연수의 등쪽내측그물체 손상은 **실조성호흡 ataxic breathing**(불규칙적이고 깊이도 일정하지 않게 호

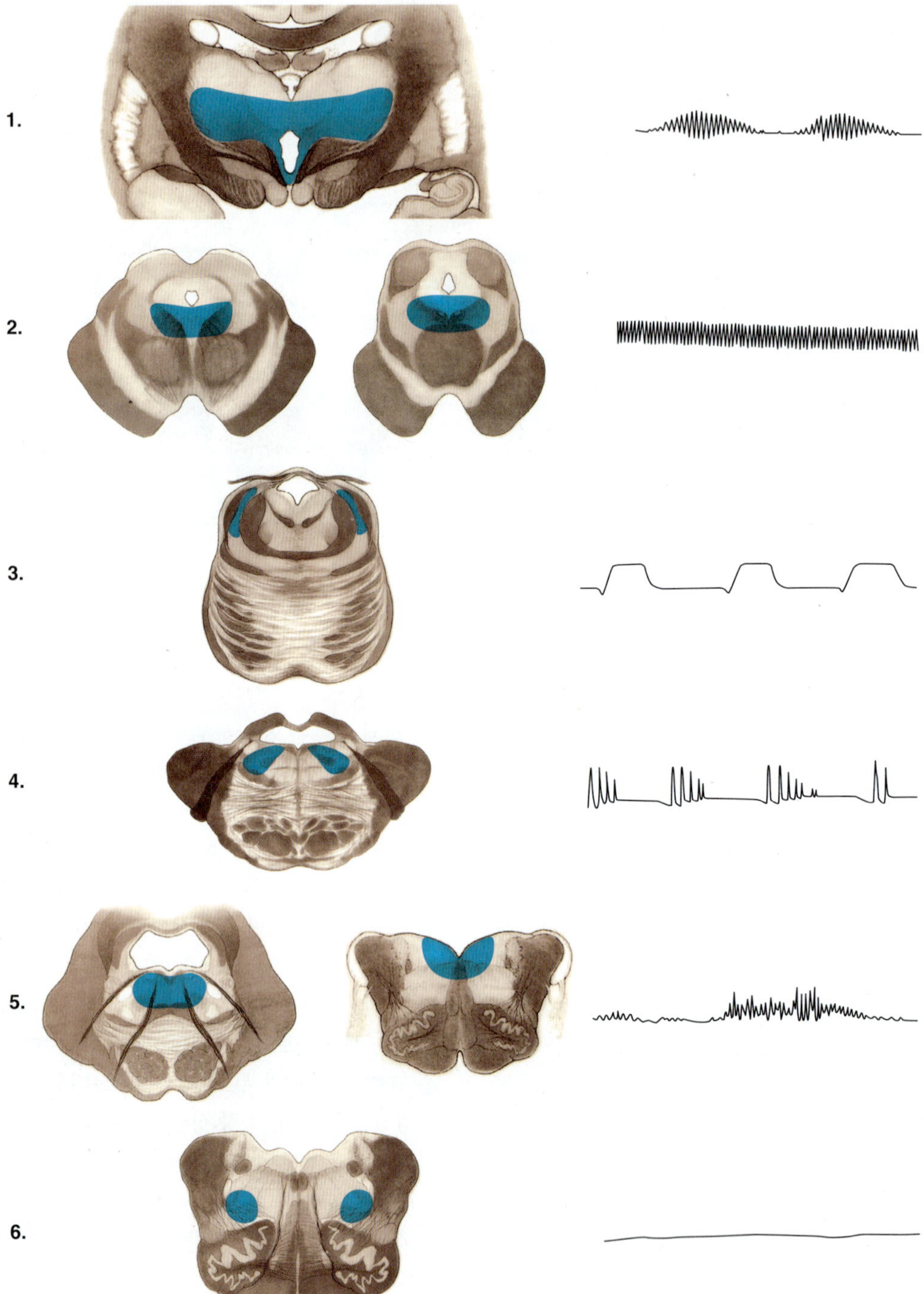

그림 20-7 혼수 환자에서 관찰되는 손상 높이와 관련된 호흡 양상.

1. 전뇌 심부 구조물: 체인-스토크스호흡
2. 중뇌: 중추신경과호흡
3. 입쪽 교뇌: 지속흡입호흡
4. 중간 교뇌: 군발호흡
5. 꼬리쪽 교뇌 또는 입쪽 연수: 실조성호흡
6. 중간 연수의 호흡중추: 호흡정지

흡함)을 초래한다. 마지막으로 호흡중추 높이의 양측 배쪽외측연수ventrolateral medulla 손상이나 꼬리쪽 연수 또는 입쪽 목척수로 투사하는 양쪽 하행성 투사로 손상은 **호흡정지**respiratory arrest를 초래한다.

수면 SLEEP

수면은 복잡하고 고도로 조직화된 현상으로 주로 교뇌 그물체에 위치하는 중추에 의해 조절된다. 수면은 **렘수면**rapid eye movement [REM] sleep과 **비렘수면**non-rapid eye movement [NREM] sleep으로 나뉜다. 렘수면 동안에는 빠른 동향안구운동이 나타나는 것 외에도 거의 모든 근육(외안근과 횡격막 제외)의 근긴장도muscle tone가 감소하고; 근단일수축muscle twitch이 나타나며; 심박수와 혈압, 호흡, 체온이 변동하고; 축동이 일어나며; 음경이 발기하고 음핵이 커지며; 특히 시각과 연관된 꿈을 꾸고; 뇌파 양상이 깨어있을 때와 유사해진다. 비렘수면NREM sleep 동안에는 급속안구운동rapid eye movement [REM]이 나타나지 않을 뿐만 아니라 신경 활동이 감소하고; 신체 움직임이 감소하며; 심박수와 혈압이 감소하고; 덜 시각적이고 좀 더 최근 상황과 연관된 꿈을 꾸며; 수면상태의 뇌파를 나타낸다.

렘수면REM sleep은 주로 중뇌교뇌이음부midbrain-pons junction에 분포하는 뉴런, 특히 등쪽외측교뇌그물체dorsolateral pontine reticular formation(청색반점locus ceruleus의 등쪽외측에 위치함)에 의해 조절된다(그림 20-8). 이 구역은 매우 복잡하며 렘수면 동안에 발생하는 다양한 활동을 촉진하는 뉴런군을 포함하고 있는 것으로 보인다. 양측 등쪽외측교뇌그물핵이 손상되었을 경우 렘수면이 소실된다.

비렘수면NREM sleep은 전시상하부핵anterior hypothalamic nucleus과 시각전핵preoptic nucleus, 연수medulla(특히 등쪽연수그물체dorsal medullary reticular formation와 고립로핵solitary nucleus)에 분포하는 뉴런들에 의해 생성된다. 전시상하부핵과 시각전핵은 비렘수면 동안 매우 활발하게 활동하며, 렘수면 및 깨어 있는 동안에는 활동하지 않는다. 이 전시상하부 수면중추는 후시상하부posterior hypothalamus에 분포하는 각성중추arousal center를 억제함으로써 비렘수면을 촉진하는 것으로 생각되고 있다. 양측 전시상하부 수면중추가 손상되었을 경우 불면증insomnia이 초래된다.

수면 조절에 관여하는 다른 뇌간 및 전뇌 뉴런군에 대해서는 잘 알려져 있지 않다. 예를 들면 청색반점의

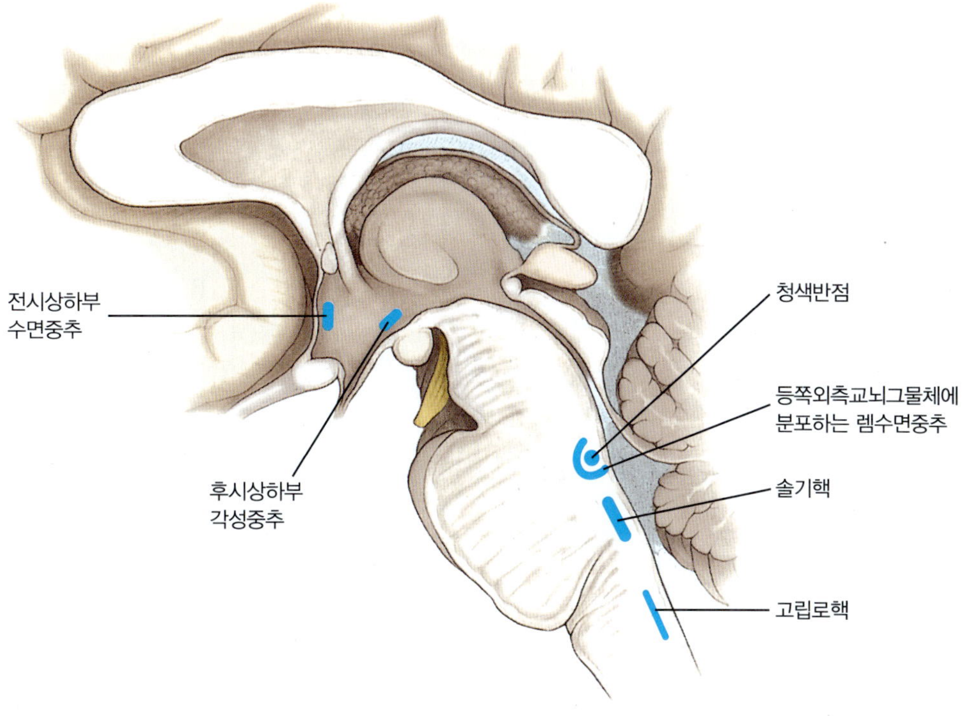

그림 20-8 수면과 연관된 중추 및 신경핵.

노르아드레날린 뉴런과 솔기핵의 세로토닌 뉴런은 깨어 있는 동안 활성화된다. 전뇌기저부와 등쪽외측교뇌그물체에 분포하는 아세틸콜린 뉴런은 렘수면과 깨어 있는 동안 활성화된다. 시상하부와 뇌간에 분포하는 도파민 뉴런은 수면과 깨어 있는 동안 활성화된다. 따라서 수면을 조절하는 실제 회로는 매우 복잡하다. 정리해 보면, 전시상하부는 수면을 유도하고, 후시상하부는 각성과 연관되어 있으며, 교뇌중뇌이음부에 분포하는 등쪽외측그물체는 렘수면을 유도하고, 솔기핵과 고립로핵은 비렘수면 동안 활성화된다.

Clinical Connection

발작수면기면증·narcolepsy은 낮 시간동안 반복적으로 갑자기 저절로 잠이 드는 것이 특징이다. 정상적인 수면은 비렘수면으로 시작되는 것과는 달리 발작수면은 렘수면으로 시작된다.

수면무호흡sleep apnea은 수면 중 상당한 기간(즉 1분 이상)동안 호흡을 하지 않는 것이다. 이 현상은 상기도 폐쇄 또는 중추호흡기전 장애와 함께 일어난다. 수면무호흡은 반복적으로 일어나며, 환자는 매번 깨어나게 되므로 잠이 부족해서 낮 시간에 졸게 된다.

각성과 각성상태

AROUSAL AND WAKEFULNESS

각성깨어나기·arousal 및 각성상태깨어있기·wakefulness에서 나타나는 것과 같은 대뇌피질의 활성은 전적으로 뇌간 및 후시상하부에 존재하는 광범위조정핵으로부터 분비되는 모노아민 및 아세틸콜린의 영향을 받는다. 이 핵들의 대부분은 그물체에 분포(일부 핵은 뇌간의 상부, 즉 시상하부와 전뇌기저부에도 분포함)하므로 이 시스템을 상행그물체활성화계ascending reticular activating system [ARAS]라고 한다. 상행그물체활성화계ARAS가 없을 경우, 체성감각신경로와 시각신경로를 포함한 어떤 감각신경로를 자극하여도 대뇌피질을 각성시킬 수 없다. 뇌간 그물체에 분포하는 수많은 핵들이 상행그물체활성화계ARAS에 관여한다(그림 20-9). 이러한 핵으로는 솔기핵raphe nucleus과 청색반점locus cereleus, 배쪽피개구역VTA뿐만 아니라 등쪽외측교뇌피개에 분포하는 아세틸콜린 뉴런을 들 수 있다. 이와 같은 상행그물체활성화계 성분은 정중곁중뇌그물체paramedian midbrain reticular formation를 통해 모인 후 등쪽경로와 배쪽경로를 통해 간뇌로 들어간다. 등쪽경로dorsal route는 대뇌피질과 광범위하게 연결되어 있는 중계핵relay nucleus과 섬유판속핵intralaminar nucleus, 다른 핵으로 투

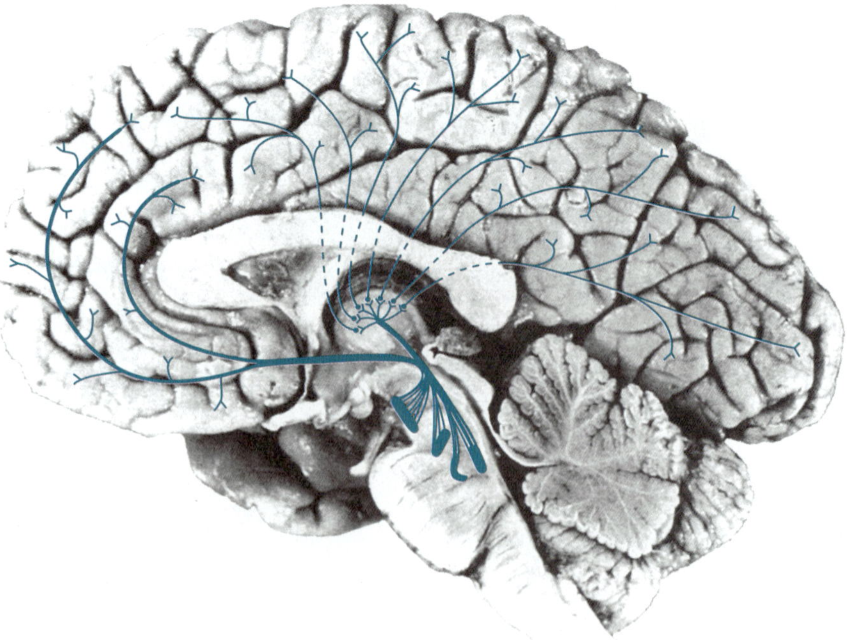

그림 20-9 상행그물체활성화계의 투사 부위.

사한다. 배쪽경로ventral route는 외측시상하부구역으로 들어가며 시상하부 및 전뇌기저부basal forebrain에 분포하는 뉴런으로부터 기원하는 투사로와 합류한다. 연수 또는 교뇌 손상은 각성 및 각성상태에 영향을 미치지 않는다. 그러나 입쪽 중뇌의 정중결피개 병변paramedian tegmental lesion은 상행그물체활성화계ARAS를 방해하므로 혼수를 야기한다.

Clinical Connection

커다란 경막외혈종epidural hematoma이나 경막하혈종subdural hematoma 같은 한쪽 두개 내덩이intracranial mass는 갈고리이랑uncus이 천막tentorium의 자유모서리와 중뇌 사이로 밀려 들어오는 갈고리이랑탈출uncal herniation을 초래할 수 있다. 이에 따라 중뇌는 반대쪽으로 밀려나게 되므로 동측 눈돌림신경이 길게 늘어나게 된다. 동공수축섬유는 눈돌림신경 표면에 위치하므로 덩이가 존재하는 쪽에서 동공확장이 일어나게 되는데, 이것이 갈고리이랑탈출의 초기 징후이다. 중뇌와 이곳을 지나는 혈관이 지속적으로 압박되므로 상행그물체활성화계ARAS가 손상된다. 상행그물체활성화계가 더 손상될 경우 졸음drowsiness에 이어 혼수coma가 나타난다. 상행그물체활성화계가 회복될 수 없게 손상되면 비가역적 혼수가 초래된다(이 장 도입부의 **증례** 참조).

연습문제
CHAPTER REVIEW QUESTIONS

질문

20-1. 그물체로 들어가는 주요 뇌신경과 척수신경, 전뇌 입력은 무엇인가?

20-2. 뇌신경과 척수신경, 전뇌로 나가는 그물체 출력의 주 기능은 무엇인가?

20-3. 어느 전뇌기저핵basal forebrain nucleus의 변화가 알츠하이머병에서의 대뇌피질의 아세틸콜린 활성 감소와 연관되어 있는가?

20-4. 암페타민 또는 코카인과 같은 정신자극제에 의해 유발되는 쾌락은 어떤 변연계 중추의 어떤 신경전달물질의 활성 증가와 연관되어 있는가?

20-5. 어느 중추신경계 높이에서 발생한 양측 병변이 호흡정지를 일으키는가?

20-6. 어느 시상하부 부위가 수면과 각성에 연관되어 있는가?

20-7. 어느 시상하부 부위가 렘수면과 주로 연관되어 있는가?

정답 및 설명

20-1. 그물체로 입력되는 주된 뇌신경은 삼차신경trigeminal nerve과 속귀신경vestibulocochlear nerve이다. 삼차신경으로부터 그물체로 들어가는 입력은 주로 통각이며, 속귀신경으로부터 그물체로 들어가는 입력은 평형감각과 청각이다. 척수 입력은 전외측사분역을 통해 들어오는데, 이 상행성분은 주로 통각과 연관되어 있다. 전뇌 입력은 주로 시상하부와 대뇌피질로부터 들어온다.

20-2. 그물체는 안구운동과 씹기, 얼굴표정, 눈물분비, 침분비, 삼킴, 발성, 혀운동과 연관된 뇌신경 출력을 통합한다. 척수 투사로는 통각을 조정하며 수의근 활동과 교감신경계, 엉치부교감신경계에 영향을 미친다. 전뇌로 향하는 상행 투사로는 시상과 시상하부, 변연중추, 대뇌피질에 영향을 미친다.

20-3. 아세틸콜린을 분비하는 전뇌기저핵, 특히 마이네르트기저핵 변성은 알츠하이머병 환자의 인지기능 손상과 연관되어 있다.

20-4. 쾌락 또는 보상과 관련된 중추는 의지핵이며, 이 핵은 중뇌의 배쪽피개구역으로부터 강한 도파민 투사를 받는다. 정신자극제는 의지핵에서 도파민 활성을 증가시

연습문제 (계속)

20-8. 현재 반혼수 상태에 있는 눈돌림신경 징후를 나타내는 머리 손상 환자는 어느 중추신경계 부위가 손상되었는가?

20-9. 33세 남자가 교통사고로 심한 뇌진탕을 입어 혼수 상태로 중환자실에 입원하고 있다. 환자의 호흡 양상은 과호흡과 무호흡을 규칙적으로 교대로 나타내고 있다. 이 호흡 양상은 어느 높이의 이상을 나타내는가?

a. 간뇌
b. 중뇌
c. 교뇌
d. 연수
e. 척수

작은 지역병원 응급실 의사가 자동차사고로 우측 두개골에 심한 외상을 입은 환자를 사고 직후 잠시 동안 맡게 되었다. 환자는 의식이 없었다. 동공반사 검사에서 우측 동공은 확장되어 있었고 빛에 반응하지 않았지만, 좌측 동공은 수축되었다. 이 환자는 즉각적인 신경외과적 처치를 받아야 하며 헬리콥터로 약간 떨어져 있는 대형 외상센터로 이송되어야 한다. 이송을 기다리는 동안 이 환자의 모든 팔다리는 신전되었다. 물음에 답하라.

20-10. 이 상황은 무엇 때문에 생겼을 가능성이 가장 높은가?

a. 중앙부탈출central herniation
b. 띠이랑탈출cingulate herniation
c. 머리덮개뼈경유탈출transcalvarial herniation
d. 소뇌탈출cerebellar herniation
e. 갈고리이랑탈출uncal herniation

20-11. 우측 동공반사가 소실되는 이유는?

a. 우측 시신경 손상
b. 우측 시각로 손상
c. 우측 위둔덕팔 손상
d. 우측 눈돌림신경 손상
e. 우측 긴섬모체섬유 손상

킨다.

20-5. 빗장obex 또는 빗장의 약간 위쪽에 있는 그물체의 배쪽외측부위 양측에 위치하는 호흡중추는 횡격막신경핵(횡격막을 지배함)과 늑간핵(늑간근을 지배함)으로 향하는 하행성 투사로를 통해 들숨을 조절한다. 빗장 또는 빗장의 약간 위쪽에서 양측 연수가 손상되면 호흡중추가 손상될 것이며, 빗장과 C3 척수분절 사이의 양쪽 구조물이 손상되면 들숨신경로가 차단되므로 호흡정지가 초래된다.

20-6. 전시상하부핵과 시각전구역에 분포하는 뉴런은 수면중추를 이루는 것으로 생각되며, 이 부위가 손상될 경우 불면증이 초래된다. 후시상하부핵에 분포하는 뉴런은 각성과 연관되어 있으며, 이 부위가 손상될 경우 과다수면이 초래된다.

20-7. 청색반점 근처의 등쪽외측교뇌그물체에 분포하는 양측 뉴런은 렘수면과 연관되어 있다. 이 뉴런들이 양측 모두 손상되면 렘수면이 소실된다.

20-8. 눈돌림신경 징후를 나타내는 머리손상 환자의 의식 소실은 상행그물체활성화계가 지나는 정중결중뇌그물체 손상을 암시한다. 이 높이에서 상행그물체활성화계가 회복할 수 없게 손상된 경우 비가역적 혼수가 초래된다.

20-9. 정답: a

체인-스토크스호흡은 간뇌의 손상을 나타낸다.

20-10. 정답: e

좌측 두개골 손상은 측두엽 갈고리이랑의 천막경유탈출을 초래하므로 이에 따라 손상된 쪽의 중뇌와 눈돌림신경이 압박된다. 중앙부탈출은 천막패임을 통해 양쪽 간뇌와 측두엽 부위가 아래로 탈출하는 것이다. 띠이랑탈출은 대뇌반구를 나누는 대뇌낫 아래로 띠이랑이 탈출하는 것으로 눈돌림신경을 손상시키기에는 위치가 너무 높다. 덮개뼈경유탈출은 대뇌반구가 개방된 덮개뼈를 통해 밖으로 탈출하는 것이다. 소뇌탈출은 소뇌편도가 대공을 통해 아래로 탈출하여 꼬리쪽 연수와 상부 척수를 압박하여 즉각적인 호흡곤란과 사망을 초래한다.

20-11. 정답: d

우측 눈의 동공 수축 소실은 눈돌림신경 말단에 위치하는 부교감신경 절전섬유(에딩거-베스트팔핵에서 기원함)의 초기 압박에 의해 일어난다. 이 부교감신경 절전섬유는

20-12. 비정상 자세는 어떤 구조물의 손상에 의해 발생하는가?

a. 피라미드계
b. 적색척수계
c. 흑색질
d. 전정척수계
e. 피라미드계와 적색척수계

20-13. 반응성 감소는 어떤 구조물의 손상에 의해 발생하는가?

a. 마이네르트기저핵
b. 청색반점
c. 상행그물체활성화계
d. 배쪽피개구역
e. 대뇌피질

20-14. 이러한 병변에 의해 나타날 것으로 예상되는 호흡 양상은?

a. 중추신경과호흡central neurogenic hyperventilation
b. 지속흡입호흡apneustic breathing
c. 군발호흡cluster breathing
d. 실조성호흡ataxic breathing
e. 호흡정지respiratory arrest

안와에 위치하는 섬모체신경절로 들어가 절후뉴런에 분포한다. 부교감신경 절후섬유는 짧은섬모체신경을 통해 섬모체근과 동공수축근에 분포한다.

20-12. 정답: e

양쪽 피라미드계가 손상되면 뇌간의 적색핵과 그물핵, 전정핵 척수위 운동중추가 대뇌피질 조절로부터 해방되게 된다. 환자가 대뇌제거자세(모든 팔다리를 폄)를 나타내므로 병변은 적색핵 높이 또는 그 하부에 존재해야 한다. 적색척수계가 온전할 경우에는 피질제거자세를 나타내 팔을 구부리게 된다.

20-13. 정답: c

상행감각계와 광범위피질각성계는 수도관주위회색질 근처의 정중결그물체를 통해 주행한다. 이 부위가 양측 모두 손상될 경우 혼수가 초래된다.

20-14. 정답: a

중뇌 중앙부 손상과 이에 따라 발생하는 혼수는 과호흡을 나타내는 것이 특징이다(그림 20-7 참조).

21 뇌신경 요약: 성분과 이상소견

Summary of the Cranial Nerves: Components and Abnormalities

성분과 병변 COMPONENTS AND LESIONS

뇌신경은 뇌에 붙어 있는 12쌍의 신경을 말하며(그림 21-1), 두개강으로부터 출현하여 주로 머리와 목에 분포(일부는 흉강과 복강에도 분포함)하는 구조물들의 감각신경과 운동신경, 내장신경 역할을 한다. 척수신경은 4가지 성분(일반체성구심general somatic afferent [GSA], 일반체성원심general somatic efferent [GSE], 일반내장구심general visceral afferent [GVA], 일반내장원심general visceral efferent [GVE])으로 이루어져 있는 반면, 뇌신경은 이외에도 추가적인 성분을 포함하고 있다. 뇌신경의 기능적 성분과 이들의 분류 및 분포구역이 표 21-1에 정리되어 있다.

표 21-1 뇌신경 섬유의 기능적 성분과 분포

유형	분포 구역
구심신경afferent	
일반체성구심general somatic afferent [GSA]	피부, 골격근, 관절, 뼈
일반내장구심general visceral afferent [GVA] (자율신경구심autonomic afferents)	내장기관
특수체성구심special somatic afferent [SSA]	망막수용기, 청각수용기, 전정수용기
특수내장구심special visceral afferent [SVA]	미각수용기, 후각수용기
원심신경efferent	
일반체성원심general somatic efferent [GSE]	체절somite로부터 유래한 골격근
일반내장원심general visceral efferent [GVE]	평활근, 분비샘
특수체성원심special somatic efferent [SSE] (특수내장원심special visceral efferent [SVE])	인두굽이 중배엽branchial arch mesoderm으로부터 유래한 골격근

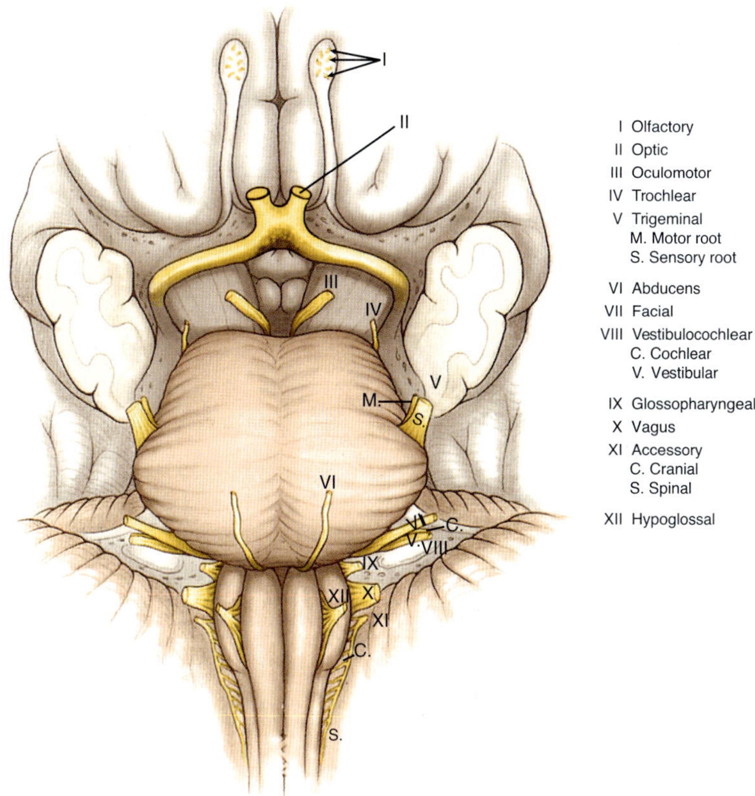

그림 21-1 뇌신경. 뇌신경의 성분과 분포구역은 표 21-1을 참조할 것.

표 21-2 특수감각 뇌신경special sensory cranial nerves: 후각신경olfactory nerve [CN I], 시신경optic nerve [CN II], 속귀신경전정와우신경 · vestibulocochlear nerve [CN VIII].

뇌신경	기능	기원	말초 분포	중추 연결	임상 징후
I. 후각신경	후각	후각상피세포	위코선반, 비중격	후각망울	후각상실
II. 시신경	시각	망막신경절세포	망막두극세포	외측무릎핵	시각상실
	빛반사 (구심가지)	망막신경절세포	망막두극세포	덮개앞핵	시각상실이 일어난 눈에 빛을 가할 경우 양쪽 동공이 모두 수축하지 않음
VIII. 전정신경	평형	전정신경절	타원주머니 및 둥근주머니에 분포하는 평형반	전정핵	평형이상
	전정안구반사 (구심가지)	전정신경절	반고리관에 분포하는 팽대능선	전정핵	전정안구반사 소실
와우신경	청각	나선신경절	나선기관	달팽이핵	난청

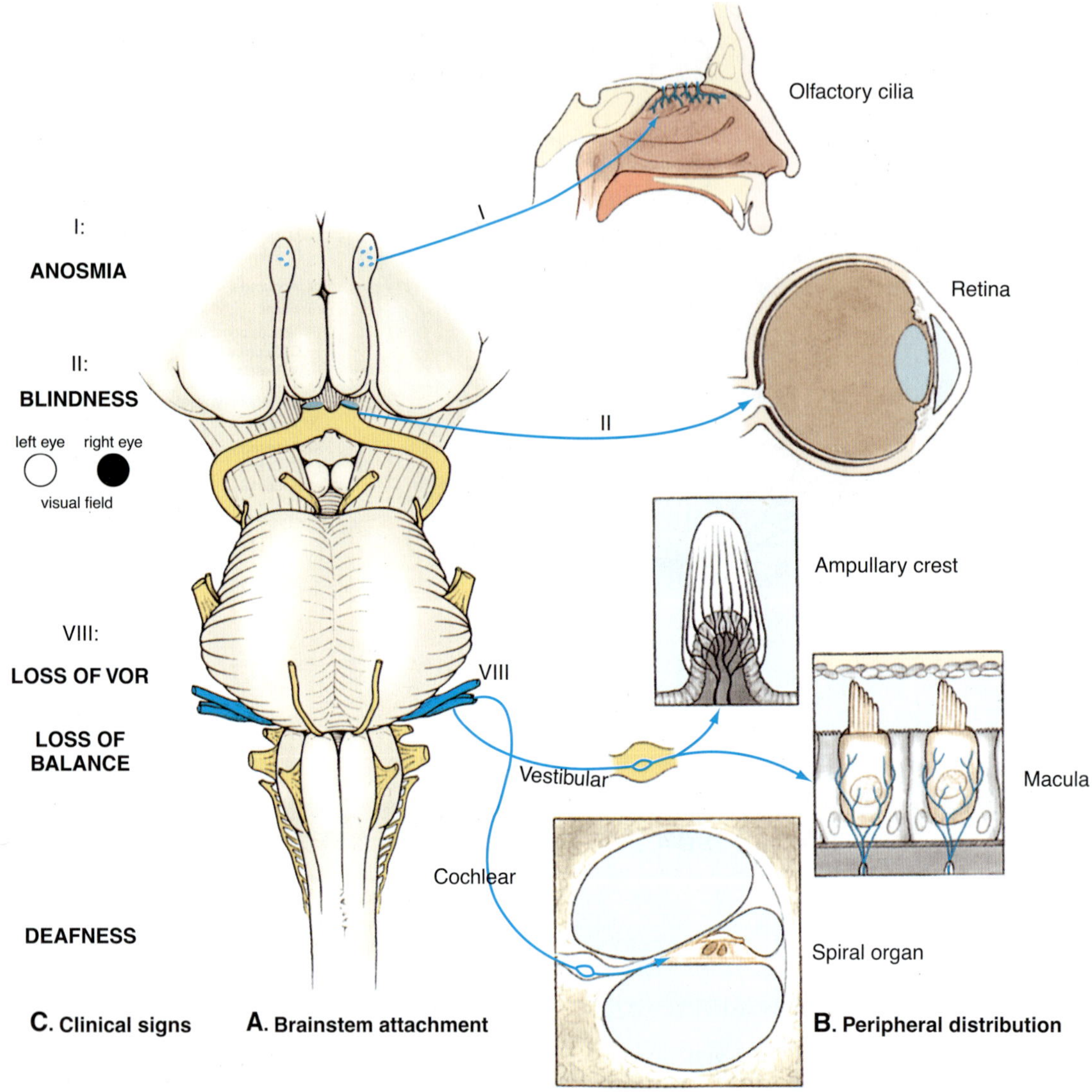

그림 21-2 특수감각 뇌신경special sensory cranial nerves: 후각신경olfactory nerve [CN I], 시신경optic nerve [CN II], 속귀신경전정와우신경·vestibulocochlear nerve [CN VIII]. **A.** 뇌간 부착 부위. **B.** 말초 분포. **C.** 임상 징후 (VOR, 전정안구반사vestibulo-ocular reflex).

표 21-3 안구운동신경ocular motor nerves: 눈돌림신경동안신경·oculomotor nerve [CN III], 도르래신경활차신경·trochlear nerve [CN IV], 갓돌림신경외전신경·abducens nerve [CN VI]

뇌신경	기능	기원	말초 분포	임상 징후
III. 눈돌림신경	안구 운동	눈돌림신경핵	내직근, 상직근, 하직근, 하사근	눈근육마비: 안구가 아래쪽 및 바깥쪽으로 편위됨
	눈꺼풀 올림	눈돌림신경핵	위눈꺼풀올림근	눈꺼풀처짐
	동공수축과 수정체 조절	에딩거-베스트팔핵	섬모체신경절: 홍채조임근과 섬모체근으로 가는 절후신경	산동, 수정체조절 소실
IV. 도르래신경	안구 운동	도르래신경핵 (반대쪽)	상사근	복시, 안구 바깥회선, 안구를 내전시켰을 때 하방주시 하기 어려움
VI. 갓돌림신경	안구 운동	갓돌림신경핵	외직근	복시, 내측 편위, 외전마비

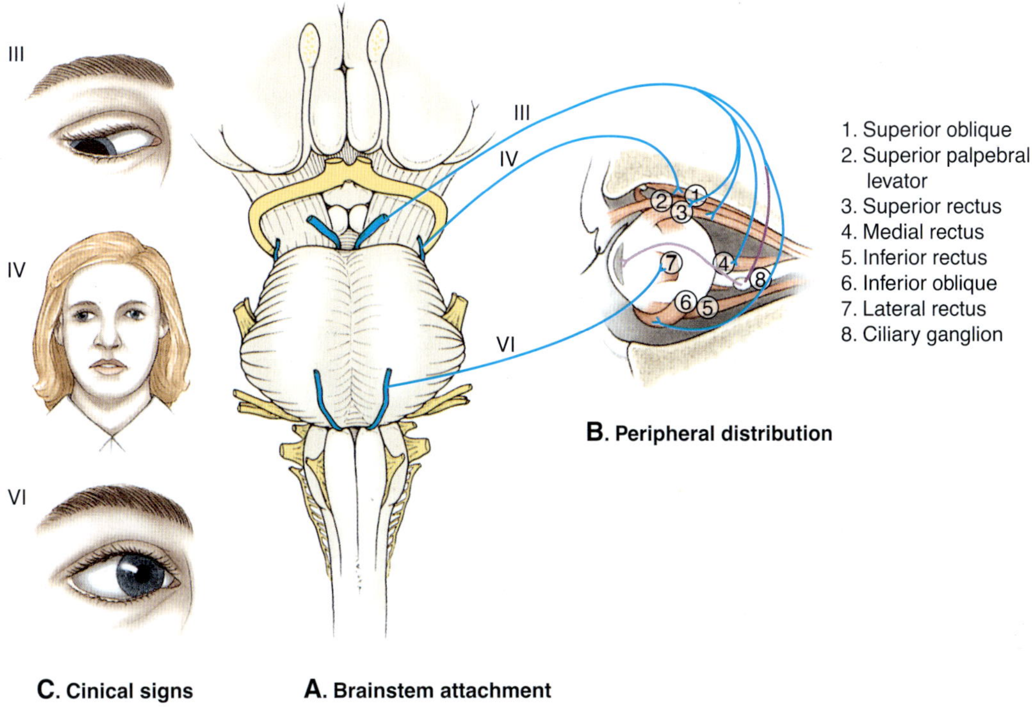

그림 21-3 안구운동신경ocular motor nerves: 눈돌림신경동안신경·oculomotor nerve [CN III], 도르래신경활차신경·trochlear nerve [CN IV], 갓돌림신경외전신경·abducens nerve [CN VI]. **A.** 뇌간 부착 부위. **B.** 말초 분포. **C.** 우측 뇌신경(눈돌림신경, 도르래신경, 갓돌림신경) 손상에 의한 임상 징후.

표 21-4 삼차신경trigeminal nerve [CN V]

뇌신경	기능	기원	말초 분포	중추 연결	임상 징후
V. 삼차신경	씹기	삼차신경운동핵	깨물근masseter, 관자근temporalis, 날개근pterygoids, 턱목뿔근mylohyoid, 입천장긴장근tensor palatini, 두힘살근의 앞힘살anterior belly of digastric		턱 근력약화, 입을 열었을 때 턱이 동측으로 편위됨
	고막 완충	삼차신경운동핵	고막긴장근tensor tympani		뚜렷하지 않음
	감각	삼차신경절	얼굴, 앞두피, 구강, 비강, 안와	삼차신경주감각핵 및 삼차신경척수핵	얼굴 반감각소실
	고유감각 반사	삼차신경중뇌핵	씹는데 관여하는 근육과 치주막 및 턱관절에 분포하는 근육	삼차신경운동핵	뚜렷하지 않음

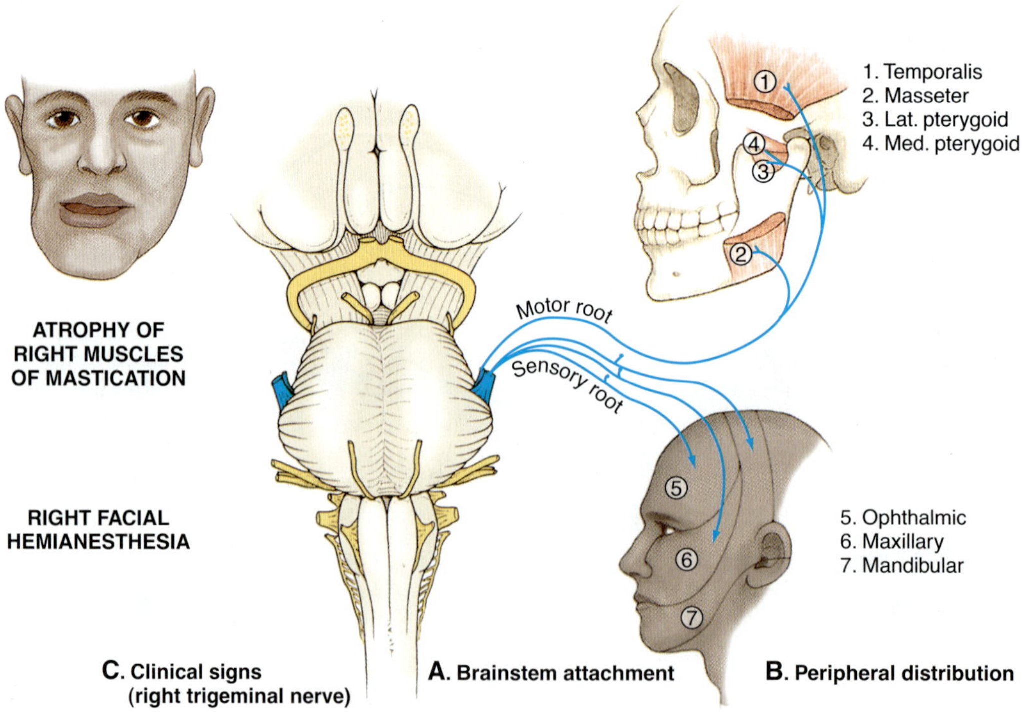

그림 21-4 삼차신경trigeminal nerve. A. 뇌간 부착 부위. B. 말초 분포. C. 임상 징후.

표 21-5 얼굴신경안면신경·facial nerve [CN VII]

뇌신경	기능	기원	말초 분포	중추 연결	임상 징후
VII. 얼굴신경	얼굴 표정	얼굴신경핵	얼굴근육facial muscles, 붓목뿔근stylohyoid, 두힘살근의 뒤힘살posterior belly of digastric		얼굴 마비, 각막반사 소실
	등자뼈 완충	얼굴신경핵	등자근stapedius		청각과민
	분비	위침분비핵	날개입천장신경절pterygopalatine ganglion: 눈물샘 및 코샘으로 가는 분비촉진신경		눈물분비 소실
			턱밑신경절submandibular ganglion: 턱밑샘 및 혀밑샘으로 가는 분비촉진신경		입안건조
	미각	무릎신경절	혀의 앞쪽 2/3에 분포하는 맛봉오리	고립로핵	혀 앞쪽 동측 절반의 미각상실

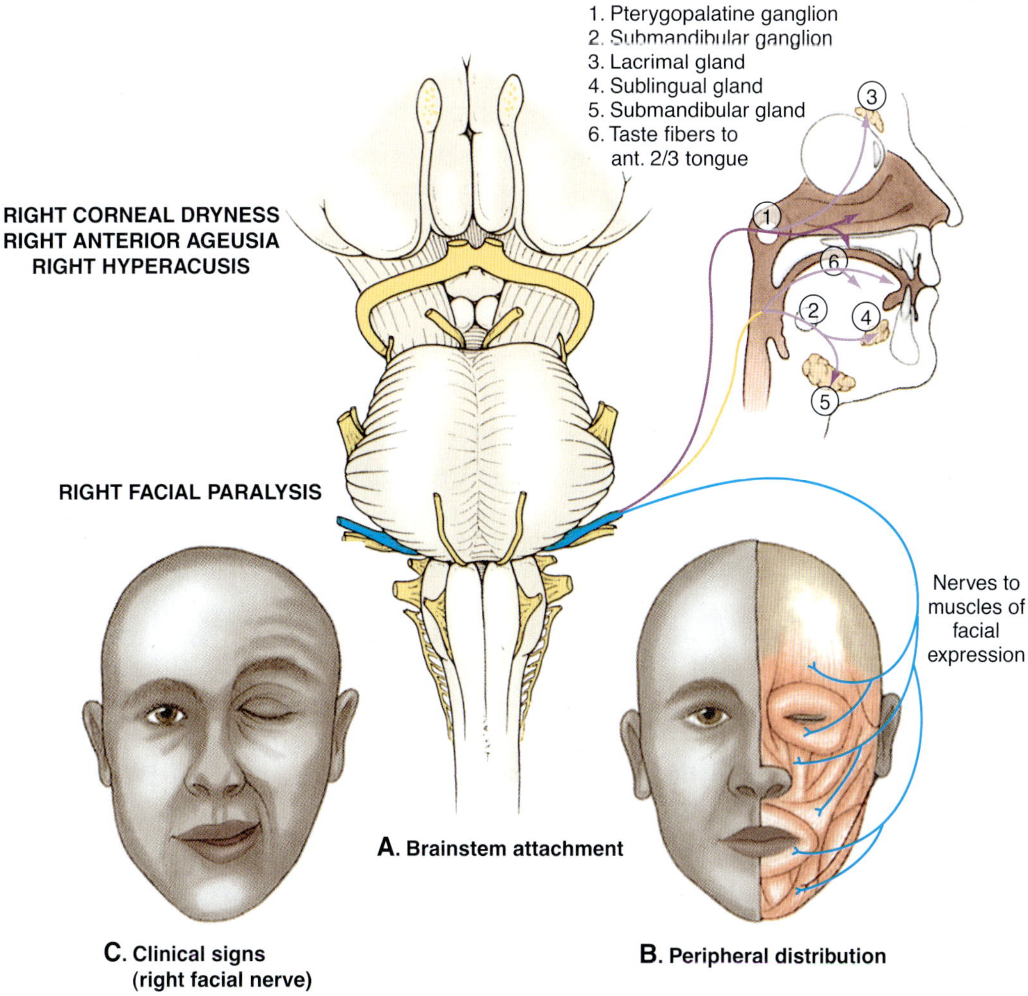

그림 21-5 얼굴신경facial nerve. A. 뇌간 부착 부위. B. 말초 분포. C. 임상 징후.

표 21-6 혀인두신경설인신경 · glossopharyngeal nerve [CN IX]

뇌신경	기능	기원	말초 분포	중추 연결	임상 징후
IX. 혀인두신경	삼키는 동안 인두를 들어 올림	의문핵	붓인두근stylopharyngeus, 위인두수축근superior pharyngeal constrictor		삼킴곤란dysphagia
	침분비	아래침분비핵	귀신경절: 귀밑샘으로 가는 분비촉진신경		입안건조
	미각	아래(바위) 신경절	혀의 뒤쪽 1/3	고립로핵	혀 뒤쪽의 미각상실
	일반감각	위신경절, 아래신경절	뒤쪽 구강, 편도 부위, 귀관auditory tube, 중이	삼차신경 척수핵	감각소실, 구역반사 소실 (구심가지)
	화학수용체 반사와 압력 수용체반사 (구심가지)	아래신경절	경동맥소체carotid body, 경동맥동carotid sinus	고립로핵	경동맥동반사 소실 (양쪽 모두 손상된 경우)

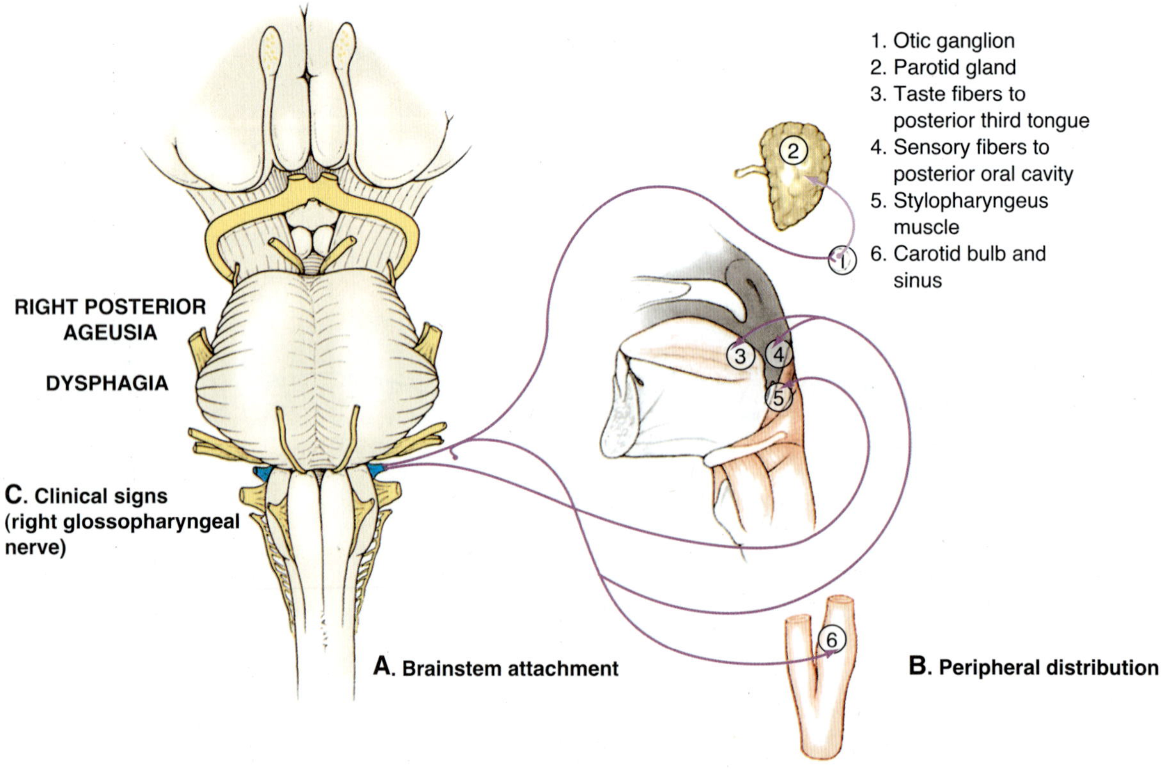

그림 21-6 혀인두신경glossopharyngeal nerve. **A.** 뇌간 부착 부위. **B.** 말초 분포. **C.** 임상 징후.

표 21-7 미주신경vagus nerve [CN X]

뇌신경	기능	기원	말초 분포	중추 연결	임상 징후
X. 미주신경	삼킴, 발성	의문핵	입천장근육, 인두수축근, 발성근육		삼킴곤란, 목소리가 약하고 쉰소리가 남, 입천장활 처짐, 목젖이 반대쪽으로 편위됨
	심장 억제, 기관지 수축, 위장관 운동·분비	미주신경 등쪽핵	심장신경얼기와 폐신경얼기, 내장신경얼기에 존재하는 말단 신경절		한쪽만 손상된 경우에는 뚜렷하지 않음
	미각	아래(결절) 신경절	후두덮개, 입천장	고립로핵	뚜렷하지 않음
	감각	아래(결절) 신경절	후두덮개, 후두, 기도, 위장관	고립로핵	인두와 후두의 반감각소실, 기침반사 소실 (구심가지)
	화학수용체반사, 압력수용체반사	아래(결절) 신경절	대동맥소체, 대동맥동	고립로핵	한쪽만 손상된 경우에는 뚜렷하지 않음
	감각	위(목정맥) 신경절	외이, 귀관	삼차신경척수핵	외이도의 무감각

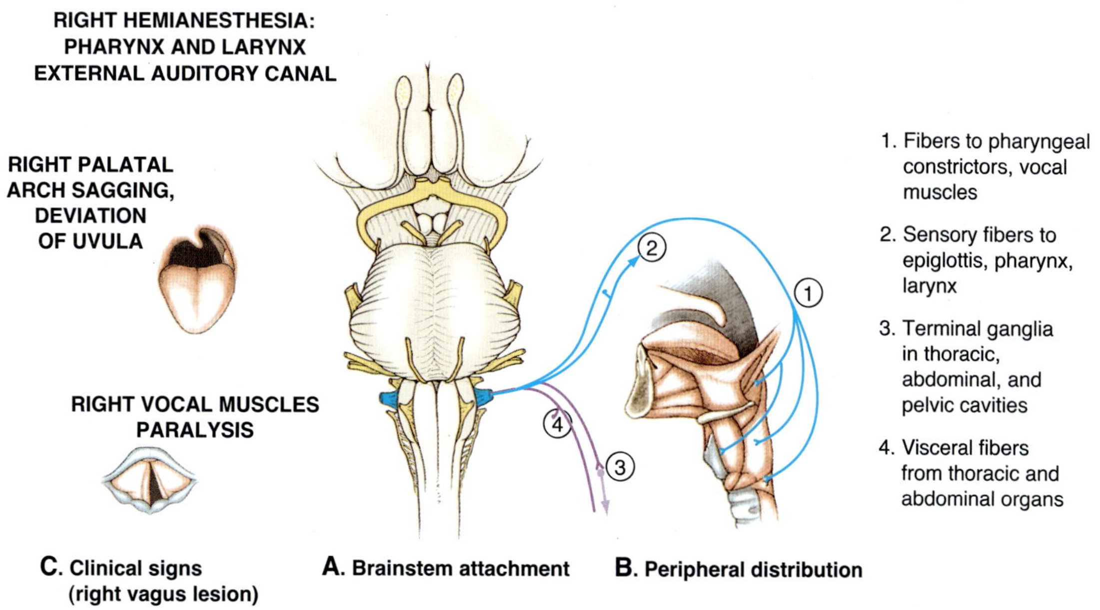

그림 21-7 미주신경vagus nerve. A. 뇌간 부착 부위. B. 말초 분포. C. 임상 징후.

표 21-8 더부신경부신경·accessory nerve [CN XI]과 혀밑신경설하신경·hypoglossal nerve [CN XII]

뇌신경	기능	기원	말초 분포	임상 징후
XI. 더부신경	삼킴, 발성	의문핵 (더부신경의 뇌성분)	인두근과 성대근 (미주신경도 분포함)	뚜렷하지 않음
	머리 움직임 어깨 움직임	C1~C5(or C6)에 분포하는 척수더부신경핵	목빗근sternomastoid muscle, 등세모근trapezius muscle	반대쪽으로 머리를 돌리는 힘이 약함, 어깨를 으쓱이는 힘이 약함
XII. 혀밑신경	혀 움직임	혀밑신경핵	붓혀근styloglossus muscle, 목뿔혀근hyoglossus muscle, 턱끝혀근genioglossus muscle, 자체기원혀근육intrinsic tongue muscle	동측 혀 위축, 혀를 내밀면 동측으로 편위됨, 근섬유다발수축

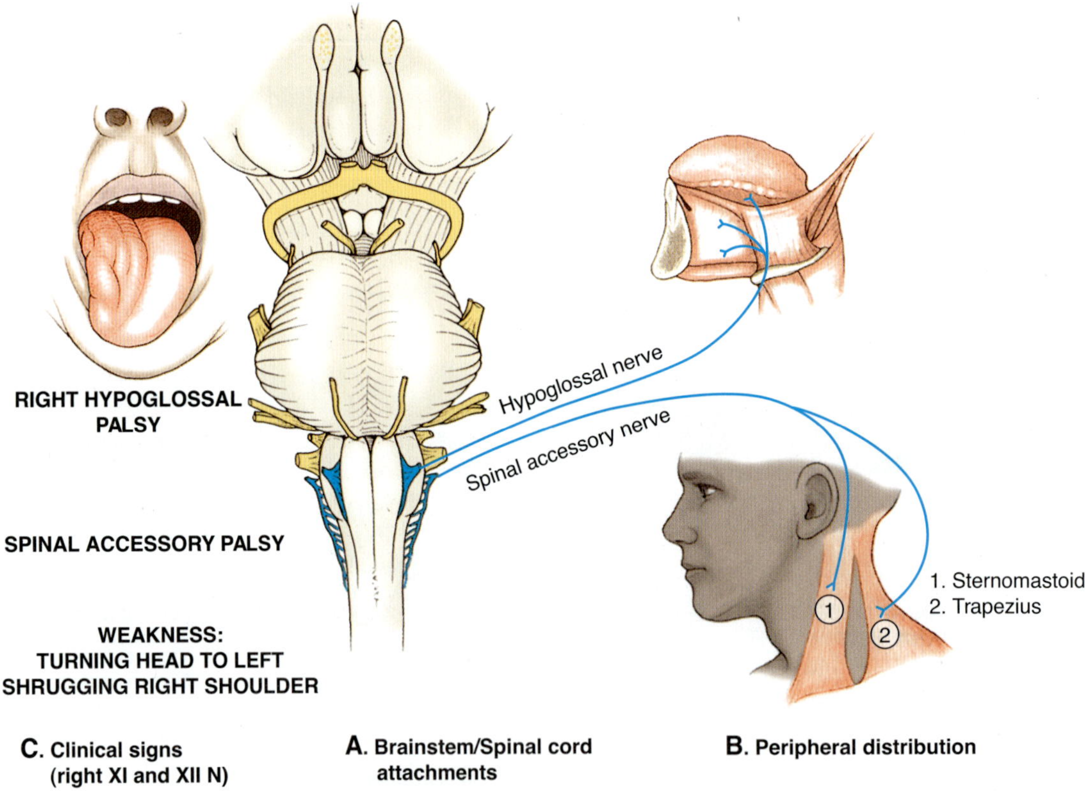

그림 21-8 더부신경accessory nerve과 혀밑신경hypoglossal nerve. **A.** 뇌간 부착 부위. **B.** 말초 분포. **C.** 임상 징후.

표 21-9 뇌신경 성분과 분포 **(계속)**

뇌신경	기원	중추 연결	말초 분포	기능	임상 증상 및 징후
I. 후각신경	후각상피에 분포하는 두극신경세포 (특수감각)	후각망울	위코선반과 비중격(상부 1/3)의 후각상피 표면에 분포하는 섬모	후각	후각상실
II. 시신경	망막에 분포하는 신경절세포 (특수감각)	외측무릎핵	망막의 두극신경세포	시각	시각상실
		위둔덕, 덮개앞핵		동공반사	시각상실이 있는 눈에 빛을 비추었을 때 동공반사 상실
III. 눈돌림신경	눈돌림 신경핵 (체성운동)		내직근, 상직근, 하직근, 하사근, 위눈꺼풀올림근	안구 운동, 위눈꺼풀 올림	눈근육마비(안구가 아래쪽 및 바깥쪽으로 편위됨), 심한 눈꺼풀처짐
	에딩거-베스트팔핵 (내장운동)		섬모체신경절, 짧은섬모체신경을 따라 동공수축근과 섬모체근으로 가는 절후신경	동공 수축, 수정체 조절	산동, 동측 동공반사 상실, 동측 수정체조절반사 상실
IV. 도르래신경	도르래 신경핵 (체성운동)		상사근	바깥회선, 안구를 내전시킨 채 하향주시	복시: 손상된 방향으로 머리를 기울여 보상함, 동측 안구를 내전시킨 채 하향주시하기 어려움
V. 삼차신경	삼차신경절 (일반감각)	삼차신경 척수핵(꼬리쪽 부위)과 삼차신경주감각핵	앞두피, 얼굴, 코·입·치아 점막, 안와 속 구조물, 고막, 천막위 수막	체성감각	동측 얼굴감각 소실 동측 각막반사 소실
	삼차신경운동핵 (인두굽이운동)		깨물근, 관자근, 날개근, 턱목뿔근, 고막긴장근, 입천장긴장근, 두힘살근의 앞힘살	씹기	저작근의 근력약화와 위축, 입을 열었을 때 턱이 동측으로 편위됨
	삼차신경중뇌핵 (일반감각)		저작근, 치주막과 턱관절에 분포하는 근육, 외안근	고유감각반사	뚜렷하지 않음

(계속)

표 21-9 뇌신경 성분과 분포 (계속)

뇌신경	기원	중추 연결	말초 분포	기능	임상 증상 및 징후
VI. 갓돌림신경	갓돌림 신경핵 (체성운동)		외직근	안구의 외전	복시 내사시 동측 안구의 외전마비
VII. 얼굴신경	얼굴신경핵 (인두굽이 운동)		얼굴근육, 볼근, 등자근, 붓목뿔근, 두힘살근의 뒤힘살, 넓은목근, 뒤통수근	얼굴표정, 조음, 눈짓, 음식물 및 음료 섭취	동측 상하부 얼굴근육 마비
	위침분비핵 (내장운동)		1. 날개관을 통해 날개입천장신경절로 가는 큰바위신경; 위턱신경을 통해 비강 및 입천장에 분포하는 눈물샘 및 점막샘으로 가는 절후신경	콧물과 눈물 분비	눈물분비 상실
			2. 혀신경을 통해 턱밑신경절로 가는 고실끈신경; 턱밑샘과 혀밑샘, 혀샘으로 가는 절후신경	침 분비	침분비 감소; 입안건조
	무릎신경절 (특수감각)	고립로핵 (입쪽 부위)	혀의 앞쪽 2/3에 분포하는 맛봉오리	미각	동측 혀의 앞쪽 2/3의 미각상실
	(일반감각)	삼차신경 척수핵 (꼬리쪽 부위)	귀바퀴 뒤부위, 외이도, 고막	체성감각	뚜렷하지 않음
VIII. 속귀신경	전정신경절 (특수감각)	전정핵과 소뇌	반고리관의 팽대능선에 분포하는 털세포, 둥근주머니와 타원주머니에 분포하는 평형반	평형	현훈vertigo, 평형이상dysequilibrium, 안진nystagmus
	나선신경절 (특수감각)	등쪽달팽이핵, 배쪽 달팽이핵	나선기관의 털세포	청각	신경난청
IX. 혀인두신경	의문핵 (입쪽 부위) (인두굽이 운동)		붓인두근, 위인두수축근	인두를 위로 올림	경미한 삼킴곤란

표 21-9 뇌신경 성분과 분포 (계속)

뇌신경	기원	중추 연결	말초 분포	기능	임상 증상 및 징후
	아래침 분비핵 (내장운동)		작은바위신경을 통해 귀신경절로 가는 고막신경얼기; 이개측두신경을 통해 귀밑샘으로 가는 절후신경	침분비	입안건조
	아래(바위) 신경절 (특수감각)	고립로핵 (입쪽 부위)	혀 뒤쪽 1/3에 분포하는 맛봉오리	미각	동측 혀 뒤쪽 1/3의 미각상실
	(일반감각)	삼차신경척수핵	후두덮개 앞부위, 혀뿌리, 물렁입천장 경계부, 목젖, 편도, 인두, 귀관, 중이	체성감각	편도 부위의 감각소실, 동쪽 자극 시 구역반사 소실
	(내장감각)		경동맥동, 경동맥소체	반사	뚜렷하지 않음
X. 미주신경	의문핵 (인두굽이 운동)		입천장, 인두수축근, 후두 자체기원근	삼킴, 발성	삼킴곤란, 쉰목소리, 물렁입천장 마비 (입천장과 목젖이 반대쪽으로 편위됨)
	미주신경 등쪽핵과 의문핵 구역 (내장운동)		심장신경절로 가는 심장신경과 심장신경얼기; 기도신경절로 가는 폐신경얼기; 위장관(횡행결장까지 분포)의 근육층신경얼기와 점막층신경얼기로 가는 식도·위·복강·위·아래 창자간막신경얼기	심장 억제, 기관지 수축, 위장관 연동 운동·분비	뚜렷하지 않음
	아래(결절) 신경절 (특수감각)	고립로핵 (입쪽 부위)	후두덮개 부위에 분포하는 맛봉오리	미각	뚜렷하지 않음
	(내장감각)	고립로핵	후두덮개 뒤부위, 인두, 후두, 기도, 기관지, 식도, 위, 소장, 상행결장, 횡행결장	내장감각, 내장반사	동측 인두 및 후두의 무감각
			대동맥동, 대동맥소체	반사	
	삼차신경 척수핵 (꼬리쪽 부위)	삼차신경 척수핵 (꼬리쪽 부위)	외이 및 외이도	체성감각	동측 외이도의 무감각

(계속)

표 21-9 뇌신경 성분과 분포 (계속)

뇌신경	기원	중추 연결	말초 분포	기능	임상 증상 및 징후
XI. 뇌 더부신경	의문핵 (꼬리쪽 부위) (인두 굽이운동)		인두 및 후두로 향하는 미주신경 가지로 소통함	삼킴, 발성	뚜렷하지 않음
척수 더부신경	C1~C5 (or C6)에 분포하는 척수더부 신경핵의 운동뉴런 (체성운동)		목빗근과 등세모근	머리와 어깨 움직임	동측 어깨를 으쓱이는 힘이 약함; 반대쪽으로 고개를 돌리는 힘이 약함
XII. 혀밑신경	혀밑신경핵 (체성운동)		붓혀근, 목뿔혀근, 턱끝혀근, 혀의 자체 기원근	혀 움직임	동측 혀근육 위축; 혀를 내밀 때 혀가 동측으로 편위됨

연습문제
CHAPTER REVIEW QUESTIONS

질문

21-1. 아래에 설명한 징후는 각각 어느 뇌신경 손상과 연관되어 있는가?

a. 좌측 물렁입천장이 처져 있고 목소리가 약하며 쉰 목소리를 냄

b. 우측 안구를 내전시킨 채 하향주시를 하기 어려움

c. 혀를 내밀었을 때 혀가 좌측으로 편위 됨

d. 우측 얼굴의 편측무감각

e. 좌측 외이도를 냉수 또는 온수로 관류시켰을 때 안구운동과 안진이 일어나지 않음

f. 우측 안구의 내사시와 외전마비를 나타냄

g. 좌측 혀 뒤쪽 1/3에서 미각상실을 나타냄

정답 및 설명

21-1.

a. 미주신경은 성대와 물렁입천장 부위의 근육에 분포한다. 좌측 미주신경 마비는 목소리를 약하게 만들고 쉬게 만들며 좌측 물렁입천장을 처지게 한다.

b. 도르래신경은 상사근에 분포한다. 우측 도르래신경 마비는 우측 안구를 내전시킨 채 하향주시를 하는 것을 어렵게 한다. 핵 병변에 의해 이러한 이상이 초래된 경우, 도르래신경은 교차하므로 핵 병변의 위치는 좌측에 존재한다.

c. 혀밑신경은 혀의 자체기원근에 분포한다. 좌측 혀밑신경 마비는 좌측 턱끝혀근 마비를 초래하므로 혀를 내밀면 마비되지 않은 우측 턱끝혀근에 의해 혀는 병변 쪽으로 편위된다.

d. 우측 삼차신경(눈신경, 아래턱신경, 위턱신경)은 우측 얼굴로부터 들어오는 체성감각을 전달(턱뼈각angle of the mandible 제외)하며, 이 신경이 손상될 경우 우측 얼굴의 편측무감각이 초래된다.

e. 좌측 전정신경은 전정안구반사VOR의 구심가지이며, 좌측 외이도에 냉수 또는 온수를 관류시키면 수평반고리관 팽대능선에 분포하는 마루의 움직임으로 인해 전정

21-2. 아래 반사에 관여하는 뇌신경과 개재뉴런의 명칭을 적으시오.

a. 솜털로 각막을 자극할 때 일어나는 눈깜박임

b. 각 눈을 강한 빛으로 자극할 때 일어나는 동공수축

c. 편도부위를 자극할 때 일어나는 구역질

d. 안구에 압력을 가할 때 나타나는 심박수 감소

e. 혀를 꼬집었을 때 나타나는 눈물분비 및 침분비

f. 턱을 아래 방향으로 살짝 쳤을 때 나타나는 깨물근 수축

g. 손가락을 목구멍 속으로 넣었을 때 나타나는 구토

안구반사가 유발된다. 좌측 전정신경이 손상되면 전정안구반사의 구심가지가 손상되므로 안진의 느린 시기 및 빠른 시기가 나타나지 않는다. 전정안구반사는 안진의 느린 시기를 일으키며, 느린 시기가 나타나지 않으면 빠른 시기도 나타나지 않는다.

f. 우측 갓돌림신경은 우측 외직근에 분포하며, 우측 외직근이 마비되면 우측 눈은 외전 되지 않고 정상적으로 작용하는 내직근에 의해 안구가 끌려가므로 내사시가 초래된다.

g. 좌측 혀인두신경은 좌측 혀의 뒤쪽 1/3에 분포하는 맛봉오리로부터 미각자극을 전달하므로, 이 신경이 손상되면 이 구역에서 미각상실이 초래된다.

21-2.

a. 각막반사corneal reflex:

구심가지: 삼차신경

개재뉴런: 삼차신경척수핵

원심가지: 얼굴신경

b. 동공반사light reflex:

구심가지: 시신경

개재뉴런: 덮개앞핵

원심가지: 눈돌림신경 (섬모체신경절로 향함)

c. 구역반사gag reflex:

구심가지: 혀인두신경

개재뉴런: 고립로핵

원심가지: 미주신경

d. 눈심장반사oculocardiac reflex:

구심가지: 삼차신경

개재뉴런: 삼차신경척수핵

원심가지: 미주신경

e. 눈물분비/침분비반사lacrimation/salivation reflex:

구심가지: 삼차신경

개재뉴런: 삼차신경척수핵

원심가지: 얼굴신경 (날개입천장신경절과 턱밑신경절로 향함)

f. 깨물근반사masseter reflex (턱반사jaw reflex):

구심가지: 삼차신경중뇌핵으로부터 들어오는 삼차신경섬유

개재뉴런: 없음 (단일시냅스 신전반사)

연습문제 (계속)

원심가지: 삼차신경

g. 구토반사vomiting reflex:

구심가지: 미주신경

개재뉴런: 고립로핵

원심가지: 미주신경 (+ 횡격막 및 복근으로 가는 척수 신경)

제 VII 부

부속 성분

Accessory Components

22 중추신경계의 혈액 공급: 뇌졸중

The Blood Supply of the Central Nervous System: Stroke

죽상경화관상동맥병atherosclerotic coronary disease 병력이 있고 당뇨병diabetes을 앓고 있는 담배를 많이 피우는 55세 남성이 수차례 좌측 눈에서 완전시각상실complete visual loss(자신의 눈앞에 커튼이 쳐진 것 같다고 설명함)을 경험하였다. 이러한 시각상실과 함께 우측 손 및 손가락이 저리고numbness 얼얼하였으며tingling, 우측 얼굴이 처졌고, 말을 하는 것이 어려워졌다. 모든 증상들은 갑자기 생겼고 20분 이내에 완전히 소멸되었다. 좌측 경동맥carotid artery 위에서 시끄러운 잡음이 들리는 것 이외에는 다른 이상은 없었다. 혈관조영상angiogram에서 내경동맥internal carotid artery 근위부에 심한 죽상경화 폐색이 발견되어 경동맥내막절제술carotid endarterectomy을 시행하였다. 더 이상 일과성허혈발작은 생기지 않았다.

중추신경계 뉴런은 대부분의 장기를 구성하고 있는 주요 세포들과는 달리 호기성대사aerobic metabolism에 매우 의존적이다. 뇌 혈류가 20초만 끊겨도 의식 소실이 일어나며, 4~5분 이내에 혈류가 정상화되지 않으면 뇌는 의식을 회복하기 어렵다. 뇌 무게는 대략 체중의 2%(1,500 g)를 차지하지만, 혈류량은 심박출량(5 L/min)의 15%를 차지하고 산소소비량은 총산소소비량의 20%(50 mL/min)를 차지한다. 이렇게 막대한 혈액과 산소를 공급받기 위해서 뇌는 정교하게 조절되는 광범위한 뇌혈관계를 필요로 한다.

대뇌와 척수의 각 영역은 대사활동에 따라 혈류를 차등적으로 공급받는다. 대부분의 경우 더 활발하게 대사가 일어나는 회색질gray matter이 백색질white matter에 비해 더 많은 혈류를 공급(75 vs. 25 mL/100 g/min)받는다. 또한 중추신경계에 분포하는 특정 뉴런(해마와 대뇌피질, 소뇌피질의 일부 층)은 산소부족에 매우 취약하므로 급성 **저산소증**acute **hypoxia**일 때 가장 먼저 영향을 받는다.

Clinical Connection

뇌혈류량cerebral blood flow [CBF]의 총량은 평균 750 mL/min 정도이다. 이 혈류는 양쪽의 경동맥목동맥·carotid artery과 하나의 뇌기저동맥뇌바닥동맥·basilar artery이 공급한다. 세 개의 동맥이 각각 250 mL/min 정도씩 공급하는 것이다. 한 시점에 뇌에 머무르는 혈액량은 100~150 mL이므로 뇌의 혈액은 1분에 5~7회 교환된다. 뇌의 무게를 고려하면 뇌혈류량은 평균 55 mL/100 g/min이다. 뇌혈류량이 30~35 mL/100 g/min 이하로 감소하면 허혈ischemia이 발생되고, 20 mL/100 g/min 이하로 감소하면 경색infarction이 발생된다. 뇌혈류량이 지속적으로 15 mL/100 g/min 이하로 감소하면 심한 경색이 초래된다.

뇌혈관계는 체순환 혈압이 변동하더라도 중추신경계에 일정한 혈류량을 공급하는 자동조절autoregulation 기능을 가지고 있다. 상대적으로 큰 뇌외혈관extracerebral vessel은 혈관바깥막에 쉽게 관찰할 수 있는 신경얼기를 포함하고 있지만, 이를 제거한 후에도 자동조절은 여전히 일어나는데, 그 이유는 뇌혈관의 긴장도에 영향을 미치는 교감신경과 부교감신경의 영향이 말초신경계와는 달리 아주 약하기 때문이다.

뇌혈류의 자동조절은 국소대사량과 밀접하게 연관되어 있으며, 많은 대사산물들이 뇌혈류량CBF에 영향을 미친다. 뇌혈류량에 영향을 미치는 가장 중요한 대사산물은 국소 부위의 산소분압과 이산화탄소분압이다. 저산소증hypoxia 또는 **고이산화탄소혈증**hypercarbia 또는 둘 모두는 뇌혈관을 확장시키고 뇌혈류량을 증가시키는 반면, **저이산화탄소혈증**hypocarbia은 뇌혈관을 수축시키고 뇌혈류량을 감소시킨다.

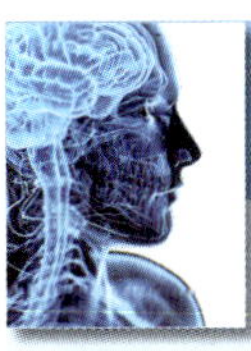

Clinical Connection

임상적으로 산소와 이산화탄소가 뇌혈관 긴장도에 미치는 영향을 두개내압intracranial pressure [ICP]이 증가된 환자에서 확인할 수 있다. 두개내압ICP이 증가되었을 때 시도하는 흔한 치료법 중 하나는 과호흡hyperventilation을 시키는 것이다. 과호흡은 P_{CO_2}를 낮추고 P_{O_2}를 높여 뇌혈관을 수축시킨다. 혈관이 수축되면 뇌혈류량이 감소되므로 결국은 과호흡에 의해 두개내압ICP이 낮아지게 된다.

두개내동맥intracranial artery의 조직학적 성분은 체내의 다른 부위의 혈관들과 상당히 다르다. 두개내혈관의 내막intima은 내탄력막internal elastic membrane [IEM]이 잘 발달되어 있으며 실제로 두개외혈관의 내탄력막보다 더 두껍다. 그러나 중간막media(근육과 탄력조직으로 이루어져 있음)은 두개외혈관보다 훨씬 덜 발달되어 있다. 외막adventitia은 얇으며, 외막에는 혈관주위 지지조직이나 외탄력막external elastic membrane, 맥관벽혈관vasa vasorum이 존재하지 않는다. 조직학적으로 두개내혈관은 혈관벽이 얇고 혈관벽은 주로 콜라겐으로 이루어져 있으며, 최소한의 탄력조직은 존재하지만 근육과 판막은 존재하지 않는다.

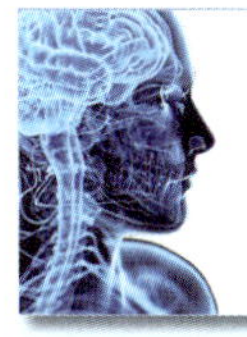

Clinical Connection

영장류에서는 더 큰 두개내혈관이 작은 혈관으로 분지되는 지점에서 중간막media이 잠깐 끊기게 된다. 이 부위에서는 외막adventitia이 사실상 내탄력막IEM과 만나게 된다. 임상적으로 이것을 중간막틈새media gap라 부르며 내탄력막이 점진적인 죽상경화atherosclerosis에 의해 손상됨으로써 이 부위에 소낭성동맥류saccular aneurysm가 형성되는 것과 연관되어 있다. 선천적으로 중간막이 존재하지 않은 상태에서 내탄력막이 손상될 경우 혈관벽은 내피endothelium와 외막adventitia에 의해서만 지지된다. 지지구조물이 약해짐에 따라 혈관은 점점 부풀어 올라 동맥류aneurysm를 형성하게 된다.

두개내 뇌외혈관intracranial extracerebral vessel은 거미막밑공간subarachnoid space에 분포한다(그림 1-4). 이 혈관들과 이들의 분지들이 뇌로 들어가 뇌내혈관intra cerebral vessel이 된다. 거미막밑공간이 혈관주위로 짧게 끌려 들어감으로써 이 관통혈관penetrating vessel 주위에 공간이 형성된다. **피르히호프-로뱅공간**Virchow-Robin space이라 불리는 이 공간은 거미막밑공간으로부터 관통혈관을 따라 확장되면서 점점 가늘어져 뇌구조물 깊숙이 들어가게 된다.

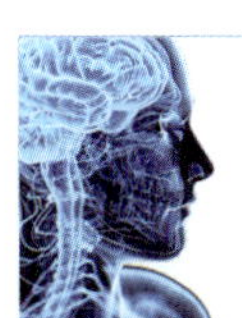

Clinical Connection

거미막밑출혈subarachnoid hemorrhage과 수막염meningitis 같은 거미막밑공간에 생긴 질병들은 관통혈관 주변에 존재하는 혈관주위공간을 따라 뇌조직으로 침투할 수 있다.

혈액뇌장벽 THE BLOOD-BRAIN BARRIER

혈관내공간과 뇌 사이에 물질을 선택적으로 차단하는 장벽이 존재한다는 개념은 혈액 속에 주입한 염료(예, 트리판블루trypan blue) 실험 결과에 의해 추정되었다. 이 실험에서 수막meninges을 포함한 대부분의 조직은 염색되었지만, 뇌는 염색되지 않았다. 혈액뇌장벽blood-brain barrier [BBB]은 특정 물질이 뇌공간으로 침투하는 것을 선택적으로 막는다. 혈액뇌장벽BBB의 선택적 투과성은 모세혈관내피capillary endothelium에 의해 결정된다(그림 1-5). 모세혈관내피의 치밀이음tight junction과 비창문구조nonfenestrated composition는 수많은 물질들의 통과를 방해한다.

Clinical Connection

뇌 특정 부위에 분포하는 뇌실주위기관circumventricular organ(신경뇌하수체neurohypophysis, 맨아래구역area postrema, 솔방울샘pineal gland, 맞교차밑기관subcommissural organ, 뇌활밑기관subfornical organ, 시신경오목optic recess, 정중융기median eminence 등)은 창문모세혈관내피fenestrated capillary endothelium로 이루어져 있어 혈관 속에 염료를 주입한 후 관찰해 보면 이 부위가 염색된다. 이와 유사하게 영아에서는 모세혈관내피가 완전히 성숙되어 있지 않고 모세혈관내피에 창문이 존재하므로 빌리루빈bilirubin 같은 물질들이 통과할 수 있다. 신생아에서 빌리루빈이 증가하게 되면 기저핵basal ganglia과 시상thalamus, 뇌실막ependyma이 빌리루빈에 염색되기도 하는데, 이 질환을 **핵황달kernicterus**이라 부른다.

생리학적으로 혈액뇌장벽을 통한 물질이동은 해당 물질의 분자량과 지질혼화도, 이온해리도에 의해 결정된다. 약물이 전신질환 치료에 효능이 있어도 혈액뇌장벽을 투과하지 못하면 동일한 중추신경계 질환에는 효능이 없다. 나트륨, 물, 포도당 같은 물질들의 중추신경계 유입량은 별아교세포 발돌기astrocytic foot process에 의해 조절되는데, 이로 인하여 중추신경계 용적이 유지된다. 별아교세포 발돌기가 손상되면 체액이 뇌 속으로 새어 들어가 **뇌부종cerebral edema**이 발생하게 된다. 뇌부종은 외상과 종양이 있을 때 흔히 발생한다.

뇌혈관 CEREBRAL VASCULATURE

뇌의 앞부분과 뒷부분은 각각 경동맥목동맥·carotid artery과 척추동맥vertebral artery으로부터 혈액을 공급받는다(그림 22-1). 따라서 뇌에는 앞동맥계anterior system(경동맥계carotid system)와 뒤동맥계posterior system(척추뇌기저동맥계vertebral-basilar system)라 불리는 두 가지 순환계가 존재한다.

경동맥계 ANTERIOR OR CAROTID SYSTEM

우측 총경동맥common carotid artery은 팔머리동맥brachiocephalic trunk으로부터 분지(우측 총경동맥과 쇄골하동맥subclavian artery으로 분지됨)된다. 좌측 총경동맥은 대동맥활의 가장 높은 부위로부터 분지된다. 각 총경동맥은 내경정맥internal jugular vein(외측에 위치) 및 미주신경(등쪽에 있으며 동맥과 정맥 사이에 위치함)과 함께 목혈관신경집경동맥초·carotid sheath 속에 포함되어 있다. 갑상연골thyroid cartilage의 상부 경계 근처에서 총경동맥은 내경동맥속목동맥·internal carotid artery [ICA]과 외경동맥바깥목동맥·external carotid artery으로 분지된다. 경동맥동carotid sinus과 경동맥소체carotid body는 각각 혈압과 호흡 조절에 관여하는데, 경동맥분기carotid bifurcation에 위치하며 내경동맥ICA 근위부를 따라 수 mm 정도 이어져 있다.

Clinical Connection

임상적으로 경동맥분기carotid bifurcation는 흔히 죽상경화atherosclerosis에 의해 혈관이 좁아지는 부위이며, 이에 따라 뇌허혈cerebral ischemia과 뇌졸중stroke이 발생하게 된다. 이 부위에서 발생하는 일과성허혈발작transient ischemic attack [TIA]은 경동맥순환계의 어느 부위에서나 허혈 증상을 초래할 수 있지만, 대부분은 안동맥눈동맥·ophthalmic artery(동측 시각상실)이나 중간대뇌동맥(반대쪽 감각상실 그리고/또는 반대쪽 얼굴·팔의 근력약화)에 영향을 미친다(이 장 도입부에서 설명한 **증례** 참조). 일과성허혈발작을 빨리 진단하는 것이 뇌졸중 예방에 중요하다.

경동맥분기cortid bifurcation로부터 외경동맥은 내측으로 진행하며 수많은 뇌외동맥가지로 분지되는 반면, 내경동맥은 분지를 내지 않고 후외측으로 진행하여 측두골 바위부petrosal portion of the temporal bone에 위치하는 경동맥관목동맥관·carotid canal 속으로 들어간다.

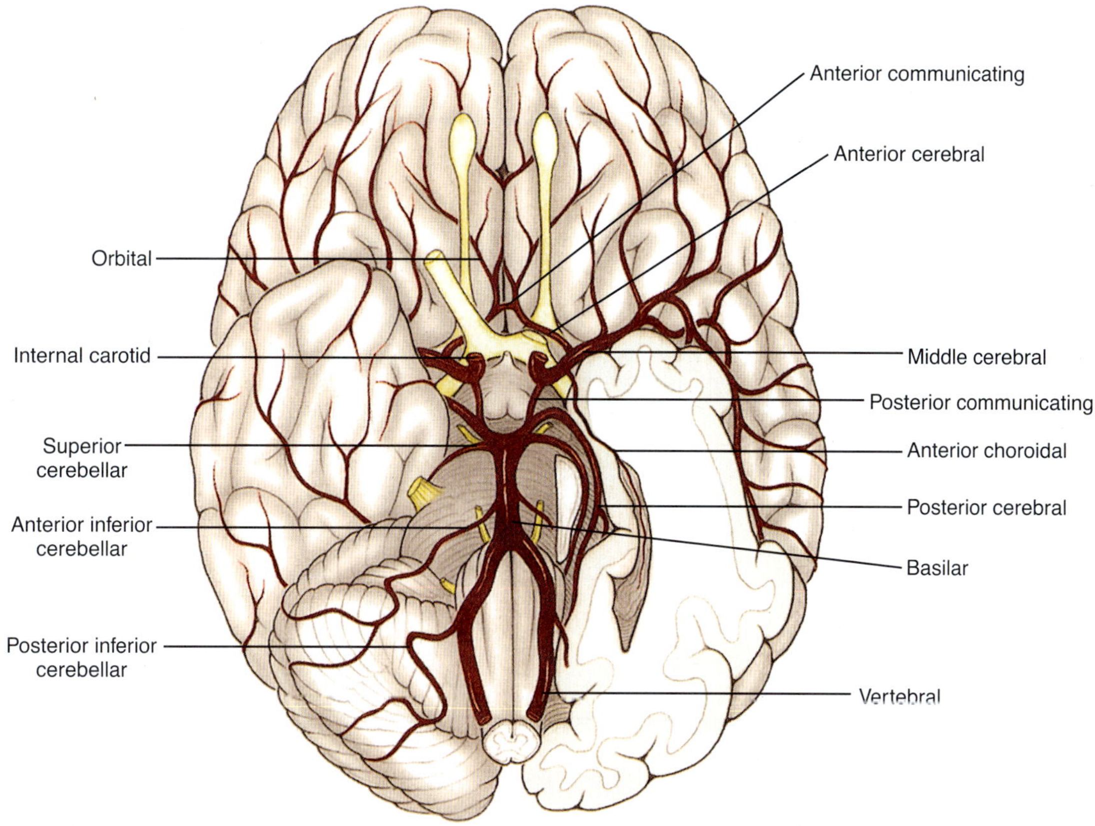

그림 22-1 뇌기저부에 분포하는 주요 뇌동맥. 좌측은 소뇌반구와 배쪽 측두엽 부위를 제거하였다.

진단영상으로 관찰해 보면 내경동맥ICA의 주행경로는 네 분절(목분절cervical segment, 바위분절petrous segment, 해면분절cavernous segment, 뇌분절cerebral segment)로 나뉜다. 내경동맥 목분절은 경동맥분기에서 시작하여 경동맥관으로 들어가는 지점까지를 말한다. 바위분절은 측두골 바위부의 경동맥관에 포함된 부위를 말한다. 이 부위는 내이로 들어가는 여러 개의 작은 분지를 낸다. 해면분절은 해면정맥굴cavernous sinus 내에 분포하며 경동맥관이 끝나는 지점부터 경질막 속으로 들어가는 지점(앞침대돌기anterior clinoid process 근처)까지를 말한다.

내경동맥 뇌분절은 내경동맥의 말단 부위이며 전대뇌동맥anterior cerebral artery [ACA]과 중간대뇌동맥middle cerebral artery [MCA](그림 22-1~2)으로 분지되면서 끝난다. 뇌분절로부터 분지되는 주요 동맥으로는 안동맥눈동맥·ophthalmic artery과 위뇌하수체동맥superior hypophysial artery, 후교통동맥posterior communicating artery, 전맥락동맥anterior choroidal artery을 들 수 있다.

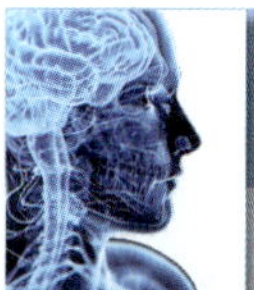

Clinical Connection

경동맥은 바위관petrous canal과 해면정맥굴cavernous sinus을 통해 주행하면서 구부러지기 때문에 경동맥의 혈관조영 모양을 **경동맥사이펀**목동맥사이펀·carotid siphon이라 부른다. 경동맥 해면분절은 실제로 해면정맥동의 정맥혈에 잠겨 있지 않고 해면정맥굴 내피에 의해 둘러싸여 있으며 수많은 잔기둥에 의해 지지되고 있다. 몇 개의 뚜렷한 분지들(천막분지tentorial branch, 천막에 혈액을 공급함; 아래뇌하수체분지inferior hypophysial branch, 뇌하수체후엽에 혈액을 공급함; 정맥굴분지cavernous branch, 주변 경질막에 혈액을 공급함)이 이 부위에 위치한다. 해면분절을 지난 내경동맥은 경질막을 뚫고 들어가 두개내혈관intracranial vessel의 첫 부위(뇌분절cerebral segment)가 된다.

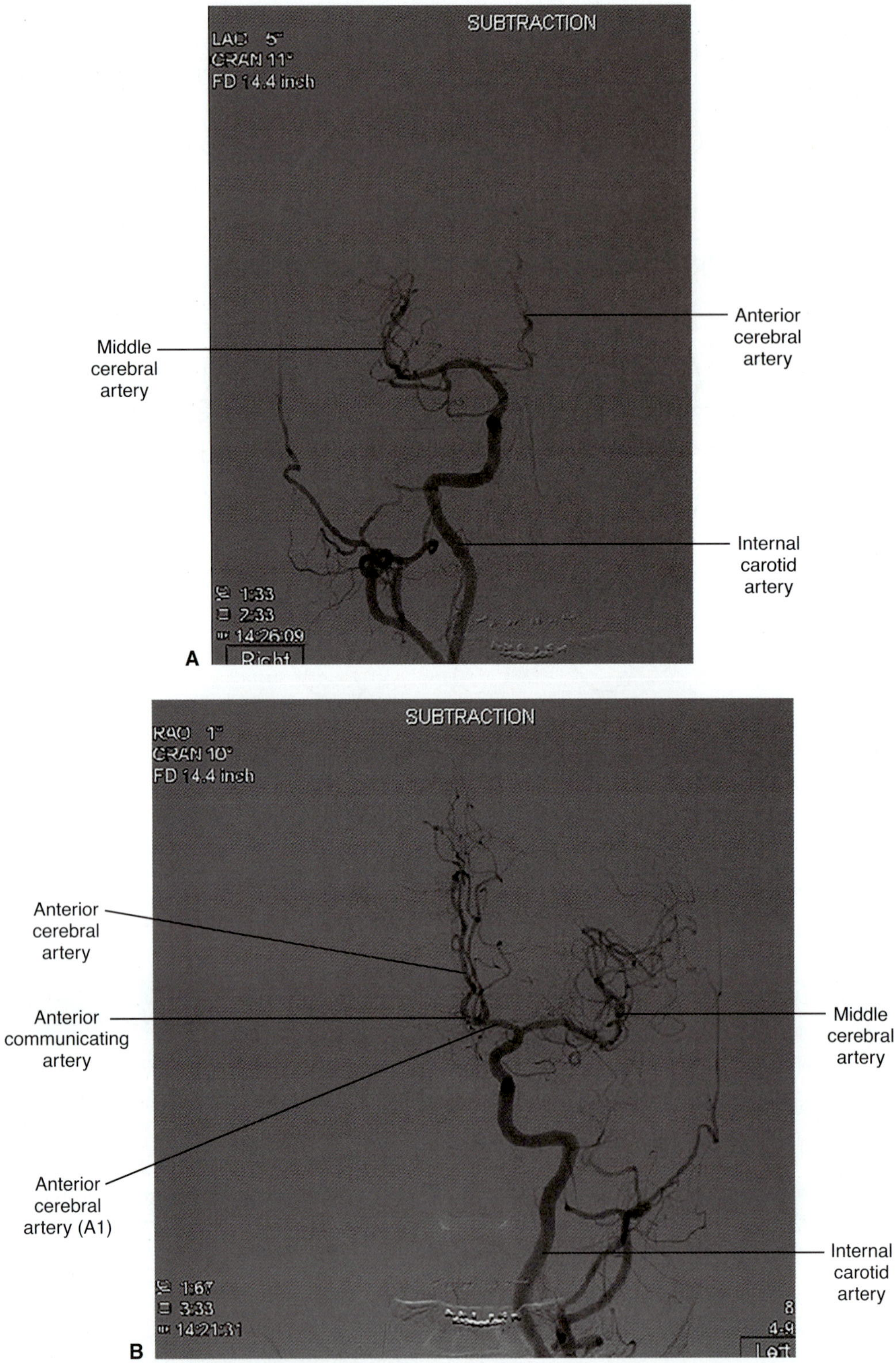

그림 22-2 **A.** 우측 총경동맥에 조영제를 투여하고 전후 방향으로 촬영한 감산혈관조영상. **B.** 좌측 총경동맥에 조영제를 투여하고 전후 방향으로 촬영한 감산혈관조영상.

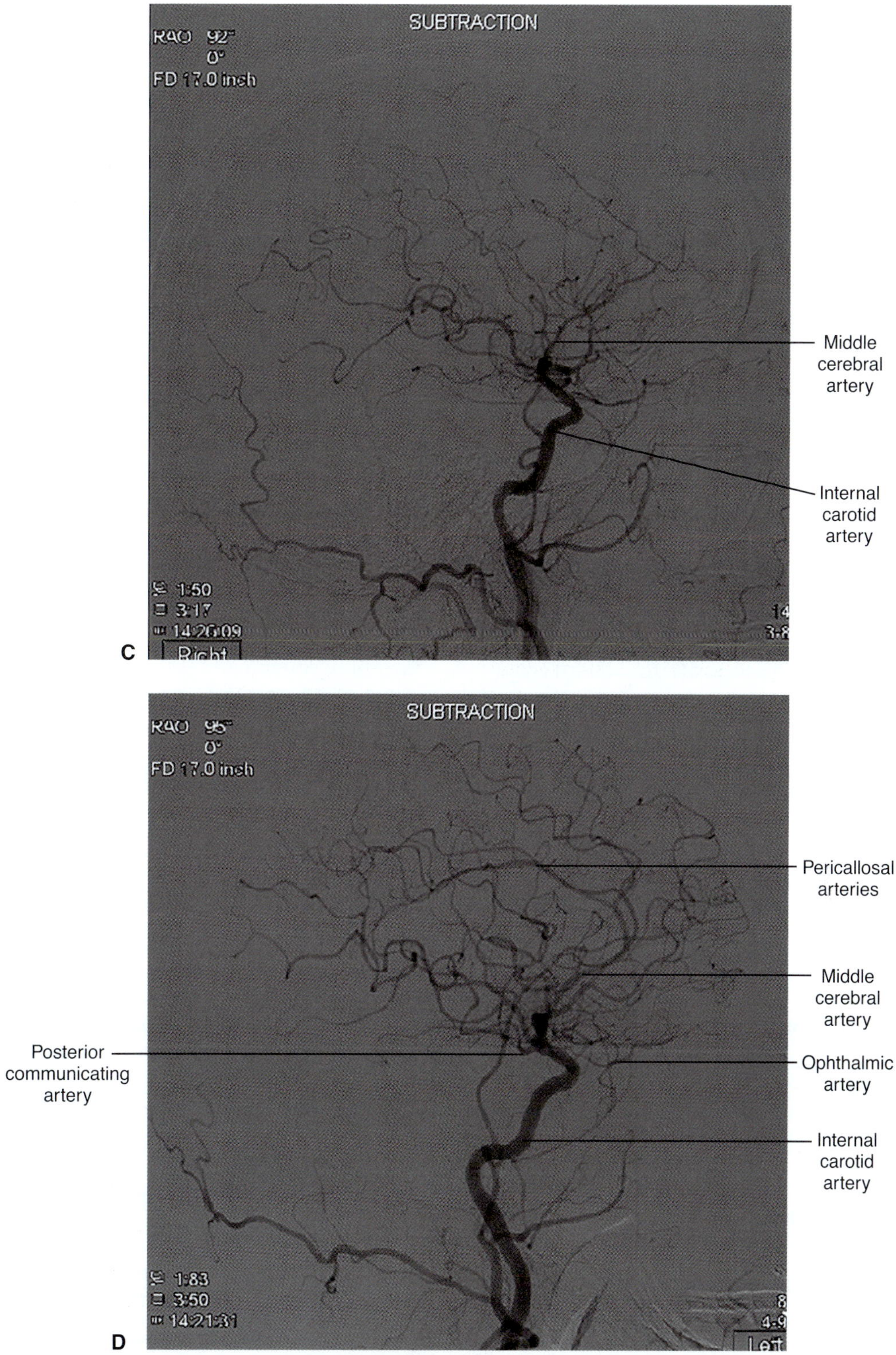

그림 22-2 **(계속)** **C.** 우측 총경동맥에 조영제를 투여하고 외측 방향으로 촬영한 감산혈관조영상. **D.** 좌측 총경동맥에 조영제를 투여하고 외측 방향으로 촬영한 감산혈관조영상.

안동맥 눈동맥·OPHTHALMIC ARTERY

안동맥은 시신경optic nerve 아래의 내경동맥ICA으로부터 분지되어 시신경과 함께 시신경구멍optic foramen을 통해 안와orbit로 들어간다(그림 22-2D, 그림 22-3). 안동맥은 망막중심동맥central artery of the retina을 내며 결국에는 눈물샘동맥lacrimal artery, 벌집동맥ethmoidal artery, 안와상동맥supraorbital artery, 도르래위동맥활차상동맥·supratrochlear artery, 코동맥nasal artery을 통해 외경동맥과 자유롭게 교통한다.

위뇌하수체동맥 SUPERIOR HYPOPHYSIAL ARTERIES

위뇌하수체동맥은 내경동맥으로부터 분지되어 뇌하수체줄기pituitary stalk 주위에 동맥얼기를 형성한다(그림 22-4).

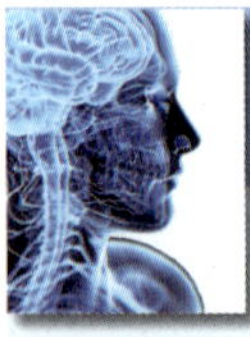

Clinical Connection

이 혈관들의 모세혈관은 뇌하수체전엽에 혈액을 공급하는 뇌하수체문맥계 형성에 관여한다(그림 18-3).

후교통동맥 POSTERIOR COMMUNICATING ARTERY

후교통동맥은 내경동맥이 끝나는 바로 앞부위의 등쪽 외측면으로부터 분지하며 후대뇌동맥posterior cerebral artery [PCA] 근위부와 연결되므로 앞동맥계와 뒤동맥계가 연결된다(그림 22-1, 22-2D, 22-3).

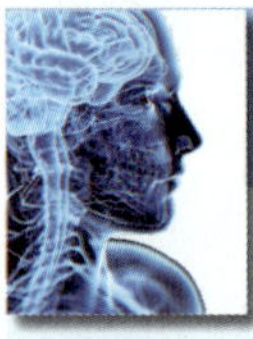

Clinical Connection

동맥류가 가장 흔하게 형성되는 곳은 내경동맥으로부터 후교통동맥이 분기되는 부위이다.

전맥락동맥 ANTERIOR CHOROIDAL ARTERY

전맥락동맥은 대개 내경동맥이 전대뇌동맥과 중간대뇌동맥으로 나뉘기 전에 나온다. 그러나 때때로 전맥락동맥은 후교통동맥이나 중간대뇌동맥-전대뇌동맥 분기로부터 나오기도 한다. 전맥락동맥은 시각로optic tract를 가로질러 측두엽 내측면으로 향한다(그림 22-1, 그림 22-4). 전맥락동맥의 관통가지들은 해마와 편도핵, 그리고 속섬유막뒤다리의 배쪽부위 및 렌즈뒤부위 전체에 혈액을 공급한다. 또한 전맥락동맥은 외측뇌실하각inferior horn of the lateral ventricle에 분포하는 **맥락얼기**choroid plexus에도 혈액을 공급한다(그림 22-1).

전대뇌동맥 ANTERIOR CEREBRAL ARTERY [ACA]

전대뇌동맥은 전교통동맥anterior communicating artery에

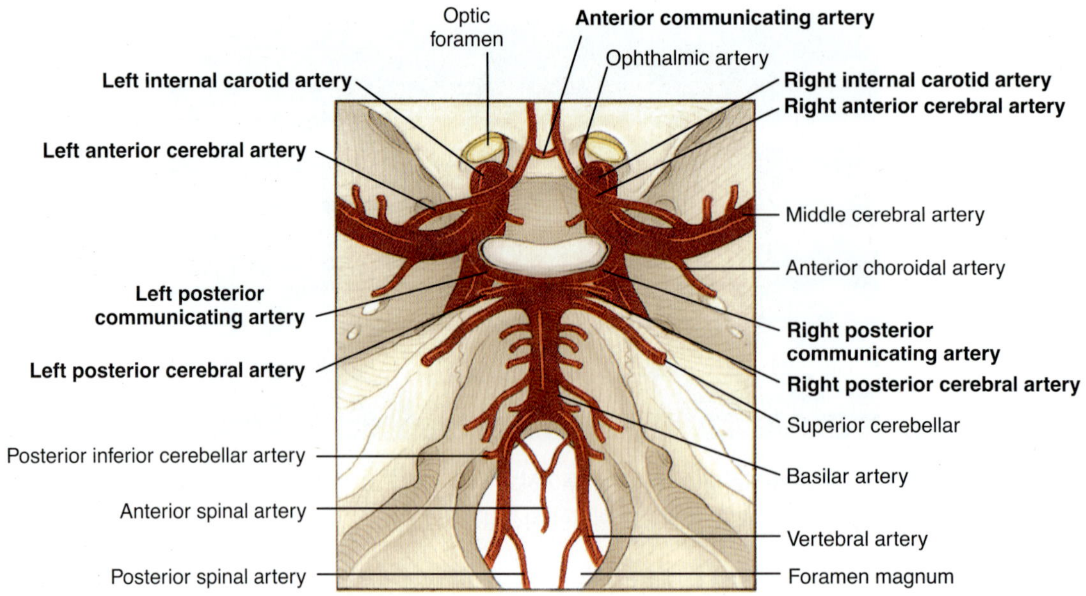

그림 22-3 두개강 바닥에서 보이는 대뇌동맥고리cerebral arterial circle of Willis(굵은 글씨체)와 다른 주요 대뇌동맥들.

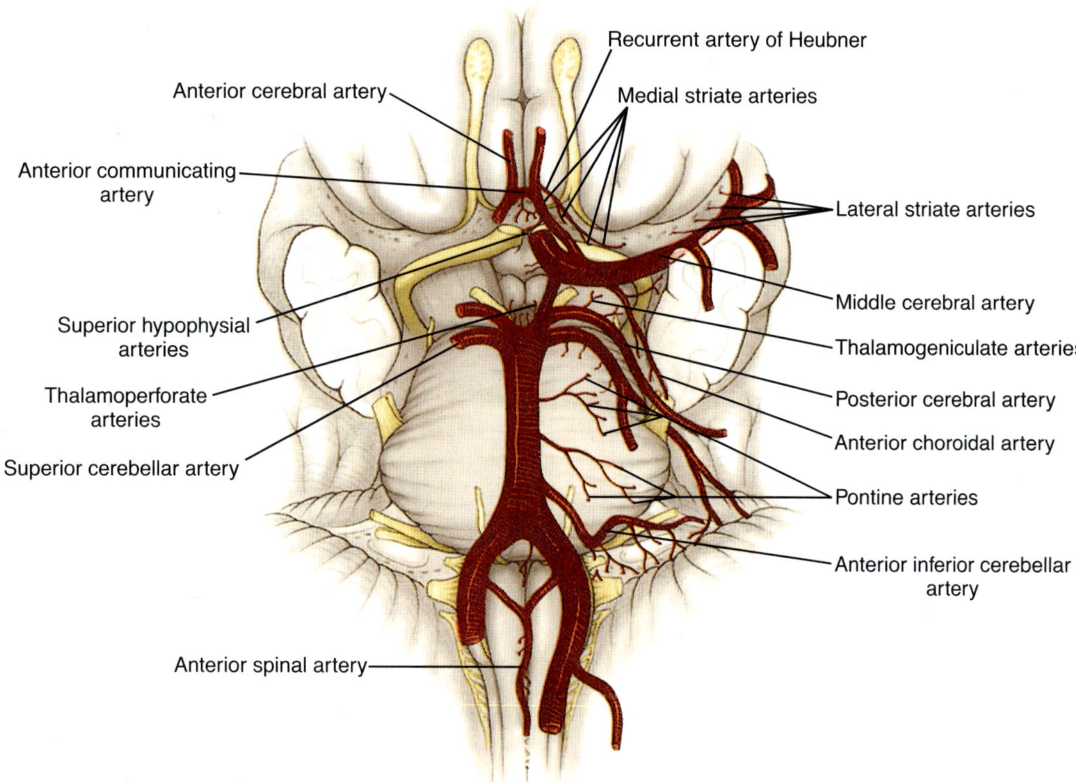

그림 22-4 뇌기저부에 분포하는 주요 관통동맥의 관통 부위.

의해 근위분절proximal or precommunicating segment(A-1 분절)과 원위분절distal or postcommunicating segment(A-2 분절)로 나뉜다.

A-1 분절 A-1 Segment. A-1 분절은 내경동맥분기에서 시작하며 시각로와 시각교차를 넘어 전교통동맥에 도달한다(그림 22-1, 그림 22-2B, 그림 22-3~4). 주행경로를 따라 분지하는 동맥들이 전시상하부anterior hypothalamus에 혈액을 공급한다.

휴브너되돌이동맥 Recurrent Artery of the Heubner. 휴브너되돌이동맥은 굵기 때문에 눈에 잘 띈다. 이 동맥은 A-1 분절 원위부와 A-2 분절 근위부에서 나와 A-1 분절의 외측으로 주행하여 외측줄무늬체동맥lateral striate artery과 만나 전관통질anterior perforating substance로 들어간다(그림 22-3). 휴브너되돌이동맥은 꼬리핵 머리의 배쪽부위와 조가비핵 앞부분, 창백핵 앞부분, 속섬유막앞다리에 혈액을 공급한다.

전교통동맥 Anterior Communicating Artery. 전교통동맥은 두 개의 전대뇌동맥ACA을 연결하는 혈관이며 전대뇌동맥은 전교통동맥을 기준으로 근위부의 A-1 분절과 원위부의 A-2 분절로 나뉜다(그림 22-1, 그림 22-2B, 그림 22-3~4). 해부학적으로 전교통동맥은 하나의 뚜렷한 혈관을 이루는 경우는 드물며 흔히 복잡한 혈관그물을 형성하는 경우가 더 흔하다. 전교통동맥으로부터 분지된 작은 관통혈관들은 뇌들보 무릎genu of the corpus callosum과 투명중격septum pellucidum, 중격핵septal nuclei에 혈액을 공급한다.

Clinical Connection

전교통동맥은 특히 한쪽 내경동맥이 막혔을 때 두 대뇌반구 사이에 혈액을 공급할 수 있는 중요한 잠재적 혈관이다. 또한 전교통동맥은 흔히 소낭성동맥류가 형성되는 또 다른 부위 중 한 곳이다.

A-2 분절 교통이후분절 Postcommunicating or A-2 Segment. 전대뇌동맥의 A-2 분절은 전교통동맥에서 시작된다(그림 22-1, 그림 22-2 A와 B, 그림 22-4). A-2 분절의

근위부 가지에는 안와동맥orbital artery(곧은이랑gyrus rectus과 후각망울olfactory bulb, 후각로olfactory tract에 혈액을 공급함)이 포함되며(그림 22-1)과 전두극동맥frontopolar artery(상전두이랑superior frontal gyrus 앞부위에 혈액을 공급함)이 포함된다. A-2 분절은 뇌들보 무릎 근처에서 뇌들보주변동맥callosomarginal artery와 뇌들보주위동맥pericallosal artery으로 분지되면서 끝난다(그림 22-4D, 그림 22-5).

뇌들보주변동맥 Callosomarginal Artery. 뇌들보주변동맥은 뇌들보주변고랑callosomarginal sulcus을 따라 주행하여 상전두이랑에 혈액을 공급하는 전·중간·후 전두가지frontal branch를 낸다. 뇌들보주변동맥은 중심옆소엽paracentral lobule에 혈액을 공급하는 중심옆동맥paracentral artery이 되어 끝난다. 뇌들보주변동맥의 모든 가지들은 대뇌반구 볼록면으로 넘어간 후 중간대뇌동맥MCA의 중심앞고랑가지prerolandic branch와 중심뒤고랑가지postrolandic branch와 연결된다.

뇌들보주위동맥 Pericallosal Trunk Artery. 뇌들보주위동맥(그림 22-2D)은 전대뇌동맥이 연장된 것으로 생각한다. 이 동맥은 뇌들보와 밀접한 관계를 유지하면서 뒤쪽으로 주행하여 뇌들보와 투명중격, 뇌활에 혈액을 공급하는 관통혈관을 낸다. 말단가지들로는 쐐기앞소엽동맥precuneal artery(쐐기앞소엽precuneus에 혈액을 공급함)과 후뇌들보고랑동맥posterior callosal artery(뇌들보팽대에 혈액을 공급함)을 포함하고 있다(그림 22-5).

Clinical Connection

한쪽 전대뇌동맥 분포 영역에서 뇌졸중이 발생할 경우 반대쪽 발과 다리에서 감각 운동장애가 초래된다. 요실금과 반대쪽 전두엽징후도 관찰될 수 있다.

중간대뇌동맥 MIDDLE CEREBRAL ARTERY [MCA]

중간대뇌동맥MCA은 내경동맥ICA의 가장 큰 가지이다. 이 동맥은 가장 흔히 막히는 대뇌동맥이다. 중간대뇌동맥은 근위분절proximal (M-1) segment과 원위분절distal (M-2) segment로 나뉜다.

M-1 분절 M-1 segment. 중간대뇌동맥 근위부는 **실비우스틈새sylvian fissure**(외측고랑lateral fissure)에 도달할 때까지 대뇌섬의 최하부를 지난다. M-1 분절로부터 10~15개의 관통혈관(렌즈줄무늬체동맥lenticulostriate artery[외측줄무늬체동맥lateral striate artery이라고도 함])이 나와 꼬리핵 머리 등쪽 및 전체 몸통, 대부분의 렌즈핵, 그리고 창백핵 상부에 존재하는 속섬유막에 혈액을 공급한다. 휴브너되돌이동맥과 마찬가지로 이 관통동맥들은 M-1 분절을 따라 거꾸로 주행하여 전관통

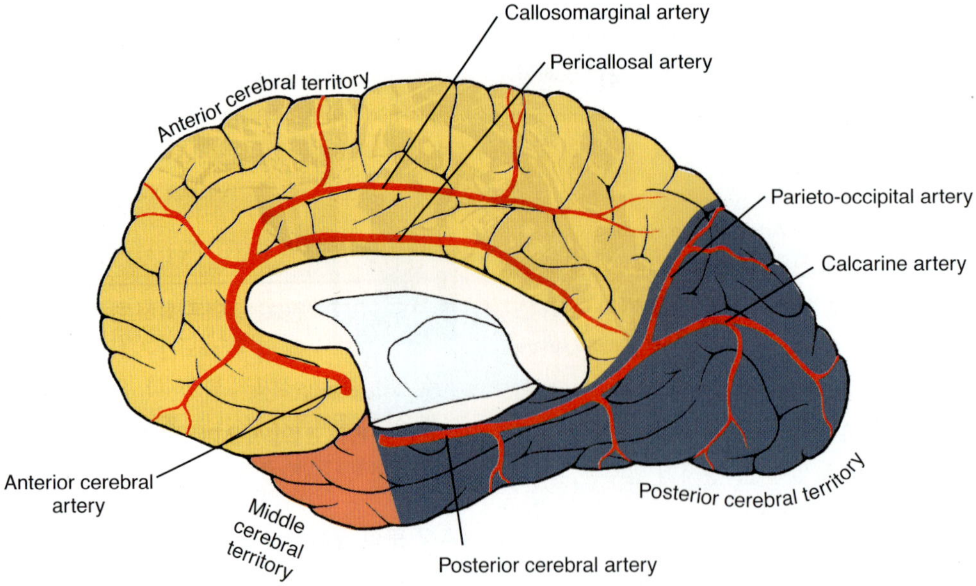

그림 22-5 대뇌반구 내측면에 분포하는 주요 동맥들의 혈액 공급 영역.

질의 외측 2/3에서 뇌 속으로 들어간다(그림 22-4).

Clinical Connection

임상적으로 렌즈줄무늬체동맥lenticulostriate artery은 장기간 고혈압을 앓고 있는 환자에서 고혈압에 의한 자발 출혈이 가장 흔히 발생하는 부위이다.

M-1 분절에서 나오는 다른 가지들로는 전측두동맥anterior temporal artery(측두엽 맨 앞쪽에 혈액을 공급함)과 안와전두동맥orbitofrontal artery(전두엽 안와면 외측에 혈액을 공급함)을 들 수 있다.

M-2 분절 M-2 segment. 중간대뇌동맥은 대뇌섬 기저부에서 분지되어 M-2 분절(위동맥superior trunk과 아래동맥inferior trunk으로 구성됨)을 형성한다(그림 22-2). 위동맥과 아래동맥은 대뇌섬insula을 따라 외측고랑lateral fissure 속으로 들어간다. 대뇌섬에서 위동맥과 아래동맥은 전두엽덮개와 측두엽덮개를 따라 주행하여 외측고랑에서 출현한 후 대뇌반구 볼록면을 따라 주행한다. 일반적으로 위동맥superior trunk은 전두엽frontal lobe과 두정엽parietal lobe에 혈액을 공급하며, 아래동맥inferior trunk은 측두엽temporal lobe과 후두엽occipital lobe에 혈액을 공급한다(그림 22-6). 위동맥과 아래동맥, 그리고 이들의 분지의 혈관조영상을 **중간대뇌촛대** middle cerebral candelabra라고 부른다. 위동맥과 아래동맥의 가지들은 혈액을 공급하는 부위에 따라 명명되어 있다. 이들의 가지로는 중심앞동맥precentral artery·prerolandic artery과 중심동맥central artery·rolandic artery, 중심뒤동맥postcentral artery·postrolandic artery, 전두정동맥anterior parietal artery, 후두정동맥posterior parietal artery, 모이랑동맥angular artery, 후측두동맥posterior temporal artery, 후후두동맥posterior occipital artery을 들 수 있다. 중심앞동맥과 중심동맥, 중심뒤동맥, 전두정동맥, 후두정동맥, 모이랑동맥은 외측고랑으로부터 멀어져 대부분의 대뇌반구 볼록면에 혈액을 공급하며 대뇌반구 볼록면의 앞쪽 및 등쪽 경계에서 전대뇌동맥ACA 가지들과 연결된다. 후측두동맥과 후후두동맥은 측두엽 볼록면과 후두엽 볼록면 대부분에 혈액을 공급하며 대뇌반구의 뒤쪽 및 배쪽 경계에서 후대뇌동맥PCA 가지들과 연결된다.

Clinical Connection

중간대뇌동맥에 의해 혈액을 공급받는 피질 부위에서 발생한 뇌졸중은 반대쪽 얼굴 및 팔에서 심한 감각운동장애를 초래한다. 우세대뇌반구가 손상될 경우 완전실어증global aphasia이 동반되며, 비우세대뇌반구가 손상될 경우 무시증후군neglect syndrome(반신실인증amorphosynthesis)이 동반된다.

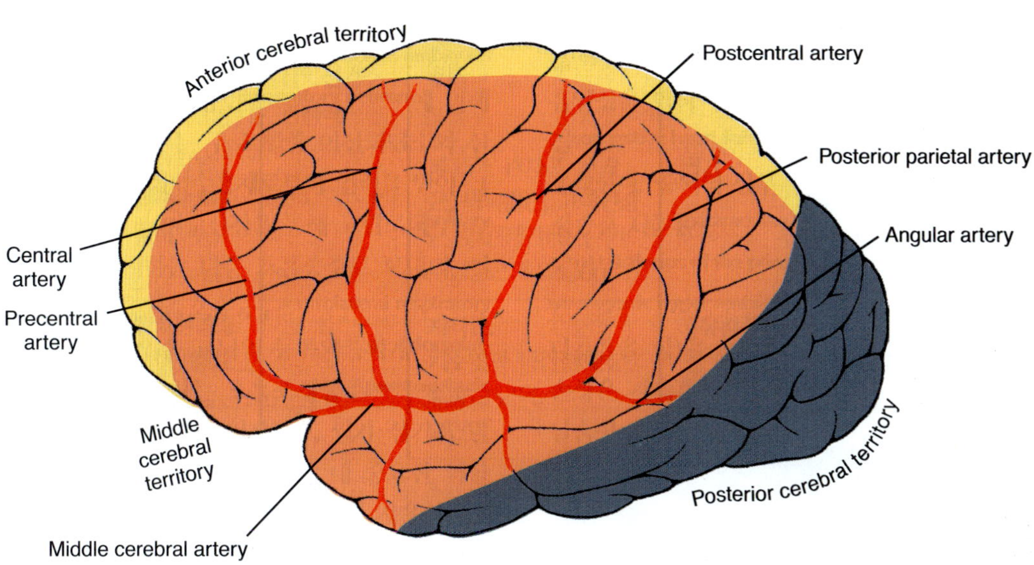

그림 22-6 대뇌반구 외측면에 분포하는 주요 대뇌동맥들의 혈액 공급 영역.

척추-뇌기저동맥계

POSTERIOR OR VERTEBRAL-BASILAR SYSTEM

척추동맥 VERTEBRAL ARTERIES

척추동맥은 쇄골하동맥subclavian artery의 첫 번째 가지로부터 나온다. 일반적으로 척추동맥은 여섯 번째 목척추CV6의 가로구멍transverse foramina 속으로 들어간 다음 다른 목척추의 가로구멍을 통해 첫 번째 목척추CV1의 상부 경계에 도달한 후 환추후두막고리뒤통수막·atlanto-occipital membrane을 뚫고 위로 올라간다. 이어서 이들은 혀밑신경의 배쪽을 통해 대공을 통과하여 두개강으로 들어간 다음 연수의 전면 또는 외측면을 따라 주행한 후 교뇌연수이음부pontomedullary junction 근처에서 양쪽 척추동맥이 만나 뇌기저동맥basilar artery을 형성한다(그림 22-1, 그림 22-7).

두개강 속으로 들어간 각 척추동맥은 후척수동맥posterior spinal artery을 내는데, 이 후척수동맥은 척수의 후외측면을 따라 하행한다. 뇌기저동맥을 형성하기 1~2 cm 전에 척추동맥은 가장 큰 가지인 후하소뇌동맥posterior inferior cerebellar artery [PICA]을 낸다(그림 22-7).

후하소뇌동맥PICA은 혀인두신경CN IX과 미주신경CN X, 더부신경CN XI 뿌리가 나오는 배쪽 연수를 따라 비스듬히 주행한다. 후하소뇌동맥은 소뇌편도 부위에 도달하며 후하소뇌면을 따라 진행한다(그림 22-1). 후외측연수에 혈액을 공급하는 여러 개의 관통동맥들이 이 부위를 지나는 후하소뇌동맥으로부터 나온다(그림 22-8~9). 다른 동맥가지들은 후하소뇌동맥이 소뇌의 뒷부분과 아랫부분 전체에 혈액을 공급하는 아래소뇌벌레동맥가지inferior vermian branch와 소뇌편도소뇌반구동맥가지tonsilar hemispheric branch가 되어 끝나기 전에 제4뇌실 맥락얼기에 혈액을 공급한다.

척추동맥-뇌기저동맥 이음부 직전에서 전척수동맥anterior spinal artery이 양쪽 척추동맥으로부터 출현하며, 출현 직후 이 동맥들은 하나의 전척수동맥을 형성하여 척수의 앞정중틈새anterior median fissure를 따라 하행한다(그림 22-3~4).

Clinical Connection

척추동맥vertebral artery(또는 후하소뇌동맥PICA) 분포 지역에 뇌졸중이 생길 경우 동측 얼굴에서 통각과 온도감각이 소실되며; 반대쪽 다리와 몸통, 목에서 통각과 온도감각이 소실되고; 동측에서 호너증후군이 나타나며; 쉰소리hoarseness와 삼킴곤란dysphagia, 안진nystagmus, 현훈vertigo, 복시diplopia가 나타나며; 동측에서 운동실조와 미각상실이 나타난다. 이러한 복합적 징후를 **외측연수증후군**lateral medullary syndrome 또는 **발렌버그증후군**Wallenberg syndrome이라 부른다.

뇌기저동맥 BASILAR ARTERY

뇌기저동맥은 교뇌연수이음부 근처에서 시작되며 교뇌 배쪽면에 있는 얕은 정중고랑을 따라 상행하여 중뇌에서 끝난다. 중뇌에서 뇌기저동맥은 후대뇌동맥PCA으로 분지된다(그림 22-1 그림 22-3~4, 그림 22-7). 뇌기저동맥은 교뇌를 따라 주행하면서 교뇌 자체에 혈액을 공급하는 여러 개의 관통동맥을 낸다. 이 관통동맥들(정중곁동맥paramedian artery, 짧은휘돌이동맥short circumferential artery, 긴휘돌이동맥long circumferential artery)은 교뇌 속으로 들어간다(그림 22-10). 뇌기저동맥의 대략 중간쯤에서 대칭적으로 나오는 큰 동맥가지들을 전하소뇌동맥anterior inferior cerebellar artery [AICA]라고 부른다(그림 22-1, 그림 22-4). 뇌기저동맥이 끝나기 직전에 전하소뇌동맥과 유사하게 대칭적으로 나오는 큰 동맥가지들을 상소뇌동맥superior cerebellar artery [SCA]이라 부른다(그림 22-1, 그림 22-4, 그림 22-7).

전하소뇌동맥AICA은 뇌기저동맥으로부터 나온 다음 얼굴신경CN VII 및 속귀신경CN VIII과 함께 주행한다(그림 22-4). 때때로 이 혈관들은 잠시 내이도로 들어가기도 하지만 결국에는 이들의 주된 혈액공급부위인 소뇌 앞부분과 아랫부분에 도달한다. 미로동맥labyrinthine artery 또는 속귀동맥internal auditory artery은 전하소뇌동맥으로부터 나오기도 하고 뇌기저동맥으로부터 직접 나오기도 한다.

뇌기저동맥은 후대뇌동맥PCA으로 분지되기 직전에 상소뇌동맥SCA을 낸다. 상소뇌동맥은 중뇌를 감싸며, 소뇌 윗면과 대부분의 소뇌핵, 상소뇌각superior cerebellar peduncle에 혈액을 공급하는 소뇌반구동맥hemispheric branch 및 상소뇌벌레동맥superior vermian branch으로 나뉘어져 끝난다(그림 22-10).

후대뇌동맥 POSTERIOR CEREBRAL ARTERIES [PCA]

후대뇌동맥PCA은 안장등dorsum sellae 꼭대기 근처에서

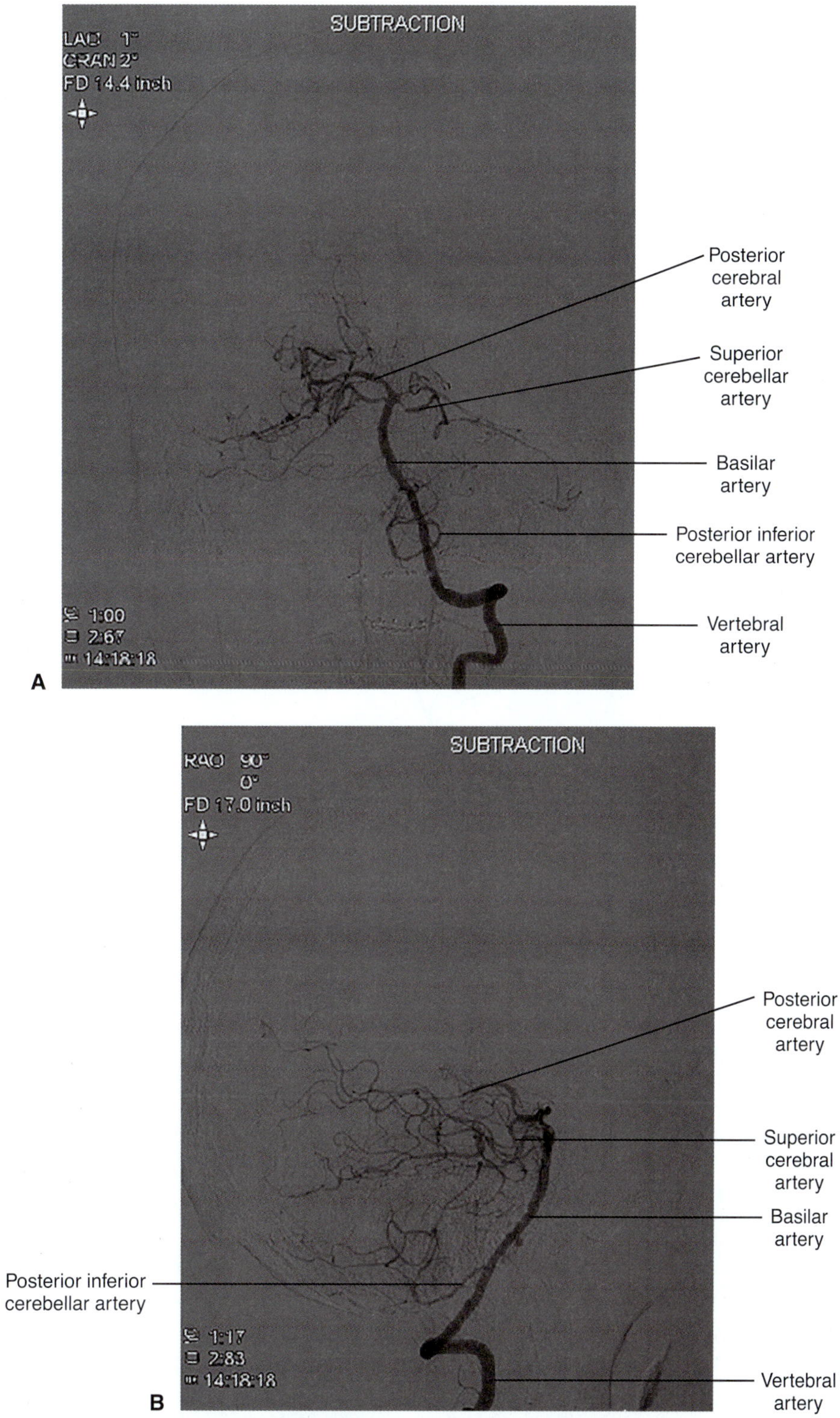

그림 22-7 **A.** 척추동맥에 조영제를 투여하고 전후 방향으로 촬영한 감산혈관조영상. **B.** 척추동맥에 조영제를 투여하고 외측 방향으로 촬영한 감산혈관조영상.

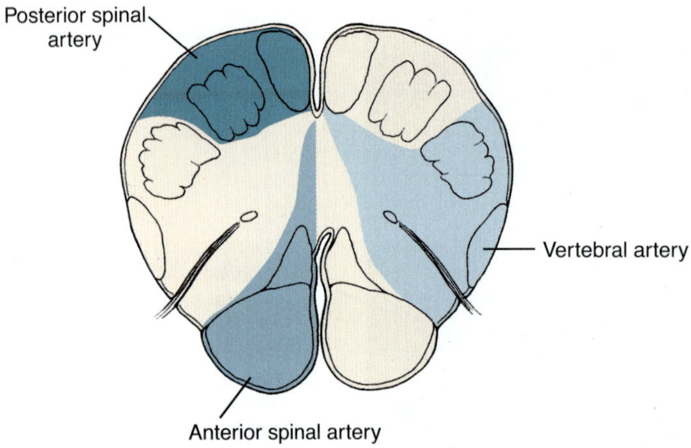

그림 22-8 꼬리쪽 연수의 동맥 분포 영역.

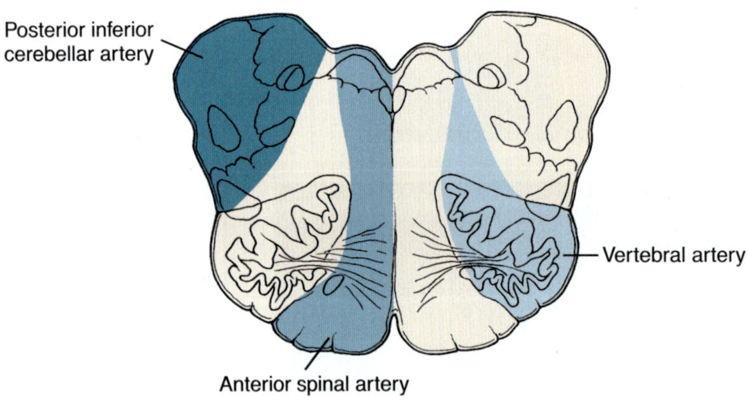

그림 22-9 입쪽 연수의 동맥 분포 영역.

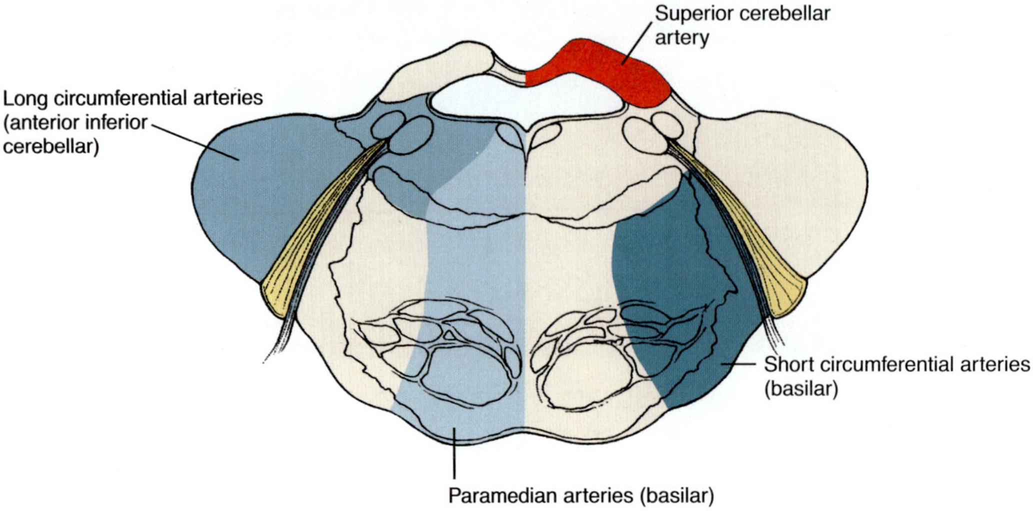

그림 22-10 중간 교뇌의 동맥 분포 영역.

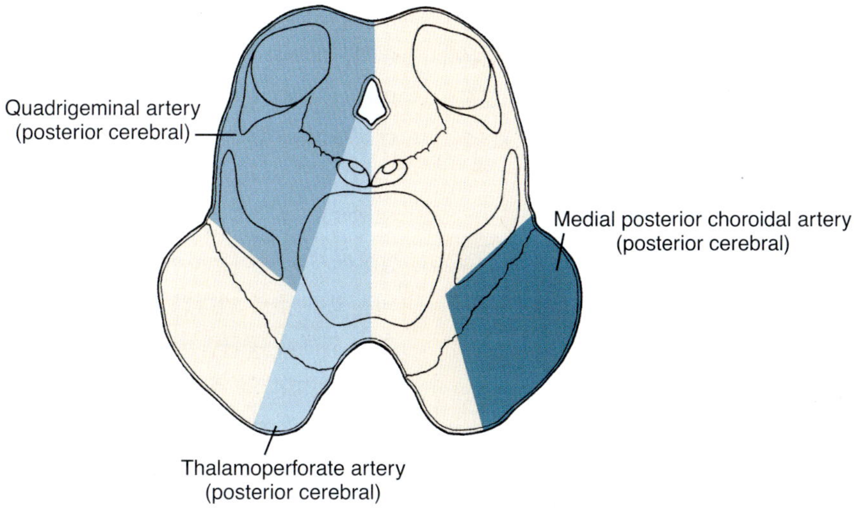

그림 22-11 꼬리쪽 중뇌의 동맥 분포 영역.

뇌기저동맥으로부터 분지되어 시작된다. 후대뇌동맥은 뇌기저동맥으로부터 분지된 직후 후교통동맥posterior communicating artery과 연결되므로(그림 22-1~2, 그림 22-4) 앞순환계와 뒤순환계가 연결된다. 각각의 후대뇌동맥은 눈돌림신경CN III의 앞면을 따라 진행하며 대뇌다리기저부cerebral crus 표면을 따라 외측으로 주행한 후 천막 자유 모서리 등쪽면에 도달하며, 이어서 측두엽의 하내측면을 따라 뒤쪽으로 주행한다(그림 22-1, 그림 22-4).

후대뇌동맥은 뇌간동맥가지brainstem branch와 피질동맥가지cortical branch를 낸다. 주요 뇌간동맥가지들은 다음과 같이 혈액을 공급하는 영역에 따라 명명되어 있는데, 내측으로부터 나와 후교통동맥과 연결되고 중뇌에 혈액을 공급하는 시상관통가지thalamoperforate branch와 내측후맥락가지medial posterior choroidal branch, 네둔덕가지quadrigeminal branch(그림 22-11~12), 그리고 외측에서 나와 후교통동맥과 연결되고 간뇌 뒤쪽 외측부에 혈액을 공급하는 시상무릎가지thalamogeniculate branch와 외측후맥락가지lateral posterior choroidal branch, 대뇌다리가지pendular branch가 주요 뇌간동맥가지이다. 피질동맥가지들은 후대뇌동맥이 측두엽의 하내측면을 따라 후두엽에 도달하는 도중에 나오며 해마, 그리고 측두엽 및 후두엽의 내측면 및 아랫면에 혈액을 공급한다. 후대뇌동맥은 두정후두동맥parieto-oc-

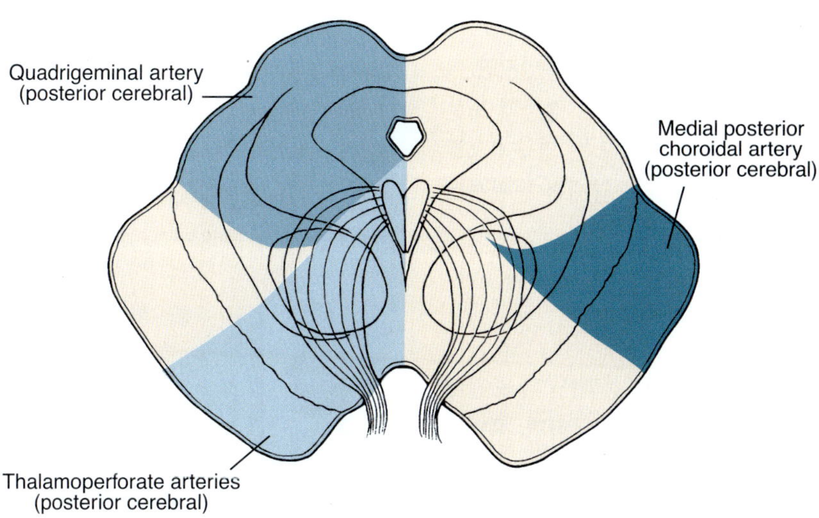

그림 22-12 입쪽 중뇌의 동맥 분포 영역.

cipital artery과 새발톱동맥calcarine artery을 형성(해당 고랑에 위치함)하면서 끝난다(그림 22-5). 새발톱동맥은 일차시각피질에 혈액을 공급한다. 후대뇌동맥의 피질동맥가지들은 측두엽 및 후두엽의 약간 외측면으로 주행하며 중간대뇌동맥 가지들과 연결된다.

Clinical Connection

후대뇌동맥으로부터 혈액을 공급받는 피질영역에 발생한 뇌졸중은 반대쪽 동측반맹contralateral homonymous hemianopsia을 초래한다. 우세대뇌반구(대개 좌측 대뇌반구)가 손상될 경우 읽기 및 쓰기에도 장애를 나타낸다.

대뇌동맥고리 윌리스고리 · THE CEREBRAL ARTERIAL CIRCLE OF WILLIS

1664년 토마스 윌리스 경이 기술한 **대뇌동맥고리cerebral arterial circle**는 뇌의 배쪽면에 위치하는 커다란 대뇌동맥들과 이들을 서로 연결해 주는 동맥들로 이루어져 있다. **윌리스고리circle of Willis**(그림 22-3)에 포함되는 동맥으로는 전교통동맥과 좌측 전대뇌동맥, 좌측 내경동맥, 좌측 후교통동맥, 좌측 후대뇌동맥, 뇌기저동맥, 우측 후대뇌동맥, 우측 후교통동맥, 우측 내경동맥, 우측 전대뇌동맥을 들 수 있다. 각 구성 혈관의 직경이 동일하여 완벽한 대칭을 이루고 있는 윌리스고리는 일부 사람에서만 관찰된다. 일반적으로는 한 두 개의 혈관(흔히 전대뇌동맥이나 후대뇌동맥, 전교통동맥, 후교통동맥이 차이를 보임)은 약간 위축되어 있다.

대뇌동맥고리의 기능에 대해서는 논란이 있지만 아마도 뇌에 혈액을 공급하는 근위혈관(예, 경동맥 또는 뇌기저동맥) 중 하나가 일시적으로 또는 영구적으로 막혔을 때 뇌로 가는 곁순환을 돕는 잠재적 혈관션트 역할을 하는 것으로 여겨지고 있다.

배아발달에 따른 윌리스고리의 변화 DEVELOPMENTAL CHANGES IN THE CIRCLE OF WILLIS

배아발달 동안 내경동맥ICA은 전대뇌동맥ACA과 중간대뇌동맥MCA, 후대뇌동맥PCA에 혈액을 공급하며, 후대뇌동맥은 커다란 후교통동맥posterior communicating artery을 통해 혈액을 공급받는다. 그러나 배아발달이 진행되면서 원위부인 후대뇌동맥은 후교통동맥이 위축됨에 따라 뇌기저동맥basilar artery로부터 혈액을 공급받는다. 대부분의 사람들에서 이러한 위축이 일어남에 따라 앞순환계(내경동맥으로부터 혈액을 공급받는 전대뇌동맥ACA과 중간대뇌동맥MCA으로 구성)와 뒤순환계(척추-뇌기저동맥으로부터 혈액을 공급받는 후대뇌동맥PCA으로 구성)로 나뉘게 된다. 그러나 인구의 약 20%에서는 배아순환이 유지되어 한쪽 또는 양쪽 후대뇌동맥이 주로 커다란 후교통동맥을 통해 앞순환계로부터 혈액을 공급받는다.

하나 이상의 주요 혈액 공급 경로가 소실될 경우 뇌혈류량은 곁순환에 의해 유지된다. 윌리스고리는 뇌에 혈액을 공급하는 가장 중요한 곁순환 원천이며, 그 효용성은 각 혈관의 크기에 의해 결정된다. 앞순환계와 뒤순환계 사이에 존재하는 다른 곁순환 경로들(예, 원시 삼차동맥trigeminal artery과 귀동맥otic artery, 혀밑동맥hypoglossal artery)도 존재한다. 이 혈관들은 일반적으로 발달과정 동안 소실된다. 다른 뚜렷한 곁순환 원천으로는 외경동맥과 내경동맥, 척추동맥 간의 연결을 들 수 있다. 임상적으로 이 곁순환들은 목에서 경동맥 또는 척추동맥이 막힌 환자들에서 가장 흔히 관찰된다. 이럴 경우 막힌 혈관의 두개강내 부분은 대략 안와 및 목 부위의 외경동맥으로부터 분지하는 안동맥ophthalmic artery(경동맥 가지)이나 근육형동맥muscular artery(척추동맥 가지)을 통해 혈액을 공급받는다. 뇌막동맥과 대뇌 표면에 존재하는 동맥 사이에서도 이와 유사한 연결 혈관이 관찰되기도 한다.

관통동맥 PERFORATING CENTRAL BRANCHES

뇌 배쪽면으로 뚫고 들어가는 윌리스고리의 가지들을 관통동맥perforating branch · penetrating branch · central branch · ganglionic branch이라 하며, 네 군(내측줄무늬체동맥medial striate branch, 외측줄무늬체동맥lateral striate branch, 시상관통동맥thalamoperforate branch, 시상무릎동맥thalamogeniculate branch)으로 나눈다(그림 22-4).

Clinical Connection

일반적으로 관통동맥을 통한 곁순환은 관찰되지 않는다. 그러나 경계영역border zone 또는 **분수계영역watershed area**이 주요 대뇌혈관(즉 전대뇌동맥과 중간대뇌동맥 사이, 그리고 중간대뇌동맥과 후대뇌동맥 사이)의 혈액 공급 영역 사이에 존재한다. 분수계영역에서는 연결 혈관이 존재하며 근위부 혈관이 막힐 경우 연결 혈관이 확장되어 곁순환을 제공할 수 있다. 반면 분수계영역은 뇌혈류량이 전반적으로 감소할 경우에는 뇌류량 감소에 더 민감하다. 따라서 분수계영역은 심정지가 일어날 경우 허혈 손상에 취약하다.

내측줄무늬체동맥 Medial Striate Arteries. 내측줄무늬체동맥은 주로 전대뇌동맥ACA의 A-1 분절로부터 기원하며, 일부는 A-2 분절 근위부나 전교통동맥, 내경동맥 맨 끝부위로부터 기원하기도 한다. 통틀어 내측줄무늬체동맥이라 불리는 이 동맥들은 전관통질anterior perforating substance의 내측 1/3 부위를 통해 뇌로 들어간다. 이 혈관들 중 가장 크고 가장 외측에서 뇌로 들어가는 혈관을 휴브너되돌이동맥recurrent artery of Heubner이라 부른다(그림 22-4). 내측줄무늬체동맥은 시상하부의 시각상구역supraoptic region 및 시각전구역preoptic region, 그리고 꼬리핵 머리의 배쪽부위 및 인접한 속섬유막앞다리 부위와 창백핵에 혈액을 공급한다.

외측줄무늬체동맥 Lateral Striate Arteries. 외측줄무늬체동맥은 대개 중간대뇌동맥MCA의 M-1 분절로부터 기원하지만 일부는 전대뇌동맥ACA 초입부에서 기원하기도 한다(그림 22-4). 이 동맥은 렌즈줄무늬체동맥lenticulostriate arteries이라고도 불리며, 전관통질의 외측 2/3 부위를 통해 뇌로 들어간다. 외측줄무늬체동맥은 꼬리핵 머리의 등쪽부위, 대부분의 조가비핵 및 인접한 창백핵, 그리고 속섬유막뒤다리 등쪽부위에 혈액을 공급한다(그림 22-13).

앞에서 설명한대로 이 혈관들은 장기간 고혈압을 앓고 있던 사람에서 자발출혈이 가장 흔히 발생하는 부위이다. 이런 이유로 이 혈관들을 총체적으로 '대뇌출혈동맥artery of cerebral hemorrhage'이라 부른다.

시상관통동맥 Thalamoperforate Arteries. 시상관통동맥은 후교통동맥과 후대뇌동맥 근위부(후대뇌동맥과 후교통동맥이 합쳐지는 지점)를 따라 기원한다. 이 관통동맥들은 후관통질posterior perforating substance을 통해 뇌로 들어간다(그림 22-4). 좀 더 앞쪽에 분포하는 혈관들은 시상하부 융기구역tuberal region과 시상 전내측부anteromedial part(시상전핵anterior nucleus과 내측등쪽핵medial dorsal nucleus 부위)에 혈액을 공급한다(그림 22-13). 좀 더 뒤쪽에 분포하는 혈관들은 시상하부 유두부위mammillary region와 시상밑부subthalamus, 인접 시상 부위, 입쪽 중뇌피개 내측 부위 및 대뇌다리기저부cerebral crus에 혈액을 공급한다(그림 22-11~12).

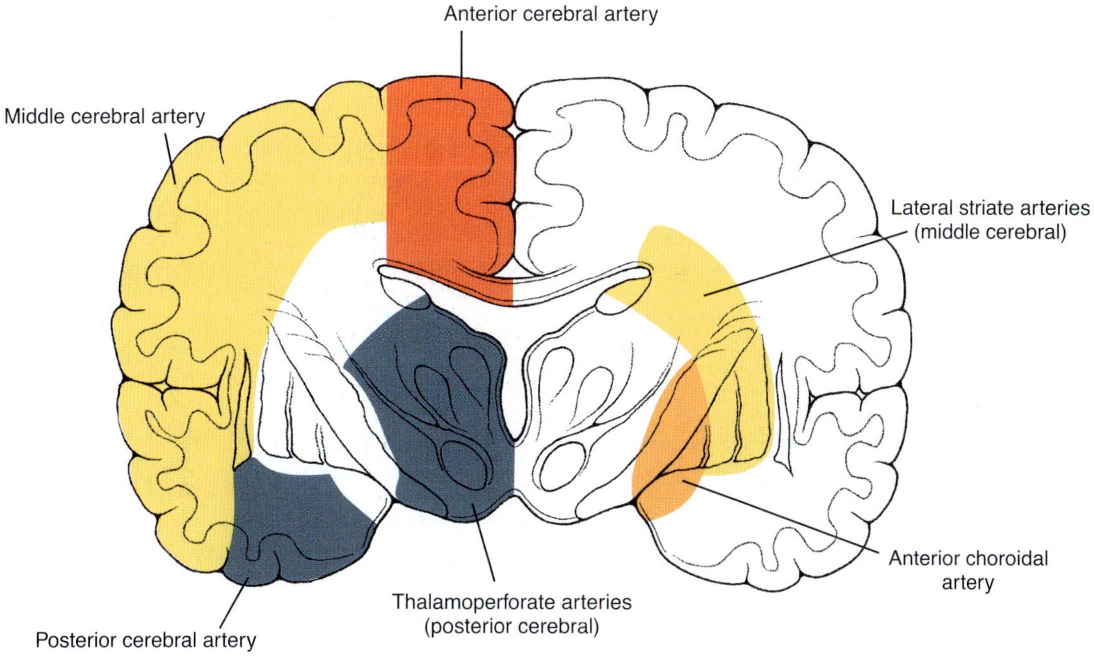

그림 22-13 간뇌와 대뇌반구의 동맥 분포 영역.

시상무릎동맥 Thalamogeniculate Arteries. 시상무릎동맥은 후대뇌동맥 원위부(후교통동맥과 연결된 이후 부위)로부터 기원하여 무릎핵을 통해 뇌로 들어간다. 이 혈관들은 시상 맨 뒷부분(외측배쪽핵VL, 배쪽후핵VP, 시상후부핵군metathalamic nuclei의 내측 3/4)에 혈액을 공급한다.

척수혈관 SPINAL CORD VASCULATURE

척수는 한 쌍의 후척수동맥posterior spinal artery과 하나의 커다란 전척수동맥anterior spinal artery에 의해 혈액을 공급받는다. 또한 여러 개의 뿌리동맥근동맥·radicular artery이 목척수동맥cervical artery과 갈비사이동맥늑간동맥·intercostal artery, 허리동맥lumbar artery, 엉치동맥sacral artery으로부터 분절적으로 기원한다. 전척수동맥과 후척수동맥은 가늘어서 전체 척수에 충분한 혈액을 공급하지 못한다. 따라서 이 혈관들은 뿌리동맥에 크게 의존한다.

Clinical Connection

가장 굵은 뿌리동맥을 아담키비츠동맥artery of Adamkiewicz이라 부르는데, 이 동맥은 일반적으로 하부 가슴척수나 상부 허리척수에서 척수로 들어간다. 임상적으로 이 척수 부위는 아담키비츠동맥이 손상되는 혈관 손상에 취약하다.

전척수동맥은 앞정중틈새anterior median fissure를 따라 척수 전면을 통해 하행하면서 5~9개의 앞정중틈새가지sulcal artery를 내어 각 척수분절에 혈액을 공급한다. 각 앞정중틈새가지는 앞정중틈새 바닥으로 진행한 다음 그곳에서 좌우측으로 돌아간 후 척수로 들어가 혈액을 공급한다. 전척수동맥은 앞정중틈새가지 이외에도 척수관상동맥coronal artery을 내며 이 혈관은 척수면을 따라 외측으로 진행하여 후척수동맥으로부터 기원한 척수관상동맥과 연결된다. 후척수동맥은 후외측고랑posterolateral sulcus에 위치하며 척수후근에 혈액을 공급하는 관통혈관을 낸다. 전척수동맥으로부터 기원하는 앞정중틈새동맥과 척수관상동맥은 척수의 앞쪽 2/3에 혈액을 공급하는 반면, 후척수동맥으로부터 기원하는 관통동맥과 척수관상동맥은 척수의 뒤쪽 1/3에 혈액을 공급한다(그림 22-14).

Clinical Connection

전척수동맥으로부터 혈액을 공급받는 부위에 뇌졸중이 발생하면 병변 부위의 하부에서 완전운동마비total motor paralysis와 해리성 감각소실dissociated sensory loss을 초래한다. 해리성 감각소실(통각과 온도감각은 소실되지만, 위치감각과 진동감각은 소실되지 않음)이 발생하는 이유는 후척수동맥에 의해 혈액을 공급받는 후섬유단dorsal column은 손상되지 않기 때문이다.

뇌와 척수의 정맥 VEINS OF BRAIN AND SPINAL CORD

체순환계 정맥과는 달리 대뇌정맥에는 판막valve과 근육조직muscle tissue이 존재하지 않는다. 뇌의 정맥계는 얕은대뇌정맥계superficial venous system와 깊은대뇌정맥계deep venous system로 나뉜다(그림 22-15~16). 얕은대뇌정맥은 해당하는 피질동맥에 비해 더 굵고 더 많으며 대뇌고랑에 분포하는 동맥들과 함께 주행하는 경향을 보인다.

얕은정맥계는 연결정맥을 통해 좀 더 표층에 위치하는 정맥동(특히 상시상정맥동superior sagittal sinus, 하시상정맥동inferior sagittal sinus, 가로정맥동transverse sinus)으로 배출된다. 가장 뚜렷한 연결정맥은 얕은중간대뇌정맥superficial middle cerebral vein(해면정맥동cavernous sinus 또는 나비마루정맥동sphenoparietal sinus으로 배출)과 큰연결정맥트롤라르정맥·great anastomotic vein (of Trolard)(상시상정맥동superior sagittal sinus으로 배출), 후연결정맥라베정맥·posterior anastomotic vein (of Labbé)(가로정맥동transverse sinus으로 배출)이다.

깊은정맥계는 큰대뇌정맥갈렌정맥·great vein (of Galen)과 내대뇌정맥internal cerebral vein, 뇌기저정맥로젠탈정맥·basal vein (of Rosenthal), 대뇌경유정맥transcerebral vein(백색질로 배출)을 포함한 이들의 지류, 그리고 뇌실막밑정맥subependymal vein(뇌실주위구조물로 배출)으로 이루어져 있다.

큰대뇌정맥great vein (of Galen)은 뇌들보 팽대 아래에 위치하며 한 쌍의 내대뇌정맥과 두 개의 뇌기저정맥, 그리고 후두엽 내측부 및 하부로부터 배출되는 혈액을 받는다. 내대뇌정맥은 제3뇌실 지붕에 위치한다. 굵은

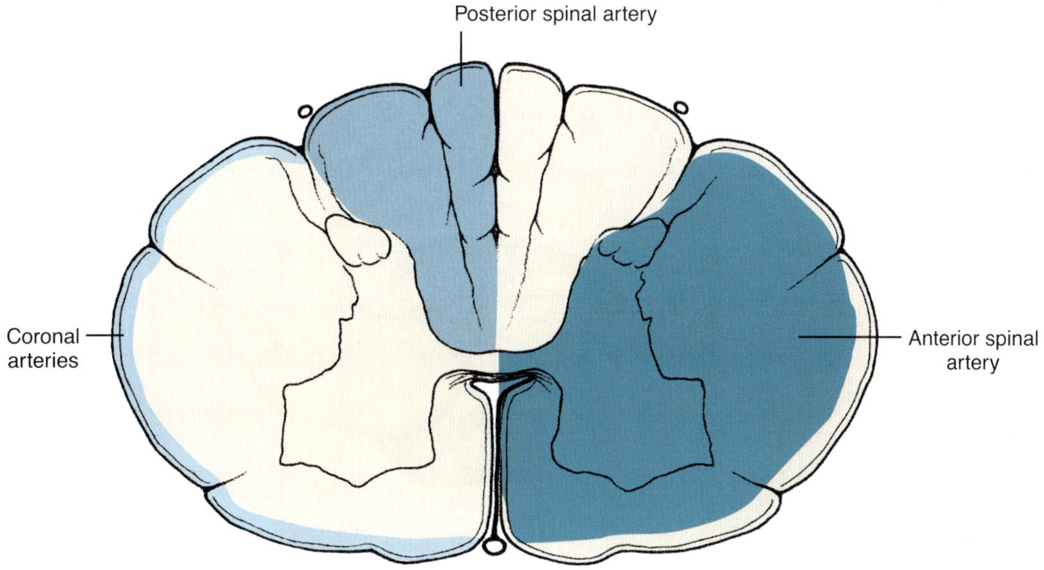

그림 22-14 척수의 동맥 분포 영역.

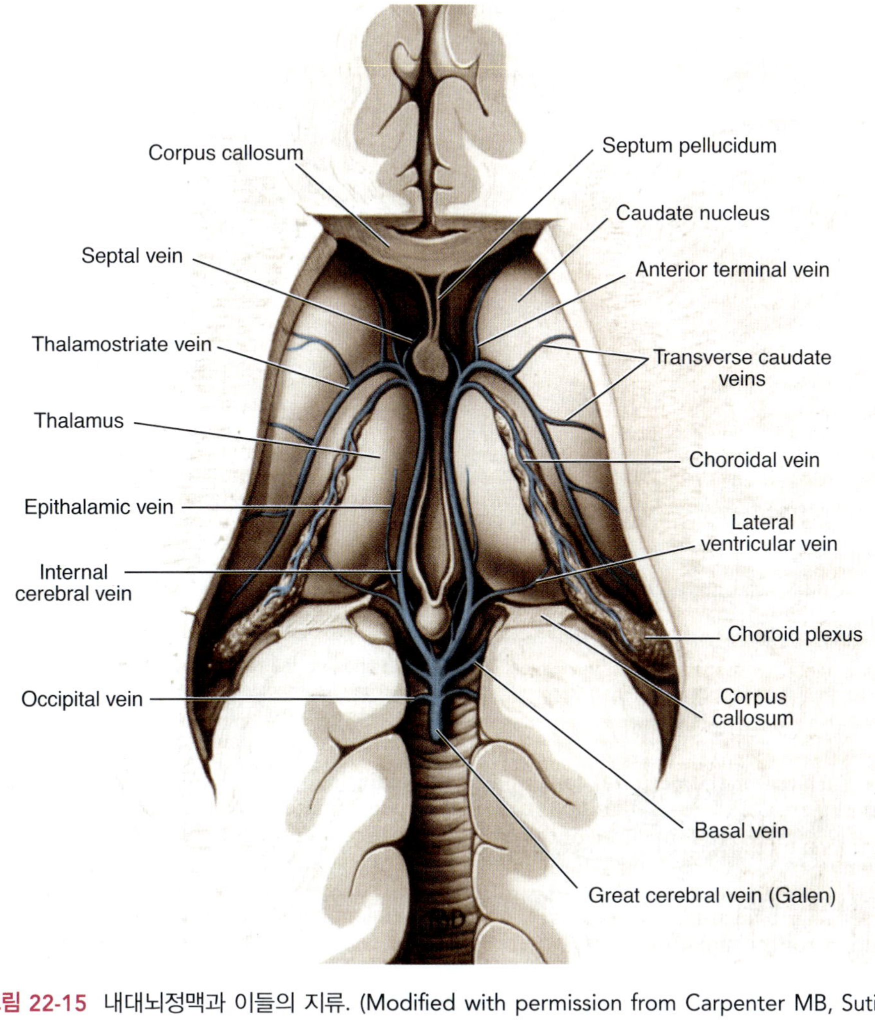

그림 22-15 내대뇌정맥과 이들의 지류. (Modified with permission from Carpenter MB, Sutin J. *Human Neuroanatomy*. Baltimore, MD: Williams & Wilkins, 1983.)

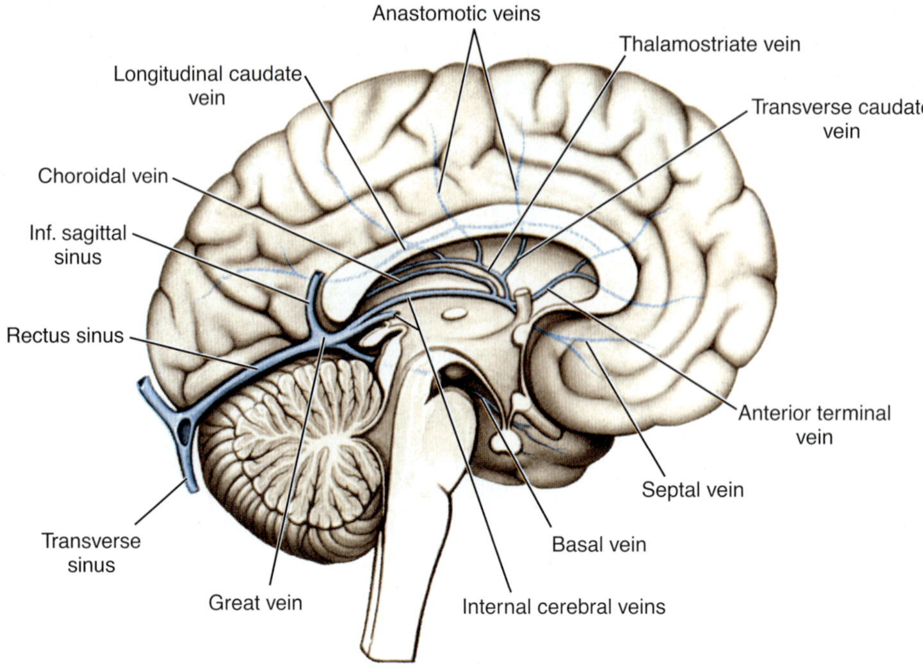

그림 22-16 곧은정맥동과 큰대뇌정맥의 관계를 보여주는 내대뇌정맥의 정중시상면. (Modified with permission from Carpenter MB, Sutin J. *Human Neuroanatomy*. Baltimore, MD: Williams & Wilkins, 1983.)

지류로는 시상줄무늬체정맥thalamostriate vein(시상과 줄무늬체로부터 배출)과 맥락정맥choroidal vein(외측뇌실 맥락얼기로부터 배출), 중격정맥septal vein(투명중격으로부터 배출)을 들 수 있다.

뇌기저정맥은 전관통질 근처에서 시작되며 대뇌다리기저부를 감싼 후 큰대뇌정맥에 합쳐진다. 뇌기저정맥은 전두엽 및 측두엽의 내측면 및 아랫면, 대뇌섬 및 덮개부위 피질, 그리고 시상하부와 중뇌 부위로부터 배출되는 혈액을 받는다.

척수 정맥은 경막외공간epidural space에 위치하는 치밀한 정맥얼기(내척추정맥얼기Batson internal vertebral venous plexus)로 모인다.

Clinical Connection

판막이 존재하지 않는 이 척수정맥 미로는 엉치정맥sacral vein과 허리정맥lumbar vein, 갈비사이정맥intercostal vein과 자유롭게 소통하므로 종양 및 감염이 전파되는 개방된 경로가 된다.

대뇌혈류량 조절

CONTROL OF CEREBRAL BLOOD FLOW

뇌는 몸무게의 약 2%를 차지하지만 정상적으로 기능을 하기 위해서는 총 심박출량의 15~20%의 혈류를 필요로 하는 대사적으로 가장 활발한 장기이다. 이렇게 높은 대사량을 충족하기 위해서는 대략 55 mL/100 g/min의 혈류가 필요하다. 뇌혈류량은 정상적인 상황인 대뇌관류압이 60~160 mmHg 사이에 있을 때는 동맥 직경이 자동적으로 조절됨으로써 유지될 수 있다. 대뇌관류압은 체순환계의 압력에 의해 결정된다. 대뇌 세동맥은 체순환계 압력이 증가하면 확장되고 압력이 감소하면 수축된다. 대뇌 세동맥 직경은 호흡기체의 압력 변화에 의해서도 조절된다. 예를 들면 이산화탄소분압이 증가(저산소증hypoxia)하면 대개 혈관은 확장된다. 자동조절이 일어나지 않으면 너무 많은 혈액이 유입되므로 두개내압intracranial pressure [ICP]이 증가하고 주변 뇌실질이 압박될 수 있다. 혈류량이 너무 적을 경우에는 허혈이 초래되어 신경세포 사멸을 초래하는 생화학적 연쇄반응이 빠르게 개시될 수 있다. 뇌부종이나 외상, 뇌졸중에 의해 두개내압ICP이 증가할 경우 대뇌 세동맥이 직접적으로 눌려 뇌혈관 저항이 증가되거나 간질압interstitial pressure(간질공간과 혈관 내강 사이의 체액 이동을 일으키는 정수압과 반대로 작용함)이 증가하여 뇌혈류량CBF이 감소될 수 있다. 고혈압 치료약물은 대뇌관류압 변동을 조절할 수 있다.

뇌졸중cerebrovascular accident [CVA]·stroke은 미국의 사망원인 중 5위(5%)이다. 뇌졸중은 허혈성과 출혈성으로 나눈다. 허혈뇌졸중ischemic stroke은 피덩이blood clot(죽상경화판 주위에 피덩이가 형성되어 혈전뇌졸중thrombotic stroke 유발)나 신체 다른 부위로부터 뇌로 유입된 색전embolus(색전뇌졸중embolic stroke 유발)에 의해 혈관이 막혀 발생하며 가장 흔한 뇌졸중 유형(85~90%)이다. 심정지나 출혈에 의해 전신 혈류가 갑자기 끊길 경우에는 관류저하에 의한 허혈뇌졸중이 초래될 수 있다. 출혈에 의한 출혈뇌졸중hemorrhagic stroke은 뇌 안(뇌실질내intraparenchymal, 뇌실내intraventricular)이나 뇌 바깥(경막외공간epidural space, 경막하공간subdural space, 지주막하공간subarachnoid space)에서 발생할 수 있다. 고혈압은 뇌내출혈intracerebral bleeding의 주요 원인이다. 일반적으로 세포외공간에 혈액이 축적되면 두개내압ICP 증가와 뇌조직 이동 또는 뇌탈출(갑자기 혼수와 사망을 초래함)을 초래한다. 지속적으로 고혈압을 조절할 경우 허혈뇌졸중과 출혈뇌졸중 위험을 뚜렷하게 감소시킬 수 있다. 항응고제는 저절로 혈전이 형성될 위험성이 높은 환자에서 허혈뇌졸중을 감소시키는데 효과적이다.

연습문제

CHAPTER REVIEW QUESTIONS

질문

22-1. 대뇌동맥의 주요 형태학적 특징에 대해 설명하라.

22-2. 혈액뇌장벽을 구성하는 해부학적 성분에 대해 설명하라.

22-3. 윌리스고리에 대해 설명하라.

22-4. 척수의 동맥 공급에 대해 설명하라.

22-5. 다음 구조물에 혈액을 공급하는 동맥을 열거하라.

a. 브로카언어영역
b. 다리 부위를 담당하는 감각운동피질
c. 시각피질
d. 속섬유막뒤다리
e. 입쪽 연수의 후외측부위
f. 척수의 전섬유단과 외측섬유단

22-6. 대뇌혈관의 분수계영역이 허혈뇌졸중에 더 취약한 이유는 무엇인가?

a. 대뇌동맥 말단에서 관류압이 약해지기 때문이다.

정답 및 설명

22-1. 혈관은 내막과 중간막, 외막으로 구성되어 있다. 대뇌동맥은 세 층 모두 얇고 구조적으로 다른 부위에 분포하는 혈관과 차이를 보인다. 내막intima은 탄력섬유가 풍부하고 내탄력막IEM이 잘 발달되어 있다. 중간막media은 혈관이 분지하는 부위에서는 존재하는 않는 경우가 빈번하다. 외막adventitia에는 외탄력막EEM이 존재하지 않는다. 따라서 뇌 밖에 분포하고 있는 혈관과 비교하여 대뇌동맥은 현저하게 얇기 때문에 구조적으로 동맥류가 생기기 쉽다.

22-2. 혈액뇌장벽의 해부학적 성분은 치밀이음tight junction으로 연결된 비창문모세혈관내피nonfenestrated capillary endothelium이다.

22-3. 윌리스고리arterial circle of Willis(시상하부와 대뇌다리사이오목interpeduncular fossa 주위의 뇌 배쪽면에 위치함)는 뇌에 혈액을 공급하는 앞순환계와 뒤순환계를 잇는 역할을 한다. 윌리스고리는 외측에 있는 좌우 내경동맥과 뒤쪽에 있는 뇌기저동맥 및 이들로부터 분지하는 좌우 후대뇌동맥가지로 이루어져 있다. 동맥고리는 내경동맥의 분지인 후교통동맥(후대뇌동맥과 연결됨)에 의해 후외측 고리가 완성되고, 전교통동맥(좌우 전대뇌동맥을 연결함)에 의해 전외측 고리가 완성된다. 윌리스고리는 대개 비대칭이며, 대부분 교통동맥 중 하나 또는 후대뇌동맥 중 하나가 위축되어 있다. 기능적으로 윌리스고리는 잠재적

연습문제 (계속)

b. 대뇌동맥 가장 말단에는 연결동맥이 적기 때문이다.
c. 이 부위가 뇌혈류량 감소에 가장 민감하기 때문이다.
d. 이 피질영역의 대사요구량이 더 크기 때문이다.
e. 정맥환류량이 부적절하기 때문이다.

22-7. 고혈압에 의해 가장 흔히 출혈이 발생하는 뇌내 혈관은?

a. 전교통동맥
b. 전맥락동맥
c. 렌즈줄무늬체동맥
d. 중간대뇌동맥
e. 휴브너되돌이동맥

22-8. 우측 동측반맹을 초래하는 뇌졸중을 일으킬 수 있는 혈관은?

a. 우측 후교통동맥
b. 우측 후대뇌동맥
c. 좌측 중간대뇌동맥
d. 좌측 후하소뇌동맥
e. 좌측 새발톱동맥

22-9. 뇌가 정상적인 기능을 수행하기 위해 공급받아야 하는 혈류량은?

a. 20 mL/100 g/min
b. 35 mL/100 g/min
c. 50 mL/100 g/min
d. 65 mL/100 g/min
e. 80 mL/100 g/min

22-10. 뇌졸중의 가장 큰 위험인자는?

a. 죽상경화판
b. 두개내압 상승
c. 비만
d. 체순환 저혈압
e. 체순환 고혈압

인 혈관션트 역할을 한다.

22-4. 척수는 하나의 전척수동맥과 한 쌍의 작은 후척수동맥에 의해 혈액을 공급받는다. 이 혈관들은 척수의 길이 방향으로 주행하면서 척추동맥과 상행목척수동맥, 갈비사이동맥, 허리동맥의 가지인 뿌리동맥으로부터 혈액을 추가적으로 공급받는다.

22-5.

a. 중간대뇌동맥
b. 전대뇌동맥
c. 후대뇌동맥
d. 등쪽부위는 중간대뇌동맥의 외측줄무늬체동맥으로부터 혈액을 공급받고, 배쪽부위는 전맥락동맥으로부터 혈액을 공급받음
e. 척추동맥 또는 후하소뇌동맥
f. 전척수동맥

22-6. 정답: b

분수계영역은 대뇌순환계의 경계 부위에 위치하며 이들의 말단가지는 연결동맥이 적기 때문에 허혈뇌졸중에 더 취약하다.

22-7. 정답: c

렌즈줄무늬체동맥은 고혈압에 의한 뇌졸중이 가장 흔히 발생하는 혈관이다.

22-8. 정답: e

좌측 새발톱동맥이 막히면 우측 동측반맹이 초래된다.

22-9. 정답: c

뇌기능이 정상적으로 일어나기 위해서는 50 mL/100 g/min의 뇌혈류량이 필요하다.

22-10. 정답: e

뇌졸중의 가장 큰 위험인자는 체순환 고혈압이다. 수축기 혈압을 10 mmHg 낮추면 뇌졸중 위험이 대략 40% 정도 감소한다.

23 뇌척수액계: 수두증

The Cerebrospinal Fluid System: Hydrocephalus

생후 6개월 된 영아infant가 열이 나고(39.4°C) 보채서irritability 보호자가 응급실에 데려 왔다. 도착 당시 환자는 전신발작generalized convulsion을 겪은 후 비몽사몽인 상태였다. 허리천자요추천자·spinal tap를 해보니 뇌척수액은 탁했고, 백혈구 수치는 증가되어 있었으며, 포도당은 감소되어 있었다. 그람양성균이 동정되었다. 항생제 치료 후에 환자는 안전히 회복되었다. 그러나 3개월 후 이 환자는 발달지연과 머리둘레 증가를 나타내었고, 앞숫구멍anterior fontanelle이 불룩해져 다시 병원에 왔다. 전산화단층촬영영상CT scan에서 뇌실이 커져 있었다. 뇌실복강이음술ventriculoperitoneostomy·ventriculoperitoneal shunt을 시행하였다. 생후 12개월이 된 이 영아는 정상적인 성장 발달을 나타내고 있다.

뇌실ventricle과 그 주위의 거미막밑공간지주막하강·subarachnoid space에서 순환하는 뇌척수액cerebrospinal fluid [CSF]은 표면에 가해지는 압력과 갑작스런 움직임에 의해 발생하는 힘으로부터 뇌를 보호하는 완충 역할을 한다.

뇌실계 THE VENTRICULAR SYSTEM

뇌실계ventricular system(그림 23-1)는 각 대뇌반구에 위치하는 외측뇌실lateral ventricle과 간뇌diencephalon에 위치하는 제3뇌실셋째뇌실·third ventricle, 그리고 소뇌와 교뇌, 입쪽 연수 사이의 마름뇌hindbrain에 위치하는 제4뇌실넷째뇌실·fourth ventricle로 이루어져 있다. 중뇌에 위치하는 대뇌수도관cerebral aqueduct은 제3뇌실과 제4뇌실을 연결한다.

외측뇌실 가쪽뇌실·LATERAL VENTRICLE

좌측 및 우측 외측뇌실은 다섯 부분, 즉 앞뿔전두각·anterior or frontal horn과 몸통body or central part, 방atrium(삼각trigone), 뒤뿔후두각·posterior or occipital horn, 아래뿔측두각·inferior or temporal horn로 나뉜다(그림 23-1~2).

앞뿔 전두각·ANTERIOR OR FRONTAL HORN

외측뇌실 중 뇌실사이구멍interventricular foramen (of Monro)의 앞쪽 부분을 앞뿔anterior or frontal horn이라 한다(그림 23-3~4). 앞뿔의 내측 경계는 투명사이막투명중격·septum pellucidum과 뇌활fornix, 뇌들보 무릎genu of corpus callosum이다. 외측 경계는 꼬리핵 머리head of the caudate이다. 앞뿔의 바닥은 뇌들보 부리rostrum of corpus callosum에 의해 형성된다.

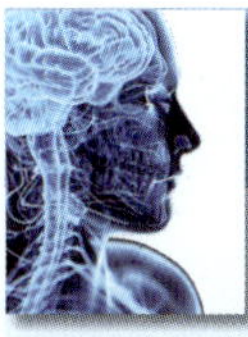

Clinical Connection

임상적으로 외측뇌실 앞뿔은 맥락얼기choroid plexus를 포함하고 있지 않으므로 뇌척수액우회로spinal fluid diversion system를 설치하기에 좋은 부위이다.

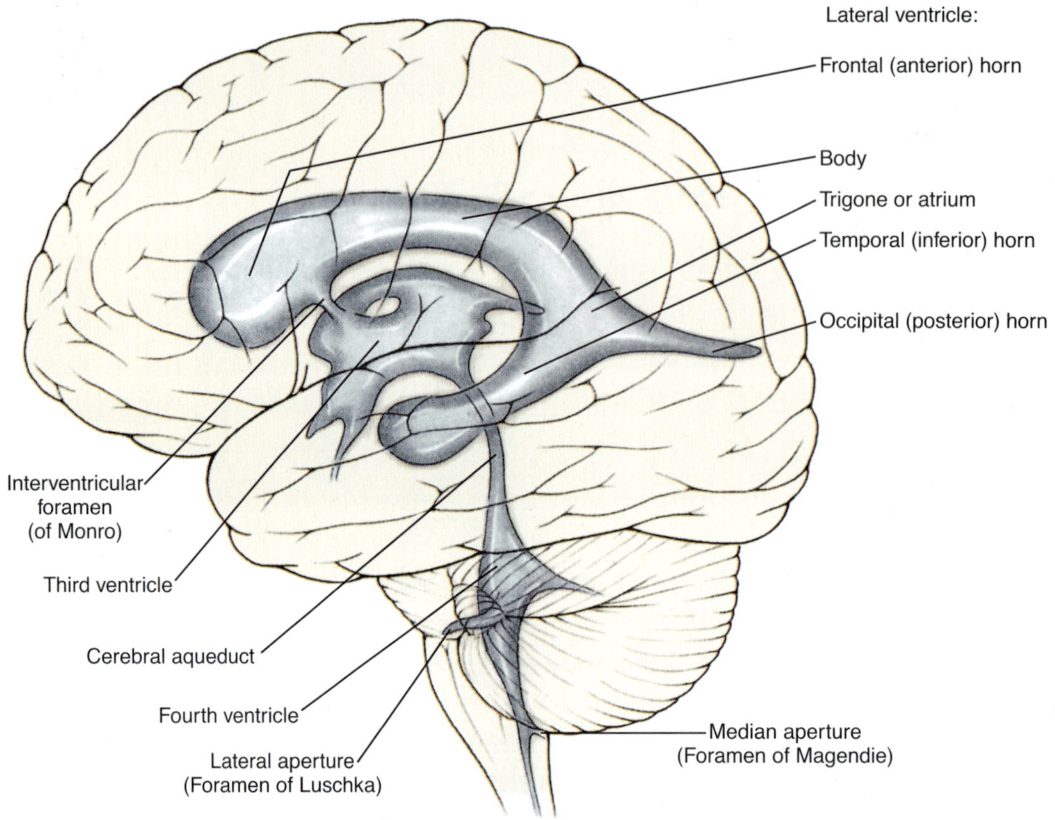

그림 23-1 뇌에 존재하는 뇌실과 이들의 위치. 좌측 옆모습.

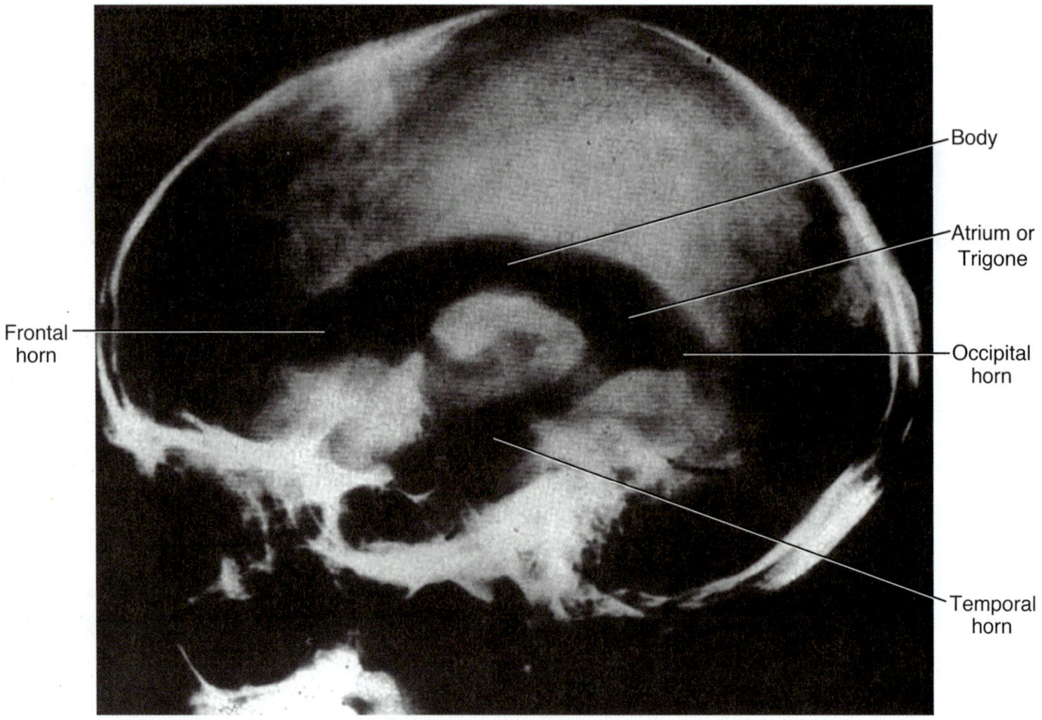

그림 23-2 뇌실 속에 공기를 주입하여 촬영한 공기뇌조영상pneumoencephalogram.

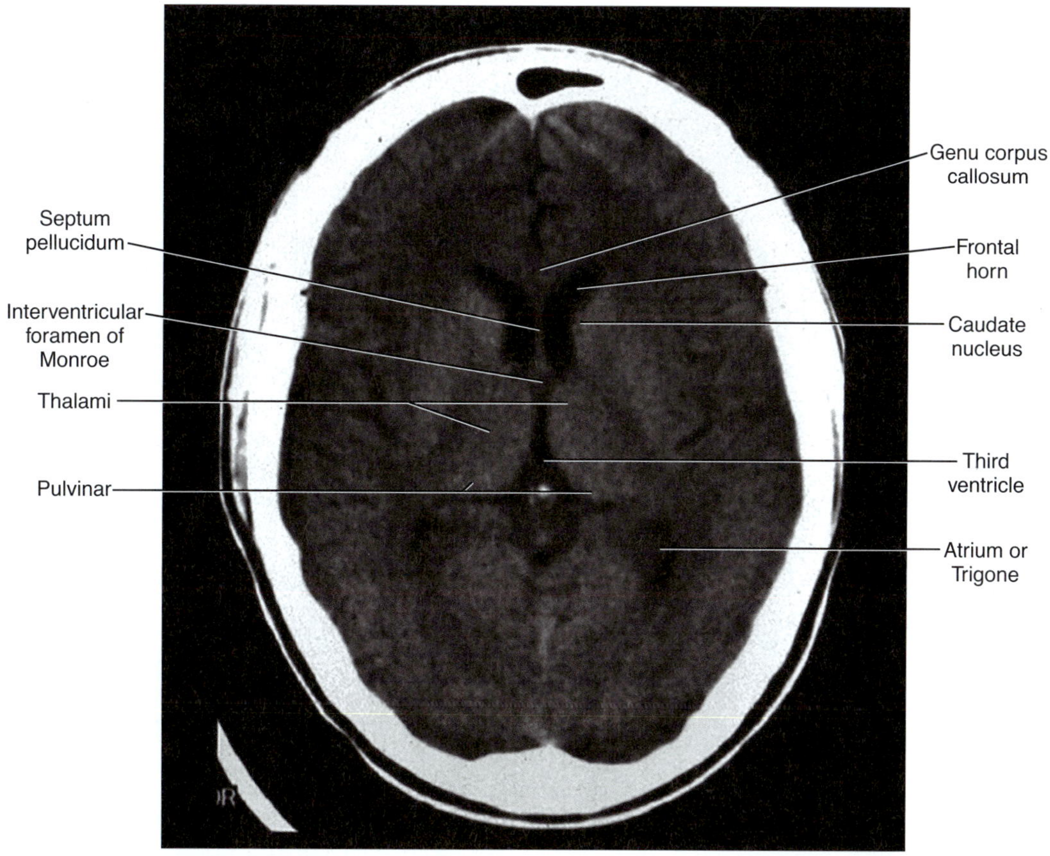

그림 23-3 머리의 컴퓨터단층촬영영상Computed Tomography [CT]. 뇌실사이구멍foramen of Monro 높이의 축면axial plane.

몸통 BODY

각 외측뇌실의 몸통 또는 중심부분은 뇌실사이구멍foramen of Monro으로부터 뇌들보 팽대splenium of corpus callosum까지를 말한다. 앞뿔과 마찬가지로 투명사이막septum pellucidum이 뇌실 몸통의 내측 경계를 이루고 있으며, 뇌실 천장은 뇌들보에 의해 형성된다. 뇌실 몸통의 외측은 꼬리핵caudate nucleus 몸통과 접해 있으며, 뇌실 몸통의 바닥은 뇌활fornix과 맥락얼기choroid plexus, 그리고 시상줄무늬체정맥thalamostriate vein과 함께 시상thalamus에 의해 형성된다(그림 23-4).

방 ATRIUM

방atrium(삼각trigone)은 외측뇌실에서 가장 넓은 부위이며 삼각형 모양을 이룬다. 방atrium은 앞쪽으로 뇌활fornix 및 시상베개pulvinar와 연관되어 있다. 방atrium에는 앞벽을 따라 많은 맥락얼기choroid plexus가 분포하며, 이것은 몸통과 아래뿔의 맥락얼기와 연결되어 있다(그림 23-1~2, 그림 23-4).

뒤뿔 후두각 POSTERIOR OR OCCIPITAL HORN

뒤뿔은 후두엽occipital lobe 속에 위치하며, 뇌실계 중 가장 변이가 심한 부분이다. 내측으로는 새발톱고랑calcarine fissure에 의해 형성되는 새발톱돌기calcar avis가 뒤뿔 속으로 불거져 있다. 앞뿔과 마찬가지로 뒤뿔에도 맥락얼기choroid plexus는 존재하지 않는다(그림 23-1, 그림 23-4~5).

아래뿔 측두각 INFERIOR OF TEMPORAL HORN

아래뿔은 측두엽temporal lobe 속에 위치한다. 아래뿔은 측두극temporal pole의 3 cm 이내까지 확장되어 있다. 아래뿔의 천장은 뇌들보 뇌실벽판tapetum of corpus callosum에 의해 형성된다. 아래뿔의 내측 경계는 꼬리핵 꼬리와 해마에 의해 형성되며, 상내측면superomedial aspect에 맥락얼기가 존재한다(그림 23-1, 그림 23-5).

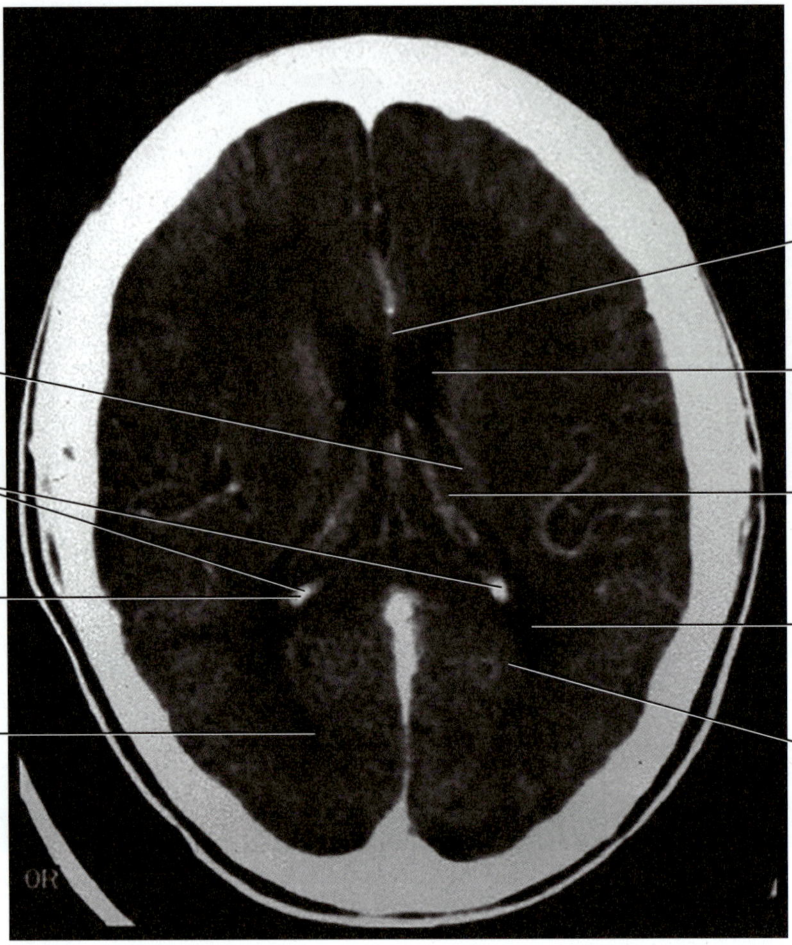

그림 23-4 조영제 주입 후 찍은 머리 컴퓨터단층촬영영상. 외측뇌실 몸통 바닥 높이의 축면axial plane.

뇌실사이구멍

뇌실간공·INTERVENTRICULAR FORAMEN (OF MONRO)

뇌실사이구멍interventricular foramen은 외측뇌실과 제3뇌실을 연결하는 통로이다. 뇌실사이구멍의 경계는 앞결절anterior tubercle(시상핵nucleus of the thalamus)과 투명중격septum pellucidum, 뇌활 기둥column of the fornix, 시상줄무늬체정맥thalamostriate vein이다. 뇌실사이구멍을 통해 맥락얼기를 관찰할 수 있다.

제3뇌실 셋째뇌실·THIRD VENTRICLE

제3뇌실의 양쪽 벽은 등쪽의 시상과 배쪽의 시상하부에 의해 형성된다(그림 4-2). 양쪽 시상은 때때로 제3뇌실을 가로지르는 시상사이붙음interthalamic adhesion·massa intermedia에 의해 서로 연결되어 있기도 하다. 제3뇌실의 앞쪽 경계는 등쪽의 앞맞교차anterior commissure와 배쪽의 시신경오목optic recess, 그리고 종말판lamina terminalis에 의해 형성된다. 제3뇌실 바닥을 이루는 구조물은 뒤쪽으로는 유두체mammillary body와 깔때기오목infundibular recess, 회색융기tuber cinereum이다. 제3뇌실의 천장은 속대뇌정맥internal cerebral vein과 맥락얼기choroid plexus로 이루어진 맥락조직tela choroidea에 의해 형성된다. 제3뇌실의 뒤쪽 경계는 솔방울샘pineal gland의 상하에 형성되는 솔방울위오목suprapineal recess과 솔방울아래오목infrapineal recess, 그리고 그 아래의 뒤맞교차posterior commissure이다. 제3뇌실의 하부는 대롱모양의 관인 대뇌수도관cerebral aqueduct of Sylvius으로 이어진다(그림 23-1, 그림 23-3, 그림 23-6).

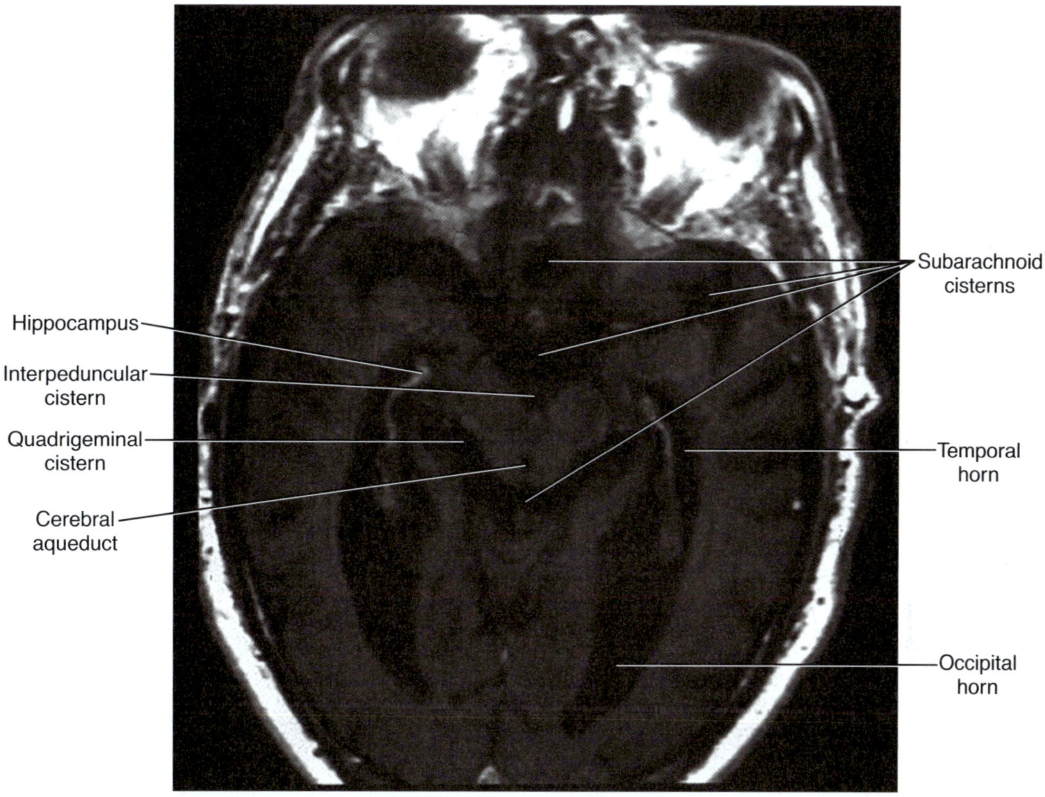

그림 23-5 머리 컴퓨터단층촬영영상. 아래뿔temporal horn 높이의 축면axial plane.

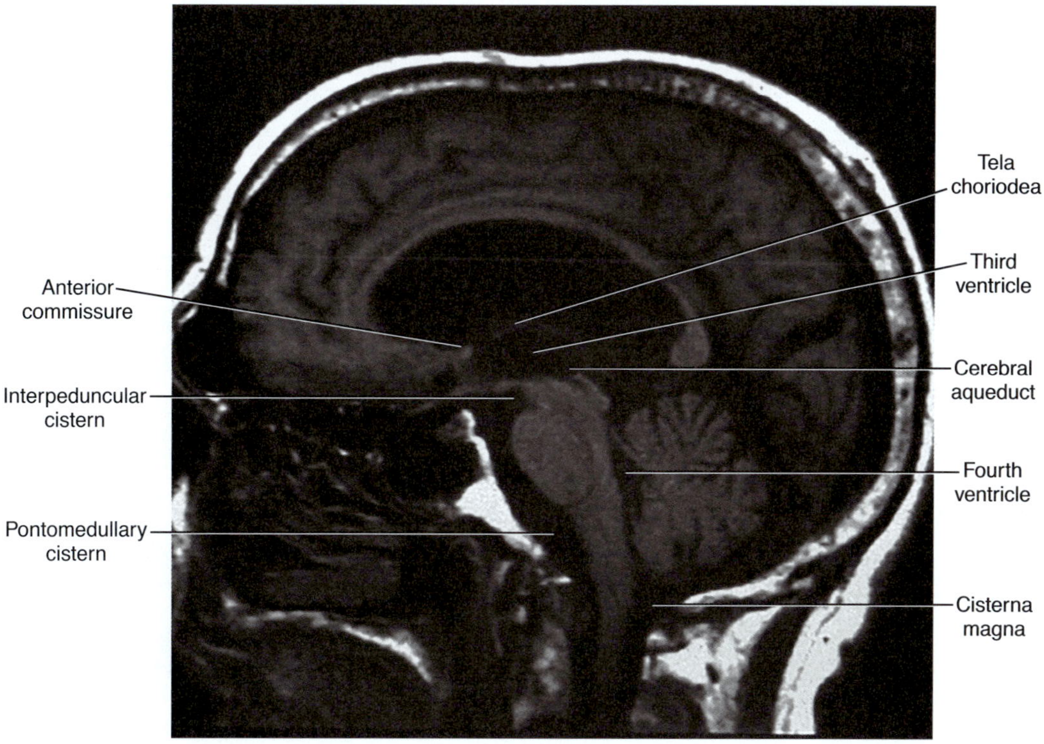

그림 23-6 머리 자기공명영상MRI. 정중시상면sagittal plane at midline.

대뇌수도관 CEREBRAL AQUEDUCT OF SYLVIUS

대뇌수도관은 중뇌midbrain 속에 위치하며 제3뇌실third ventricle과 제4뇌실fourth ventricle을 연결한다. 이 관의 길이는 1.5~1.8 cm이고, 직경은 1~2 mm이다. 대뇌수도관은 뒤쪽으로 약간 휘어져 있다(그림 23-1, 그림 23-5~6).

Clinical Connection

임상적으로 대뇌수도관은 뇌실계에서 가장 좁은 부위이다. 흔히 이 대뇌수도관이 막히므로써 **폐쇄수두증**obstructive hydrocephalus이 발생한다.

제4뇌실 넷째뇌실 · FOURTH VENTRICLE

제4뇌실은 교뇌pons와 입쪽 연수rostral medulla에 의해 형성되는 바닥 모양이 마름모꼴인 정중부에 위치한 공간이다. 제4뇌실은 뒤집힌 연kite과 모양이 유사하며, 상연수천장superior medullary velum과 하연수천장inferior medullary velum, 위소뇌다리superior cerebellar peduncle와 경계를 이루는 천장roof과 함께 뒤쪽으로 확장되어 있다. 맥락얼기는 하연수천장에 매달려 있으며, 외측으로는 외측**구멍**lateral aperture · **foramina of Luschka**을 통해 뇌신경 IX 및 X의 시작 부위에서 거미막밑공간subarachnoid space 속으로 확장되어 있다. 제4뇌실의 외측 경계는 세 개의 소뇌다리에 의해 형성된다. 정중**구멍**median aperture · **foramen of Magendie**은 큰수조cisterna magnum가 앞쪽으로 확장되어 형성된 계곡과 연결되어 있다(그림 23-1, 그림 23-6~7).

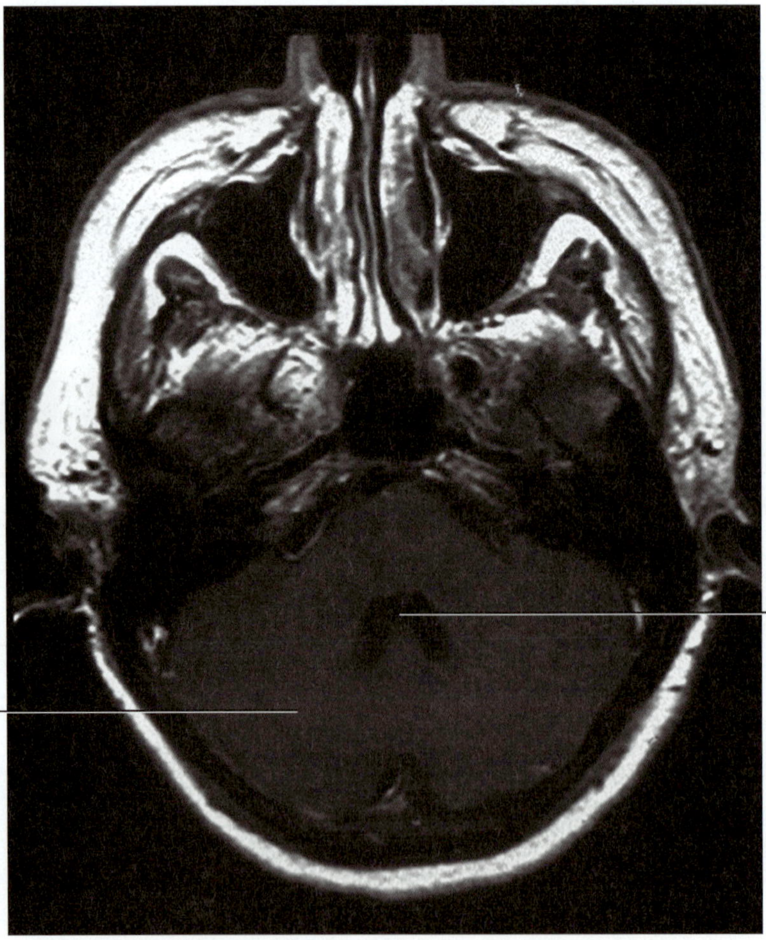

그림 23-7 머리 컴퓨터단층촬영영상. 제4뇌실 높이의 축면axial plane.

거미막밑공간과 거미막밑수조
SUBARACHNOID SPACE AND CISTERNS

거미막밑공간subarachonoid space은 대뇌 볼록면cerebral convexity과 소뇌 볼록면cerebellar convexity, 그리고 척수를 따라 이어져 있다. 뇌외동맥과 뇌외정맥, 그리고 뇌신경들이 거미줄 같은 거미막잔기둥weblike arachnoid trabeculation에 의해 거미막밑공간에 매달려 있다. 이 공간은 뇌척수액CSF으로 차 있으며, 뇌척수액은 이 공간 속에 들어있는 구조물들을 감싸고 영양분을 공급한다. 거미막밑수조subarachnoid cistern는 거미막밑공간이 확장된 것으로 주로 뇌간brainstem과 전뇌기저부basal forebrain 배쪽면을 따라 분포한다. 거미막밑수조에 존재하는 뇌척수액은 대뇌혈관과 뇌신경을 지지하고 이들에게 부력buoyancy을 제공한다(그림 23-5~6, 그림 23-8).

Clinical Connection

일반적으로 뇌실의 뇌실막 표면ependymal surface 또는 연질막아교세포막pial-glial membrane에는 실질적인 뇌척수액장벽이 존재하지 않으므로 대뇌의 세포외공간(간질공간)은 뇌척수액 순환계와 소통이 자유롭다.

생체에서 거미막밑수조subarachnoid cistern(그림 23-6~8)는 뇌척수액으로 차 있기 때문에 쉽게 확인할 수 있다. 사체에서는 이 공간이 허탈되므로 관찰하기 어렵다.

가장 큰 수조는 소뇌연수수조cisterna magna이다(그림 23-6, 그림 23-8). 이것은 연수의 뒤쪽과 소뇌의 꼬리쪽에 위치한다. 소뇌편도cerebellar tonsil 사이에서 앞으로 돌출된 부분이 소뇌계곡vallecula이며, 정중구멍median aperture이 소뇌계곡과 이어져 있다.

교뇌연수수조pontomedullary cistern(그림 23-6, 그림 23-8)는 교뇌와 연수의 앞, 즉 교뇌·숨뇌와 비스듬틀clivus 사이에 위치한다. 이곳에는 뇌기저동맥basilar artery과 이들의 동맥가지들이 위치한다.

외측소뇌연수수조lateral cerebellomedullary cistern(그림 23-8)는 입쪽 연수의 외측에 위치하며, 뇌신경 IX, X, XI을 포함하고 있다.

소뇌교뇌수조cerebellopontine [CP] cistern(그림 23-8)는 소뇌교뇌각CP angle에 위치하며 뇌신경 V, VII, VIII을 포함하고 있다. 이것은 천막tentorium 바로 밑 그리고 바위능선petrous ridge 외측에 위치한다.

네둔덕수조quadrigeminal cistern(그림 23-5)는 중뇌 피개 위에 위치하며 큰대뇌정맥vein of Galen을 포함하고 있다. 앞쪽 경계는 솔방울샘pineal gland과 시상베개pulvinar이고, 위쪽 경계는 뇌들보 팽대splenium of corpus callosum이며, 뒤쪽 경계는 천막tentorium 자유모서리이고, 아래쪽 경계는 소뇌의 중심소엽central lobule이다.

대뇌다리사이수조interpeduncular cistern(그림 23-5)는 대뇌다리사이오목interpeduncular fossa에 위치한다. 이것은 삼각형 모양이고 앞쪽 경계는 릴리퀴스트막membrane of Liliequist(대뇌다리사이수조와 시각교차수조chiasmatic cistern 사이의 매우 질긴 거미막잔기둥arachnoidal trabecula)에 의해 형성된다.

다리수조crural cistern(그림 23-8)는 대뇌다리사이수조가 외측 및 등쪽으로 확장된 것으로 해마곁이랑parahippocampal gyri과 대뇌다리cerebral peduncle를 나눈다.

중뇌주위수조ambient cistern(그림 23-8)는 대뇌다리사이수조와 다리수조를 네둔덕수조에 연결한다. 이것은 천막모서리tentorial edge에 근접해 있으며 후대뇌동맥PCA(그림 23-8)과 뇌신경 IV와 VI을 포함하고 있다.

시각교차수조chiasmatic cistern는 시각교차optic chiasm와 뇌하수체줄기pituitary stalk를 포함하고 있으며, 경동맥수조carotid cistern는 경동맥carotid artery의 대뇌 부위를 감싸고 있고, 후각수조olfactory cistern는 후각고랑olfactory sulcus에 있는 후각로olfactory tract를 감싸고 있다.

종말판수조lamina terminalis cistern(그림 23-8)는 종말판lamina terminalis에 바로 인접하여 위치한다. 이것은 전대뇌동맥ACA과 전교통동맥anterior communicating artery을 포함하고 있다.

실비우스수조Sylvian cistern는 외측고랑lateral fissure·sylvian fissure에 위치하며, 중간대뇌동맥MCA과 그 가지를 포함하고 있다. 뇌들보수조callosal cistern는 뇌들보corpus callosum 바로 곁에 위치하며, 뇌들보주위동맥pericallosal artery을 포함하고 있다.

맥락얼기 CHOROID PLEXUS

거의 대부분의 뇌척수액CSF은 외측뇌실lateral ventricle과

A

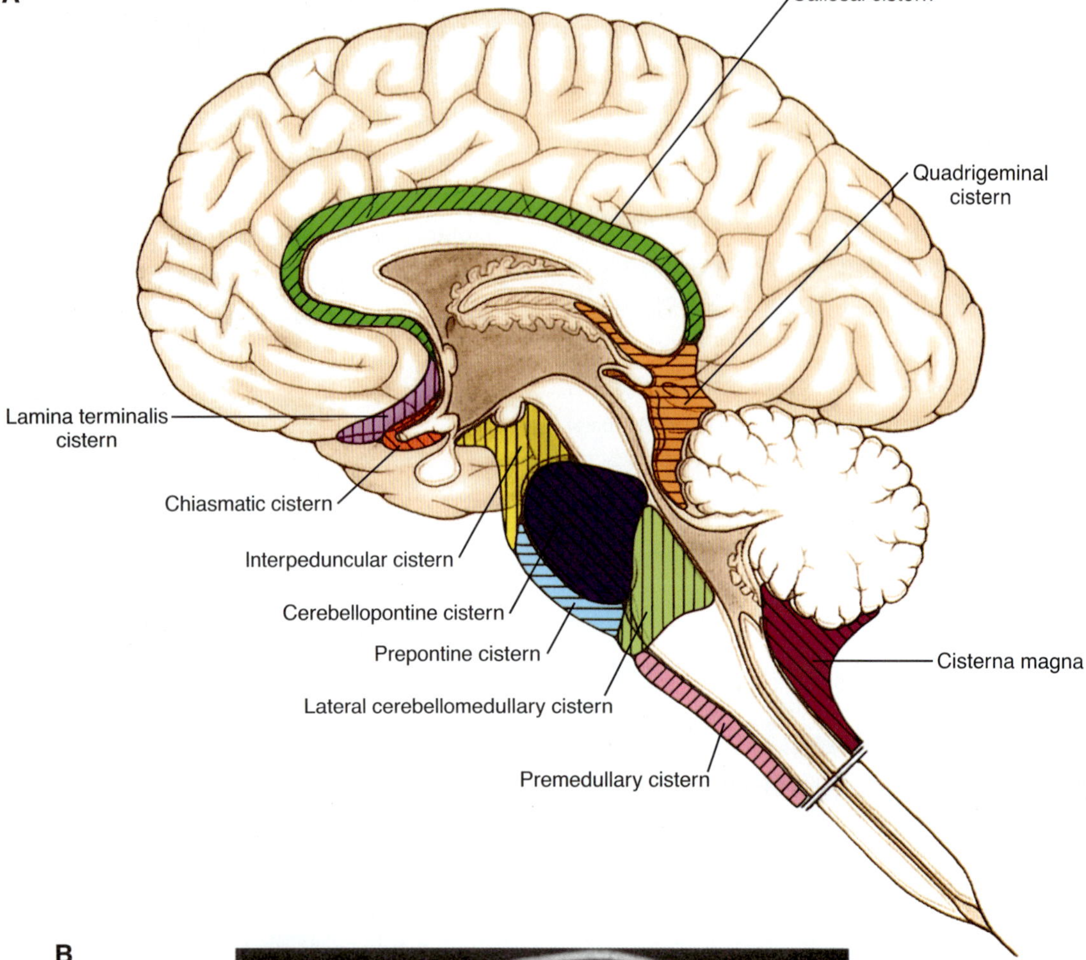

B

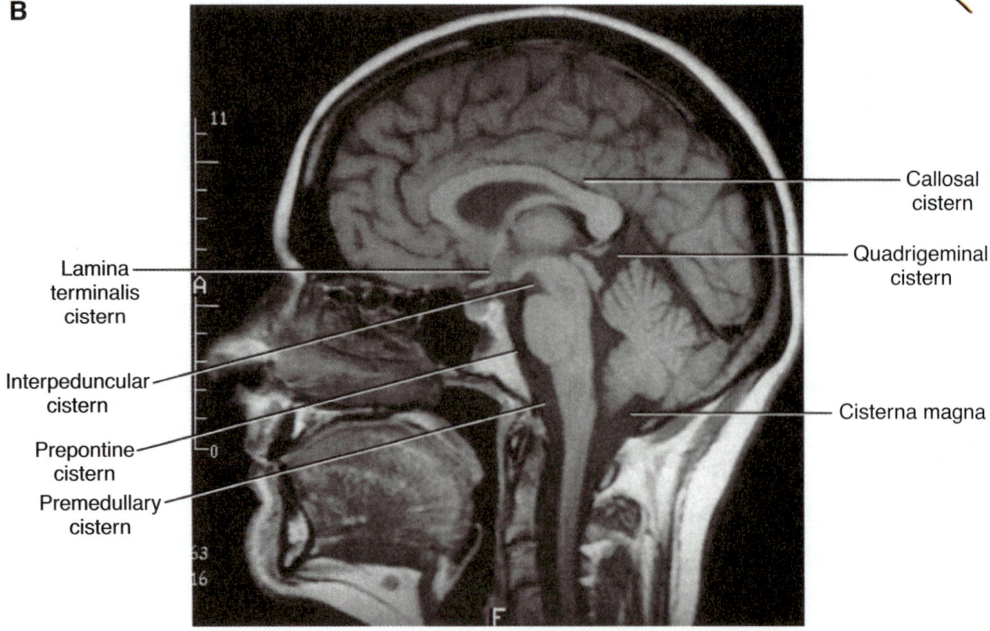

그림 23-8 **A.** 정중면 및 그 근처에 분포하는 거미막밑수조. **B.** 정중면 및 그 근처에 분포하는 거미막밑수조를 보여주는 자기공명영상.

제3뇌실third ventricle, 제4뇌실fourth ventricle에 분포하는 맥락얼기choroid plexus로부터 능동적 분비과정에 의해 생산된다. 일부 뇌척수액은 뇌 속의 세포외액이 뇌실막을 경유해 뇌실계로 유입됨으로써 생산된다. 따라서 뇌척수액은 신경세포를 위한 일정한 화학적 환경을 유지하는 역할을 하는 혈장 초여과물plasma ultrafiltrate로 생각할 수 있다.

Clinical Connection

뇌척수액량은 정상적으로 약 150 mL이며, 이 중 75 mL은 수조cistern에, 50 mL은 거미막밑공간subarachnoid space에, 25 mL은 뇌실ventricle에 분포한다. 뇌척수액은 약 0.5 mL/min의 속도로 생산된다(450~600 mL/day). 따라서 전체 뇌척수액은 하루 3~4회 가량 교체된다.

뇌척수액 순환

CEREBROSPINAL FLUID CIRCULATION

뇌척수액은 뇌실ventricle과 거미막밑공간subarachnoid space 속에서 순환한다(그림 23-9). 뇌척수액은 외측뇌실과 제3뇌실, 제4뇌실에서 생산되어 제4뇌실에 존재하는 3개의 출구(하나의 정중구멍median aperture과 두 개의 외측구멍lateral aperture)를 통하여 뇌실계를 빠져나간다(그림 23-1). 뇌실계로부터 나온 뇌척수액은 하부 뇌간lower brainstem과 상부 뇌간upper brainstem 주위에 위치하는 수조cistern로 유입된다. 이 수조들로부터

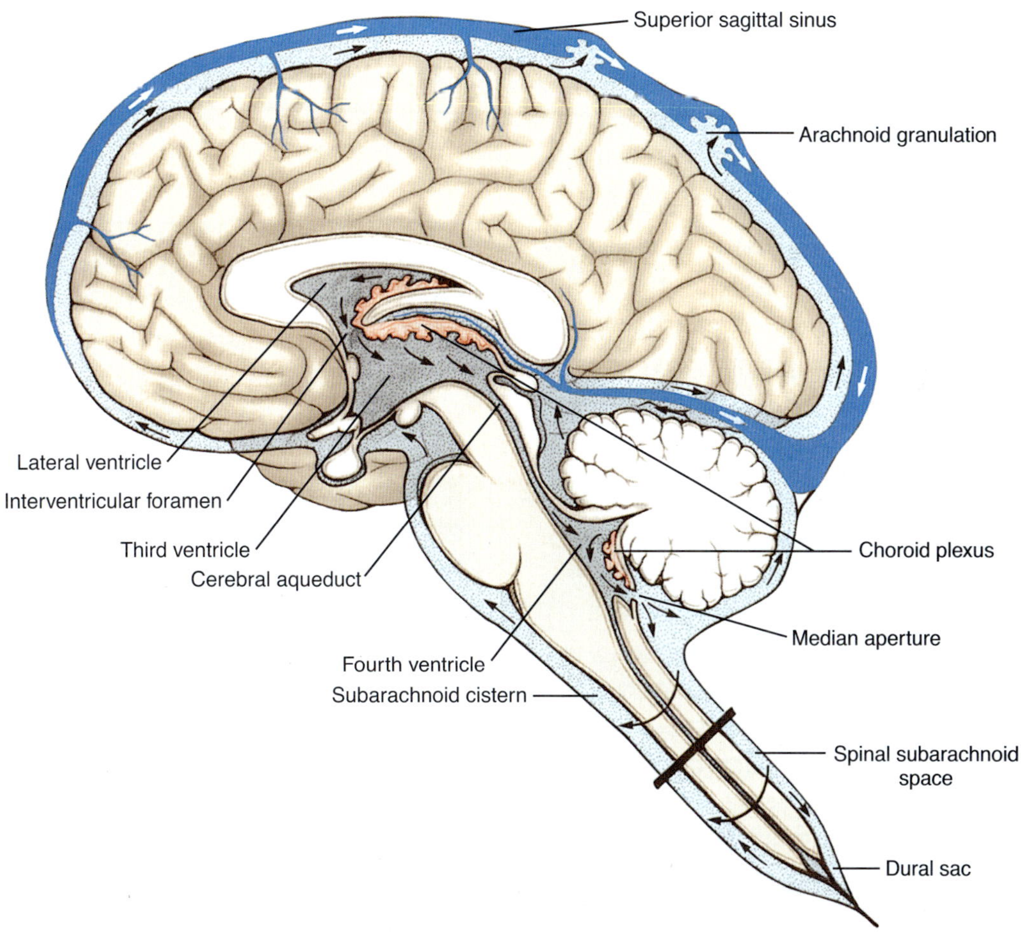

그림 23-9 뇌척수액 순환. 외측뇌실과 제3뇌실의 맥락얼기에서 생산된 뇌척수액은 대뇌수도관과 제4뇌실, 그리고 제4뇌실 출구를 통해 거미막밑수조로 유입된다. 뇌척수액은 수조를 통하여 거미막밑공간으로 들어가는데, 이 거미막밑공간은 상시상정맥동으로 돌출되어 거미막융모를 형성하며 이곳에서 뇌척수액이 상시상정맥동으로 빠져나간다.

나온 뇌척수액은 대뇌 볼록면을 따라 흘러 주로 상시상정맥동superior sagittal sinus을 따라 분포하는 거미막과립arachnoid granulation 내 뇌척수액 흡수부위로 향한다(그림 23-9).

뇌척수액천자 CEREBROSPINAL FLUID TAP

뇌척수액은 여러 부위로부터 채취할 수 있다. 뇌척수액을 채취하는 가장 흔한 부위는 하부 등lower back이며, 허리 거미막밑공간 속에 요추천자 바늘을 삽입하여 경질막낭dural sac을 뚫고 뇌척수액을 채취한다(그림 2-3, 그림 23-9). 척수요추천자허리천자· lumbar puncture는 제2요추LV2 하부에서 시행하여야만 하는데, 그 이유는 이 부위가 척수원뿔conus medullaris이 끝나는 높이이기 때문이다. 뇌척수액을 채취할 수 있는 다른 부위로는 외측뇌실lateral ventricle(뇌실창냄술ventriculostomy)과 목거미막밑공간cervical subarachnoid space(외측 C1~2 천자), 큰수조cisterna magna(수조천자cisternal tap)를 들 수 있다.

뇌척수액의 정상적인 화학 조성은 뇌척수액이 흘러가는 경로 상의 위치와 관련이 있다. 예를 들면, 뇌실뇌척수액ventricular CSF(100 mL 기준)은 약 15 mg의 단백질과 약 75 mg의 포도당을 포함하고 있지만, 허리뇌척수액lumbar CSF(100 mL 기준)은 약 45 mg의 단백질과 약 60 mg의 포도당을 포함하고 있다. 정상적으로 천자장소에 관계 없이 뇌척수액에서는 세포가 거의 발견되지 않는다.

Clinical Connection

뇌척수액은 정상적으로 맑은 무색의 체액이다. 뇌척수액의 혼탁도나 색깔의 변화는 흔히 질병에 대한 실마리를 제공해 주는데, 최근에 생긴 출혈은 혈액 때문에 뇌척수액이 붉은색을 나타내고, 감염은 고름pus 때문에 뇌척수액을 탁하게turbid 바꾸며, 뇌척수액의 순환이 정체되거나 용혈이 있으면 과량의 단백질에 의해 뇌척수액이 노랗게 변한다.

수두증 물뇌증· HYDROCEPHALUS

뇌척수액 경로가 막히면 순환이 정체되고 수두증hydrocephalus이 생길 수 있다. 정의에 의하면 수두증은 뇌척수액의 비정상적인 축적 때문에 일어나므로 뇌실계의 한 부위 이상에서 확장이 있음을 의미한다. 이것은 치매dementia에서 관찰되는 대뇌위축cerebral atrophy에 의해 흔히 발생하는 뇌실확장ventricular dilation은 배제된다는 것을 의미한다. 수두증을 일으키는 위치는 질병에 의해 침범되는 뇌척수액 경로와 연관되어 있다. 일반적으로 수두증은 폐쇄수두증과 교통수두증으로 나뉜다. **폐쇄수두증obstructive hydrocephalus**은 뇌실계 내에서 뇌척수액 유통이 막히거나 뇌실계 출구가 막혀 발생한다. 그러므로 뇌실계 경로(뇌실사이구멍이나 대뇌수도관, 제4뇌실의 출구)의 어느 부위라도 막히게 되면 막힌 부위의 근위부 뇌실이 확장되는 폐쇄수두증이 발생하게 된다. 한편 뇌척수액이 뇌실계를 빠져 나온 후에 유통이 감소되는 경우를 **교통수두증 communicating hydrocephalus**이라 부른다. 교통수두증은 거미막밑공간subarachnoid space을 따라 분포하는 수조경로cisternal pathway 또는 거미막융모arachnoid villi가 막혀 발생한다.

Clinical Connection

폐쇄수두증은 흔히 대뇌수도관 협착aqueductal stenosis과 같은 선천기형(이 장 도입부에서 설명한 **임상증례** 참조)이나 뇌실경로로 돌출된 종양과 연관되어 있을 때 뇌척수액 순환이 막혀 발생하게 된다. 교통수두증은 수조공간 또는 거미막밑공간에 생긴 질병(대개 출혈이나 감염)에 의해 발생한다. 수두증은 수두증의 원인 및 부위와 상관없이 컴퓨터단층촬영영상과 자기공명영상으로 쉽게 진단할 수 있다.

두개내압 INTRACRANIAL PRESSURE

두개내척수공간intracranial-spinal space 속의 압력ICP은 정상적으로 100 mmH_2O 미만이다. 두개내압은 단단한 머리덮개뼈cranial vault 속의 뇌조직과 뇌척수액, 혈액, 그리고 기타 압박될 수 있는 조직의 용적에 의해 결정된다. 어떤 한 요소의 크기 증가(예를 들면, 뇌부종이나 뇌척수액 축적, 혈관 확장)는 초기에는 다른 요소들의 크기를 감소시키지만(보상성), 그 다음에는 두개내압을 증가시키게 된다.

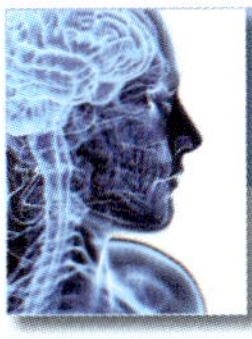

Clinical Connection

두통과 구역, 구토, 의식 변화, 외안근 마비, 시신경 유두부종papilledema, 그리고 영아에서 관찰되는 머리 크기 증가는 두개내압와 연관되어 있다.

연습문제
CHAPTER REVIEW QUESTIONS

질문

23-1. 뇌척수액의 기능은 무엇인가?

23-2. 외측뇌실lateral ventricle의 부위별 명칭과 위치를 설명하라.

23-3. 뇌척수액의 생성 부위로부터 흡수 부위까지의 유통을 설명하라.

23-4. 폐쇄수두증과 교통수두증을 비교하라.

23-5. 55세 교통사고 환자의 뇌 컴퓨터단층촬영에서 외측뇌실 방의 맥락얼기와 맥락토리 확장부위에서 석회화가 관찰되었다. 이 구조물은

a. 뇌척수액 생성의 병적 증가를 나타낸다.
b. 구조적 또는 임상적 의미가 없는 이상소견이다.
c. 정상이다.
d. 수두증이 초래될 수 있는 상황을 나타낸다.
e. 뇌실내 출혈이 높은 빈도로 나타나는 부위이다.

23-6. 외측뇌실의 후두각 내측 표면에 있는 불룩한 부분은 무엇에 의해 생성되는가?

a. 시각부챗살 투사로geniculocalcarine projection
b. 마이어고리loop of Meyer
c. 후대뇌동맥posterior cerebral artery
d. 새발톱고랑calcarine fissure
e. 맥락토리glomus

정답 및 설명

23-1. 뇌척수액은 뇌와 척수 표면에 가해지는 압력과 갑작스런 움직임에 대하여 뇌와 척수를 보호하고, 뇌혈관과 뇌신경을 지지하며, 신경세포의 내환경을 유지하는 역할을 한다.

23-2. 외측뇌실은 (1) 뇌실사이구멍보다 앞쪽에 있는 앞뿔, (2) 뇌들보 몸통 아래에 위치하는 몸통, (3) 크기가 매우 다양한 뒤뿔posterior or occipital horn, (4) 측두극temporal pole의 대략 3 cm 뒤에서 끝나는 아래뿔로 이루어져 있다. 외측뇌실의 가장 큰 부분은 몸통과 뒤뿔, 아래뿔이 만나는 지점에서 형성되는 삼각형 공간인 방atrium이다. 방atrium은 뇌들보 팽대 아래에 위치하며 큰 맥락얼기 뭉치인 맥락토리glomus를 포함하고 있다.

23-3. 뇌척수액CSF은 뇌실에 분포하는 맥락얼기choroid plexus에 의해 외측뇌실lateral ventricle과 제3뇌실third ventricle, 제4뇌실fourth ventricle로 분비된다. 뇌척수액은 외측뇌실로부터 양쪽의 뇌실사이구멍interventricular foramina (of Monro)을 통해 제3뇌실로 유입되며, 대뇌수도관cerebral aqueduct을 통해 제3뇌실로부터 제4뇌실로 유입된다. 뇌척수액은 제4뇌실에 있는 세 개의 구멍, 즉 하나의 정중구멍median aperture · foramen of Magendie과 두 개의 외측구멍lateral aperture · foramina of Luschka을 통하여 뇌실 바깥으로 나간다. 뇌실 바깥으로 나온 뇌척수액은 거미막밑공간subarachnoid space으로 들어간 후 뇌간의 배쪽과 등쪽 주위, 그리고 소뇌의 위쪽을 따라 흐른다. 뇌척수액은 결국 대뇌반구의 볼록면을 따라 상시상정맥동superior sagittal sinus으로 들어가 그곳에서 압력 의존적으로 거미막융모arachnoid villi와 그곳에 있는 일방향 판막one-way valve에 의해 흡수된다.

23-4. 폐쇄수두증은 뇌실계 내에서 뇌척수액의 흐름이 막힌 것을 말하며, 한 뇌실로부터 다른 뇌실로 가는 뇌척수액 순환이나 뇌실계로부터 거미막밑공간으로 가는 순환

연습문제 (계속)

23-7. 심한 두통을 호소하는 21세 남자의 자기공명영상에서 외측뇌실과 제3뇌실이 확장되어 있었다. 그러나 제4뇌실은 정상으로 보였다. 이 환자의 두통이 어떻게 나타날 수 있는가?

a. 뇌실사이구멍interventricular foramen 폐쇄
b. 대뇌수도관cerebral aqueduct 폐쇄
c. 외측구멍lateral aperture 폐쇄
d. 정중구멍median aperture 폐쇄
e. 뇌실내출혈intraventricular hemorrhage

23-8. 중등도 치매와 비정상적 불수의운동을 나타내는 62세 남성의 자기공명영상에서 외측뇌실, 특히 전두각frontal horn의 확장과 대뇌피질 고랑의 위축이 관찰되었다. 환자의 딸에 의하면 자신의 할아버지도 아버지와 유사한 비정상적 움직임을 보였다고 한다. 확장된 전두각으로 예측할 수 있는 환자의 질병은 무엇인가?

a. 알츠하이머병Alzheimer disease
b. 루게릭병Lou Gehrig disease
c. 헌팅턴병Huntington disease
d. 파킨슨병Parkinson disease
e. 윌슨병Wilson disease

23-9. 뇌척수액의 생성과 흡수는 역동적 과정이다. 어느 수준에 있을 때 역학적 평형이 이루어지는가?

a. 100~200 mL/day
b. 200~350 mL/day
c. 300~400 mL/day
d. 450~600 mL/day
e. 650~800 mL/day

이 막혀 발생한다. 교통수두증은 거미막밑공간과 수조를 통한 흐름이 막히거나 거미막융모를 통한 흡수가 차단된 것을 말한다.

23-5. 정답: c

토리는 신체의 접합 부분과 뇌실의 후두각 및 측두각에서 발견된 외측뇌실에 있는 맥락얼기의 확장부위이다. 빈번하게 석회화가 진행되므로 신경영상에서 하얀 점으로 보이며 이것은 성인 뇌에서 정상이다.

23-6. 정답: d

새발톱고랑이 외측으로 확장될 경우 외측뇌실의 뒤뿔 또는 후두각 내측 벽에서 새발톱돌기calcar avis가 커진다(그림 23-4).

23-7. 정답: b

대뇌수도관 폐쇄는 제3뇌실로부터 제4뇌실로 흐르는 뇌척수액의 흐름을 막을 것이다. 외측뇌실과 제3뇌실로부터 뇌척수액이 지속적으로 생산되므로 대뇌수도관 폐쇄는 중뇌 상부에 위치하는 뇌실을 확장시킬 것이다.

23-8. 정답: c

헌팅턴병에서 줄무늬체신경의 유전적 변성은 외측뇌실 전두각의 비정상적 확장을 초래하는 꼬리핵 머리의 심각한 위축을 일으킨다.

23-9. 정답: d

정상 상태에서 뇌척수액은 하루에 450~600 mL이 합성되고 흡수된다.

제 VIII 부

발달과 노화, 그리고 손상에 따른 반응

Development, Aging, and Response of Neurons to Injury

24 신경계 발달: 선천이상

Development of the Nervous System: Congenital Anomalies

갓 출생한 남아의 허리에서 작은 결손이 관찰되었다. 결손 부위에서는 피부가 불거져 나와 있었고 그 속에 머리카락 뭉치가 보였다. 결손 부위를 통해 체액으로 채워진 작은 주머니가 불거져 나와 있었다. 신경학적 검사 결과 다리의 자발적 움직임은 정상이었다. 검사자가 이 영아의 발을 꽉 쥐었을 때 아이는 반사적으로 그 다리를 빼려고 하였다. 나중에 방사선 촬영을 한 결과 결손 부위에서 척추궁척추뼈고리 · vertebral arch이 폐쇄되지 않은 것이 확인되었다. 산모를 면담한 결과, 이 여성이 이 아이를 임신하기 전과 임신 기간 동안 엽산folic acid을 복용하지 않았다는 것을 알게 되었다.

인체에서 중추신경계의 발달은 그 어떤 다른 장기의 발달보다 훨씬 더 복잡한 과정을 거친다. 배아발생embryogenesis 3주째 말에 신경계가 창자배gastrula의 세 개의 세포층 중 가장 바깥층인 **외배엽ectoderm**으로부터 발생한다. 외배엽의 등쪽 중간선 부위는 주변조직, 특히 아래쪽의 척삭notochord으로부터 확산되는 신호에 의해 **신경판neural plate**으로 전환된다. 신경판은 신경관형성neurulation이 일어나는 동안 일차 **신경주름neural fold**으로 변형된 다음 폐쇄되어 **신경관neural tube**이 된다(그림 24-1). 신경판neural plate으로부터 유도되는 세포들은 신경세포neuron와 큰아교세포macroglia(별아교세포astrocyte, 희소돌기아교세포oligodendrocyte), 뇌실막세포ependymal cell이다. 미세아교세포microglia는 신경외배엽으로부터 기원하는 것이 아니라 중간엽세포mesenchymal cell로부터 기원한다.

신경능선neural crest은 신경관과 분리되어 신경판 외측 경계에 분포하는 세포로부터 발생한다. 신경능선 세포는 신경관으로부터 멀리 이주하여 말초신경계에 분포하는 뇌감각신경절과 척수감각신경절, 자율신경절의 신경세포와 지지세포, 그리고 뇌와 척수를 감싸는 수막뇌척수막 · meninges이 된다.

신경관형성 NEURULATION

중추신경계는 신경관neural tube으로부터 기원한다. 신경관 폐쇄closure of the neural tube는 장차 척수 목분절이 될 부위에서 시작되어 입쪽과 꼬리쪽 방향으로 계속된다. 신경관은 임신 24일 째에 전신경공앞신경구멍 · anterior neuropore이 먼저 폐쇄되고, 이틀 후인 26일 째에 후신경공뒤신경구멍 · posterior neuropore이 폐쇄된다. 입쪽 신경관이 확장되어 세 개의 일차뇌소포primary brain vesicle(전뇌prosencephalon · forebrain, 중뇌중간뇌 · mesencephalon · midbrain, 마름뇌rhombencephalon · hindbrain)가 형성된다(그림 24-2). 발달 후기에 전뇌앞뇌 · forebrain는 종뇌끝뇌 · telencephalon(대뇌반구cerebral hemisphere)와 간뇌사이뇌 · diencephalon로 나뉘고, 마름뇌능형뇌 · hindbrain는 후뇌뒤뇌 · metencephalon(교뇌pons, 소뇌cerebellum)와 연수숨뇌 · myelencephalon · medulla oblongata로 나뉜다. 중뇌mesencephalon와 마름뇌rhombencephalon의 경계에서는 머리굽이머리굴곡 · cephalic flexure가 형성되어 결국 전뇌forebrain의 축 방향axial orientation이 바뀌게 된다. 연수

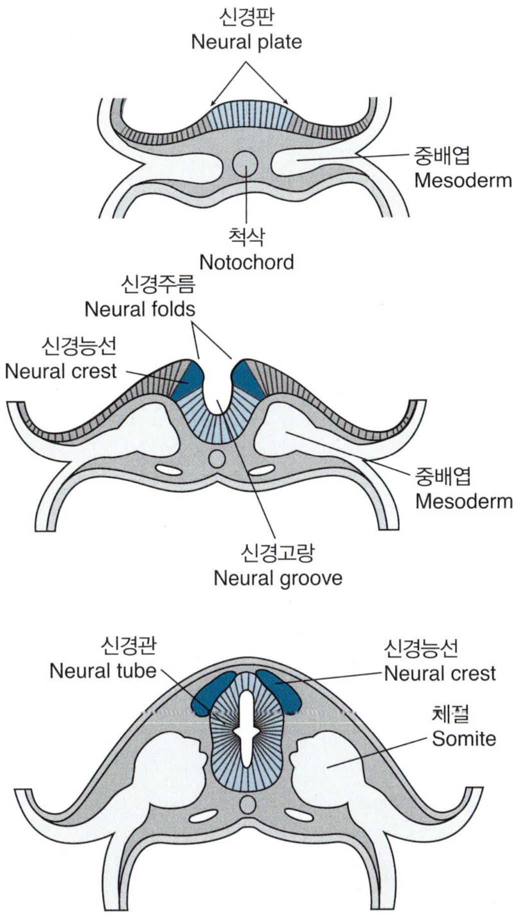

그림 24-1 중추신경계는 접혀서 신경관neural tube을 형성하는 특수한 신경외배엽(색칠한 부분)으로부터 발달한다. 말초신경계는 신경관 바깥의 신경외배엽 외측 가장자리에 있는 신경능선neural crest으로부터 발달한다.

의 하부에 위치한 꼬리쪽 신경관neural tube은 척수가 된다. 신경관 내강은 뇌에서는 뇌실계를 형성하지만, 척수에서는 중심관central canal을 형성한다.

신경발생과 신경아교세포발생, 그리고 중추신경계의 극성 NEUROGENESIS, GLIOGENESIS, AND POLARITY OF THE CNS

초기 신경관은 한 층의 거짓중층원주신경상피세포 pseudostratified columnar neuroepithelial cell로 이루어져 있다. 이는 신경관 중간선 부위의 등쪽dorsal 및 배쪽 ventral으로부터 일어나는 세포분열에 의해 세 층을 형성한다. 이 세 층은 관내강에 인접해 있으며 세포분열이 일어나는 부위인 **뇌실층ventricular layer**과 관내강으로부터 가장 멀리 떨어져 있는 주로 세포돌기로 이루어진 **가장자리층marginal layer**, 뇌실층과 가장자리층 사이에 위치하며 유사분열로 생긴 신경세포neuron와 신경아교세포glia로 채워져 있는 **외투층mantle layer·intermediate layer**을 말한다. 세 층이 형성되는 과정을 살펴보면, 먼저 신경상피세포의 돌기가 관내강으로부터 신경관의 바깥면으로 연장되는 것으로 시작된다. 유사분열mitosis에 의한 세포분열은 뇌실층에서 일어나고, 딸세포daughter cell의 핵은 가장자리층을 향하여 바깥쪽으로 이동하여 DNA 합성 과정을 거친 후 다시 다음 세포분열을 위해 뇌실층으로 되돌아간다.

공통선조세포common progenitor로부터 미세아교세포 microglia를 제외한 모든 중추신경계 세포가 형성된다. **신경모세포neuroblast**가 먼저 만들어져 뇌실층ventricular layer으로부터 외투층mantle layer으로 영구적으로 이동하여 신경세포neuron로 분화한다. 그 뒤에 **아교모세포 glioblast**가 가장자리층과 중간층으로 이동하는 세포들을 형성하며 별아교세포astrocyte와 희소돌기아교세포oligodendroglia로 분화한다. 마지막으로 뇌실막세포 ependymal cell는 뇌실층에서 생산되어 그곳에 남아 이후에 척수 중심관 내측 부위와 뇌실 내측 부위가 된다. 새로운 신경모세포가 중간층mantle layer의 뒷부분과 앞부분에 계속적으로 축적되므로 두께가 두꺼워져서 각각 **날개판alar plate**과 **기저판바닥판·basal plate**을 형성한다(그림 24-3). 신경관 외측 벽에 있는 상하로 달리는 고랑인 **경계고랑sulcus limitans**이 날개판과 기저판의 경계가 된다.

신경관neural tube의 등쪽 정중선dorsal midline과 배쪽 정중선ventral midline은 각각 천장판roof plate과 마루판floor plate을 형성한다. 천장판과 마루판은 신경세포발생neurogenesis에 직접적으로 관여하지는 않는다. 좀 더 정확히 말하면, 특수한 신경아교세포glial cell가 날개판alar plate과 기저판basal plate의 뒤와 앞 디자인을 결정한다. 특수한 신경아교세포는 마루판의 아래에 있는 중배엽세포mesodermal cell와 척삭notochord, 그리고 천장판의 위를 덮고 있는 표피 외배엽ectoderm과 함께 작용한다. 마루판floor plate과 주변 중간엽mesenchyme으로부터 나오는 확산성 영양인자trophic factor의 농도 경사와 천장판roof plate과 주변 외배엽ectoderm으로부터 나오는 다른 단백질들이 날개판alar plate과 기저판basal plate에서의 신경세포의 표현형을 결정한다.

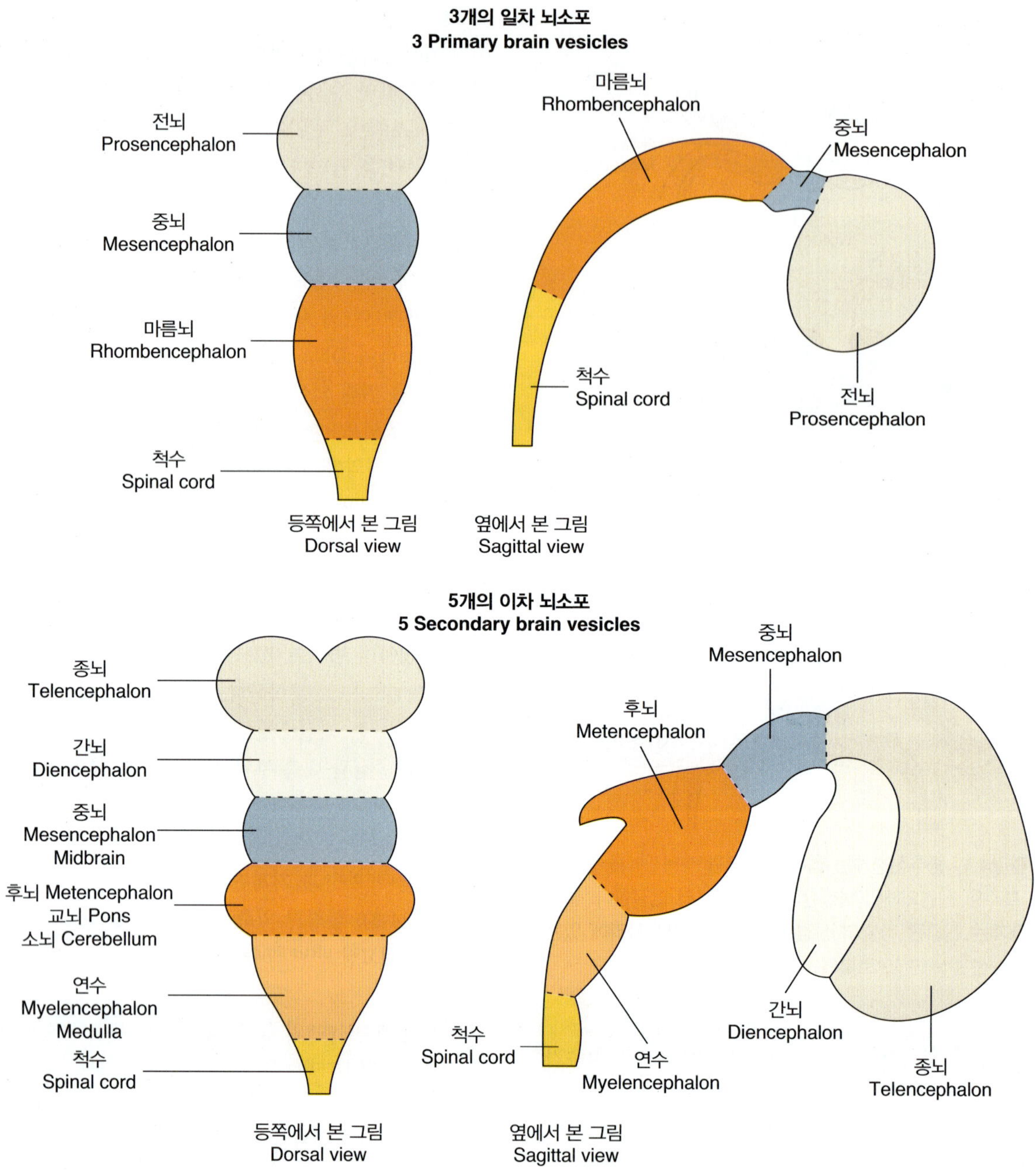

그림 24-2 뇌는 신경관의 입쪽 부분이 확장되어 일차적으로 세 개의 일차 뇌소포가 형성되면서 발달한다. 이후에 이 뇌소포들은 다섯 개의 이차 뇌소포로 분화하고 이들은 각각 성인에서 관찰되는 주요 뇌 부위로 발달한다.

신경관의 입-꼬리축rostral-caudal axis을 따라 나타나는 신경세포의 형태적·기능적 특성은 뒤-앞 디자인 결정 유전자들dorsal-ventral patterning gene과는 다른 유전자들의 발현에 의해 결정된다. 신경관의 꼬리쪽 부분과 입쪽 부분의 차별화된 발달 및 구조적 복잡성은 유전자의 분절적 발현과 입쪽 및 꼬리쪽 경계에서 제한적으로 일어나는 유전자 발현에 의해 나타난다.

신경세포이동과 선택적 응집, 그리고 분화 NEURONAL MIGRATION, SELECTIVE AGGREGATION, AND DIFFERENTIATION

성인의 중추신경계 신경세포는 형태학적으로 그리고 기능적으로 연관된 핵(척수spinal cord, 뇌간brainstem, 간뇌diencephalon)이나 층(덮개tectum, 대뇌피질cerebral

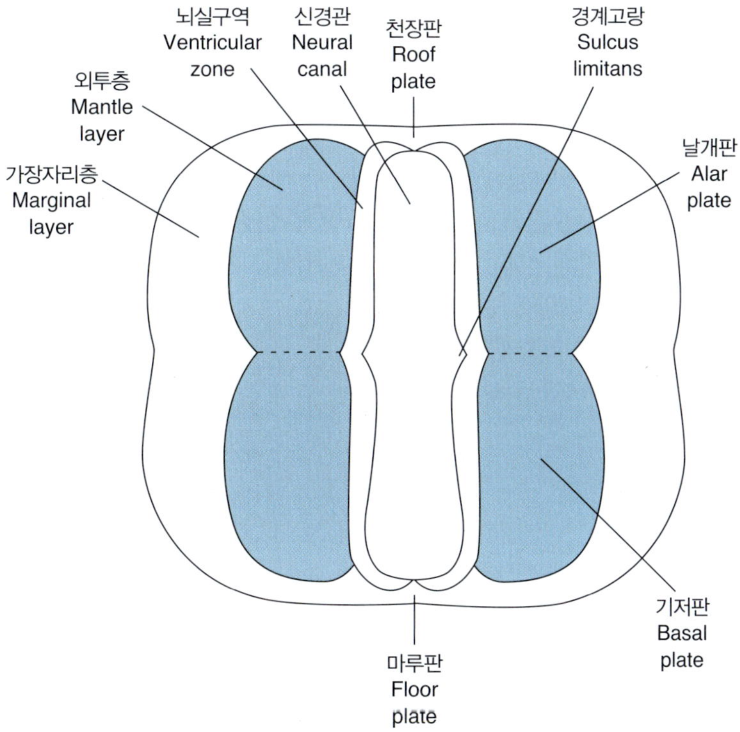

그림 24-3 중추신경계의 모든 부분은 척수에서 가장 잘 나타나는 일반 양상과 유사하게 발달한다. 신경세포neuron와 아교세포glia cell는 뇌실구역ventricular zone의 내측으로부터 생겨 방사상으로 배열된 특수한 아교세포를 따라 이동하여 날개판alar plate, sensory과 기저판basal plate, motor의 초기 회색질에 위치하게 된다. 경계고랑sulcus limitans은 나중에 감각구역과 운동구역을 나누는 경계가 된다. 가장자리층marginal layer은 대부분 세포돌기로 채워지게 된다. 점점 더 입쪽으로 갈수록 감각구역과 운동구역의 구별이 더 어려워지며, 중뇌mesencephalon 높이와 더 입쪽 높이에서 경계고랑은 뚜렷하게 관찰되지 않는다.

cortex, 소뇌피질cerebellar cortex)을 형성한다. 이동해 나가는 신경세포는 뇌실층ventricular layer으로부터 멀리 떨어진 장소까지 접촉안내contact guidance와 주성신호tropic signaling에 의해 유도된다. 특수한 **방사아교세포radial glia**는 뇌실의 종자상피germinal epithelium로부터 발달 중인 뇌의 바깥 모서리까지 수직방향으로 돌기process들을 뻗는다. 뇌간brainstem과 간뇌diencephalon, 전뇌기저부basal forebrain 속에서의 핵 형성은 복잡하며, 발달 중인 뇌로부터 또는 모서리 주변의 방사이동radial migration과 원주이동circumferential movement에 의해 일어날 수 있다. 발달 중인 신경관에서 공간적으로 인접한 부위들은 형태학적으로 그리고 기능적으로 다른 핵들을 형성한다. 신경세포의 생성 시점을 기준으로 보면 다른 주성인자들이 이들 핵을 형성하는 신경세포의 이동경로를 결정한다.

축삭성장과 신경로형성, 그리고 말이집형성 AXONAL GROWTH, TRACT FORMATION, AND MYELINATION

투사신경세포의 축삭은 적합한 시냅스 표적에 도달하기 전에 수많은 적합하지 않은 표적을 지나 상당히 먼 거리까지 자라야만 한다. 축삭성장은 세포 표면 또는 세포 밖 바탕질에 있는 분자신호molecular signal 또는 자유롭게 확산되는 분자에 의해 유도된다. 신호분자signaling molecule는 화학유인물질chemoattractant일 수도 있고 화학반발물질chemorepellant일 수도 있다. 화학유인물질chemoattractant은 성장 중인 축삭이 따라올 수 있게 주성신호를 제공한다. 화학반발물질chemorepellant은 성장 중인 축삭이 적합하지 않은 표적으로 들어가는 것을 방해하거나 적합한 표적을 지나쳐 성장하는 것을 막는다. 성장 중인 축삭의 앞쪽 끝에는 스스로 움직이는 손가락 같은 위족확장filopodial extension이 일어나는 성장원뿔growth cone이 있으며, 위족확장부위에는 주변 환경의 분자신호를 능동적으로 채집하는 수용체가 박혀있다. 적합한 분자경로를 따라 새로운 세포막이 성장 중인 축삭의 앞쪽 끝에 추가되며, 이 세포막은 하부에 분포하는 기질에 들러붙게 된다. 이후, 성장 중인 축삭은 앞서 성장한 선구 축삭과 다발을 형성할 수 있으므로 중추신경계에서 축삭로를 형성하게 된다. 중추신경계 축삭의 말이집형성myelination은 임신 16주경에 시작되어 약 3세까지 계속된다.

시냅스 생성 SYNAPTOGENESIS

성장 중인 축삭은 적합한 시냅스 표적에 도달하자마자 시냅스 연결을 만들기 위해 특정 신경세포를 인식하여야만 한다. 시냅스생성synaptogenesis은 성장원뿔growth cone과 표적근육 또는 성장원뿔과 표적신경세포 간의 화학적 상호작용을 필요로 한다. 성장원뿔의 변형은 표적세포와 접촉부위의 수용체단백질을 밀집시키는데 작용하는 신호분자의 유리와 함께 시작된다. 표적세포는 답례로 성장원뿔growth cone에게 신호를 주어 시냅스이전성분presynaptic element으로 분화를 시작하게 한다.

시냅스 연결의 발달은 그 숫자나 위치가 정확하지 않다. 다수의 발달 중인 시냅스는 일시적으로 존재하는데, 이들은 중추신경계가 성숙하면서 제거된다. 신경흥분파의 활동은 신경연결을 개량하고 정확성을 증가시키기 위한 시냅스 제거에 중요한 역할을 한다. 더 활동적인 접촉은 덜 활동적인 것이 희생될 때 강화된다. 표적신경세포는 시냅스이후막postsynaptic membrane으로부터 수용체를 제거함에 따라 시냅스이전 축삭말단presynaptic axon terminal의 퇴화를 조절하기 위해 출현한다.

세포자멸사 PROGRAMMED CELL DEATH OR APOPTOSIS

중추신경계와 말초신경계의 발달에 있어 신경세포의 과잉생산과 세포자멸사apoptosis에 의한 잉여 신경세포의 제거는 흔한 일이다. 발달과정 동안 만들어진 신경세포의 약 절반은 정상적으로 세포자멸사에 의해 제거되는 것으로 추정된다. 실험적 연구에 따르면 영양인자trophic factor들이 신경연결에 필요한 수요와 일치시키기 위해 살아남을 신경세포수를 조절하는데 관여한다.

중추신경계 발달 DEVELOPMENT OF THE CENTRAL NERVOUS SYSTEM

척수 SPINAL CORD

발달 중인 척수에서는 중간층mantle layer으로부터 회색질gray matter이 만들어지고, 가장자리층marginal layer으로부터 백색질white matter이 만들어진다. 척수의 기본적인 형태학적·기능적 구조는 발달 중인 신경관에서 초기에 결정된다. 날개판alar plate에 있는 신경모세포neuroblast는 척수후각dorsal horn의 감각신경세포로 발달되는 반면, 기저판basal plate에 있는 신경모세포는 척수전각ventral horn의 운동신경세포, 그리고 외측뿔lateral horn 및 중간구역intermediate zone의 절전 교감신경세포(T1~L2)와 부교감신경세포(S2~S4)로 분화한다. 날개판alar plate과 기저판basal plate사이에 있는 중간층mantle layer은 중간구역intermediate zone으로 발달한다. 후근신경절dorsal root ganglia에 분포하는 신경모세포의 중추돌기는 척수후각으로 성장한다. 후근신경절 신경세포의 말초돌기는 척수전각에 있는 운동신경세포로부터 바깥으로 자라는 척수전근의 축삭과 만나 척수신경을 형성한다. 척수분절spinal cord segment과 해당 척수에 붙어 있는 후근신경절의 신경세포에 의해 지배되는 피부영역과의 발생 상의 관계와 척수분절과 척수전근의 운동축삭에 의해 지배되는 근육섬유와의 발생 상의 관계는 각각 성인에게서 관찰되는 피부분절dermatome 및 근육분절myotome을 형성한다(그림 11-2).

뇌 BRAIN

척수를 형성하는 신경관의 발달과정에서 일어나는 기본적인 과정이 뇌에서도 일어나지만 꼬리쪽에서 입쪽으로의 분할에 있어서 훨씬 더 많이 변형된 과정이 일어난다.

마름뇌와 중뇌는 뇌간을 형성함 THE RHOMBENCEPHALON AND MESENCEPHALON FORM THE BRAINSTEM

마름뇌rhombencephalon를 형성하는 신경관의 내강이 확장되어 제4뇌실fourth ventricle을 형성한다. 제4뇌실이 형성되면서 날개판alar plate은 기저판basal plate의 후외측dorsolateral 위치로 밀리게 된다. 척수에서는 사라지는 경계고랑sulcus limitans이 제4뇌실의 바닥에 존속하며, 외측의 감각핵과 내측의 운동핵을 나눈다. 체절somite 이외에 인두굽이아가미궁, branchial arch에서 유래한 구조물들이 뇌간에서 세로방향으로 배열된 핵 기둥을 이루는 날개판alar plate과 기저판basal plate을 기능적으로 더 세분한다. 기저판basal plate은 (1) 벽쪽중배엽somatic mesoderm에서 유래한 혀와 눈의 근육을 지배하는 **내측 체성운동신경핵medial somatic moter nuclei**(연수의 혀밑신경핵medullary hypoglossal nucleus, 교뇌의 갓돌림신경핵pontine abducens nucleus, 중뇌의 도르래신경핵mesencephalic trochlear nucleus, 중뇌의 눈돌림신경핵mesencephalic oculomotor nucleus), (2) 머리와 가슴, 복부의 내장운동신경절의 절전 부교감신경 지배를 담당하는 **중간 내장운동핵 또는 내장분비핵**(연수의 미주신경등쪽핵dorsal moter vagal nucleus 및 아래침분비핵inferior salivatory nucleus, 교뇌의 위침분비핵superior salivatory uncleus 및 중뇌의 덧눈돌림신경핵Edinger-Westphal nucleus), 그리고 (3) 인두굽이중배엽branchial arch mesoderm으로부터 발달하는 근육을 지배하는 **외측핵lateral nucleus**(연수의 의문핵nucleus ambiguus, 교뇌의 얼굴운동핵facial moter nucleus과 삼차신경운동핵trigemial motor nucleus)을 발생시킨다.

날개판alar plate은 (1) 머리로부터 들어오는 일차입력을 받는 교뇌와 연수의 **삼차신경감각핵trigeminal somatosensory nuclei**, (2) 복부와 가슴으로부터 들어오는 일반내장감각과 혀로부터 들어오는 특수내장감각(맛)을 받아들이는 **고립로핵solitary nucleus**, 그리고 (3) **특수체성special somatic 전정핵**vestibular nucleus과 **달팽이핵cochlear nucleus**을 발생시킨다. 후뇌날개판metencephalic alar plate의 후외측 가장자리는 안쪽으로 굽어져 양쪽에 마름뇌입술rhombic lip이라 불리는 특수구역을 발생시킨다. 제4뇌실의 천장을 이루게 될 소뇌cerebellum 부분은 마름뇌입술의 입쪽부위로부터 발달한다. 마름뇌입술의 꼬리쪽 부위로부터 신경세포들이 생겨 주변으로 이동하여 배쪽 뇌간ventral brainstem에 위치하는 핵을 형성한다.

중뇌mesencephalon에서 신경관의 내강은 점점 그 크기가 줄어들어 대뇌수도관cerebral aqueduct을 형성하게 된다. 기저판basal plate의 가장자리구역marginal zone은 대뇌피질로부터 발달하는 축삭이 안쪽으로 성장함에 따라 확대되고 중뇌 양쪽의 배쪽면에 대뇌다리기저부cerebral crus를 형성한다. 날개판alar plate은 중뇌 뒷면에 덮개tectum을 발생시키며, 덮개tectum는 나중에 양쪽의 위둔덕과 아래둔덕, 그리고 대뇌다리기저부cerebral crus 바로 뒤에 있는 흑색질substantia nigra을 형성한다.

소뇌 CEREBELLUM

소뇌는 마름뇌입술rhombic lip과 중뇌mesencephalon 꼬리쪽 부위로부터 발달한다. 마름뇌입술의 가장 입쪽 부위와 내측 중뇌는 서로 가까이 위치하고 초기에 합쳐져서 소뇌의 앞부분을 형성하게 된다. 더 꼬리쪽 마름뇌입술은 처음에는 넓게 분리되어 있지만 발달이 내측으로 계속되어 정중선에서 합쳐진다. 소뇌원기cerebellar anlage는 가로방향의 틈새fissure로 나눠지기 시작한다. 후외측틈새posterolateral fissure가 먼저 나타나고 뒤이어 첫째틈새primary fissure가 나타나 소뇌를 전엽anterior lobe과 후엽posterior lobe, 타래결절엽flocculonodular lobe으로 나눈다. 그 후에 이차틈새secondary fissure들이 엽lobe을 소엽lobule으로 나눈다.

세 층으로 된 소뇌피질은 바깥에서 안쪽 방향outside to inside direction으로 발달한다(그림 24-4A). 가장 먼저 생기는 신경세포는 제4뇌실의 바로 위에서 소뇌핵cerebellar nuclei를 형성하게 된다. 그 다음, 소뇌피질의 주된 세포형인 조롱박세포Purkinje neuron가 생기고 종자상피germinal epithelium로부터 초기 소뇌핵을 통하여 표면 쪽으로 방사상으로 이동한다. 이후에 피질 개재뉴런cortical interneuron이 뒤따라 발생하고 조롱박세포Purkinje cell를 지나 이동하여 바깥 분자층outer molecular layer을 형성한다. 뇌실종자상피ventricular germinal epithelium로부터 시작되어 나가고 마름뇌입술 가장자리에 위치하는 두 번째 신경발생파가 신경모세포neuroblast를 만들며, 이 세포는 소뇌의 표면으로 퍼져 이동하여 바깥종자층secondary or external germinal layer을 형성한다. 이 바깥층에서의 세포분열은 미성숙신경세포immature neuron를 발생시키며, 이 세포들은 방사아교세포돌기radial glia process를 따라 안쪽으로 이동하여 소뇌피질층의 가장 깊은 층인 속과립세포층internal granule cell layer을 형성한다. 이 과립세포granule neurons는 길게 뻗치는 돌기들을 남긴 채 안쪽으로 이동하고 남겨진 돌기

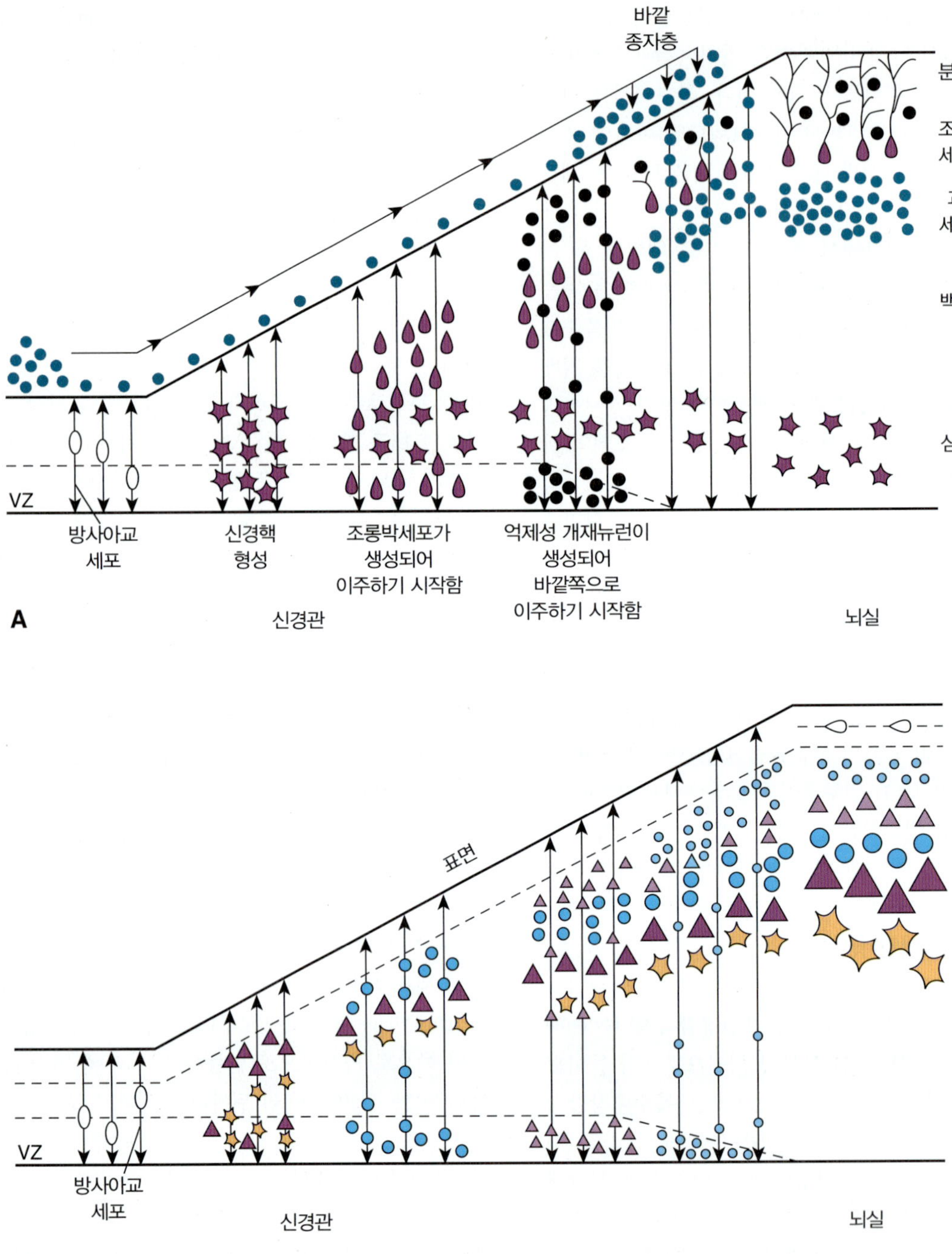

그림 24-4 소뇌피질층(**A**)과 대뇌피질층(**B**)의 발달은 서로 다른 기전에 의해서 일어난다. 소뇌에서 초기 뇌실신경발생파earlier wave of ventricular neurogenesis는 방사상으로 표면 쪽으로 이동하는 신경세포를 발생시킨다. 외측 종자구역lateral germinal zone에서 이차신경발생파secondary wave of neurogenesis가 뒤따르며 외측 종자구역에서 생긴 신경전구세포는 표면으로 이동하여 분열하고 안쪽으로 이동하여 과립층granule layer을 형성한다. 대뇌피질에서는 모든 신경세포가 뇌실구역ventricular zone [VZ]에서 발생되며 표면을 향하여 바깥으로 방사상으로 이동한다. 가장 먼저 생긴 신경세포는 피질의 가장 깊은 층에 위치하고 늦게 생긴 신경세포일수록 점점 더 얕은 피질층에 위치한다.

들은 분자층molecular layer에서 축삭이 되어 조롱박세포 Purkinje cell가 계속적으로 분화하도록 신호를 준다.

전뇌 앞뇌 · PROSENCEPHALON

가장 앞쪽의 일차뇌소포인 전뇌앞뇌 · prosencephalon는 간뇌사이뇌 · diencephalon와 종뇌끝뇌 · telencephalon로 발달하며, 종뇌는 대뇌반구로 발달한다.

간뇌 사이뇌 · Diencephalon. 뇌간으로부터 간뇌 쪽으로 발달되는 동안에 신경관의 조직화된 구조는 기저판basal plate과 마루판floor plate의 소실과 함께 더 변하게 된다. 간뇌의 신경관 내강은 제3뇌실third ventricle을 형성한다. 간뇌핵diencephalon nuclei은 날개판alar plate과 천장판roof plate으로부터 발달한다. 간뇌 날개판diencephalic alar plate의 안쪽팽창은 세로방향의 시상하부고랑longitudinal hypothalamic sulcus에 의해 등쪽부분과 배쪽부분으로 나눠는데, 전자는 시상이 될 부분이고, 후자의 외측은 시상밑부subthalamus로, 내측은 시상하부 hypothalamus로 발달하게 된다. 먼저 생긴 날개판 신경세포는 이동하여 외측시상핵lateral thalamic nuclei과 시상밑핵subthalamic nuclei이 될 것이며, 나중에 생긴 신경세포는 점점 더 내측의 시상핵thalamic nuclei과 시상하부핵hypothalamic nuclei을 형성하게 될 것이다. 특히 시상thalamus과 같은 간뇌핵이 형성됨에 따라 제3뇌실을 좁아지게 하며 흔히 시상이 정중선에서 합쳐져 시상사이붙음massa intermedia · interthalamic adhesion을 형성한다. 천장판roof plate은 시상상부epithalamus나 솔방울샘pineal gland으로 발달한다.

두 구조물이 간뇌로부터 발생한다. 제3뇌실의 바닥으로부터 깔때기infundibular stalk가 아래로 튀어나와, 아래에서 위로 확장되는 라트케주머니Rathke's pouch와 만나게 된다. 이들 두 구조물은 서로 합쳐져 뇌하수체pituitary gland · hypophysis를 형성한다. 뇌하수체전엽 anterior hypophysis · adenohypophysis은 라트케주머니Rathke's pouch로부터 형성되는 반면, 뇌하수체후엽posterior hypophysis · neurohypophysis은 시상하부로부터 축삭이 자라 내려와서 깔때기infundibular stalk를 통과해서 발달한다.

눈소포안포 · optic vesicle가 간뇌diencephalon의 배쪽부분으로부터 외배엽의 표면을 향하여 확장된다. 이 소포는 제3뇌실의 내강이 연장된 눈소포줄기optic stalk에 의해 간뇌에 붙은 채 남아있다. 눈소포줄기의 확장된 끝이 함몰되어 결국 안구의 신경망막이 된다. 표면 외배엽과 접촉하는 눈소포optic vesicle는 수정체기원판lens placode을 형성하게 되며 이것으로부터 안구의 나머지 내부성분이 발달된다. 눈소포줄기optic stalk와 시신경유두optic disc 주변의 중간엽mesenchyme은 눈을 덮고 있는 구조물로 분화된다. 망막retina은 신경외배엽으로부터 발달하며 중추신경계 구조물이라는 것을 기억해야 한다. 망막으로부터 발달하는 축삭은 눈소포줄기를 통하여 간뇌로 자라 들어가서 시신경optic nerve과 시각교차optic chiasm, 시각로optic tract를 형성하게 된다.

종뇌 끝뇌 · Telencephalon. 신경관의 입쪽 끝이 종뇌로 발달한다. 신경관의 외측면에서 신경관의 내강이 확장되어 바깥주머니outpockets들이 생긴다. 이들 공간은 대뇌반구의 외측뇌실lateral venricle을 형성하게 되고, 각각의 뇌실사이구멍interventricular foramen of Monro을 통하여 간뇌의 제3뇌실third ventricle과 연결된 채로 있을 것이다. 종뇌는 대뇌반구cerebral hemisphere를 형성하는 피질cortex과 대뇌반구에 묻혀 있는 핵으로 구성되며, 배쪽면을 제외하고는 백색질에 의해 둘러싸여 있다.

대뇌피질cerebral cortex은 층을 이루고 있으며 안쪽으로부터 바깥쪽 방향inside-outside direction으로 발달한다(그림 24-4B). 계통발생학적으로 가장 최근에 생긴 피질 부분은 다량의 피질 회색질cortical gray matter을 포함하는 6층으로 이루어진 신피질neocortex이다. 미성숙 신경세포의 물결은 방사아교세포돌기를 따라 바깥쪽으로 이동하여 피질판cortical plate으로 간다. 가장 먼저 생성된 피질신경세포는 피질의 가장 깊은층(V층, VI층)을 형성한다. 이때 이들 신경세포의 축삭은 축삭투사를 피질하영역으로 발달시킨다. 나중에 생성된 신경세포들이 방사아교세포radial glia를 연속적으로 뒤따라 점점 더 상부 피질층을 형성한다. 수직기둥에서 대뇌피질의 형태학적 그리고 기능적 조직화는 방사아교세포에 의해 신경세포가 수직방향으로 이동되기 때문에 생긴다. 대뇌반구의 엽 내에서 얕은 틈새(고랑sulcus)에 의해 나눠져 있는 상대적으로 일정한 모양의 피질주름(이랑gyrus)이 형성되는 것은 피질신경세포의 차별적인 생산과 이주의 결과이다.

대뇌반구는 거대한 성장으로 인해 간뇌diencephalon와 중뇌mesencephalon, 소뇌cereblIum를 덮게 된다. 대뇌반구는 두 대뇌반구 사이에서 성장하는 축삭의 맞교차commissure에 의해 서로 연결되는데, 가장 큰 맞교차가 뇌들보corpus callosum이다. 대뇌반구는 큰 속섬유막internal capsule에 의해 시상으로부터 대뇌로 그리고 대뇌로부터 피질하구조물subcortical structure로 자라는 축삭경로에 의해 중추신경계의 다른 부분과 연결된다.

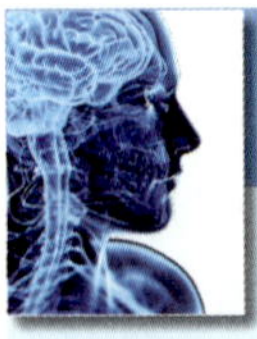

임상관련성
CLINICAL CONNECTION

중추신경계는 출생 전·후에 지속으로 발달하기 때문에 뇌 발달은 다양한 대사적 변화와 영양상태 변화, 감염, 염증, 외상, 유전적 돌연변이, 그리고 명확하게 밝혀져 있지 않은 다른 요인들에 의해 해로운 영향을 받을 수 있다. 일부 신경발달 장애는 출생 시에 명백한 구조적·기능적 결함을 나타낸다. 어떤 이상은 출생 후에 비로소 인지장애와 행동장애, 학습장애로 표현된다. 이들 중 일부는 알려진 구조적 원인 없이 나타난다.

신경발생 이상이나 신경세포 이주 이상, 세포이주 후 분화 이상은 대뇌피질의 비정상적인 발달을 초래한다. 이랑이 발달하지 못하면 대뇌피질은 외관상 매끈하다(뇌이랑없음증lissencephaly). 비정상적으로 큰 이랑(큰뇌이랑증pachygyria) 또는 작은 이랑(작은뇌이랑증microgyria)도 비정상적인 대뇌피질 발달에 의해 나타난다. 다른 발달이상은 대뇌피질 신경세포가 맞지 않는 층으로 이동하거나 피질하 백색질에 국한되어 비정상적으로 위치하게 되는 것이다(이소증딴곳증·heterotopia).

신경세포의 비정상적 성숙, 특히 가지돌기가시dendritic spine의 비정상적 성숙은 자폐증autism, 다운증후군Down syndrome, 여린X증후군fragile X syndrome 같은 발달장애와 연관되어 있다. 이러한 이상을 보이는 사람의 뇌에서는 가지돌기가시가 정상인보다 적으며 이들은 발달장애를 나타낸다. 자폐증에서는 전전두엽prefrontal lobe 피질에 비정상적인 신경세포가 존재하고 소뇌 조롱박세포가 사멸되는 것이 보고되어 있다.

신경관이 닫히지 않아 발생하는 솔기형성이상dysraphic defect은 전신경공anterior neuropore과 후신경공posterior neuropore에서 가장 흔히 발생한다. 전신경공이 폐쇄되지 않아 발생하는 무뇌증뇌없음증·anencephaly은 머리뼈 결손으로 인해 뇌가 두피 아래에 노출되는 비정형뇌를 나타내게 된다. 무뇌증이 있으면 항상 사망한다. 후신경공이 폐쇄되지 않으면 다른 형태의 이상이 나타난다. 흔히 척추뼈고리vertebral arch의 발달과 융합 실패에 의해 척추갈림증이분척추·spina bifida이 발생한다. 척추갈림증spina bifida이 발생할 경우 뇌척수액을 담고 있는 수막주머니meningeal sac가 탈출되는 수막탈출증meningocele을 초래하거나 수막주머니에 신경조직이 포함되어 있는 수막척수탈출증수막척수류·meningomyelocele을 초래할 수 있다. 출생 시에 발생하는 신경관결함neural tube defect의 상당수는 임신 전과 임신 기간에 산모가 엽산folic acid을 섭취함으로써 예방할 수 있다.

유전질환으로는 다운증후군Down syndrome과 여린X증후군fragile X syndrome, 레트증후군Rett syndrome을 들 수 있다. 다운증후군은 21번 염색체가 1개 더 존재하는 가장 흔한 유전질환이며, 생존출생율live birth rate도 높고 수명도 과거에 비해 길며, 특징적인 작은 키와 쌍꺼풀eyelid fold, 빈약한 근긴장도, 정신지체mental retardation를 나타낸다. 여린X증후군fragile X syndrome과 레트증후군Rett syndrome은 매우 드물게 발생한다.

어린 나이에 발생한 외상은 기도폐쇄나 저산소증을 유발해 다양한 발달장애를 일으킬 수 있다. 뇌성마비cerebral palsy [CP]는 출생 전·후의 여러 요인에 의해 발생할 수 있는 상대적으로 흔한 발달장애이다. 뇌성마비는 행동학적으로 이차인지장애를 동반하는 영구적인 비진행성 운동장애로 뇌성마비 환자의 약 1/3은 뇌전증epilepsy을 동반한다. 뇌성마미 환자에서 나타나는 행동변화는 혼합형을 제외하고 세 가지, 즉 강직형spastic과 운동실조형ataxic, 느린비틀림운동/이상운동증athetoid/dyskinetic으로 나뉜다. 가장 흔한 형태는 임신 중이나 출산, 출생 후에 운동계에서 발생한 외상으로 인해 나타나는 강직형이다. 출생 시 발생한 저산소증hypoxia과 성장미숙prematurity은 뇌성마비의 주요 원인이 될 수 있다.

어머니가 알코올중독자인 아동들에서 나타나는 태아알코올증후군fetal alcohol syndrome은 낮은 지능지수IQ와 신경발달지연neurodevelopmental delay을 초래한다. 이러한 발달장애는 임신기간 동안 임신부가 술을 마시지 않음으로써 예방할 수 있다.

연습문제
CHAPTER REVIEW QUESTIONS

질문

24-1. 중추신경계는 창자배gastrula의 어느 층으로부터 발달하는가?

24-2. 신경능선neural crest으로부터 발달하는 구조물은?

24-3. 무뇌증anencephaly을 초래하는 발달장애는?

24-4. 중추신경계의 발달에서 척삭notochord의 중요성은 무엇인가?

24-5. 신경세포의 이동을 유도하는데 절대적으로 중요한 특수 아교세포는?

24-6. 일반적으로 발달 초기에 과잉 생산된 신경세포는 지속적인 성숙기간을 거치면서 세포자멸사apoptosis에 의해 줄어들게 된다. 과잉 신경세포의 선택적 사멸의 기초 기전은 무엇인가?

24-7. 소뇌피질의 신경세포이동은 대뇌피질의 신경세포이동과 어떻게 다른가?

24-8. 피질이랑이 발달되지 못한 상태를 무엇이라 부르는가?

24-9. 분만 시 허리부위에 결함이 있었던 신생아의 허리에서 체액과 조직이 들어있는 주머니모양의 구조물이 돌출되어 있다. 이러한 상태의 진단명은?

a. 무뇌증anencephaly
b. 아놀드-키아리 변형Arnold-Chiari malformation
c. 척추갈림증spina bifida
d. 수막탈출증meningocele
e. 수막척수탈출증meningomyelocele

24-10. 문항 24-9에서 설명한 발달장애를 예방할 수 있는 방법은?

a. 산전 유전상담
b. 임신 전과 임신 초기에 엽산을 복용함
c. 임신기간 동안 비타민B를 추가로 섭취함
d. 임신기간 동안 칼슘을 추가로 섭취함
e. 임신기간 동안 술을 마시지 않음

정답 및 설명

24-1. 중추신경계는 창자배gastrula의 중간선을 따라 분포하는 특수한 표면 외배엽으로부터 발달한다.

24-2. 신경능선neural crest으로부터 (1) 뇌감각신경절과 척수감각신경절, 자율신경절에 있는 신경세포neuron, (2) 신경절과 말초신경에 있는 지지세포supporting cell, (3) 뇌와 척수를 감싸고 있는 수막meninges이 발달한다.

24-3. 무뇌증anencephaly은 전신경공anterior neuropore이 폐쇄되지 않아 발생하며 잘못 만들어진 뇌의 입쪽 끝이 노출되게 된다. 무뇌증이 있으면 항상 사망하게 된다.

24-4. 척삭notochord은 확산성 영양신호에 의해 신경판neural plate과 신경주름neural fold, 신경관neural tube 형성을 촉진한다

24-5. 방사아교세포radial glia는 뇌실내강으로부터 초기 뇌의 표면으로 돌기를 뻗어 이동하는 신경세포가 그들의 목적지에 도달할 수 있도록 물리적으로 안내한다.

24-6. 신경세포들은 그들의 표적으로부터 제공되는 소량의 영양신호를 받음으로써 발달단계의 세포자멸사로부터 살아남는다.

24-7. 발달 중인 소뇌피질에서는 초기의 조롱박세포Purkinje neuron와 바구니세포basket neuron, 별신경세포stellate neuron, 큰별신경세포Golgi neuron가 바깥쪽으로 이동하고 뒤이어 과립세포granule cell가 피질 표면으로부터 안쪽으로 이동한다. 대뇌피질에 있는 모든 신경세포는 뇌실종자상피ventricular germinal epithelium로부터 바깥으로 이동한다. 대뇌피질에는 신경세포가 생긴 시기를 기준으로 신경세포층이 존재하는데, 초기에 생긴 신경세포는 피질의 심부층을 형성하는 반면, 나중에 생긴 신경세포는 피질의 점점 더 표층을 형성하게 된다.

24-8. 뇌이랑없음증lissencephaly은 신경발생neurogenesis이나 비정상적인 신경세포이동에 의해 피질의 이랑이 형성되지 못할 때 생긴다.

24-9. 정답: e

아래척추뼈 고리가 발달하지 못하면 뒤쪽 척주가 닫히지 못해 척추갈림증spina bifida이 발생한다. 개방되어 있는 척

연습문제 (계속)

24-11. 아기가 살아서 태어났으나 분만 후 바로 사망하였다. 이 아기는 안와 위 전체 머리덮개와 머리뼈가 없다. 개방된 머리뼈를 통해 일부 신경조직이 보였다. 양쪽에서 종뇌telencephalon가 존재하지 않는다. 이와 같은 발달장애는 무엇인가?

a. 무뇌증anencephaly
b. 아놀드-키아리기형Arnold-Chiari malformation
c. 척추갈림증rachischisis
d. 척수수막탈출증myelomeningocele
e. 뇌탈출encephalocele

24-12. 아무 문제없이 태어나 정상적인 발달을 보이던 아이가 행동발달 지연과 발작을 나타내었다. 자기공명영상 결과 뇌 표면이 매끈하게 보였다. 피질 이랑과 고랑이 잘 발달하지 않아 뇌이랑없음증lissencephaly으로 진단하게 하였다. 뇌이랑없음증의 원인은?

a. 전신경공anterior neuropore 폐쇄가 이루어지지 않음
b. 외측뇌실lateral ventricle의 발달 지연
c. 피질 신경세포의 신경발생 지연
d. 초기 피질신경세포의 이동 억제
e. 축삭생성axogenesis의 지연

24-13. 신경관의 발달과 연관이 있는 세 가지는 날개판과 기저판, 신경능선이다. 날개판과 기저판은 중추신경계에 위치하는 신경세포를 발생시키는 반면, 신경능선은 말초신경계에 위치하는 신경세포를 발생시킨다. 신경능선의 비신경 파생물에 포함되는 것은?

a. 위성아교세포satellite glial cell
b. 크롬친화세포chromaffin cell
c. 멜라닌세포melanocyte
d. 슈반세포Schwann cell
e. 이상 모두

주 부위를 통해 하부의 수막이 뇌척수액을 포함한 채 돌출되는 것을 수막탈출증meningocele이라 한다. 척수 조직이 주머니 속에 포함되어 돌출되는 것을 수막척수탈출증meningomyelocele이라 한다. 이러한 결손은 후신경공이 적절하게 닫히지 않아 나타난다. 모체 혈청 내 알파태아단백질alpha-fetoprotein 선별검사와 태아초음파촬영ultrasonography을 통해 조기에 신경관결손을 찾을 수 있다.

24-10. 정답: b

후신경공은 임신 28일째 닫힌다. 다른 결손에 비해 상대적으로 흔한(1:500) 신경관 결손인 척추갈림증과 수막탈출증, 수막척수탈출증은 어머니가 임신 전과 임신 초기(신경관이 폐쇄되기 전 신경계 발달 기간)에 엽산을 섭취함으로써 예방할 수 있다.

24-11. 정답: a

무뇌증anencephaly 또는 통앞뇌증holoprosencephaly은 전신경공이 닫히지 않아 발생한다. 이 경우 대뇌반구는 존재하지 않지만 뇌간은 존재한다. 출생 후 짧은 기간 동안은 손상되지 않은 뇌간에 의해 호흡을 유지할 수 있으나, 보지도 듣지도 통증에 반응하지도 않는다. 아직 무뇌증에 대한 확실한 병인은 알려져 있지 않다. 아놀드-키아리기형Arnold-Chiari malformation은 소뇌 조직이 큰구멍foramen magnum으로 탈출되는 이상이다. 척추갈림증rachischisis은 후신경공이 닫히지 않은 것을 말하며 이는 척추갈림증spina bifida으로 이어질 수 있다. 수막척수탈출증meningomyelocele은 척수 신경관 결손이다(9번 문항 참조). 뇌탈출 또는 입쪽 신경관 결손에 의한 머리갈림증cranial bifida에서는 개방된 머리뼈 사이로 주머니모양의 구조물이 돌출된다.

24-12. 정답: c

뇌이랑없음증은 뇌실영역에서 발달 중인 신경세포가 대뇌피질로 이동하지 못해 발생하는 것으로 생각한다.

24-13. 정답: e

신경능선neural crest은 전 신체에 걸쳐 세포의 분포를 다르게 한다. 신경능선은 후근신경절dorsal root ganglia과 뇌신경절, 자율신경절, 그리고 크롬친화세포 같은 신경세포의 특징을 가진 비신경세포 외에 말초 축삭(슈반세포)과 말초신경절(위성세포), 그리고 홍채에 분포하는 일부 체성결합조직세포, 멜라닌세포, 색소세포를 지지하는 세포들을 제공한다.

25 신경계 노화: 치매

Aging of the Nervous System: Dementia

사회적으로 활동적이었고 자녀들로부터 매우 독립적인 비교적 건강하게 생활하던 80세 미망인이 최근 몇 년 동안 상대적으로 자잘한 일상사를 자주 혼동하였고, 자녀와 나누었던 최근의 대화 내용을 기억하는데 상당한 어려움을 보였다. 최근에는 그녀가 어떤 것을 잘 기억하지 못하는 이유를 설명하기 위하여 이야기를 꾸며내기 시작했다. 지난 12개월 동안 이 여성은 분기별로 시행된 네 번의 간이정신상태검사에서 점수가 점점 낮아지는 것이 확인되었다.

세포의 핵에는 생물학적 시계가 존재한다. **노화**aging는 세포분열 능력의 지속적인 감소와 함께 유전자 돌연변이가 계속 증가하고 축적되는 과정으로 일생동안 진행되지만 일반적으로 고령에 이를 때까지는 뚜렷하게 나타나지 않는다. 모든 장기는 나이와 연관된 변화를 보인다. 뇌의 정상적인 노화과정 동안 지방갈색소lipofuscin의 축적이 일어난다. 이 지방갈색소는 리소좀 효소에 의해 분해되는 단백질로서 지질단백성 색소lipoproteinaceous pigment를 축적시킨다. 뇌에서 일어나는 나이와 관련된 변화는 기억memory과 인지능력cognitive ability(학습과 언어이해력, 시력, 청력, 분석력, 문제해결능력, 수의운동 속도, 반사운동 속도를 포함하며, 심지어 비정상적 행동변화를 포함하기도 함)의 점진적인 감소로 나타나며, 때로는 비정상적 행동으로 표현되기도 한다. 이러한 변화가 시작되는 연령과 시간적 경과, 장애 정도는 개인에 따라 매우 다양하게 나타난다. **노년치매**senile dementia는 미국정신의학회American Psychiatric Association의 진단·통계 편람Diagnostic and Statistical Manual [DSM IV]에 의해 정의된 임상증후군으로 언어와 문제해결능력, 사회적·직업적 역할 장애 같은 인지장애와 연관된 기억소실을 나타내는 것이 특징이다. 치매는 가역적일 수도 있고 비가역적일 수도 있다.

노년치매의 유형 TYPES OF SENILE DEMENTIA

알츠하이머병 ALZHEIMER DISEASE

비가역적 노년치매의 가장 흔한 유형은 알츠하이머병Alzheimer Disease이다. 알츠하이머병은 60세 이상 인구의 약 7%, 80세 이상 인구의 40%에서 발병한다. 알츠하이머병은 조기발현치매early-onset dementia의 가족력이 있는 사람의 경우에는 더 이른 나이에 발병할 수 있다.

알츠하이머병의 원인은 알려져 있지 않으며, 질병 예측 위험인자도 확실하지 않다. 뇌조직생검brain biopsy 이외에 알츠하이머병을 진단하는 검사는 없다. 정확히 말하면, 알츠하이머병은 부검을 통해 얻은 뇌를 광학현미경으로 관찰하였을 때 특징적인 병리학적 변화를 보일 때만 확진될 수 있다. 이러한 신경조직학적 변화로는 비정상 단백질의 축적(그림 25-1)과 뇌 특정 부위의 신경세포 변성(그림 25-2)을 들 수 있다. 신경세포가 사멸하기 전에 세포골격에서 비정상 소견이 나타난다. 미세관microtubule에 결합하는 타우단백질tau

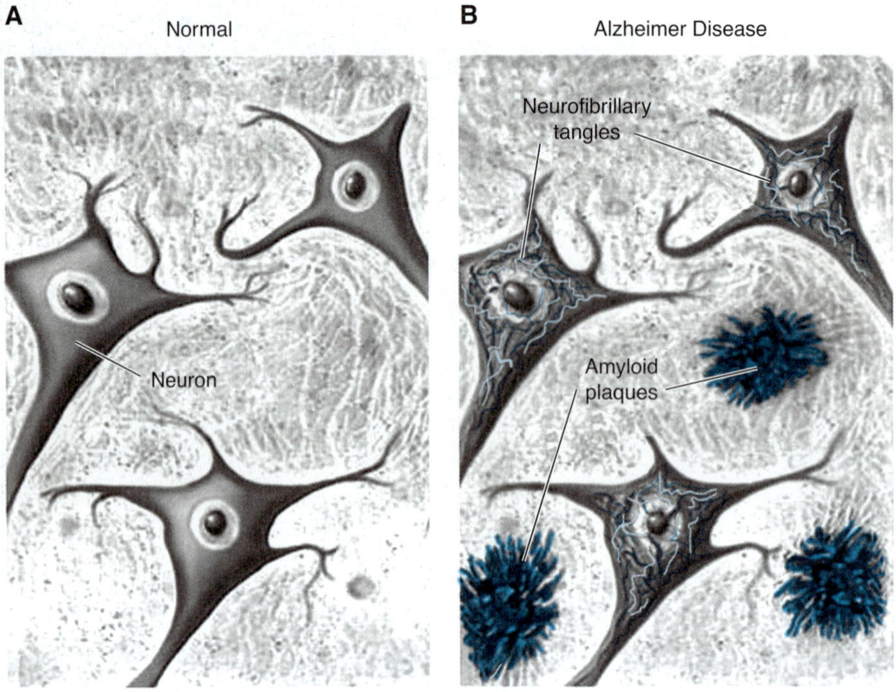

그림 25-1 알츠하이머병 환자의 뇌에서 보이는 신경병리학적 변화. **A.** 정상 신경세포. **B.** 정상 신경세포 주변에 있는 아밀로이드 노인판. 주변 신경세포는 아밀로이드 침착에 의해 결국에는 변성이 일어나게 된다. 신경원섬유매듭neurofibrillary tangles은 신경세포의 세포체와 돌기에 치밀하게 모여 있다. 이 신경세포는 이들 섬유들의 비정상적인 축적으로 인해 변성이 일어나게 된다.

protein의 **신경원섬유매듭neurofibrillary tangles**이 신경세포의 세포체와 근위가지돌기proximal dendrite에서 형성된다. 이러한 세포골격 단백질들의 얽힘tangle이 초기에 세포대사와 축삭운반을 방해하여 시냅스 기능을 약화시키고 결국에는 세포를 죽게 만든다. 신경세포가 죽은 후 불용성 신경원섬유매듭insoluble neurofibrillary tangles은 세포사망의 증거로 세포 바깥 공간에 남아 있게 된다.

다른 단백질이 세포 바깥에 축적됨으로써 신경그물neuropil(그림 25-1B)과 뇌혈관 벽에서 **아밀로이드 노인판amyloid senile plaques**이 형성된다. 아밀로이드단백질amyloid protein은 세포질세망endoplasmic reticulum에서 합성된 아밀로이드전구단백질amyloid precursor protein로부터 만들어지며 신경세포의 가지돌기와 축삭, 그리고 세포체 막에 삽입된다. 아밀로이드전구단백질의 역할은 알려져 있지 않다. 아밀로이드전구단백질의 세포 밖 부분extracellular domain은 분해되어 아밀로이드 노인판amyloid plaque을 형성한다. 노인판senile plaque은 흔히 비정상 신경세포와 별아교세포돌기astrocytic process, 활성화된 미세아교세포activated microglia와 연관되어 있으며 아밀로이드단백질이 주변 구조물에 유해한 영향을 미치는 것으로 여겨진다.

신경원섬유매듭neurofibrillary tangles과 노인판senile plaques은 대뇌피질에 균일하게 분포되어 있지 않다. 신경섬유매듭은 해마곁이랑parahippocampal gyrus과 내후각피질entorhinal cortex, 측두극temporal pole에 가장 밀집되어 있다. 일차운동피질 및 일차감각피질에는 신경섬유매듭이 상대적으로 덜 밀집되어 있다. 노인판senile plaques은 신경원섬유매듭neurofibrillary tangles보다는 적게 분포하지만, 측두엽temporal lobe과 후두정엽posterior parietal lobe에서 가장 흔히 관찰된다.

신경세포 소실 NEURON LOSS

뇌의 무게는 정상적으로 80세까지 약 15% 감소한다. 이렇게 뇌가 위축되는 부분적인 원인은 노화된 신경세포에서 단백질 합성이 감소하는 것이고 이것 자체가 노화와 상관관계가 있는 것은 아니다. 일부 뇌 위축은 가지돌기가시dendritic spine와 가지돌기가지dendritic

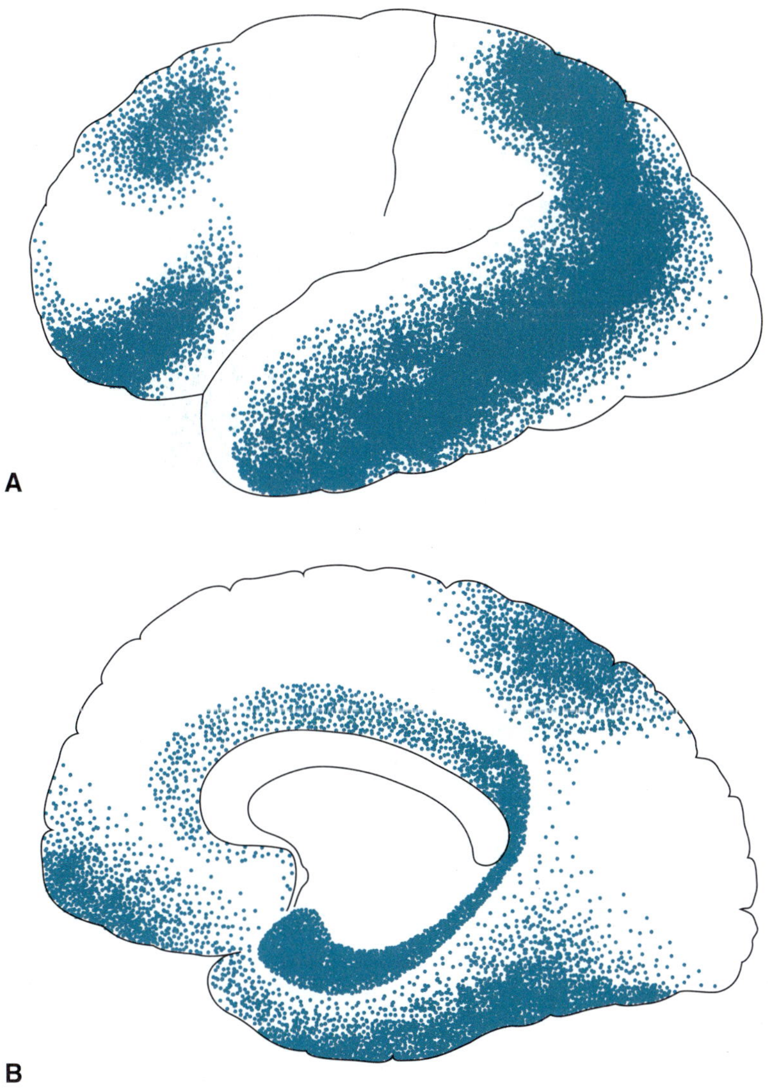

그림 25-2 알츠하이머병에서 보이는 신경변성 소견(신경세포사멸, 신경섬유매듭, 노인판)의 분포와 상대적 밀도를 나타내는 대뇌반구의 외측면(**A**)과 내측면(**B**)의 대표적인 그림. 옅은 음영부터 진한 음영까지의 강도는 질병이 점점 더 진행된 것을 반영한다.

branch의 위축과 동시에 특히, 피질피라미드신경세포cortical pyramidal neuron 같은 큰 세포의 크기가 감소하여 나타날 수도 있다. 가지돌기의 위축과 동시에 시냅스의 15~20%가 감소된다. 이 장 도입부에서 설명한 **증례**처럼 치매 환자에서는 시냅스 접촉이 훨씬 더 많이 감소된다.

알츠하이머병의 경우 뇌의 일부 구역에 분포하는 특정 신경세포가 변성된다. 이러한 변성에 의해 이랑이 얇아지고 고랑이 넓어지는 특징을 나타내게 된다. 따라서 가지돌기의 위축과 신경세포의 사멸이 합쳐져서 특징적인 **뇌 위축brain atrophy**이라는 형태학적 변화를 일으킨다. 전전두엽prefrontal lobe과 후두정엽posterior parietal lobe, 측두엽temporal lobe에서 피라미드신경세포pyramidal neuron가 선택적으로 변성되어(그림 25-2), 기분mood과 수면양상, 외부환경에 대한 인식, 그리고 기억의 변화에 관여하게 된다. 마이네르트기저핵basal nucleus of Meynert의 콜린신경세포cholinergic neuron와 청색반점locus ceruleus의 노르아드레날린신경세포noradrenergic neuron의 특이한 변성도 기억장애와 주의력장애에 관여할 수 있다. 편도핵amygdala과 시상전핵anterior thalamic nucleus에 있는 신경세포의 변성은 비정상적인 행동의 원인이 된다. 현재까지 알츠하이머병에 효과적인 치료법은 없다.

혈관치매 및 기타 치매

VASCULAR AND OTHER DEMENTIAS

노인에게 발병하는 치매의 두 번째 원인은 뇌혈관질환으로 모든 노년치매의 10~20%를 차지한다. 혈관치매는 대뇌의 넓은 영역에서 장기간에 걸쳐 일어나는 여러 번의 준치사 뇌경색에 의해 나타나며 지속적으로 발생함으로써 기억장애와 행동장애를 일으키게 된다. 알츠하이머병과 달리 혈관치매는 장애가 불균일하게 분포하며, 흔히 신체 한쪽의 피라미드징후 같은 확인 가능한 뇌혈관질환 및 국소뇌손상과 연관되어 있다. 고혈압은 혈관치매의 가장 중요한 위험인자로 생각된다. 다른 원인으로는 당뇨병과 흡연, 음주, 심장부정맥, 기타 심장질환이 있다. 혈관치매와 관련된 위험요인을 파악할 수 있으면 고혈압 치료와 금연, 당뇨병 조절, 기타 치료법을 포함한 예방적 치료전략을 세울 수 있다.

사람들은 대뇌의 혈관질환 및 퇴행성 변화와 함께 다양한 조합으로 나타나는 알츠하이머치매와 혈관치매를 겪을 수 있다. 비가역적 치매의 다른 유형은 파킨슨병 또는 헌팅턴병과 일부 유전성 척수소뇌성 운동실조 환자에게서 나타나는 것과 같이 피질하구조물에서 유래할 수도 있다. 만성알코올중독에 의한 치매는 회복되지는 않지만 술의 양을 줄이면 더 이상 진행하지는 않는다. 독성을 나타내는 약물상호작용과 전해질 불균형, 감염, 대사장애, 내분비장애에 의해 유발된 치매는 회복될 수 있다.

Clinical Connection

주로 노화된 쥐를 대상으로 진행하였던 연구의 결과는 "사용하지 않으면 잃어버린다"라는 격언을 강하게 지지한다. 신경지배가 끊기면 위축되는 골격근과 비슷하게, 노화된 중추신경계 신경세포의 구조는 신체활동과 정신자극, 정신활동과 밀접하게 연관되어 있는 것으로 보인다. 시설에 수용되어 있는 노인처럼, 완전히 단순한 환경에 있는 쥐는 피질 신경세포에서 시냅스와 가지돌기가시dendritic spine의 소실이 나타난다. 반대로 원로 신경해부학자와 같이 많은 자극을 받는 환경에서 키운 비슷한 연령의 쥐들은 시냅스 연결이 현저하게 증가된다(가소성). 또한 정신능력의 보존은 식이조절과 체중조절, 운동과도 연관성을 나타낸다.

연습문제

CHAPTER REVIEW QUESTIONS

질문

25-1. 알츠하이머병 환자의 사후 뇌에서 관찰되는 특징적인 신경병리 소견은 무엇인가?

25-2. 노년치매의 가장 흔한 원인은 무엇인가?

25-3. 뇌 위축이 있는 환자의 뇌 자기공명영상에서 어떤 신경병리 소견을 관찰할 수 있는가?

25-4. 노화된 대뇌피질의 어느 부위에 가장 뚜렷한 신경병리 소견이 나타나는가?

정답 및 설명

25-1. 신경원섬유매듭neurofibrillary tangle과 아밀로이드노인판amyloid plaque은 알츠하이머병 환자의 뇌에서 발견되는 뚜렷한 병리 소견이다.

25-2. 알츠하이머병Alzheimer disease은 노년치매senile dementia의 가장 흔한 원인이다.

25-3. 뇌 위축이 있는 환자의 자기공명영상에서는 특정 피질영역에서 신경세포 변성과 가지돌기의 위축에 의해 피질 고랑이 넓어지고 이랑이 위축된 것을 볼 수 있다.

25-4. 노인의 대뇌피질에서 가장 뚜렷한 신경병리 소견을 관찰할 수 있는 부위는 전전두엽피질prefrontal area과 후두정엽피질posterior parietal area, 측두엽temporal lobe이다.

26 신경계 기능 회복: 가소성과 재생

Recovery of Function of the Nervous System: Plasticity and Regeneration

성인 남자 두 명이 교통사고로 신경계 손상을 입었다. 한 명(#1)은 말초신경계가 손상되었고, 다른 한 명(#2)은 중추신경계가 손상되었다. 두 환자의 일부 신경학적 이상은 달랐지만 두 사람 모두 오른쪽 손가락 마비가 나타났다. 환자들의 가족은 손상된 기능의 회복 가능성에 대해 물었다.

오랫동안 신경세포체soma or cell body는 신경세포 전체를 대사적으로 돕는 소기관들이 모여 있기 때문에 영양중추trophic center로 생각되어 왔다. 모든 가지돌기dendrite와 축삭axon은 영양분 공급 및 생존을 위해 세포체로부터 축삭과 가지돌기로 필수영양분을 운반하는 능동운반기전에 절대적으로 의존하고 있다. 축삭내운반intra-axonal transport은 서로 다른 성분들을 다른 속도와 방향으로 양방향으로 운반한다. 시냅스전달에 필요한 소기관organelle과 소포vesicle는 일반적으로 빠른 전행성축삭운반fast anterograde axonal transport, 100~400mm/day에 의해 움직이는 반면, 축삭 구조물의 항상성은 유지에 필요한 세포골격단백질cytoskeletal protein과 축삭집단백질axolemmal protein, 그리고 산화인산화 및 당분해에 필요한 필수 대사산물의 운반은 느린 전행성축삭운반slow anterograde axonal transport, 1~2mm/day에 크게 의존한다. 역행성축삭운반역방향축삭운반·retrograde axonal transport, 100~200mm/day은 축삭말단으로부터 정상적인 대사에 의해 생긴 폐기물과 표적 구조물로부터 오는 자극신호tropic signal를 세포체 쪽으로 보낸다.

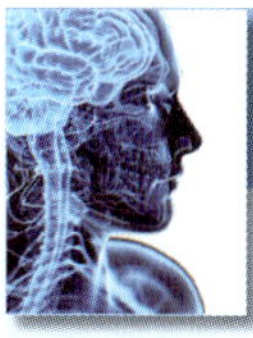

Clinical Connection

역행성축삭운반역행축삭운반, retrograde axonal transport은 말초로부터 오는 정상적인 영양신호 이외에도 병원성 단백질과 파상풍 독소tetanus toxin, 그리고 광견병 바이러스rabies virus 및 폴리오바이러스polio virus의 함입과 운반을 일으켜 신경세포에 해로운 결과를 초래할 수도 있다. 한편, 전행성축삭운반anterograde transport은 대상포진바이러스herpes zoster virus를 중추로부터 말초 방향으로 운반할 수 있으며, 그 결과 대상포진shingles이 발생하게 된다.

말초신경계에서의 왈러변성(전행성축삭변성) WALLERIAN OR ANTEROGRADE AXONAL DEGENERATION IN THE PERIPHERAL NERVOUS SYSTEM

축삭은 외상traumatic injury에 의해 직접적으로, 또는 독소toxin와 염증inflammation, 대사질환metabolic disorder, 말이집질환myelin disorder, 허혈ischemia에 의해 간접

적으로 변성이 일어난다. 왈러변성Wallerian degeneration(전행성축삭변성)은 손상부위로부터 원위방향으로 신경말단nerve terminal까지 일어난다(그림 26-1). 축삭을 근위분절과 원위분절로 나누는 축삭절단axotomy은 손상부위로부터 원위분절에 있는 축삭 전체와 손상부위에 바로 인접한 근위분절 축삭 부위에서 단계적인 변화를 일으킨다. 축삭이 절단된 후 수 시간 내에 근위분절 축삭은 칼슘에 의해 축삭집막 개방부위opened axolemmal membrane와 축삭내소포intra-axonal vesicle가 융합되어 스스로 봉쇄되고 점진적으로 구멍을 좁혀 막아 이온균형을 재형성한다. 축삭형질운반axoplasmic transport과 활동전위 전파가 손상 후 비교적 짧은 잠복기 동안에 원위분절에서 계속하여 일어난다. 원위분절은 말단으로 갈수록 미토콘드리아의 에너지 생산에 필요한 대사기질이 고갈된다(이온경사 유지를 위해 필요함). 원위분절 축삭에서 ATP 생산이 줄어들면 막투과도 변화가 손상부위에서 처음 시작되어 말단까지 지속된다. 이온경사가 소실되면 물이 축삭 안으로 들어오게 되므로 축삭이 팽창되며 더 심각하게는 나트륨과 칼슘 이온이 들어오게 된다. 축삭 내 칼슘의 증가는 축삭의 물리적 변성을 유발시키는 필요충분조건이다. 축삭 내 칼슘의 증가는 광분해효소photolytic enzyme를 활성화시켜 세포골격cytoskeleton을 파괴하고 이어서 축삭집axolemma도 파괴한다. 축삭변성 직후 축삭을 감싸고 있는 미엘린myelin이 점점 더 작게 쪼개진다. 슈반세포Schwann cell로부터 나오는 활성분자bioactive molecules에 의해 며칠 이내에 대식세포macrophage가 활성화된다. 대식세포는 말이집myelin sheath을 분해하고 단백지질 찌꺼기를 포식한다. 말초신경에서 말이집 찌꺼기가 빠르게 제거되는 것은 뒤에 일어나는 회복 과정에 필수적이며 슈반세포Schwann cell의 세포분열mitogenesis 활성화와 축삭 재성장을 방해할 수 있는 말이집관련 단백질myelin-associated protein을 제거하는 데도 필요하다. 축삭 변성은 항상 축삭을 감싸고 있는 말이집 변성으로 이어지지만, 말이집 변성은 반드시 축삭 변성으로 이어지는 것은 아니다. 말이집탈락 말초신경병증demyelinating peripheral neuropathy은 축삭 변성을 유발하지 않는다. 더 정확히 말하면, 구조적·기능적으로 온전한 축삭은 다시 말이집을 형성하려고 시도할 것이다.

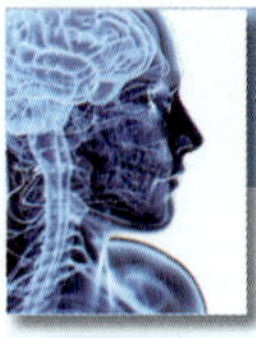

Clinical Connection

*Wlds*Wallerian-like degeneration slow 표현형 특징을 나타내는 돌연변이 생쥐로부터 얻어진 최근의 실험 결과는 미토콘드리아 기능이상mitochondrial dysfunction을 초래하는 축삭운반의 차단과 축삭 내 칼슘의 증가가 손상된 축삭의 원위분절에서 즉각적인 축삭 변성을 유발한다는 개념에 문제를 제기하였다. *Wlds* 생쥐에서 절단된 축삭은 손상 후 최대 약 2주까지 활동전위를 계속하여 전파하였고, 이는 축삭의 물리적 붕괴 시기도 즉각적으로 일어나는 것이 아니라 활동전위 전파 시간과 유사하게 지연될 수 있다는 것을 의미한다. 별아교세포astrocyte와 대식세포macrophage, 미세아교세포microglia의 활성화도 *Wlds* 돌연변이 생쥐에서 지연되었다. 흥미롭게도 *Wlds* 돌연변이는 축삭절단 후 죽어가는 신경세포체를 다시 살리는 것 같지는 않다. 비록 *Wlds* 단백질이 축삭의 생존을 촉진할 수 있는 기전은 아직 밝혀지지 않았지만, 이러한 결과는 손상된 축삭로와 신경을 치료하는데 있어 중요한 발전을 이끌 수 있는 무한한 가능성을 지니고 있다.

말초신경계에서 일어나는 축삭손상 후의 기능적 회복

FUNCTIONAL RECOVERY AFTER AXONAL INJURY IN THE PERIPHERAL NERVOUS SYSTEM

말초신경계 축삭은 손상된 후에 재생될 수 있다. 근위분절 축삭의 볼록하게 팽창된 부위로부터 싹sprout이 나와 수 시간 내에 형성된다. 그러나 이 현상은 세포체로부터 필요한 영양분 공급(계속적인 성장을 위해)이 이루어지지 않아 나타나는 도태과정이며 빠르게 퇴화한다. 성공적인 축삭재생은 축삭절단에서 살아남은 신경세포체에 의해 결정된다.

축삭반응 THE AXON REACTION

축삭절단 후 수 시간 내에 초미세구조의 변화가 축삭이 절단된 신경세포의 세포체에서 관찰된다. 수일 후에 특징적인 신경조직학적 변화가 일어나며 이들 모두를 축삭반응axon reaction이라 한다(그림 26-1B). 이러

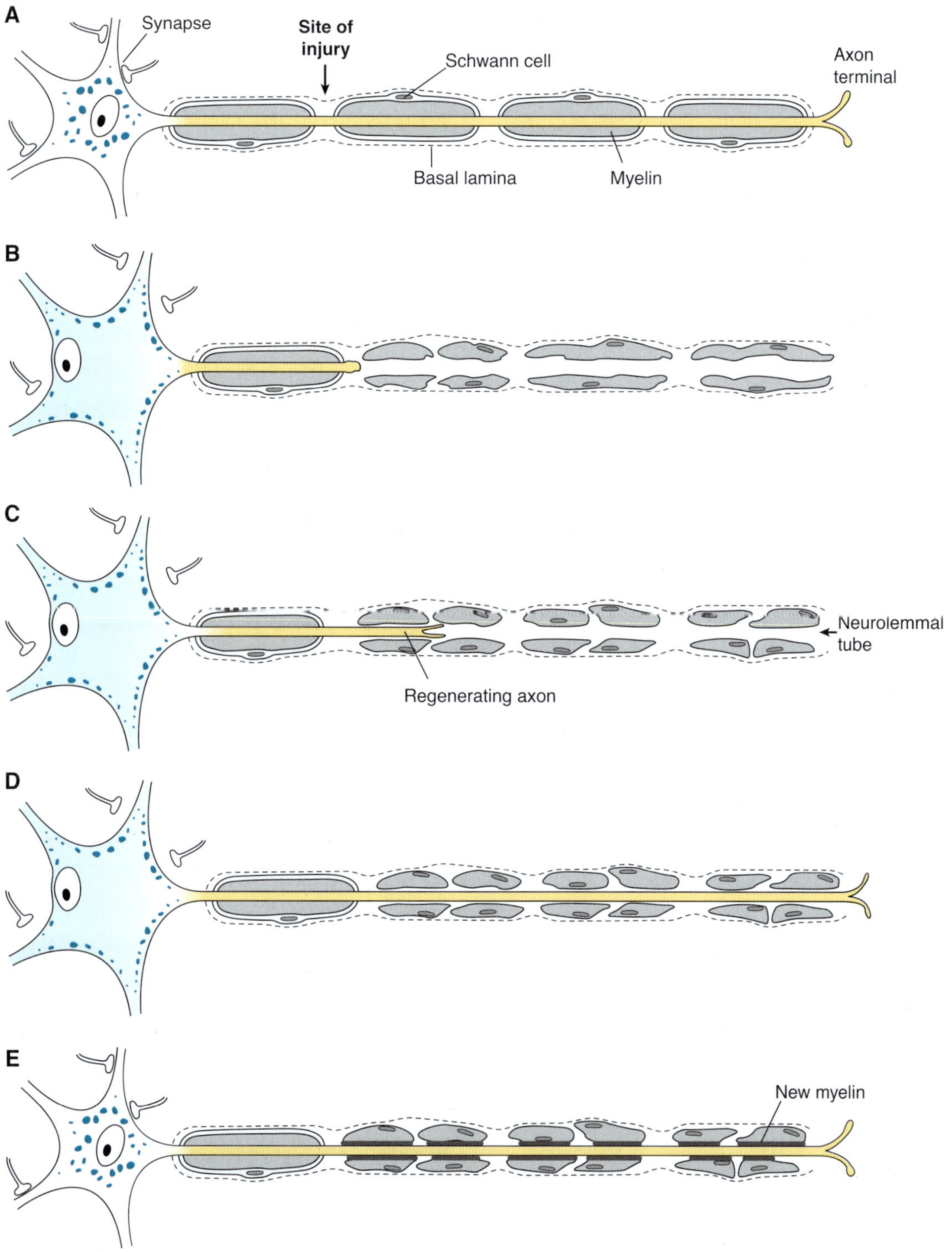

그림 26-1 말이집 말초신경계 축삭이 손상된 후의 형태학적 변화의 결과. A. 정상 세포체와 말이집축삭myelinated axon. B. 염색질융해chromatolysis와 팽창swelling, 그리고 세포체의 핵이 중심에서 벗어나는 축삭반응과 축삭 및 말이집의 왈러 변성. C. 성장싹은 처음에 슈반세포Schwann cell에 의해 형성된 신경집관neurolemmal tube 속으로 재생되어 자란다. D. 축삭이 효과기 부위effector site로 재생됨. E. 정상으로 회복됨: 기능적 재생.

한 변화에는 핵이 세포막에 가까운 특정 위치로 이동하는 것과 종종 축삭둔덕axon hillock의 정반대 쪽으로 이동하는 것이 포함된다. 이온펌프 특성이 바뀜에 따라 나타나는 막투과도의 변화에 의해서 세포체가 부풀어 오른다. 가장 뚜렷한 특징은 과립세포질그물rough endoplasmic reticulum 또는 니슬소체Nissl body의 치밀한 덩어리dense clump들이 해체dissolution 되어 염색질융해chromatolysis나 호염기염색basophilic staining에 염색되지 않는 것이다. 핵소체nucleolus의 크기는 커진다. 마지막으로 종말단추synaptic bouton는 신경전달 기능을 하지 않는 신경세포의 가지돌기와 세포체로부터 연결이 끊어진다.

축삭이 절단된 신경세포의 생존을 결정하는 많은 요인이 있다. 세포체와 손상부위 사이의 거리, 손상과 관련된 축삭형질axoplasm의 소실 정도, 표적으로부터 나온 영양인자에 접근할 수 있는 살아있는 곁가지의 비율, 그리고 마지막으로 젊은 환자에서 일어난 손상이 노인에서 일어난 손상보다 더 심각하다는 증거에 따라 환자의 나이는 신경세포의 생존을 결정하는 요인이다. 만약 변성을 지속시키는 문턱값을 넘지 않았다면 축삭이 절단된 신경세포는 손상부위로부터 원위부로 축삭의 재생을 시도할 것이다.

말초신경계에서의 축삭재생

AXONAL REGENERATION IN THE PNS

축삭의 지속적인 성장은 잘린 부위의 근위분절 말단에서 시작되며 재생 중인 축삭의 선단에 새로운 축삭막axonal membrane이 추가되면서 계속된다. 발생과정에서와 마찬가지로 성장원뿔growth cone이 자신을 표적 쪽으로 향하도록 안내하는 분자신호를 찾는다. 슈반세포Schwann cell는 성공적인 재생에 결정적인 요소이다. 손상 3~4일 후, 침입한 대식세포macrophage가 분비한 분열촉진물질mitogen이 신경분절 전체 길이를 따라 슈반세포의 분열을 촉발시킨다. 슈반세포에서 분비되는 화학유인물질chemoattractant or tropic substance은 재성장 중인 축삭이 원위부로 뻗어나가도록 안내신호를 제공한다.

신경기능이 살아나는 재생의 정도는 손상의 유형에 주로 의존한다. 기능적 재생(재생된 축삭이 다시 기능을 회복함)은 신경집관neurolemmal tube과 기저판basal lamina이 거의 완전히 남아 있는 압박에 의한 신경손상compressive nerve injury이나 허혈에 의한 신경손상ischemic nerve injury 이후에 가장 잘 일어난다(정중신경median nerve과 척골신경ulnar nerve의 말초신경계에서 압박 손상이 발생한 이 장 도입부에서 언급한 **증례**의 환자[#1]와 같음). 재생 중인 축삭은 원래 축삭이 있던 관 속으로 성장한다. 자극신호tropic signal의 유인강도attraction strength는 농도에 의존한다. 재생축삭이 근위신경과 원위신경 절단면이 공간적으로 분리되어 있는 손상 부위를 가로질러 성장하는 상황에 직면하면 기능이 회복될 가능성은 감소하며 회복 가능성은 두 신경 말단 사이의 거리에 주로 의존하게 된다. 면도날이나 예리한 칼 등에 의해 깨끗하게 잘린 손상 유형에서는 근위분절 및 원위분절의 두 절단면을 나란히 맞추어 외과적으로 함께 봉합할 수 있다. 이상적으로 큰 신경다발의 절단면은 접근시킬 수 있으며, 재생축삭이 원래의 신경집관neurolemmal tube 속으로 자랄 가능성이 높아지도록 봉합 방향을 맞출 수 있다. 상대적으로 길게 신경분절이 없어지는 총상gun shot에 의한 신경손상의 경우에는 기능적 회복이 최소한으로 일어난다. 이런 경우에 손상을 외과적으로 복구시키는 전략에는 두 절단면을 서로 맞닿도록 해당 팔이나 다리의 위치를 잡아 고정함으로써 접근시키는 방법approximation 및 근위부와 원위부 절단면을 봉합하는 것을 들 수 있다. 원위부 및 근위부 절단면 사이의 틈새를 이어주는 다른 치료법으로는 환자의 다른 부위에서 떼어 낸 신경조직을 이식하거나 재생축삭을 원위부 절단면으로 어느 정도 안내할 수 있는 생분해되는 관으로 두 절단면을 이어주는 방법을 들 수 있다. 어떤 경우든 근위분절과 원위분절의 신경 절단면을 수 mm 이내로 접근시키는 것이 결정적으로 중요한데, 이는 원위분절의 절단면에 있는 슈반세포에서 분비되는 충분한 농도의 자극신호가 확산하는 데는 한계가 있기 때문이다.

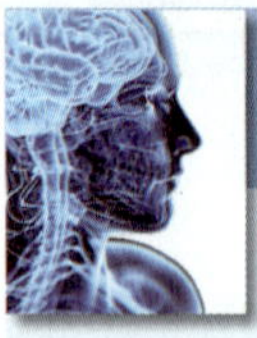

Clinical Connection

신경종neuroma은 감각신경의 재생축삭이 신경집관neurolemmal tube으로 다시 들어가지 못할 경우 말초신경 손상 부위에서 발생할 수 있다. 수용기 쪽이 막힌 감각 축삭은 비생리적 자극에 의해 활성화되어 중추신경계로 통각을 전달하게 된다. 이러한 현상에 의해 환상사지통증phantom limb pain이 발생하는 것으로 생각한다.

한때 재생축삭은 비어있는 어느 원위부 신경집관neurolemmal tube 속으로도 자라는 것으로 생각하였다. 그러나 최근의 연구 결과에 따르면, 운동 축삭이나 감각 축삭을 감싸고 있는 신경집관은 동일한 유형의 재생축삭을 선택적으로 유도한다.

축삭의 재생은 느린 축삭형질운반slow axoplasmic transport 속도와 같이 하루에 1~2 mm 정도 일어난다. 운동 축삭이 신경집관의 원위부 말단과 효과기 근육 또는 분비샘에 도달하거나, 감각 축삭이 수용체에 도달하면 기능적으로 축삭이 연결된다. 일단 축삭이 연결되면 영양신호trophic signals가 역방향으로 세포체로 운반되어 점차적으로 세포의 형태학적 구조를 정상적으로 되돌리고 신경지배가 끊겼던 시냅스들이 세포체 및 가지돌기막과 연결되어 기능을 회복한다(그림 26-1E). 재생된 축삭에는 말이집이 다시 덮인다. 재생된 축삭의 연결이 적절하지 않은 경우, 즉 운동 축삭이 감각수용기와 연결되거나 감각 축삭이 근육이나 분비샘과 연결된 경우에는 세포체로 돌아오는 영양신호가 부적절하다는 것을 인식하고 신경세포와 그 축삭은 변성될 것이다. 부적절하게 연결된 재생축삭을 싸고 있는 슈반세포Schwann cell나 빈 신경집관neurolemmal tube은 시간이 지나면서 변성될 것이다.

중추신경계에서의 축삭손상 후의 기능적 회복 FUNCTIONAL RECOVERY AFTER AXONAL INJURY IN THE CENTRAL NERVOUS SYSTEM

손상된 중추신경계 축삭은 손상된 말초신경계 축삭이 변성되는 것과 같은 이유로 전행성축삭변성anterograde axonal degeneration을 일으킨다. 축삭이 절단된 중추신경세포는 역행성축삭반응retrograde axon reaction을 나타내며, 세포가 계속 생존할지 아니면 죽게 될지는 세포체와 손상 부위까지의 거리, 그리고 유지되는 곁가지 및 환자의 나이에 따라 결정된다. 그러나 말초신경계에서와는 달리 중추신경계 축삭은 손상 후 신경기능이 회복되지 않는다. 손상된 중추신경계 축삭도 재생할 수 있는 능력은 자체적으로 가지고 있지만, 많은 외부요인들이 기능적 재생을 불가능하게 만든다. 척수손상이 이러한 제한점을 가장 잘 설명한다. 척수손상 부위에서 반응성 별아교세포reactive astrocytes가 분열하거나 커져 혈액뇌장벽blood-brain barrier을 재건할 뿐 아니라 손상 부위 주위에 통과할 수 없는 물리적인 장애물 또는 아교세포흉터glial scar를 형성함으로써 변성degeneration 및 염증반응이 손상되지 않은 부위로 확산되는 것을 막는다. 이 반응성 아교세포들은 축삭재생에 있어 억제효과를 보이는 화학적 장애물로 작용하는 프로테오글리칸proteoglycan도 생산한다. 손상된 척수에서는 손상 정도에 따라 중심부에 정상 조직으로 둘러싸인 빈 공간이 형성되기도 하고, 손상이 심할 경우에는 척수가 완전히 분리되기도 한다. 두 손상 유형 모두 재생 중인 축삭이 원위부 표적까지 도달해야 하는 거리는 상당히 멀다. 마지막으로 말이집 중추신경 축삭의 희소돌기아교세포막oligodendroglial membrane에 분포하는 세 가지 단백질은 재생 중인 축삭의 성장원뿔growth cone 맨 앞에 분포하는 노고수용체Nogo receptor와 상호작용한다. 이 말이집단백질들은 즉각적으로 성장원뿔을 손상시켜 축삭재생을 방해한다.

재생 중인 축삭이 아교세포흉터glial scar를 뚫고 빈 공간cavity 또는 단절separation 부위를 지나 중추신경계 말이집의 비투과성 기질을 통과해 자라게 할 수 있다면 최종적인 장애물은 축삭을 그 축삭의 적절한 표적 신경세포에 도달하게 하는 것일 것이다. 각 슈반세포가 하나의 축삭에만 분포하고, 재생 중인 축삭이 슈반세포Schwann cell 및 기저판basal lamina에 의해 형성되는 신경집관neurolemmal tube에 의해 그들의 목적지로 안내되는 말초신경계와는 달리, 중추신경계에는 신경집관과 같은 안내통로가 없고, 희소돌기아교세포oligodendroglia는 많은 수의 축삭들에 말이집을 형성한다.

중추신경계의 축삭 재생을 막는 큰 장애물들이 있기는 하지만, 실험적 연구 결과에 따르면 제한적이기는 하지만 외부 영양인자exogenous trophic factors와 줄기세포stem cell, 슈반세포Schwann cell, 유전자 치료 등에 의해 중추신경계에서도 축삭이 재생될 수 있는 가능성은 존재한다.

중추신경계 가소성 CNS PLASTICITY

발달과정 중에 형성된 중추신경계 축삭 연결은 일생 동안 변하지 않고 지속된다고 오랫동안 생각해 왔다. 그러나 지난 40년 동안 동물에서 진행된 기초 연구와 최근 사람을 대상으로 한 기능적 영상연구를 통해 신경계는 변화할 수 있는 상당한 가소성을 가진다는 것을 알게 되었다. 신경세포의 형태와 전기적 반응성에서 나타나는 **가소성plasticity**은 중추신경계가 손상되었을 경우뿐 아니라 정상적으로 신경계 내환경이 변하는 경우, 외부환경이 변하는 경우, 행동적응이 일어나는 경우에 나타난다. 기능적 가소성은 여러 중추신경계에서 나타나며, 그 예로는 임신과 수유 시 일어나는 시상하부핵에서의 변화, 처음 접하는 운동기술을 배우는 연습과 훈련 시 여러 수준의 운동계에서의 변화, 그리고 처음 접하는 외부자극에 반응할 때 나타나는 감각계에서의 변화를 들 수 있다. 연결 가소성connectional plasticity은 시냅스이전 부위에서 일어나는 단기소통short-term facilitation과 강축후강화posttetanic potentiation나 시냅스이후 부위에서 일어나는 장기강화long-term potentiation와 장기억제long-term depression 같은 단순한 시냅스 효율의 변화일 수 있다. 형태학적 변화로는 축삭말단가지axonal terminal arbor의 시냅스이전 리모델링이나 시냅스이후 원위부 가지돌기 또는 가지돌기가시를 들 수 있다.

병변에 의해 유발되는 가소성

LESION-INDUCED PLASTICITY

성인에서는 후각점막olfactory mucosa에서 일어나는 새로운 일차뉴런의 생성과 해마에서 일어나는 새로운 과립세포의 발생을 제외하고는 신경발생neurogenesis은 매우 제한적으로 일어나며, 중추신경계의 축삭 재생은 일어나지 않는 것으로 보이므로 중추신경계 손상이나 뇌졸중 이후에 일어나는 부분적인 기능 회복은 병변유발가소성lesion-induced plasticity의 결과로 여겨지고 있다. 중추신경계 가소성의 정도는 환자의 나이와 신경계통에 따라 다르다.

발달 가소성 DEVELOPMENTAL PLASTICITY

어릴 때 중추신경계가 손상되었을 때 관찰되는 발달 가소성의 한 형태는 정상적으로는 일시적으로만 존재해야 하는 신경세포와 신경연결이 지속되는 것이다. 축삭회로를 따라 신경연결이 과도하게 발달하며 이것은 정상적으로 성인까지 지속된다. 나중에 생긴 이들 신경연결이 손상될 경우 정상적으로는 일시적으로만 존재하는 축삭 투사가 지속되어 표적신경세포에 시냅스 입력을 유지할 수 있다. 성장-관련 유전자가 발현됨으로써 손상되지 않은 미성숙신경세포의 축삭은 신경이 제거된 표적으로 축삭 성장을 다시 일으켜 추가적인 축삭종말가지axonal terminal arbor나 곁가지 싹collateral sprout을 발달시킬 수 있다. 또한 종말가지나 좀 더 원위부 곁가지에서 일어나는 재생적 발아가 손상된 축삭으로부터 일어나기도 한다. 새롭게 재생된 축삭은 수백 μm까지 자랄 수 있다. 이 재생된 축삭은 성장할 수 있는데 그 이유는 성인에게 존재하는 축삭성장억제분자axonal growth inhibitory molecule가 아직 축삭 성장을 방해할 정도로 생성되지 않았기 때문이다.

성인 가소성 ADULT PLASTICITY

성인의 축삭 연결에서 일어나는 병변유발가소성은 미성숙신경계의 경우보다 공간적으로 훨씬 더 제한적으로 일어나며 시간적으로 오래 걸린다. 일반적으로 새로운 시냅스 연결은 반응성시냅스발생**reactive synaptogenesis**에 의해서만 일어나며, 이 경우에 손상결과로 소실된 시냅스는 바로 옆 부위의 살아남은 축삭으로부터 신경종말이 자라 대체된다(그림 26-2). 다 자란 동물에서 얻어진 반응성시냅스발생의 정량연구에 따르면, 살아남은 구심종말에 의해 형성된 새로운 시냅스는 시냅스 개수와 생리적 기능 모두 종전에 존재하던 사라진 시냅스 입력과 매우 유사하다는 것을 알 수 있다. 종말발아terminal sprouting에는 위계적 특이성이 존재한다. 살아남은 동종homologous 구심신경(같은 계통으로부터 올라오는)이 사라진 입력을 대체하는데 가장 높은 우선순위를 보이고, 그 다음으로는 동종은 아니지만 기능적으로 연관성이 있는 살아남은 구심신경(예, 흥분성 구심신경이 사라진 경우에는 살아남은 흥분성 구심신경이 대체), 그 다음으로는 동종도 아니고 기능적으로도 다른 구심신경(예, 흥분성 구심신경을 억제성 구심신경이 대체)이 우선순위를 나타낸다. 일부 시냅스는 이 장 도입부에 제시된 **증례**의 환자(#2)처럼 결코 대체될 수 없다. 이 환자는 중추신경계 외상으로 손의 자체근육intrinsic muscle을 지배하는 척수의 하위운동신경원으로 투사하는 신경을 포함한 외측피질척수로lateral corticospinal tract가 손상되었다. 비록 일부 근위부 운동이 부분적으로 회복될 수는 있지만 손가락의 독립적 수의운동은 절대로 회복되지 않을 것이다(7장 참조).

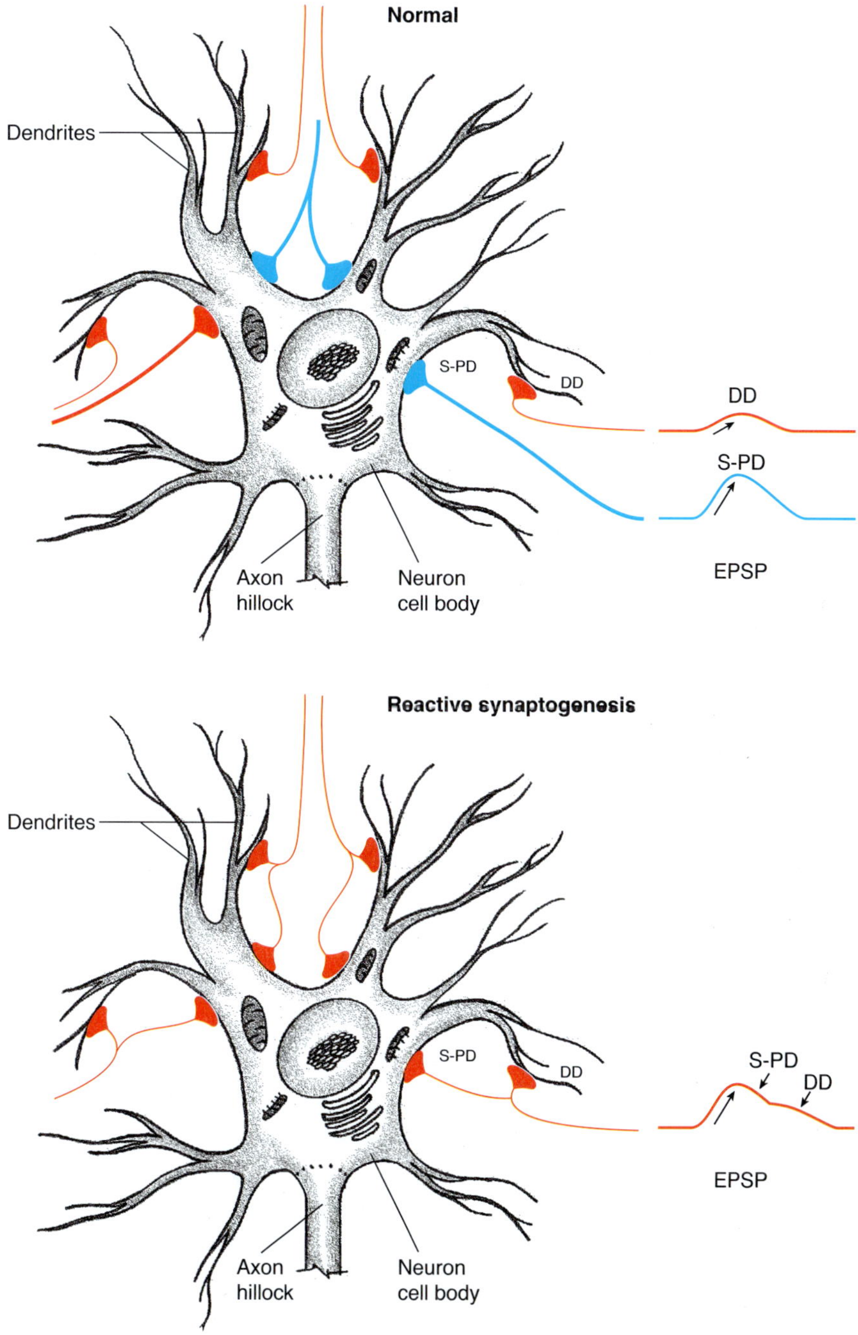

그림 26-2 두 개의 다른 구심경로가 신경세포의 세포체-근위가지돌기(S-PD) 또는 원위가지돌기(DD)에 있는 이들의 종말에서 공간적으로 떨어져 있다. S-PD 종말의 활성은 DD 종말의 활성에 의해 유발되는 흥분성시냅스이후전위[EPSP]보다 빠르게(화살표) EPSP를 유발하고 전위의 크기도 더 크다. S-PD 구심종말이 변성되면 이들은 DD의 살아있는 구심신경으로부터 자란 종말에 의해 대체된다. S-PD와 DD가 조합된 시냅스의 활성은 S-PD와 DD 모두의 위치 특성을 보이는 EPSP를 유발한다.

Clinical Connection

두 가지 예가 성인의 감각신경계의 가소성을 설명해준다. 첫째, 손가락 하나가 절단된 경우에는 그 손가락을 담당하였던 피질구역은 나머지 정상 손가락들을 담당하던 바로 옆 구역으로부터 오는 확장된 감각입력에 의해 대체되므로 이들 손가락의 피질민감도cortical sensitivity가 증가하게 된다. 교차식 감각가소성cross-modality sensory plasticity은 점자를 읽을 수 있도록 훈련된 시각상실 환자에서 일어난다. 보고된 바에 따르면 시각상실 환자는 손가락 끝의 촉각구별 능력이 정상적으로 볼 수 있는 사람들보다 높다고 한다. 또한 소리의 위치 식별 및 음성 식별 능력도 정상적으로 볼 수 있는 사람들에 비하여 시각상실 환자에게서 증가되어 있다.

연습문제
CHAPTER REVIEW QUESTIONS

26-1. 전행성축삭변성(왈러변성Wallerian degeneration)의 근본적 원인은 무엇인가?

26-2. 축삭이 잘린 신경세포의 세포체에서 일어나는 특징적인 신경조직학적 변화는 무엇인가?

26-3. 축삭손상을 받은 신경세포의 생존을 결정하는 중요 요인은 무엇인가?

26-4. 중추신경계에서 성공적인 축삭재생을 방해하는 세 가지 요인은 무엇인가?

26-5. 손상에 의해 활성된 슈반세포가 합성하는 신경자극분자의 기능은 무엇인가?

26-6. 어떤 유형의 말초신경 손상이 기능적으로 가장 잘 재생되는가?

26-7. 신경종neuroma이 형성되는 이유는?

26-8. 병변유발가소성은 중추신경계의 어느 부위에서나 항상 일어나는가?

26-9. 10세 어린이가 자전거사고로 좌측 척골신경이 손목 부위에서 잘려 응급실로 왔다. 담당 신경외과의사는 신경다발의 근위부와 원위부 절단면을 잘 맞추어 봉합하였다. 수술 2개월 후 병원을 찾은 환자에게서 관찰될 가능성이 높은 것은?

a. 약손가락과 새끼손가락 운동의 완전한 기능적 회복

b. 새끼두덩소기융기·hypothenar eminence 근육의

정답 및 설명

26-1. 전행성축삭운반anterograde axoplasmic transport의 차단은 손상된 부위의 원위부에서 일어나는 왈러변성Wallerian degeneration의 근본적 원인이다.

26-2. 축삭이 잘린 신경세포에서는 염색질융해chromatolysis, 핵이 중심에서 밀려남, 세포체 팽창swelling, 그리고 핵소체nucleolus 확대를 관찰할 수 있다.

26-3. 손상에 의한 축삭형질axoplasm의 소실 정도는 신경세포가 축삭손상에도 불구하고 생존할 수 있는지를 결정하는 중요한 요인이다. 손상부위의 근위부에 수많은 곁가지를 가지고 있거나 세포체로부터 멀리 떨어진 곳에 손상을 입은 신경세포는 축삭이 잘리더라도 생존할 가능성이 높다.

26-4. 중추신경계 축삭의 재생을 방해하는 요인은 (1) 손상부위에 생기는 별아교세포흉터astrocytic glial scar, (2) 희소돌기아교세포oligodendrocyte의 말이집에 분포하는 노고수용체-인식단백질의 존재, 그리고 (3) 많은 손상 부위에 형성되는 중심 공동central cavity을 들 수 있다.

26-5. 신경자극분자neurotropic molecule는 말초신경계에서 일어나는 축삭재생의 화학유인물질로 작용한다. 화학유인물질chemoattractant의 효과는 농도 의존적이며 절단된 신경의 원위부로부터 손상부위로 분자가 확산될 수 있는 거리에 의해 결정된다.

26-6. 슈반세포Schwann cell의 신경집관neurolemmal tube과 기저판basal lamina이 손상되지 않은 않는 압궤손상으깸손상, crushing-type injury이 신경의 원위절단부와 근위절단부가

완전한 위축

c. 새끼손가락과 약손가락의 가벼운 불완전마비와 운동기능(제한된 일부 감각)의 부분적 회복

d. 축삭재생이 원위표적까지 자라기에 시간이 충분하지 않기 때문에 기능적 회복이 일어나지 않음

e. 대부분의 축삭이 절단된 신경세포의 사멸 때문에 기능적 회복이 일어나지 않음(손상 부위와 신경세포체까지의 근접거리가 원인)

26-10. 우측 입쪽연수의 후외측 부위에서 일어난 가벼운 뇌졸중은 동측 다리의 협동운동을 소실시킨다. 다른 감각은 정상이다. 작업치료에 의해 기대되는 결과는?

a. 기능이 뚜렷하게 회복되고 운동실조가 개선된다.

b. 환자가 어리고 의욕적이면 작업치료가 효과적이다.

c. 훈련은 중간소뇌다리에서 살아있는 구심감각투사를 동원할 것이기 때문에 영향을 줄 것이다.

d. 우측 다리의 움직임은 좋아지지 않을 것이다.

e. 손상 받은 후척수소뇌로의 재생으로 점차적인 재생이 일어난다.

26-11. 중추신경계의 축삭재생이 기능적 회복을 유도하지 못하는 원인은?

a. 희소돌기아교세포 말이집에 분포하는 억제성 단백질이 재성장을 억제한다.

b. 별아교세포 흉터는 재성장을 막는 물리적 장벽이다.

c. 재생축삭을 안내할 통로가 존재하지 않는다.

d. 병변 부위에 분포하는 분자신호들이 화학적으로 축삭 재생을 방해한다. 분자신호는 화학적으로 재성장을 억제한다.

e. 이상 모두

물리적으로 분리된 신경손상보다 기능적으로 재생이 더 잘 될 것이다.

26-7. 신경종neuroma은 손상부위를 지나서 원위부로 자라는 말초신경의 재생축삭이 물리적으로 막혀서 만들어진다. 이것은 축삭 말단을 비정상적으로 만들며 기계적 비틀림과 같은 비생리적 자극에 의해 활성화된다.

26-8. 병변에 의해 유발되는 가소성은 나이와 신경계에 따라 달라진다. 망막으로부터 시각피질까지의 시각경로 손상은 항상 영구적인 실명을 초래한다.

26-9. 정답: c

말초신경계에서 축삭손상에 따른 기능적 회복은 주로 신경에 의한 지속적 손상 유형에 의존적이다. 회복이 가장 잘 일어나는 것은 신경집관이 유지되는 압박손상이다. 이는 재생축삭이 원래 표적에 도달하도록 안내통로를 제공하여 나타난다. 회복이 가장 이루어지지 않는 경우는 축삭의 많은 분절이 손상된 경우이다. 원위분절과 근위분절 절단면의 거리, 신경집관의 재생 방향 이상, 그리고 신경영양인자 부족은 기능적 재생을 심각하게 방해한다. 중증 축삭손상이라 할지라도 깨끗하게 절단된 손상의 경우에는 근위분절 절단면과 함께 원위분절 절단면에서 신경다발의 공간적 재정렬은 약간의 회복이 일어나도록 할 것이다. 축삭은 하루에 1 mm 정도 재생하기 때문에 손상 후 2개월이라는 기간은 재성장하는 축삭이 그들의 표적에 도달하기에 충분히 긴 시간이다. 원위부에 위치하는 축삭손상과 환자의 어린 나이는 기능적 재생을 방해하는 요인은 아닐 것이다.

26-10. 정답: d

뇌졸중은 외수용감각정보와 고유감각정보를 차단하는 후척수소뇌로에 있는 축삭이 손상되어 동측 다리에서 지속적으로 운동실조를 초래한다. 중추신경계에서는 기능적 재생이 일어나지 않는다. 중간소뇌다리로부터 소뇌까지의 구심정보 입력은 주로 대뇌피질의 정보를 전달한다. 척수의 정보는 아니다.

26-11. 정답: e

이러한 인자들은 단독적으로 또는 함께 손상 받은 중추신경계 축삭의 재성장을 차단하거나 억제한다. 연구결과들은 손상 받은 중추신경계 축삭이 말초신경다리peripheral nerve bridge와 같은 허용기질로 유도될 때 재생이 잘 일어날 수 있다는 것을 보여준다.

연습문제 (계속)

26-12. 압박손상 또는 물리적 분리에 의한 말초신경계 손상은 병변에서 멀리 떨어져 있는 손상된 축삭의 변성을 일으킨다. 이러한 전행성 변성의 주된 원인은?

a. 전행성축삭형질운반 차단

b. 허혈

c. 활동전위 전파 차단

d. 염색질융해

e. 표적으로부터 신경영양신호 소실

26-13. 비서로 일하고 있는 47세 환자가 수개월 동안 양손에서 얼얼한 감각과 통증을 경험하였다. 이 환자는 들고 있던 물건들을 떨어뜨리기도 하였다. 비정상 감각은 특히 밤에 심해졌으며 잠이 드는 것을 방해하였고 잠이 들었다가도 깨게 하였다. 손 자체근육은 약간 위축되어 있었으며 근력이 감소되어 있었다. 다리 감각은 정상이었고 근력은 환자의 나이와 환자가 여성이라는 점을 고려하였을 때 적당하였다. 가장 적절한 진단은?

a. 당뇨병에 의한 말초신경병peripheral neuropathy

b. 다발성경화증multiple sclerosis

c. 근육디스트로피muscular dystrophy

d. 손목굴증후군carpal tunnel syndrome

e. 중증근무력증myasthenia gravis

26-12. 정답: a

축삭의 온전함과 기능은 신경세포체로부터 전행축삭형질운반에 의한 필수대사산물의 지속적인 공급에 절대적으로 의존한다. 이러한 운반을 방해하는 손상은 손상부위에서 축삭 변성이 시작되어 원위부 쪽으로 진행하게 할 것이다. 축삭재생도 유사하게 세포체로부터 전행성축삭형질운반에 의해서만 일어날 수 있다.

26-13. 정답: d

손목굴이 좁아져 신경이 압박되었을 때 반복적으로 운동을 하면 손과 손가락으로 가는 신경을 위축시킬 수 있다. 감각소실과 얼얼한 감각, 근력약화는 당뇨병에 의해서도 발생할 수 있지만, 당뇨병에 의해 발생하는 비정상 감각은 먼저 팔보다는 다리에서 주로 발생하며 팔다리 원위부에 국한되지 않는다.

제 IX 부

병변은 어느 부위에 위치하는가?

Where is the Lesion?

27 병변의 위치를 알아내는 원리 및 임상 증례

Principles for Locating Lesions and Clinical Illustrations

중추신경계 국소부위에 발생한 병변의 위치는 긴 신경로를 침범함으로써 나타나는 이상소견과 이 이상소견들의 분절적 분포를 통해 알아낼 수 있다. 뇌간 및 척수에 분포하는 가장 중요한 긴 신경로는 피라미드로pyramidal tract와 척수시상로spinothalamic tract, 후섬유단-내측섬유띠로dorsal column-medial lemniscus path, 삼차신경척수로spinal trigeminal tract이다. 대뇌반구에 분포하는 긴 신경로는 피라미드로pyramidal tract와 피질뇌간로corticobulbar tract, 시상부챗살thalamic radiation(체성감각 전달), 시각경로visual pathway이다.

척수 SPINAL CORD

척수에 분포하는 중요한 긴 신경로는 피라미드로pyramidal tract(외측피질척수로lateral corticospinal tract)와 척수시상로spinothalamic tract, 후섬유단로dorsal column tract(널판로gracile tract, 쐐기로cuneate tract)이다. 척수 병변이 발생한 위치(높이)는 피부분절dermatome과 근육분절myotome의 기능소실(무감각, 마비)을 통해 알아낼 수 있다.

척수 병변의 높이를 파악하는 비결은 대공큰구멍·foramen magnum 하부의 척수신경 분포 영역에서 운동기능 소실이나 감각기능 소실 또는 운동·감각기능 소실을 활용하는 것이다. (호너증후군Horner syndrome[목척수 또는 상부 가슴척수 손상에 의해 나타남]과 머리·두피 뒷부분의 체성감각소실[C2 및 C3 척수분절 손상에 의해 나타남]은 예외이다.) 척수절단은 병변 높이 이하의 모든 감각과 수의운동 조절을 즉각적으로 그리고 영구적으로 소실시킨다(그림 27-1). 척수 중심부 양쪽이 손상(중심척수증후군central cord syndrome)될 경우 병변 하부의 좀 더 꼬리쪽 척수분절에서는 이상

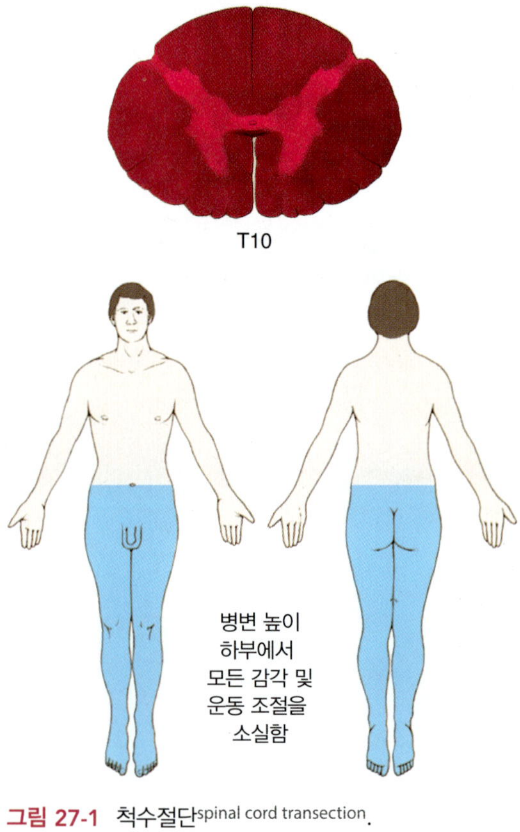

그림 27-1 척수절단spinal cord transection.

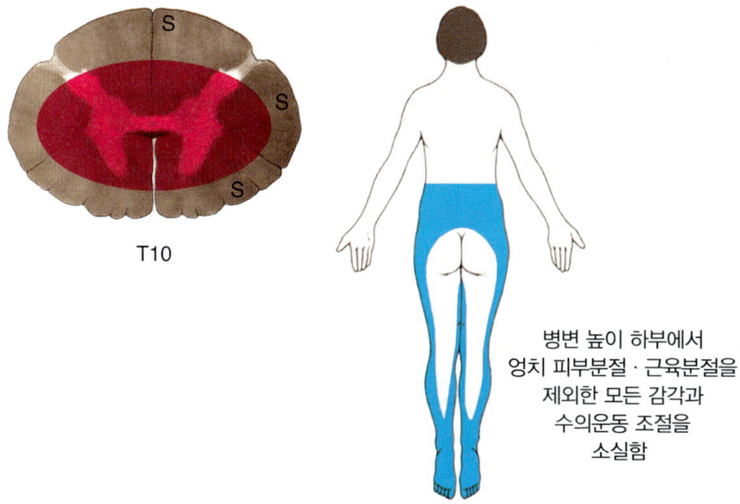

그림 27-2 중심척수증후군central cord syndrome: 엉치보존sacral sparing. (S, 엉치분절)

소견이 나타나지 않고 좀 더 입쪽 척수분절의 말초영역에서 감각과 수의운동 조절이 소실된다(엉치보존현상). 이러한 '엉치보존sacral sparing' 현상이 나타나는 이유는 긴 상·하행신경로에 존재하는 몸 형태 배열(즉 좀 더 입쪽 척수신경은 더 꼬리쪽 척수신경에 비해 좀 더 중심부에 가까이 위치함) 때문이다(그림 27-2). 척수반절단spinal cord hemisection은 외측피질척수로lateral corticospinal tract 및 후섬유단dorsal column을 손상시키므로 병변 동측에서 강직마비spastic paralysis와 촉각·진동감각·고유감각을 소실시키고, 척수시상로spinothalamic tract를 손상시키므로 병변 반대쪽에서 통각과 온도감각을 소실시킨다(그림 27-3). 앞백색질맞교차ventral white commissure를 침범하는 병변은 대략 병변 높이 양쪽에서 통각과 온도감각을 소실시킨다. 이러한 현상은 대개 척수공동증syringomyelia에 의해 초래되며 이를 맞교차증후군commissural syndrome이라 부른다(그림 27-4).

뇌간 뇌줄기·BRAINSTEM

뇌간에 분포하는 중요한 긴 신경로는 피라미드로pyramidal tract(피질척수로corticospinal tract)와 척수시상로spinothalamic tract, 내측섬유띠medial lemniscus, 삼차신경척수로spinal trigeminal tract, 그리고 위소뇌다리상소뇌

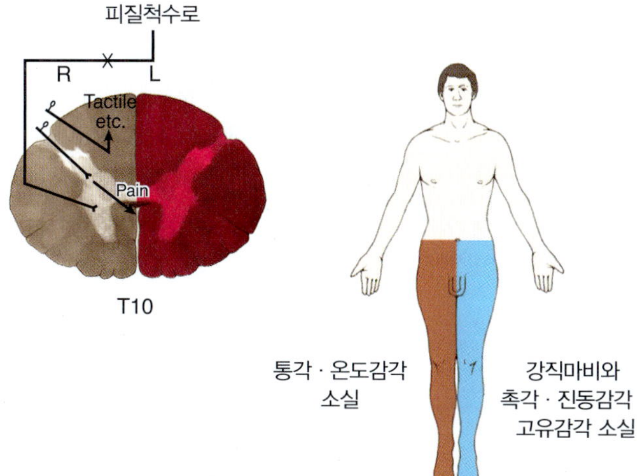

그림 27-3 T10 척수분절의 좌측 반절단. 좌측 신체에서 강직마비와 촉각·진동감각·고유감각 소실을 나타내고, 우측 신체에서 통각과 온도감각을 소실을 나타낸다.

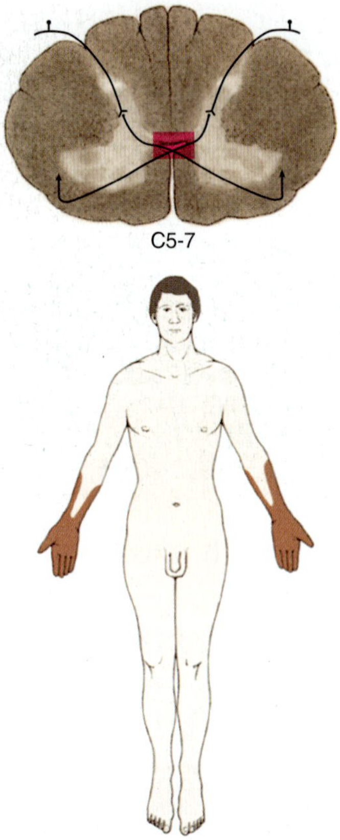

그림 27-4 맞교차증후군commissural syndrome. 앞백색질맞교차를 침범하는 병변은 침범된 척수분절의 피부분절 영역에서 양쪽 신체의 통각과 온도감각을 소실시킨다.

각·superior cerebellar peduncle이다. 뇌간에서 발생한 병변의 높이는 병변에 의해 손상된 뇌신경에 의해 쉽게 파악할 수 있다. 일반적으로 국소 뇌간 병변은 연수나 교뇌, 중뇌의 내측뇌간병변medial brainstem lesions과 외측뇌간병변lateral brainstem lesions으로 나뉜다.

내측뇌간병변 MEDIAL BRAINSTEM LESIONS

내측 뇌간에 위치하는 병변은 피라미드로를 침범하므로 반대쪽 강직반마비contralateral spastic hemiplegia를 초래한다. 병변의 높이는 피라미드로 근처에서 출현하는 혀밑신경hypoglossal nerve이나 갓돌림신경abducens nerve, 눈돌림신경oculomotor nerve을 침범하는지를 보고 알아낼 수 있다(그림 27-5).

외측뇌간병변 LATERAL BRAINSTEM LESIONS

외측 뇌간에 위치하는 병변은 대개 척수시상로spinothalamic tract를 침범한다. 연수 및 꼬리쪽 교뇌에서 척수시상로와 삼차신경척수로spinal trigeminal tract는 서로 가까이 위치한다. 병변이 이 두 신경로를 침범할 경우 통각과 온도감각이 동측 얼굴 및 반대쪽 몸통·팔다리에서 소실된다(그림 27-6). 각 병변의 높이는 얼굴신경CN VII이나 속귀신경CN VIII, 혀인두신경CN IX, 미주신경CN X을 침범하는지 보고 알아낼 수 있다.

좀 더 입쪽 높이에서 발생한 외측뇌간병변은 척수시상로 이외에도 중간 교뇌(그림 27-6)에 분포하는 삼차신경운동핵과 삼차신경주감각핵, 입쪽 교뇌(그림 27-7)와 꼬리쪽 중뇌에 분포하는 위소뇌다리, 그리고 입쪽 중뇌(그림 27-8)에 분포하는 내측섬유띠와 삼차시상로를 침범한다.

대뇌반구 CEREBRAL HEMISPHERE

대뇌반구에 분포하는 긴 신경로를 침범하는 국소 병변은 신체 반대쪽에 이상소견을 나타낸다. 대뇌피질에서 긴 신경로를 침범하는 부위는 속섬유막internal capsule이며, 이 부위에는 피라미드로와 시상부챗살(체성감각전달)이 근접해 위치하고 있으며, 피질뇌간로가 그 옆에 위치하고 있다(그림 16-5A). 좀 더 등쪽 속섬유막 병변은 반대쪽 신체의 강직반마비와 반대쪽 아래 얼굴의 근력약화를 나타낸다(그림 27-9). 좀 더 배쪽 속섬유막 병변(그림 16-5B)은 이러한 이상소견 외에도 반대쪽 동측반맹을 나타낸다.

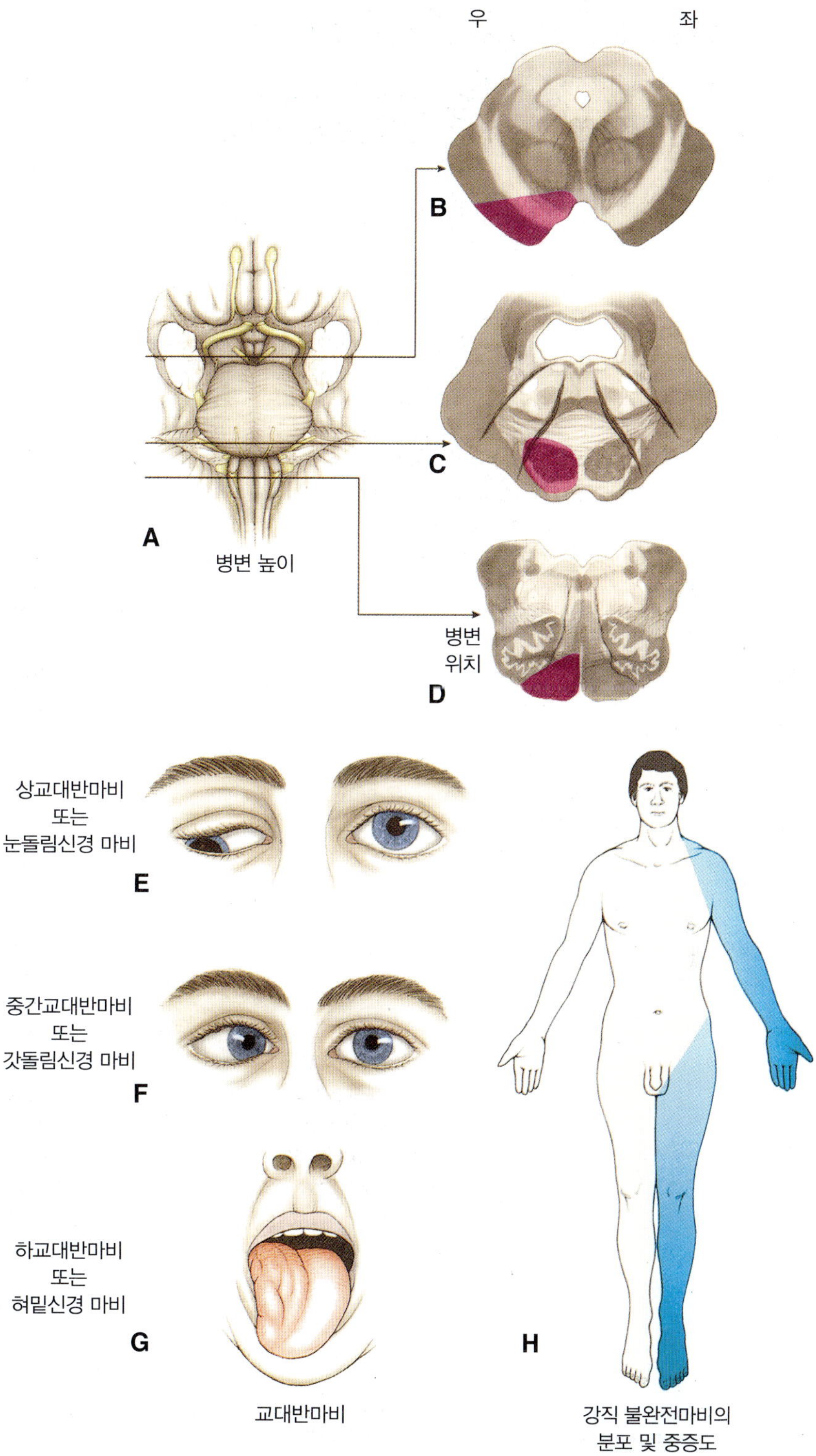

그림 27-5 눈돌림신경CN III과 갓돌림신경CN VI, 혀밑신경CN XII 높이에서 발생한 내측뇌간병변. **A.** 병변의 높이. **B.** 눈돌림신경 및 피라미드로 병변. **C.** 갓돌림신경 및 피라미드로 병변. **D.** 혀밑신경 및 피라미드로 병변. **E.** 눈돌림신경 마비. **F.** 갓돌림신경 마비. **G.** 혀밑신경 마비. **H.** 팔다리 원위부로 갈수록 심해지는 강직성 근력약화.

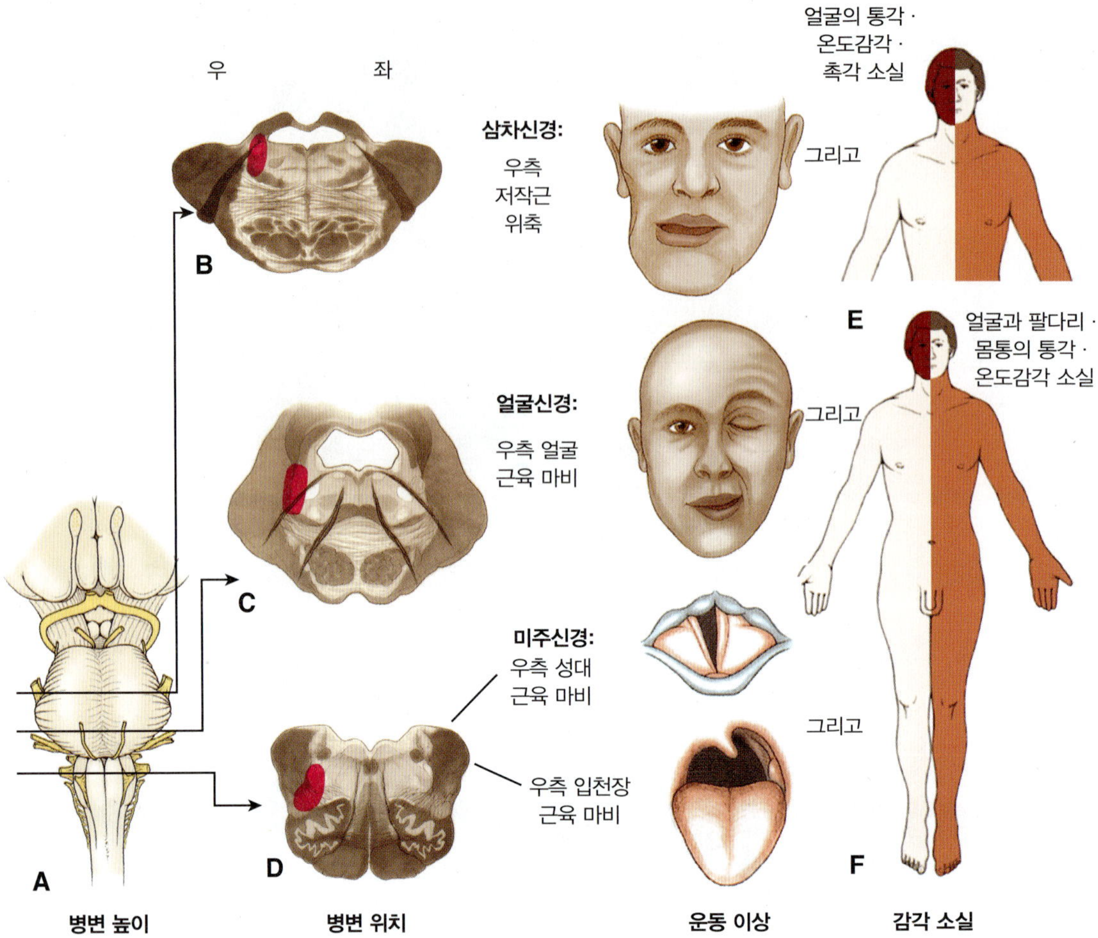

그림 27-6 외측뇌간병변. **A.** 병변 높이: 외측피개. **B.** 중간 교뇌 높이. **C.** 꼬리쪽 교뇌 높이. **D.** 입쪽 연수 높이. **E.** 동측 얼굴의 모든 감각(삼차신경주감각핵과 삼차신경척수로)과 반대쪽 팔다리·몸통·목(척수시상로)의 통각·온도감각이 소실된다. 짙은 음영: 모든 감각 소실. 옅은 음영: 통각·온도감각 소실.

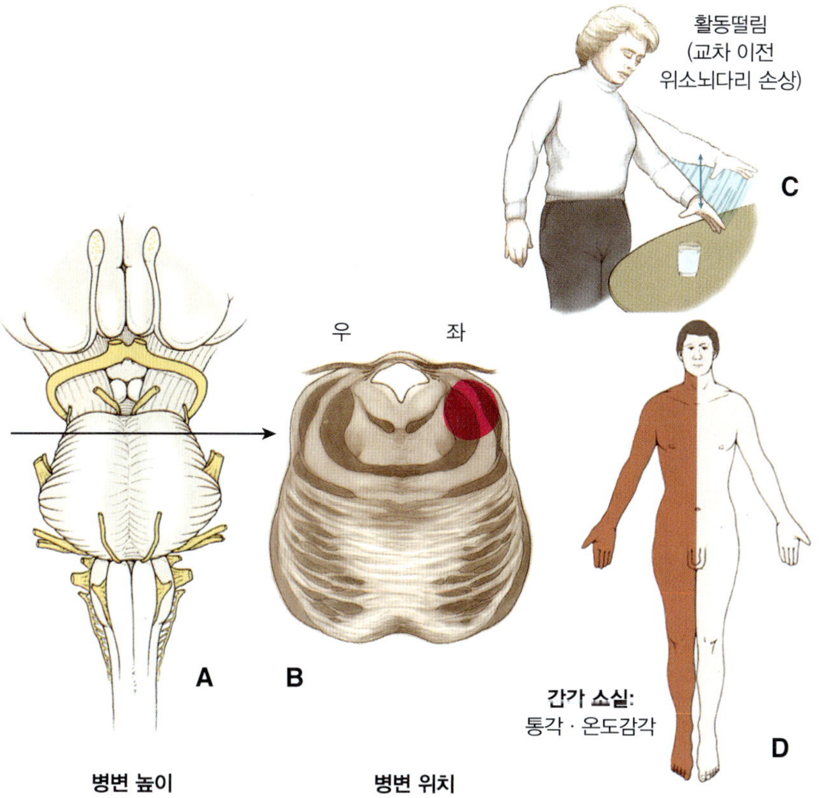

그림 27-7 외측뇌간병변. **A.** 병변 높이: 입쪽 교뇌. **B.** 좌측 외측피개 병변. **C.** 동측 (좌측) 활동떨림(좌측 교차 이전 위소뇌다리 손상). **D.** 반대쪽 (우측) 통각·온도감각 소실(좌측 척수시상로).

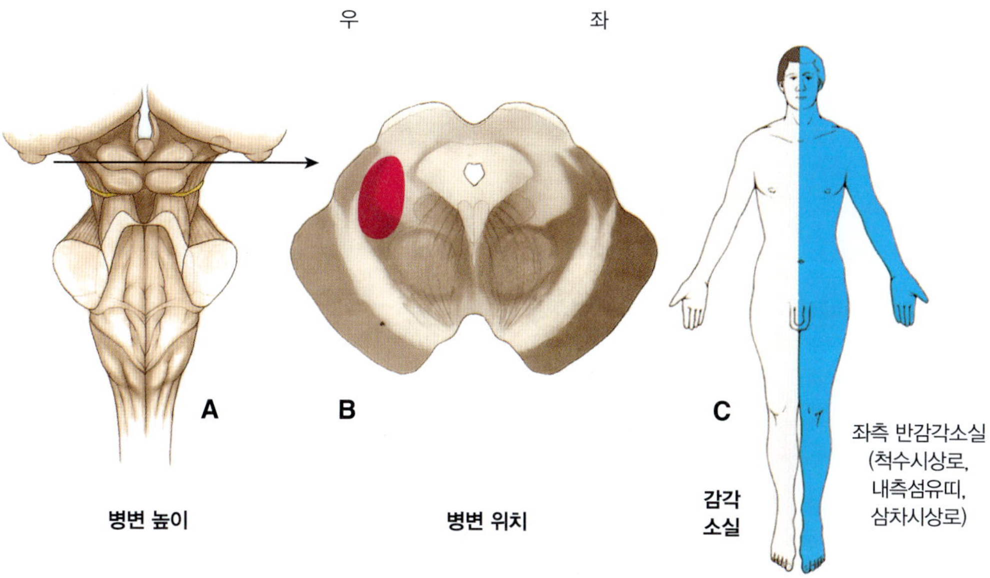

그림 27-8 외측뇌간병변. **A.** 병변 높이: 입쪽 중뇌. **B.** 우측 체성감각로 병변. **C.** 반대쪽 (좌측) 반감각소실편측무감각.

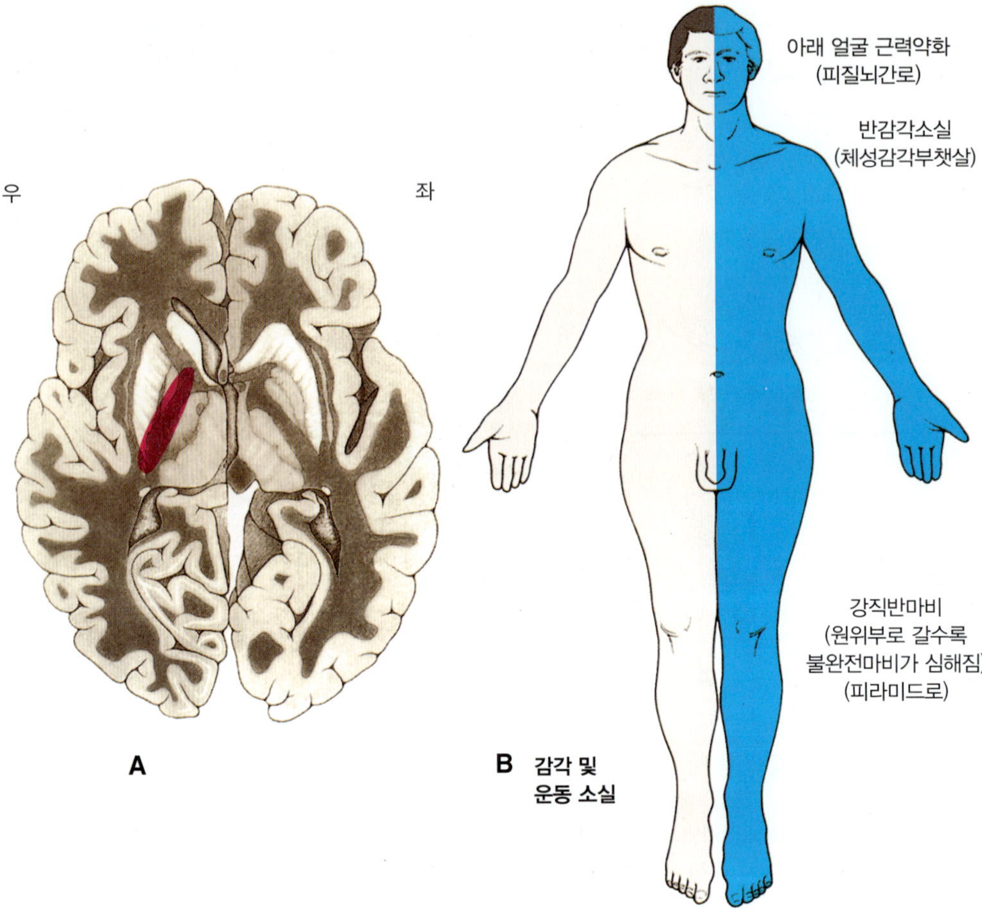

그림 27-9 속섬유막에 분포하는 긴 신경로를 침범하는 병변. **A.** 수평단면에 나타낸 병변의 위치. **B.** 운동 및 감각 소실.

임상 증례 및 설명
CLINICAL ILLUSTRATIONS AND ANSWERS

1. 11세 소녀가 목과 좌측 어깨에서 통증을 호소하였고 체온(38.9~39.4°C)이 높았다. 며칠 후 좌측 팔과 아래팔, 손이 마비되었고 근육은 이완되었다. 좌측 팔에서 반사가 소실되었다. 신체 다른 부위의 운동 조절은 정상이었다. 4주 후 아래팔과 손을 수의적으로 약간 펼 수 있었지만 다른 수의운동은 할 수 없었다. 마비된 근육은 이완되었으며 심하게 위축되어 있었다.
   a. 병변은 어디에 위치하겠는가?
   b. 어떤 역사적인 질병이 흔히 이러한 임상 양상을 보이는가?

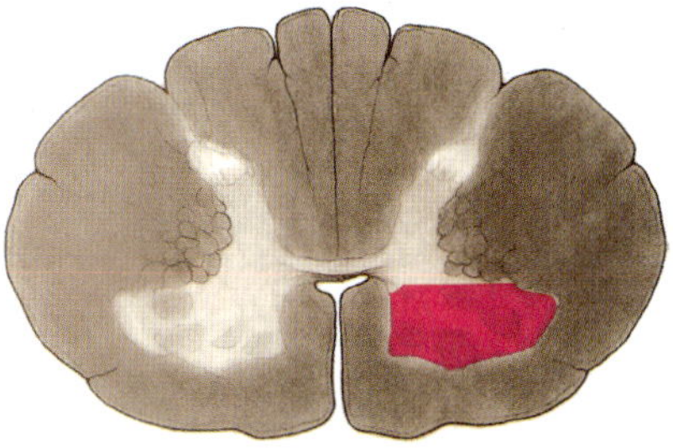

설명

a. 마비가 일어난 신체 범위는 좌측 C5~T1 척수분절에 해당한다.
b. 급성앞회색질척수염acute anterior poliomyelitis은 감염질환으로 주로 척수전각에 분포하는 알파운동신경원을 침범하는 퇴행성 병변을 초래한다.

2. 2년 전 넷째 아이를 출산한 후 피임약을 복용하던 29세 여성이 갑자기 복시와 우측 팔다리의 근력약화를 나타내었다. 신경학적 진찰에서 우측 팔다리에서는 근력약화와 함께 피동신전에 대한 저항이 증가되어 있었고 건반사가 항진되었으며 발바닥폄반사가 나타났다. 게다가 이 여성의 우측 팔다리와 몸통, 목에서 두점식별감각과 진동감각, 고유감각이 소실되었고, 우측 얼굴에서 예리한 통각이 소실되었다. 우측 각막반사는 동측 눈을 자극할 때 뿐 아니라 반대쪽 눈을 자극할 때에도 나타났다. 좌측 얼굴이 처졌고, 좌측 눈을 감거나 좌측 입꼬리를 오므릴 수 없었다. 가까운 물체를 볼 때 두 눈은 모아졌고, 위쪽과 아래쪽을 쳐다 볼 수 있었지만 좌측방향을 주시할 수 없었고, 좌측 눈은 내측으로 편위되었다. 우측방향으로 주시하려고 하였을 때 우측 눈은 정상적으로 외전되었지만 좌측 눈은 내전되지 않았다.
   a. 병변은 어디에 위치하며, 침범된 구조물의 정확한 명칭은 무엇이고, 각 구조물과 연관된 이상소견은 무엇인지 설명하라.
   b. 우측 눈에서는 통각이 소실되었지만 우측 눈을 자극하였을 때 각막반사가 일어나는 이유를 설명하라.
   c. 가까운 물체를 주시할 때 우측 눈은 내측으로 돌아가지만, 좌측을 주시할 때는 우측 눈이 내측으로 돌아가지 않는 이유를 설명하라.
   d. 우측 주시를 할 때 좌측 눈에서 내전마비가 일어나는 이유를 설명하라.
   e. 이러한 이상소견들이 혈전에 의한 혈관 폐색에 의해 초래되었다면 어떤 뇌혈관이 가장 흔히 침범되는가?

설명

a. 병변 높이: 꼬리쪽 교뇌
   침범된 구조물과 이상소견: 좌측 피질척수로—우측 팔다리의 근력약화(피동신전에 대한 저항 증가), 심부건반사 항진, 발바닥폄반사

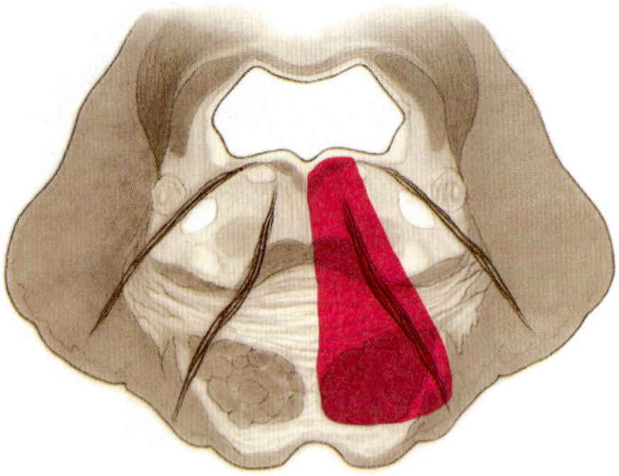

좌측 내측섬유띠—우측 팔다리와 몸통, 목의 두점식 별감각과 진동감각, 고유감각 소실
좌측 삼차시상로—우측 얼굴의 예리한 통각 소실
좌측 얼굴신경의 뿌리—좌측 위·아래 얼굴근육 마비
좌측 갓돌림신경핵과 갓돌림신경—좌측 눈의 내사시와 외전마비
좌측 정중곁교뇌그물체PPRF—좌측 주시 마비

b. 우측 눈의 통각 소실은 좌측 삼차시상로 손상에 의해 나타난다. 각막반사에는 삼차신경척수로와 삼차신경척수핵, 그리고 그물체에 분포하는 개재뉴런(얼굴신경핵으로 흥분파를 전달함)이 관여하지만 삼차시상로는 관여하지 않는다.
c. 눈모음이 일어날 때 우측 눈은 내측으로 돌아가는데, 이 눈모음에는 수평주시중추인 정중곁교뇌그물체PPRF가 관여하지 않는다. 좌측 정중곁교뇌그물체가 손상되었으므로 좌측주시를 시도할 경우 우측 눈은 안쪽으로 돌아가지 않으므로 좌측 주시마비가 초래된다.
d. 우측주시를 시도할 때 나타나는 좌측 눈의 내전마비는 좌측 내측세로다발MLF 병변에 의해 나타난다.
e. 뇌기저동맥

3. 중년 여성이 보행장애 및 입꼬리 처짐으로 병원에 왔다. 병력에 따르면 이러한 이상소견은 긴 일련의 과정 중 가장 최근에 나타난 증상이다. 대략 5년 전 이 여성은 몇 번의 어지럼 발작과 우측 귀에서 이명을 경험하였다. 몇 년 후 이명은 소실되었지만 우측 귀에서 난청이 나타났다. 얼마 뒤에 그녀는 우측 눈을 꼭 감을 수 없었고 우측 입꼬리도 처지기 시작하였고 웃을 때 입꼬리를 올릴 수 없었다. 그녀는 최근 간헐적으로 우측 얼굴에서 통증을 경험하였고 현재는 얼얼한 감각을 느끼고 있다. 지난 몇 주 동안 그녀는 흔들거리는 경향을 나타내었고 걷는 동안 종종 비틀거리고 때때로 우측으로 넘어지기도 하였다. 이러한 최근의 이상소견은 삼킴장애 및 쉰소리hoarseness와 함께 나타났다. 신경학적 검사 결과 혀 우측에서 미각상실도 확인되었다. 우측 눈을 자극하였을 때 각막반사가 일어나지 않았다.
a. 병변은 어디에 위치하겠는가?
b. 침범된 구조물의 이름을 적고, 해당 구조물과 연관된 이상소견을 설명하라.
c. 병변의 가능한 원인은 무엇인가?

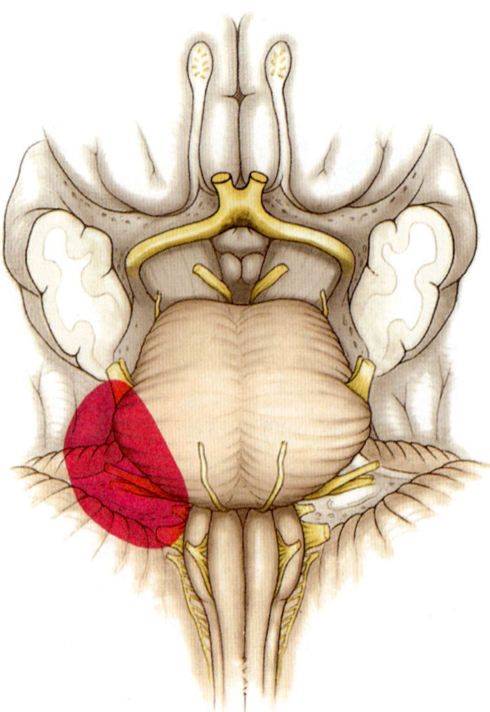

설명

a. 병변의 위치: 소뇌교뇌각cerebellar angle
b. 구조물 및 이상소견
   1. 전정신경: 어지럼
   2. 와우신경: 이명 → 난청
   3. 얼굴신경: 얼굴마비
   4. 삼차신경: 얼굴 부위의 통각과 얼얼한 감각
   5. 소뇌 및 아래소뇌다리: 보행실조
   6. 혀인두신경 및 미주신경: 삼킴장애, 쉰소리
   7. 얼굴신경 및 혀인두신경: 미각상실
   8. 얼굴신경 또는 삼차신경: 각막반사 소실
c. 속귀신경집종청신경집종·acoustic neurinoma (내이도 바로 안의 전정신경으로부터 소뇌교뇌각까지 분포함)

4. 고혈압을 앓고 있던 45세 남성이 갑자기 의식을 잃었다. 그는 바로 병원으로 옮겨졌으며, 병원에 도착하였을 때 우측 팔다리에서 전반적인 이완마비flaccid paralysis를 나타내었고 건반사tendon reflex는 관찰되지 않았다. 입원 3주 후에 시행한 검사 결과 우측 신체에서 강직반마비spatic hemiplegia가 나타났다. 우측 발에서 발바닥폄반사가 나타났고 우측 팔다리에서 심부건반사가 항진되어 있었고, 피동 신전에 대한 저항이 증가되어 있었다. 우측 아래 얼굴의 근력은 감소되어 있었다. 우측 신체를 핀으로 찔렀을 때 통증은 예리하지 않았고 어느 곳을 찔렸는지 잘 파악하지 못했으며, 우측 신체에서 촉각과 고유감각이 소실되어 있었다. 그는 우측 동측반맹을 나타내었다.

a. 병변의 높이를 표시한 스케치에서 침범된 구조물의 명칭과 정확한 위치 그리고 각 구조물과 연관된 이상소견을 설명하라.
b. 초기에 우측 팔다리에서 관찰되었던 이완마비에 대해 설명하라.
c. (1) 근력약화가 오직 우측 아래 얼굴(위 얼굴에서는 나타나지 않음)에서 나타나는 이유와 (2) 우측에서 예리한 통각은 감소되고, 촉각과 고유감각은 완전히 소실되는 이유를 설명하라.
d. 이 증례의 흔한 원인은 무엇인가?
e. 병적인 과정과 흔히 침범되는 부위에 대해 설명하라.

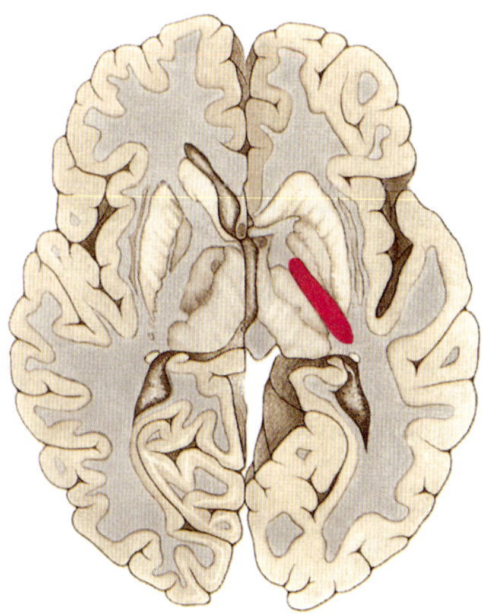

설명

a. 병변 높이: 속섬유막뒤다리
   침범된 구조물과 이상소견:
   1. 좌측 피질척수로: 우측 강직반마비
   2. 좌측 피질뇌간로: 우측 아래 얼굴의 근력약화
   3. 좌측 시상피질부챗살: 우측 신체에서 통각이 예리하지 않고 국소 위치 파악이 어려우며, 촉각과 고유감각이 심각하게 소실됨
   4. 좌측 무릎새발톱로: 우측 동측반맹
b. 초기에 우측 팔다리에서 이완마비가 나타나는 것은 중추신경계 쇼크 현상으로 우측 하위운동신경원이 피질 통제로부터 갑자기 해제되기 때문이다.
c. 피질뇌간로는 양쪽 위얼굴핵(위 얼굴 근육 조절)과 반대쪽 아래얼굴핵에 영향을 미친다. 예리한 통각 감소는 뇌간 및 전뇌에 분포하는 통각경로가 광범위하기 때문이며 시상으로 향하는 원위부 통각경로가 손상될 경우 예리한 통각은 정교한 위치 파악과 강도, 예리함만 영향을 받는다.
d. 고혈압에 의한 뇌내출혈은 장기간 지속된 고혈압과 연관되어 있다.
e. 작은 혈관질환, 특히 관통동맥(외측줄무늬체동맥이 침범되는 경우가 가장 흔함) 분포지역에서 형성되는 미세동맥류

5. 총알에 의해 C8과 T1 척수분절의 우측 절반이 손상된 직후 의식이 있는 환자에서 나타날 것으로 예측되는 여섯 가지 신경학적 이상을 설명하고 위치를 표시하라(a).
   b. 손상 3개월 후 나타나는 이상소견과 어떻게 다른가?

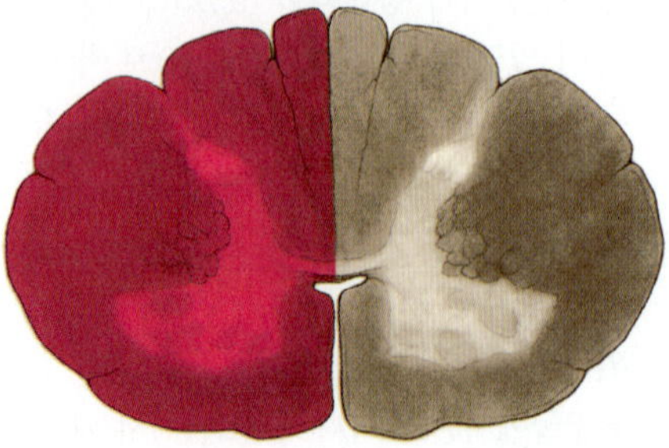

설명

이상소견 및 침범된 구조물

a. 반절단 직후:
   1. 우측 손의 이완마비: 우측 척수전각
   2. 우측 다리의 이완마비: 우측 외측피질척수로
   3. 우측 발바닥과 몸통으로부터 우측 겨드랑이와 우측 팔 내측까지에서 두점식별감각과 진동감각, 고유감각 소실: 우측 널판로 및 쐐기로
   4. 우측 팔의 내측 피부에서 통각 및 온도감각 감소: 우측 리사우어로
   5. 좌측 발바닥과 몸통으로부터 대략 두 번째 늑골까지에서 통각 및 온도감각 소실: 우측 척수시상로
   6. 우측 눈꺼풀처짐과 우측 눈의 축동, 우측 얼굴의 무한증: 호너증후군(우측 섬모체척수중추)

b. 3개월 후:
   1. 우측 손에 분포하는 자체기원근의 마비 및 위축: 하위운동신경원증후군
   2. 우측 다리 마비(피동 신전에 대한 저항 증가, 신전반사 항진, 클로누스. 발바닥 폄반응: 상위운동신경원증후군
   3. 위 6가지 신경학적 소견이 지속되기도 함

6. 35년 간 담배를 매우 많이 피운 56세 여성이 보행장애와 우측 팔 운동에 장애를 나타내었으며 두 증상은 지난 4개월 동안 점점 심해졌다. 손가락코검사finger-to-nose test와 발꿈치정강이검사heel-to-shin test를 하는 동안 우측 팔다리에서 활동떨림action tremor과 겨냥이상dysmetria이 나타났다. 또한 이 여성은 뒤꿈치발끝걷기에 어려움을 나타냈고 우측으로 진행하는 경향을 나타내었다. 그녀는 잠시 동안도 반복적으로 우측 팔의 엎침과 뒤침을 할 수 없었다. 우측 팔에서 신전반사와 피동신전에 대한 저항이 약간 감소되어 있었지만 신체 어느 부위에서도 마비나 감각이상은 존재하지 않았다. 진찰 직후 촬영한 흉부 방사선 사진에서 좌측 폐에 큰 종괴가 관찰되었으며, 그녀의 CT 스캔 영상에서 중추신경계 종괴가 관찰되었다.
   a. 중추신경계 종괴는 어느 부위에 있을 것으로 예상되며, 침범된 구조물은 무엇인가?
   b. 왜 이상증상은 수의운동을 실행할 때에만 나타나는가?
   c. 운동실조의 정의는 무엇인가?
   d. 추정되는 원인은 무엇인가?

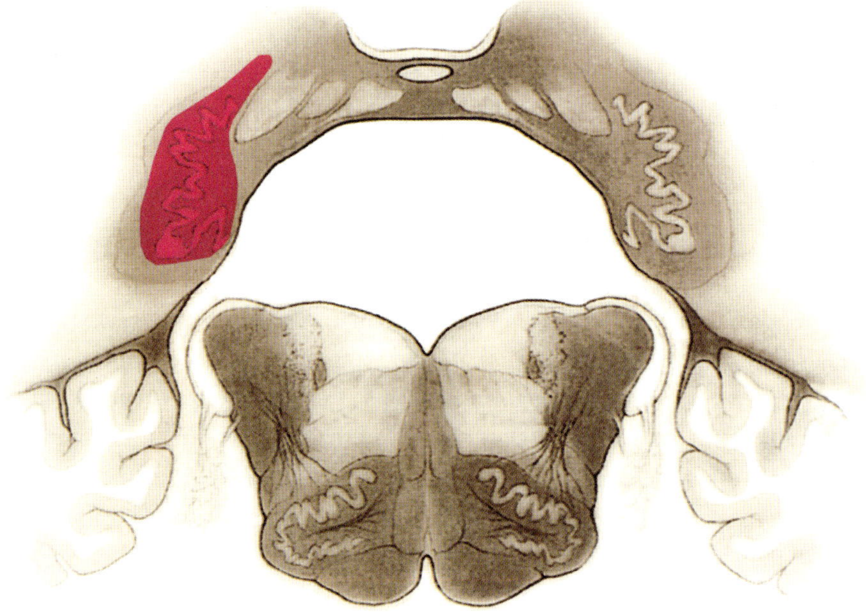

설명

a. 병변 높이: 소뇌
  침범된 구조물: 우측 치아핵
b. 소뇌 이상소견은 수의운동을 개시할 때에만 나타난다.
c. 운동실조는 근육의 협동이 소실된 것이다.
d. 폐 전이암종

7. 63세 남성이 손이 떨리고 전반적으로 몸이 뻣뻣해져 고통을 겪고 있으며 이 증상들은 지난 3년 간 점점 더 심해졌다. 검사실에 들어올 때 그는 느리게 조심스럽게 움직였으며 발을 끌었고 어깨와 몸통을 앞으로 구부리고 있었으며 팔을 몸에 붙인 채 흔들지 않았다. 병력을 듣고 진찰을 하는 동안 그의 얼굴은 마스크를 쓴 것처럼 표정 변화를 나타내지 않았다. 양손에서 알약을 굴리는 듯한 안정시떨림resting tremor을 나타냈으며, 이 떨림은 담배에 불을 붙이거나 연필을 줍는 것과 같은 수의운동을 할 때는 멈춰졌다. 진찰 결과 납관경축을 나타내어 전반적인 근육긴장항진과 함께 피동운동에 대한 심한 저항 증가를 보였다. 환자는 잘 움직이지 않았지만 검사 결과 신체 어느 부위에도 마비나 감각소실은 없었다.
   a. 병변의 위치와 침범된 구조물의 명칭을 적어라.
   b. 운동이상증dyskinesia의 정의를 적어라.
   c. 이 환자가 나타내는 증상 중 양성징후는 무엇이고, 음성징후는 무엇인가?
   d. 추정되는 진단명과 이 질환을 치료하는데 사용하는 약물 및 외과적 처치의 근거를 설명하라.

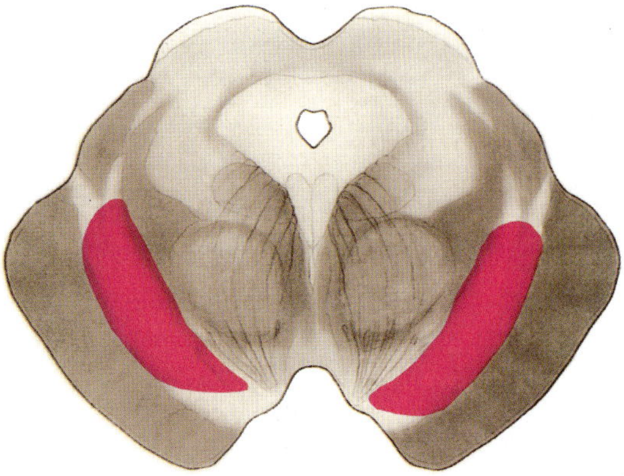

설명

a. 병변 높이: 중뇌
  침범된 구조물: 흑색질 치밀부
b. 운동이상증은 저절로 움직임이 발생하는 운동장애로서 대개 기저핵 질환과 연관되어 있다.
c. 양성징후: 안정시떨림, 납관경축
  음성징후: 운동완만, 어깨와 몸통을 앞으로 구부림, 팔을 옆구리에 붙인 채 흔들지 않음, 마

스크를 쓴 듯한 얼굴 표정

d. 진전마비paralysis agitans(파킨슨병Parkinson disease): L-도파를 이용한 약물치료는 새줄무늬체의 도파민 함량을 높인다. 외과적 처치: 운동시상핵의 창백시상경로와 내측창백핵을 냉동수술로 제거하면 질병 치료에 다소 효과를 나타낸다. 현재 뇌 심부구조물을 전류를 이용해 자극하는 뇌심부자극술은 시상밑핵에 전극을 삽입한 후 전류를 흘려주는 치료법이다.

8. 28세 남성이 자동차를 고속으로 운전하다가 사고를 당하였다. 사고 당시 의식소실은 없었고 머리손상도 없었으며 사고 후 단지 목과 좌측 어깨가 아프다고 하였다. 5일 후 어지럼과 구역, 구토, 불안정한 걸음걸이를 나타내기 전까지는 다른 문제는 없었다. 그는 8시간 후 입원하였다.

신경학적 검사에서 좌측에서 호너증후군이 발견되었다. 좌측 구역반사는 존재하지 않았다. 좌측 팔다리에서 뚜렷한 운동실조가 나타났지만 근력은 정상이었다. 좌측 얼굴과 우측 목과 몸통, 팔다리에서 예리한 통각이 감소되어 있었다. 환자는 서 있으면 좌측으로 쓰러졌다. 팔다리 반사는 대칭적으로 일어났고 발바닥반사는 정상이었다. 6일 후 그는 퇴원하였으며 퇴원 당시 그는 좌측 호너증후군과 경미한 좌측 팔다리의 겨냥이상, 경미한 보행실조를 나타내었다. 모든 징후와 증상은 그 다음 4주에 걸쳐 소실되었다.

사고 7주 후 그는 갑자기 삼킴곤란과 불안정한 걸음걸이, 좌측 눈꺼풀처짐을 나타내었고 모든 이상소견은 가벼운 물건을 들면 나타났다. 이러한 징후 및 증상은 약 10분 간 지속되었다. 그는 다시 입원하였고 혈관조영상에서 어떤 혈관이 부분적으로 막혀있는 것이 관찰되었다. 그는 퇴원하였고 무거운 것을 들지 말라고 교육받았다. 8개월 후에 시행한 검사 결과는 정상이었고 증상도 소실되었다.

a. 병변 높이를 설명하고 침범된 구조물의 정확한 명칭과 이들 구조물과 연관된 이상소견을 설명하라.
b. 부분적으로 막혀 있던 혈관은 어느 혈관인가?

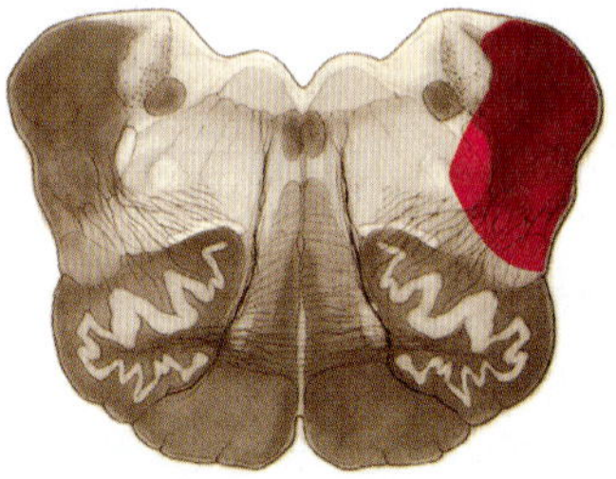

설명

a. 병변 높이: 입쪽 연수
   침범된 구조물과 이상소견:
   좌측 삼차신경척수로: 좌측 얼굴의 예리한 통각 감소
   좌측 척수시상로: 우측 목과 몸통, 팔다리에의 예리한 통각 감소
   좌측 아래소뇌다리: 좌측 팔다리의 운동실조와 겨냥이상
   좌측 미주신경 뿌리: 좌측 구역반사 소실
   섬모체척수중추로 하행성 정보를 전달하는 좌측 외측 그물체에 분포하는 신경섬유 차단: 좌측 호너증후군
b. 척수동맥 또는 후하소뇌동맥(외측연수증후군lateral medullary syndrome[발렌버그증후군Wallenberg syndrome])

9. 심내막염을 앓고 있던 20세 여성이 갑자기 의식을 잃었고 수 시간 동안 의식을 회복하지 못하였다. 깨어났을 때 그녀는 계속 "젠장"이라고 말하였지만 다른 말은 하지 못했다. 그녀는 왼손으로는 문장을 만들기 위해 단어를 쓸 수 있었지만 오른손은 이완되고 마비되어 글을 쓸 수 없었다. 수개월 후에도 언어상실은 지속되었고 우측 팔과 우측 손에서 강직성 근력약화가 나타났으며 피동신전에 대한 저항 증가와 건반사 항진이 나타났다. 좌측 아래얼굴 근육은 마비되었다.

a. 병변의 위치와 침범된 구조물의 명칭, 그리고 이 구조물들과 연관된 이상소견을 설명하라.

b. 환자의 증상들이 뇌졸중에 의해 발생하였다면 어느 동맥에서 발생하였을 가능성이 가장 높은가?
c. 실어증aphasia의 정의를 설명하라.

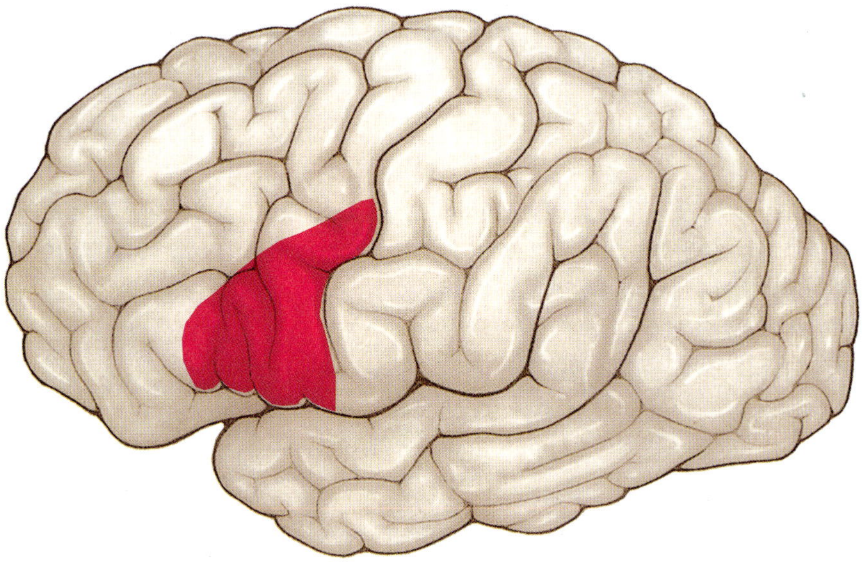

설명

a. 병변 높이: 대뇌피질
   침범된 구조물과 이상소견:
   좌측 하전두이랑에 분포하는 브로카언어영역: 운동실어증
   좌측 중심앞이랑의 배쪽 부위: 우측 팔의 강직성 근력약화와 우측 아래얼굴 근육의 근력약화
b. 중간대뇌동맥: 하전두이랑과 배쪽중심앞이랑으로 향하는 동맥가지
c. 실어증은 말이나 글, 몸짓을 이해하지 못하거나 의사를 전달하지 못하는 것이다.

10. 63세 남성에게 1분 정도 지속되는 일련의 증상이 반복되어 나타난다. 증상이 나타날 때 이 남성은 불쾌한 냄새를 느끼거나 불안감 또는 공포감을 느낀다. 이런 감각을 느낀 후에는 이전에 경험하였던 소리를 듣거나 사물을 본 듯한 느낌을 받았다. 증상이 나타나는 동안 이 남성은 다른 사람의 말을 이해할 수 없었다. 이러한 당혹스러운 증상들이 나타나는 동안 다른 사람이 보기에 그는 정신이 팔려 있는 듯이 보였고 때때로 입안에 있는 머리카락을 제거하려는 듯이 입술과 혀를 움직였다. 검사 결과 시야장애 외에는 어떤 다른 이상소견도 발견하지 못하였다.

a. 병변은 어느 부위에 위치하는가?
b. 제시된 삽화는 무엇인가?
c. 아래 증상과 연관된 구조물은 무엇인가?
   1. 불쾌한 냄새
   2. 불안감과 공포감
   3. 기시감
   4. 입술 및 혀 움직임
d. 예상되는 시야장애 유형은?

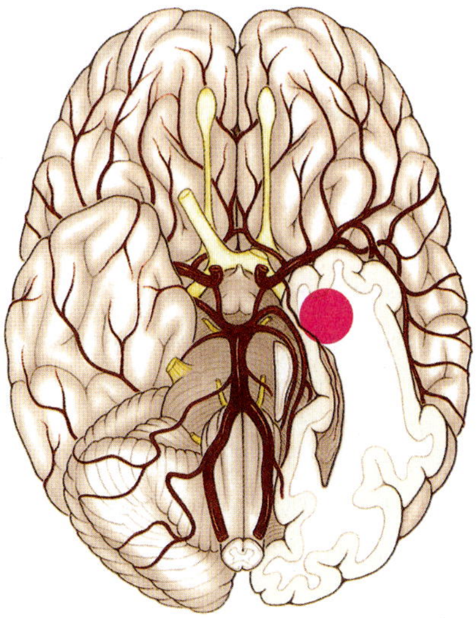

설명

a. 병변 위치: 측두엽—갈고리이랑 및 해마곁이랑 심부에 위치하는 종양
b. 측두엽뇌전증

c. 침범된 구조물:
  불쾌한 냄새—갈고리이랑에 분포하는 후각중추
  불안감과 공포감—편도핵
  기시감—편도핵과 측두엽피질(기억)
  입술 및 혀 움직임—편도핵
  무관심—해마형성체
d. 반대쪽 위쪽 동측사분맹—마이어고리

11. 15세 소녀가 1년 전부터 갑자기 뚱뚱해졌고, 매사에 무기력한 모습을 나타내었다. 특별한 이유 없이 고열이 반복되었고, 수개월 동안 월경이 끊겼다. 그녀는 항상 목이 말라 많은 물을 마셨으며 소변량도 많았다. 신경학적 검사에서 이 여성은 시야장애도 나타내었다.

a. 병변은 어느 부위에 위치하는가?
b. 다음 증상과 연관된 구조물은 어느 부위에 위치하는가?
  1. 고열
  2. 비만
  3. 무기력함
  4. 월경이상
  5. 갈증 및 다뇨
c. 예상되는 시야장애 유형은?

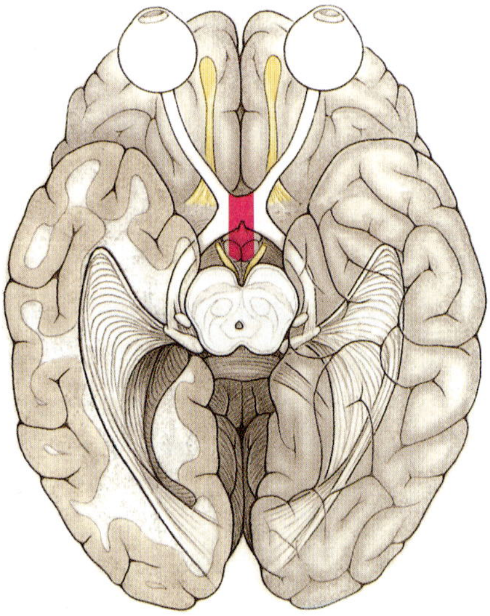

설명

a. 병변 위치: 시상하부(두개인두종craniopharyngioma 증례)
b. 이상소견 및 침범된 구조물
  1. 고열—시각전구역
  2. 비만—융기구역(배쪽내측핵)
  3. 무기력함—후시상하부
  4. 월경이상—융기구역(뇌하수체전엽에 작용한 유리인자)
  5. 갈증 및 다뇨—시각상핵SON 및 뇌실옆핵PVN (요붕증)
c. 시야장애: 양귀쪽 비동측반맹

12. 프로 하키선수가 도저히 걸을 수 없을 만큼 다리가 피곤해진다고 말하였으며 하키는 꿈도 못 꾼다고 하였다. 신경학적 검사에서 발바닥폄반사와 피동신전에 대한 저항 증가, 무릎반사·발목반사 항진과 함께 좌측 다리에서 심한 근력약화가 나타났다. 다른 신체 부위에 비해 좌측 다리의 무릎 아래에서 예리한 통각을 느끼지 못하거나 국소위치를 잘 파악하지 못하였다. 또한 눈을 감은 채 좌측 다리와 발, 발가락을 피동적으로 굽히거나 폈을 때 정확히 설명하지 못하였고, 다리와 발, 발가락에서 더 정교한 다른 식별촉각(촉각의 위치 파악, 두점식별감각)도 현저히 감소되어 있었다.

a. 병변의 높이와 위치, 그리고 위에 나열된 이상소견과 연관된 구조물을 설명하라.
b. 혈관 병변에 의해 위 이상이 발생하였다면 어느 동맥이 침범되었을 가능성이 높은가?

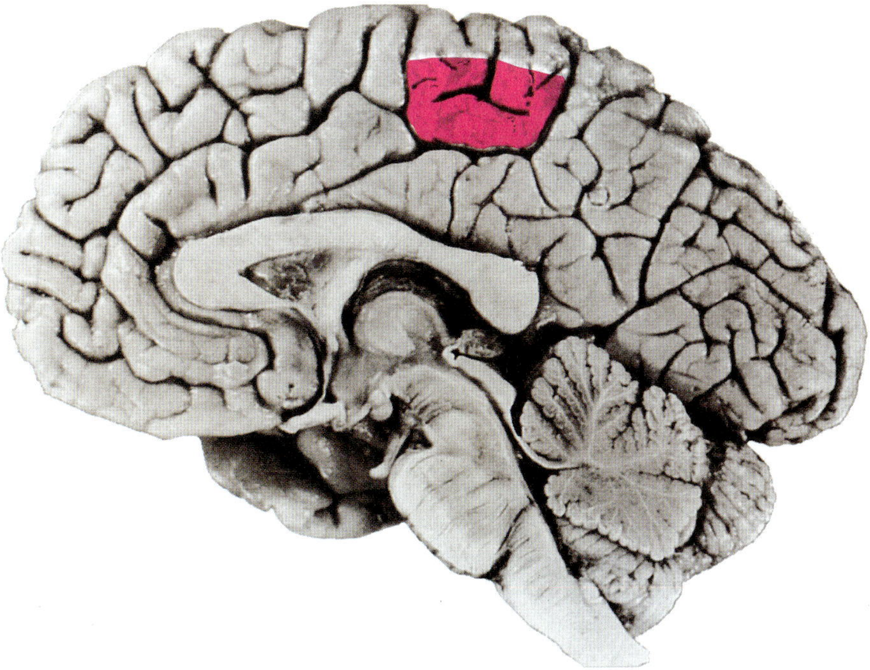

설명

a. 병변 높이: 대뇌피질
 침범된 구조물과 이상소견:
 우측 중심옆소엽 앞부분: 좌측 다리 및 발의 강직성 근력약화 등
 우측 중심옆소엽 뒷부분: 좌측 다리 및 발의 체성감각 소실
b. 혈관 분포: 우측 전대뇌동맥

13. 로버트의 대학 친구들이 그의 머리가 좌측으로 기울어 졌다고 말하였다. 나중에 로버트는 움직이려고 할 때 떨림이 생긴다는 것을 알았고 음료수 컵을 잡으려고 하였을 때 컵을 건드려 넘어뜨렸다. 그는 불안하여 신경의사를 방문하였다. 검사 결과 그는 우측 눈을 내전시킨 채 아래쪽으로 완전히 내릴 수 없었다. 활동떨림과 겨냥이상, 상반운동반복장애가 우측 팔다리에서 나타났다. 로버트는 또한 우측 주시를 할 때 좌측 눈이 내전되지 않았지만 수정체조절이 일어날 때는 내전되었다.
a. 병변의 높이와 위치, 그리고 위에 나열된 이상소견과 연관된 구조물을 설명하라.
b. 로버트는 왜 머리를 좌측으로 기울이는가?
c. 추정되는 진단명은 무엇인가?

설명

a. 병변 높이: 아래둔덕(위소뇌다리 교차의 원위부)
 좌측 위소뇌다리: 우측 팔다리의 활동떨림과 겨냥이상, 상반운동반복장애
 좌측 도르래신경핵: 우측 눈을 내전시켰을 때 아래로 내리는 근력이 약해짐
 좌측 내측세로다발: 좌측 핵간안근마비(우측 주시를 할 때 좌측 눈을 내전시키지 못함)
b. 도르래 병변이 생겼을 경우 손상된 눈은 약간 외회선되며, 환자는 목을 반대쪽으로 기울여 보상한다.

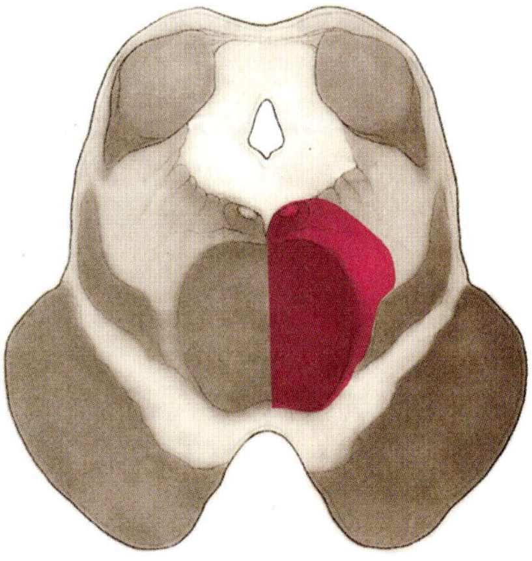

c. 다발성경화증과 같은 말이집탈락병

14. 라켓볼을 하면서 머리에 지속적으로 너무 많은 공을 맞았던 메리Mary에게 다음과 같은 이상소견이 발생하였다. 그녀는 좌측 아래쪽 동측사분맹을 나타내었고, 좌측 신체와 주위 환경을 인식하지 못하였다.

a. 병변의 높이와 영역, 그리고 각 이상소견과 연관된 구조물을 설명하라.

b. 어떤 혈관의 가지가 손상되었을 가능성이 가장 높은가?

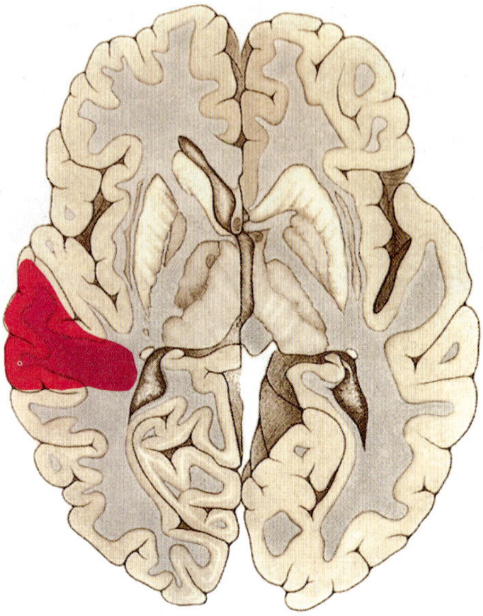

설명

a. 병변 높이: 두정엽

침범된 구조물 및 이상소견:

우측 시각부챗살 등쪽부분: 아래 좌측 동측 사분맹

우측 후두정엽: 좌측 신체 및 주위 환경을 무시함

b. 혈관 분포: 중간대뇌동맥

15. 어떤 남성이 전날 밤에 술을 많이 마신 후 다음 날 아침 병원에 왔다. 그는 넘어져 머리를 부딪친 후 좌측 눈을 사용할 수 없고 좌측 위눈꺼풀이 처진다고 말하였다. 시간이 지나자 그의 좌측 눈은 완전히 감겨졌으며 눈꺼풀을 올렸을 때 안구는 아래쪽 및 바깥쪽으로 돌아갔다. 우측 팔다리에서 근력약화가 나타났다. 검사 결과 우측 팔다리에서 근긴장도와 반사가 항진되어 있었다. 바빈스키반사가 우측에서 관찰되었다. 좌측 동공은 확장된 채 고정되어 있었고, 우측 동공은 양 눈에 가해진 강한 빛에 정상적으로 반응하였다. 환자에게 미소를 짓게 하였을 때 우측 입술이 올라가지 않았다.

a. 병변의 높이를 설명하고 침범된 구조물과 각 구조물 손상과 연관된 이상소견을 설명하라.

b. 좌측 눈이 감기고 아래쪽 및 바깥쪽으로 회전하는 이유를 설명하라.

c. 좌측 눈에 강한 빛을 비추었을 때 우측 동공에서만 반응이 나타난 이유를 설명하라.

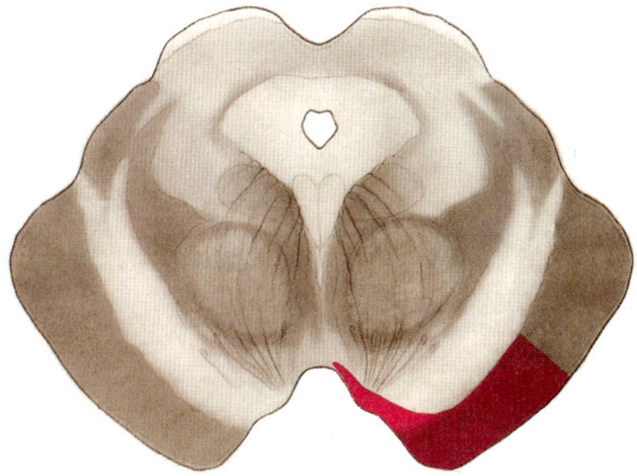

설명

a. 병변 높이: 위둔덕
 침범된 구조물 및 이상소견:
 좌측 피질척수로: 우측 팔다리의 근력약화(그리고 근긴장도와 반사가 항진되고 바빈스키반사가 나타남)
 좌측 피질뇌간로: 우측 아래 얼굴 근육의 불완전마비
 좌측 눈돌림신경: 좌측 눈꺼풀 처짐, 좌측 눈의 아래쪽 및 바깥쪽 회전, 좌측 동공 확장
b. 눈돌림신경은 상사근(안구를 아래로 내림)과 외직근(안구를 외전시킴)을 제외한 모든 외안근을 지배한다. 위눈꺼풀올림근이 마비되므로 눈꺼풀이 심하게 처진다.
c. 좌측 시신경과 우측 눈돌림신경은 온전하지만 좌측 눈돌림신경(동공수축섬유 포함)은 손상됨

부록 A: 읽을 거리

SUGGESTED READINGS

Apuzzo MLJ. Surgery of the Third Ventricle, 2nd ed. Baltimore, MD: Williams & Wilkins, 1998.

Augustine JR. Human Neuroanatomy. London: Academic Press, 2008.

Bear MF, Connors BW, Paradiso MA. Neuroscience Exploring the Brain, 3rd ed. Baltimore, MD: Lippincott Williams & Wilkins, 2006.

Blumenfeld H. Neuroanatomy Through Clinical Cases. Sunderland, MA: Sinauer Associates, Inc., 2002.

Brazis PW, Masdeu JC, Biller J. Localization in Clinical Neurology, 5th ed. Philadelphia, PA: Lippincott Williams & Wilkins, 2006.

Brodal A. Neurological Anatomy in Relation to Clinical Medicine, 3rd ed. New York: Oxford University Press, 1981.

Brodal P. The Central Nervous System: Structure and Function. New York: Oxford University Press, 2003.

Burt AM. Textbook of Neuroanatomy. Philadelphia, PA: WB Saunders, 1993.

Crosby EC, Humphrey T, Lauer EW. Correlative Anatomy of the Nervous System. New York: Macmillan, 1962.

Haines DE. Fundamental Neuroscience for Basic and Clinical Applications, 3rd ed. Philadelphia, PA: Churchill Livingstone Elsevier, 2005.

Heimer L. The Human Brain and Spinal Cord. Functional Neuroanatomy and Dissection Guide. New York: Springer-Verlag, 1994.

Kandel ER, Schwartz JH, Jessell TM et al. Principles of Neural Science, 5th ed. New York: McGraw-Hill Medical, 2013.

Kiernan JA. Barr's The Human Nervous System: An Anatomical Viewpoint, 8th ed. Baltimore, MD: Lippincott Williams & Wilkins, 2004.

Kingsley, RE. Concise Text of Neuroscience. Baltimore, MD: Williams & Wilkins, 1996.

Martin JH. Neuroanatomy Text and Atlas. New York: Elsevier, 2003.

Nauta WJH, Feirtag M. Fundamental Neuroanatomy. New York: WH Freeman, 1986.

Noback CR, Strominger NL, Demarest RJ. The Human Nervous System: Introduction and Review, 4th ed. Philadelphia, PA: Lea & Febiger, 1991.

Nolte J. The Human Brain: An Introduction to its Functional Anatomy, 4th ed. St. Louis, MO: Mosby-Year Book, 2002.

Parent A. Carpenter's Human Neuroanatomy, 9th ed. Baltimore, MD: Williams & Wilkins, 1996.

Westmoreland BF, Benarroch EE, Daube JR, Reagan TJ, Sandok BA. Medical Neurosciences, 3rd ed. Boston, MA: Little Brown & Co, Inc., 1994.

Willis WD Jr, Grossman RG. Medical Neurobiology. Neuroanatomical and Neurophysiological Principles Basic to Clinical Neuroscience, 3rd ed. St. Louis, MO: Mosby-Year Book, 1981.

Yasargil MG. Microneurosurgery, Vol. 1. Anatomy. Stuttgart, Germany: Georg Thieme, 1984.

부록 B: 미엘린-염색 단면

ATLAS OF MYELIN-STAINED SECTIONS

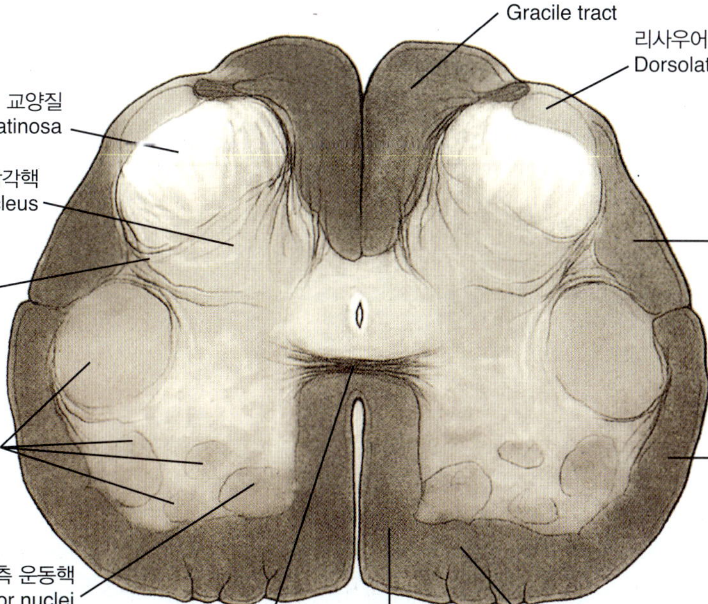

그림 B-1 엉치척수의 수평단면.

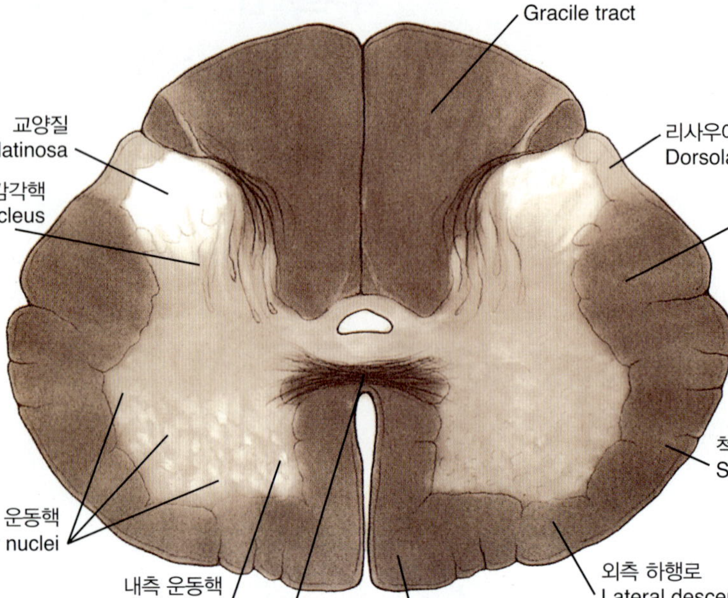

그림 B-2 허리척수의 수평단면.

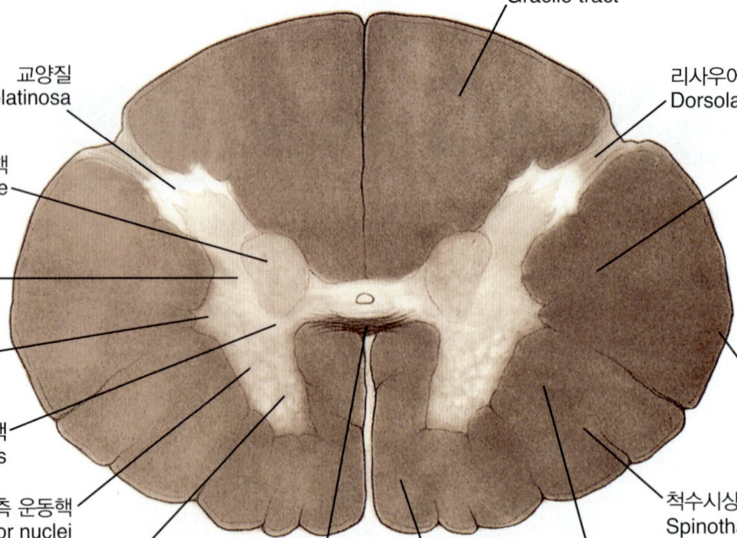

그림 B-3 가슴척수의 수평단면.

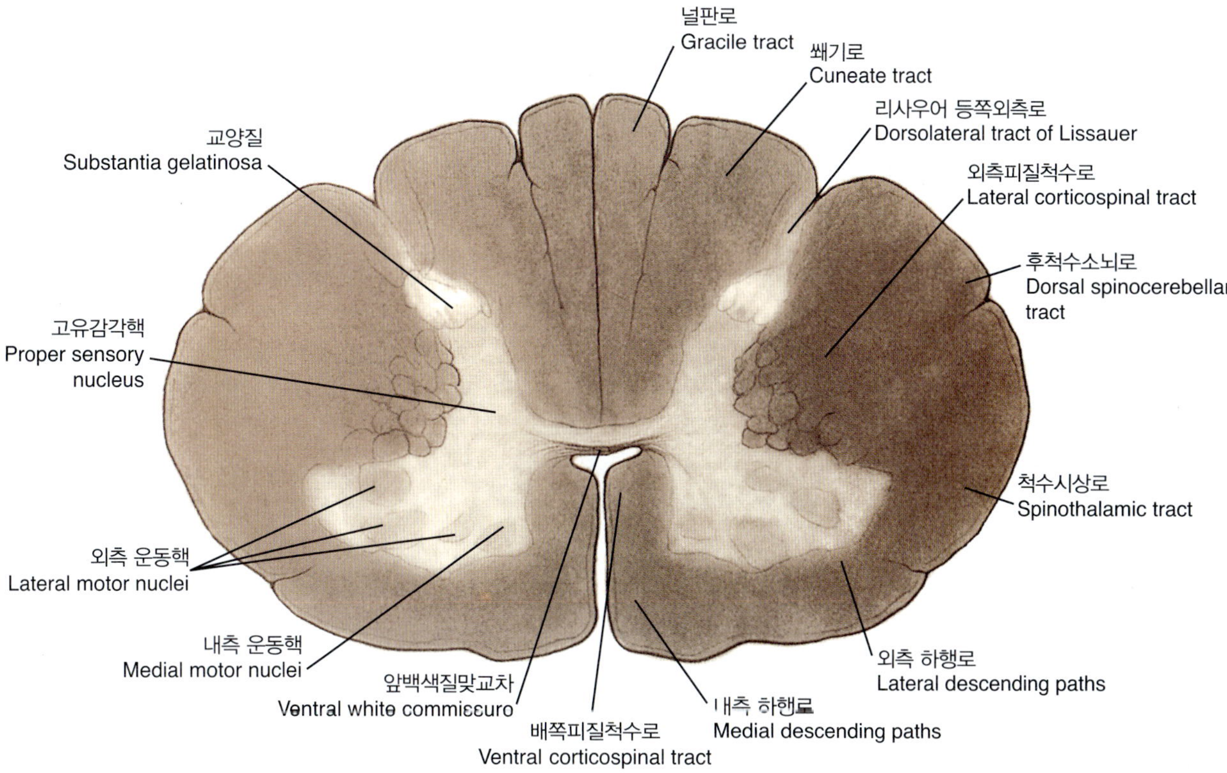

그림 B-4 목팽대의 수평단면.

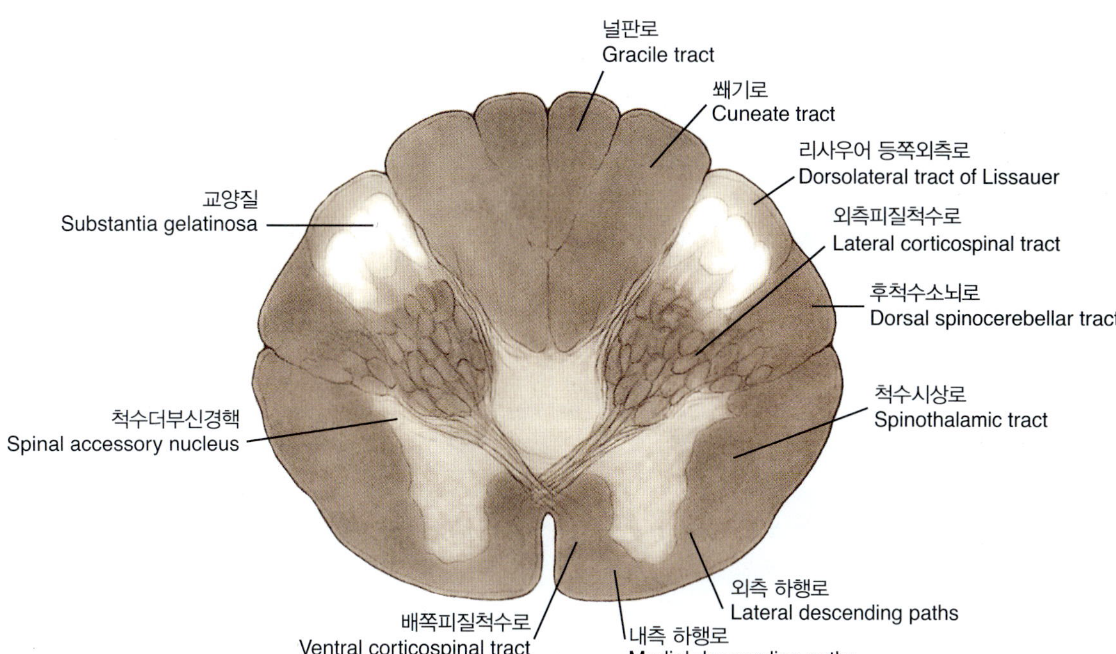

그림 B-5 제1목척수의 수평단면.

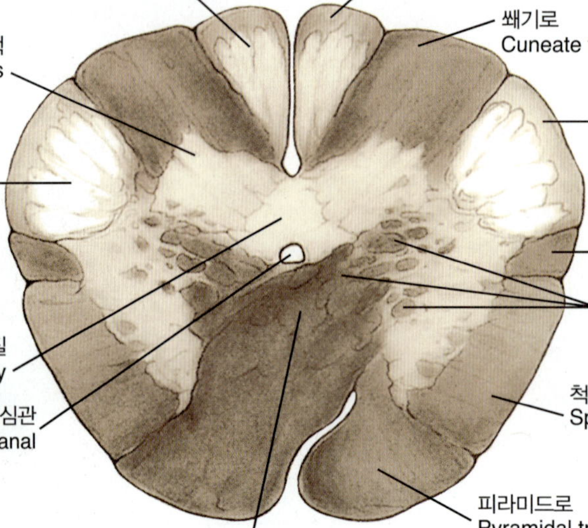

그림 B-6 피라미드교차 높이의 연수 수평단면.

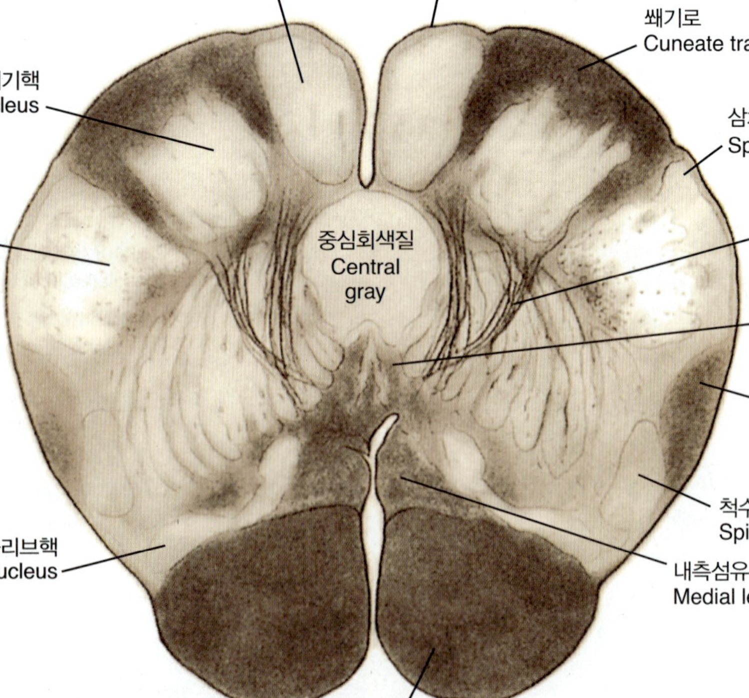

그림 B-7 후섬유단핵 높이의 연수 수평단면.

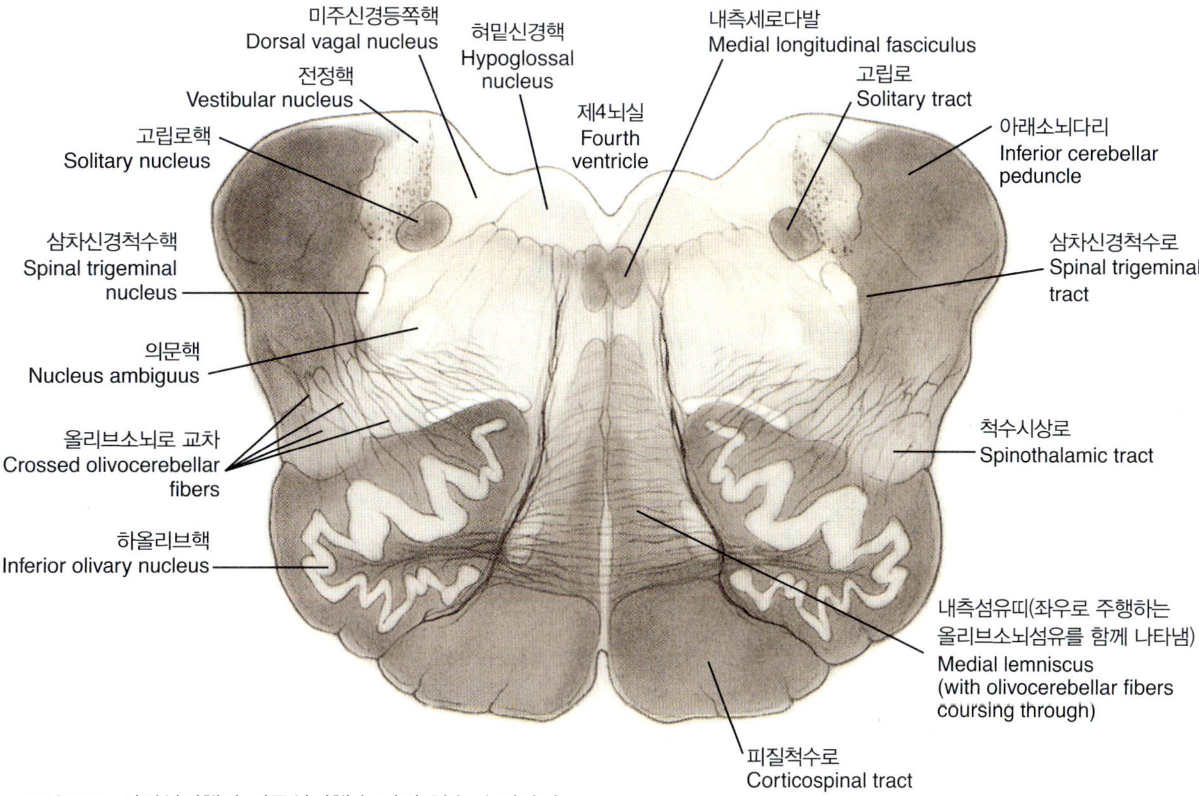

그림 B-8 혀밑신경핵과 미주신경핵 높이의 연수 수평단면.

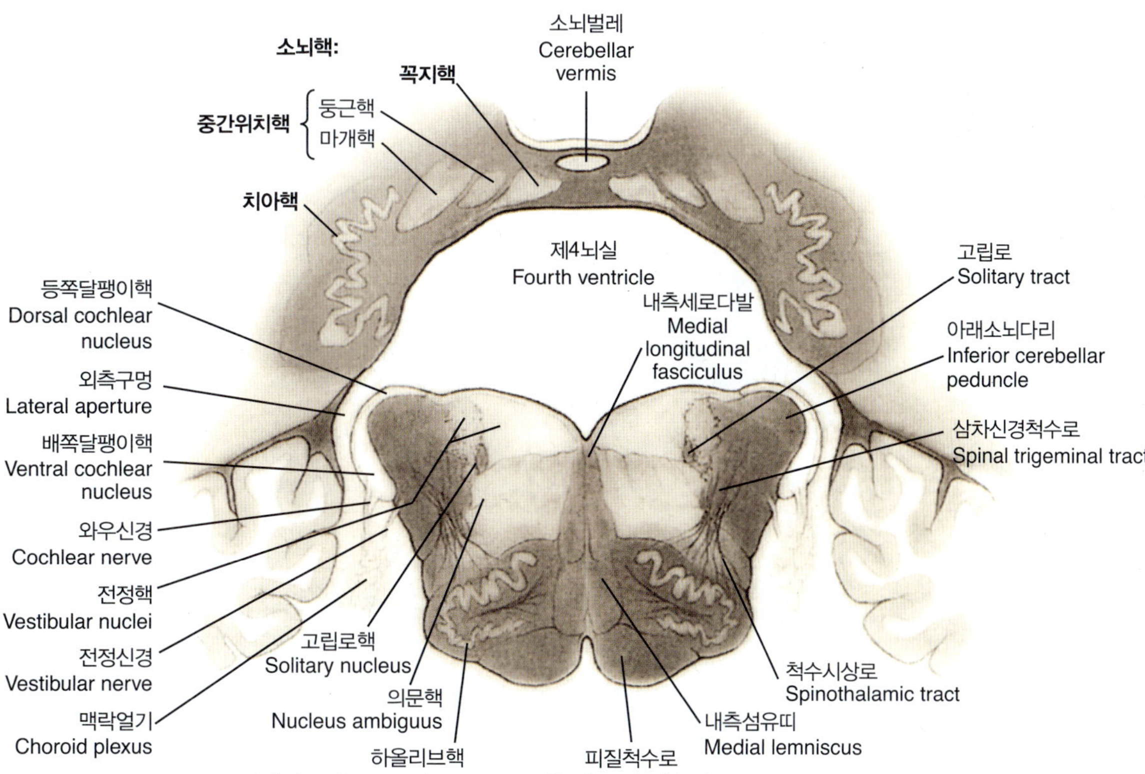

그림 B-9 외측구멍 높이의 연수 수평단면.

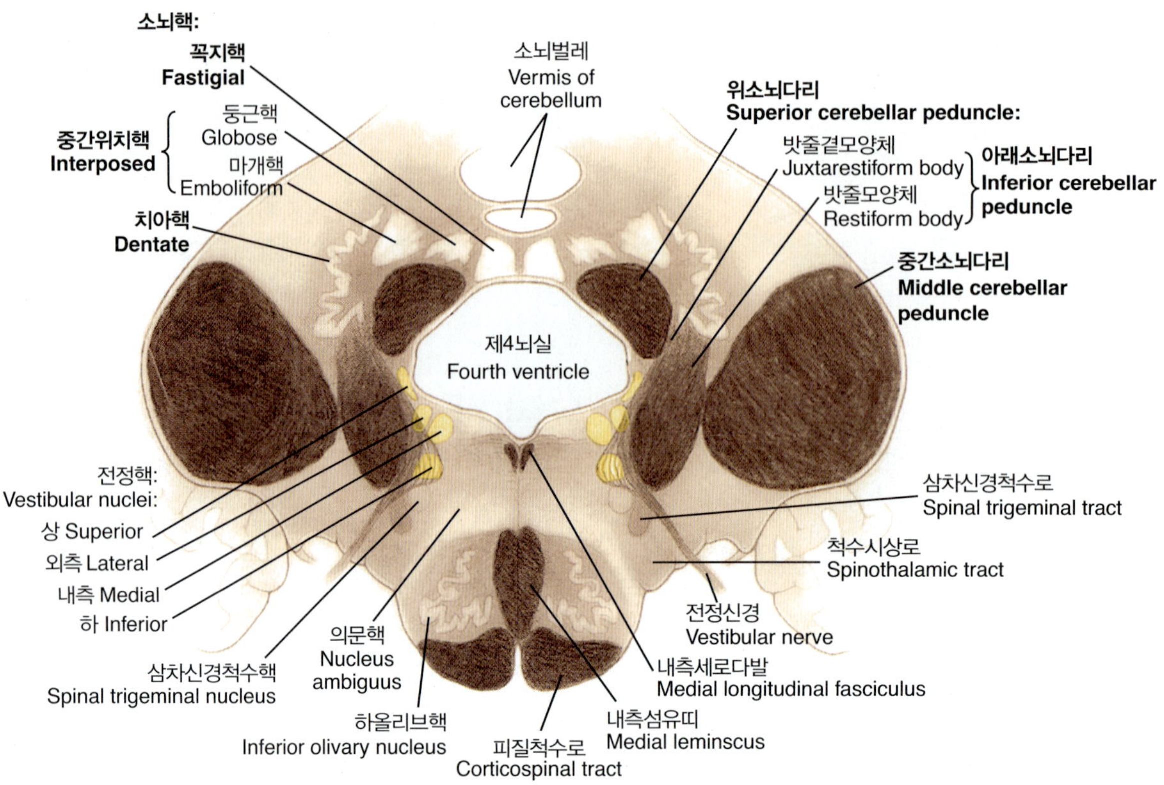

그림 B-10 교뇌연수이음부와 소뇌핵의 수평단면.

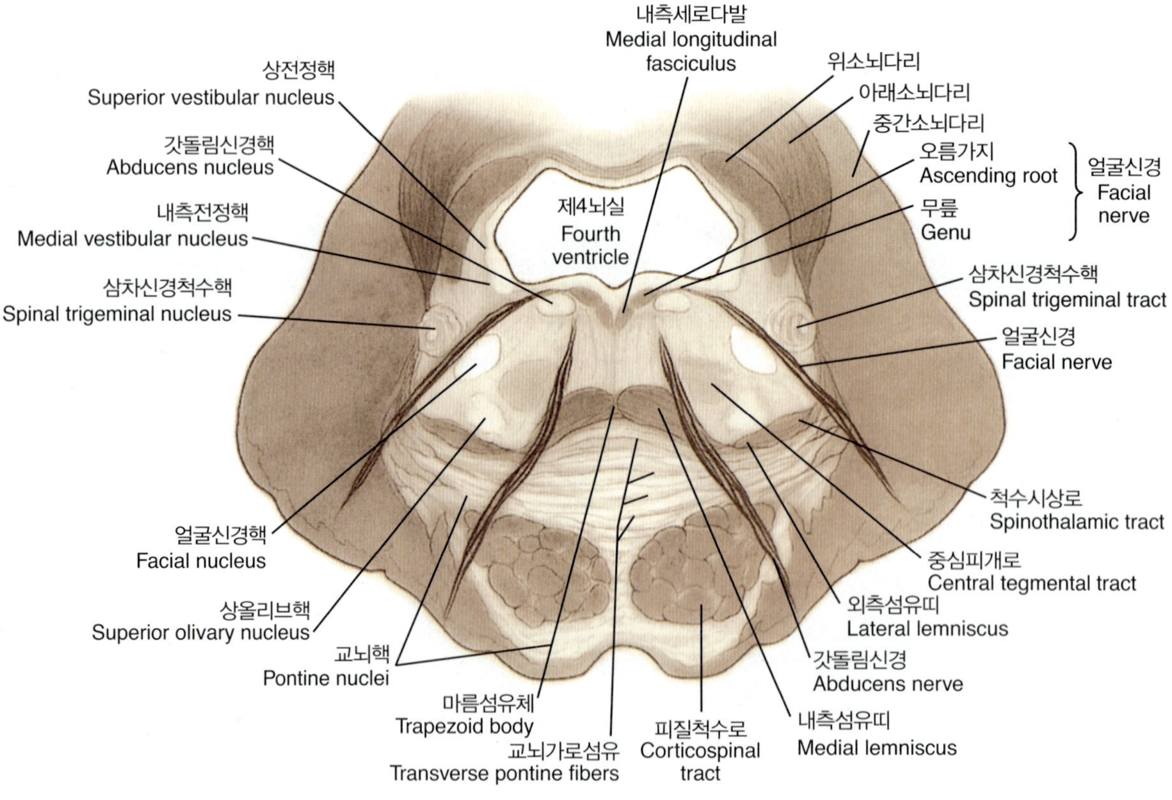

그림 B-11 갓돌림신경핵과 얼굴신경핵 높이의 꼬리쪽 교뇌 수평단면.

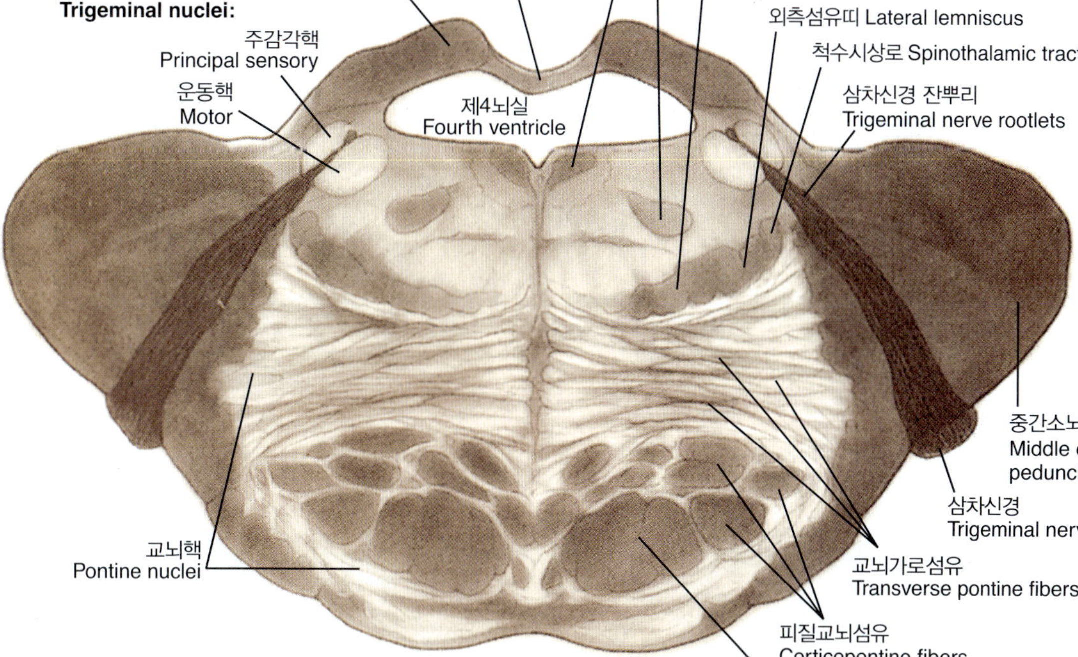

그림 B-12 삼차신경운동핵과 삼차신경주감각핵 높이의 중간 교뇌 수평단면.

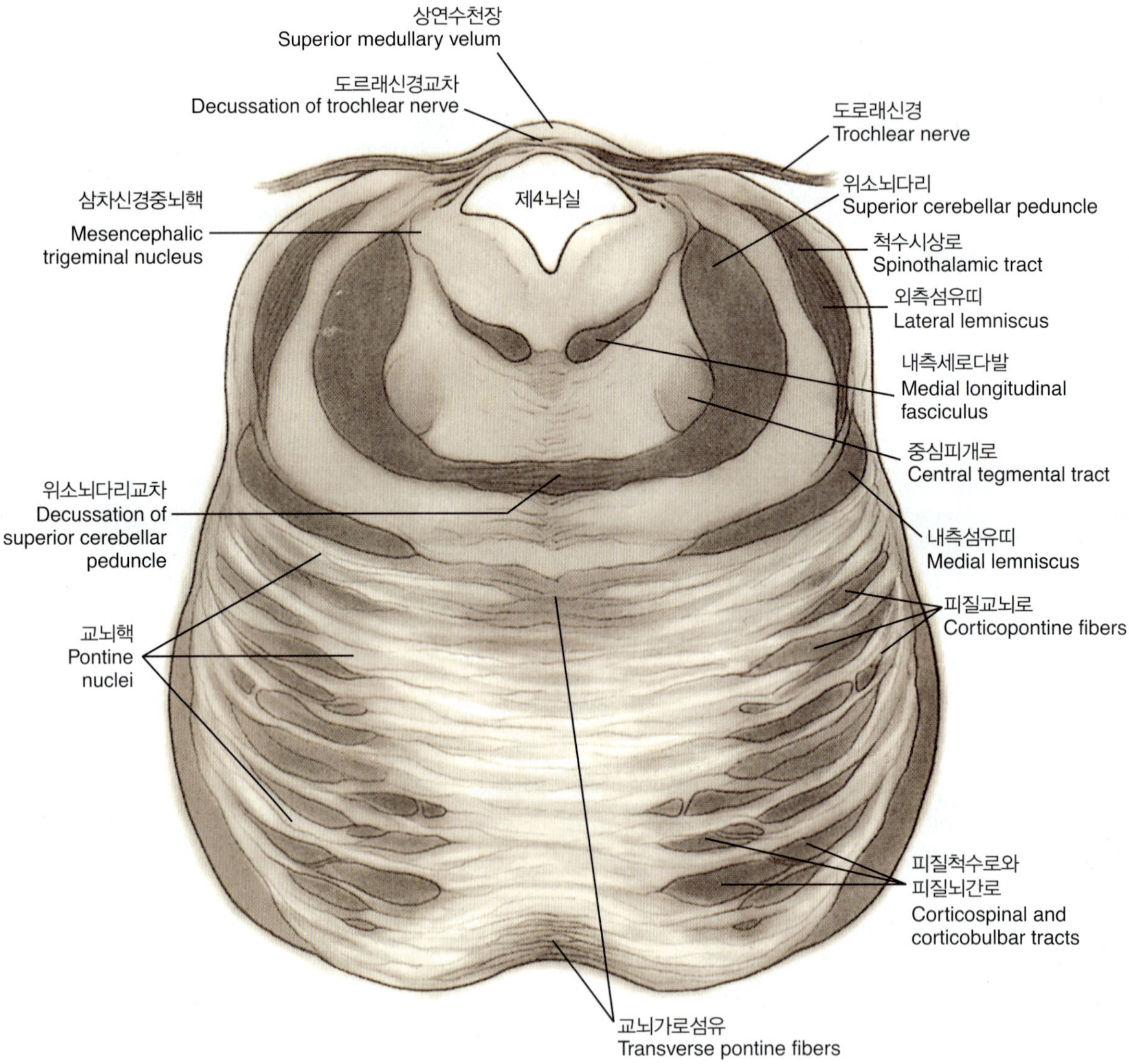

그림 B-13 도르래신경교차 높이의 입쪽 교뇌 수평단면.

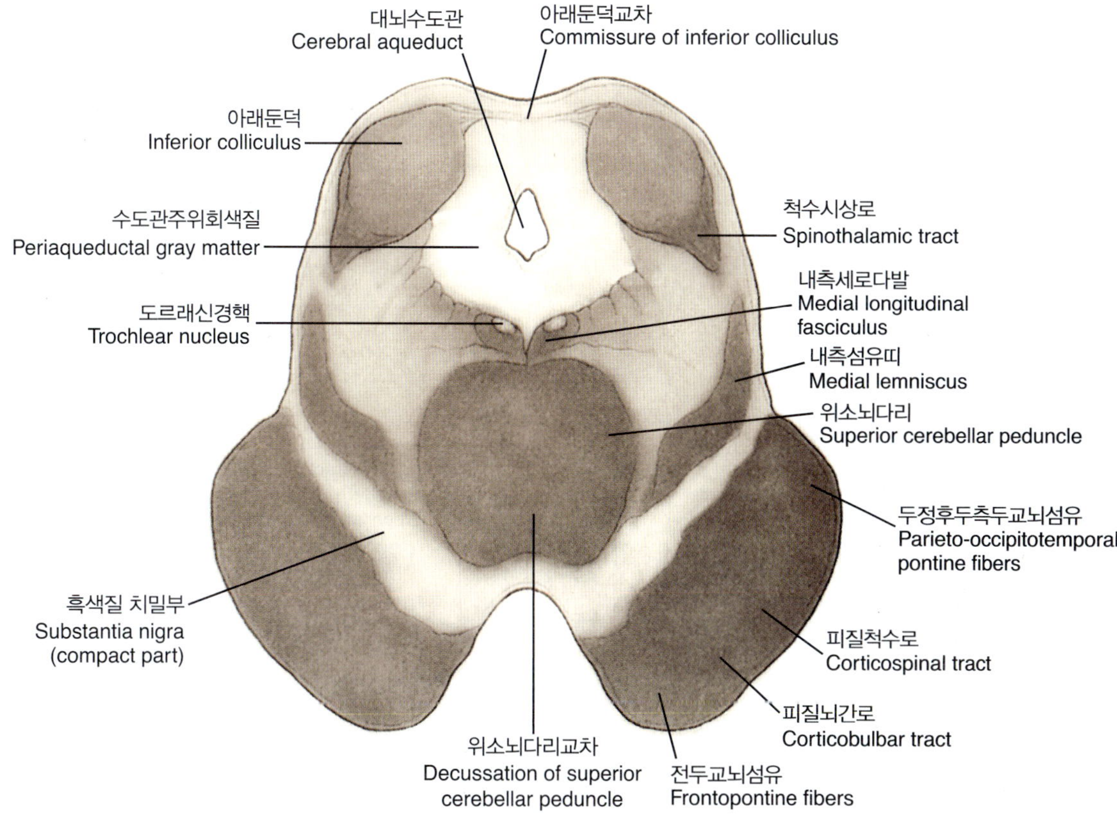

그림 B-14 아래둔덕 높이의 중뇌 수평단면.

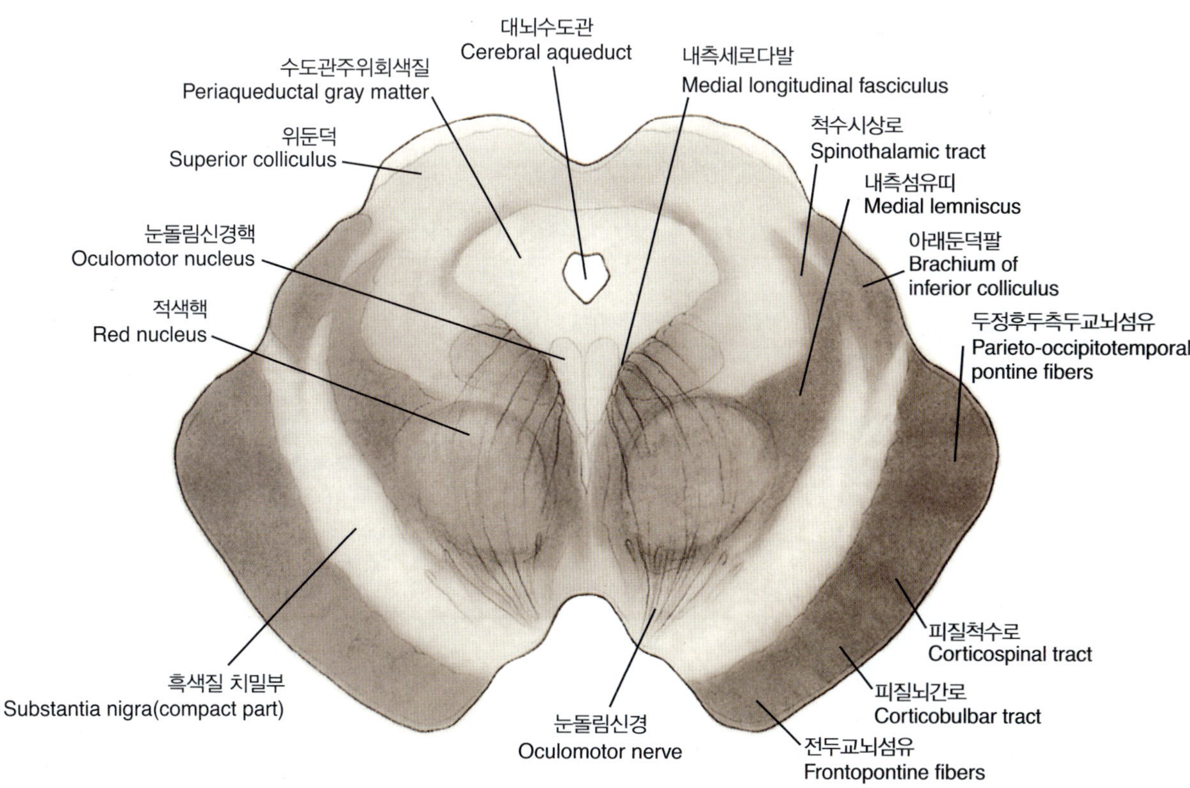

그림 B-15 위둔덕 높이의 중뇌 수평단면.

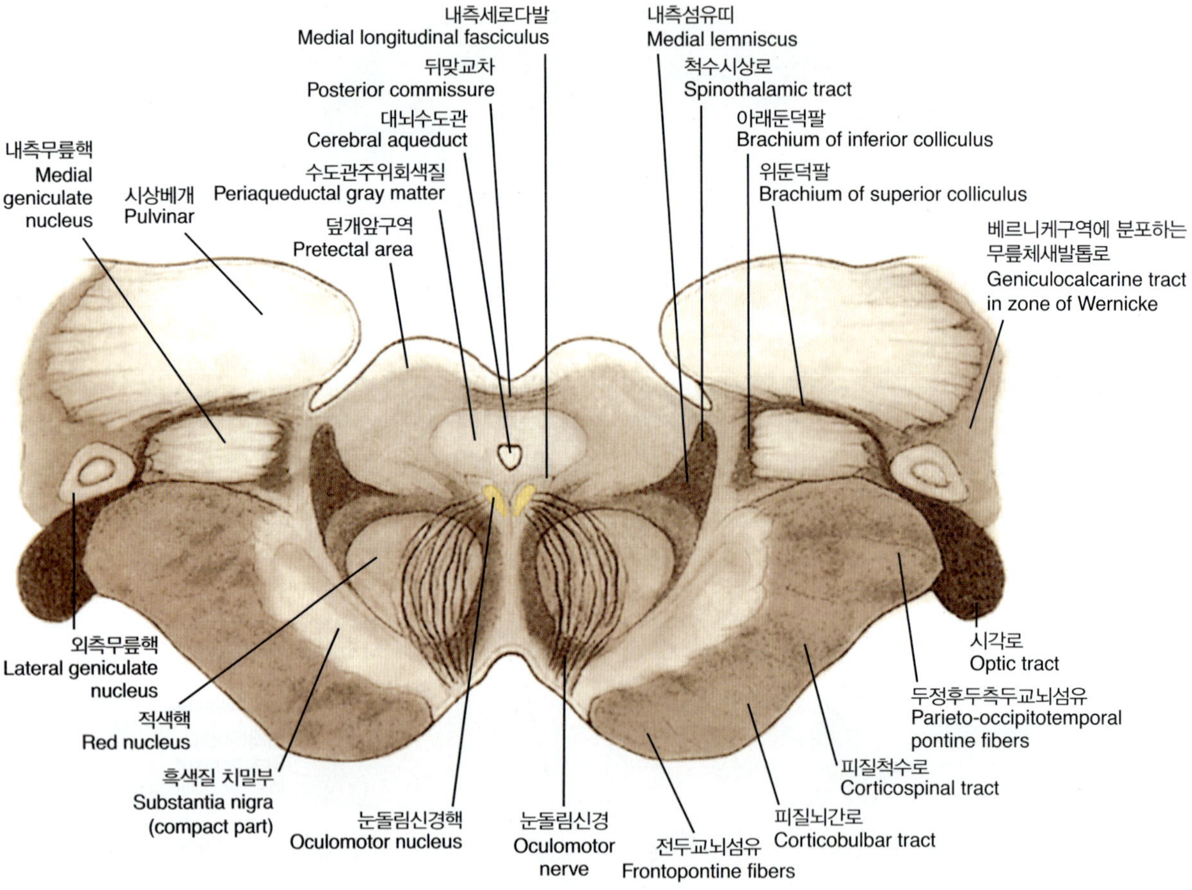

그림 B-16 덮개앞구역과 후시상 높이의 중뇌 수평단면.

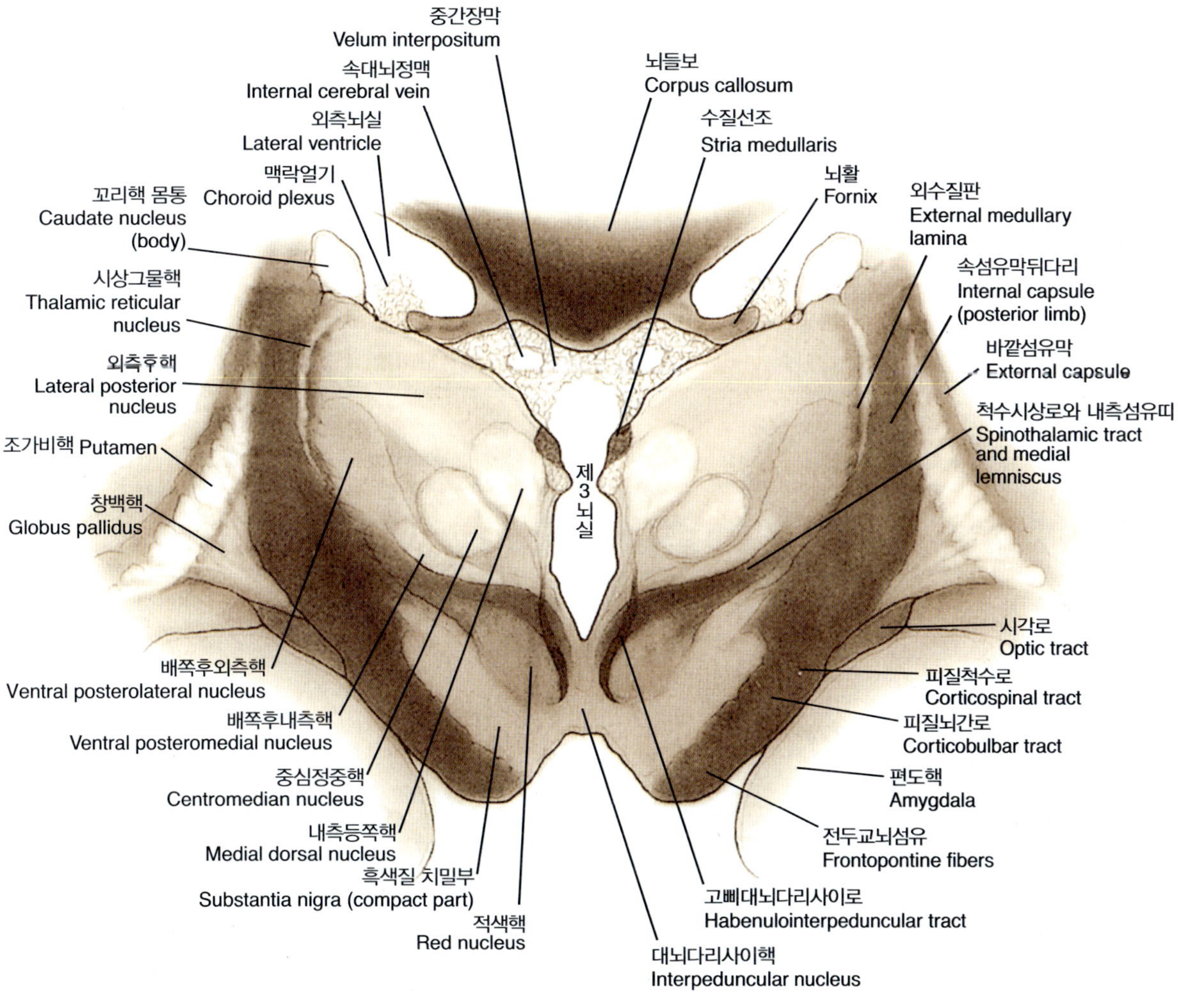

그림 B-17 후시상과 중뇌, 그리고 렌즈핵을 지나는 관상단면.

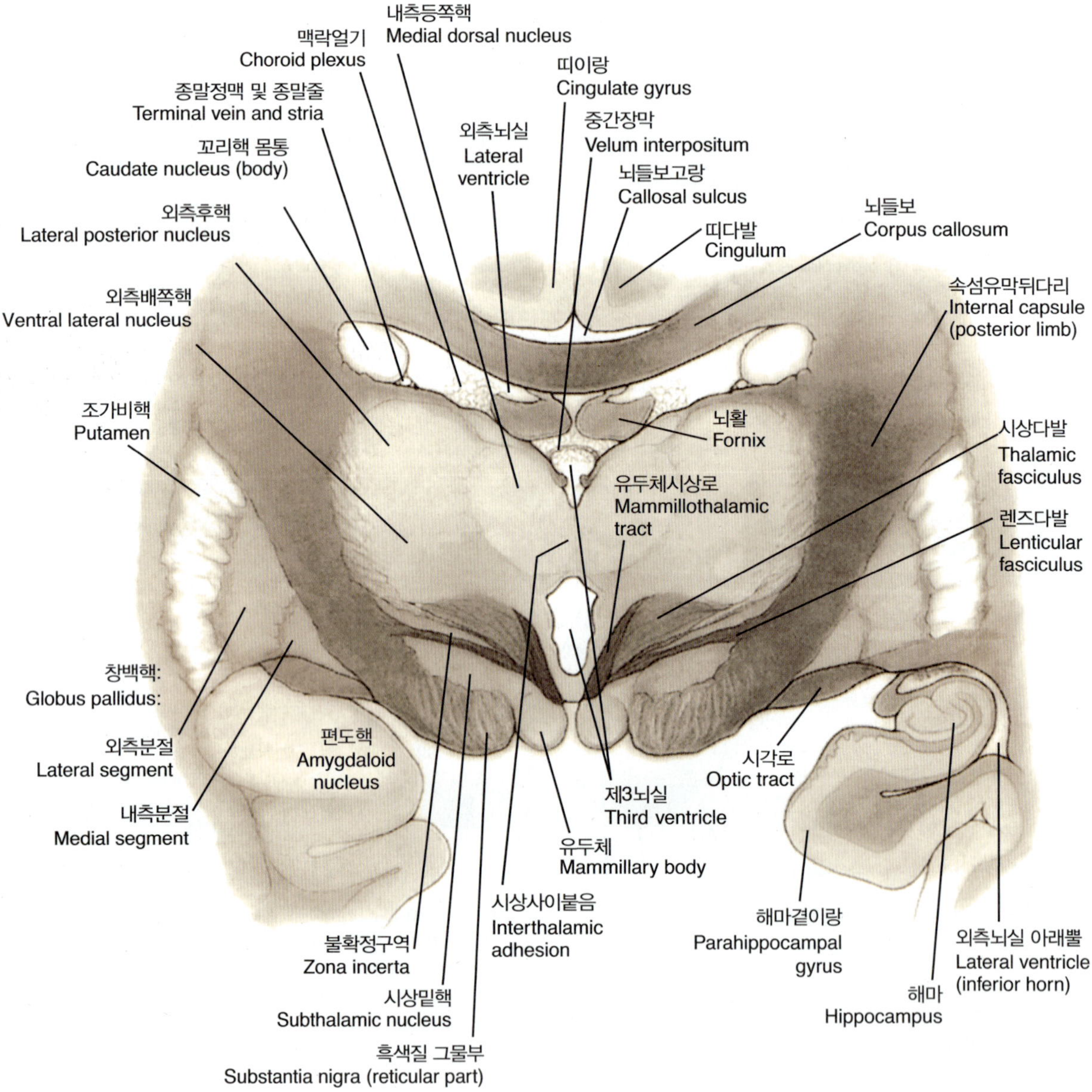

그림 B-18 유두체 위치에서 전뇌심부구조물을 지나는 관상단면.

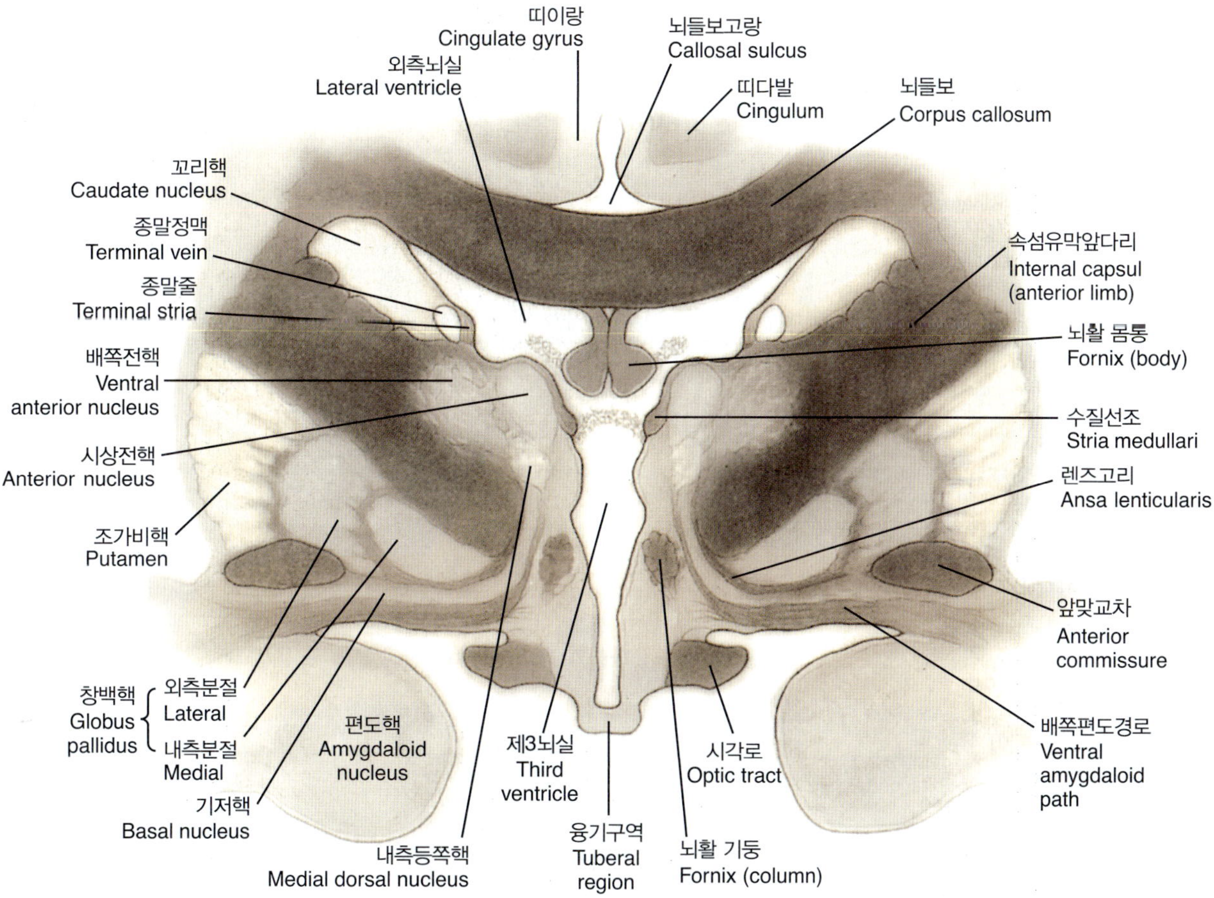

그림 B-19 시상하부 융기구역 위치에서 전뇌심부구조물을 지나는 관상단면.

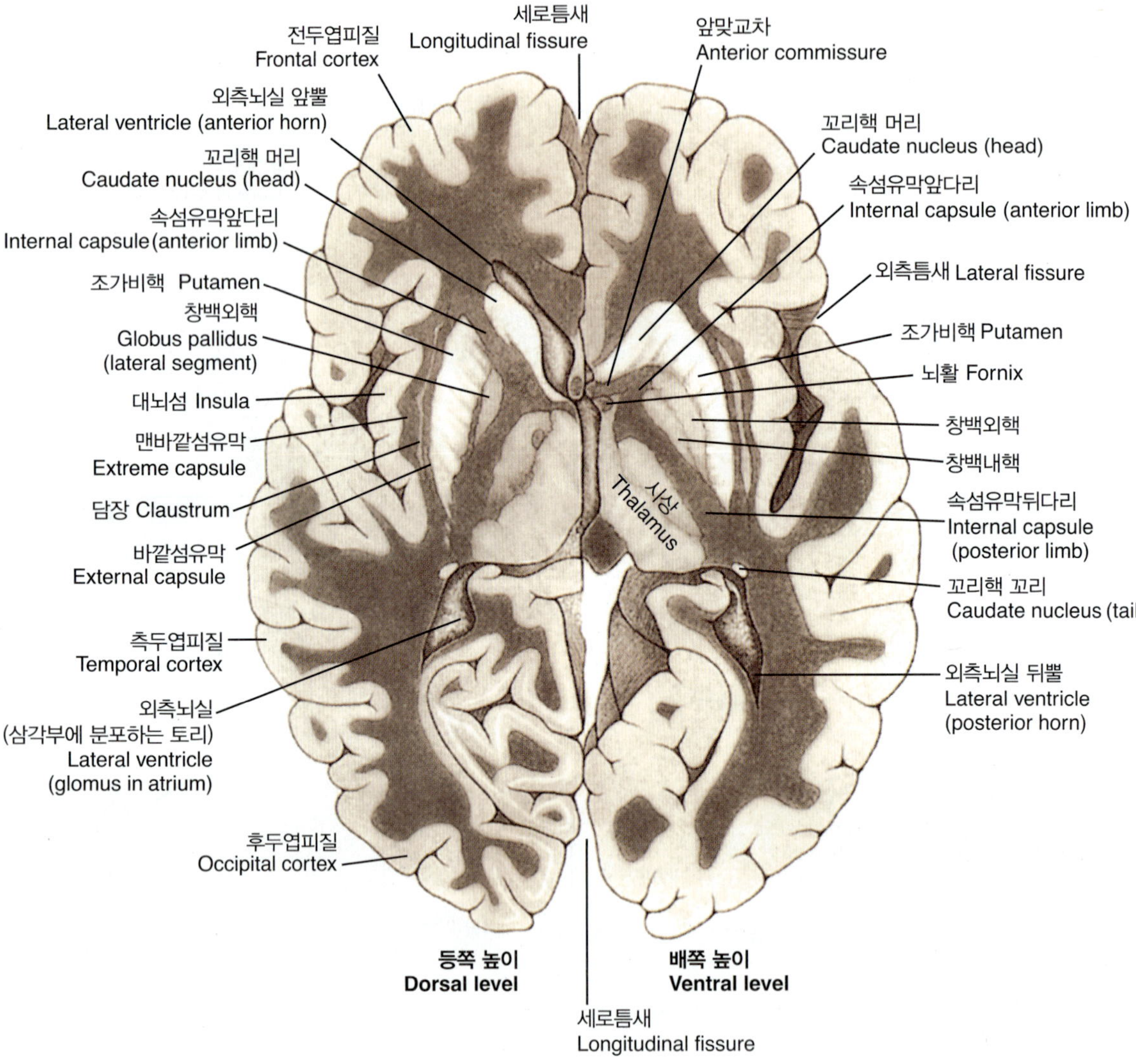

그림 B-20 전뇌심부구조물을 지나는 수평단면.

찾아보기

INDEX

ㄱ

가단극세포 8
가소성 363
가슴척수 26
가장자리층 345
가지돌기 10
가쪽뇌실 331
각막 194
각막반사 164
각성 290
각성상태 290
간뇌 42, 344, 351
간접경로 103, 105
갈고리다발 226
갈고리이랑 219
갈고리이랑발작 219
갈고리이랑탈출 291
감각신경난청 179
감각실어증 241
감각실행증 237
감마고리반사 68
감마아미노부티르산 104
감마운동뉴런 55
감마운동신경원 55
감정둔마 244
갓돌림신경 59, 60, 297
갓돌림신경핵 59, 60
강직 81, 82
강직마비 72, 82
개방연수 30
거대솔기핵 285
거미막 5, 21
거미막밑공간 5
거미막밑출혈 6, 311
게르스트만증후군 237
겨냥이상 120
경계고랑 34, 345
경계영역 324
경동맥 310, 312
경동맥사이펀 313
경막 3, 22
경막낭 23
경막외공간 5, 22
경막외출혈 5
경막하공간 5
경막하출혈 5
경질막 3, 22
경질막밑공간 5
경질막바깥공간 5, 22
경질막주머니 23
경추 19
경축 106, 107
경피전기신경자극 148
계산불능증 237
고삐 45
고열 260
고유감각 145
고유맥락막 195
고유척수계뉴런 88
고유해마 244
고이산화탄소혈증 311
골격근 65
골전도 174
골지세포 117
골지힘줄기관 67
공간가중 12
공감대광반사 206
공감빛반사 206
공막 194
과립세포 224
과분극 177
과호흡 311
관자극 46
관자엽 238
광범위조정계 283
광변환 200
교감신경 264, 267
교감신경계 264
교감신경절제 270
교감신경줄기신경절 265
교뇌 32, 283, 344
교뇌배뇨중추 274
교뇌연수수조 337
교뇌팔 115
교대갓돌림신경반신마비증후군 83
교대눈돌림신경반신마비 83
교대반신마비 83
교대체성감각소실 165
교대혀밑신경반신마비증후군 83
교련섬유 227
교통수두증 340
구척수시상로 150, 166
군발호흡 287
굴절장치 195
귀쪽반망막 204
그물체 282
그물핵 45, 90
근긴장저하 65
근긴장항진 79
근방추 55
근위축측삭경화증 66
근육긴장항진 81, 96, 106
근육분절 64
근접반사 209

글루탐산 104
급성교감신경쇼크증후군 277
급속안구운동 289
기면증 290
기저막 175
기저판 345
기저핵 96
긴척수고유뉴런 89
길랭-바레증후군 7, 15
깨어나기 290
깨어있기 290
꼭지핵 118
끝뇌 344, 351

ㄴ

나선기관 176
나선신경절 176
난원창 175
난청 174
날개판 345
납관경축 106
낮눈보기 197
내림프 175
내사시 61
내수질판 45
내장감각 270
내척추정맥총 22
내측그물척수로 91
내측뇌간병변 372
내측무릎핵 45
내측섬유띠 150
내측전뇌다발 251
내측전정척수로 91
내측줄무늬체동맥 325
내측후각선조 218
내포 229
내후각영역 244
내후각피질 219
냄새환각 219
널판다발 24
네둔덕수조 337
넷째뇌실 33, 336
노년치매 355
노안 196
노화 355
녹내장 196
뇌 348
뇌간 30, 371
뇌간주시중추 135
뇌기저동맥 310, 320
뇌내혈관 311
뇌들보 46
뇌들보고랑 46
뇌들보주변동맥 318
뇌들보주위동맥 318
뇌량 46
뇌바닥동맥 310
뇌부종 312
뇌성마비 109
뇌실간공 334
뇌실계 331
뇌실복강이음술 331
뇌실사이구멍 334
뇌실주위기관 259, 312
뇌실주위핵 256
뇌실층 345
뇌심부자극술 107
뇌외혈관 311
뇌 위축 357
뇌이랑없음증 352
뇌전증 227
뇌졸중 310, 312, 329
뇌줄기 30, 371
뇌척수막 3
뇌척수액 331
뇌척수액우회로 331
뇌척수액천자 340
뇌허혈 312
뇌혈류량 310
뇌활 258
눈근육마비 58
눈꺼풀처짐 58, 209
눈돌림신경 55, 58, 297
눈돌림신경핵 55, 58
눈동맥 316
눈머리반사 191
느린비틀림운동 107
느린통각 145
느린통증 169
늑간신경 287
능형뇌 344
능형체 178
니슬소체 8

ㄷ

다극세포 8
다리뇌 32
다리수조 337
다발성경화증 15
다운증후군 224
단극세포 8
단순가시전위 117
달팽이이식 182
대광반사 206
대뇌낫 3
대뇌다리사이수조 337
대뇌동맥고리 324
대뇌반구 45, 344, 372
대뇌소뇌 115
대뇌수도관 32, 336
대뇌제거자세 93
대상이랑 46
더부신경 302
도르래신경 58, 59, 297
도르래신경핵 58, 59
도리깨질증 107
도서감각 144
도약전도 13
도파민 105
도파민뉴런 107
동공수축근 195
동공확대 58
동공확대근 195
동공확대반사 208
동맥류 311
동안신경 55, 297
동안신경핵 55
동측 204
동향운동 134
두개내동맥 311
두개내압 6, 311, 340
두극세포 8
두점식별감각 144

두정엽 46, 236
두정후두고랑 46
둥근주머니 185
둥근창 175
둥근핵 118
뒤뇌 344
뒤신경구멍 344
뒤통수극 46
뒤통수엽 46, 238
들숨뉴런 287
등뼈 19
등자근 174
등쪽내측핵 257
등쪽신경뿌리절단술 154
떨림 107
떨림마비 107
띠고랑 46
띠다발 226
띠이랑 46

ㄹ

라이스너막 175
랑비에결절 7
레보도파 107
렌즈고리 103
렌즈다발 103
렌즈줄무늬체동맥 318, 319
렘수면 289
로돕신 197
로제트 117
롤란도틈새 46
롬베르그징후 145, 184
루게릭병 66
루피니소체 146
리사우어로 151
린네음차검사 182

ㅁ

마개핵 118
마루엽 236
마루판 345
마르쿠스-건동공 208
마름뇌 344
마름섬유체 178
마이네르트기저핵 248, 284, 285, 357
마이스너소체 146
마이어고리 202
말이집 6, 7
말총 23
망막박리 197
망막층 195
망상체 282
망상핵 90
맞교차섬유 227
맞교차증후군 154
맥락막 194
맥락얼기 337
맨아래구역 259
맹점 199
머리굴곡 344
머리굽이 344
메니에르병 188
메르켈원반 146
명소시 197
명칭실어증 241
모낭수용기 146
목동맥 310, 312
목동맥사이펀 313
목분절 19
목뼈 19
목팽대 27
몸통실조 129
무동증 241
무명질 248
무수신경섬유 7
무시증후군 237, 319
무언증 241
무축삭세포 197
무한증 209
물뇌증 340
미각경로 214
미각계 214
미각수용기 214
미엘린 6
미주신경 301
미주신경등쪽핵 264
민말이집신경섬유 7

ㅂ

바구니세포 117
바깥림프 175
바깥섬유판 45
바깥회선 58
바닥막 175
바닥판 345
바닥핵 96
바빈스키징후 81
박속 24
반감각소실 144, 165
반고리관 185
반발현상 120
반사회로 2
반신무감각 144, 165
반신실인증 319
발바닥폄반응 81
발작수면 290
밤눈보기 197
밤소경증 197
방줄결모양체 115, 186
방줄모양체 34, 115
방광의 조절 274
방광평활근 274
방사아교세포 347
방수 195
방추외근섬유 54
배쪽내측핵 257
배쪽전핵 45
배쪽편도경로 249, 258
배쪽피개구역 251, 284, 285
배쪽후내측핵 45
배쪽후외측핵 45
배쪽후핵 45
백내장 196
백색질 24
백질 24
베르니케구역 202
베르니케영역 241
벨마비 61
변연엽 244
변연피질영역 251
변온증 260
별세포 115

별아교세포 6
보조운동영역 78, 231
복시 58
복합가시전위 117
부교감신경 264, 267
부교감신경계 263
부동섬모 176, 186
부드런따라보기 134
부신경 302
부챗살아교세포 199
분계선조 249, 258
분리뇌 227
분수계영역 324
불면증 289
불확정구역 97
브라운-세카르증후군 158
브로카언어영역 231
브로카영역 240
비동측 204
비렘수면 289
비억제신경성반사방광 276
비정상적 자세조절 106
빛반사 206
빠른통각 145
빠른통증 169
뼈전도 174

ㅅ

사건후기억상실 248
사이뇌 42, 344, 351
사지마비 84
사지실조 120
산동 58
산동반사 208
삼차시상로 161
삼차신경 60, 298
삼차신경운동핵 59, 60
삼차신경척수로 164
삼차신경통 164
삼킴곤란 62
상교대반신마비 83
상두정소엽 237
상반운동반복장애 120
상소뇌각 34, 115
상위운동신경원증후군 78
상종속 226
상행그물체활성화계 290
새소뇌 115
새줄무늬체창백투사로 103
새줄무늬체흑색질투사로 102
색각 206
색맹 206
색소망막염 197
샤르코-마리-투스병 15
선조체 96
설상속 24
설인신경 300
설하신경 302
섬모체 195
섬유단 24
섭식중추 261
성기관의 조절 276
세포자멸사 348
셋째뇌실 334
소낭성동맥류 311
소뇌 113, 344, 349
소뇌각 186
소뇌교뇌수조 337
소뇌연수수조 337
소뇌전엽증후군 127
소뇌천막 3
소뇌편도탈출 23
소뇌후엽증후군 120
속귀신경 295, 296
속귀신경집종 178
속림프 175
속섬유막 229
속섬유막뇌졸중 78
속섬유판 45
속척추정맥얼기 22
속활꼴섬유 150
손목굴증후군 15
솔기핵 284
솔방울샘 45
송과체 45
수근관증후군 15
수두증 331, 340
수막 3
수막 공간 5
수막염 6, 311
수면 289
수면무호흡 290
수모세포종 129
수용실어증 241
수정체조절 195
수직주시중추 135
수초 6
수평세포 197
숨뇌 30, 32, 33, 344
슈반세포 7
슈반집 7
슈반초 7
시각경로 200
시각교차구역 256
시각교차상핵 257
시각교차수조 337
시각반사 206
시각상핵 256
시각실인증 250
시각전핵 256
시간가중 12
시냅스 11
시냅스 생성 348
시상 44
시상관통동맥 325
시상다발 104
시상무릎동맥 326
시상밑다발 103
시상밑부 45, 97
시상밑핵 97
시상베개 45
시상상부 45
시상수질선조 251
시상하부 43, 256
시상하부증후군 259
시선이동눈운동 134
시선이동안진 137
시신경 295, 296
시신경유두 199
시신경유두부종 199
시홍 197
신경관 344, 345
신경관형성 344
신경근육이음부 13

신경능선 344
신경모세포 345
신경성무반사방광 276
신경성반사방광 276
신경성방광 274
신경원섬유매듭 356
신경주름 344
신경집 7
신경초 7
신경판 344
신소뇌 115
신소뇌증후군 120
신속눈운동 134
신전반사 66
신척수시상로 150
신체실인증 237
실독증 237
실비우스수조 337
실비우스틈새 46
실서증 237
실조성호흡 287
심장의 조절 272
쐐기다발 24
쐐기소엽 202

ㅇ

아가일로버트슨동공 징후 209
아교모세포 345
아담키비츠동맥 326
아래소뇌다리 34, 115
아래오목 34
아래침분비핵 264
아래후두전두다발 226
아밀로이드 노인판 356
아이오돕신 197
아테토시스 107
안검하수 58, 209
안근마비 58
안동맥 316
안뜰계 184
안뜰눈반사 187
안뜰창 175
안뜰척수로 186
안뜰핵 89, 186
안면신경 299
안면신경핵 61
안와전두피질 219
안장가로막 5
안정막전위 11
안정시떨림 96
알츠하이머병 248, 355
알파운동뉴런 54
알파운동신경원 54, 88
암소시 197
앞뇌 42, 351
앞신경구멍 344
야맹증 197
양귀쪽반맹 204
양성징후 106
억제성시냅스이후전위 14
얼굴신경 299
얼굴신경핵 61
얼얼한 감각 16
엉치보존 27, 83
엉치분절 21
엉치뼈 19
엉치척수 25
에딩거-베스트팔핵 264
역방향축삭운반 359
역신전반사 67
역행성축삭운반 359
역행성축삭형질운반 11
연결팔 34, 115
연관통증 270, 271
연막 5, 21
연수 30, 32, 33, 283, 344
연접 11
연질막 5, 21
연하곤란 62
열소실중추 260
열증가중추 260
옛소뇌 113
오누프핵 274
오름섬유 117
온도안진 188
완전실어증 241
왈러변성 360
외림프 175
외수질판 45
외안근 77
외전마비 61
외전신경 297
외전신경핵 59
외측구멍 336
외측그물척수로 91
외측뇌간병변 372
외측뇌실 331
외측등쪽핵 45
외측무릎핵 45
외측배쪽핵 45
외측섬유띠 178
외측소뇌연수수조 337
외측전정척수로 91
외측줄무늬체동맥 318, 325
외측피질척수로 91
외측후각선조 218
외측후핵 45
외투층 345
외회선 58
요붕증 259
요추 19
요추천자 6, 23, 340
우마미맛 214
우세대뇌반구 239
운동감소증 109
운동과다질환 109
운동단위 54
운동못함 106
운동불능 106, 107
운동섬모 188
운동실어증 241
운동실행증 236
운동완만 106, 107
운동이상 96, 106
운동종말판 54
원근조절반사 209
원시소뇌 113
원활추종운동 134
웨버음차검사 179
웨버증후군 83
위뇌하수체동맥 316
위눈꺼풀판근 209
위둔덕 140
위성세포 8

위세로다발 226
위소뇌다리 34, 115
위오목 34
위침분비핵 264
윌리스고리 324
유두체 257
유두체구역 256
유리체액 195
유해수용기 147
융기구역 256
음성징후 106
의문핵 62
의지핵 249
이끼섬유 117
이마극 46
이마엽 231
이상운동 106
이석막 185
이소증 352
이완마비 54, 65, 82
이차체성감각영역 237
이향운동 134
이향운동중추 136
인형눈반사 191
일과성허혈발작 312
일반감각 144
일차뇌소포 344
일차운동영역 231
일차체성감각영역 236
일차후각피질 219
입체감각인식 144
입체실인증 237

ㅈ

자동신경성반사방광 276
자율신경계 263
자율신경얼기신경절 265
자폐증 253
작열감 16
작은뇌이랑증 352
작은집게 227
장기억제 118
저린감 16
저산소증 310, 311
저이산화탄소혈증 311
적색척수로 91
적색핵 90
적색핵앞구역 97
적핵 90
전교통동맥 317
전뇌 42, 344, 351
전대뇌동맥 316
전도난청 179
전도성 2
전도실어증 241
전두극 46
전두엽 46, 231
전두엽눈영역 136, 231
전맥락동맥 316
전시상하부 구역 256, 260
전시상하부핵 257
전신경공 344
전외측사분역 158
전외측척수시상로절단 154
전운동영역 231
전운동피질 77
전전두엽백색질절단술 236
전전두엽절제술 236
전전두엽피질 231
전정계 184
전정막 175
전정소뇌 113
전정안구반사 184, 187, 190
전정안구운동 134
전정안진 188
전정와우신경 295, 296
전정척수로 186
전정척수반사 184
전정핵 89, 186
전조 219
전행성축삭운반 359
전행성축삭형질운반 10
전향기억상실 248
접는칼반응 79
정중구멍 336
제3뇌실 334
제4뇌실 33, 336
젠나리선 202
조롱박세포 115
조롱박피질 219
조짐 219
종뇌 344, 351
종말줄 249, 258
종말판수조 337
주변억제 165
줄무늬체 96
중간교대반신마비 83
중간뇌 32, 33, 35, 344
중간대뇌동맥 318
중간막틈새 311
중간소뇌다리 34, 115
중간시상하부 구역 256, 260
중간위치핵 118
중간척수고유뉴런 89
중간크기가시뉴런 103
중격핵 251
중계회로 2
중뇌 32, 33, 35, 283, 344
중뇌주위수조 337
중소뇌각 34, 115
중심고랑 46
중심정중핵 45
중증근육무력증 14
중추신경과호흡 287
지속흡입호흡 287
지연이상운동 109
지주막 5, 21
지주막하공간 5
지주막하출혈 6
직접경로 103, 105
직접대광반사 206
직접빛반사 206
진통중추 170
짧은척수고유뉴런 89

ㅊ

차등전위 13
창문모세혈관내피 312
척수 19, 348, 370
척수공동증 154, 209
척수구멍증 154
척수그물시상로 150, 166
척수매독 158

척수소뇌 113
척수쇼크 84
척수시상로 164, 274
척주 19
척주관 19
척추동맥 312, 320
척추사이구멍 21
척추앞신경절 265
척추옆근육 91
척추옆신경절 265
천장판 345
천추 19
청각과민 174
청각부챗살 178
청력소실 174
청색반점 284, 357
청신경집종 178
체성감각 144
체성감각계 144
체인-스토크스호흡 287
최종공통경로 54
추간공 21
축 근육 91
축삭 10
축삭반응 360
축삭형질운반 10
측두극 46
측두엽 46, 238
측두엽뇌전증 219
측정과대 123
측정과소 123
측정이상 120
치매 108
치아이랑 244
치아인대 22
치아핵 118

ㅋ

코르사코프정신병 249
코르사코프증후군 249
코쪽반망막 204
큰뇌이랑증 352
큰집게 227
클뤼버-부시증후군 250

ㅌ

타래결절엽 113
타래결절엽증후군 129
타원주머니 185
톱니바퀴경축 106
통각 145
통각수용기 147
틱 107

ㅍ

파치니소체 146
파킨슨병 107
파페즈회로 246
팽대능선 188
편도핵 249
편엽소절엽 113
편측무감각 144, 165
평형모래막 185
평형반 185
폐쇄수두증 336, 340
폐쇄연수 30
포도막 194
포만중추 261
폭발적말투 120
폰타나공간 195
표현실어증 241
피네아스 게이지 236, 251
피라미드계 72
피라미드로 72, 229
피라미드세포 224
피르히호프-로뱅공간 311
피막세포 8
피부경유전기신경자극 148
피부그림감각 144
피질경유감각실어증 241
피질경유운동실어증 241
피질뇌간로 74, 229
피질새줄무늬체창백신경로 103
피질새줄무늬체투사로 103
피질제거자세 93
피질척수로 72, 91, 229
피질핵로 74, 229
핍지교세포 6

ㅎ

하교대반신마비 83
하두정소엽 237
하루주기리듬 261
하반신마비 84
하소뇌각 34, 115
하올리브핵 117
하위운동신경원 54
하위운동신경원증후군 64
해마 224, 244
해마곁이랑 219
해마이행부 244
핵간안근마비 135
핵 병변 78
핵상병변 78
핵하병변 78
핵황달 312
행복감 251
허리분절 19
허리뼈 19
허리척수 26
허리천자 6, 23, 340
헌팅턴무도병 108
혀밑신경 302
혀밑신경핵 62
혀이랑 202
혀인두신경 300
현훈 184
혈액뇌장벽 6, 311
호너증후군 209, 277
호흡정지 289
호흡조정중추 287
홍채 195
화학시냅스 13
환상사지통증 362
활꼴다발 226
활꼴핵 257
활동떨림 120, 123
활동전위 12
활차신경 58, 297
활차신경핵 58
황반 199
황반중심오목 199
핵보기 134

회색질 24
회질 24
횡격막신경 287
후각경로 217
후각계 216
후각상실 218
후각수용기 216
후각신경 295, 296
후교통동맥 316
후근진입구역 154
후뇌 344
후대뇌동맥 320
후두극 46
후두엽 46, 238
후두엽눈영역 140
후섬유단 158
후섬유단-내측섬유띠로 274
후섬유단-내측섬유띠신경로 151
후시상하부 구역 256, 260
후시상하부핵 257
후신경공 344
후외측로 151
휴브너되돌이동맥 317, 325
흉추 19
흑색질 98, 107
흑색질새줄무늬체투사로 102
흑질 98
흥분성 2
흥분성시냅스이후전위 13
희소돌기아교세포 6

A

abducens nerve 297
abducens nucleus 59, 60
abduction paralysis 61
abnormal postural adjustment 106
acalculia 237
accessory nerve 302
accommodation of the lens 195
accommodation reflex 209
accumbens nucleus 249
acoustic neurinoma 178
action potential 13
acute sympathetic shock syndrome 277
afferent pupillary defect 208
aging 355
agraphia 237
akinesia 106, 107, 241
alar plate 345
alexia 237
alpha motor neuron 54, 88
alternating abducens hemiplegia syndrome 83
alternating hemiplegia 83
alternating hypoglossal hemiplegia syndrome 83
alternating oculomotor hemiplegia 83
alternating somatosensory loss 165
Alzheimer disease 248, 355
amacrine cell 197
ambient cistern 337
amorphosynthesis 319
ampullary crest 188
amygdala 249
amygdaloid nucleus 249
amyloid senile plaques 356
amyotrophic lateral sclerosis 66
analgesia center 170
aneurysm 311
anhidrosis 209
anomic aphasia 241
anosmia 218
ansa lenticularis 103
anterior cerebral artery 316
anterior choroidal artery 316
anterior communicating artery 317
anterior lobe syndrome 127
anterior neuropore 344
anterior nucleus 257
anterior region 256
anterograde amnesia 248
anterograde axonal transport 10
anterolateral cordotomy 154
anterolateral quadrants 158
apneustic breathing 287
apoptosis 348
aqueous humor 195
arachnoid 5, 21
archicerebellum 113
arcuate fasciculus 226
arcuate nucleus 257
area postrema 259
Argyll Robertson pupil sign 209
arousal 290
artery of Adamkiewicz 326
ascending reticular activating system 290
asomatognosia 237
astereognosis 237
astrocyte 6
ataxic breathing 287
athetosis 107
auditory radiation 178
aura 219
autism 253
autogenic inhibition reflex 67
automatic reflex neurogenic bladder 276
autonomic nervous system 263
autonomic plexus ganglion 265
axial muscle 91
axon 10
axonal transport 10
axon reaction 360
axoplasmic flow 10

B

Babinski sign 81
ballismus 107
basal ganglia 96
basal nucleus of Meynert 248, 284, 285, 357
basal plate 345
basilar artery 310, 320
basilar membrane 175
basket cell 117
Bell palsy 61
bipolar cell 8
bitemporal hemianopsia 204
blind spot 199
blood-brain barrier 6, 312
bone conduction 174

border zone 324
brachium conjunctivum 34, 115
brachium pontis 115
bradykinesia 106, 107
brain 348
brain atrophy 357
brainstem 30, 371
brainstem gaze centers 135
Broca area 240
Broca speech area 231
Brown-Séquard syndrome 158
burning sensation 16

C

callosal sulcus 46
callosomarginal artery 318
caloric nystagmus 188
capsular cell 8
capsular stroke 78
carotid artery 310, 312
carotid siphon 313
carpal tunnel syndrome 15
cataract 196
cauda equina 23
central neurogenic hyperventilation 287
central sulcus 46
centromedian nucleus 45
cephalic flexure 344
cerebellar angle 186
cerebellopontine [CP] cistern 337
cerebellum 113, 344, 349
cerebral aqueduct 32
cerebral aqueduct of sylvius 336
cerebral arterial circle 324
cerebral blood flow 310
cerebral edema 312
cerebral hemisphere 45, 344, 372
cerebral ischemia 312
cerebral palsy 109
cerebrocerebellum 115
cerebrospinal fluid 331
cerebrospinal fluid tap 340
cerebrovascular accident 329
cervical enlargement 27
cervical segment 19
cervical vertebra 19
Charcot-Marie-Tooth disease 15
chemical synapse 13
Cheyne-Stokes respiration 287
chiasmatic cistern 337
chiasmatic region 256
choked disc 199
choroid 194
choroid plexus 337
choroid proper 195
ciliary body 195
cingulate gyrus 46
cingulate sulcus 46
cingulum 226
circadian rhythm 261
circle of Willis 324
circumventricular organ 259, 312
cisterna magna 337
clasp-knife response 79
climbing fiber 117
closed medulla 30
cluster breathing 287
cochlear implant 182
cogwheel rigidity 106
color blindness 206
color vision 206
commissural fiber 227
commissural syndrome 154
communicating hydrocephalus 340
complex spike 117
conduction aphasia 241
conduction deafness 179
conductivity 2
conjugate movement 134
consensual light reflex 206
constrictor smooth muscle 195
control of the heart 272
control of the sex organs 276
control of the urinary bladder 274
cornea 194
corneal reflex 164
corpus callosum 46
corpus striatum 96
corticobulbar tract 74, 229
corticonuclear tract 74, 229
corticospinal tract 72, 91, 229
corticostriate projection 103
corticostriatopallidal pathway 103
crossed paralysis 83
crural cistern 337
cuneate tract 24
cuneus 202

D

decerebrate posturing 93
decorticate posturing 93
deep brain stimulation 107
dementia 108
dendrite 10
dentate gyrus 244
dentate nucleus 118
denticulate ligament 22
detrusor muscle 274
diabetes insipidus 259
diaphragma sellae 5
diencephalon 42, 344, 351
diffuse modulating systems 283
dilator smooth muscle 195
diplopia 58
direct light reflex 206
direct pathway 103, 105
disc edema 199
doll's eye movement 191
dominant hemisphere 239
dopamine 105
dopamine neuron 107
dorsal column-medial lemniscus system 151, 274
dorsal column 158
dorsal nucleus of the vagus nerve 264
dorsal rhizotomy 154
dorsal root entry zone 154
dorsolateral fasciculus 151
dorsomedial nucleus 257
Down syndrome 224
dural sac 23

dura mater 3, 22
dysdiadochokinesia 120
dyskinesia 96, 106
dysmetria 120
dysphagia 62

E

Edinger-Westphal nucleus 264
emboliform nucleus 118
emotional flattening 244
endolymph 175
entorhinal area 244
entorhinal cortex 219
epidural hemorrhage 5
epidural space 5, 22
epilepsy 227
epithalamus 45
esotropia 61
euphoria 251
excitatory postsynaptic potential 13
explosive speech 120
expressive aphasia 241
extensor plantar response 81
external medullary lamina 45
extorsion 58
extracerebral vessel 311
extrafusal muscle fiber 54
extraocular muscle 77

F

facial nerve 299
facial nucleus 61
falx cerebri 3
fast anterograde axonal transport 359
fastigial nucleus 118
fast pain 145, 169
feeding center 261
fenestrated capillary endothelium 312
final common path 54
fissure of Rolando 46
fissure of Sylvius 46
flaccid paralysis 54, 65, 82
flocculonodular lobe 113
flocculonodular lobe syndrome 129
floor plate 345
foramen of Magendie 336
foramina of Luschka 336
forcep major 227
forceps minor 227
forebrain 42, 344
fornix 258
fourth ventricle 33, 336
fovea centralis 199
frontal eye field 136, 231
frontal lobe 46, 231
frontal pole 46
funiculus 24

G

γ-aminobutyric acid 104
gamma loop reflex 68
gamma motor neuron 55
general sense 144
Gerstmann syndrome 237
glaucoma 196
glioblast 345
global aphasia 241
globose nucleus 118
glossopharyngeal nerve 300
glutamate 104
Golgi cell 117
Golgi tendon organ 67
gracile tract 24
graded potential 13
granule cell 224
graphesthesia 144
gray matter 24
Guillain-Barré syndrome 7, 15
gustatory pathway 214
gustatory receptor 214
gustatory system 214

H

habenula 45
hair follicle receptor 146
hearing loss 174
heat gain center 260
heat loss center 260
hemianesthesia 144, 165
heteronymous 204
heterotopia 352
hindbrain 344
hippocampus 224, 244
hippocampus proper 244
homonymous 204
horizontal cell 197
Horner syndrome 209, 277
Huntington chorea 108
hydrocephalus 331, 340
hyperacusis 174
hypercarbia 311
hyperkinetic disorder 109
hypermetria 123
hyperpolarization 177
hyperthermia 260
hypertonia 79
hypertonicity 81, 96, 106
hyperventilation 311
hypocarbia 311
hypoglossal nerve 302
hypoglossal nucleus 62
hypokinesia 109
hypometria 123
hypothalamic syndrome 259
hypothalamus 43, 256
hypotonia 65
hypoxia 310, 311

I

incracranial pressure 6
indirect pathway 103, 105
inferior alternating hemiplegia 83
inferior cerebellar peduncle 34, 115
inferior fovea 34
inferior occipitofrontal fasciculus 226
inferior olivary nucleus 117
inferior parietal lobule 237

inferior salivatory nucleus 264
infranuclear lesion 78
inhibitory postsynaptic potential 14
insomnia 289
inspiratory neuron 287
intention tremor 120, 123
intercostal nerve 287
intermediate layer 345
intermediate propriospinal neuron 89
intermediate region 256
internal arcuate fiber 150
internal capsule 229
internal medullary lamina 45
internal vertebral venous plexus 22
internuclear ophthalmoplegia 135
interpeduncular cistern 337
interposed nucleus 118
interventricular foramen (of Monro) 334
intervertebral foramina 21
intracerebral vessel 311
intracranial artery 311
intracranial pressure 311, 340
inverse myotatic reflex 67
iodopsin 197
iris 195
irritability 2

J~K

juxtarestiform body 115, 186
kernicterus 312
kinocillium 188
Klüver-Bucy syndrome 250
Korsakoff psychosis 249
Korsakoff syndrome 249

L

lamina terminalis cistern 337
lateral aperture 336
lateral brainstem lesions 372
lateral cerebellomedullary cistern 337
lateral corticospinal tract 91
lateral dorsal nucleus 45
lateral geniculate nucleus 45
lateral lemniscus 178
lateral olfactory striae 218
lateral posterior nucleus 45
lateral reticulospinal tract 91
lateral striate artery 318, 325
lateral ventricle 331
lateral vestibulospinal tract 91
lead-pipe rigidity 106
lengthening reflex 67
lenticular fasciculus 103
lenticulostriate artery 318, 319
levodopa 107
light reflex 206
limb ataxia 120
limbic cortical areas 251
limbic lobe 244
line of Gennari 202
lingual gyrus 202
lissencephaly 352
locus ceruleus 284, 357
long propriospinal neuron 89
long-term depression 118
loop of Meyer 202
Lou Gehrig disease 66
lower motor neuron 54
lower motor neuron syndrome 64
lumbar puncture 6, 23, 340
lumbar segment 21
lumbar spinal cord 26
lumbar vertebra 19

M

macula 185
macula lutea 199
mammillary body 257
mammillary region 256
mantle layer 345
Marcus Gunn pupil 208
marginal layer 345
media gap 311
medial brainstem lesions 372
medial forebrain bundle 251
medial geniculate nucleus 45
medial lemniscus 150
medial olfactory striae 218
medial reticulospinal tract 91
medial striate arteries 325
medial vestibulospinal tract 91
median aperture 336
medulla oblongata 344
medium-sized spiny neuron 103
medulla 30, 32, 33, 283
medulla oblongata 30
medulloblastoma 129
Meissner corpuscle 146
Ménière disease 188
meningeal spaces 5
meninges 3
meningitis 6, 311
Merkel disc 146
mesencephalon 344
metencephalon 344
microgyria 352
midbrain 32, 33, 35, 283, 344
middle alternating hemiplegia 83
middle cerebellar peduncle 34, 115
middle cerebral artery 318
mossy fiber 117
motor aphasia 241
motor apraxia 236
motor endplate 55
motor trigeminal nucleus 59, 60
motor unit 54
Müller cell 199
multiple sclerosis 15
multipolar cell 8
muscle spindle 55
mutism 241
myasthenia gravis 14
mydriasis 58
myelencephalon 344
myelin 6
myelin sheath 6, 7
myotatic reflex 66
myotome 64

N

narcolepsy 290
nasal hemiretina 204
near reflex 209
negative sign 106
neglect syndrome 237, 319
neocerebellar syndrome 120
neocerebellum 115
neospinothalamic system 150
neural crest 344
neural fold 344
neural plate 344
neural tube 344, 345
neuroblast 345
neurofibrillary tangles 356
neurogenic bladder 274
neurolemma 7
neuromuscular junction 13
neurulation 344
night blindness 197
nigrostriatal projection 102
Nissl bodies 8
nociceptive sensation 145
nociceptor 147
nodes of Ranvier 7
non-rapid eye movement [NREM] sleep 289
nonreflex neurogenic bladder 276
nuclear lesion 78
nucleus ambiguus 62
nucleus raphe magnus 285
numbness 16

O

obstructive hydrocephalus 336, 340
occipital eye fields 140
occipital lobe 46, 238
occipital pole 46
oculocephalic reflex 191
oculomotor nerve 55, 297
oculomotor nucleus 55, 58
olfactory hallucination 219
olfactory nerve 295, 296
olfactory pathway 217
olfactory receptor 216
olfactory system 216
oligodendrocyte 6
Onuf nucleus 274
open medulla 30
ophthalmic artery 316
ophthalmoplegia 58
optic disc 199
optic nerve 295, 296
optokinetic movement 134
optokinetic nystagmus 137
orbitofrontal cortex 219
otolithic membrane 185
oval window 175

P

pachygyria 352
Pacinian corpuscle 146
pain receptor 147
pain sensation 145
paleocerebellum 113
paleospinothalamic system 150
paleospinothalamic tract 166
Papez circuit 246
papilledema 199
parahippocampal gyrus 219
paralysis agitans 107
paraplegia 84
parasympathetic division 263
paravertebral ganglion 265
paravertebral muscle 91
parietal lobe 46, 236
parieto-occipital sulcus 46
Parkinson disease 107
pericallosal trunk artery 318
perilymph 175
periventricular nucleus 256
phantom limb pain 362
Phineas Gage 236, 251
photopic vision 197
phototransduction 200
phrenic nerve 287
pia mater 5, 21
pineal gland 45
piriform cortex 219
plasticity 363
pneumotaxic center 287
poikilothermy 260
pons 32, 283, 344
pontine micturition center 274
pontomedullary cistern 337
positive sign 106
posterior cerebral arteries 320
posterior communicating artery 316
posterior lobe syndrome 120
posterior neuropore 344
posterior nucleus 257
posterior region 256
prefrontal cortex 231
prefrontal leucotomy 236
prefrontal lobectomy 236
premotor area 231
premotor cortex 77
preoptic nucleus 256
prerubral field 97
presbyopia 196
preverteral ganglion 265
primary brain vesicle 344
primary motor area 231
primary olfactory cortex 219
primary somatosendory area 236
programmed cell death 348
proprioception 145
propriospinal system of neurons 88
prosencephalon 344, 351
pseudounipolar cell 8
ptosis 58, 209
pulvinar 45
pupillary dilation reflex 208
purkinje cell 115
pyramidal cell 224
pyramidal system 72
pyramidal tract 72, 229

Q

quadrigeminal cistern 337
quadriplegia 84

R

radial glia 347
raphe nucleus 284
rapid eye movement 289
rapid eye movement [REM] sleep 289
rebound phenomenon 123
receptive aphasia 241
recurrent artery of the Heubner 317, 325
red nuclei 90
referred pain 270, 271
reflex circuit 2
reflex neurogenic bladder 276
refractive apparatus 195
reissner membrane 175
relay circuit 2
respiratory arrest 289
restiform body 34, 115
resting membrane potential 11
resting tremor 96
reticular formation 282
reticular nucleus 45, 90
retinal detachment 197
retinal layer 195
retinitis pigmentosa 197
retrograde axonal transport 11, 359
rhodopsin 197
rhombencephalon 344
rigidity 106, 107
Rinne tuning fork test 182
Romberg sign 145, 184
roof plate 345
rosette 117
round window 175
rubrospinal tract 91
Ruffini ending 146

S

saccadic movement 134
saccular aneurysm 311
saccule 185
sacral segment 21
sacral sparing 27, 83
sacral spinal cord 25
sacral vertebra 19
saltatory conduction 13
satellite cell 8
satiety center 261
Schwann cells 7
sclera 194
scotopic vision 197
secondary somatosensory area 237
semicircular duct 185
senile dementia 355
sensorineural deafness 179
sensory aphasia 241
sensory apraxia 237
septal nucleus 251
sheath of Schwann 7
short propriospinal neuron 89
simple spike 117
skeletal muscle 65
sleep 289
sleep apnea 290
slow pain 145, 169
smooth pursuit movement 134
somatic sense 144
somatosensory system 144
spaces of Fontana 195
spasticity 81, 82
spastic paralysis 72, 82
spatial summation 12
spinal cord 19, 348, 370
spinal fluid diversion system 331
spinal shock 84
spinal trigeminal tract 164
spinocerebellum 113
spinoreticulothalamic system 150
spinoreticulothalamic tract 166
spinothalamic tract 164, 274
spiral ganglion 176
spiral organ 176
split-brain 227
stapedius muscle 174
stellate cell 115
stereocilia 176, 186
stereognosis 144
stretch reflex 66
stria medullaris of the thalamus 251
stria terminalis 249, 258
striatonigral projection 102
striatopallidal fiber 103
stroke 310, 312, 329
subarachnoid hemorrhage 6, 311
subarachnoid space 5
subdural hemorrhage 5
subdural space 5
subiculum 244
substantia innominata 248
substantia nigra 98, 107
subthalamic fasciculus 103
subthalamic nucleus 97
subthalamus 45, 97
sulcus limitans 34, 345
superior alternating hemiplegia 83
superior cerebellar peduncle 34, 115
superior colliculus 140
superior fovea 34
superior hypophysial arteries 316
superior longitudinal fasciculus 226
superior parietal lobule 237
superior salivatory nucleus 264
superior tarsal muscle of Müller 209
supplementary 78
supplementary motor area 231
suprachiasmatic nucleus 257
supranuclear lesion 78
supraoptic nucleus 256
surround inhibition 165
Sylvian cistern 337
sympathectomy 270
sympathetic division 264
sympathetic trunk ganglion 265
synapse 11
synaptogenesis 348
syringomyelia 154, 209

T

tabes dorsalis 158
tardive dyskinesia 109
taste receptor 214

telencephalon 344, 351
temporal hemiretina 204
temporal lobe 46, 238
temporal lobe epilepsy 219
temporal pole 46
temporal summation 12
tentorium cerebelli 3
thalamic fasciculus 104
thalamogeniculate arteries 326
thalamoperforate arteries 325
thalamus 44
third ventricle 334
thoracic spinal cord 26
thoracic vertebra 19
tic 107
tic douloureux 164
tingling sensation 16
tonsilar herniation 23
tract of Lissauer 151
transcortical motor aphasia 241
transcortical sensory aphasia 241
transcutaneous electrical nerve stimulation 148
transient ischemic attack 312
trapezoid body 178
tremor 107
trigeminal nerve 298
trigeminal neuralgia 164
trigeminothalamic system 161
trochlear nerve 58, 297
trochlear nucleus 58, 59
truncal ataxia 129
tuberal region 256
two-point sense 144

U

umami 214
uncal herniation 291
uncinate fasciculus 226
uncinate fits 219
uncus 219
uninhibited reflex bladder 276
unipolar cell 8
unmyelinated fiber 7
upper motor neuron syndrome 78
utricle 185
uvea 194

V

vagus nerve 301
ventral amygdaloid path 249, 258
ventral anterior nucleus 45
ventral lateral nucleus 45
ventral posterior nucleus 45
ventral posterolateral nucleus 45
ventral posteromedial nucleus 45
ventral tegmental area 251, 284, 285
ventricular layer 345
ventricular system 331
ventriculoperitoneal shunt 331
ventriculoperitoneostomy 331
ventromedial nucleus 257
vergence center 136
vergence movement 134
vertebral artery 312, 320
vertebral canal 19
vertebral column 19
vertical gaze center 135
vertigo 184
vestibular membrane 175
vestibular nuclear complex 89
vestibular nucleus 89, 186
vestibular nystagmus 188
vestibular system 184
vestibulocerebellum 113
vestibulocochlear nerve 296
vestibulo-ocular movement 134
vestibulo-ocular reflex 184, 187, 190
vestibulospinal reflex 184
vestibulospinal tract 186
Virchow-Robin space 311
visceral sensation 270
visual agnosia 250
visual pathway 200
visual reflexes 206
vitreous humor 195

W

wakefulness 290
Wallerian degeneration 360
watershed area 324
Weber syndrome 83
Weber tuning fork test 179
Wernicke area 241
Wernicke zone 202
"what" pathway 202
"where" pathway 202
white matter 24

Z

zona incerta 97